主编 徐大基 杨志敏

U0390810

我们在香港做中医

医案辑

人民卫生出版社

图书在版编目（CIP）数据

我们在香港做中医．医案辑/徐大基,杨志敏主编.—北京:人民卫生出版社,2017

ISBN 978-7-117-24798-6

Ⅰ.①我… Ⅱ.①徐…②杨… Ⅲ.①中医临床-医案-汇编-中国 Ⅳ.①R2

中国版本图书馆 CIP 数据核字（2017）第 170173 号

| 人卫智网 | www.ipmph.com | 医学教育、学术、考试、健康，购书智慧智能综合服务平台 |
| 人卫官网 | www.pmph.com | 人卫官方资讯发布平台 |

我们在香港做中医·医案辑

主　　编：徐大基　　杨志敏
出版发行：人民卫生出版社（中继线 010-59780011）
地　　址：北京市朝阳区潘家园南里 19 号
邮　　编：100021
E - mail：pmph @ pmph.com
购书热线：010-59787592　010-59787584　010-65264830
印　　刷：北京画中画印刷有限公司
经　　销：新华书店
开　　本：787×1092　1/16　印张：42　插页：8
字　　数：916 千字
版　　次：2018 年 8 月第 1 版　2018 年 8 月第 1 版第 1 次印刷
标准书号：ISBN 978-7-117-24798-6
定　　价：99.00 元
打击盗版举报电话：010-59787491　E-mail：WQ @ pmph.com
（凡属印装质量问题请与本社市场营销中心联系退换）

谨把此书献给：

德高望重的中医学大家、我们敬爱的老师

——邓铁涛教授

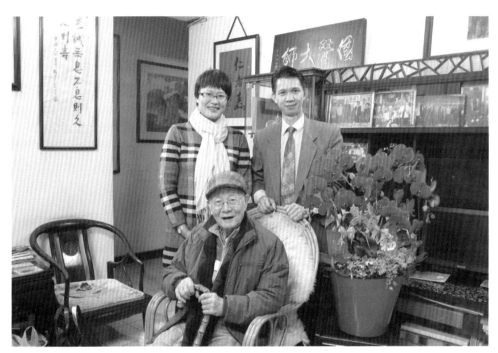

首届国医大师邓铁涛教授与本书主编徐大基、杨志敏合影，摄于 2014 年 1 月。

编委会

书名题写 邓铁涛

题　词 朱良春　佘　靖　余瀛鳌

名誉顾问 吕玉波　陈宇龄

学术顾问（按姓氏拼音顺序排序）

薄智云　卞兆祥　陈达灿　陈抗生　杜　建　胡源民　黄　杰
黄春林　黄雅各　江厚万　李　可　李振华　梁秉中　马继松
彭　坚　沈庆法　颜德馨　杨霓芝　张　琪　张学文　周仲瑛
朱良春

医案点评（按姓氏拼音顺序排序）

薄智云　陈达灿　陈抗生　陈全新　陈志维　杜　健　樊粤光
范瑞强　冯　玖　符文斌　关建国　韩　云　韩莉沙　韩延华
何羿婷　黄春林　江厚万　贾太谊　赖新生　梁栋富　梁直英
李灿东　李　可　李丽芸　李赛美　李顺民　李　岩　李义凯
刘茂才　刘伟胜　李振华　卢传坚　罗颂平　马继松　毛　炜
彭刚艺　彭太平　邵朝弟　沈庆法　石学敏　司徒仪　宋国维
谈　勇　王和鸣　王三虎　王小云　危北海　吴万垠　熊继柏
熊曼琪　禤国维　许能贵　颜德馨　杨干潜　杨霓芝　杨显荣
颜文珊　余绍源　余瀛鳌　张大钊　张广清　张佩青　张　琪
张群豪　张学文　赵少萍　郑　萍　郑　峰　钟燕珠　周岱翰
周仲瑛　朱良春　邹　旭　庄礼兴

总 主 审 朱良春　张　琪

主　审 彭　坚　江厚万　薄智云　黄春林　刘伟胜　刘敏如　王和鸣

序　言 张　琪　高永文　黄谭智媛　沈庆法　童　瑶　薄智云　卞兆祥

主　编 徐大基　杨志敏

副 主 编 陈　伟　刘旭生　俞焕彬　朱洪民　黄冠明　黄贤樟

常务编委 张春玲　秦　鸿　林　红　冯　丹　吴思团　李捍东　李　敏
张学斌　郭元琦　陈丽仪　黄梅芳　黎小斌　李红毅　许燕卿
徐　凯　施卿卿

后　跋 罗云坚

编写人员（按姓氏拼音顺序）

陈成演　陈春永　陈建萍　陈丽琛　陈丽仪　陈诗雅　陈绍兴
陈　伟　陈则翔　陈子康　陈治中　程剑华　董子林　杜健美
冯　丹　冯奕斌　符文澍　郭元琦　何明恕　何树勋　黄霏莉
黄　杰　黄玲玲　黄梅芳　黄贤樟　黄雅各　黄永浩　胡东流
胡　卡　邝倩婷　李寸金　李广冀　李国光　李悍东　李红毅
李建强　李柳宁　李　敏　李晓光　李小萍　李　岩　李滋平
黎家恒　黎恺琳　黎小斌　梁秋容　林莹莉　梁秉中　梁雪芳
梁永枢　林海明　林　红　李甯汉　林　琳　林　松　林奕生
刘敏如　刘旭生　刘宇龙　龙　文　罗海英　罗裕兴　卢秀梅
马凤娇　麦文安　毛小玲　孟　炜　米建平　莫飞智　彭增福
彭志标　秦　鸿　施卿卿　苏　晶　孙　峰　唐玉兰　童　瑶
王冠明　王玉荣　温桂荣　吴彩玲　吴思团　吴晓霞　向东方
熊曼琪　徐大基　徐　凯　徐　敏　许梦骏　许祥发　许燕卿
杨志敏　杨卓明　阮维瑛　俞焕彬　张春玲　张建国　张学斌
郑健刚　周荣富　周晓虹　朱　恩　朱洪民

协　编　司徒艾莺　王　峥　庞　嶷　侯　宁　谢增林　陈彩凤　耿文佳
　　　　许祥发

主编简介

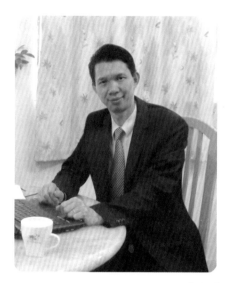

徐大基
主任中医师，教授，医学博士

徐大基，福建省福州闽侯人。

1987 年毕业于福建中医学院，取得学士学位，1992 年毕业于广州中医药大学，获硕士学位。2004 年获临床医学博士学位。

1992~2008 年就职于广东省中医院肾内科。历任广东省中医院住院医师、主治、副主任及主任医师，为肾脏病专科医生；历任广州中医药大学第二临床医学院副教授、教授，硕士研究生导师。广东省"千百十人才工程"培养对象，广东省中医院"青年拔尖人才"。2001 年被国家中医药局批准成为"第三批全国老中医药专家学术经验继承工作"的继承人，师承广东省名中医黄春林教授和全国名中医、国医大师张琪教授。

从事中医及中西医结合肾脏病医疗、教学和科研工作 20 多年。对慢性肾脏病、糖尿病、高血压病、痛风、免疫性疾病等，尤其是中医药及中医药配合透析疗法治疗慢性肾衰有深入研究。曾分别在广州中山医科大学、北京医科大学第一医院进修血液净化学、肾脏病临床与病理。主持广东省自然科学基金及参与国家级课题多项。多次被评为广州中医药大学优秀教师、优秀带教老师。编写《中西医结合肾脏病咨询手册》《痛风治疗与中医调养》《糖尿病治疗与中医调养》等专业著作 6 部，发表学术论文 60 多篇。

2005 年任广东省中医院驻香港仁济医院中医门诊暨科研中心主任。

2008 年 5 月获香港特别行政区政府批准以优才入港，现任香港浸会大学中医药学院首席讲师及高级主任中医师。兼任世界中医药学会联合会肾病专业委员会副会长及世界中医药学会联合会医案专业委员会副会长等职。

主编简介

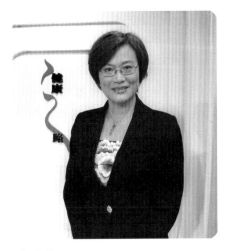

杨志敏

主任中医师，教授，博士
研究生导师。广东省中医院副院长

杨志敏，主任中医师，教授，博士研究生导师，广东省中医院副院长，广东省名中医。

近三十年来一直从事中医临床、教学和科研工作，是国家中医药局"第三批全国老中医药专家学术经验继承工作"的继承人、第三批全国优秀中医临床研修人才，先后师从颜德馨、邓铁涛、张学文等多位国医大师。

现任国家中医养生与治未病学科学术带头人，世界中医药联合会睡眠医学专业委员会副会长，中华中医药学会体质专业委员会副主任委员，中华中医药学会亚健康专业委员会副主任委员，广东省中医学会治未病健康促进委员会主任委员。

2003年5月受香港医管局的邀请和国家卫生部、广东省卫生厅的委派，以香港医院管理局荣誉顾问的身份，到港作非典型肺炎的中西医合作临床研究，开创了中医药进入香港公立医院的先河。因在抗非战斗中表现突出，被中国科协评为"全国防非优秀科技工作者"，荣获广东省"抗击非典"一等功，广州"抗击非典模范"等荣誉称号以及香港"抗炎勇士纪念章"金奖。

获得"中国中医科学院中青年名中医""首届中国中医药十大杰出青年"、"中国医师奖"、"第二届全国百名杰出青年中医"等多项称号。主持国家"十一五"科技支撑计划课题及国家科技部"973"项目、国家行业专项等多项课题研究，发表论文近百篇。

内容提要

本书主要收录 103 香港本地中医以及内地来港行医或曾经来香港行医的中医专才、优才、专家、教授等撰写的医案。

本书共收录 286 则医案，涵盖了中医内科、中医妇科、中医儿科、中医外科、中医骨伤科、中医皮肤科、推拿、针灸及肿瘤等科目。

每例医案均包括简要病史、诊断、辨证、治疗过程及体会等项目，每位作者还从不同的角度抒发了在香港的行医感悟；最后由名家对医案做专业点评，指导读者更好地品读医案并进行学术探讨。

本书还收录了部分西医、护理人员及药学人员等撰写的有关在香港做中医研究、中医护理、药事医案及香港中医管理体会等。

本书可供中医及中西医结合临床、科研、教学及管理人员阅读参考，也可供中医本科生、研究生、中医护理人员及中医爱好者阅读。

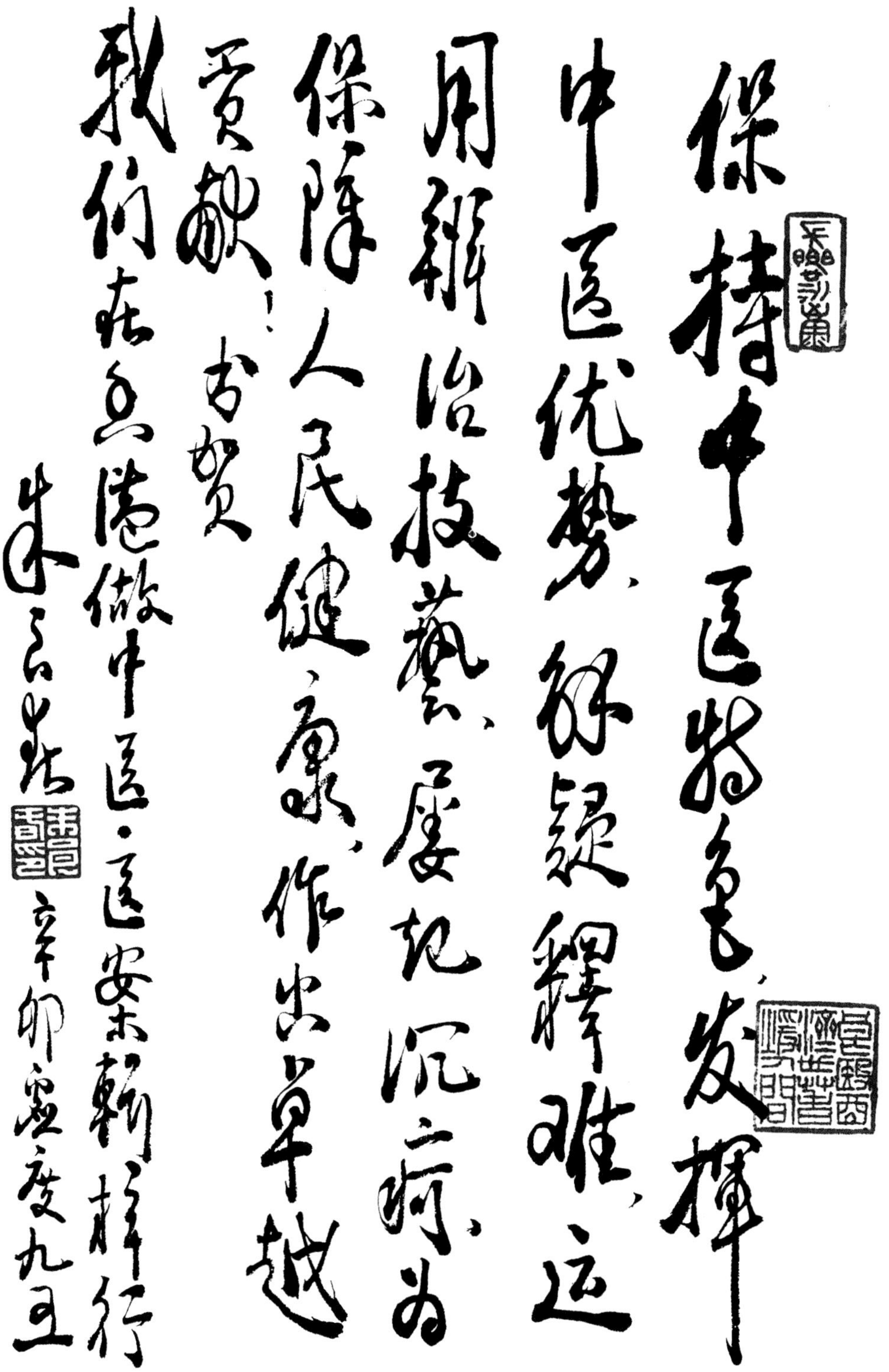

保持中医特色,发挥
中医优势,解疑释难,
用稀治技艺,屡起沉疴,为
保障人民健康,作出卓越
贡献,古贺!
我们在奋勉做中医·道安翰样行

朱良春 辛卯盛夏九五

国医大师朱良春教授为本书题词

提炼临证精华辑成香港医案

评述思辨特点感悟名家神机

我们在香港做中医—医·案辑出版致贺

佘靖

壬辰年中秋

原国家卫生部副部长佘靖女士题词

医案之研习，亦应
博取诸家之长，并蓄
适当研习通治效方
潜心探研 博取众方

余瀛鳌 2017.7月

余瀛鳌老师题词

序一

因为特殊的历史原因，作为世界上中西文化交汇地的香港，在中西医学发展上，却走着一条迂回曲折的道路。一九八九年之前，中医事务从来未占据香港政府工作议程之上的任何有意义位置。我因为自己深信中西医结合能为多数的病人带来更具成效的临床治疗而投身学习了有关中医药的基本理论、辨证、中药方剂以及一部分临床学科，这些虽不足以为我带来中医师的专业及执业资格，却成为我在医管局推动中医药服务和在专业界促进中西医交流的工作的知识基础，并且让我能够更好地与中医药专业同道沟通，建立互相了解，尊重和合作的关系。

香港在中医药发展和国际化的过程中的地位是非常明确，并且为多数人所认同的。然而，这是离不开内地专业和学术人才的强大支持的。故此，香港大学、香港中文大学、香港浸会大学三所在设立和发展中医的学术培训和科研工作的时候，一直从内地征求和邀聘各级的中医药专家、教授和专才，以支持和发展在港的临床教学和研究。另一方面，医管局亦在SARS疫情中，争取邀请了广东省中医院的杨志敏和林琳两位专家来港，与香港的中、西医专家合作抗疫，从而打开了中医在香港政府西医院诊治病人的一页。疫情之后，医管局与广东省中医院的合作更进一步，由广东省中医院定期委派不同临床专科的名中医教授，到香港医管局所属的各中西临床中心工作，参与推动香港中医服务发展。

时至今天，在大学、医院及小区之内，已经有为数不少的内地中医药专家，他们在香港与循其他途径来港定居的内地中医专家，以及香港本地的中、西医合作，在医疗体系内的不同岗位，服务香港广大市民，并对香港在发展中西医药和迈向国际中医药中心的进程上，发挥了举足轻重的作用。

这次《我们在香港做中医·医案辑》由浸会大学徐大基教授及积极支持香港SARS抗疫、推动内地与香港中医专业人员交流的广东省中医院副院长杨志敏教授共同主编，并获得多位在港教学执业的内地中医专家，在港定居的内地中医专家，香港当地的中医和新一代中医的支持，参与撰稿、提供医案和分享在港行医的体会，实在非常难得。当中尤其是对香港中、西医分割的执业和法规，如何面对在港行医只能以纯中医的诊断和治疗手法等限制的正、负面经验以及对推动中、西医在临床合作模式的思考工作甚有启发。而各位名中医教授在港工作，对香港医疗体制上各方面的深刻反思，则又对香港的医疗卫生管理当局和中、西医院管理专业人员，具有相当的参考价值。

高永文　医生

香港特别行政区政府食物及卫生局局长

序二

　　《我们在香港做中医·医案辑》一书，系在港从事中医工作、连同过去在港工作，共百名热心于中医的同道们撰写的医案专辑。该书以医案为载体，通过撰写医案的治疗过程、体会及感悟，以期达到对中医治疗的客观评价。在感悟中写出了在港纯中医环境下，香港中医依然得到发展。我认为，事物一分为二，相反的更能促进中医的发展，这是千真万确的真理。无论过去、现在，国内的名老中医都是依靠纯中医临床疗效而赢得广大人民赞誉的，离开了纯中医疗效，如"无源之水，无本之木"，如何发展？

　　看了本书的内容，有的用中药，有的用针灸，都是遵照中医理论体系辨证论治原则，大多经过西医诊断治疗疗效不佳，就诊于中医，而取得良好的疗效，彰显了中医的特色和优势。在体会中也写得很好，能把治疗经验与理论有机的结合，撰写妥切，使读者耳目一新。可见在港中医同道们，有较深的中医底蕴和较为深切的辨证论治的本领。他们继续努力，深入钻研，必能成为学验俱丰优秀的中医药人才。

　　目前国内中医形势大好，出现了前所未有的大好局面。2011 年国家中医药管理局制定了"十二五"中医发展规划，全国各大中医院校、科研机构、中医院都在蓬勃发展，广大中青年中医感悟到必须学好中医，用好中医，提高中医临床疗效，才能适应人民健康对中医药的需要。过多地依靠西医，在中医单位是没有出路的。《我们在香港做中医·医案辑》一书的面世，必将会在广大中青年中医中引起共鸣，有所借鉴、启发和裨益，是值得推荐的佳作，因而乐为之序。

张琪　国医大师

黑龙江省中医研究院主任医师、教授

序三

中医药近年在香港这片土壤上如雨后春笋般茁壮成长。能够有今天的成果，真的有赖各方的努力。由香港浸会大学中医药学院徐大基博士和广东省中医院杨志敏教授组织编写的《我们在香港做中医·医案辑》记录了这历史过程中的一个侧面。

细阅内容，不难发现有些在内地行医多年、中西并用的医师，对香港的"纯中医"医疗环境开始时不太适应，但随着纯中医实践的进一步开展，他们获得了相当的体会和感悟。的确，对于学贯中西的医师来说，缺少了一套治疗方法，无疑是一项挑战，但这项挑战也迫使我们重读圣贤书，从中钻研更多道理，从而提高临床疗效。因此，这项挑战亦为中医药发展带来了机遇，长远定能发挥中医药的长处及特色，把中医药这块文化瑰宝擦拭得更亮丽耀眼。

中医药的发展需要全盘规划及多方努力，这些年来，香港医院管理局（医管局）亦为中医药发展尽了一点绵力。医管局、大学及非政府机构三方面合作的中医教研中心已设有十八所，覆盖了全港十八区，为市民提供优质的中医服务之余，亦为中医学生提供临床实践机会。在教育方面，医管局亦给予中医毕业生提供职前培训及三年在职培训，旨在提高年轻中医师对香港中西互补的医疗环境的认识，为他们在各联网的挂靠医院与其他医疗专业合作打下基础。除此之外，医管局亦致力透过循证医学，彰显歧黄之宗法，为中医药的临床操作与疗效提供佐证，以促进中西医结合之发展。

展望未来，医管局会继续在医、教、研三方面努力不懈。我们相信只要多方持续努力，定能发挥香港之桥梁角色，加快国家与世界接轨，为中医药"走出去"缔造契机。

本《医案辑》承先贤之理，启后人之思，不仅仅是各专家的临床经验点滴，更是各位为香港中医发展的心血结晶，是一部不可多得的著作。故乐为之序。

黄谭智媛　医生

香港医院管理局中西医结合荣誉顾问

序四

　　中医药学是一门科学，是在长期与疾病斗争的实践中形成的，对中华民族的生存和发展做出了巨大贡献。几千年的中医药学发展之路，充满坎坷，无论是中医药学用于防病治病的实践，还是医家不断继承、创新奋斗，为后人展示其刻苦努力、坚韧不拔的精神，展示其敢于实践、坚信不疑的作风，展示其谦逊好学、永无止境的态度。读《伤寒论·序》，皆厌其"竞逐荣势、企踵权豪"，而读方三年，却谓天下无病可治，更有甚者，唯名利是务，华其外而悴其内，终至徒有虚名而已。复读《临证指南医案·华序》，又讥其"徒有虚名之辈，辄称与贵显某某交游，疗治悉属险证，如何克期奏效，刊成医案，妄希行世，不知此皆临证偶尔幸功"，乃于事后，夸张连连，欺狂他人，以沽名誉，可见其文其书则诞谩不足信也。历史总由后人评说，名医乎，庸医乎，上工乎，下工乎，从金元名家从医遗事则多启示。刘完素三次谢绝为官，精心耽嗜医书，潜研内经，朝勤夕思，手不释卷，终于创火热论，开热病之先河；张从正辞官行医民间，发愤攻读，与同道议医术，讲明奥义，辨析玄理，儒门事亲，以攻邪论，起疾救死多取效；李东垣幼年母病为庸医所误，尚不知死于何症，深为痛心，立志学医，于张元素处读岐黄，尽得其传，勇于实践，创脾胃论，后人谓其："东垣之医，医之王道也，读东垣书而后可以言医"；朱丹溪则痛感亲属多人殁于药误，乃不顾年近四旬奋习医，为求名医指点，恭候门前，竟达三月之久，其心之虔诚，其意之坚决，其志之崇尚，以致学成，医术超群，四方救治，倡滋阴论，后世谓其学说集医之大成。多少冬夏春秋，多少昼夜月日，或于临证之余，或于闲暇之时，或于同道交流之际，每读这些名家医事，深思良久，方悟这是立德、立功、立言之三不朽之事，有济于民生也。良医处世不矜名、不计利为立德，力挽重危之症立起沉屙为立功，阐发奥蕴、积方著书为立言，对于我们普通一名医师在一生中要做到是多么不易！

　　徐君大基是广东省中医院的临床优秀人才，既有雄厚的中医功底，又通晓西医，在中医内科尤其是肾脏内科方面已经积累丰富的临床经验，近年为香港引进的人才，在香港行医执教。他在行医过程中，体会到香港严苛的法律制度下，香港中医是纯中医，但纯中医环境下香港中医发展是不争的事实。与其他同道交流后，产生了很多想法，譬如，如何客观评价中医疗效？中医在整个医疗体系中如何定位？香港中医管理值是否值得内地借鉴？香港中医又如何发展？等等。从立志为中医事业发展尽心尽力出发，徐医师与杨志敏教授等共同组织编写《我们在香港做中医·医案辑》一书，并在体例中设立了香港行医感悟等项目，写出行医过程中体会和经验，这不仅对在香港行医的同道有所启示，更重要的是对在内地行医的中医同道要思考一个实际问题，即如何做好一个中医？如何研究中医？如何发展中医？

回顾内地中医现状，宣传中医，宣传名医，是重要的，也是不可缺少的，但是医院临床的现实是要解决问题，尤其是一些疑难、复杂疾病，至今尚无好的办法治疗，这就要求中医根据其理论指导提出治疗方法，踏踏实实地看好一个一个病，总结经验，反复实践，这是一个极为艰苦、又要极其认真的工程，不能做秀，不能期待短时有新成果。名医和名家是广大患者对医者之尊称，后人的评价。疾风中小草要比昙花终究会更让人喜爱！小树苗壮成长，终会变成参天大树！如能浇一盆水，助一点土，足矣！

中医药学是人类宝贵的财富，是人类生存、与疾病抗争的主要手段之一。现代中医药学应该是不断的传承，在从事医药活动过程中，要以中医药学为主，吸取现代科学（包括西医药学）必要技能和知识，以更好地认识疾病发生发展，提供更好的、更先进的诊疗手段建立更好的、更完善的治疗方案，以不断提高临床疗效为目的，从而形成新认识、新经验、新方药、新技术和新观点。

香港中医起步虽晚，但有的形式确实值得我们借鉴，如书中提及的香港中医流动医疗车是一种医疗活动的很好形式，也是更好服务于民、更好发扬中医、更好锻炼青年医师的独特创举。这既发扬了古代走方郎中的优点，更有利于医患双方理解，进而可以更好完成医疗工作。但是，在准备工作中一定要体现中医综合服务的特色。值得深入研究，使之更为完善。

发展中医，有多少先贤智者不断努力，不断奋斗，但是必须要看到中医与其他学科一样，既有同时代特点，又与其他学科密切关联，因此，对其正确定位非常重要，知己知彼，方能百战不殆，只有这样，才能掌握发展水平，发展前景，发展方向。

本书编者倾其大量心血，精心组织，认真整理，于书稿付梓之际，吾获先读之幸，深感医案内容厚重，颇有特色，观其字里行间充满对中医之真诚，对中医之信心，对中医之给力，思路清晰，实事求是，读后启迪颇深，必将嘉惠后学，窃喜剞劂有日，乐为之序！

沈庆法

上海中医药大学教授、博士生导师

序五

　　随着中医学在国际影响日益扩大，中医药的应用也越来越广泛。由于各国家、地区医疗制度法规的不同，中医药发展和应用模式也有所区别：有西医为主，中医为辅；有中医为主，结合西医；也有纯正传统中医。而香港则属于最后一种模式。在香港回归前和中医药未实行政府规管之前，香港中医药执业队伍虽然参差不齐，但也为中医药提供了一定自由发展的空间，中医药在防病治病、保障市民健康中发挥了重要作用。一九九七年回归以来，香港政府开始对中医药实行规管，香港中西医处方分权的医疗法规制度，使得政府在制定发展中医药政策中注重保持中医药诊疗特色。近十年来，香港中医药发展迅速，除了香港本地区八千多名中医师为市民医疗服务和培养中医药人才做出很大贡献，香港还引进了大批内地中医药领域的临床、教育和科研精英，使得香港的中医医疗、教育、科研同时发展，成就显赫。

　　徐大基、杨志敏等医师组织编写的《我们在香港做中医·医案辑》一书，收集了香港各大学、中医临床教研中心、中医诊所及广东省中医院等内地曾经来港工作的部分中医工作者临床诊治病案，汇集了香港广大中医工作者的临证治疗经验，记载了他们诊治常见病及疑难杂病的心得体会，参编医师及收集医案如此之多，可谓集香港中医医案之大成。

　　本书的特点有四：一是病种齐全，涵盖内、妇、儿、外、骨伤、肿瘤各科常见疾病；二是治法多样，包括中药、针灸、手法及综合疗法；三是内容丰富，除了临床诊治心得，还涉及中医临床研究和临床管理经验；四是大师点评，通过国医大师和名家对医案的点评，将经验升华为理论，起到画龙点睛之功。

　　《我们在香港做中医·医案辑》一书，反映了香港疾病谱及临床诊治用药特点，是香港广大中医工作者坚持以中医学理论为指导，突出中医辨证思维，结合香港地区特点，将理论灵活应用于临床的真实写照。本书的出版发行，对加强香港中医工作者互相交流，使年轻中医师能学习前辈经验，使国内外同行能了解香港中医临床诊疗特色，进一步提升香港中医学术水平，有着重要的历史意义及现实意义。相信读者定会有所裨益。

童　瑶

香港大学中医药学院前任院长

序六

香港中医有别于内地的中医发展模式，主要表现在香港中医完全不能使用西医的检查和治疗手段，采取的是中西医分治。香港法律完善而严格，因此香港中医可以说是真正的纯中医。

在纯中医环境下是否有病人就医，疗效如何？徐大基大夫与杨志敏大夫组织业界同仁，包括不同时期来港工作过的中医、本地中医及个别西医、护理等共一百余位共同编写以香港行医为背景的中医医案一书《我们在香港做中医·医案辑》，回答了这个人们关注的问题。

该书收录了包括香港非典特殊时期中医介入抗疫等医案，不但有年高八旬的老专家的医案，也有刚刚从香港本地大学毕业的大夫的医案，他们都以纯中医的方法，包括针灸等治疗各种疾病，取得一定的疗效。而本书中颇具特色的是通过香港行医感悟，作者们抒发了在香港行医的酸甜苦辣，很多看法很有见地，无不表现出做为中医，对中医事业的一片赤诚与热爱。

医案是中医独特的医疗载体，通过医案可以清晰地了解到疾病发生、发展与整个治疗的过程，并把中医的理、法、方、药以直观的方式展示出来，好的医案，读之如师在旁，如临其境。故有"读经不如读案"之说。尤其是对于年青一代的中医学子，读医案是不可或缺的提高中医诊疗水平的一种方法。

针灸是中医药走向世界的敲门石，在针药并用下，能较迅速解除病痛。针药结合治疗的范围更广，这些中医的优势在香港得到充分体现，这也都值得我们内地同道借鉴。而内地的医疗技术也逐渐传播到香港，如腹针疗法也在香港得到较好传播，这在本书中也得到了体现。作为腹针疗法创始人，我为此感到高兴，希望两地中医界加强沟通与合作，为进一步促进中医药事业的发展做出贡献。

本书确实具有一定的价值，尤其是对中医教育、两地中医学术交流、为内地过于依赖西医西药的同道有一定的参考借鉴作用。

故乐为之序。

薄智云

中国针灸学会　腹针专业委员会主任委员

北京腹针研究院院长

序七

  医案对于总结和传承中医临床经验的重要性不言而喻。历代名家对医案都格外重视，近代名医张山雷指出："多读医案，绝胜随师侍诊而相与唔对一堂，上下议论，何快如斯！"中医医案是中医学的重要组成部分，医家的临床经验、理论水平和学术创新都体现于医案中。对医案的整理和出版不但可以帮助我们总结临床证治经验，也可训练后学的辨证论治技能。

  香港自一九九七年回归后，中医药业纳入政府规管，中医获得了很大的发展，医药界人才辈出。我友徐大基博士与广东省中医院杨志敏教授牵头组织编写的《我们在香港做中医·医案辑》集香港中医药界之大成，填补了香港中医医案的空白。

  本书共收录本港中医及曾经在香港行医的内地中医大夫的各类医案二百八十六则，涵盖了中医内科、中医外科、中医妇科、中医儿科、中医骨伤科、中医皮肤科、针灸、推拿、肿瘤科及护理等科目。参编作者不但有德高望重的名家大师，也有刚刚步出校园的年轻中医，他们所选的案例都颇具特色，以纯中医特色取得良好治疗效果，这也说明年轻学子只要在临床中不断探索，潜心研究，中医的疗效也会不断提高。

  在编写体例方面，本书匠心独运，如邀请名家对每一个医案进行专业点评。点评专家遍及海内外，其中包括了多位国医大师、院士等临床大家。点评专家不但指出案例的成功之处，也点出案例中存在的问题，这对指导读者，尤其年轻中医如何阅读医案起到了画龙点睛的作用。本书还设计了香港行医感悟一个栏目，作者们通过感悟，写出了在港行医感受到的酸甜苦辣，更多的是为中医发展，尤其是为香港中医发展献计献策。如内地来港行医的老师感悟到纯中医治疗的特色可供内地过多依赖西医的中医业界参考；而本港作者对香港中医院的渴望亦跃然纸上。这些超越中医学术之外的真知灼见确实值得研究和参考。

  另外，医案的书写符合香港中医行医特点，也可成为香港中医院校学生学习及书写病历的重要参考资料。

  本书编写，历时数年，现大功告成。其工程之浩大、领域之广泛、立意之深远、设计之新颖皆不可同日而语；这对于一位肩负中医临床、教学繁重任务的前线老师来说，利用业余时间的点点滴滴来完成本书的编写，确实非常难能可贵，如无为中医发展呕心沥血的赤诚之心，要完成这样的一项任务是难以想象的。

  本书内容丰富，极具中医学术价值和历史价值，是难得的佳作。故乐为之序。

卞兆祥

香港浸会大学协理副校长

前言

我于 2008 年 5 月以"优才"身分来港,任职于香港浸会大学中医学院,从事中医临床和教学工作。

按现时香港之中医规管,不允许中医实施西医有关的诊疗服务,因此,香港中医成为真正意义上的纯中医。与内地中西医结合的模式相比,香港中医看似受到诸多之限制,或反利于从事中医者不断探索如何按照中医自身学科的规律去发展中医。

香港回归,港人对中医之需求日殷,香港多所知名大学皆创立中医学院,培养中医药人才。港府也顺应民意,成立中医药管理委员会对中医进行规管,并与内地著名中医院校、医院、中医研究机构进行合作,引进内地中医人才,创办政府辖下的中医教研中心等。因此,有不少内地中医药人才来港,有短期讲学,进行学术交流者;也有长期来港从事中医临床和教学者;其中更不乏诸多内地名中医、专家、学者等。在相互学习与交流的过程中,形成了一个共识:这就是我们在香港做中医,不仅对中医的内涵有了新的认识,也更清楚地看到中医的疗效,了解到中医已成为港人不可或缺的医疗保健手段,为越来越多的人士所认可,服务范围和生存空间不断扩大,从而对中医今后的发展前景更充满信心!

有鉴于此,一个想法在我心中油然而生——这就是想把我们在香港从事中医工作的经验、体会整理成册,奉献给同道,这或能为广大中医学子以及中医院校刚刚毕业的年轻中医增强对中医的信心,提高对中医的兴趣;给中医界、中西医结合界及管理者提供发展中医的借鉴;同时也能为众多的患者朋友提供一些帮助和启发;同时也可给香港中医的发展集益思路。

这一最初的思路获得了前任人民卫生出版社中医药分社张同君社长的鼓励和大力支持,出版社讨论后,同意以病案方式集结成书出版。随后与香港仁济医院中医门诊暨科研中心陈伟教授等讨论了本书的样稿、编写细则等,并联系了不同时期来港做中医的专才、优才,本地中医及西医学中医者等共同编写本书。

本书以纯中医医案为载体,通过典型医案分析、香港行医感悟、名家点评等形式,凸显中医学术特色与科学价值,希望达到以下目的:

1. 客观评价中医疗效:中医能治病,不应抹杀中医效果;但中医不可能治所有的病,不要神化中医,因此对中医的疗效要客观评价。

2. 中医在医疗体系中需要科学定位:任何医学体系都有其自身特点和不足,在当前环境下,给予中医在整个医疗体系中更加恰当的定位,对促进中医发展具有现实意义。

3. 两地中医的经验值得互相借鉴与参考:香港中医形式多样,虽起步晚,但管理规范,严格管理之下的纯中医仍然不断发展,值得内地过度依赖西医、西药的中医同道思考。内地中医有极其深厚的基础,同样值得香港中医学习和借鉴。

4. 通过两地中医合作，加强香港与内地的中医学术交流，促进两地中医的发展。

本书共收录了林红、许梦骏、林琳教授等一百零三位专家撰写的医案作品共二百八十六则，涵盖了中医内科、中医妇科、中医儿科、中医外科、中医骨伤科、中医皮肤科、推拿、针灸及肿瘤等科目。另在附篇中收录了中医护理、中药药事和中医管理及中医研究等内容。各位专家、作者都有不同的写作风格，本书除了在格式上进行适当的调整外，尽量保持作者稿件的原貌。有的不事修饰，用非常朴实的语言，真实地记录了作者们在港从事中医工作的宝贵经验和切身体会；有的则发挥博识多闻，畅谈香港中医实践对内地中医发展以及内地的中医发展和中西医结合实践对香港的相互借鉴作用，表达对两地中医事业的一片赤诚之心。

本书的目录编次基本上沿用专科分类。但由于香港行医特点，有的作者提供的医案所含专业涉及面较广，则按作者的专业方向进行归类，部分则归入综合医案范围。

本书中文简体版在编写过程中，始终得到了人民卫生出版社中医药中心张科老师的关怀与指导，历时8年，数易其稿。即将付梓之际，正是香港回归祖国20周年及《中华人民共和国中医药法》正式施行的两个重要历史时刻。值此，衷心感谢许许多多为本书顺利编写、出版付出辛勤劳动的各位专家学者。

首先需要感谢所有参与本书编写的专家作者们，如果没有各位专家同道的积极参与和全力配合，编成本书是根本无从谈起。

当本书还只是一个构想的时候，德高望重的国医大师邓铁涛教授在听取汇报后就爽快地答应为本书题写书名以示最大支持。邓老的支持给了我一个信心，同时也给我增添了无限责任感，这个责任感就是要为中医的继承与发展以及香港的中医事业做一点事。在本书编写过程中，邓老还多次对本书的编写提出宝贵的意见。

感谢广东省中医院副院长杨志敏教授，当我通过电子邮件将编写本书的构想与杨院长沟通时，她第一时间回复表示支持，并对整书的安排做了讨论，在十分繁忙的工作中同意共同担任主编工作，安排审稿，联络名家等。感谢副主编陈伟、俞焕彬、刘旭生、朱洪民、王冠明及黄贤樟教授等。

著名国医大师朱良春、张琪、张学文等共75位专家对本书医案进行了专业点评。名家点评是本书的一大亮点，通过名家点评，旨在引导读者品读医案，了解具体医案的得失。同时，通过名家点评还讨论了一些有关两地中医发展的问题。

国医大师张琪教授，著名中医药学专家沈庆法教授，腹针创始人薄智云教授，香港食物及卫生局局长高永文医生，香港医院管理局中西医结合服务顾问谭黄智媛医生，香港浸会大学协理副校长卞兆祥教授，香港大学中医药学院前任院长童瑶教授等为本书作序；广东省中医院罗云坚教授为本书题跋。尊敬的国医大师朱良春教授，前任国家卫生部副部长佘靖女士，中国中医科学院余瀛鳌教授等均为本书题词。在此一并致谢。

刘伟胜教授审阅了肿瘤科部分医案，薄智云教授审阅了针灸科部分医案，黄春林教授、彭坚教授和江厚万教授审阅了内科、皮肤科等部分医案，刘敏如教授审阅了妇科部分医案，王和鸣教授审阅了骨科部分医案。国医大师朱良春教授和我的恩师、国医大师张琪教授对本书进行了总审。

值得提出的是，在本书编写过程中，还得到了许多同道、同事、朋友的大力协助。如香港中文大学中医药学院林志秀教授，香港博爱医院高级中医服务经理陈敏先生，香港工会联合会工人医疗所前任行政总监蔡杏时女士，香港仁爱堂中医发展经理梁洁芳小姐等均组织了本机构医师集体撰写医案。另外，广州中医药大学邝枣园教授，广州中医药大学附属第一医院针灸科司徒艾莺主管护师，香港岭南骨伤科学院苏玉玲医师，香港仁济医院中医教研中心庞巍医师，广州市番禺区中医院谢增林医生，广东省中医院罗翌、林启展、江巍、张北平、陈彩凤、张晓轩、黄遂和医生，吴秀清护士长；我的多位学生，如曾在中国人民解放军总医院做博士后在站研究工作的耿文佳博士，河南中医药大学第一附属医院王铮博士，江西中医药大学附属医院肾病科罗学文医生，上海市杨浦区殷行小区卫生服务中心陈玉芳医生及香港大学学生徐在旻同学和跟师学习的香港浸会大学中医药学院学生侯宁、张奕彬、周健朗，广州中医药大学毕业的香港学生钟冠伟、邓一莹同学等。他们在本书中虽无具体编写任务，但在协助联络专家、传递文件及文字打印、稿件校对等方面给予大力协助，谨此致谢！

特别感谢广东省中医院名誉院长吕玉波教授，香港培力药业集团主席陈宇龄先生及执行懂事陈隆生先生等对本书的编辑和出版给予的鼓励与支持。

最后也是最重要的是我要感谢我的家人，由于组织编写本书都在业余时间进行，因此或过多地影响了家庭生活。感谢我的父母，连续多个春节由于本书统稿工作无法回到我朝思暮想、生我养我的家乡与亲人团聚，而深深愧疚！

毋庸置疑，香港中医正在发展，作为其中一员，我深感有责任为香港中医的发展贡献自己的绵薄之力。同时，我也时时刻刻想念着祖国内地，尤其是我曾经工作过十六年的广东省中医院和那里的同事及患者朋友。今得集工作之点滴，权作向内地同道汇报；并把过去曾经和现在继续为香港中医事业洒下辛勤汗水的内地中医药专家、学者的真知灼见奉献给香港同道参考。这也是本书取名《我们在香港做中医·医案辑》的重要原因。

十分遗憾的是分别为本书题词，或担任本书学术顾问、总主审、点评专家的著名中医临床大家、国医大师朱良春先生、李振华先生、颜德馨先生及著名的中医名家李可先生在本书出版之际先后作古，令人黯然。此谨借本书表达对先生们的缅怀之情。

香港乃藏龙卧虎之地，刚刚踏上这片神奇的土地，未免陌生，甚至孤陋寡闻，组织工作尤显仓促，没能联络到更多的同道参与编写，以致许多佳作沧海遗珠；又碍于编写格式和篇幅限制，提交的稿件中有的未能录用或全部录用；更由于个人能力和时间所限，尤其是对组织编写大型医案著作缺乏经验等原因，书中定有不少错漏，此殊表歉意。本着学术交流，共同提高的理念，真诚希望海内外同道不吝指正。

此外，本书所辑录的医案为各医家具有代表性的经验与体会，为了反映其原汁原味的学术思想和治疗特点，尽量保留原案处方用药临证方法，然由于疾病不同，加之人的禀赋、体质各异，因此本书中所载用药剂量和治疗方法未必适用于所有患者。因此，恳请广大读者在阅读、使用本书时，切勿按图索骥，自行处方，以免影响或贻误病情。

如有任何问题和建议，欢迎各位读者在阅读本书时及时与我联系。

徐大基

农历戊戌年正月

email：dartcm@126.com

引领新潮， 别开生面

——《我们在香港做中医·医案辑》导读

这是一部大型医案辑录，收载了 103 位在香港做中医的内地医生以及香港本地中医的 286 例医案，每一则医案都记录了医生们治疗各种疑难疾病的全过程，详细、生动而真实可靠。

医案是中医这个学科所独有的一种总结个人临床经验的方式，也是学习中医临床知识极其重要的一条途径。最早的医案出现在司马迁《史记·扁鹊仓公列传》中，收载了西汉早期名医仓公的 25 个病案。医案的总结和编辑成书，从两千多年以前开始，一直延续至今，特别在近几年，内地国医大师、著名中医、民间医生们出版的各种医案，如雨后春笋，为读者提供了一大批学习中医临床经验的重要参考资料。

然而，这部医案却与众不同：第一，这是香港第一部大型中医医案辑，不但用简体字在内地出版；同时还用繁体字在香港出版，并向全球华人区发行。因为是首次，两地出版社的选材都极其慎重，编辑的审核十分严谨。第二，医案的许多作者，都属于内地中医群体中的精英，他们既有扎实的中医根底，又具备深厚的西医知识，其中大部分人都曾多次派往西医医院进修，跟随中医名师或国医大师坐诊。他们在香港行医多年，具有丰富的临床经验，虽然中西医知识兼备，但香港的政策只允许他们开中药，必须完全靠纯中医来取得疗效，这无疑是一种严峻的考验，他们凭借扎实的中医临床功底，交出了一份份满意的答卷，而这些答卷，就是书中一个个成功的医案。在医案中，西医检查诊断资料的完整，中医辨证论治的详细精确，都是一般医案中所不具备的。因而科学性强，可信度高。第三，大部分医案，均由中医名家或国医大师作出精彩点评，或肯定，或建议，都要言不烦，切中肯綮。这些医案获得这么多名师、名医、大师们的青睐，确实难得。由于整个医生群体，大都具备学术上的高素质，临床上的高水平，加上有内地大批中医名师做坚强后盾，使得每一例患者的治疗效果和每一则医案的写作质量，都达到很高的水平，堪称古今医案中的上乘之作。通过阅读这些医案，我们也可以看到内地的中医在香港这个特殊环境，是如何通过自己的辛勤劳动，为香港民众热情服务，获得香港政府的高度信任，为继承、创新中医事业做出贡献的；同时也可以看到香港本地中医是如何灵活地应用各种中医措施为患者服务的。

最令香港民众难以忘怀的，当然是 2003 年在香港曾经发生的非典。在面临严峻的公共卫生危机形势下，香港政府请求内地中医支持。广州市刚刚经历过这场风暴，广东省中医院有全程收治非典患者的经验，于是派出了杨志敏、林琳这两位担负主要治疗的中医。她们临危受命，奋力工作，与香港的西医积极配合，取得了治疗非典的成功，开创了中医药进入香港公立医院的先河。从杨志敏、林琳治疗的几个医案中，可以看到，她严格遵循辨证论治的思维方法，采用古代名方多达 10 余首，又得到邓铁涛、颜德馨、周仲瑛等国医大师的亲自指导，不断突破难题，继承创新，才能够取得如此满意的疗效。

如果说，20 世纪是感染性疾病和传染病肆虐的急病时代的话，那么 21 世纪，人类进入了慢病时代，许多严重的慢性病，如恶性肿瘤、慢性肾病、冠心病、糖尿病、骨关节退行性疾病、类风湿关节炎等，长期折磨着人类，目前还找不到满意的治疗方法。即使是慢性头痛、哮喘、胃肠病、抑郁症、鼻炎、子宫肌瘤、闭经、不孕症、湿疹、银屑病、痤疮、肛肠瘘管等常见病、多发病，治疗时也颇为棘手。我们从这部医案集中，很欣慰地看到：无论是对付这些严重的疾患，还是治疗常见病、多发病，中医都有其独特的疗效。大部分中医师既用药，又施针，强调饮食禁忌，辅以心理疏导，都能获得满意的效果。

例如李岩、徐凯对晚期癌症治疗的医案；徐大基治疗慢性肾炎尿毒症、改善腹膜透析副作用的医案；梁秉中在治疗糖尿病足和冠心病方面的创新；秦鸿以针灸、整脊为主治疗颈椎病的医案；卢秀梅用理筋、针灸、走罐、药物多种方法，治疗各种疾病；黄霏莉治疗黑斑病、银屑病、鹅掌风的医案等，都可圈可点，可师可法。其他医师的医案，同样精彩。

香港政府法制严格，中西医泾渭分明，不容混杂。中医不准开西药、做西医检查，只能靠纯中医药治病。这就促使从内地来的医生们，必须在中医临床方面下足功夫，详细了解香港气候变化的特点，掌握港人的体质特征，熟悉当地药材，运用中医综合治疗的优势，因时、因地、因人治宜，才能取得切实的疗效。香港政府这一铁面政策的实施，反而把他们个个铸成了"铁杆中医"。正如几位年轻医生在"香港行医感悟"中所说：我们从茫然到适应，从适应到希望，从无奈到认可，从认可到欣赏。来香港后不能用西药，反而发现原来中药的疗效这么好！使我们更加热爱中医，愿意扎根香港。香港医管局重视中药材的质量监督和安全性，并率先成立了"毒理学参考化验室"，用于分析中药中毒案例，随后又构建了"中药中毒通报及警示"机制，迅速报道了乌头碱中毒事件的发生，起到了为中医药服务保驾护航的作用。但为了让香港偏远地区的居民都能够享受到中医诊疗，博爱医院、仁爱堂等组织了中医流动医疗车，长年上门为患者服务。这些政策和措施，都体现了港人和香港政府的责任、智慧与创意，对内地中医和中西医结合事业未来的发展，具有很大的启示和教益。

香港是全球中西文化汇集的大都会，我们希望中医学在这片土地上继续发扬光大，期待香港的中西医结合事业，更上一层楼，在全世界医学界，引领新潮，别开生面，为人类医疗卫生保健做出创造性的特殊贡献！

彭　坚

湖南中医药大学教授

湖南中医药大学附属第一医院知名专家

《我是铁杆中医》作者

目录

第六章　脾胃病

第二部分　妇科医案

第五部分　针灸科医案

第六部分　骨科、推拿医案

第七部分　肿瘤科医案

1. 陈春永医案

第八部分 综合医案

附篇 / 617

第一部分

内 科 医 案

我们去香港做中医

医案辑

第一章 外感温病

1. 杨志敏医案

杨志敏，主任中医师，教授，博士研究生导师，广东省中医院副院长，广东省名中医。国家中医药管理局"第三批全国老中医药专家学术经验继承工作"继承人、第三批全国优秀中医临床研修人才，先后师从颜德馨、邓铁涛、张学文等多位国医大师。现任国家中医养生与治未病学科学术带头人，世界中医药学会联合会睡眠医学专业委员会副会长，中华中医药学会体质专业委员会副主任委员，中华中医药学会亚健康专业委员会副主任委员等职。

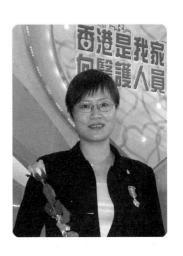

2003 年 5 月受香港医管局的邀请和国家卫生部、广东省卫生厅的委派，以香港医院管理局荣誉顾问的身份，到港作非典型肺炎的中西医合作临床研究，开创了中医药进入香港公立医院的先河。

医案 1 宣畅气机、清热化湿治疗瘟疫（传染性非典型肺炎）

患者，女性，41 岁，2003 年 6 月 2 日首诊。

简要病史：患者于 5 月 25 日开始出现发热，5 月 31 日确诊为传染性非典型肺炎，既往体健。现症见：仍发热，37.5~38.5℃，微恶寒，神疲，头痛，咳嗽，无痰，无气促，口干苦，纳差，曾有腹泻，今日大便质烂、不爽，小便黄浊。舌稍红带黯，苔黄浊，脉沉细。

诊断：瘟疫

辨证：湿热阻遏，枢机不利

治法：宣畅气机，清热化湿

方药：三仁汤加减

白豆蔻[后下]6g，薏苡仁 20g，杏仁 12g，滑石 20g，厚朴 9g，法半夏 10g，通草 6g，淡竹叶 12g，槟榔 10g，茯苓 20g，黄芩 15g，青蒿[后下]10g，黄连 3g，淡豆豉 12g，栀子 12g，藿香 10g，连翘 15g，甘草 6g。4 剂，每日 1 剂，每剂服用 2 次，餐后 1 小时温热服。

饮食调护：清淡饮食，忌生冷、油腻、辛辣，注意避风保暖。

【治疗过程】

二诊：2003年6月5日，神疲，热势减，无恶寒，无咳嗽气促，腹胀，口干苦，昨日大便质烂，今日成形。舌稍红带黯，苔黄白如积粉，脉滑数，右寸脉稍细弱。辨证同前，然苔黄白如积粉，遂改以达原饮加减，处方如下：槟榔10g，厚朴9g，草果后下3g，黄芩15g，连翘15g，柴胡12g，枳壳9g，青皮4g，桔梗12g，山栀子12g，淡豆豉12g，藿香12g，黄连3g，茯苓15g，滑石20g，生薏苡仁20g，益母草15g，青蒿后下10g，竹茹12g，生甘草6g。4剂，服法同前。

三诊：2003年6月9日，仍有低热，胸闷气促，腹胀，腹泻，口干苦，口淡，失眠乏力，纳可。舌质淡黯，苔白厚腻，脉滑数。辨证考虑湿热阻遏，湿重于热，改以藿朴夏苓汤加减。处方如下：藿香12g，厚朴9g，法半夏10g，茯苓15g，柴胡8g，蔻仁后下6g，杏仁6g，薏苡仁20g，泽泻15g，黄芩10g，车前草15g，淡豆豉10g，蚕沙15g，葛根15g，生姜3片，苍术9g，黄连3g，枳壳9g，蒲黄包煎9g，生甘草3g。2剂。

四诊：2003年6月12日，胸闷气促减轻，腹胀腹泻消失，精神佳，口苦，纳可，二便常。舌质黯红，苔白黄微腻，脉滑。继进上方2剂后改以饮食调理而安。

【体会】

传染性非典型肺炎属于中医学瘟疫范畴，临床所见，湿热邪毒为病尤为多见。此例为较典型的湿热阻遏三焦证，三焦均有累及，表现为上焦的咳嗽，中焦的纳差、腹泻，以及下焦的小便黄浊。治疗方面推崇叶天士的分消走泄法，《温热论》中云："再论气病有不传血分，而邪留三焦，亦如伤寒中少阳病也。彼则和解表里之半，此则分消上下之势，随证变法，如近时杏、朴、苓等类，或如温胆汤之走泄。因其仍在气分，犹可望其战汗之门户，转疟之机括。"湿热邪毒为病，其势缠绵，若见热而尽用寒凉，病必不解。盖因湿邪为病，寒冻则遏，此时宜健运中州，上下分消，因势利导。首诊使用三仁汤加减，药后诸症有所缓解，但观舌苔黄白如积粉，湿邪郁遏有加重之势，遂改用达原饮加减，且加用柴胡、青皮等行气之品，务使湿困得解。而至三诊，虽仍有发热，但热象不显，反出现口淡、舌淡等症，此时湿邪为甚，湿重于热，故用藿朴夏苓汤加减。可见湿热为病，当细审本气虚实以定攻补，详查湿热轻重以决用药之寒温，视湿热病邪所在的部位而因势利导，如此则心有定见，应手而效。

医案2　益气健脾、补肾纳气治疗传染性非典型肺炎

患者，女性，29岁，2003年5月28日首诊。

简要病史：传染性非典型肺炎患者，已住院60天，住院期间使用激素治疗，目前气管切开接呼吸机辅助通气，呼吸机给氧浓度21%，外周血氧饱和度98%，胸片提示：病灶大部分吸收。现症见：疲乏无力，心悸，气短，无咳无痰，纳可，二便调。舌质

淡红，有齿印，苔白薄，脉沉细数无力，右寸脉弱，尺脉弱。

诊断：瘟疫后期

辨证：肺脾肾虚

治法：益气健脾，补肾纳气

方药：补中益气汤加减

黄芪25g，西洋参9g，茯苓15g，白术12g，当归9g，升麻5g，柴胡5g，陈皮4g，怀山药15g，山萸肉12g，何首乌15g，太子参15g，苦杏仁10g，紫菀12g，炙甘草5g，菟丝子12g。4剂，每日1剂，每剂服用2次，餐后1小时温热服。

【治疗过程】

二诊：2003年5月31日，仍维持呼吸机辅助通气。现症见：乏力，心悸，气短，偶咳，白黄痰，四肢稍冷，双下肢甚，手足颤动，口干欲饮，纳可，二便调。舌质淡红，尖红，苔白，脉细弱无力，略数。辨证考虑气血亏虚，改以八珍汤加减，处方如下：太子参15g，茯苓20g，白术12g，炙甘草6g，熟地黄15g，当归9g，赤、白芍（各）15g，柴胡5g，竹茹15g，枳壳9g，桔梗9g，丹参15g，何首乌15g，山萸肉15g，龙齿^{先煎}15g，怀山药15g，鳖甲^{后下}15g，苦杏仁12g，紫菀12g。4剂。

三诊：2003年6月3日，可间歇停机。现症见：乏力，心悸，气短，肢冷好转，仍手颤，无咳，眠差，纳差，口干，大便软。舌淡红嫩，苔少，脉细数。月经2月未至。辨证考虑气血亏虚，阴虚风动，改以三甲复脉汤加减，处方如下：熟地15g，白芍15g，麦冬10g，龟甲15g，鳖甲15g，阿胶10g，西洋参10g，山萸肉15g，怀山药15g，首乌15g，黄芪15g，茯苓15g，苍术9g，砂仁^{后下}6g，炙甘草6g，菟丝子12g。2剂。

四诊：2003年6月6日，完全停机。现症见：肢体乏力及手颤有缓解，可用助行器练习步行，心悸、气短有所缓解，眠差，大便质烂。舌淡红嫩，苔少，脉细数。上方去龟甲、阿胶，加白术、当归、浮小麦、大枣、女贞子、菟丝子。共进10剂，后出院。

五诊：2003年8月1日复诊，出院后间断服用上方中药，现症见：脱发，活动后气短，6月26月经来潮，眠可，无心悸，无手震，二便调，舌淡红有齿印，苔薄，脉细弱。以八珍汤加减，佐以补肾善后调养。

【体会】

传染性非典型肺炎属中医学瘟疫范畴，乃疫毒邪气致病，祛邪是治疗的大法，如前案。然本例患者病程已久，虽正当壮年，临症所见，均为一派虚象，故前后治疗将近3月，遣方用药均以扶正固本为主，罕有使用祛邪之品，最终获效。辨证论治乃是中医治疗的核心，临症不能有先入为主之偏见，部分医家见炎症则必用寒凉，见感染则必用清泄，实不可取。该例初始辨证为肺脾肾虚，予补中益气汤加减，但服后效果不佳，反出现咳嗽、手颤等症，事后反思，此例实属瘟疫后期，气阴两伤之证，初诊但见气虚，而未虑及阴伤，致使用药后出现阴虚风动之象，二诊效果欠佳亦属此理。

其后取三甲复脉汤化裁。三甲复脉汤出于吴鞠通的《温病条辨》，化裁于张仲景的炙甘草汤，功可滋阴息风，主治温病后期水不涵木、虚风内动之候。症见手足蠕动或瘛疭，心中儋儋大动，甚则时时欲脱，形消神倦，舌干绛或光绛无苔，脉虚。三诊药后患者诸症皆有缓解，故辨证准确与否是中医疗效的关键，同时当患者同时使用西药治疗时，可能对疾病的发展与证候的特征发生改变，临症当细细审查，全盘考虑，切勿先入为主而有偏见。

医案3 因势利导，透邪外达治疗传染性非典型肺炎恢复期

患者，男性，24 岁，2003 年 5 月 12 日首诊。

简要病史：诊断为传染性非典型肺炎已有约 30 天，已接受西医治疗，肺部病灶渐吸收。现症见：神疲气短，动则乏力，心悸，手颤，关节疼痛，胸背部见皮疹白痦，纳差，口干，二便调。舌质淡黯，苔白黄腻，脉细滑数。

诊断：瘟疫恢复期

辨证：湿困脾肺，郁蒸肌表

治法：清化湿热，透邪外达

方药：麻黄连翘赤小豆汤加减（颗粒冲剂）

麻黄 6g，连翘 15g，北杏 10g，赤小豆 20g，蝉蜕 8g，地肤子 15g，升麻 8g，防风 10g，赤芍 15g，枳壳 9g，桔梗 9g，黄芪 12g，白术 10g，茯苓 15g，生甘草 5g。3 剂，每日两次，冲服，餐后 1 小时温热服。

饮食调护：嘱患者清淡饮食，忌生冷、油腻、辛辣，注意避风保暖，如服药后汗出，注意及时更换衣物。

【治疗过程】

二诊：2003 年 5 月 14 日，药后微汗，白痦透出，睡眠转佳，心悸、手颤诸症均好转，纳可，二便调。舌质淡，苔白，脉细滑。药已得效，守上方再进 4 剂，继予饮食调理而安。

【体会】

该患者处于传染性非典型肺炎恢复期，亦见神疲乏力、心悸、手颤等症，与前述医案二相仿，然胸背部皮疹白痦、关节疼痛，皆提示湿热之邪在表，治疗当因势利导，透邪外达，选用麻黄连翘赤小豆汤加减。《伤寒论》第 262 条曰："伤寒，热瘀在里，身必黄。麻黄连翘赤小豆汤主之"。此伤寒身黄，乃湿热蕴郁于内，外阻经络肌肤之病候。此证虽曰在里，但邪气必有外达、泛溢肌表之象，方可因势利导，从表而解，否则需效法案一，或分消，或走泄以清湿热。本例在麻黄连翘赤小豆汤基础上加减，以麻黄、苦杏仁、蝉衣、防风宣发解表散邪，以赤小豆、赤芍活血利水。虑及瘟疫后期，中焦气虚，不能一鼓作气驱邪外出，故以黄芪、白术、茯苓、升麻、甘草甘平健脾、

和中益气，以助解表透邪。桔梗、枳壳配伍乃调理气机之佐使。药后不仅白㾦由透达而消，心悸、手颤诸症亦好转，可见此例之心悸、手颤乃湿热内遏，非医案 2 气血亏虚、水不涵木之病机。

医案 4　健脾化湿、活血化瘀，理气化湿协助激素减量治疗传染性非典型肺炎

患者，男性，32 岁，2003 年 5 月 12 日首诊。

简要病史：传染性非典型肺炎康复期患者，起病至今 62 天，在泼尼松减量过程中胸片病灶增大，致使激素又增量，反复多次未能奏效，目前口服泼尼松每日 30mg。现症见：神疲，气短，心悸，手颤，睡眠早醒，汗多，双侧膝关节疼痛，二便调。舌质淡有齿印，苔白，脉滑数重按无力。

诊断：瘟疫恢复期

辨证：肺脾气虚，夹湿夹瘀证

治法：健脾益气，活血化瘀，理气化湿

方药：参苓白术散加减，佐以活血化瘀之品（颗粒冲剂）

西洋参 12g，党参 20g，白术 15g，茯苓 15g，橘红 6g，升麻 4.5g，炒白扁豆 20g，薏苡仁 20g，北杏 10g，毛冬青 30g，桃仁 10g，丹参 15g，赤芍 15g，枳壳 10g，桔梗 10g。7 剂，每日两次，冲服，餐后 1 小时温热服。

饮食调护：嘱患者加强营养摄入，但饮食宜清淡、易消化，适当外出活动及晒太阳。

【治疗过程】

二诊：2003 年 5 月 20 日，药后激素顺利减量，目前口服泼尼松每日 25mg。现症见：神疲乏力，气短减轻，关节痛减轻，心悸、手颤减轻，睡眠仍早醒。舌质淡暗有齿印，苔白薄，脉细弱。上方加苍术 9g，法半夏 12g，竹茹 15g。7 剂。

三诊：2003 年 6 月 5 日，上诊后因故未能就诊，自行继服 5 剂，后因进食生蚝后腹痛腹泻，停服中药，目前口服泼尼松每日 15mg。现症见：腹痛腹泻症状较前缓解，大便质烂，心悸气短减，口干。舌质淡黯有齿印，苔白，脉滑，重按无力。辨证同前，然饮食不洁，更伤脾胃，处方如下：西洋参 12g，太子参 20g，白术 15g，茯苓 15g，怀山药 15g，炒扁豆 20g，神曲 12g，苍术 9g，法半夏 12g，葛根 15g，丹参 20g，桃仁 10g，生蒲黄 9g，枳壳 9g，桔梗 9g，山萸肉 15g，生甘草 6g。7 剂。

四诊：2003 年 6 月 12 日，症见：体力恢复，气短消失，口干少许，二便调。舌淡红苔薄白微腻，脉细弦。上方去葛根、桃仁，再进 7 剂。

五诊：2003 年 6 月 20 日，泼尼松减量为每日 10mg，X 线复查胸片炎症进一步吸收。现症见：神疲倦怠，以晨起明显，口干，纳一般，二便调，无气促。舌淡红，苔微黄腻，脉细滑。以四君子汤合生脉散善后调养。

【体会】

糖皮质激素是传染性非典型肺炎治疗中的重要药物，可以起到缓解中毒症状，减轻肺渗出、损伤的作用，但因其免疫抑制、对代谢的影响等作用，容易导致诸多并发症，故病情好转后宜逐步减量至停用。但部分患者在激素撤减过程中容易出现病情反复情况，表现为肺部病灶的增大，此例患者较为典型。从中医角度而言，激素类似于纯阳壮火药物，在一些疾病中，尤其是在一些疾病的危重、关键时刻使用，可起到助阳以抗邪的作用，帮助一些患者渡过难关。但大量激素长期作用于人体，盛阳耗损人体阴液，容易出现阴虚火旺之证，在传染性非典型肺炎患者中心悸、手颤症状常见，相当部分即是由于阴虚风动所致。但伴随着激素的减量，由于助阳作用力减弱，致使邪气易于反复，加之迁延日久，阴损及阳，容易出现形寒怕冷、面浮㿠白、肢冷便溏等阳虚证。本例患者正值壮年，肾气较充，故在激素撤减过程中出现脾虚湿困的症状，尚未出现典型的肾阳虚症状，治疗上以健脾化湿为主。该患者虽同时兼有心悸、手颤、脉数等症状，但不宜使用滋阴清热之法，盖脾虚湿困，滋阴则更伤脾土而留湿，必致病势缠绵。考虑关节疼痛，久病必瘀，肺部炎症吸收困难可能与瘀血阻滞有关，故适当合用活血祛瘀类药物。此外，该患者治疗过程中因饮食不洁而致病情反复，提示在治疗过程中应重视饮食宜忌，防止食复。

【香港行医感悟】

2003年，一个不平凡的岁月——全世界范围都由于传染性非典型肺炎（SARS）病毒而动荡不安！作为一名全程参与其中的医护人员，我经历了广州、香港两地的一线抗疫工作，深深体会到这种病毒的威力与人类生命的脆弱。难忘当年受香港医管局的邀请，由国家卫生部及广东省卫生厅的委派，前往香港，运用中医药方法协同香港医、护界同道共同抗击SARS。所发生的事情虽然已过8年，但时常在脑海里浮现不断，感触尤深。现将当时在香港的所见所闻及感悟与同道分享，以期对大家有所启发。

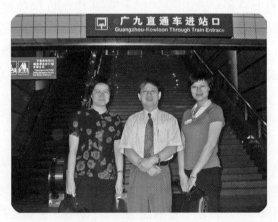

2003年5月3日，广东省中医院吕玉波院长亲自驾车送我和林琳前往车站。吕院长在道别时对我们说："拿出省中医院人的精神，无论遇到什么困难，都要克服下来！你们肩负着许多人的希望！"

其实这次来香港任务既具有意义，也有压力。首先，此行是受国家卫生部委派，使得中医首次在香港西医院病房中使用。二是SARS是全新的疾病，虽然我们在广州接触了100多宗病例，但对它的整个发病特点未完全把握，而且，不同的地区、不同的人群体质、不同的用药习惯，对中医的证候特点都会影响，还得花些时间摸索。

到港后，我们首先会诊的几个病人都是ICU里的重症患者，病程从30天到45天不等，上着呼吸机，意识不清醒，全身浮肿，或四肢末端肿胀，甚则球结膜水肿，面色㿠白，四肢冰冷。部分病人有气胸、脓胸，大便多天未解或水样便，都是真正的"硬骨头"！中医注重望、闻、问、切，问诊能获得很多信息，但在这里无法实现。我们观察这些病人的舌象非常困难，只好用手撑开下颌，用压舌板帮助打开口腔，分泌物较多，甚至有血痂，在手电筒的照射下，我们才艰难地看清了病人的舌头：多数以舌质淡，苔白浊为主，脉细数无力或虚数无力。我们同时也看了病人各种生命监测数据，应该说所看的病人都已病入膏肓。这么差的状况在我们所诊治的患者中也是少见的，病人属虚实夹杂，阳气有外脱之象。面对困难，我们冷静思考，认真辨证，因为"证"的准确判断决定了治疗的成败。这些病人存在着不同程度的阳虚水凌、邪毒内闭；肝脾同病、肺虚不能通调水道等险象。按邓老（邓铁涛）建议，脾主运化水湿，是气血生化之源，治疗以运脾强心，宣肺利水为主。因此对这一时期的病人我们侧重调理中焦脾胃，以补中益气汤为基础方；同时这些病人肺气壅塞，夹痰、浊、瘀，中医认为肺为水之上源，肺与大肠相表里，可以采取颜老（颜德馨）的升清降浊、宣肺活血的办法，加用枳壳、桔梗、北杏、桃仁、紫菀之类。

为了让病人得到最好的疗效，每到晚上，我们会分别向我们的老师——邓铁涛教授、周仲瑛教授、颜德馨教授汇报病例，请教对策。老师们认真帮我们分析，建议一些治则、治法，经方验方，共同解决难题。中医的造诣和临床经验是相辅相成的，观其外而知其内是中医博大精深的体现，辨证施治是精髓。这更让我感觉到我们晚辈还需要继续学习！也更加感受到了我们肩头的重担——传承的重要性。同时，吕院长每天百忙之余，还牵挂着我们，关心我们的工作进展及身体状况，这真让我们感动！来港后不到两周，吕院长就带领罗云坚院长、刘伟胜教授等来港看望我们，并且与我们一同前往将军澳医院诊治ICU的一个病人。

另外，设在广华医院的广华医院中医药临床研究中心是我们工作的后援基地。在这里他们安排人员接受各医院的会诊单，安排出诊计划，为患者配药、煎药、送药等，制订了一套工作流程。使我们的工作能顺利开展。

我们前往医院会诊病人的时候，都感受到香港医院管理的规范性。流程详细，工作细致，指示明确。许多地方设有专人负责监督提示，避免每一个细节的差错。这方面在内地的大多数医院都是不可及的。如我们在到达黄大仙医院会诊病人，会由一位女医生带领我们去病房，他们的隔离衣服、帽子、眼罩都标示清晰，如从污染区走到清洁区，如果忘记更换服装，别人一眼就能看出来，则要立即更换。为了防止污染，穿戴或换掉每样东西都有一个严格的顺序，由于程序繁复，即使每天做，一不留心都很容易出错。在每个更换衣服的房中，程序都用图画的形式标示得非常清晰，指引十分明确。同时还有一位预防感染的监控员在提醒。当完成病房工作后，还必须沐浴更衣。我们在香港多间 ICU 的诊治病人过程中，发现大部分医院对病人护理康复工作做得很细。他们都有物理治疗师来帮助病人排痰、心肺功能、肢体功能康复。他们其实知道病人的分泌物是传染的主要途径，但他们还是尽力地帮助病人，这真不容易。

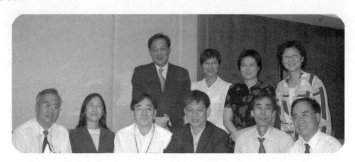

吕玉波院长^{右三}带领罗云坚教授^{右二}、刘伟胜教授^{右一}到港看望杨志敏^{后右三}、林琳教授^{后右二}，并与香港医院管理局高永文^{左三}、黄谭智媛医生^{左二}等座谈。

随着时间的推移，疗效开始显现，服用中药的 SARS 病人越来越多，对中药的良好反应也渐增。我们察觉中医的证型随着 SARS 病程而演变，从早期的湿热之邪阻遏中上二焦到中极期的热毒蕴（闭）肺，邪实正虚以及后期的气阴两伤夹湿夹瘀。康复期以虚为主，部分病人虚实夹杂。康复期若从脏腑辨证为肺、脾、肝、肾亏虚，以气血津液论治，则气阴（血）不足为主，实以湿邪未清及气滞血瘀为主，经过一段时间的调整，许多病人也就渐显好转。

看到病人逐步成功脱离呼吸机，一个个的康复，真的很高兴，这是对我们所有的辛苦的安慰，就正如在回答《太阳报》记者提问时我所说的，"能帮助病人减轻他们的疾苦，是我最大的快乐"。

在港三个多月，运用中西医结合治疗，诊治了 48 名 SARS 病人。经过与单纯西医治疗的病人配对分析，大家认为中西医结合治疗有这几方面的临床疗效：①缩短病人的平均住院天数 4 天；②减少激素的使用，总剂量约 6000mg；③缩短激素的使用天数；④能改善病人的临床症状，如乏力、气短等。另外除了临床疗效，这次行动还具有一定的社会意义——就是中医药首次在香港公立医院使用，同时也是中、西医第一次在香港公立医院合作。

"香港是我家"——60 多个社团向在抗击"非典"中表现突出的医护界精英进行嘉奖表彰，表达香港市民对他们的敬意。我有幸被评为有特殊贡献的中医师，获得了金质"抗炎勇士"纪念金章。

中医药在 SARS 这一役中所做的贡献，引起香港市民的关注，让港人对中医药有了更多的了解与认识。中医不仅可以运用于平常调理身体，在面对危急重症病人时，中西医结合，中医也能治疗。其实我们之所以能到香港开展中医药治疗 SARS 工作，完全得益于两年前在邓老等前辈的倡导下，让我们能够跟师全国名老中医们，让我们能够在名家的指引下，更深刻地理解中医药学，全面地提高中医临床能力。邓老说的"机会总偏爱有准备的人"又一次得到验证。假如医院没有这十年综合实力的逐步提高，面对凶猛的 SARS，我们能应付吗？假如广东省中医院没有收治 SARS 患者，别人能相信中医的治疗效果吗？我由衷地佩服邓老与吕院长的长远眼光。这次战役，充分展现了他们为之苦心经营的成果。同时，我也更加感受到了我们这批年轻人肩头的重担。

【名家点评】

医案 1，论病投药都能合乎病机，层次分明，颇具功力，惟医案中以三仁汤为主，有商榷之处，因三仁汤在这里是配角，不是主角，医案的理、法、方、药都要恰到好处。医案 2，从补中益气到三甲复脉，步步为营，颇有大将风度，三诊中佐以苍术，画龙点睛，颇为可取。体会颇能击中要害，乃智者所言。医案 3，白痦为邪有出路之机，医家因势利导，有心悸而用麻黄，均为胆论，过人处老朽不为也。医案 4，胆为中州，统帅四脏，立方以健脾为主，化瘀为辅，方义中肯，故能攻无不克，再立新功。

非典之战，感同身受，对各级领导无微不至的关怀，对参加战役的同道战友付出多少的不眠之夜，我衷心的向您们表示敬意，是你们的努力，使古老的中华医药在这次战斗中放光展彩，而获得世界卫生组织的共识，作为九十岁的老中医，将永远记住你们。出使第一功，对中医、对国家都做出了很大的贡献，余之荣焉。（颜德馨^注点评）

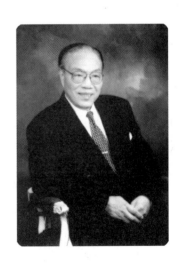

注：

颜德馨，主任医师，教授，博士生导师，上海市名中医、全国名老中医、首届国医大师。全国著名中医理论家、中医临床学家，中医"衡法"治则创始人，国家级非物质文化遗产传统医药项目代表性传承人。2017 年 4 月辞世。

2. 林琳医案

林琳，广东省中医院呼吸大科主任、主任医师、教授，呼吸学科带头人。中国民族医药学会热病专业委员会主任委员，世界中医药学会联合会呼吸专业委员会副主任委员；中国中西医结合学会呼吸专业副主任委员；广东省中医药学会呼吸专业主任委员；广东省中医药学会热病专业副主任委员；广东省中医药学会常务理事。先后获得了"首届中国青年女科学家奖""全国'五一'劳动奖章"、"广东省抗非一等功"、中国科协"全国防非优秀科技工作者"、香港"抗非勇士"金质奖章，全国首届杰出女中医师。"南粤巾帼十杰"、广东省"三八红旗手标兵"等荣誉称号。

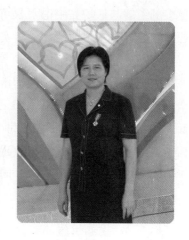

医案 1　参附汤、补中益气汤治疗非典型肺炎（SARS）急性重症呼吸衰竭综合征（ARDS）

患者，女，47 岁，2003 年 5 月 5 日首诊。

简要病史：患非典型肺炎第 35 天，插管机械通气中。症见：神志不清（同时使用镇静药）、发热、颜面球结膜水肿、四肢偏肿胖、口腔有破损焦痂、呼吸急促困难，大便 7 日未解。舌质淡苔白、脉细弱无力数。

诊断：温病

辨证：气阳亏损，阴血不足，邪毒内陷

治法：温化益气，泻毒开窍

方药：参附汤加味

制附子^{先煎}9g，桂枝 6g，炙甘草 10g，西洋参 10g，黄连 3g，葶苈子 15g，石菖蒲 10g，大黄^{后下}9g。2 剂，鼻饲。

饮食调护：流质饮食清淡饮食，鼻饲。

二诊：2003 年 5 月 7 日，药后体温下降为 37.7℃。颜面球结膜水肿减轻，肢体浮肿亦减少，呼吸急促减轻，大便昨日 3 次，今日未解。舌质淡苔白，脉细数无力。（西医补液有减少）辨证如前，治法如前。原方加当归 6g，加强补血养血，阴中求阳。

三诊：2003 年 5 月 9 日，无发热 T：37.6℃，大便 2 日未解。SaO₂：80%～92%。FiO₂：100%。痰少色白，痰培养：假单胞菌。HR：132 次/分。脉细数无力。辨为肺脾气衰，湿浊内停，壅塞气机，肺气郁闭。治以益气升阳化浊，宣肺除壅，理气解郁。

方药：黄芪 30g，党参 20g，白术 15g，升麻 6g，柴胡 6g，当归 10g，紫菀 12g，炙麻黄 10g，北杏 10g，橘红 6g，枳壳 9g，茯苓 30g，桃仁 10g，桔梗 9g，桂枝 10g，炙甘草

6g，玫瑰花 10g，厚朴 10g，3 剂。药后症状稳定，继续治疗。

【体会】

非典是湿瘟疫病，感湿邪而发，中期湿热交阻内盛，极期湿热之邪到哪里去了？为何症状表现看不到实邪，仅见虚证。请教周仲瑛老：内陷了。陷到哪里了，何脏何腑为何找不到？实邪到哪里去了？看了这批 ICU 病人悟出：湿邪郁在肺里致肺气壅塞导致 ARDS 的发生，实邪不是祛除了，而是内陷。痰湿内陷闭阻肺络，可致 ARDS。经过反复思考，认为非典的 ARDS 病机是肺脾气衰，痰湿壅塞，肺气郁闭，治疗总体要重视"寒邪郁闭，温通为用"，可用葶苈大枣泻肺汤、补中益气汤及参附汤等加减治疗。故首诊用药，以温阳益气为主，佐以泻肺饮，因大便不解，考虑壅塞之邪，故用大黄通腑。

【名家点评】

本案为温邪入里，病入极期，邪毒深重，内陷心包，肺气壅塞，腑气不通，表现"肺热腑实"内闭之候，热伤气阴，阴伤及阳，有外脱之势，故当开闭固脱，泻肺通腑，与温阳益气合治，药后危象获得逆转，继予益气养血，宣肺化浊调治收功。（周仲瑛注点评）

医案2 温阳益气、泄肺平喘法治疗重症非典型肺炎

患者，女，36 岁。2003 年 5 月 7 日首诊。

简要病史：因确诊非典型肺炎已住院 36 天，插管呼吸机辅助通气。症见：发热，面色潮红，双上肢温暖，双下肢冰冷，呼吸急促困难，舌质稍红，苔白浊，脉细数无力。

辨证：阳气不足，邪毒内陷

治法：温阳益气，泄肺平喘

方药：参附汤加味

西洋参 10g，熟附子先煎6g，炙甘草 6g，生大黄后下6g，葶苈子 15g，桑白皮 15g，瓜蒌 15g，枳壳 10g，桔梗 6g，石菖蒲 10g，郁金 15g，黄连 3g，桃仁 10g，红花 6g，赤芍 15g。2 剂，鼻饲。

饮食调护：流质清淡饮食。

【治疗过程】

二诊：2003 年 5 月 7 日，体温 38.5~37.2℃，口干，四肢转温，大便调畅，日二解，质软成形，无腹胀，颜面球结膜水肿，舌质稍红，苔厚白，脉细数无力。辨证同前，上方去石菖蒲，加桂枝 6g。配合桃仁温经通络，3 剂。

三诊：2003 年 5 月 9 日，无发热，检查：WBC：8.7×10^{12}/L，Hb：88g/L，HR：112 次/分，FiO_2：100%，SaO_2：82%。大便量少，痰白，四肢稍冷，苔白浊，脉细数无力。辨为肺脾气虚，痰湿内停，壅塞肺气，闭阻气机。治以补气升阳化浊，宣肺除壅，理气解郁。处方调整为黄芪 15g，党参 15g，西洋参 10g，白术 15g，北升麻 6g，柴

胡 6g，当归 10g，紫菀 12g，炙麻黄 10g，北杏 10g，橘红 6g，枳壳 10g，桔梗 9g，茯苓 30g，桂枝 9g，桃仁 10g，炙甘草 6g，玫瑰花 10g。因舌尖红，减黄芪量，加西洋参 10g，药后症状稳定，继续治疗。

【体会】

对于插管病人，病机特点是肺脾（气）虚衰、湿浊内停，在上焦壅塞郁塞于肺，致呼吸窘迫、困难。在中焦困阻脾阳，致脾失运化、升清之功，导致腹胀，大便烂，四肢肌肉软弱无力，水湿内行，归于四肢则见肢体浮肿。严重则进展为气阳虚衰，水湿上凌，则见肢体厥冷，全身浮肿。治疗须大补宗气，升阳举陷，宣肺除壅。

【名家点评】

本案初诊似属邪毒内陷，痰热浊瘀壅塞肺气，正气虚衰，阳浮欲脱。故既用参附回阳救逆，并用葶苈、大黄、桑皮泻肺泄浊，配合清热开闭、理气化瘀之品，二诊脱象逆转，肺闭得开，病见肺脾气虚，痰湿壅肺，转以补气升阳，宣肺化浊，以补中益气汤加味，病趋坦途。表明治随证转的必要性。（周仲瑛点评）

医案 3　参苓白术散治疗 SARS 腹泻

患者，女，47 岁，伊丽莎白医院 ICU。2003 年 5 月 7 日首诊。

简要病史：非典型肺炎入院 30 天，插管呼吸机辅助通气中，FiO_2：35%，SaO_2：98%。症状：神疲乏力，口干欲饮，腹胀纳呆，大便溏薄，气短促，肢体浮肿，舌质淡红，舌面略干，苔白浊。脉滑数无力，右寸脉弱，右关脉滑。

辨证：气阴两虚，湿热下注

治法：清热祛湿，益气健脾养阴

方药：自拟方

西洋参 12g，麦冬 15g，葛根 30g，黄连 4g，石菖蒲 10g，苍术 9g，川朴 9g，青皮 9g，扁豆花 12g，茯苓 15g，白术 10g，蚕砂 15g，炒麦芽 30g，火炭母 15g，甘草 6g。2 剂，鼻饲。

饮食调护：清淡流质饮食

【治疗过程】

二诊：2003 年 5 月 9 日，机械通气中，FiO_2：30%～35%，SaO_2：98%。症状：神清，乏力，气促，腹胀减轻，大便溏薄减轻。现大便烂，每日两次，肢体浮肿减轻，仅见肢端浮肿，按之凹陷，舌质淡红，苔白浊，脉滑无力，右寸脉弱。辨为肺脾气虚，湿浊内停。治以益气健脾化浊，方改为参苓白术散加味。党参 20g，茯苓 15g，白术 15g，薏苡仁 20g，砂仁[后下] 6g，桔梗 9g，怀山药 15g，扁豆花 12g，陈皮 4g，黄连 3g，法半夏 10g，炙甘草 6g，川朴花 9g，炒麦芽 90g，苍术 9g。3 剂，日服 1 剂。

三诊：2003 年 5 月 12 日，5 月 12 日下午 2：30 脱机，拔除气管插管。心率

（HR）：80 次／分，动脉血氧饱和度（SaO$_2$）：99%，症状：神清，疲倦乏力，四肢肌肉松软无力，肌张力 0 级，浮肿消退，少许咳嗽，黄黏痰，口不干，大便每日一解，质正常，苔薄白间黄，脉细无力。辨为肺脾气虚、痰浊蕴肺，治以益气健脾，宣肺化痰，处方调整为：党参 20g，白术 12g，当归 9g，炙甘草 6g，黄芪 6g，橘红 6g，升麻 4g，柴胡 4g，西洋参 6g，炒麦芽 30g，桔梗 9g，枳壳 9g，紫菀 10g，北杏 10g，桃仁 10g，茯苓 20g。4 剂。

四诊： 2003 年 5 月 14 日，脱机吸氧中。症状：咳嗽，咳痰减轻，语言低微，诉乏力，四肢肌肉松软无力，胸闷时气短促，腹胀，纳呆，口干欲饮，舌质暗红，苔白浊，脉滑无力。辨为肺脾气虚、痰湿内阻，治以益气健脾、理气化湿，处方调整为：党参 20g，白术 12g，当归 9g，炙甘草 6g，黄芪 20g，橘红 6g，北升麻 4g，柴胡 4g，山茱萸 15g，炒麦芽 30g，桔梗 9g，枳壳 9g，紫菀 10g，北杏 10g，茯苓 20g，苍术 9g，法半夏 12g，丹参 15g。4 剂。

五诊： 2003 年 5 月 19 日，脱机吸氧中，症状：精神好转，体力渐复，四肢肌力略高，口干欲饮，纳可，大便三日未解，腹胀，舌质较红，苔白浊，脉沉细。辨为气阴两虚、夹湿夹瘀，治以益气养阴，理气活血化瘀化湿。处方：太子参 30g，麦冬 10g，天冬 12g，五味子 6g，丹皮 9g，赤芍 15g，女贞子 15g，旱莲草 15g，山茱萸 15g，毛冬青 30g，陈皮 6g，枳实 12g，黄芪 15g，葛根 15g，白术 12g，神曲 10g，竹茹 12g，鳖甲^{先煎}20g。3 剂。

六诊： 2003 年 5 月 22 日，停吸氧。症状：精神好转，体力渐复，语言清晰有力，肌力有进一步的提高，口干欲热饮，饮水不多，舌质黯红，苔白，脉细数，二便常。辨为：气阴两虚，夹湿夹瘀；治以益气养阴，理气活血化瘀化湿。处方调整为：太子参 30g，麦冬 15g，天冬 12g，五味子 12g，丹皮 9g，赤芍 15g，女贞子 15g，墨旱莲 12g，山茱萸 12g，毛冬青 30g，陈皮 6g，枳实 12g，黄芪 20g，葛根 15g，白术 12g，神曲 10g，竹茹 12g，鳖甲^{先煎}20g。4 剂，日 1 剂。

【体会】

插管及脱机早期，以气虚湿浊内蕴为多为主，治疗以参苓白术散、四君子汤加理气化湿之平胃散（燥湿运脾）、二陈汤（燥湿化痰）、桔梗、北杏、桃仁等宣肺理气之品。第五诊（5 月 19 日）始见阴虚之证，其因与使用激素可能有关，故治疗从滋肾阴、脾阴着手，药用女贞子、旱莲草、山茱萸。

【名家点评】

本案在于热内蕴、脾运不健，阴伤气耗，故是次拟方以益气养阴，清肠化湿为主，继转参苓白术散补气健脾化湿，补中益气汤补肺健脾。湿化不净，而合平胃、二陈；阴虚未复，而合生脉、二至；湿瘀互结参以活血化瘀，体现了辨证施治的精神。（周仲瑛点评）

我们去香港做中医·医案辑

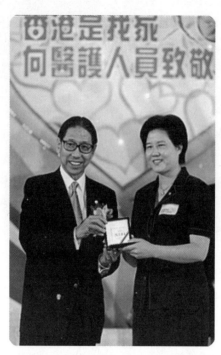

林琳教授因在香港抗击非典过程中作出
突出贡献而获香港政府颁发"抗炎勇士"勋章

医案 4 麻黄连翘赤小豆汤治疗传染性非典型肺炎伴皮疹

患者，男，40 岁，2003 年 5 月 12 日首诊。

简要病史： SARS 病程 30 天，肺部炎症吸收中。神疲乏力，气短促，心悸，手颤、关节疼痛，背部白色丘疹，口干，舌质淡暗，苔白黄腻，脉细滑数。

辨证： 湿困肺脾，郁蒸肌肤

治法： 清热化湿，透邪外达

方药： 麻黄连翘赤小豆汤加减

生麻黄 6g，连翘 15g，北杏 10g，赤小豆 20g，蝉衣 8g，地肤子 15g，升麻 8g，白术 10g，茯苓 15g，赤芍 15g，枳壳 9g，桔梗 9g，防风 10g，前胡 15g，桑白皮 15g，生姜 10g，大枣 10g，生甘草 5g。3 剂，日服 3 次。

饮食调护： 清淡饮食，避免辛辣刺激之品。

【治疗过程】

药后 3 剂，皮疹消失，气促疲乏好转，继续调治原发病。

【体会】

麻黄连翘赤小豆汤出自《伤寒论》，"伤寒瘀热在里，身必发黄，麻黄连轺赤小豆汤主之"。其核心病机为湿热郁结肌表。肺主皮毛，麻黄杏仁与姜枣宣肺开表以畅达皮肤之津气，使湿邪有外出之门，连翘赤小豆清热解毒利湿，使湿毒有下行之路；桑白皮泄肺利湿而以皮走皮，赤小豆与桑白皮在原方的用量均为 1 升，故笔者在处方时亦重用此二味药；甘草调和诸药，姜枣顾护中焦，加蝉蜕祛风止痒，加地肤子白鲜皮利湿解毒止痒。治法立足于内祛湿热外宣卫表，从内外分消以治湿热郁结肌表之皮疹，故获较好疗效。

【名家点评】

麻黄连翘赤小豆汤是仲景名方，可解表散邪，清热除湿退黄，主治兼有表邪的湿热黄疸病证。因其亦具有宣肺、利水消肿之功，故也用于肾炎水肿之证。用此方治疗皮疹的病其效颇佳。盖皮疹多因风邪客于腠理不散，郁遏不得汗出，若小发其汗，或化其湿，则疹去痒止。此案投以本方，往往 3 剂而愈。正如《素问·阴阳应象大论》所言，"其有邪者，渍形以为汗，其在皮者，汗而发之"。其证相符，异病同治，效果显著。（周仲瑛点评）

【香港行医感悟】

回顾 2003 年传染性非典型肺炎流行期间，感慨万千。2003 年 5 月广东非典基本控制后，我和杨志敏教授受香港医院管理局的邀请前往香港进行中医药治疗非典的研究，与香港医学同道共同抗疫，在港抗非直到疫情最后控制，抗非取得最后胜利，我们才返回广州。

这个过程既有工作的艰苦，又有收获的喜悦，在香港的 150 多个日日夜夜里，我们进出 10 家收治非典的公立医院，精心观察诊治每一个 SARS 病人，共诊治 200 多非典患者。病人的康复就是我们的最大收获。为此我们还获得香港"抗炎勇士勋章"。

香港之行，我最想感谢的是广大患者的信任，让我们有一个展示中医药疗效的机会，感谢广大中西医同道的支持和帮助，使我们有一个很好的中西医结合的工作平台，顺利的开展工作。初到香港，病人病情严重，复杂，我们对香港人群体质，地域特点不甚了解，治疗上有很多困惑。在认真仔细的辨证治疗过程中，我们发现：香港居民由于环境和生活节奏等外部环境的影响，造成身体普遍不同于广州同类型的群体，气虚湿盛较明显，这是我们到香港救治 SARS 病人后产生的一个新印象。因此，在给每一个具体病人开处方时，取一些有异于内地的措施，收到了比较理想的效果。如加强补气化湿，补气从四君子汤，参苓白术散到参附汤、补中益气汤的选用，化湿中芳香化湿，淡渗利湿，宣肺开表透湿，或温经利湿等，均要细细斟酌选择。使中医因时、因地、因人辨证论治的整体观念体现了出来，从而也把在香港治疗 SARS 这样较艰难的历程，变成一个向外界证实中医疗效，展示祖国传统文化和科学良好时机，也较圆满地完成任务。

在抗非的危险的关头，在整个斗争过程中，我们并不觉得孤独，除了领导和广大市民的关心，国内名老中医老师们也给以我们精神上极大的鼓励，并且在探索疫病治疗中，老师们给以我们启发，在治疗上，鼓励我们大胆辨证，不要拘于惯例，可以大补元气，佐加理气泻肺之品，支持选用补中益气汤和葶苈大枣泻肺汤加减，补中见泻，泻中有补，在当时一派清热解毒的呼声当中，敢于突破热病框框，大举使用大补元气之偏温的方底，确实是一种胆色。如果没有准确的辨证，没有深厚的中医基础，是不敢作出如此决定。在老师们的指导下，我们运用平日积累的中医基本功去辨证论治，"有是证便用是药"，我们大胆的运用温补之法，在临床上颇见成效，为我们成功的打了一个漂亮的胜战，立了不可磨灭的功劳。经历非典，我们对"大医精诚"有了进一步的理解，凡大医者，既精于医术，更要诚于品德，在人们群众需要时候，没有退缩的念头。SARS带来的白色恐怖，让劫后余生的我们依感心寒。但是我们看到多少医务人员为了抢救人民的生命，为了毕生的信念，在SARS那样无硝烟的战争中，一心赴救，他们献上了自己年轻而宝贵的生命……这就是"大医精诚"。

正如国医大师邓铁涛老先生所言："中医之路，万里云天万里路。只有坚定信念，不畏艰辛，总有一天能看到中医的晴空万里"。香港的中医也如此，任重道远。

注：

周仲瑛，1928生，世代中医。南京中医药大学原校长，南京中医药大学终身教授、主任医师、博士生导师，首届国医大师，第一批国家级非物质文化遗产项目"中医诊法"代表性传承人，中华中医药学会终身理事，江苏省中医药学会名誉会长，国务院首批政府特殊津贴获得者，江苏省名中医，首批全国继承老中医专家学术经验导师，全国老中医专家学术思想优秀指导老师，全国优秀中医临床人才研修项目优秀指导老师。

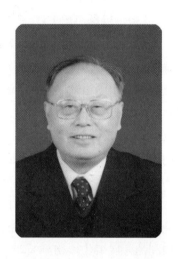

3. 李国光医案

李国光，从事中医临床医疗40余年，为香港李国光中医诊所创办人。现任国际中医中药总会当届会长、国际中医中药研究院副院长、教授及中医温病学研究部主任，香港本草医药学会副会长，香港中文大学中医中药研究所临床研究中心专家顾问团顾问，历任香港医研会会长。曾任中国《中医大辞典》编写成员，主编《中医诊病瑰宝——脉诊》一书。

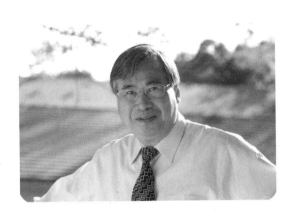

医案 1　　白虎汤合岭南中草药治疗伏气温病（流行性出血热）

患者，男，60 岁。1997 年 3 月 5 日首诊。

简要病史： 高热不退，头痛，呕吐 6 天。伴肌肤斑疹密布，眼眶痛，腰痛。患者 10 天前，曾于中午阳光下修整花园植物，后出现壮热面赤，头身疼痛，先到某中医诊所治疗，给以解表剂，荆芥、麻黄之属，服药后汗出较多，初时热度稍退，但过后复热，再到政府医院诊治，被诊断为"流行性出血热，急性肾脏功能衰竭"，经西药治疗，病情仍未受控制反加重，高热不退，小便短少，谵语，眼眶疼，腰背痛来诊。检查：身灼热，头痛如劈，面、颈皮肤焮红，眼结膜充血，前胸、腋下、腹部见针点状斑疹密布，皮色鲜红，口渴喜冷饮，烦躁不安，欲呕吐，时神昏谵语，小便色赤，舌红苔黄，脉滑数。检查：高热 41℃，血压 95/60mmHg，少尿持续 3 天，尿蛋白++，红细胞++。

诊断： 伏气温病（疫斑）

辨证： 气营两燔

治法： 降温清热解毒、凉血止血

方药： 白虎汤合岭南中草药加减

石膏^{先煎}60g，知母 15g，甘草 5g，鬼针草 20g，鸭脚木皮 20g，白茅根 40g，丹参 10g，竹茹 6g，火炭母 10g，水牛角^{先煎}40g。每天上下午各 1 剂，水煎服。

饮食调护： 本证病势预后凶险，护理切勿大意，须仔细观察其斑疹的露布的部位、次序、性状。如有忽然隐伏，多为变逆，应随"逆"治之。病人皮肤要保持清洁，切忌用干毛巾重擦，以防斑疹位置损破而溃烂。病者居室须环境清静，空气湿润，温度合适（宜 25℃），患者应多饮开水，饮食宜流质素食。忌辛辣油腻、油炸生冷、硬固食物。

【治疗过程】

二诊：1997年3月7日，体温降低（37.5℃），头痛、呕吐止，神志清但觉疲乏，胸腹斑疹转暗淡，面部、颈部皮肤仍潮红，舌红苔微黄，脉滑稍数。上方减少石膏剂量至30g，继服3日，每天1剂。

三诊：1997年3月10日，体温正常，面、颈皮肤潮红消退，但舌质红，脉仍稍数，口干。邪热未清，"恐炉烟虽熄，灰中有火"，治宜清除余热、养阴生津，上方去石膏、水牛角、丹参、竹茹，加生地黄15g，天花粉15g，太子参15g。仍每天服1剂，服4日后愈。

【体会】

本证起病急骤、病情严重，为伏气温邪袭入气、营所致。鉴于病邪炽盛、毒大量多，故在用药方面：大剂白虎汤，重用石膏至60g，并选用效力宏大的岭南草药鬼针草、鸭脚木皮、茅根作气分、血分的清温解毒、凉血止血用。因辨证准确，施治得宜，切中伏气温病的病因、病机，并加悉心护理，故取效快捷。

【名家点评】

流行性出血热在中医学临床中属"瘟疫"、"疫疹"、"疫斑"范畴，中医学认为此病为瘟疫毒邪侵犯机体所致，并沿卫气营血规律迅速转变，其在卫分时间极短，亦有发病之初即见气分证，甚至营血证者。瘟疫毒邪极易化火，内传营血，热血相结，血脉运行不畅，可致血瘀；血热迫血妄行，可见各种出血证。热极灼津为痰，痰火扰心，甚至神昏，热毒内陷正不胜邪，则见汗出肢冷，脉微之脱证，热毒耗伤肾阴，致肾气衰败，可见尿少尿闭之危候。

本案治疗中充分认准传变迅速，热毒为患，尤易伤津耗液的病机特点，采用治气分热盛的代表方白虎汤配合岭南草药清解凉血之品，"留得一分津液，便有一分生机"，故在治疗中时时顾护津液。本病病情凶险，病死率高，及早识别脏器功能状态，防休克、急性肾功能衰竭、出血等变证，及时采取措施，才能提高治愈率，降低死亡风险。（韩云[注]点评）

医案2　白虎汤合岭南中草药治疗春温（大叶性肺炎）

患者，男，31岁。首诊日期：2002年3月10日。

简要病史：发热3天。伴咳嗽、胸痛，口渴。患者3天前突觉发热而不恶寒，咳嗽，口渴，心烦，小便短赤，到某医院诊治，服西药退热片与咳水，又服荆防败毒散等中药，服后均汗出热不解，发热更甚而来诊治。检查：壮热（41℃）面赤，咳嗽胸痛，咳痰黄稠而不时带血丝，鼻煽气粗，小便黄赤，舌绛苔黄，脉滑数。X光照片：右上肺见一大片模糊阴影，西医诊断为大叶性肺炎。

诊断：春温

辨证：气营同病，温热犯肺

治法：清气护阴泄热、宣肺化痰

方药：白虎汤合岭南中草药加减

生石膏30g，知母6g，生甘草5g，白花蛇舌草30g，岗梅根15g，鸡骨草20g，鱼腥草20g，茅根12g，崩大碗12g，罗汉果半个。每天服1剂，水煎服。

饮食调护：温病高热病人饮食宜流质素食，如米汤、果汁、花露、蔗浆等。若服药治疗后，热初退，宜低油，富于营养之半流质食物。半流质食物适宜于退热2~3天后，食欲好转时。

【治疗过程】

二诊：2002年3月12日，服药2剂后，热始退，体温降至37.6℃，咳嗽减，尚有黄痰血丝，入暮尚有少许口渴，仍遵原法服3日。

三诊：2002年3月15日，服药3剂后，黄痰血丝止，口不渴，小便转清，仍神倦乏力，胃纳弱，舌苔淡黄而腻。上方去石膏、白花蛇舌草，加健脾消食滞药：怀山药12g，麦芽14g，火炭母10g，太子参12g，服7剂。

四诊：2002年3月22日，咳止，呼吸畅顺，体温正常，脉缓苔薄白，复查X光照片，右上肺模糊阴影消退而痊愈。

【体会】

本病证为春温，病势急，病情重，病位在肺。因温邪热毒炽盛，袭肺损络，致肺气闭塞，故急起重用白虎石膏，以其辛甘寒，入肺，配岭南地区及香港新界盛产的较强护阴清热解毒药物：白花蛇舌草，岗梅根，倒扣草，鱼腥草等药清之、降之、解之。疗效独到，化险为夷。

中医的温病与伤寒病机性质不同，温病犯伤阴，伤寒犯伤阳。其感受途经：温病多由口鼻而入，伤寒则由肌肤入内。本病证温邪袭太阴肺经，由气入营，邪热炽盛，故治宜辛凉清热解毒，以透其邪热为主，护其阴津为要。清代温病学家叶天士云："温邪上受，首先犯肺""入营犹可透热转气""救阴不在血，而在津与汗"。

【名家点评】

温病是由温邪引起的以发热为主，具有热象偏重，易化燥伤阴等特点的疾病，其治疗，应积极清热，但证在早期，忌用大剂芩、连类苦寒药，否则苦寒伤胃气，削弱机体抵抗力，有凉遏之弊，叶天士称之为为"治上犯中"；中期宜清，要突破"治上焦如羽，非轻不举"之说，防止逆变；后期宜攻补兼施，及时采取护阴、保津措施，以扶正达到驱邪之目的。

本病西医诊断为大叶性肺炎。大叶性肺炎主要由肺炎双球菌引起的呈叶段分布的急性肺部炎症，临床以恶寒、发热、咳嗽，胸痛及肺部实变体征为特点，根据其发病特点属于中医温病之春温范畴，证属气营同病，温热犯肺，投白虎汤合清解之岭南中草药获良效，后见阳伤湿阻之象，故去除大寒之石膏，加健脾消食之品，方取良效。总之，运用温病经方，应深解其意，不拘原方，相机加减。另外肺上叶病变，如迟迟未见吸收，亦注意肺痨之可能。（韩云点评）

医案 3　温病新方加减治疗瘟疫（传染性非典型肺炎疑似案例）

患者，女，35 岁，文员，2003 年 3 月 18 日首诊。

简要病史： 持续发热咳嗽 6 天。患者 2003 年 3 月 12 日起发热恶寒，咳嗽，咽干，初被诊为感冒与支气管炎。曾服中药荆芥、防风、麻黄；西药阿司匹林等发表退热药及止咳药水。病情不唯不减，反邪热阶梯而升，时续 6 日。病者自诉发病前曾连续四个月加班工作，身体已呈疲怠，常觉唇燥口渴引饮，溺黄，盗汗。至 6 天前起病发热，汗出热不解，全身疲乏，咽痛咳嗽，且越发严重，高热不退，咳嗽不止呼吸困难来诊。检查：壮热（体温 41℃），口渴汗出，心神烦躁，时有谵语，咳嗽胸痛，痰黄稠带血丝，鼻翼微煽动，全身疲怠，小便短赤，大便秘结。舌质红绛，苔黄干燥，脉数。本病发生正值香港沙士（非典型肺炎）流行，有疫症病接触史。胸部 X 线：左肺野基段有小片状模糊阴影。后被某政府医院诊断为沙士疑似个案。

诊断： 瘟疫

辨证： 气营同病，热伤肺阴

治法： 清肺降热，存津益阴凉血

方药： 采用郭梅峰（清末民初岭南著名温病学家）温病新方加减治之，并嘱用新鲜橙汁调服或和药冲服。

羚羊角 1.5g，竹叶 3g，二味另煎和药；生地 20g，苇茎 25g，生石膏 30g，茅根 15g，鱼腥草 15g，桑叶 10g，菊花 6g，白薇 5g，北杏仁 6g，冬瓜仁 12g，小甘草 3g。以上十三药共组治气营温病方，方药纯正简练，配伍独到，服药 3 剂，每天 1 剂，水煎服。

饮食调护： 首先要"避毒隔离"。其饮食调养，中药与流质（白粥米汤），频频间服，增液补水。宜五果为助：橙汁、雪梨汁、杨桃汁、西瓜、广东葡桃。宜五菜为充：菜心、冬瓜、节瓜、白瓜、番薯。宜营养之食：稀牛奶、咸蛋黄送白粥水。并适当保暖，勿两感于寒。

【治疗过程】

二诊： 2003 年 3 月 21 日，疫症壮热稳步消退，出险入夷。继守温病用甘凉、甘寒益阴，兼清肺、止咳、除余热，我们于上方易羚羊角、石膏，加糯稻根 10g，石斛 10g，再服三天。

三诊： 2003 年 3 月 24 日，诸症悉解。12 天后 X 光照片复查，左肺野基段模糊阴影完全吸收而告痊愈。

【体会】

本病多劳伤阴，实为温病的冬失闭藏之内因。再因温邪引动起病，已具温病的病机特点，故本证应属中医典型的温病。据本病发热 6 日不退，而其热仍盛，其态越倦，其舌益绛，已是温病气营伤阴脉证。而病发时，正值香港沙士疫症病流行。我们曾翻阅近百年省、港、澳的疫病数据，结合当今香港沙士疫症的病症特点，本病证的病机特点和症状与之相似，故我们仍采用清末民初岭南著名温病学家郭梅峰（亦为笔者师公）治瘟疫病经验与新方，治此疑似个案，疗效卓越，特以推崇。除辨证选用解表、清气、化湿、解暑、通下、清营、凉血、开窍、息风、滋阴等方法外，据"温病留得一点津液，即有一分生机"的宗旨，郭梅峰创有护阴清热大法，总则是："芳香甘凉养阴津，戒口增液护心脾"。温病的病变，多表现病势深浅不同的卫、气、营、血等四个阶段，每阶段郭梅峰的常用药如下：卫分阶段，其代表主药为桑叶、菊花；气分阶段，其代表主药为苇茎、白薇草；营分阶段，其代表主药为茅根、环钗；血分阶段，其代表主药为生地、羚羊。郭梅峰云："成败在于此举，患病者以尿清微汗为吉"。不用荆防麻桂辛温燥剂表散，一应饼干、面包、肉类诸燥滞之品，皆在所忌，总防耗液伤阴。

【名家点评】

本案符合"温邪上受，首先犯肺，逆传心包"的发病特点，与劳倦太过，卫外不固，肺虚受感密切相关，邪热内传，从气入营，热壅肺气，内传心营，故当清气凉营，清肺养阴，仿温病新方，药证合拍，效应明显。足证中医治疗急症热病颇有优势。（周仲瑛点评）

医案 4 三物香薷饮、千金苇茎汤合桑菊饮加减治疗暑温（猪流感）

患者，男，36 岁。2009 年 8 月 1 日下午首诊。

简要病史： 发热不退、咽痛咳嗽 3 天，加重 1 天。暑月天时，户外运动，3 天前起病发热（体温 38.5℃），自行服食退热药片后，热未退。昨日仍往郊外在烈日下拜山，后更觉全身发热，头晕痛、咽痛口干、咳嗽甚，痰黄，四肢酸痛，汗多，全身疲乏不适来诊。检查：病者体温 41℃，咽喉痛口干，眼结膜充血，面色隐红，神倦。大便两天未解。舌质红，苔黄腻，脉滑数。（本病被某政府医院经化验检查确诊为猪流感）

诊断： 暑温

辨证： 暑热伤气津

治法： 辛寒清气，益阴退热

方药： 三物香薷饮、千金苇茎汤合桑菊饮加减

干苇茎 15g，薄荷^后下 2g，香薷 3g，桑叶 12g，鱼腥草 12g，杭菊花 6g，银花 10g，连翘 10g，北杏仁 10g，生麦芽 12g，扁豆花 5g，冬瓜仁 12g。每天二服，服二日。

针灸： 合谷，大椎。（采用透天凉泻热法，急则治其标，退其高热。）

饮食调护：①保持居室宁静，身心安泰，室内温度适宜（24℃），室内空气流通。②注意补充足够的水分，饮食宜清淡为主，忌燥热过寒食物。③充足睡眠。

【治疗过程】

二诊： 2009 年 8 月 3 日，热稍退（38.6℃），头痛稍减轻，已有大便，仍口干、咳嗽。用药按上方加减：减去香薷、麦芽，加糯稻根 12g，生地 12g，瓜蒌皮 12g。服药 3 剂，每天服 1 剂。

三诊： 2009 年 8 月 6 日，再复诊，热退，头痛减咳嗽减，有汗。上方去连翘、银花，改柏子仁 6g，莲子 12g，续益阴清热，养心健脾以作善后，诸症自解。

【体会】

本段时间，香港仍受猪流感病肆虐影响。根据世卫组织提供猪流感的病征，有发热、咳嗽、流鼻水、咽喉痛、食欲不振及疲倦、作呕、呕吐、腹泻等症状。翻查中医疫病数据，结合我们的临症经验，猪流感亦应属中医的温病范畴，为"时行疫疠"本病例猪流感病则属中医的暑温。中医辨证，西医辨病，均能把人类严重疫症治愈，殊途同归，真发人深省！

此病例虽被西医确诊为猪流感，但从中医的病机与证候分辨，应为中医的温病。《内经》云：先夏至日为病温，后夏至日为病暑，踏入 8 月为后夏至日，本证应为中医温病范畴的暑温。从温热病到暑热病，因其病邪性质又有变化。若患病者要求接受中医系统治疗服药，我们认为治疗除按中医暑温病施治外，在炎夏季节患上暑温，其饮食调养亦应按中医一套进行，尤要做好四点：①因暑伤气，热伤津，患病者除要精神内守与安宁外，居室亦要宁静，室温要适宜（24℃），室内空气要流通，因外来噪音以及患者心神烦躁也易耗损自身阳气，不利暑温病恢复。②夏月天气炎热，汗多易伤阴耗气，故要注意补充足够的水份。③睡眠要充足，饮食宜清淡为主，忌燥热过寒食物。④香港春、夏季的天气时多反常，乍寒乍热，所以要"衣着适、避寒热""先热而解，先寒而衣"及"夏不欲穷凉"。患病的调养，亦应调于四时，适应气候，总宜顺之，不宜逆之。

【名家点评】

中医在流行性感冒的治疗上积累了丰富经验，一般认为"流行性感冒"属于中医学温病范畴，多采用卫气营血以及三焦辨证体系。但临证上进行辨识有时并不简单，可出现各个阶段兼夹并存，对这些加以详细辨识是治疗的难点及重点。近年来，尽管流感病毒种类不断发生变化，但从中医角度看其规律是共通的，但其随季节不同，病家禀赋差别，临床特点亦有区别，这些都值得进一步总结。

本案例根据临床症状及病程，中医认为初期由暑湿内伏，因劳新感，火上浇油，耗气伤津，故高热汗多，服退热剂高热虽降，湿邪尚存，投三物香薷饮、桑菊饮，以淡渗微辛之剂达湿开热透目的，由此可体会吴鞠通所谓"徒清热而热不退"，以及"治湿非淡不渗、非辛不通"之义。（韩云点评）

注：

韩云，主任医师，教授，临床医学博士，硕士研究生导师，广东省中医院芳村重症医学科科主任。中国中医科学院中青年名中医。主要从事危重症医学，主攻方向为重症呼吸系统疾病中西医结合临床研究。曾获广东省政府抗非"二等功"。2008 年获全国"百名杰出青年中医师"称号。现任中国民族医药学会热病专业委员会副会长、世界中医药联合会呼吸病专业委员会常务理事、中国中西医结合学会重症医学专业委员会委员、广东省中医药学会呼吸病专业委员会副主任委员及广东省药学会呼吸用药专家委员会常委等。

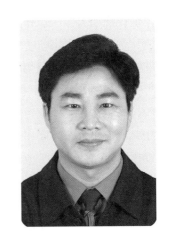

【香港行医感悟】

近年，人类禽流感、现代的新病——SARS、发病率居传染病前列的流感，如洪水猛兽般袭击人类，使人类生命受到威胁。香港首当其冲，2003 年的 SARS 肆虐，令我记忆犹深，不但使香港经济严重受损，而且人命伤亡惨重！亦使我们中医业界感同身受！当今医学，病毒性传染病的对应治疗，仍是传染病学一个亟待填补的空白；变异极速的病源病毒，如冠状病毒，其"灭活治疗"的对应药物，怎样快速地寻找？亦给当今医学界提出一个全新课题，更是一难题！

中医学与西医学是两种不同医疗体系。西医学的新病——沙士、人类禽流感、流感均属中医温病范畴疾病。中医的医学泰斗邓铁涛教授讲得好，"中医不怕流感！"SARS、人禽流感、流感等传染病的治疗将是中医这"伟大医学宝库"大展身手的时候！

"江浙产温病，岭南多温病"，具地域性特点的温病，早已使这些地方（晋朝开始）造就了不少善治温病的杰出医学家，如江浙的叶、薛、吴、王（叶天士、薛生白、吴鞠通、王孟英），岭南的葛、释、潘、郭（葛洪、释继洪、潘名熊、郭梅峰）。他们都是温病学的佼佼者。笔者于香港行医，便遵从著名岭南温病学家郭梅峰的学术理念，治疗香港的温热病，包括当今的温病新证——沙士疑似个案、人类禽流感、流感等西医为病毒性急性传染病，并取得满意疗效。

郭梅峰治疗温病理念，从不把诊治的方向放在寻找单一疠气的新旧病因上（这明显与西医医疗体系找寻病毒的对应治疗不同）。而重点放在疠气袭人后，病邪表现的阴阳属性上，更重要的是放在人体的抗病能力——阴精的盈与亏、正气的盛与虚以及染病后的病机特点上。郭梅峰施治温病用药，除用清温解毒药外，更严守"温病伤阴"的病机，善用护阴清热解毒的药物。并把施治重心放在"津液存与亡"的救治上，津存则人存，津生则人活。全力审察病邪进入人体后，正气与邪气相搏所表现的病机性质与证候病变特点，以作理法上精确的辨证论治。郭梅峰创立《护阴清热大法》治疗温病，切中温病要害。香港的2003年新型流感——沙士袭港，以及2010年的猪流感疫病肆虐等两次疫病流行期间，笔者采用了郭梅峰的"护阴清热法"治疗瘟疫，并在一些温病个案，如病者疠气炽盛，病机呈现阴、津、液严重耗损，我们广泛加入了能护阴的、清热作用大、解毒力强，并于香港新界有产的地道岭南中草药，如三叶鬼针草、倒扣草、三桠苦、鸭脚树皮等等，均收卓越疗效。笔者提供与编撰的6例较严重的急性发热性疾病的病案治愈经验，便是中医泰斗邓铁涛教授所说的"中医不怕流感、不怕病毒感染性疾病"的有力例证。这些病案亦显示：当今医学，西医正要攻克的，至今仍未找到对应药物治疗的一些急性、病毒性以及传染性疾病，中医亦有医疗方案治疗。这委实是中医学的特长，也是中医学在当今医学的优势所在。这些医疗手段、这些重要经验，这些有效药物，中医不能放弃丢掉！中医要崛起，一定要传承这些学术知识与医疗经验，与西医学互补不足，并发扬光大，造福于全人类的健康事业。

【名家点评】

当今之世，医学昌明，唯尚有流感、肺炎等急性热病流行，令世人恐慌，吾侪宜重研中医温病学精华，使多一种防治手段也。当此科学家惊呼：抗菌新药追不上细菌变异之际，有必要让中医药参加入抗热大军，此为必要性；而甚可能性则基于以下论点：①中国人口众多，几千年抗击热病，向靠中医保护；②有丰富之抗热典籍及众多之温热病名医，早在《黄帝内经》即有《热论》诸篇；③当今实绩如石家庄治乙脑经验，目下非典之中医参与，世界卫生组织专家予中医之正面评价。本文病例亦可为证。从本文可窥中医抗热有其特点：①辨证论治，因时制宜（春温夏暑），因地制宜，因人制宜；②注重护理，名医扁鹊以"衣食不适，为不治之症"可证；③中医治发热，有理有例，客观的医学工作者，不应鄙弃，而应重视和研究。（杨干潜^注点评）

注：

右起：李国光、杨干潜、郭燕文、林细芝。2003年摄于美国。

杨干潜，1962年于广州中医学院首届六年制本科毕业。为岭南一代名医、著名温病学家郭梅峰的入室弟子，1993年被广东省政府授予广东省名中医称号。现为美国加州执业针灸中医师，于美国设立中医诊所，以弘扬中国中医药事业。历任美国中医师联会学术部长。

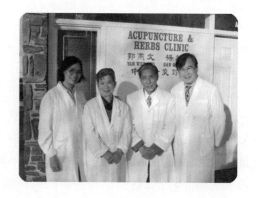

第二章　脑病

1. 李敏医案

李敏，香港浸会大学中医药学院教学研究部主任、教授，中医课程主任、临床部副主任及高智明伉儷帕金森症研究中心主任。1985 年大学本科毕业获得医学学士学位，1988 年获得医学硕士学位，1998 年获得日中医学会笹川医学奖学金留学日本，2001 年获得西医学博士学位。在中国内地、日本和我国香港地区从事中医临床、教学和研究工作近三十年，曾先后师从于中国大陆著名中医专家邓铁涛教授、熊继柏教授。2007 年获得由中华中医药学会颁发的"全国首届杰出女中医师"称号，2013 年获得香港浸会大学优秀教师奖。目前主要从事神经系统退行性疾病包括帕金森症和阿尔采默症的中医临床治疗与基础研究工作。

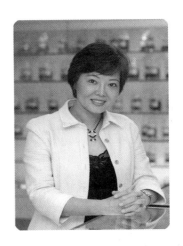

医案 1　　滋阴补肾安神、化痰祛瘀开窍治疗阿尔茨海默病

患者，女，86 岁，家庭主妇。2008 年 3 月 6 日首诊。

简要病史： 患者因健忘失忆、思维错乱、神志不清五年，进行性加重三个月为主诉就诊。患者近五年来出现了健忘、记忆力下降等症状，三个月前无明显诱因出现了吵闹不休、幻听幻视等精神意识错乱的症状，家人急送香港联合医院就诊，经神经科西医专科医生诊断为"阿尔茨海默病"。在住院治疗期间，患者失足跌倒，导致股骨头骨折，进行了"人工股骨头置换术"。现症：精神思维错乱，健忘失忆，烦躁吵闹，自语不休，睡眠不宁。形体瘦弱，口干而不欲饮，胃纳尚可，大便秘结，1 周 1 次，小便黄而少。舌质黯红，苔黄厚而腻，右脉沉细，左脉弦细。

诊断： 痴呆

辨证： 心肾阴虚火旺，痰瘀互结阻窍

治法： 滋阴补肾安神，化痰祛瘀开窍

方药：六味地黄丸、黄连温胆汤合桃红四物汤加减

生地黄 15g，山萸肉 10g，丹皮 12g，泽泻 10g，茯苓 12g，莲子心 10g，黄连 6g，法半夏 10g，陈皮 6g，枳实 10g，竹茹 15g，僵蚕 10g，桃仁 10g，红花 10g，川芎 10g，当归 10g，白芍 12g，瓜蒌仁 15g，远志 10g，麦冬 15g，火麻仁 15g，生甘草 6g。7 剂，每日 1 剂，复煎，分 2 次温服。

饮食调护：注意安抚患者，勿给予精神刺激，饮食宜多进食粗纤维食物，勿食辛辣、燥热之物。

【治疗过程】

二诊：2008 年 3 月 13 日，服药两周后，大便秘结有所改善，小便不黄，烦躁减轻，意识错乱好转，可有逻辑性地回答主诊医师提问，自诉视物模糊，但家人表示患者仍有自言自语，自问自答的情况。上方加枸杞子 15g，青葙子 15g，嘱继服用上方 14 剂，服用方法同前。

三诊：2008 年 3 月 27 日，患者意识思维能力进一步提高，精神状态较佳，烦躁不安、吵闹不休症状基本消失，对答清晰，视物模糊症状消失，但自诉腰酸背痛，肢软无力，颈项强硬，仍偶有幻听情况。舌质稍黯红，舌体瘦小，黄腻苔消退，脉细数而滑，较前有力。

患者经治痰热扰心之症基本消失，但年高肾虚，腰府失养之征明显，上方减清热化痰之品，加补肾壮腰、滋阴宁心之品。更改处方：桑寄生 15g，杜仲 15g，续断 15g，生地黄 15g，山萸肉 15g，丹皮 12g，泽泻 6g，麦冬 15g，桃仁 10g，川红花 10g，白芍 15g，川芎 12g，当归 12g，地龙 10g，丹参 20g，法半夏 10g，陈皮 6g，枸杞子 15g，茯神 20g，僵蚕 10g，葛根 30g，石菖蒲 10g，炙远志 10g，火麻仁 15g，生甘草 6g，28 剂，每日 1 剂，服用方法同前。

四诊：2008 年 4 月 24 日，患者智慧思维进一步改善，腰酸背痛，肢软无力，颈项强硬等症状明显改善，偶有幻觉，痰白而黏，不喜饮水，仍便秘，胃纳不佳，舌质黯淡，有瘀斑，苔黄腻，左脉弦滑，右脉细滑。方药以菖蒲温胆汤合涤痰汤加味治之。丹参 30g，法半夏 15g，陈皮 10g，黄芩 10g，枳实 15g，胆南星 6g，淡竹茹 15g，茯苓 15g，生姜 4 片，炙远志 10g，石菖蒲 30g，益智 30g，川芎 10g，僵蚕 20g，鸡内金 30g，火麻仁 15g，肉苁蓉 15g，生甘草 6g。共 28 剂，每日 1 剂。

五诊：2008 年 5 月 22 日，患者精神状态良好，神志清晰，对答正常，思维反应正常，便秘改善，胃纳转佳。但仍疲倦乏力，双手不温，胃纳不佳，便秘。舌质红，舌苔薄黄腻，脉细滑。方药以邓铁涛教授的加味温胆汤合涤痰汤、当归芍药散治之。生黄芪 30g，太子参 30g，五爪龙 30g，法半夏 12g，陈皮 10g，黄芩 10g，枳实 15g，胆南星 6g，淡竹茹 12g，茯苓 15g，生姜 4 片，茯神 30g，炙远志 10g，石菖蒲 30g，益智 30g，丹参 30g，僵蚕 20g，火麻仁 30g，肉苁蓉 15g，当归 15g，赤芍 12g，川芎 12g，生白术 12g，泽泻 6g，鸡内金 30g，生甘草 6g。28 剂，每日 1 剂，日 2 服。

六诊：2008 年 7 月 24 日，服上方两个月来，患者的痴呆症状及全身症状有比较明显的改善。建议患者家属将上方做成丸剂长期服用，以巩固疗效。

【体会】

本病经过西医诊治，诊断明确，属于阿尔茨海默病。阿尔茨海默病为最常见的老年痴呆症，其特点是深层记忆失去功能以致影响日常的社交及工作。阿尔茨海默病的特征为不知不觉间失忆加重，并出现相关的功能衰退及行为扰乱，如语言表达能力下降，运动障碍，执行能力下降，行为改变，包括神志恍惚、情绪激动、暴躁和侵扰性行为。是现今高龄化社会最常见的老年性神经系统退化性疾病，成为了家庭和社会沉重的经济和精神负担。

阿尔茨海默病在中医属于"痴呆"范畴，其病位在脑，病性属本虚标实，与心、肝、脾、肾等脏腑的功能失调与衰弱，以及痰浊瘀血互结具有密切的关系。《灵枢·海论》谓："脑为髓之海""髓海有余，则轻劲多力，自过其度，髓海不足，则脑转耳鸣，胫酸眩冒，目无所见，懈怠安卧。"《素问·调经论》："血并于下，气并于上，乱而喜忘。"金元时代的著名医学家朱丹溪提出痰与癫狂、健忘等神志疾患的发病直接相关，"痰之为物，随气升降，无处不到""诸病多因痰而生，百病之中多有兼痰者"。老年之体，脾肾虚弱，或肝郁脾虚，运化失司，水湿内停，积聚成痰，蒙蔽清窍，或痰郁瘀血交阻，易发为痴呆等神志疾病。清代医学家陈士铎在《辨证录·呆病门》中描述了老年期痴呆的症状，并分析了痴呆病的病因病机是"起于肝气之郁""由于胃气之衰"，"肝郁则木克土，而痰不能化，胃衰则土制水而痰不能消，于是痰积在胸中，盘踞于心外，使神明不清而成呆病矣"，针对上述病机，陈氏指出"开郁逐痰，健胃通气"为治疗大法，列有洗心汤、转呆丹、还神至圣汤等，丰富了老年期痴呆的辨证论治内容。

该病例患者年事已高，心肾阴亏，阴虚火旺，心神被扰，故烦躁不安，自语不休，睡眠不宁。虚火与痰瘀互结，清窍不通，故失忆，精神思维错乱。痰瘀互结，故口干而不欲饮。心火旺盛，致小便黄少。阴虚肠道失润，故大便秘结。舌体瘦小，舌质黯红，苔黄厚而腻，右脉沉细，左脉弦细，均为阴虚火旺而有痰瘀之象。

患者初诊的辨证为心肾阴虚火旺，痰瘀互结阻窍，主方为六味地黄丸、黄连温胆汤合桃红四物汤加减，在以后的复诊治疗过程中，紧紧抓住本虚标实、虚实夹杂的病机，选用了邓老加味温胆汤、黄连温胆汤、涤痰汤、当归芍药散等为主方或合方加减，在益气补肾健脾的基础上，不离祛痰化瘀之法，而且使用大剂量的补气、化痰和活血中药，例如黄芪、太子参、五爪龙、丹参、川芎、僵蚕、石菖蒲、远志、法半夏、枳实等药物。涤痰汤、加味温胆汤系列方剂也被证实了对阿尔茨海默病具有较好的临床治疗作用。最终经过一年多的坚持治疗，该位老年痴呆患者取得了较满意的临床效果，显示了中医药对阿尔茨海默病的临床疗效是不容忽视的。

【名家点评】

阿尔茨海默病是一常见的老年痴呆症，中医多为本虚标实之证。以"心主神明"，

"所以任物者谓之心";又"肾主藏精,生髓,髓通于脑",故心肾之虚是为其本。而"老者之气血衰,气道涩",极易形成痰浊或瘀阻,故痰与瘀是为其标。本案患者形瘦体弱而健忘、脉象沉细,虚之象也;而烦躁、便秘、舌苔黄厚而腻,痰热之征也。抓住这些证候特点,分清其本虚标实,标本兼施,"间者并行",是本案治验的关键。(熊继柏^注点评)

医案2　益气化痰、清热息风为主治疗帕金森病

患者,女,53岁,2008年4月3日首诊。

简要病史:患者以右手、右脚震颤伴有右上肢肌肉拘紧僵硬1年余,加重6个月为主诉就诊。自1年前被西医诊断为帕金森病之后,一直坚持服用息宁(Sinemet)等西药治疗,但近半年来西药疗效不佳,右手、右脚震颤伴有右上肢肌肉拘紧僵硬等症状加重,且由于西药的副作用出现了便秘、疲倦乏力、口苦、失眠等症状。现症:右侧肢体震颤,右上肢肌肉僵硬拘紧,易抽筋,胃纳尚可,睡眠不佳,大便隔日或3日1次,流鼻涕,口苦、口干,不喜饮。舌质黯红苔黄厚腻,脉细滑。既往有过敏性鼻炎病史。

诊断:颤证

辨证:气虚痰热

治法:益气化痰,清热息风

方药:芩连温胆汤合六君子汤加味

太子参18g,五爪龙18g,党参15g,法半夏10g,陈皮10g,黄连6g,黄芩10g,茯苓12g,生白术15g,枳实10g,胆南星10g,竹茹15g,僵蚕10g,丹参12g,川芎10g,钩藤15g,防风6g,苍耳子10g,辛夷15g,生甘草6g。7剂,每日1剂,复煎,温服,上、下午各1次。

饮食调护:注意适量运动,不可过劳。注意保暖防寒。饮食宜多进食粗纤维食物,勿食辛辣、燥热、酒类及咖啡之物。

【治疗过程】

二诊:2008年4月10日,服上方7剂后,患者上肢肌肉拘紧、僵硬、疼痛症状缓解,延长了西药的作用时间及效果,大便正常。但仍有流鼻涕,口干症状。舌质红苔薄黄,脉沉细。加味温胆汤合玉屏风散、黄芪虫藤饮加味。方药:生北芪30g,太子参30g,五爪龙30g,法半夏10g,陈皮10g,茯苓15g,生白术12g,枳实10g,黄芩10g,淡竹茹12g,僵蚕10g,全蝎6g,丹参15g,鸡血藤30g,钩藤15g,忍冬藤12g,海风藤12g,防风10g,苍耳子12g,辛夷花15g,石菖蒲10g,生甘草6g。14剂,每日1剂,复煎,上、下午各1次。

三诊:2008年4月24日,近日因天气突然转凉,患者出现右侧肩膀、右上肢僵硬疼痛,喉中痰鸣,咳白痰。舌质黯红苔薄黄腻,脉细弱。继续服用加味温胆汤合黄芪

虫藤饮舒筋通络止痛，加重忍冬藤和海风藤的用量，加桂枝 10g。28 剂，每日 1 剂，复煎，上、下午各 1 次。

四诊：2008 年 5 月 29 日，服药 1 个多月来症状稳定，右肩臂及右下肢肌肉僵硬消失，体倦乏力症状明显减轻，便秘改善，胃纳佳，睡眠好。舌质稍黯红苔薄白，脉弱。继续以加味温胆汤合黄芪虫藤饮加减治疗。

患者后来经过 1 年多的中药治疗，病情稳定，生存质量得到了较大的改善。患者能够较好地完成自己的本职工作，也能够胜任到海外出差公干等长途旅行的公务。鉴于患者临床疗效稳定，建议患者将中药汤剂制成丸剂以方便长期服用。

【体会】

帕金森病临床上是以肢体不自主抖动、动作迟缓、运动减少、肌肉僵硬和姿势障碍为特征，为目前全球最常见的神经系统退行性疾病之一。大部分帕金森病的患者都是原发性的，其真正发病原因尚未有一致的结论；而由于药物、脑部受创、脑炎、多次中风等因素引起的帕金森病则属于继发性疾病。

帕金森病中医无此病名，究其证候特征，则属于中医颤证范畴。历代中医学家对颤证的病因病机提出不同的见解，经过临床实践及总结，目前基本上认同本病病机为本虚标实。本虚主要是肝肾阴虚，气血不足；标实主要为风、火、痰、瘀等。中老年后，肝、肾、脾渐衰，精、气、血渐亏，筋脉失于濡养，虚风内动；或风火痰瘀，互阻络道，气血不通，风气内动。所涉及的脏腑主要为肝、脾、肾，而风火痰瘀既可由脏腑功能障碍产生，又可因外感或起居失常所致。近年来，中医的辨证主要分为：肝肾阴虚证、气血不足证、气滞血瘀证、痰热风动证。但这些分型是相对的，常相互转化。

本例患者初诊的辨证为气虚痰热证。患者肺脾气虚，痰热动风，导致手脚震颤。痰热郁阻，经络不通，故右侧肩臂肌肉僵硬疼痛。舌质黯红苔黄厚腻，为痰热瘀血内阻之象，脉细滑为气虚有痰之症。主方为芩连温胆汤、六君子汤合玉屏风散加减，主要是在温胆汤的基础方上加强益气豁痰、活血通络药物的运用。在复诊治疗过程中，紧紧抓住患者肺脾气虚，痰瘀内阻的病机，以邓老加味温胆汤为主方，合黄芪虫藤饮等加减，在益气补肺健脾的基础上，不离祛痰化瘀息风之品，大剂量使用生黄芪、太子参、五爪龙等补气中药，同时配合化痰活血祛风之品，如丹参、川芎、僵蚕、石菖蒲、远志、法半夏、枳实，以及藤类药物如钩藤、鸡血藤、海风藤等等。温胆汤系列方已经被临床及实验研究证实对脑病的治疗具有一定的临床疗效；黄芪虫藤饮由黄芪、僵蚕、地龙、全蝎、蜈蚣、土鳖虫、钩藤、鸡血藤、海风藤、忍冬藤等药物组成，具有祛风通络，散寒止痛的效果。经过 1 年多的坚持治疗，取得了良好效果，患者重新恢复并胜任自己的本职工作。

【名家点评】

帕金森病一般可按中医颤证进行辨证治疗。颤证属难治之顽症。有因气血不足，筋膜失养而颤者；有因阴血亏虚，虚风内动而颤者；有因风痰阻络而颤者；还有因热伤筋膜而颤者。本案震颤，患者口苦，舌苔黄腻，脉滑，显属痰热内阻，先以芩连温胆汤清涤痰热。又因其肌肉拘紧僵硬且时作痉挛，为风邪伤筋闭络，乃以黄芪虫藤饮益气通络，息风止痉。全案辨证清晰，施治有序，方证合拍，取效必然。（熊继柏点评）

【香港行医感悟】

高龄化社会带来的突出问题是长者的医疗保健问题，众所周知，香港是世界上平均寿命最高的地区之一。在香港，阿尔茨海默病的患者多为 65 岁以上之长者，年龄越大，患病的机会也越高。现今全港患上阿尔茨海默病的患者约有 6 万人，根据推算到 2050 年时，香港的老年痴呆人口将有可能达到 23 万人。

从中医角度来看，年长岁高，阴阳失调、脾肾亏虚引起了众多神经系统退化性疾病，例如阿尔茨海默病、帕金森病等等。由于目前西医对这类老年神经系统退化性疾病尚无根治之法，加之西药的副作用往往导致老年患者无法耐受，转而寻求中医药的帮助。疗效决定信心，信心建立声誉。通过全面地诊察，综合地分析，准确地辨证，运用中医药是能够帮助老年痴呆患者减轻痛苦，缓解症状，提高生活质量的，这是本人自 2001 年从日本留学返回香港行医九年多来的深刻体会。如何利用中医药的优势治疗神经系统退化性疾病以及帮助患者消除、减少因长期服用西药而引起的便秘、烦躁、口干、失眠等副作用，是我们每个临床医生值得注意的问题。同时，在中西药如何服用，中西药同服是否会产生相克、相反的效果甚至出现严重的反应等问题，也是值得我们每一位中医临床医师和研究人员思考和探索的课题。

本人在赴香港浸会大学工作之前，原本的临床专业是中西医结合治疗心血管内科疾病，可是，机缘巧合，来香港工作后却接触治疗了大量的帕金森病患者（香港称为"帕金逊症"），最年轻的一位帕金森病患者年仅 20 多岁！由于中医药疗效比较理想，本人于 2006 年编写了《战胜帕金逊症》一书，并完成了相关临床研究课题。目前《中医内科学》教科书将帕金森病归属中医颤证范畴。但在 1991 年召开的中华全国中医学会老年脑病研讨会上，将出现震颤等症状的一类疾病统一病名为"老年颤证"并制定了一系列辨证标准。不过，根据本人的临床观察，许多病人并没有典型的头部或肢体摇动颤抖、不能自制的临床症状，而多是以肢体僵硬、动作迟缓或四肢无力为临床主症，且不少患者发病年龄均在 60 岁以下，故本人认为以"老年颤证"来命名所有的帕金森病并不适用于临床实际，至少在香港是这样。所以，能否将病名由"老年颤证"改为"颤证"，以及对于临床上没有震颤症状的帕金森病病人仍然以"颤证"来命名是否合适，也是值得商榷的问题。

经过在港九年多的临床实践，本人认为中医药治疗帕金森病的优势主要表现在以下几个方面：①中药早期治疗可以调节帕金森病患者机体整体的阴阳平衡、气血运行，有病早治，以弥补西药"多巴节省策略"带来的早期治疗空白。②中药能够提高帕金森病的西药治疗效果，减少西药用量，控制帕金森病的一些非运动障碍症状，在延缓疾病的恶化进程、提高患者的生存质量方面发挥重要的作用。③中药能够及时针对服用西药后产生的毒副作用，予以预防或降低，起到不仅治疗原发病，而且治疗并发症的双重效果。④不少帕金森病患者存在不同程度的抑郁症状，中医临床治疗历来重视身心双调，药物治疗的同时配合医师耐心细致的鼓励与安慰，的确能够起到西药治疗所不及的良好效果。

在香港行医，需要更扎实的中医理论基础和临床辨证论治的能力，许多病人是在西医无效或西药副作用太大的情况下，来寻求中医的治疗帮助的，在无法使用西药的法规限制下，中医的特色和优势反而能够体现出来，对于中医师临床辨证论治的能力和水平就有着较高的要求。正如著名的中医临床大家熊继柏教授所言："中医的临证本领取决于辨证论治的水平"，"中医的生命力在于临床。"

注：

熊继柏，湖南石门县人。第三届国医大师，湖南中医药大学教授，博士生导师，湖南省名中医，湖南中医药大学第一附属医院学术顾问。中国中医药学会内经专业委员会委员，内经学分会名誉顾问，香港浸会大学荣誉教授。撰著、主编、参编中医学专业著作 20 余部，发表专业学术论文 120 余篇。

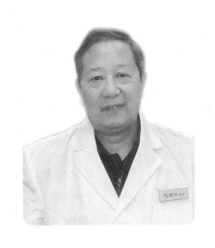

2. 童瑶医案

童瑶，教授，博士生导师。曾先后任上海中医药大学基础医学院院长，上海中医药大学副校长，上海中医药研究院副院长。2004 年 1 月～2013 年 1 月在香港大学任职，担任中医药学院院长，讲座教授。现任香港中医药管理委员会委员、香港大学中医药学院名誉教授、上海中医药大学专家委员会副主任等职。长期从事中医基础理论的教学和研究，临床善于诊治身心疾病及妇科疾病。主持和参与研究课题 40 余项，发表论文 130 篇，主编和参编专著及教材 28 部。

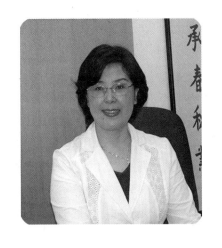

医案　清热醒脑开窍治疗出血性脑血管病

患者，女，53 岁。2009 年 5 月 8 日首诊。

简要病史： 患者因突然扑倒，昏迷不醒 20 余天就诊。患者素来体质强壮，唯时而血压偏高，常服西药降压药，但近来气候转热后已停服。今年 4 月 17 日陪朋友出外旅游，午餐之时，突然扑倒，昏迷不省人事，急送当地医院诊治 CT 检查，诊断为脑桥中脑部位出血，采取常规抢救治疗，略稳定，随后送回香港某医院，CT 复查提示脑桥中脑部位出血，约 3.2cm×2.1cm 大小，西医采取降低颅内压和控制脑水肿，以及调整血压治疗方法，出血已控制，血压仍时高时低，昏迷不醒已有四周。经病人家属一再请求，并经家属签字，医院同意本人进入病房予以中医诊断和处方。就诊时症见：形体偏胖，面红，气粗，喉中痰声漉漉，昏迷，手足温。测体温 37.7℃。小便导尿中，大便少。呼吸 26 次/分钟，心跳 85 次/分钟，氧饱和度 97%～100%，血压 115/80mmHg。双侧瞳孔缩小，右侧对光反射微弱，左侧反射消失。舌质红，舌苔白腻，脉滑带数。

诊断： 中风（中脏腑，阳闭）

辨证： 肝阳上亢，痰热壅闭

治法： 急则治标，以清热醒脑开窍为先，嘱咐家属购买同仁堂安宫牛黄丸，每天 1 丸，每天傍晚 6~8 点分两次喂食，连服 3 天。

饮食调护： 鼻饲流质饮食，翻身拍背预防褥疮。

患者家属是非常细心之人，及时将服药后病情变化以电子邮件相告，5 月 11 日告知：10 日是食药后的第一天，其太太的眼睛反应似乎比前一天有提升。眼珠会跟随着照相机的上下移动而有所移动，低热未退，仍然有痰。

【治疗过程】

二诊： 2009 年 5 月 14 日，患者仍呈昏迷状态，面红，气粗，热未退，鼻饲中，流质饮食。已服安宫牛黄丸 3 粒（分 3 天服）。大便失禁，日行 1~2 次。手足温，瞳孔反射微弱。血压 110/80mmHg，呼吸 26 次/分钟，心跳 88~95 次/分钟，舌苔白腻，脉滑带数。治宜清热平肝，醒脑开窍、化痰和胃，予羚角钩藤汤合温胆汤加减治之。处方：羚羊角粉^{分冲}0.6g，石决明^{先煎}15g，胆南星 10g，淡竹茹 10g，麦冬 12g，黄芩 12g，夏枯草 10g，钩藤^{后下}12g，生地 12g，丹皮 6g，桃仁 10g，大枣 10g，法半夏 10g，炙甘草 3g。3 剂。每剂煎煮 2 次，分次灌服。

三诊： 2009 年 5 月 19 日，药后神志稍有改善，有时家人呼唤会有反应，喉中痰声明显减少，四肢温，下肢稍有水肿。面色红，体温已经恢复正常。大便通畅，质软。舌质红，苔白腻，根部稍有黄腻。脉细滑。血压 110/70mmHg。痰热渐消，虚象复见，治疗上加强益气固本，同时兼顾豁痰通窍利水。并建议同时用针灸治疗。黄芪 20g，白术 12g，胆南星 10g，丹参 12g，白芍 12g，姜半夏 10g，陈皮 4.5g，羚羊角粉^{分冲}0.6g，钩藤^{后下}12g，三七粉 3g，天竺黄 10g，夏枯草 10g，川木通 6g，车前子^{包煎}10g，茯苓 12g，藿香 10g，石菖蒲 12g，大枣 10g。3 剂。每剂煎煮 2 次，分次灌服。

四诊： 2009 年 5 月 22 日，患者神志明显改善，能自发的睁开眼睛，家属做记忆测试，患者均可以给予准确眨眼反应。家属按照嘱咐邀请针灸医师治疗，每周针3次，患者对针灸的疼痛反应明显，膝盖部位均会因反应而半蜷起，左脚前三个脚指头可以翘起来。下肢水肿消失，但四肢痿软，近2日大便干燥，血压不稳定，有时颇高（160/80mmHg左右）。舌质红，苔黄腻，脉滑数。复查CT，出血灶缩小。肝阳亢盛，气阴亏虚。再投以平肝潜阳、滋阴清热、益气活血。

羚羊角粉^{分冲}0.6g，钩藤^{后下}12g，陈胆星10g，天竺黄10g，制半夏10g，茯苓12g，佩兰10g，陈皮3g，石菖蒲12g，山栀10g，黄芩12g，姜竹茹10g，白术10g，丹参15g，炙甘草3g，枳壳5g，白豆蔻3g，车前子^{包煎}10g，薏苡仁12g。5剂，每剂煎煮2次，分次灌服。

五诊、六诊： 2009年6月1日，2009年6月8日。患者情况渐趋稳定，神志已清，情绪较前开朗，可以用脸部各个表情表示想表达的事宜。血压一直处于在140～150/85～98mmHg之间。大小便正常，手脚仍有点肿胀。左侧下肢可以在床上自行，有力度。左手可以握住健康球，不掉落。右侧足趾和手指开始微微蠕动，右脚趾对针灸的疼痛刺激反应十分强烈。二便通畅。舌质淡红，苔薄白，脉细软。治疗上以扶正培本、活血通络，补阳还五汤合天麻钩藤饮加减。连服12剂。黄芪20g，当归12g，地龙10g，鸡血藤30g，丹参15g，钩藤^{后下}12g，石菖蒲12g，郁金10g，麦冬12g，生地12g，桃仁10g，红花10g，老鹳草20g，独活10g，桑枝15g，天麻9g，姜半夏10g。7剂。每剂煎煮2次，分次灌服。

七诊： 2009年6月15日，患者6月11日行胃管插入手术，停中药四日。目前四肢温热，心率84次/分，血压在150/90mmHg左右。喉中有痰声，大便欠畅。瞳孔大小正常，双侧对光反射存在，左侧球结膜轻度水肿。能做抬眉、示齿动作。左侧上肢肌力3级，左侧下肢肌力2级，右侧肌力0级。双手背水肿，双下肢无水肿。舌苔根部黄腻，舌光红。脉滑细数。证属气阴两虚、肝阳未平、痰瘀阻络。治拟平肝潜阳、豁痰通络、益气养阴。处方：羚羊角粉^{分冲}0.6g，钩藤^{后下}12g，石决明12g，胆南星12g，黄芩12g，夏枯草10g，山栀12g，生地12g，麦冬12g，丹参15g，桃仁、红花（各）10g，广郁金10g，石菖蒲12g，天竺黄12g，枳实6g，生黄芪12g，姜半夏10g，陈皮6g。7剂。每剂煎煮2次，分次灌服。

八诊： 2009年6月30日，每周复诊一次，均以补阳还五汤合天麻钩藤饮加减。患者已经能够自行进食流质及半流质，神志完全清醒，准备转入当地某康复疗养医院继续治疗。临出院之前要求再予以会诊一次。患者无发热，血压在130/80mmHg左右，大便正常，一日一次。家属代诉其近日情绪欠佳，易烦躁，夜寐欠安。下肢肌肉萎缩，右手背轻度水肿。舌质红，苔薄白腻，脉弦滑。治以益气养阴、化瘀通络为主。处方：生、熟地（各）12g，麦冬12g，龟甲^{先煎}10g，当归12g，黄芪20g，黄芩12g，玉竹10g，制半夏10g，钩藤^{后下}12g，何首乌12g，桃、杏仁（各）10g，沙参12g，独活10g，桑寄生12g，牛膝10g，生白术10g，白芍12g，龙胆草6g，焦楂曲（各）10g，鸡血藤30g。7剂。每剂煎煮2次，分2次温服。

预后：患者于 2009 年 10 月上旬转入上海某医院继续做中医康复治疗，2010 年 1 月上旬本人带领学生到上海考察，正巧在该医院中医综合病房见到患者，当时患者在家人扶持下行走。思维清晰，虽然口齿仍不太清晰，但能主动打招呼表示感谢。3 个月后从上海回香港，家属特地致电感谢，患者左侧肢体基本恢复，肌力 5 级，右侧上肢 3 级，右侧下肢 4 级。

【体会】

本病西医诊断明确，为出血性脑血管病（脑桥中脑出血）。脑出血是指非外伤性脑实质内出血，是病死率和致残率很高的常见疾病。本病急性期以西医治疗为主，主要保持安静，防止继续出血，积极降低颅内压和控制脑水肿，以及调整血压，加强护理，防治并发症。符合手术指征的危重病人应该及时手术。恢复期治疗主要是促进神经功能恢复。本人体会即使在急性期也可加入中医辅助治疗，此乃属积极治疗之措。中医辨证精确则是治疗的关键，主要是根据病情轻重首先辨清中经络或中脏腑，后者又须分清闭证与脱证，更重要是分清寒热虚实，风火痰瘀，治疗上，昏迷属于闭症者，平肝息风，醒脑化痰开窍为大法，根据寒热之别，分别投以辛凉开窍、辛温开窍之品。至于阳气虚脱的之症，则应益气大剂参附汤合生脉散回阳救逆，救阴固脱。

本案例为脑桥出血，根据患者出血量较多，且迅速出现昏迷，四肢瘫痪，双侧病理体征阳性，瞳孔缩小，发热，属于病情较重型，一般预后多差，死亡率高。医院早就发出病危通知，家属已经做好病情随时恶化的思想准备。因为送医院抢救及时，加上患者素体强壮，正气较盛，病情没有进一步恶化，初诊提示为中风中脏腑，四诊合参可以诊断为闭证，属于肝风内动，痰热壅闭型，故投以安宫牛黄丸合羚角钩藤汤、温胆汤等清热醒脑，化痰和胃，平肝息风以速奏其效，病人苏醒后，热退正虚，继而合用益气化瘀的补阳还五汤合天麻钩藤饮之剂以调之；待病情稳定，继续投以养阴益气、化瘀通络等药调理以巩固疗效。

附案 1　二仙汤合甘麦大枣汤加减治疗绝经前后诸症

患者，女性，51 岁。2005 年 10 月 6 日首诊。

简要病史：患者因潮热、汗出、夜寐欠安约两年就诊。患者 2002 年开始出现月经不规则，周期紊乱，经量明显减少且有时淋漓不尽。2004 年 6 月最后一次行经，现已停经一年四个月。妇科检查子宫及附件均正常。2005 年 2 月于香港某医院妇科内分泌检查示：FSH（促卵泡生成素）58.5IU/L，LH（促黄体生成素）31IU/L，E_2（雌二醇）<73pmol/L，PGN（孕酮）<1nmol/L，提示已经进入绝经期。总胆固醇 7.3mmol/L。现症见：形体中等，面色晦黯，色素沉着，颜面略有浮肿，精神欠振。自诉常感倦怠乏力，时有胸闷心悸，动则尤甚；腰酸明显，膝软无力；口渴喜饮，乍冷乍热；胃胀不适，但无泛酸嗳气，食纳尚可；小便频数，大笑或咳嗽时有尿液自出之象，大便艰涩难解；情绪不稳定，急躁易怒，夜寐难以入睡。舌质偏红，苔薄白而少，脉细软而无力。

诊断：绝经前后诸症

辨证：肾精不足，气血亏耗，阴虚火旺

治法：温阳补肾，养血益精，滋阴泻火，养心安神

方药：二仙汤合甘麦大枣汤加减

仙茅 10g，淫羊藿 12g，当归 12g，巴戟天 10g，黄柏 10g，知母 10g，山萸肉 12g，制龟甲^{先煎}10g，生、熟地（各）12g，麦冬 12g，炙远志 12g，酸枣仁 12g，小麦 30g，大枣 10g，炙甘草 3g，火麻仁^{打碎}12g，生龙牡^{先煎}20g。7 剂。每剂煎煮 2 次，分 2 次温服。

饮食调护：低脂饮食，勿食生冷、辛辣之物。

【治疗过程】

二诊：2005 年 10 月 13 日，药后病情明显好转，潮热、汗出次数减少，且自觉但热不寒，腰酸减轻；夜寐尚能入睡，但易醒梦多，心悸怔忡时作；大便通畅。舌淡红，苔薄白，脉细软。药已奏效，显示阴阳趋于调和之象，在原方基础上加强宁心安神之功用。原方减龟甲、火麻仁，加珍珠母（先煎 1 小时）30g，百合 15g。继服 7 剂。

三诊：2005 年 10 月 20 日，服药后，睡眠改善，心悸怔忡已平。潮热、汗出明显减轻，心情开朗，病人连声道谢。予二仙汤加减，连服 2 个月以巩固疗效。

【体会】

本病西医诊断明确，属围绝经期综合征。是妇女常见疾患之一，受个体差异，社会家庭环境及工作性质等影响，及其临床表现往往复杂多样：有月经失调者，有潮热汗出者，有形盛畏寒者，有彻夜不眠者，有情绪失常者，有倦怠乏力者，有以上一、二症状兼见者，更有诸症并见者。按照中医辨证，此乃属于绝经前后诸症，其发病机制以肾虚为本，由于肾的阴阳平衡失调，影响心、肝、脾等脏，从而发生一系列病理变化，出现诸多证候。根据其临床表现，多分为肾阴虚、肾阳虚、肾阴阳俱虚型，在此基础上兼见心火，脾虚，肝郁等。本人临床体会，由于更年期以肾的精气虚衰为基本的病理变化，所以其临床证候以肾阴阳俱虚为多见，临床症状往往畏寒肢冷与潮热汗出，倦怠乏力与心烦失眠并见。故而阴阳双补，寒温并用为最佳治法，故本人在临床上首选"二仙汤"。该方以仙茅、仙灵脾温阳益肾，为君药；当归养血益精为臣药；巴戟肉辅佐二仙温肾助阳，甘润不燥；知母、黄柏滋阴泻火以制约仙茅、仙灵脾补阳药之温燥，为反佐药。全方寒温并用，阴阳双补，补泻兼顾，故而对肾阴阳两虚者最宜。临床上可以根据兼证酌情加减，如头晕眼花，两目干涩者，可合二制丸；腰酸尿频，易于出汗者加菟丝子、龙骨、牡蛎；心烦失眠，精神恍惚者合甘麦大枣汤等。

附案2　逍遥散合温胆汤加减治疗抑郁症

患者，女性，39 岁。2005 年 12 月 22 日首诊。

简要病史：患者因急躁易怒、记忆力差，时有疑虑十余年，近一年加重为主诉就诊。患者长期与先生分居两地，聚少离多。平时多郁郁寡欢，情绪低落。一年前先生确诊肺癌，照顾先生，忧虑过度，情绪转为烦躁易怒且负面思维多，难以控制，有时会无故落泪。西医精神科诊断为抑郁症，曾服用抗抑郁药，但效果不明显，自行停药。现症见：形体偏瘦，面色萎黄，精神不振，倦怠乏力；善叹息，情绪不稳定，时而急躁易怒，时而闷闷不乐；时有头晕心悸，有时泛酸嗳气；小便频数偏黄，大便艰涩难解；月经量少，血色鲜红；彻夜不眠。舌质淡胖，苔薄白腻，脉弦小带滑。

诊断：郁证

辨证：气血素亏，肝郁化火，痰湿内阻

治法：疏肝解郁，清热化痰

方药：逍遥散合温胆汤加减

柴胡 9g，白芍 12g，党参 12g，白术 12g，茯苓 10g，当归 12g，黄连 5g，山栀 12g，姜半夏 10g，陈皮 4.5g，竹茹 10g，石菖蒲 12g，广郁金 10g，枳实 10g，夏枯草 12g，大枣 5 枚。七剂。每剂煎煮 2 次，分 2 次温服。

饮食调护：勿食煎炸、生冷、辛辣之物。

【治疗过程】

二诊：2005 年 12 月 29 日，药后倦怠略减，情绪较前安稳。夜寐稍有改善，每日可睡 4~5 小时。大便每日 1~2 次，质软。舌淡胖有齿痕，脉细软。肝气得以疏泄，痰湿渐化，药初奏效，唯气血亏虚乃需继以时日调补。在原方基础上加强益气养血、补益肝肾之药以安脏养神。原方减枳实、石菖蒲、黄连，加生黄芪 12g，山萸肉 10g，怀山药 12g，生、熟地（各）12g。继服 7 剂。

三诊：2006 年 1 月 5 日，药后脾气急躁明显改善，夜寐进一步改善。大便较少，1~2 日一行。右膝关节疼痛，活动时尤甚。舌质偏黯，舌苔白腻，脉细小。证属肝郁脾虚，血脉不和。再拟疏肝健脾，化湿解郁，兼以活血通络。原方去山栀、夏枯草。加独活 12g，牛膝 12g，徐长卿 10g。继服 7 剂。

四诊：2006 年 1 月 12 日，关节痛已平，脾气较好，胃纳渐佳，大便较为通畅，唯时有倦怠无力。舌淡胖，苔薄白，脉细软。继以疏肝健脾，益气养血，调理约 3 个月后，患者精神好，情绪开朗，胃纳及睡眠均佳。再以逍遥散合六君子汤巩固疗效。

【体会】

本病西医诊断明确，为抑郁症。抑郁症属于精神情志疾病中的常见病、多发病。本病属于中医郁证范畴。郁证的发生，主要是情志失调引起体内气、血、痰、火、瘀的病理变化。临床主要表现情绪低落，或焦虑不安等情绪不稳的综合征。病位初期在肝，以气机失调为主，久则脏腑气血亏虚，累及心脾肾居多。笔者临床体会，郁证的临床辨治，首先要抓住证候之特征，从而辨别脏腑之病位，确定病性之虚实。一般来说，情志不舒，甚忧惚，心悸易惊，难以入睡，病位在心；情绪抑郁，易于激怒，焦虑不安，胸胁胀满，噩梦纷扰，病位在肝；心情忧郁，倦怠乏力，四肢酸软，纳呆便溏，喜静恶动，病位在脾；丧失兴趣，记忆力差，郁郁寡欢，对生活失去信心，甚则有自杀想法和行为，伴性欲减退，病位在肾。本病初期多为实证，气郁为主要病理，病势多由郁而化火、痰聚、血瘀，久则转为虚实夹，或以正气虚为主，即气血津液不虚，脏腑功能减退。所以治疗必须针对患者具体证候，分别治以行气开郁、清肝泻火、化痰散结、活血化瘀，并结合脏腑气血阴阳失调，分别投以疏肝，健脾，养心，补肾等药物，总之要注意整体调理。此外，必要的心理疏导也是至关重要的。

【香港行医感悟】

自 2004 年加入香港大学中医药学院以来，肩负学院行政管理之重任之外，还承担医、教、研学术工作。通过这 7 年的亲身工作实践，深深体会到，虽然香港的中医药规管和开展正规中医药教育起步较晚，但是总体上感觉到，香港中医文化气息浓厚，在临床诊治中中医特色鲜明，市民对中医认可

度较高。另一方面，香港作为一个受西方文化影响深刻的国际都市，同时又完整地保留了中国传统文化，中医药传统保健家喻户晓，渗透入百姓生活之中，凉茶、汤包比比皆是。当然目前香港对中医发展还缺乏长远规划，中西医地位还有明显差异，中医师队伍学术水平还参差不齐。因此，香港的中医药要持续稳定发展，还需要政府支持及中医行业本身的努力。

本人在为病人医疗服务的过程中的最大收获，就是使我增加了对中医药治疗治愈疾病的信心，这是因为香港的医疗法规制度，明确中西医处方分权，中医师只能允许用中医药治疗，迫使中医师绞尽脑汁，探索提高疗效之治法方药。同时我也体会到诊疗疾病必须要因地因人制宜，香港是一个工作生活节奏快，精神压力大的社会，因此与身心有关疾病较多见，所以自己也逐渐把与身心有关疾病作为临床主攻方向。上述三个医案，都是香港常见病，后两个案例则属于身心疾病范畴。在治疗用药上也体会到，香港气候温热潮湿，加上人们偏爱美食的习惯，市民体质偏阴虚内热湿重，虚实夹杂者居多，用药不宜投以大温大补之剂，故而治疗用药多补中有泻，寒温并用。

中医药之所以能长期存在并广泛应用，是因为它在临床确有疗效。在港大从事科研工作这些年，使我深深感悟到，中医药研究必须立足于临床应用和实践的基础上，而用循证的科学方法证实其疗效，是让国际社会认识中医和发展中医的最重要途径。多年来我与研究小组的同事们与医学院西医开展合作，开展中药复方围绝经期综合征临床研究，中药复方治疗围绝经期综合征和结肠癌、卵巢癌的机制研究，中药复方质量控制研究。目前我们已经取得了可喜的研究成果，在国际杂志发表了多篇论文，让国际医药界认识到中医药的临床疗效和科学价值。相信，不久将来，香港将成为推进中医药国际化、现代化的领头羊。

【名家点评】

阅童教授三个病案后，深受感动，诊断明确，辨证精细，用药合拍，收效显著。故不论在治中风病的风中脏腑，还是常见的慢性病的郁证等均取得了良好的效果。这充分说明了童教授中医功底深厚，临床实践娴熟，选方用药精当，病后调养合理，故而实现了中医辨证论治的特色和优势。希望海内外的中医药工作者互相学习，交流学术，共同提高，为继承、发扬、提高创新祖国医药学，保障人类健康事业，我们共同努力。张学文 2010 年 12 月 5 日于香港。（张学文[注]点评）

注：

张学文，陕西省汉中人。陕西中医药大学教授。曾任陕西中医药大学附属医院内科主任，陕西中医药大学医疗系主任、副院长、院长等职。2009 年 4 月，被人力资源和社会保障部、卫生部、国家中医药管理局评为首届"国医大师"。

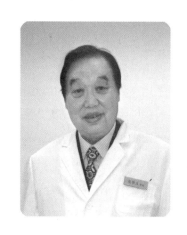

3. 陈诗雅医案

陈诗雅，2004 年毕业于香港中文大学中医学院中医学系，为香港中文大学中医学院第一届毕业生，2006 年获香港中文大学中医学理学硕士学位。毕业后留校为中医学院讲师，从事中医临床、教学工作，为香港中文大学中医学院中医教学诊所注册中医师、临床实习导师，并负责任教中医基础理论及中医诊断学。

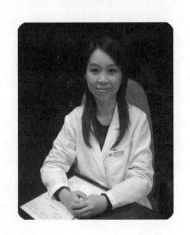

医案　益气解表法治疗顽固性头痛

患者，女，55 岁，2010 年 8 月 30 日首诊。

简要病史：患者因反复头痛 16 年为主诉就诊。患者于 1994 年西医诊断为重症肌无力，经西医治疗后症状缓解，已停服西药。自此反复出现头痛，2008 年 3 月因子宫内膜增生行子宫切除术后，术后症状加重，曾接受中、西药治疗，效果不显。现见眉心、巅顶重坠疼痛，劳累、受凉、受热后均加重，头痛发作时恶心、不欲食，需卧床休息，伴恶风，鼻塞喷嚏，自汗，全身疲乏，日间嗜睡，头痛发作时夜寐不安，纳尚可，口干，饮多溲多，自诉大便无力排出，质软时溏。脉寸浮弦，关尺沉弱，舌淡红，舌边瘀斑，苔薄白。

诊断：头痛

辨证：风寒束表，气虚血瘀

治法：疏风散寒，兼益气活血

处方：川芎茶调散合桂枝汤加减

川芎 10g，荆芥 12g，防风 12g，细辛^后下 3g，白芷 10g，薄荷^后下 3g，炙甘草 6g，生姜 3 片，桂枝 10g，白芍 10g，大枣 3 枚，羌活 12g，黄芪 15g，蜈蚣 1 条，4 剂。加水 4 碗煎服，翻渣再煎，日 2 服。

饮食调护：适寒温，避免过劳。

【治疗过程】

二诊：2010 年 9 月 6 日，头痛明显减轻，能做适量家务，仅有一天外出办事后发作，仍容易疲倦，伴潮热，汗出多，纳眠可，大便溏。脉浮弦细，舌淡红，舌边瘀斑，苔白腻。患者头痛减轻，可见前方有效，因汗出多，故上方减去蜈蚣，加白术 15g，浮小麦 15g 以益气止汗，葛根 20g 以升阳止泻，4 剂。

三诊：2010 年 9 月 20 日，头痛减，无鼻塞流涕，潮热时发，盗汗、自汗，汗出后恶风，头痛时纳差恶心，大便日两行，量少质黏不爽。舌黯淡红，苔白腻，脉弦细。患者风寒表证已罢，本质为气虚血瘀，故改用益气升阳，活血祛瘀法，方用补中益气汤加减：黄芪 15g，白术 15g，陈皮 10g，升麻 6g，柴胡 10g，太子参 15g，炙甘草 6g，蔓荆子 10g，葛根 20g，茯苓 20g，知母 12g，浮小麦 15g，五味子 10g，蜈蚣 1 条。4 剂。

四诊：2010 年 10 月 4 日，头痛基本痊愈，每于劳累后发作。继续以上方治疗，巩固疗效，并嘱其注意休息，勿过劳。

【体会】

头痛成因很多，轻微如疲劳、感冒、精神紧张会引起头痛，严重的有可能是偏头痛或脑肿瘤，头部外伤亦是病因之一。头痛的中医病因病机可归纳为外感、内伤两方面。虽然说外感、内伤各有特征，外感头痛起病急，病程短，内伤头痛则起病缓，病程长，但临床上两者常互为影响，外感日久不愈可引起内伤，内伤亦容易招致外邪入侵，结果出现外感、内伤并见之证。

本证四诊合参，辨证为风寒束表，气虚血瘀所致。患者素体脾气虚弱，手术后气虚更甚。清阳不升，头目失养，故见头痛、嗜睡。脾气虚弱，运化水谷失职，则纳呆、便溏；运化水湿无权，脾不升清，津液不能输布于口，故口干、饮多溲多。自汗、神疲乏力、大便无力排出，均为气之推动、固摄力不足的表现。

气虚病人易受外邪，气虚头痛患者，常兼有恶寒、鼻塞流涕等风寒表证，治疗时如单用补气升阳法，效果往往不佳，即使有效亦不能根治，必须结合发散风寒之药物同用。本证患者初诊时症见恶风、鼻塞喷嚏、寸脉浮，治疗时要以疏风散寒为主，兼以补气固表，故选用川芎茶调散合桂枝汤加黄芪、羌活、蜈蚣。川芎茶调散为治疗风寒头痛之良方，桂枝汤调和营卫，加黄芪以益气固表升阳，羌活以祛风散寒止痛。气虚运血无力，常兼见血瘀症状，本证患者舌黯有瘀斑，加上头痛十余年，"久病入络"，故于方中加入蜈蚣以通络止痛。

患者年过半百，并已切除子宫，出现潮热、盗汗之肾阴虚症状，故上方辛温解表之药不宜久用，风寒表证解除后，应改以益气活血养阴法治本，于补中益气汤中加入知母、浮小麦、五味子敛阴生津。经过辨证，方能对症，故效果不错。唯头痛原因甚多，仍建议进行适当检查排出特殊情况。

【香港行医感悟】

香港属于亚热带气候，天气温暖炎热，本应多见热证，但在香港行医反而经常遇到风寒证、寒湿证，为何会这样？这与香港的环境和饮食习惯有莫大关系，香港多室内空调的地方，且空调温度一般过低，人们一年四季都如置身寒冬，即使在暑天，外感风寒证也不少见，加上香港人饮食喜生冷，好凉茶，所以临床上反多见寒证。根据笔者经验，在香港行医，用药不宜过于寒凉，相反有很多时候需要用温药治疗，辛温解表剂、祛寒剂、温补剂用于治疗寒证，效果立竿见影，不必拘泥于南方气候不宜用温药之忌讳。特别是头痛，寒邪更是不能忽略的病因。《素问·奇病论》："帝曰：人有病头痛以数岁不已，此安得之？名曰何病？岐伯曰：当有所犯大寒，内至骨髓，髓者以脑为主，脑逆故令头痛"。头为诸阳之会，最怕阴寒之邪，外寒、内寒均可致头痛，诊治头痛时应注意这点，即使未见明显寒象，用药亦不宜太过寒凉。

【名家点评】

本例病人，头痛反复发作 16 年，似多属内伤头痛，但依中医辨证论治之精神，病人不但有气虚血瘀之见证，更主要是风寒束表，"有是证用是方"，采用了风寒头痛之正治法——川芎茶调散，16 年之慢性头痛乃得治愈。体现了笔者辨证之精，也说明了一些慢性过程之病证，仍有外感六淫之病机在，实是宝贵的临床经验。（梁直英[注]点评）

注：

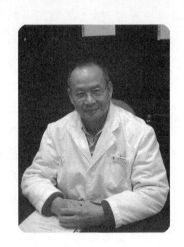

梁直英，从事中医临床、教学、科研工作四十多年，曾任广州中医药大学第一附属医院呼吸内科主任医师、科主任兼医院大内科副主任等职。兼任中国中医药学会内科学会委员、中国中医药学会肺系病学会副主住委员、广东省中医药学会呼吸专业委员会副主任委员。曾任香港中文大学中医学院客座教授。

4. 陈则翔医案

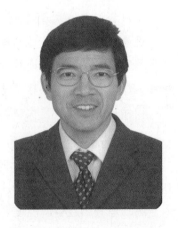

陈则翔，中医硕士，香港注册中医师。在香港仁爱堂中医诊所，长期任职中医临床，统筹各科方药、针灸、骨伤科等。擅长各类痛症临床诊治。

医案 燥湿化痰、平肝息风法治疗眩晕

林某，男，69 岁。2009 年 3 月首诊。

简要病史：患者多年来经常头晕、咳嗽痰多、胸闷、气促、便溏、畏风恶寒。自诉几乎每周要进医院打针、吸氧才能缓解，生活不能自理，多次完善相关检查，但诊断不明。来诊时见面色欠华，精神倦怠，四肢湿冷，舌胖大伴瘀点，苔薄白而黏，脉沉细、弦滑。

诊断：眩晕

辨证：痰浊中阻、上扰清窍

治法：燥湿化痰、平肝息风

方药：半夏白术天麻汤加味

半夏12g，陈皮6g，白术15g，茯苓15g，桂枝9g，天麻12g，防风15g，丹参15g，川芎9g，郁金12g，远志9g，甘草6g。连服7天。

饮食调护：嘱禁食生冷，如冰冻饮品、西洋菜、苦瓜、绿豆、芥菜等，药后需复诊。

【治疗过程】

二诊：2009年4月2日，复诊时头晕、咳嗽明显减轻，大便成形。已未进院打针、吸氧，但乃畏风恶寒、睡眠欠佳。考虑患者年迈，脾肾阳虚已久，自拟方：熟附子^{先煎}15g，肉桂^{焗服}6g，杜仲15g，丹参15g，白术15g，川芎9g，桃仁12g，制半夏12g，防风15g，黄芪30g，陈皮6g，干姜6g，怀山药15g，党参15g，炙甘草6g，熟地15g。再服7天。

三诊：2009年4月10日，药后胸闷，畏风恶寒明显好转，生活可自理，嘱继续禁食生冷，适当运动。

【体会】

本病经过西医检查，诊断不明，多方治疗未有明显效果。中医认为"无痰不作眩"患者年事已高，长期患病，常眩晕、咳嗽、多痰、大便溏薄，此为脾湿生痰，上扰清窍，故首诊宜取《医学心悟》的半夏白术天麻汤，燥湿化痰、平肝息风治其标。复诊时考虑患者畏风恶寒，此为腠理疏松，脾肾阳虚是其根，故以《景岳全书》右归丸合理中汤加减，方证对应，故收效显著，虽然患者还要常来复诊，但已两年未进医院打针吸氧，生活质量明显得到提高。

【香港行医感悟】

笔者是90年初从内地移居来香港的，曾是一名西医。由于语言不通，只能从事一些护理院工作，若遇患者不舒服，在香港只能爱莫能助，必须打电话求助西医或送院。这其中即有法律规定，无牌不能行医。有些医生只能打着中医的招牌给熟人或经济条件不好的人看看小病。年轻的医生大多转行去从事药品、医疗器械或保健产品的推销。由于笔者不愿意放弃当医生，所以在业余时间自学中医，并到香港浸会大学修读中医理论，取得中医硕士学位。香港回归后，政府开始规范管理，使中医取得合法地位。笔者参加并通过政府第一届注册中医师考试，在香港，因法律的规范管理，中医只能以纯中药来治疗各种疾病，在长期临床工作中，我深刻体会到中医疗效就是它的生命力。香港的中医师必须不断学习，努力提高临床疗效，才能将祖国医学发扬光大，造福人类。有理由相信，不久的将来香港将会是全国中医界公认最好发挥才干的地方，也是祖国医学走向世界的一个舞台。

【名家点评】

眩晕一证，可归纳为肾虚致使精气不能上荣于脑；肾虚肝不得荣养，肝风内动，虚风上扰；肝郁化火，肝火上扰，清窍失聪；痰浊壅盛，痰湿中阻，中阳升降失序；脾失运化，水湿中阻聚而成饮，中焦饮邪上泛清空；头部外伤，瘀血阻遏经络，升降瘀滞不畅，引至眩晕。中医的治病原则是"治病必求于本"，眩晕虽然多以治"风"为原则，但还应结合患者病情进行辨证立法。本病例痰浊中阻、上扰清窍，治当燥湿化痰、平肝息风。复诊时考虑患者年迈，脾肾阳虚已久，改用右归丸合理中汤加减，方证对应，收效显著。但方中附子药性刚燥，走而不守，是温里扶阳的要药。配肉桂可补阳益火；配白术可温脾燥湿；配熟地能补阳滋阴；配黄芪可温阳固表，且反半夏。虽然内地中医临床家有大量卓效验例举隅，但香港中医药管理委员会对制附子的应用有严格的指引，故应引起在香港临证的中医师重视。（陈抗生^注点评）

注：

陈抗生，香港注册中医学会永远会长、《香港中医杂志》主编、世界中医药学会联合会常务理事、国家中医药管理局台港澳学术交流中心顾问、中国科技核心期刊《中医杂志》、《世界中医药》编辑委员。自1963年起在国内中医药大学从事医疗、教学、科研等工作，曾参加全国高等中医药院校试编教材、全国高等中医药院校教材编写。1983年移居香港，先后在本港10多个历史悠久的中医药大社团担任理事长、会长、中医药研究学院院长、学术顾问等职，并被选为香港特别行政区中医界别选举委员。

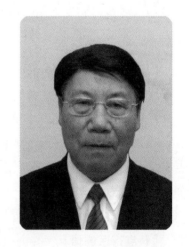

第三章　心脏病

1. 施卿卿医案

施卿卿，1992 年入福建中医学院，本科毕业后师从福建省心血管病专家郭云庚教授并取得中西医结合硕士学位；2000 年入广州中医药大学，师从广东省名中医黄春林教授，2003 年获得中医内科学博士学位。毕业后于广东省中医院任职，2005 年来港工作至今。

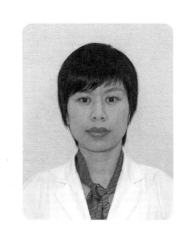

医案 1　益气温阳活血法治疗孕产妇心功能不全

患者，女，29 岁。2007 年 3 月 14 日首诊。

简要病史： 16 岁时因咳嗽经久不愈而行胸片检查发现左心房肥大，其后诊为心肌炎、慢性心功能不全。多年来服用抗心衰西药后病情稳定，无气促、足肿等不适。数月前因计划生育而停服西药。现怀孕 11 周余，查心脏超声波心脏射血分数（EF）：40%。西医认为在怀孕后期心功能将进一步下降危及母婴健康，而抗心衰药又可能影响胎儿发育故建议终止妊娠，目前仅给予皮下注射抗凝药以预防血栓形成。患者因不愿堕胎而转求中医。现走斜坡稍感气促，口干喜饮，耳鸣，足膝以下冷，纳眠可，二便调。舌黯红，舌尖瘀点，苔薄白，脉滑数。

诊断： 气短

辨证： 肺肾两虚，瘀血阻络

治法： 补肺健脾，补肾安胎，佐以活血通络

方药： 生脉散合四君子汤加味

红参^{另炖}15g，麦冬 15g，五味子 6g，茯苓 15g，白术 10g，丹参 15g，桑寄生 20g，紫苏叶 10g，砂仁^{后下}6g，续断 15g，黄芪 25g，炙甘草 6g，3 剂。每天一剂，水煎两次，取药汁共 2 碗，每次 1 碗，每天 2 次。

饮食调养及随诊计划：低盐饮食，避免劳累，多作休息。定期西医复诊并复查心功能。

【治疗过程】

二诊：2007年3月18日，走斜坡时气促减轻，余症同前。继服前方，半月后走斜坡无气促感，口干、耳鸣减轻，无明显足膝以下冷，仍守上方，唯1剂药分2日服用。治疗期间曾于手臂及臀部见粟粒状红色丘疹，在原方基础上加用马齿苋15g，黄芩15g，金银花15g，地肤子15g，皮疹消失后则去之。

三~十二诊：2007年9月29日，孕30周，日前复查心功能心脏射血分数：45%，无气促、足肿、心悸等不适，时感口干，纳眠二便常，舌淡黯舌尖稍红，舌前瘀点，脉滑。上方加石斛10g，黄芩6g。持续以上方加减出入服用至产前，10月30日剖腹生产一健康女婴，产程顺利。

十三诊：2007年11月10日，产后12日，夜间觉身热汗出，汗出后畏寒，纳呆，口干，疲倦，双下肢稍肿，恶露色鲜红，脉沉细，舌淡黯瘀点，苔白。3天前复查心脏射血分数：33%，西医再给予抗心衰西药。处方仍以生脉散合五苓散加减：红参^{另炖}15g，麦冬15g，五味子6g，茯苓20g，猪苓15g，泽泻15g，白术12g，丹参15g，桂枝6g，砂仁^{后下}9g，谷麦芽各30g，炙甘草6g，生姜6片，2剂。

十四诊：2007年12月1日，产后一月余，无身热汗出，恶露已净，但感口干，腰酸，疲倦，下肢肿，脉沉细，舌淡黯舌前瘀点，苔白。处方以真武汤加减：红参^{另炖}15g，茯苓15g，白术12g，白芍10g，杜仲15g，续断15g，桑寄生15g，山药15g，菟丝子15g，枸杞子15g，熟附子^{先煎}10g，肉桂^焗3g，干姜10g，大枣5枚，陈皮6g，炙甘草6g，6剂，2日1剂。经期停服。

十五诊：2007年12月15日，复查心脏射血分数：43%，已停用抗凝药，并加大抗心衰药用量，时感疲劳，抱婴儿时尤感疲乏气短，舌淡黯，舌前瘀点，苔白，脉沉细，左稍滑，处方以通脉四逆汤加减：熟附子^{先煎}25g，红参^{另炖}15g，炙甘草10g，干姜10g，桂枝10g，红花10g，桃仁10g，当归10g，赤芍10g，茯苓15g，丹参20g，狗脊15g，牛膝15g，杜仲20g，续断15g，桑寄生20g。此后以此方加减，逐渐加大熟附子、红参、干姜、桂枝用量。

经过近半年治疗，患者精神明显好转，舌尖瘀斑亦见减少，唯近两三月每于经期停服中药时感疲惫，甚则头晕眼花，经过详细询问，产后初来月经时无此症状，目前经量中等，理应不致引起缺血症状，反而西药曾有几次加大剂量，故推测此乃西药过量所致。由于西医见其血压、心率等均在正常水平判断其可耐受抗心衰药而屡次加量已近最大量，殊不知患者所服食补益中药可调节血压、心率维持整体于较好的状态，故经期无中药调节时血压、心率等均较低所致。患者回家后经过反复考虑，认为服用西药多年仅起到了稳定病情的作用，反而中药可改善病情，于是决定停服西药而以纯中药治疗。仍以上方加减出入，熟附子用量渐增至60g，干姜15g，桂枝30g，2~3日服药 1 剂，至 2008 年底复查心脏射血分数：55%。此后患者曾因工作紧张以及感冒等再出现轻微疲劳、气短感，均以上方为基础方加减服用数剂即可缓解。

【体会】

本例由西医诊断为慢性心肌炎，慢性心功能不全，心功能 2 级。患者实验室检查心功能指征心脏射血分数较差，但临床表现较轻，中医诊断也只是属于气短之证，按理治疗并不困难。本案的关键在于如何兼顾孕期的用药以及中西药物并用时的有效性与安全性问题。

《罗氏会约医镜·论喘促哮三证》云："促者，即经之所谓短气者也，呼吸虽急，而不能接续，似喘而无声，亦不抬肩，劳动则甚，此肾经元气虚也"。《医学衷中参西录·治喘息方》则云"西人谓：心有病可以累肺作喘，此说诚信而有征。……然心与肾为对待之体，心动若是急数，肾之真阴不能上潮，以靖安心阳可知。由是言之，心累肺作喘之证，亦即肾虚不纳气之证也"。可见本病重点在于补肾。再观患者初诊时表现出气促、口干、耳鸣、足膝以下冷等肺肾两虚的表现，故以生脉散补肺益气生津，用四君子汤健脾益气取补土生金之意，桑寄生、苏叶、砂仁、续断补肾安胎。患者舌象有瘀血表现，但因患者当时每日皮下注射抗凝药，如以归芎之辈恐与西药相互作用而致有出血危险。相较之下丹参素有"一味丹参功同四物"之说，色赤入心，且可通络，为心血管疾病常用药物，同时药理上属弱效活血药，因此放胆用之。患者到怀孕中后期，心脏射血分数不仅没有下降反而上升，终至生产，免却堕胎无儿之苦，全属中药之功。

产后因气血大虚而致心功能再次剧降，给予生脉散益气养阴敛汗，五苓散温阳化气利水，复诊时患者身热汗出等症虽减，但舌脉仍见一派阴寒之象，故去麦冬等滋阴之品，而以真武汤温阳利水为主，兼以补益肺肾。

此时产后虽无伤胎之虞，但用药上仍有西药抗凝药之掣肘。及至西医停用抗凝药后放胆使用活血化瘀中药，瘀血征象始减。但此时中西药并用治疗心衰后出现一个问题：中西医之间对患者的治疗方案无法沟通，在中药的调节下，貌似血压、心率均相当稳定，可以耐受更大剂量的 β 受体阻滞剂、血管紧张素转化酶抑制剂等西药，以致中西药用量均越来越大却无法取得相应疗效，甚则在停用中药时出现西药过量的表现。反而在停用西药后以纯中药治疗更能做到有的放矢而取效。

医案 2　温阳滋阴活血法治疗心律失常

患者，女，45 岁。2007 年 10 月 27 日首诊。

简要病史： 反复心悸近 5 年。既往曾查心脏彩超提示瓣膜反流，动态心电图提示心率最快每分钟 150 余次，最慢每分钟 50 余次。曾服用数种抗心律失常西药无效，也曾服过中药亦未见效。近几月来心悸发作较频繁，每日均出现数次，每次持续数分钟至十余分钟不等，易紧张，易疲劳，易受惊，素畏寒，纳眠可，二便调，舌黯红，舌尖瘀点，苔薄白，脉沉细弱。2004 年因子宫肌瘤致月经过多而行子宫切除手术。

诊断：心悸

辨证：心肾两虚，瘀血阻络

治法：补益心肾，活血通络

方药：炙甘草汤合补坎益离丹加减

熟附子^{先煎}15g，桂枝 15g，肉桂^焗5g，高丽参^{另炖}10g，生姜 5 片，麦冬 15g，生地 25g，阿胶^{烊化}10g，酸枣仁 25g，火麻仁 12g，炙甘草 20g，丹参 20g，赤芍 15g，五味子 6g，海蛤壳^{先煎}25g，龙齿^{先煎}30g，牡蛎^{先煎}30g，3 剂。每天一剂，水煎两次，取药汁共 2 碗，每次 1 碗，每天 2 次。

饮食调养及随诊计划：清淡饮食，忌浓茶咖啡以及辛辣生冷刺激之品。

【治疗过程】

二诊：2007 年 10 月 30 日，服药后心悸减轻，精神好转，舌脉同前。加大熟附子^{先煎一小时}30g，桂枝 20g，高丽参^{另炖}15g，继服 7 剂。

三~五诊：2007 年 11 月 6 日，昨夜出现恶寒，前额头痛，恶心欲呕，纳呆，眠欠安，大便溏，日二行，舌淡红，苔白，脉细。处方：柴胡 15g，黄芩 10g，法夏 12g，党参 15g，生姜 4 片，大枣 3 枚，桂枝 10g，神曲 10g，葛根 15g，炙甘草 10g，3 剂。药后诸症缓解，但 11 月 20 日再出现寒热往来等症，仍以小柴胡汤加减。2007 年 11 月 24 日（五诊），间有心悸再作，但出现阵发性烘热、汗出、面红，舌黯红，有瘀点，苔薄白，脉沉细。处方：生地 30g，丹皮 12g，怀山药 15g，茯苓 15g，泽泻 12g，山茱萸 15g，熟附子^{先煎}25g，桂枝 15g，海蛤壳^{先煎}30g，赤白芍各 15g，当归 6g，淫羊藿 10g，黄柏 8g，丹参 20g，酸枣仁 20g，炙甘草 15g，7 剂。

六诊：2007 年 11 月 27 日，偶有心悸再作，程度较轻，阵发性烘热、汗出、面红减少，舌黯红，有瘀点，苔薄白，脉沉细，守前方再服 7 剂。

七诊：2007 年 12 月 8 日，无面部烘热感等。但心悸再作，多于夜间出现。舌黯红，苔白，脉沉细。处方：熟附子^{先煎}25g，肉桂^焗15g，海蛤壳^{先煎}30g，炙甘草 15g，生姜 5 片，7 剂。

八诊：2007 年 12 月 18 日，心悸发作次数减少，一周两次左右，但持续时间较长，每次十余分钟，大便不畅，舌脉同前。上方加柏子仁 15g，红花 10g，当归 12g，高丽参^{另炖}10g，生地 25g，麦冬 15g，酸枣仁 15g，丹参 18g，继以此方加减出入治疗近一月，心悸基本缓解。

一年后患者因头痛来诊时告知，一年来无明显心悸再发，仅有一两次因工作繁忙感心跳偏快，经休息后即恢复正常。

【体会】

心悸乃心主血脉之功能异常的表现。中医内科学中将心悸的证型按心之气血阴阳之虚分为虚证四型以及瘀血和水饮实证两型。临床所见心悸患者的症状多是以上数个单一证型组合后的综合表现。本例患者心悸的伴随症状较少，据其脉象沉细弱判断为心阴心阳俱虚，易紧张、易疲劳、易受惊及畏寒等皆为心之阳气不足之象，而舌黯红及舌尖瘀点则提示心血瘀阻。

炙甘草汤是治疗心律失常的经方，功在益气滋阴、补血复脉。补坎益离丹则出于郑钦安之《医法圆通》，有附子、桂心、蛤粉、炙甘草、生姜五味药，专在温补心肾之阳。郑氏认为"心血不足与心阳不足，皆宜专在下求之，何也？水火互为其根，其实皆在坎也。真火旺则君火自旺，心阳不足自可愈；真气升则真水亦升，心血不足亦能疗。其所以服参、枣等味而不愈者，是未知得火衰而水不上升也。方用附、桂之大辛大热为君，以补坎中真阳。复取蛤粉之咸以补肾，肾得补而阳有所依，自然合一矣。况又加姜、草调中，最能交通上下，故曰中也者，调和上下之枢机也。"炙甘草汤与补坎益离丹两方相合，则心肾并补，气血阴阳兼顾，而以补肾阳为主；再加丹参、赤芍活血通络，五味子、生龙齿、生牡蛎镇惊安神，服药后心悸即减。

患者服用上药以及感冒后出现阵发性烘热、汗出、面红等更年期症状，考虑经调补后肾阳相对较为亢盛，阴不维阳，虚阳上越而致，故改以补坎益离丹合肾气丸以及当归、仙灵脾、黄柏等以补泻兼用、调理冲任。服药后患者虽然烘热、汗出、面红缓解，但又出现心悸反复，且主要在夜间发作，可见患者虽阴阳俱虚，但仍以阳虚为主，而以黄柏、丹皮等降相火虽可减轻潮热但另一方面却有损心阳，故以补坎益离丹急补心肾之阳。但因专事温阳而未兼顾心气心阴以及瘀血故病情有所改善但仍有反复，及至其后以温阳为主再加用益气养阴活血之品病情始稳定下来。

【香港行医感悟】

初来香港时发现，自己虽然拥有博士学位，也有过几年的临床经验，但其实不大会用纯中医的方法看病。

在香港从事中医临床工作与在内地中医院当医生明显不同。一是要能以纯中医取效，因为有不少病患就是服食西药无效才来找中医的；二是不仅会看专科病还要会看全科，常常是你看好了某个患者的专科病，出于对你的信任，不少病友可能会介绍一些患有其他疾病的亲友。

而这两点要求，正是内地培养出来的我们这一代年轻的高学历中医最薄弱的。在中医的培训上，近年来内地有两个倾向。一是重视西医技能的训练。我们在中医院校用了将近一半的时间去学现代医学知识；在很多中医院一半以上的治疗药物是西药。很多内地的中医都习惯了中西药物合用去治病，中药在每个病患身上到底起了多大的作用我们并不肯定。二是倾向于培养专科人才，许多人（包括我本人）是本科一毕业接着就是硕、博连读，一早就定下研究方向，一上临床就是专科，少了在内、外、妇、儿各科摸爬滚打数年的经历，到头来只能做到专而不能做到博。具有几千年历史的中医药学，历朝历代名医辈出，学术纷呈，不仅理论广博，且临床经验丰富，如果不系统全面地加以掌握，并在临床实践中不断积累，是很难取得预期的临床效果的。因此我来到香港这样一个只能用纯中医去看全科病的地方时便显得相当窘迫，疗效时好时差不稳定。然而也正是香港这样的行医环境迫使我重新学习中医，重温经典，学习针灸，带着问题学习临床各科，一段时间后疗效才开始逐渐提高，而我也从一个现代专科中医逐步向传统中医回归。

在香港，中医的应用以骨伤推拿、针灸治疗痛证最广为人知。对于中医内科来说，最被市民接受的概念就是平时调理体质，有病的时候首先想到的还是西医。比如说感冒发烧，大多是先去看西医退了烧，常常是到后来咳嗽多日不愈始来寻找中医。可想而知，在心血管疾病这一领域仍是西医西药主导，因此来求诊的心血管疾病患者中普遍正在服食某些西药，像案二那样以纯中医治疗心律失常是较少的。

中西药物无法有效配合是在香港治疗心血管疾病所遇到的一大难题。在内地，中西药的处方均由同一医生统筹，可以较全面的掌握病者的治疗情况，因此较少这一方面的问题。而在香港，中医西医分而治之，再加各种检查均由西医和化验师掌握，因此较难配合。较常遇到的是，西医给予抗凝剂如华法林等，但患者仍有明显的瘀血征象，是用还是不用活血化瘀药？考虑到出血的危险性还是不宜使用活血药，此时可选用的多是温阳益气中药，以期达到温通血脉、气帅血行之效，但仍应建议患者定期复查凝血功能以策安全，毕竟除了活血化瘀药外，华法林的抗凝作用还受多种药物、食物影响。在治疗病案一之孕产妇心功能不全时遇到的即是这类问题。该患者还出现另一问题是因服食中药调节了血压、心率等，掩盖了服用抗心衰药应出现的反应而致用药过量。总之，在香港从事中医临床的过程中，深深体会到，要想取得较好的疗效，必须克服以往用西医思维左右中医治疗的弊病。当然作为当代中医在具体的临床实践中，参考西医的诊疗现况，对于全面把握病者病情，进一步提高疗效也是非常重要的。

来香港后的一大收获是开阔了视野。以往在内地医院时诊治病例多为心血管专科病。而来香港后所接触到的病种多了很多，从临床最常见的各种痛证、妇科的月经不调、儿科的咳喘、厌食、皮肤科的湿疹、风疹等，到精神科的抑郁症、失眠、嗜睡症，以及免疫性疾病如强直性脊柱炎、硬皮病等等。对不少疾病都经历了一个从不认识到了解到会治疗的过程，行医是一个不断学习的过程。在整理医案时，也发现了治疗方案的一些可改善之处，如心功能不全一案如产后一开始就弃麦冬而直用真武汤等疗效可能更理想等等。面对诸多病种，深感中医经典的重要性和各种传统疗法如各种针法、灸法等与中药的结合运用对疗效的提高大有帮助。

【名家点评】

施博士是我的博士研究生，在学期间勤奋好学，刻苦钻研，基础扎实。移居香港后很快适应中西分治的医疗环境，以中医独特的理论及现代医学的基础知识作指导，综合应用中医各种治疗方法，解除病人疾苦，获得良好的医疗效果，可喜可贺。

案一采用益气温阳活血法治疗孕产妇心功能不全案，并十分注意具体病人的辨证论治，兼顾孕期的用药以及中西药物并用时的有效性与安全性问题。关于病名，

我们在香港做中医·医案辑

"气短"之诊断是否可采用"心衰"？自古以来，中医已有"心衰"之名，但没有专篇论述，因其证候特点常列入心悸、喘证、水肿等范围。孙思邈《备急千金方·心脏门》说"心衰则伏"；程杏轩《医述·脏腑》又说"心主血脉，爪甲色不华，则心衰矣"。按传统习惯，大凡气短不足以息，一般多以喘证为诊断。因此本病中医诊断方面也可考虑应用心衰或喘证。案二以温阳滋阴活血法治疗心律失常，能紧紧把握阴阳辨证，通过学习不同学术流派的观点并用之于临床取得很好的疗效。（黄春林点评）

2. 陈成演医案

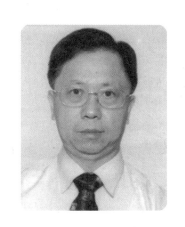

陈成演，毕业于香港大学中医药学院，先后获中医学学士及硕士学位。现任香港佛教华夏中医学院教授。行医及教学经验超过 10 年。曾主编香港佛教华夏中医学院《心脑疾病研讨会论文集》等。

医案 炙甘草汤加减治疗心悸

患者，男，71 岁，退休，2007 年 9 月 13 日首诊。

简要病史：2007 年 2 月因突觉心慌、胸闷、艰于平卧，休息后不能缓解。住院检查，查冠状动脉阻塞施行"搭桥"手术，康复出院，但对饮食调理未加重视，2007 年 5 月突心痛眩晕再次入院，诊断为血栓性脑栓塞合并左下肢血栓性坏死，施行左下肢切断手术，2007 年 7 月康复出院。2007 年 9 月 13 日就诊，症见心悸，胸闷，靠扶杖单腿行走。发白稀少，面色苍白，舌伸左歪斜，语音不清，手足冰冷，胃纳尚可，夜尿 4 次，口唇紫，舌紫黯，苔薄白，脉结而弦迟，脉律不齐，血压：163/82mmHg。

诊断：心悸

辨证：气虚血瘀

治法：活血化瘀，理气通络

方药：炙甘草汤加减

炙甘草 9g，党参 9g，大枣 9g，生地黄 15g，阿胶^{烊化}9g，麦冬 9g，麻子仁 9g，桂枝 6g，生姜 6g，川芎 9g，丹参 24g，三七 9g。三剂，水煎服，每日 1 剂，每日 2 次。

针灸：头针取穴百会、顶颞前斜线下部、额顶中线舌区、先用急捻转三分钟，直至得气，合谷（双）和内关（双）、足三里（右）、三阴交（右）、阳陵泉（右）、太冲（右）、连接电针，用2Hz连续波通电20分钟、旁廉泉双、通里双留针20分钟。

【治疗过程】

二诊：2007年9月25日，口唇紫，舌黯红，苔薄白，脉结而弦迟，脉律不齐，血压：160/75mmHg，拟方炙甘草汤加狗脊10g，小茴香6g，5剂。针灸如前法。

三诊：2007年10月3日，双足乏力，手足欠温，口唇紫，舌黯红，苔薄白，脉结而弦迟，脉律不齐，血压：155/80mmHg。拟方炙甘草汤加狗脊10g，杜仲10g，5剂。

四诊~六诊：2007年11月7日，脉律回复至弦迟脉。五诊如四诊脉弦迟。2008年2月29日六诊。过往痛风病史，因春节期间过食肥甘厚味之品，诱发右手食指近端关节及右足第二关节肿痛，症见心悸，面色稍白，舌伸微向左歪斜，手足冰冷，胃纳尚可，夜尿四次，舌紫黯，苔薄白，微腻，脉弦迟，脉律齐，血压偏高158/85mmHg；施行指趾关节针刺放血治疗，方药以炙甘草汤加山慈菇9g，萆薢9g，泽泻9g，土茯苓15g。

七诊：2008年3月21日，右手食指近端关节及右足第二关节仍肿胀但无疼痛，脉律齐，脉弦，血压正常140/80mmHg，舌紫黯，苔薄白，处方六君子汤加活血汤。

【体会】

患者平素嗜食肥甘厚味，尤以肉类及内脏为多，加上年过花甲，素体虚弱，脾胃运化日衰，脂膏积聚血脉，故时感心慌、胸闷之症，导致两年前瘀阻心冠之脉，施行"搭桥"手术，可惜康复出院后，未对饮食调理加以重视，导致脂膏剥离血脉，游走到左下肢及脑部，使血脉瘀塞坏死，施行左下肢切断手术。初诊症见：心悸，胸闷，靠扶杖单腿行走，发白稀少，面色苍白，舌伸左歪斜，语音不清，手足冰冷，胃纳尚可，夜尿四次，口唇紫，舌紫黯，苔薄白，脉律不齐，脉结而弦迟，诊断为心悸，心脉瘀阻，治以活血化瘀，理气通络，经炙甘草汤加活血汤和针刺调理后，脉象以结脉改变为弦脉，脉律基本恢复正常，经半年服药调理后，发生白减，靠扶杖及义肢单腿行走，早晚步行共三小时，右小腿肌肉结实，胃纳可。

炙甘草汤首先记载于《伤寒论》："脉结代，心动悸，炙甘草汤主之"，"脉按之来缓，时一止复来者，名曰结"。现代临床广泛用于治疗各种心律失常及其他内科杂证。方中用炙甘草、生地黄益气补中、化生气血共为君，配伍党参、大枣补气益胃以助气血生化之源，佐阿胶、麦冬、麻仁补心血以充养血脉，桂枝合炙甘草可以壮心阳，合生姜能通血脉，加酒同煮可助药势而通经脉。诸药合用，则心气复、心阳通、心血足、心脉充，故心动悸、脉结代诸症自除。该方能从根本上改善心肌细胞的血氧供应，恢复心脏房室传导功能，确是一个标本同治、效果良好的方剂，值得临床进一步探讨。

头针取穴百会升提阳气、取顶颞前斜线下部、额顶中线舌区、通里、旁廉泉治疗口舌左歪，取合谷、和内关穴治疗心律不齐，取穴足三里（右）、三阴交（右）、阳陵泉（右）、太冲（右）治疗双足乏力。

【名家点评】

本案应用炙甘草汤加减治疗心悸病，并借助针灸为主调整脑梗死后遗症，助患者康复，取得良好效果。从本案病症描述观之，以心悸为主症，存在高龄，久病，面色苍白，发白稀少，手足冰冷，夜尿，脉结而弦迟等气阳亏虚，阴血不足的病机，且有脑梗死病史，遗留伸舌外邪，语音不清，口唇紫等瘀血阻络情况，首诊以益气滋阴，通阳复脉的炙甘草汤为底方，加入川芎、丹参、田七等活血养血药物，尚属对证，取得一定效果。

本人体会，采用炙甘草汤治疗心悸，方中炙甘草量宜大，用生地、麦冬、阿胶养阴血，盖因心主血脉，心神必赖阴血之滋养方藏而不露，阴血不足则悸动不安，后世温病学家所用复脉汤辈，实则以养阴血为主；桂枝镇静、通心阳，原方选用人参补气复脉安神。对于心律失常病症，多存在发无定时，变化多端等特点，符合"痰邪扰心"辨证，结合本案患者平素嗜食肥甘厚味，尤以肉类及内脏为多，结合病史，作者还认为其存在"脂膏剥离血脉"，故若能加入化痰祛湿类药物，似更对证。

四到六诊，患者因嗜食肥甘厚味之品而诱发痛风，并使心悸病症反复，加用川草薢、土茯苓、泽泻等利水渗湿泻毒，且多有降低尿酸作用之品，并用清热解毒、消痈散结的山慈菇，配合针刺放血止痛，取得控制关节疼痛发作的效果，然山慈菇有一定毒性，且前三药大致可控制症状，宜慎用。

本案最后以六君子汤加活血汤以健脾化痰理气活血达到标本兼治的目的，按前人"湿甚则肿"的经验，其关节肿胀若加强化痰湿通经络之药，或可使疗效更佳。（邹旭[注]点评）

---

3. 陈子康医案

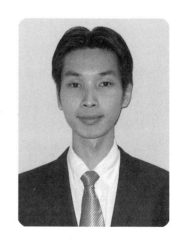

陈子康，2005 年毕业于广州中医药大学，2008 年完成广州中医药大学中医临床医学硕士课程。2008 年加入香港工会联合会工人医疗所担任中医师。主治鼻敏感、颈椎病等病。善长治疗鼻敏感、眩晕、颈椎病等疾病。对中医经典《伤寒论》尤感兴趣。

医案　疏肝益气养阴法治疗心悸

患者，女，53 岁。2008 年 12 月 27 日首诊。

简要病史：首诊，患者自诉反复心悸多年，经多间香港医院详细检查后未能确诊，心脏彩超正常，心电图提示：窦性心动过速，血压偏低，其余抽血检查，甲状腺功能等均无特殊。现症：心悸、胸闷、腹胀、矢气频频、口干、烦躁、睡眠差、大便干结 2 天 1 行，舌质瘦小，色偏红苔薄黄，脉细弦。过往有甲亢病史，但现已停药。

诊断：心悸

辨证：肝郁阴虚

治法：疏肝行气，益气养阴

方药：四逆散加味

柴胡 6g，枳壳 6g，白芍 18g，生地 18g，麦冬 12g，茵陈 12g，丹参 12g，玄参 6g，党参 15g，郁金 12g，牡蛎 30g，川楝子 6g，天花粉 12g，茯苓 12g，甘草 3g。服 2 剂。

【治疗过程】

二诊：2008 年 12 月 29 日，药后改善，心悸、胸闷症状均减轻。大便明显畅通。上方加火麻仁 15g。

三～四诊：2008 年 12 月 31 日～2009 年 1 月 2 日，胸闷、腹胀均已消除。口干、烦躁均改善。睡眠转佳。唯感觉目干。舌红苔薄黄，脉细微数。上方加女贞子 15g。再进 8 剂后，诸症已除，1 年后患者回来复诊，告之心悸无复发。

【体会】

患者反复心悸，多次检查患者胸闷、腹胀、矢气频频由于肝气郁结而致。口干、烦躁、不寐、大便干结是肝郁日久化火，灼伤阴液，阴虚生内热，虚火内生而致。方中由《伤寒论》四逆散加减化裁而成，其中柴胡、枳壳、川楝子疏肝行气，丹参、郁金活血解郁安神，天花粉养阴清热，牡蛎镇静安神，白芍柔肝缓急，生地、麦冬、玄参增液养阴，党参、茯苓健脾以防木克土虚，诸药共奏疏肝益气养阴之功，对治疗肝郁阴虚型心悸效果甚佳。

【名家点评】

心主神志，且主血脉，两者互相联系，阴血不足，心火易亢，子母相连，肝火不安，俾火热上扰而心神受迫，则失眠烦躁、悸动不安、心率偏快；结合甲亢之病史，舌质瘦小，脉细，阴虚阳亢体质可见；久病之人，情志多有异常，忧思郁闷每每有之，且女子多郁，阴血不足则肝木条达亦易紊乱，肝气疏泄不利，日久郁而化热，口干烦躁，眠差便干等症足可证之，弦多见于肝胆病症。首用四逆散加郁金、川楝子、绵茵陈等疏达肝气，白芍、生地、麦冬、玄参等滋养阴血以柔肝，后三味实为增液汤，常用于阴液不足之便秘，参苓健脾以先安未受邪之地，牡蛎潜亢阳而镇静助眠，花粉解口干常用，复用丹参入心活血养血安神，且能调整心率。辨证思路清晰，方药虽多而不乱，药证相符，宜其有效。末再加女贞子滋养肝肾，体现"乙癸同源"的关联性。本案辨证处方上联系了心、肝、肾、脾诸脏，且抓住心肝二脏为主，既体现了整体观，又考虑了主次之别。二诊大便既通，火麻仁似不必加入。（邹旭点评）

第四章 神经疾病

1. 徐敏医案

徐敏，毕业于广西中医学院医学系，任神经内科医师多年。2000 年在澳大利亚西澳大学医学系获医学博士学位，2000~2002 年在香港中文大学任博士后研究员；并任香港政府禁毒处治疗和康复委员会委员。现为香港浸会大学中医药学院助理教授、博士研究生导师，香港中医药管理委员会中成药注册评审委员。主要从事中医药防治精神科药物滥用及多种老年病的临床治疗和循证医学研究。

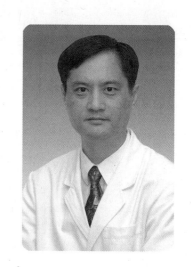

医案 补阳还五汤治疗股外侧皮神经损害

患者，男性，47 岁，2009 年 1 月首诊。

简要病史： 右侧大腿外侧皮肤感觉异常 9 年。早期患病部位出现灼痛感和虫爬感；日久皮肤发麻，感觉迟钝。夜间常因症状加重而影响睡眠。曾服用多种消炎类和维生素类药物治疗，但疗效不佳。也曾服用抗风湿类中药，病情改善仍不显著。患者长期吸烟，无其他特殊疾病、中毒或外伤史。检查发现右侧大腿外侧约 11cm×6cm 范围的皮肤痛觉和触觉迟钝。右侧股外侧皮神经压痛点压痛明显，无同侧坐骨神经压痛点压痛，肌肉无萎缩，肌力、肌张力、膝反射均正常。中医四诊可见口唇舌质色黯，脉弦细无力，患者诉夜寐欠佳，常感神疲乏力，口不渴，饮食尚可，二便基本正常。

诊断： 痹证

辨证： 气虚血瘀，经脉受阻

治法： 补气活血，祛瘀通络

方药： 补阳还五汤加减

黄芪 30g，赤芍 20g，川芎 10g，桃仁 10g，当归 10g，地龙 10g，红花 6g，牛膝 15g，黄柏 15 克等，每日 1 剂，先将中药加水浸泡半小时，文火久煎两次，取汁分 3 次服。

饮食调护：清淡饮食。

【治疗过程】

服上述中药 6 周，患侧大腿皮肤感觉异常消失，痛觉和触觉基本恢复正常。夜寐欠佳、神疲乏力等症亦有改善。患者服上述中药期间未见发生任何不良反应。

【体会】

本病西医诊断明确为股外侧皮神经损害。股外侧皮神经损害在神经科临床上并不少见。主要表现为大腿外侧皮肤出现持续性的和局灶性的感觉异常，包括疼痛、麻木、虫爬感等各种不适。早期患处皮肤对触摸或冷热等刺激可出现感觉过敏，但日久多见患处皮肤感觉减退甚至消失。患者上述症状表现往往在夜间加重而对睡眠造成明显干扰。由于该病症状表现的部位较局限，临床易被忽视或被误诊；加上西医对此病目前尚缺少特效的疗法，许多患者的病情得不到明确诊断和有效治疗而贻误多年。

该病的病因较复杂。一般认为，该病可以是许多全身性疾病如糖尿病、肿瘤、感染、中毒等的局部损害表现。因大多数患者曾有腰腿疼痛病史，该病可能与腰椎退行性病变直接相关。另外，过量烟酒、妊娠、疝气、内脏下垂、长时间站立、紧束腰带、寒冷刺激等因素均可能与该病的发生或加重有关。中医认为此病属于"痹证"范畴，"痹者，不通"，主要的病机是气滞血瘀、经脉受阻。在中医辨证论治的原则指导下，我们采用补阳还五汤加减治疗该病，常常获得满意的疗效。若与三妙丸或四妙丸合方加减应用，疗效更佳。

补阳还五汤为清代名医王清任所创，方中重用黄芪补气为主，赤芍、川芎、桃仁、当归等活血为辅，诸药合用，能补气活血，祛瘀通络，是中医传统上用于治疗中风后半身不遂，证属气虚血瘀的代表方剂。临床应用和研究证实，补阳还五汤是治疗急性脑血管病等导致中枢神经损害的良方。我们应用此方治疗多种外周神经损害，包括股外侧皮神经损害等病亦可获得良效。这是因为中医认为中风偏瘫与痹证两者均有经脉瘀阻不通的病机和证候，可以"异病同治"而获效。

本案所患股外侧皮神经损害看似病位表浅而局限，但"久病入络"，患者症状表现多在夜间加重，提示病已深入，血分受扰，患者唇舌色黯等症也为有瘀之象。加上患者常感神疲乏力，脉细无力，采用补阳还五汤加减治疗是合理的。临床治疗上如药不对证则难以奏效。因此，方药在临床应用上的灵活变化，必须符合辨证论治的基本原则，这是药到病除的根本保证。

现代药理研究结果表明，补阳还五汤能扩张脑血管，改善微循环，明显增加脑部供血量，从而促进脑神经的修复。补阳还五汤是否也通过调节和改善身体其他部位的血液循环，促进外周神经的修复，值得进一步研究。补阳还五汤及三妙丸或四妙丸均可调节免疫和抗炎止痛，这些药理作用对治疗多种外周神经损害，包括股外侧皮神经损害等病具有重要意义。

【香港行医感悟】

在香港这个现代化的大都市里，看西医服西药十分方便。我在中医临床应诊时遇到的大部分患者，均已尝试过西医西药的疗法。这些患者继而选择中医药治疗并获得满意的疗效，这充分说明西医疗法和中医疗法两者在临床医疗服务中的互补作用。中医药在香港发展的历史悠久；长期为香港的医疗保健事业做出重要贡献。香港医疗保健事业的进步，也将为中医药的发展提供更多的机遇。

【名家点评】

本案应用补阳还五汤获得效果，体现补气活血通络不但能治疗中风之偏瘫、半身不遂，而且对"气虚血瘀"证亦可获得效果，且反映了中医治证为主的学术特色。本医案有以下特点：起病时间长达九年，病症特点有部位固定不移，麻痛，夜间加重，按之压痛明显等，口唇舌质色暗，一派瘀血阻络之征，符合"久发、频发之恙，必伤及络，络乃聚血之所，久病必瘀闭"的论述【《叶氏医案存真》卷一】。但是，患者还有神疲乏力，脉细无力等"气虚"象，又存在曾用多种药毒攻邪而可能伤正的潜在机转，并且从过量烟酒、妊娠、疝气、内脏下垂、长时间站立、紧束腰带、寒冷刺激等因素均可能诱发或加重本病，提示本病总体上存在"虚"的一面，符合前人"久病必虚"的观点。既然病机为气虚血瘀为主，其立法自然宜用补气活血为是，选补阳还五汤则甚为合拍，药证相符，宜其有效。补阳还五汤原自《医林改错》，此方治半身不遂，口眼㖞斜，语言謇涩，口角流涎，大便干燥，小便频数，遗尿不禁，为气虚血瘀而设的经典方剂。本例在治疗上用黄芪30克，补气行血，此药因其味轻，故专于气分而达表，能补元阳，充腠理，治劳伤，长肌肉，此处宜选用生黄芪，因其更善走表，赤芍、当归活血攻邪中兼有补养之力，且均有止痛之功，桃红合用活血逐瘀力较强，且有辛润之妙，川芎辛散走窜，地龙为虫类，善出入表里之间，加强通络，结合病人存在灼痛感，且为病变以大腿为主，加用黄柏、牛膝，黄柏尚有监制上药燥热之功，牛膝则"主寒湿痿痹，四肢拘挛，膝痛不可屈，逐血气"【《神农本草经》】，此处亦宜用生，盖"牛膝所主之病，大抵得酒则能补肝肾，生用则能去恶血，两者而已。"【《本草纲目》】且先前服用抗风湿类中药效果不明显则可反推用补肝肾、强筋骨、祛风湿治法效果不佳。此案应是借牛膝去恶血之力，而非补肝肾之功。总观本例选方用药，补气活血思路清晰，润而不燥，方药相符，效果较佳。（邹旭点评）

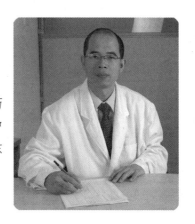

注：

邹旭，医学硕士，主任医师、教授，广州中医药大学博士生导师，广东省中医院副院长。广东省名中医任世界中医药联合会心血管专业委员会理事、广东省中医药学会心血管专业委员会副主任委员等职。

2. 邝倩婷医案

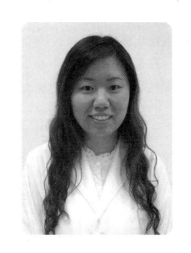

邝倩婷，广东台山人。2007 年于香港中文大学中医学院获中医学学士学位，2009 年于香港中文大学研究院取得针灸理学硕士学位，2008 年入职博爱医院中医服务部。现为博爱医院中医部中医师，担任流动医疗车主管医师至今。

医案 缪刺法配合扳机点刺络法治疗三叉神经痛

患者，女性，73 岁，退休人士。2010 年 1 月 6 日首诊。

简要病史：患者因面颊部及下颌部阵发性疼痛 1 年余，加重 1 月为主诉就诊。患者 1 年来见左面颊部及下颌部出现阵发性电击样疼痛，日发 7~8 次，每于刷牙及进食时触及上腭牙床时诱发疼痛，热敷后症状稍缓，半年前曾误以为牙痛就诊牙医，脱去两颗臼齿后症状未见改善，一直服止痛药控制病情，近 1 月加重止痛药量仍未收止痛之效。四诊摘要：精神萎靡，面色晦黯，痛苦面容，纳不欲食，大便 2~3 日一行，质干难解，小便色黄，眠易醒。舌黯红，苔薄黄，脉左弦滑、右沉弦细。

诊断：面痛

辨证：瘀血阻络

治法：化瘀通络止痛

针灸处方：主穴取风池，下关，颧髎，迎香，颊车；配穴取合谷，太冲；刺法：风池取双侧，其余主穴取健侧，得气后行捻转泻法，留针 30 分钟；配穴取双侧，得气后留针 30 分钟。TDP 灯局部照射左面部。

中药处方：免煎中药颗粒川芎茶调散 5g，龙胆泻肝汤 5g，天麻钩藤饮 5g，僵蚕 2g，丹参 2g。7 剂，每日 1 剂，餐后开水冲服。

饮食调养及随诊计划：清淡饮食，避免辛辣刺激之品；避风寒，左面部多做热敷；疗程安排每周 1 次，10 次为一疗程，一个疗程后休息 1 周，再作第二疗程。

【治疗过程】

二诊：2010 年 1 月 13 日：患者仍见左面颊部及下颌部出现阵发性电击样疼痛，日发 5~6 次，持续约一分钟，每触及左迎香穴附近诱发疼痛，口和，大便 1~2 日一行，质稍易解，眠易醒改善。舌黯红，苔薄黄，脉左弦滑、右沉弦细。中药处方在原方基础上去丹参，加醋延胡索 2g 以加强行气止痛之效。针灸处方同初诊，出针后于患侧迎香刺络放血。

三诊：2010 年 1 月 20 日：患者左面颊部及下颌部阵发性电击样疼痛日发 1~2 次，持续约 30 秒，口和，大便 1~2 日一行，质可，纳增，眠安。舌黯红，苔薄黄，脉左弦滑、右弦细。中药处方及针灸处方循初诊之法。

四诊：2010 年 1 月 27 日：患者左下颌部疼痛未作，左面颊部阵发性电击样疼痛 1 周发作 1~2 次，持续约数秒，口和，大便 1~2 日一行，质可，纳可，眠安。舌黯红，苔薄黄，脉左弦滑右弦细。针灸处方去健侧颊车，加健侧口禾髎，刺法同前；中药处方循初诊之法。

五诊：2010 年 2 月 3 日：患者左面颊部及下颌部疼痛未作，口和，纳眠可，二便调。舌红，苔薄黄，脉弦滑。针灸处方循四诊之法；中药处方改为每两日 1 剂以巩固疗效。因患者病情受控，疗程安排三周后进行。

六诊：2010 年 2 月 24 日：患者左面颊部及下颌部疼痛未曾发作，纳眠可，二便调。舌红，苔薄黄，脉弦滑。针灸处方循五诊之法，停用中药处方。完成治疗。

【体会】

中医称三叉神经痛为"面痛"。病因是由于外感六淫、情志内伤、肝胃邪热上冲以及气血亏虚使经络气血循行不畅，滞于颜面，不通则痛。

世界卫生组织曾公布治疗三叉神经痛的选穴方案，选取合谷、太冲、太阳、下关、翳风等为主要穴位。此外，第一支痛可加配攒竹、头维；第二支痛可加配迎香、上关；第三支痛可加配颊车、大迎、承浆等穴。"普通高等教育中医药类规划教材"《针灸学》中以太阳、四白、下关、合谷及太冲为治疗三叉神经痛的主穴，上颌痛配颧髎，下颌痛配颊车，辨证取穴风寒配风池，肝胃火盛配内庭，阴虚配三阴交。可见现时治疗三叉神经痛的规范用穴大同小异，但疗效各异，可见关键在于刺法上。

张景岳《类经》："缪,异也,左病刺右,右病刺左,刺异其处,故曰缪刺,治其邪之在络脉者也……缪刺之法以左取右,以右取左,巨刺亦然。但巨刺者,刺大经者也,故曰巨刺;缪刺者,刺其大络,异于经者也,故曰缪刺。皆以治病之左右移易者。"吴琨《素问·吴注·缪刺论》曰:"缪刺者,左病刺右,右病刺左,身病刺四肢,缪其病处也。所以行缪刺者,络病而经不病也。"可见络脉病需用缪刺法。但何谓络脉病?《灵枢·脉度》:"经脉为里,支而横者为络,络之别者为孙。"就明确指出络脉的循行方向是横向的。高士宗《黄帝内经素问直解》中曰:"经脉之痛,深而在里;络脉之痛,支而横居。"指出络脉病的特点为横向放射痛及痛在浅表,完全符合三叉神经的解剖位置。根据《内经》以缪刺法治疗络脉病的理论,缪刺法治疗三叉神经痛实有其依据。故本病例以缪刺法主之。

本病例中患者常因触及一点而诱发电击样疼痛,此点称为扳机点,多为瘀血阻络,不通则痛。故于二诊时在缪刺法的基础上于扳机点刺络放血,此举可快速起到祛腐生新、活血化瘀,使局部细小脉络的血运通畅,直接改善局部周围神经缺血状况,缓解疼痛。符合《灵枢·九针十二原》:"菀陈则除之"之理。

本病例患者大便质干难解,小便色黄。舌黯红,苔薄黄,均为瘀热内结之象。肝胃邪热上冲而发面痛,故选方用川芎茶调散祛头面之风,龙胆泻肝汤清泻肝火,天麻钩藤饮平肝息风,加僵蚕助川芎茶调散祛头面之风,丹参通经活络。

【香港行医感悟】

中医近年于香港逐渐普及,但一般患者对中医认识不深,尤对针灸的误解更甚,综合所见,一般误解有二:其一,患者多认为用针数目越多越好,坊间很多私人诊所为了令病人觉得物有所值,用针数目多达数十支,超乎病情需要,事实上经过辨证严选主穴及配穴,一般病情只需用穴7~8个,用针十余支,但病人则对疗效存疑,故医者必须坚守治疗原则,严守用穴配伍,避免为迎合病人而滥加用穴,影响治疗方向。其二,病人大多认为头痛必须针头,脚痛必须针脚,难以理解头痛为何会针在手上的合谷穴,更难理解如本病例的缪刺法,痛在左却针在右。故医者需耐心解释针灸是根据中医理论并配合各种配穴法及刺法的治疗手段,令病人明白针灸非如物理治疗般针对在某部位作针对性的治疗。

年轻一代的中医要在香港立足,先要取得病人信任,建立有系统及专业的形象是首要条件,当中亦要坚守传统的医学理论基础,才能发挥所长。

【名家点评】

缪刺之法源于《黄帝内经》,是治疗外邪从表而入,流连于孙脉、络脉所致病患的针刺方法。《黄帝内经·缪刺论》曰:"夫邪之客于形也,必先舍于皮毛,留而不去,入舍于孙脉,留而不去,入舍于络脉……客于皮毛,入舍于孙络,留而不去,闭塞不通,不得入于经,流溢于大络,而生奇病也。夫邪客大络者,左注右,右注左,上下左右，与经相干，而布于四末，其气无常处，不入于经俞，命曰缪刺。""邪客于经，左盛则右病，右盛则左病，亦有移易者，左痛未已而右脉先病，如此者，必巨刺之，必中其经，非络脉也。故络病者，其痛与经脉缪处，故命曰缪刺。"，三叉神经痛的发病和临床特点恰恰符合邪客于络，闭塞不通的特点，当"身形有痛，九候莫病，则缪刺之"。故本案医者抓住患者的病机特点，依据内经缪刺理论进行选穴配伍，疏通脉络，同时在扳机点刺络放血，引流连之邪外出，即内经所言"因视其皮部有血络者尽取之，此缪刺之数也"。邪去络通，故痛止症消。医者熟练运用内经的理论和方法指导临床实践，显示出其扎实的中医理论功底和精湛的临床技能。熟读经典，领悟经典，运用经典并不断发展、创新，是提高中医临床疗效的关键。（毛炜注点评）

注：

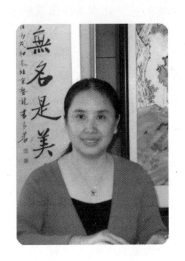

毛炜，医学博士后，主任医师，广东省中西医结合学会中青年工作委员会副主任委员，广东省中西医结合学会肾病专业委员会委员，广东省中医院肾病重点研究室副主任。中西医结合内科学（肾脏病）专业博士研究生导师，博士后合作导师。

3. 李寸金医案

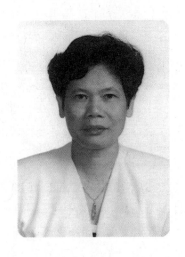

李寸金，1967 年于广州中医学院医疗系本科毕业。1968~1973 年于广东省高明市明城人民医院任中医师。1973 年移居香港，1973~1987 年于香港华人革新协会医疗所任中医师，自 1987 年 7 月至今于香港工会联合会工人医疗所任驻诊中医师，专长内科、妇科及针灸科目，具丰富临床经验，深受病者爱戴。

医案 加味六味地黄汤结合针灸治疗眩晕

患者，女，61岁。2008年7月首诊。

简要病史：患者数周前因头痛、头晕、眼花、耳鸣入院治疗十余天。出院后症状未见改善。症状加剧前来就诊，未能明确叙述住院时的诊断和治疗情况，就诊时患者眩晕持续，不敢单独外出要人搀扶，腰膝酸软。眩晕旋转性，抬头则屋转，平卧时头不敢左右转动。眼常黑花，耳鸣，头部时有麻胀感，恶心，胃纳一般，口干唇红，手心微热，夜寐差，二便正常，舌质微红，苔白稍干。脉弦体温正常，血压正常。

诊断：眩晕

辨证：肝风内动

治法：滋肾水制肝火以息风，结合针灸治疗

方药：六味地黄汤加减

熟地黄12g，怀山药15g，茯苓21g，白术15g，泽泻12g，山萸肉9g，天麻12g，钩藤15g，防风12g，蒺藜12g，龙骨^{先煎}30g，磁石^{先煎}15g，香附9g，每天1剂，复煎，头二煎分2次服，连服4剂。

针灸取穴：听宫、翳风、风池、印堂、百合、合谷

饮食调护：清淡饮食，多休息，调理情志，适当运动。

【治疗过程】

服药4剂及针灸治疗后头晕大减，行动较为敏捷，无需人搀扶。仍以六味地黄汤加龙骨、天麻、菊花、女贞子、蒺藜、僵蚕、钩藤，以补肾祛风法治之1月余而愈。在偶然机会见到患者得知二年多来未再复发。

【体会】

患者虽经过住院，但就诊时未能提供资料，未能明确医院诊断。但根据临床症状及病史特征考虑颈椎病所导致眩晕可能性大。

《素问·至真要大论》有"诸风掉眩皆属于肝"的论述。这里风包括内风、外风，但临床上则以内风为主，尤以肾阴不足，肝阳上亢，究其病根应责于肝脾肾三脏。《景岳全书·眩晕》则指出："眩晕一证，虚者居其八九，兼火、兼痰者不过十中一、二耳。"强调了"无虚不能作眩"，当以治虚为主而酌兼其标。患者眩晕属旋转性抬头则屋转平卧时头不敢左右转动，脉弦似属肝风内动。但根据其眼花，耳鸣腰膝酸软属肾阴亏，精水不足，水不涵木，故以六味地黄汤加减以滋肾阴，加僵蚕、钩藤疏肝，天麻、僵蚕祛痰通络，龙骨、磁石滋肾潜阳、重镇安神以达滋水制火以息风止晕之效。六味地黄汤为滋肾阴良方，临床治疗上根据病情略作变通可治疗多种病证，而同时结合针灸治疗效果更显著。

我们在香港做中医·医案辑

【香港行医感悟】

笔者在港行医多年，感悟港人认为中医只能治疗慢性病、普通病。如谓感冒、支气管炎之类病应先由西医治标后由中医"清底"，患者服西药多时未能痊愈再找中医诊治；而在临床实践中却遇到较多疑难病症及慢性病，体会到不要被表面现象蒙蔽而忽略其本。本着治病必求于本，时时不忘顾护正气，扶正祛邪，还应兼顾标证，若标实不除不能很好地固本，切忌一攻到底或一味补虚，甚至滥补导致失治误治，致遗患无穷。在临床中要善用古方，前辈引之有效药方不能拘泥于一方一法，综合分析，随证加减化裁拟新方以取较佳疗效。

【名家点评】

眩晕为中老年人的常见病证，病机以风、火、痰、瘀、虚为纲，互相兼夹，引起清窍失养，病性有虚实两端，临床上往往虚实错杂，本例患者年逾 6 旬，肝肾阴亏，水不涵木，阴不敛阳，阳亢于上，上扰头目，而发眩晕。肝肾不足是根本，但本虚标实，因而选用滋补肝肾的六味地黄丸为基础方，针对兼夹症配伍潜阳息风，祛痰通络，重镇安神之品，尤其针药并用，取得显著疗效，值得借鉴。（郑峰点评）

---

4. 梁秋容医案

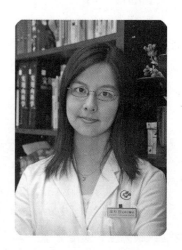

梁秋容，香港注册中医师，本科毕业于香港浸会大学，之后于南京中医药大学获得博士学位。现为香港中医学会副会长、新华中医中药促进会副理事长及会立中医院院长，曾任香港大学及香港中文大学专业进修学院客座导师等职。

医案 温中化饮、平息内风法治疗内伤头痛

患者男，51 岁，2008 年 12 月 27 日初诊。

简要病史：自诉患头痛 30 年，曾西医检查治疗，西医诊断为神经性头痛。近年越见严重，以巅顶疼痛为主，剧则痛无休止，或痛甚引吐，吐后头痛反舒。多年来经中西医治疗不果，只能每天服用止痛药缓解症状，最严重时曾 1 个月服用止痛药 54 粒。

询其饮食、二便、睡眠均无异状，近 2 月出现腰酸痛。脉沉细，双手欠温，舌淡红苔薄白。

诊断：内伤头痛

辨证：正气虚损，虚风夹痰饮上逆

治法：先拟温中化饮、平息内风；再固其正虚之本

方药：半夏白术天麻汤加味（颗粒冲剂）

半夏白术天麻汤 18g，益母草 3g（5 倍浓度），藁本 3g（5 倍浓度），石菖蒲 3g（5 倍浓度）。共 20 包，服 5 天，每天服 2 次，每次服 2 包。早晚各一次。

饮食调护：清淡饮食。

【治疗过程】

二诊：2009 年 2 月 28 日，服药 5 剂后，患者自觉发作次数明显减少，需要服用止痛药的频次由一个月 25 粒减至 14 粒。现疼痛仍以巅顶部位为主，剧时引吐，伴腰酸痛，脉沉细，舌淡红苔薄白。拟守上方去益母草，加路路通 2g（5 倍浓度），续服 7 剂。

三诊：2009 年 3 月 16 日，患者诉自三月初至到诊日，头痛仅发作 3 次，已无出现呕吐，服止痛药频次持续减少，但仍见腰酸痛。脉象沉细，舌黯红苔薄白。痰气上逆之势已缓，宜辅以固本之法。守上方再服 10 剂，并同时伍以中成药六味地黄丸以补肾扶其正气。

四诊：2009 年 5 月 9 日，药后诸症好转，四月份只服用 7 粒止痛药，腰痛亦减，但时或泄泻，四肢不温，脉沉细舌黯红苔薄白。拟守方去路路通，加白豆蔻 3g（5 倍浓度）以化湿止泻。再服用 15 剂。其后仍守法随证加减，并服六味地黄丸调养，随访病情持续减缓。

【体会】

本案患者头痛病程长达 30 年，曾西医检查治疗，西医诊断为神经性头痛。现有加重之势，近年平均一月服 25~30 粒止痛药，而发病的起因已无可考，且经历多番治疗，加大了辨证的难度。初诊辨证时最引起本人注意的有三点：一是头痛剧时则引吐，吐后反舒，此可说明其头痛必与气逆相关，呕吐后气有出路，则痛势随之而缓；二是头痛以巅顶为主，结合患者性情考虑，与足厥阴肝经有密切关系。肝经循喉咙之后，上颃颡连目系，与督脉会于巅顶，内风一作，逆气直达头顶而作痛；三是患者整体呈现阳气不足的状态，其人手足不温，脉象沉细乏力，反映了整体的正气处于不足的状态。

就诊之初，病势较剧，气机逆乱，不宜骤用温补，又正气不足，非攻痰破瘀，重潜镇逆等法可治，故选用半夏白术天麻汤法。本方近人多用以治疗虚风夹痰之眩晕，但考程钟龄先生在《医学心悟·头痛》一篇，选用本方加蔓荆子。余仿此法，方中加藁本以辛温升阳，入太阳经兼通督脉，能引药上达，祛散水湿痰饮治其标；又增益母草养血利水化瘀，取血行风自灭之意，又能使饮邪有出路；菖蒲芳香醒脾，通达阳气，

温化水饮。

病人头痛之势减轻，呕吐不作，可知其痰饮渐去，虚风渐平。但脉象仍沉细，腰酸神疲，故治疗时考虑加六味地黄丸以固其脾肾之本。

值得注意的是，中药配方颗粒，在配方上仍不失灵活，只要抓准主证，配以相应复方，并在此方的基础上加入不同的单味药物，亦可获效。且颗粒药效稳定，可避免病人因煎药方法不当而影响药性。对病人而言，中药配方颗粒冲服方便，即使是长期服用，亦有如服西药止痛药般方便，有利久病患者坚持按时服药。

【名家点评】

《素问·举痛论篇》云："寒气客于肠胃，厥逆上出，故痛而呕也。"肝中风气夹中焦痰浊循厥阴肝经上扰清空，阻碍清阳而致本病发作。故本医案立方选药，从风气痰浊入手，选用健脾燥湿、化痰息风之半夏白术天麻汤为主方治疗，切中病机，其中半夏、天麻为要药，如李杲《脾胃论》所说："足厥阴痰厥头痛，非半夏不能疗，眼黑头眩，风虚内作，非天麻不能除。"辨证论治准确，故疗效甚佳。

根据头痛的部位在巅顶，为厥阴肝经循行部位，选用藁本为引经药，甚妙！《本草汇言》："藁本，升阳而发散风湿，上达巅顶……治风头痛……"《本草正义》指出："藁本味辛气温，上行升散，专主太阳太阴之寒风寒湿，而能疏达厥阴郁滞。"吴茱萸入肝胃经，散寒燥湿，疏肝下气，主治头痛吐沫。若能加入该药，也许可增强疗效。

在缓则治其本阶段，根据发病机制，选用六味地黄丸，有碍脾生湿之嫌，建议选用六君子汤和逍遥之辈，也许更能切中病机。（李顺民点评）

---

5. 林奕生医案

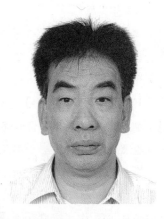

林奕生，出身中医世家，1976 年毕业于广州中医学院中医专业，1979 年到香港任职中医师。1989 年加入香港工会联合会工人医疗所担任全科中医师至今。

医案 归芪羌活汤治疗偏头痛

患者，女，50 岁，农民，1997 年 6 月 27 日首诊。

简要病史：患者左侧头部疼痛已达 4 年之久，每因劳累或思虑过度而诱发。发作时疼痛连及巅顶、前额、伴有恶心、呕吐、头目眩晕。行脑电图、头颅拍片等检查，但均未发现异常。临床诊断为偏头痛，服过各种镇静止痛西药。也服过不少平肝息风中药均未见成效。

诊断：偏头痛

辨证：血虚生风，上扰清空

治法：益气养血治风

方药：归芪羌活汤加减

当归 18g，黄芪 24g，羌活 12g，法夏 6g，服药 3 剂。

饮食调护：嘱其饮食清淡，忌服酸辣之品。

【治疗过程】

药后诸症见减，期间间发 1 次，然疼痛甚轻，且时间也较短，仅诉其口淡，饮食较差，上方去法夏，并每次服药时加香砂六君子丸 10g，连服 3 周。期间感觉偶有头昏，无其他不适。后因此病久致阳气不足，故取人参养荣丸以善其后，停药后一切良好，仅 1999 年因过劳又发作过两次，但症状较过去大为减轻，仍以前方治之，数剂后即愈。近年每来随访，未见发作。此归芪羌活汤乃家传验方，专治头目疾病。原方为当归、黄芪、羌活、全蝎。因全虫缺货而未加。

【体会】

此症头痛偏于左侧，每因劳累或思想过度而诱发，西医脑电图及头颅拍片均未发现异常，服过不少平肝息风中药均未见成效。患者年近半百，诊为久病多虚，故此以"归芪羌活汤"三剂而见效。药虽数味，可治重症。可见中医辨证论治博大精深。

【香港行医感悟】

鉴于香港以西医为主流的社会，中医治病受到制肘。然而中医治病是以辨证论治为主旨。只有辨证论治准确，效果就一定显著。所以不管西医如何抵制，都影响不了中医发展。

【名家点评】

头痛临床多见，秦景明在《脉因证治》头痛论中提出，偏头痛是"偶一触犯，则痛立至"。又指出妇女月经与偏头痛相关，提示气血不和是基本病机。治疗头痛多在辨证基础上按经络循行部位配上引经药，如太阳经头痛在后脑，引经药用一说用川芎，一说用羌活、麻黄；阳明头痛在前额，引经药一说用白芷，一说用葛根、升麻；少阳头痛在两侧，引经药多用柴胡；厥阴头痛在巅顶，引经药用吴茱萸。少阴与太阴经脉不上头颅，故少提及。也有"偏左头痛为血虚，偏右头痛为气虚"之说，有一定的参考意义。作者应用益气养血治风之祖传验方归芪羌活汤在较短时间内缓解患者多年偏头痛顽疾，难能可贵。方中黄芪，当归补气生血。羌活虽为治疗"太阳经头痛"之品

（《珍珠囊》），在此案中止痛之功不可没。作者在专方治疗缓解头痛基础上又结合辨证，根据不同阶段证候分别使用了香砂六君子丸及人参养荣丸以善其后，终获痊愈。值得借鉴。（郑峰点评）

6. 阮维瑛医案

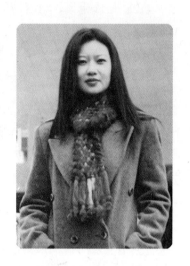

阮维瑛，1983 年毕业于湖北中医学院中医系，取得中医学学士学位。2000 年加入香港工会联合会工人医疗所担任中医师，2002 年获针灸学硕士学位。

从事中医临床工作 20 余年，积累了丰富的治疗经验，特别是针灸专科，对于脑血管意外后遗症的恢复治疗、颈椎综合征、面肌痉挛、神经官能症以及各种痛证等疾病的临床治疗。现为香港中医学会会员及上海针灸学会会员。

医案 疏风祛邪养血通络法治疗周围性面神经麻痹

患者，女，53 岁，2010 年 3 月 24 日首诊。

简要病史：患者晨起发现左侧面部松弛，向右侧歪斜，露睛流泪，刷牙漏水，遂就诊。诊见病情严重，病侧额纹和鼻唇沟完全消失，不能鼓腮，眼睑不能闭合，耳区及面部有压痛伴有头胀痛，潮热，目赤，咽干，舌红，苔黄，脉弦数。

诊断：面瘫

辨证：风热袭络，筋脉失养

治法：疏风祛邪养血通络

1）以针灸治疗为主，处方翳风，风池，太阳，阳白，攒竹，迎香，地仓，颊车，合谷，太冲。刺灸方法：翳风，风池用泻法，阳白透攒竹、地仓透颊车平补平泻加用电针，合谷、太冲浅刺，留针 30 分钟，每天 1 次，共 10 次。

2）辅以方药清肝泄热，滋阴养血方拟天麻钩藤饮加二至丸加减，药物：天麻 10g，钩藤 10g，栀子 10g，首乌藤 15g，茯神 30g，女贞子 12g，旱莲草 10g，僵蚕 10g，防风 12g，蔓荆子 12g，玄参 12g，牡丹皮 12g，冲剂，5 剂，每天 1 剂。

调护：适当休息，急性期面部冷敷，每次 5 分钟，每日 1 次，共 5 次。待病情恢复可作面部按摩和热敷，每日滴眼药水 2~3 次以防眼部感染。

【治疗过程】

二诊：2010 年 4 月 12 日，经过 1 个疗程的治疗，症状明显改善，眼睑已能慢慢闭合，但无力，额纹和鼻唇沟逐步加深，能鼓嘴，稍有漏气，病侧嘴嚼食物较自然，耳区及面部已无压痛，乃有头痛、目赤、咽干减，舌红，苔薄黄，脉弦细。初已见效，针灸取穴加减：上方加承浆去风池、太阳，针用平补平泻，加强通络之效；加三阴交、太溪，针用补法，以滋补肝肾。每天 1 次，共 10 次。中药上方去钩藤、天麻、栀子、丹皮、加丹参、鸡血藤、白芍以养血和血。配颗粒冲剂冲服，5 剂，每日 1 剂。

三诊：2010 年 4 月 26 日，经 2 个疗程治疗，症状基本消失而痊愈，偶有头痛，舌红，苔薄黄，脉细。续用针灸治疗以巩固疗效。隔天 1 次，共 5 次。

【体会】

本病西医诊断为周围性面神经麻痹，由于患者肝肾阴虚，经血不足导致筋脉空虚，风热袭络，筋脉失养，肌肉纵缓不收而发病。面部为阳明，少阳经脉所布，故宜以针灸治疗为主，初期宜以少阳经穴为主祛风散热，后期以阳明经穴为主养血通络。故取以翳风，风池祛风止痛，《玉龙歌》有云："口眼㖞斜最可嗟，地仓妙穴连颊车"，故用阳白透攒竹，地仓透颊车疏调局部经络之气，合谷、太冲为循经远取法，又太冲配太溪、三阴交以滋阴降火，引火归原。同时，因患者有阴虚火旺之象，故辅以方药加强清肝凉血，滋补肝肾以调根本。此治疗针药并用，对于疗效的提高，病程的缩短，起到事半功倍的效果。

【香港行医感悟】

中医药在香港的发展有着不同阶段的转变。由于历史的原因，病患者的求医方式首先是去看西医，然后再来找中医善后调理。市民对中医的认识多局限于中药调理，跌打骨伤等，中医治疗的广泛性还没有普遍受到认可。有很多疾病，如软组织损伤，中医针灸治疗是有很好的疗效，特别是在急性期的治疗，但患者往往是求诊于西医数月不效，才来求助于中医。如肩关节周围炎，如果在发病的初期，能够得到中医针灸加推拿的适当治疗，正常情况下，1~2 周已基本可以痊愈。如果错过了治疗的最佳时机，特别是在肩关节周围的软组织发生粘连，则会病延很长时间，有时数月至半年以上不等。在治疗的过程中，病情的反复，病程的迁延，使医者和患者有时都会感到沮丧和无奈，有的患者甚至选择放弃治疗。所以，导致了中医当时的行医环境比较被动。

自中医被纳入政府规管后，特别是经历 SARS（非典）一役，中医能够治疗急病和重病，以及中医治病的广泛性和深入性广为市民所认识和接受。同时，在政府的严格监管，业界的共同努力，临床疗效不断的提高下，越来越多市民相信中医的治疗和临床疗效，求诊中医的人数也在按年增长，市民的求医方式也正在慢慢改变中。以本医案为例，患者在 5 年前，曾因右边面瘫来求医，当时曾服用西药，接受物理治疗一段时间，未见好转才来接受中医治疗。最后，虽然治愈，但治疗时间拖至数月。此次发病，患者首先想到是寻求中医针灸治疗，整个医治过程完全是纯中医的治疗。通过辨证施治，针药并用，很快就有效地控制了患侧面神经因病毒感染而引起的炎症病变。特别是针刺疗法，使局部经络气血得以疏通调节，肌筋得以濡养，达到祛邪而不伤正的治疗目的，所以患者的后期恢复很快。由于治愈率的不断提高，目前中医治疗的涵盖面很广，也给我们业界提供了更大的发展空间。

其实，不论是中医还是其他医学都有着各自不可替代的临床疗效。中医独特的医学理论和特殊效果，也逐渐被一些西医工作者所重视和认同。临床上，有不少病案是西医推荐患者接受中医治疗的。虽然中医不能运用西药进行治疗，但是，中西医结合模式不一定拘泥于两套医疗方法的同时进行。对于某些疾病，在治疗的过程中，如能做到中医和西医两者之间的互补，各自发挥其优越性，对于病患者来说，也可能是最适当的治疗。如脑血管意外，当患者在医院度过危险期后，其后遗症的恢复治疗，西医也认同是中医所长。所以，只要我们坚守信念，不断努力，做好本职工作，提高临床疗效，我们在纯中医的环境下行医，将会有更大的作为，更能发挥和体现中医学的精华。

【名家点评】

针灸治疗周围性面瘫的介入时机愈早愈好，体现了中医"治未病"的思想，即"未病先防，既病防变"。该案在面瘫发病初期，不失时机地立即进行针灸治疗，防止面瘫演变到发展期。面瘫初期，不论因风寒还是风热等邪的侵袭，其根本均为患者自身正气虚弱，脉络空虚，而致经络阻滞，气血不能正常运行，使面肌失养而诱发。针药并用为较理想的方法，作者通过辨证施针，以远道辨证取穴和循经取穴施治，配合面瘫局部取穴，运用适当的补泻手法达到补虚泻实、疏通经络，使其气血能正常运行，以濡养面肌。又通过辨证施治，辅以方药清肝泄热，滋阴养血等治法达到扶正祛邪、治愈疾病，缩短疗程的目的。（郑峰点评）

第五章　肾病科医案

1. 刘旭生医案

刘旭生，男，广东潮州人，1987 年毕业于广州中医药大学，现任广东省中医院大肾科主任，主任医师，教授，医学硕士，博士研究生导师。师从广东省名中医黄春林教授和上海市名老中医沈庆法教授。2003 年 12 月~2005 年 2 月被派往香港医管局属下仁济医院开展中医医疗及科研工作。

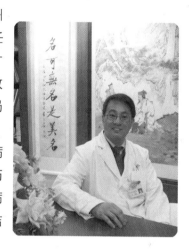

从事内科医疗、教学和科研 20 余年，对内科疾病尤其是肾内科疾病的诊治方面造诣较深。擅长中医药治疗慢性肾炎，肾病综合征，急、慢性肾衰，糖尿病及糖尿病肾病，动脉硬化性肾病，尿路感染，尿路结石，慢性肾盂肾炎，狼疮性肾炎等。

医案 1　补益脾胃、燥湿化痰法治疗慢性肾衰

患者，男，40 岁，2004 年 4 月 22 日首诊。

简要病史：疲乏 1 年余，胃纳欠佳，睡眠可，二便调。既往高血压史，服西药控制，现血压 169/100mmHg，既往慢性肾衰史。诊查：舌淡红苔白，脉弦细。

诊断：虚劳，慢性肾衰

辨证：脾胃亏虚，痰湿内阻

治法：补益脾胃，燥湿化痰

方药：六君子汤加减

陈皮 8g，法半夏 15g，党参 30g，茯苓 15g，白术 12g，钩藤 15g，布渣叶 15g，桑寄生 15g，制何首乌 15g，茵陈 15g，赤芍 15g，炙甘草 6g。5 剂，每日 1 剂，每剂服用 2 次，清水 3 碗煎至 1 碗，饭后服。

饮食调护：嘱患者注意日常饮食起居调适，低盐优质低蛋白饮食，勿劳累。

【治疗过程】

二诊：2004年6月11日，症状较初诊减。舌淡红苔薄黄，脉弦细。中药处方较上方去党参、破布叶，入豨莶草15g，益智15g，天麻12g，夜交藤18g，改炙甘草为甘草8g。5剂，煎法同前。

三诊：2004年8月11日，药后症状缓解，纳眠可，二便调。故继以原方10剂调理善后。

【体会】

慢性肾衰的病机主要是：本虚标实，虚实夹杂，本虚以脾肾气虚、脾肾气阴两虚、肝肾阴虚、阴阳两虚多见，标实以水湿、浊毒、瘀血、湿热多见。故治疗时，必须分清标本虚实，正虚邪实的轻重进行辨证治疗。慢性肾衰病人在病变过程中可出现多种严重并发症，如贫血、心衰、高钾血症等，在诸多并发症中，胃肠症状表现较为明显。《医方考》曰："脾胃者，土也。土为万物之母。诸脏腑百骸受气于脾胃而后强。若脾胃一亏，则众体皆无以受气，日见羸弱矣。故治杂证者启，宜以脾胃为主。"清代叶天士指出："上下交损，当治其中。"清代王旭高认为："五脏皆虚，独治后天脾胃。"都强调了调理脾胃的重要性。因脾胃位居中州，为五脏之枢，统领四脏。脾胃生机旺盛，则四脏得水谷精微充养而生机不息；脾胃升降失常，则气血生化乏源，衰败之象立现。本证患者以疲乏、胃纳不佳为主证，脾胃虚弱，运化失职，则水湿浸渍。湿从内生，日久聚湿成痰，从而变生诸般证候。除因脾胃本经之虚弱所致之食少纳呆，便溏泄泻外，尚有累及他脏的病变。如兼痰饮犯肺而致咳嗽喘促，或兼痰湿上扰清空所致的眩晕昏冒，故辨证为脾胃亏虚，痰湿阻滞。六君子汤为治脾胃虚弱，痰湿内阻的主方。方中党参补益元气；陈皮、法夏、白术、茯苓、党参健脾利湿、调理气机，以绝湿浊生化之源；桑寄生、何首乌滋补肾精，以固肾元；赤芍活血化瘀以治其瘀血标实之邪；以茵陈、布渣叶（又叫破布叶是一味常见的岭南药材），功能清热消滞，利湿退黄加强祛湿之力，炙甘草调和诸药。诸药合用而达到健脾益肾、补益气血、祛浊化瘀、升清降浊的目的。服药后患者症状大为缓解，唯血压仍偏高，故入益智温补脾肾、天麻平肝、夜交藤安神，诸药相合，补脾肾降压，共奏其功。

医案2　健脾补肾、益气养阴法治疗慢性肾衰

患者，男，41岁，2004年9月14日首诊。

简要病史：蛋白尿10余年。尿频，夜尿3~6次/晚，尿量1500ml/d，泡沫多，口干，疲倦，纳可，眠差，大便溏，3次/天。既往羊痫症。高血压10余年史，服药控制。10年前患慢性肾炎。西医建议腹膜透析，病者拒绝。现测血肌酐995μmol/L。诊查：舌淡红苔薄白，脉沉细。

诊断：虚劳，慢性肾衰

辨证：脾肾亏虚

治法：健脾补肾，益气养阴

方药：六味地黄丸加减

山茱萸 12g，党参 30g，泽泻 18g，牡丹皮 12g，山药 15g，茯苓 15g，破布叶 15g，淫羊藿 15g，麦冬 15g，桑寄生 15g，益智 15g，石斛 15g，厚朴 12g，甘草 5g。5 剂，每日 1 剂，每剂服用 2 次，水浸过药材半寸煎至 1 碗，饭后服。

饮食调护：嘱患者注意日常饮食起居调适，低盐优质低蛋白饮食，勿劳累。

【治疗过程】

二诊：2004 年 9 月 19 日，药后尿频、夜尿减，夜尿 2 次/晚，尿量 1500ml/d，有泡沫，口干，疲倦，纳可，眠好转，大便调。舌淡红苔薄白，脉沉细。上方茯苓加至 20g，厚朴加至 15g。煎法同前。

三诊：2004 年 12 月 10 日，尿频、夜尿减，1~2 次/晚，间有泡沫，精神紧张，纳眠可。血肌酐减至 772μmol/L。舌淡红苔薄白，脉沉细。上方去牡丹皮，破布叶，麦冬，石斛，厚朴，加赤芍 15g，芡实 15g，女贞子 18g，桂枝 9g，桑螵蛸 12g，山药加至 20g，桑寄生加至 20g。

四诊：2005 年 1 月 4 日，药好尿频、夜尿减，1~2 次/晚，间有泡沫，精神紧张，纳眠可。血肌酐减至 688μmol/L。

【体会】

本例患者病情较复杂，既往有慢性肾炎、高血压史，现已发展到尿毒症期，患者因其他原因拒绝替代治疗，前来中医求诊，中医对尿毒症期的治疗重在提高患者的生存质量。患者蛋白尿已 10 余年，持续性蛋白尿往往意味着肾实质的损害，但需注意蛋白尿的多少不一定反映肾脏实质的严重程度，当蛋白尿由多变少时既可反映肾脏病变有所改善，也可能是大部分肾小球纤维化，滤过的蛋白质减少，肾功能日趋恶化，病情加重。中医对蛋白尿的认识，认为蛋白质是人体的精微物质，尿中出现蛋白可以从脾肾两虚来理解，脾虚则健运失司，清浊不分，肾虚则气化无权，封藏失司，以致精微下泄。由于五脏相关，余脏的功能失常亦可影响脾肾。在本例中，蛋白尿为肾气虚、固摄失司而致精微下泄；面色差、乏力、舌质淡、脉沉细为脾肾气虚之象。故可辨证为脾肾亏虚，所谓"必伏其所主，而先其所因"，故治疗上常选用补益脾肾、益气养阴等扶正方法，另外久病必兼瘀，适当加入通腑、祛湿、温阳、活血之品，共达标本兼治之效，则邪去正安。

治疗上以益气健脾补肾为法拟方，以六味地黄丸加减：以淫羊藿易熟地补益肾阳，合余五味奏三补三泻之功，寓泻于补，补不碍邪。石斛、麦冬滋养胃阴，桑寄生补肾壮阳，益智固精缩尿。在慢性肾衰病程中，即使病机之中无脾胃亏虚，若投滋腻之品以补肾，易碍胃伤脾加重病情，故入一味厚朴以芳香醒脾，入破布叶以清化湿邪。一诊后主症有所改善，嘱守方继服，适当加赤芍以活血化瘀，芡实收涩、消蛋白，桂枝温经通络，桑螵蛸固精缩尿，半年后复诊告知，血肌酐已大幅降低。

医案3　阴阳并补法治疗慢性肾衰

患者，男，78岁，2004年7月21日首诊。

简要病史：夜尿多5~6年，每晚4次，纳呆，不寐，消瘦，疲倦。既往痛风、高血压史，前列腺增生切除术史，慢性肾衰。现测血尿素氮27.5mmol/L，血肌酐650μmol/L，血红蛋白94g/L。诊查：舌淡红苔薄白，脉弦滑。

诊断：虚劳、慢性肾衰

辨证：肾阴阳两虚

治法：阴阳并补

方药：六味地黄丸加减

熟地黄15g，山茱萸12g，山药15g，茯苓15g，泽泻18g，破布叶15g，桑寄生15g，益智15g，豨莶草15g，桂枝9g，制何首乌15g，淫羊藿15g。5剂，每日1剂，每剂服用2次，水浸过药材半寸煎至一碗，饭后服。

饮食调护：嘱患者注意日常饮食起居调适，低盐优质低蛋白饮食，勿劳累。

【治疗过程】

二诊：2004年7月31日，用药后症状减，大便每日1次，仍有纳呆。查尿常规：尿蛋白+，尿糖+。舌淡红苔薄白，脉弦滑。处方：较上方去破布叶、桑寄生、豨莶草，加芡实15g，桑葚15g，牛膝15g，神曲15g，炙甘草6g，山药加至20g，桂枝加至10g。煎法同前。

三诊：2004年8月30日，用药后夜尿已减至每夜1~2次，眠可，纳增，原方继进10剂调理，嘱患者调适日常起居饮食。

【体会】

本例慢性肾衰尿毒症患者，临床最大特点为夜尿频数，尿频影响睡眠，导致疲倦烦躁消瘦，是患者求诊的常见原因。尿频数、清长、夜间尤甚者多因肾阳不温，下元虚寒，使膀胱气化不利，夜间阳气渐衰，而阴气渐旺，致使下元更虚，夜尿频多；疲倦、消瘦、纳呆为脾虚之象，故辨证为脾肾两虚，以肾阴阳虚为主，以六味地黄汤加味治疗，入桑寄生、桂枝等温阳补肾之品。一诊后症状缓解，除少许纳呆外无特殊不适，入神曲健脾开胃，入芡实、桑葚固精缩尿，余遵原方巩固疗效。

医案4　补益肾阴、清化湿热法治疗尿路感染

患者，女，69岁，2003年12月27日首诊。

简要病史：反复尿频，尿急，尿痛17年，劳累时发作，时有腰酸。查尿常规白细

胞++++。被西医诊断为尿路感染。诊查：舌淡红苔黄腻，脉细滑。

诊断： 淋证

辨证： 肾阴不足，湿热下注

治法： 补益肾阴，清化湿热

方药： 车前子15g，瞿麦12g，萹蓄12g，墨旱莲15g，女贞子15g，白茅根15g，茯苓15g，扁豆花12g，桑寄生15g，乌药12g，甘草5g。6剂，每日1剂，每剂服用2次，水浸过药材半寸煎至1碗，饭后服。

饮食调护： 嘱患者注意日常饮食起居调适。

【治疗过程】

二诊： 2004年1月4日，药后症状减，仍少许尿不适，恶心。舌淡红苔黄腻，脉细滑。上方去车前子、萹蓄、墨旱莲、扁豆花，加白花蛇舌草18g，郁金15g，牛膝9g，破布叶15g，车前草15g，半夏曲12g。

三诊： 2004年1月25日，尿不适感已消失，眠稍差。舌淡红苔薄黄，脉细滑。处方：较上方去半夏曲为远志10g。

四诊： 2004年3月15日，诉原方继服2周后症状基本消失，唯偶感夜眠易醒，上方入合欢皮15g，嘱患者继进7剂，畅情志戒思虑过度。

【体会】

尿路感染，属于中医"淋证"范畴。急性发作期类似"热淋"、"血淋"，慢性发作类似"劳淋"。《景岳全书》云："淋之为病，小便痛涩滴沥，欲去不去，欲止不止者是也。"病因病机多责肾虚膀胱湿热和毒邪壅滞所致。本例中患者年老体衰脾肾不足，又因热淋病延日久，耗气伤阴，终致肾气不固，膀胱气化失司，发为淋证。患者腰酸乏力，舌质淡，脉细为肾气亏虚之征，尿频急痛、苔黄腻为湿热内蕴之象。故辨证为肾气不足，湿热下注，以补肾气清热化湿为法拟方，关于淋证的治法，古有忌补之说。但在临床上应是对实证而言，如脾肾气虚证治疗上应当缓则治其本，自不必囿于淋证忌补之说。本案中以车前子、瞿麦、萹蓄等通淋去湿，患者劳淋日久，清利切勿太过，以防伤阴损气，故入扁豆花等和中健脾的中药防止苦寒药物败胃。白茅根、墨旱莲养阴清热，茯苓等淡渗利湿之品，使滋阴亦不过腻，以防湿热留恋。桑寄生补益肝肾，乌药行气止痛。服药1周后诊查患者尿感症状大减，唯感恶心，恐湿热之邪困于脾胃，易白花蛇舌草、破布叶、车前草清热化湿，郁金行气解郁，牛膝引热下行，半夏曲和中开胃。诸药和之，进服20日余症皆除。再嘱患者守方服用一段时间，以防止余邪未清、死灰复燃。

在淋证的治疗上，亦可依据现代中药药理研究成果，辨证使用中药，如表现有湿热证型者可选用具有抗菌作用的清热利湿药物，如车前子、茵陈、苦参、白头翁等。若无热证表现选用非寒凉抗菌中药，对于身体虚弱、免疫功能低下者可选用黄芪、黄精、女贞子、当归、白芍等药，诸药相合，使补而不留邪，泻而不伤正，共奏扶正祛

我们在香港做中医·医案辑

附案 补益脾肾、降浊祛湿法治疗腰痛

患者，男，51 岁，2004 年 10 月 12 日首诊。

简要病史：腰酸痛 1 年。尿频，无尿痛及肉眼血尿，尿有泡沫，夜尿 2~3 次/晚，口干，咽干痛，纳平，眠差，疲倦，大便正常。发现血压升高 3~4 个月，服药控制。慢性肾炎病史 1 年余。诊查：舌淡红苔白，脉细滑。

诊断：虚劳，腰痛

辨证：脾肾两虚，湿浊内蕴

治法：补益脾肾，降浊祛湿

方药：参苓白术散加减

薏苡仁 18g，砂仁^{后下}6g，桔梗 12g，炒白扁豆 15g，茯苓 15g，白术 15g，山药 15g，桑寄生 15g，石斛 15g，佩兰 15g，赤芍 15g，甘草 6g。5 剂，每日 1 剂，每剂服用 2 次，水浸过药材半寸煎至 1 碗，饭后服。

饮食调护：嘱患者注意日常饮食起居调适。

【治疗过程】

二诊：2005 年 1 月 4 日，药后腰酸痛、口干、疲倦稍减。仍尿频，尿液有泡，夜尿 2 次，纳平，眠差，大便正常。尿蛋白从 4+ 减至 2+，24 小时尿蛋白定量从 12g 减至 6g。舌淡红苔薄白，脉细滑。处方：较上方去石斛、佩兰、桔梗，加丹参 15g，党参 20g，墨旱莲 15g。煎法同前。

三诊：2005 年 1 月 11 日，复测 24 小时尿蛋白定量 4g，夜尿减，眠转佳，较上方增黄芪 20g 益气减尿蛋白，煎法同前。嘱患者日常少食辛辣，调适起居。

【体会】

本例慢性肾炎患者以腰酸痛、疲倦为主症，脾主运化，胃主受纳腐熟，脾胃气虚则虚化功能减弱，生化乏源，肢体失养，则倦怠无力，气血不荣则面色萎黄，脾虚水湿不运阳气为阴邪所阻以致气不化津，津液不能上承而出现口干，咽痛则为体内有热象。肾虚气亏虚则腰酸软，肾气虚气化无力，膀胱失约则尿频数，夜尿多。舌淡苔白，脉细滑均为脾肾两虚之象。故辨证为脾肾两虚，湿浊内蕴，治宜补益脾肾，苦温燥湿，方以《太平惠民和剂局方》的参苓白术散加减。方中山药以益气健脾和胃为主，白术、茯苓、薏苡仁、白扁豆渗湿健脾、利水消肿，佐以甘草益气和中，砂仁和胃醒脾，理气宽胸，更以桔梗为使，用以载药上行，宣肺理气，借肺之布精而养全身，亦利咽喉。诸药合用，补其虚，除其湿，行其滞，调其气。两和脾胃，则诸症自除。服药 1 月后诸症已减，尿蛋白亦大为下降，故治疗继守原酌加党参补益元气，丹参加强活血化瘀，亦降尿蛋白。

【香港行医感悟】

香港行医一年多，使在国内经常混合运用西医西药的我，对中医学的博大精深有了更进一步的理解，坚信中医中药对某些疾病或疾病的某一个阶段、某个期有确凿的疗效，只要我们选对切入点，运用中医辨证论治的方法再加个人辨病用药经验选方遣药，持之以恒必能收效。如果一开始效果还没有显示出来或者辨证论证有偏差，只要在病人复诊时稍做解释或适当药物调整，多数患者能有

意想不到的良效。"只有辨证论证的高低不同，没有完全无效的中医中药"，这是本人香港行医的点滴体会和窥管之见。

【名家点评】

案一为慢性肾衰患者肾气衰惫，案2为慢性肾衰溺毒期，两者均为肾病及脾，脾为后天之本。刘主任在案1通过补后天补先天，以六君子汤加何首乌、桑寄生、益智仁。案二以六味地黄丸合四君子汤加减，先后天同补，配伍得当，其效益彰。案三为肾衰夜尿，阴阳两虚证，刘主任用六味地黄丸加滋补肾阴加淫羊藿、益智仁等扶助肾阳，阴阳得补，夜尿顿减。案四则为脾虚湿浊腰痛，采用参苓白术散健脾化湿而腰痛消除本案症状为腰痛，但其根本原因在于脾，因此刘主任本着治病必求于本的精神，不治肾而治脾，获良效，实属可喜。案五，传统中医称为热淋，现代医学称为尿路感染，病名不一样，但疾病本质相同。在治疗上，中医用"清热利水通淋"的方法；西医则采用"抗菌"的方法来清除炎症，因此，中西医治疗本质还是一样的。但中西医治疗亦有其不同之处，中医认为"邪之所凑，其气必虚"，中医治疗除祛邪（消除病原体）之外，亦强调扶正。（黄春林点评）

注：

黄春林，教授、主任医师，博士研究生导师、博士后导师，广东省名中医。现任广东省中医院心脏中心、肾病中心学术带头人，广东省中医药学会肾病专业委员会副主任委员，广东省中西医结合心血管病专业以及糖尿病专业委员会常委等职。

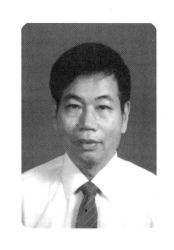

2. 徐大基医案

徐大基，临床医学博士。曾任广东省中医院驻香港仁济医院中医门诊暨科研中心主任、广东省中医院肾内科主任医师、广州中医药大学教授、硕士研究生导师。师从国医大师张琪教授及广东省名中医黄春林教授。2008年5月以"优才"计划来港，任职于香港浸会大学中医药学院。擅长于各种肾脏病及与肾脏病相关的疾病，如糖尿病、痛风、高血压病、风湿免疫性疾病、心脑血管等疾病的诊治。对中医肾虚证、脾胃病及儿科保健与治疗亦颇有研究。

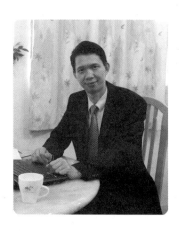

医案 1　真武汤合五苓散治疗慢性肾衰心衰

患者，男，52 岁，2005 年 5 月 25 日首诊。

简要病史：患者因双下肢水肿气促 4 年，加重 1 月余就诊。症见：面色黧黑，唇发绀，稍微活动即感严重气促，端坐呼吸，夜间阵发性呼吸困难。腹胀，纳呆，眠差，二便调。稍微活动即感严重气促，端坐呼吸。夜间阵发性呼吸困难。西医诊断为慢性心衰，长期服用抗心衰西药，但始终气促明显，严重双下肢水肿。舌淡黯，苔薄白，脉沉。

诊断：喘证，水肿

辨证：肾阳虚衰，水气凌心

治法：温阳利水

处方：真武汤合五苓散加减

白芍 10g，白术 15g，制附子^{先煎}15g，干姜 6g，甘草 6g，猪苓 18g，泽泻 18g，茯苓皮 45g，桂枝 12g，白芍 15g。水煎服，首煎：加水 600ml，煎取 200ml；二煎：取上述药渣再加水 300ml，煎取 200ml。所煎得两次药液，混合后，分 2 次服用。日服 2 次。

饮食调护：低盐饮食，定期检查血生化指标等。

【治疗过程】

患者服上药两剂后，觉气促有减轻，加红花 10g，桃仁 10g，丹参 15g。嘱每周服用 3 剂。2005 年 8 月 18 日复诊时患者已无气促，双下肢轻度水肿，面色亦不似从前黧黑，大便偏硬，上方加麦冬 15g，地黄 15g。8 月 25 日患者诸症改善，唯倦怠，大便硬，舌黯红，苔黄腻。时口干，在上方基础上加生脉散及玉竹，沙参。3 天服 1 剂。历时 3 个月，诸症明显减轻。

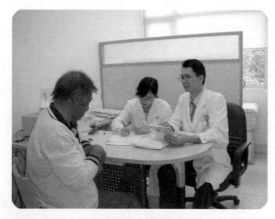

患者到广州就诊

此后患者长期中医复诊，处方多是在上述基础加减，有时水肿稍明显，则加葶苈大枣泻肺汤化裁，平均每周服中药2~3剂，一般情况好，能坚持上班。

2010年12月1日，国医大师张学文教授访港，对患者进行会诊，患者展示中西医诊治过程的所有资料。张教授细问病史，对比中医治疗前后情况，十分欣慰，认为以前诊治有法有方，谨守病机，三因制宜，卓有成效。

会诊情况：

张教授问病史得知患者有时仍有轻度水肿。察现无水肿，然动甚有轻度气促。面色黧黑，舌红少津，六脉沉滑。指出：丹参量用至30克，除了活血之外还可致大便变稀，而本患者标有瘀血又有大便干，用此药可一箭双雕。而葶苈子苦寒，归肺膀胱经，具有泻肺平喘、利水消肿之功，用于治疗水肿喘促颇为得当。张教授指导疏方一首：制附子^{先煎}15g，茯苓30g，白术10g，甘草3g，白芍10g，桂枝10g，葶苈子15g，大枣5枚，泽泻10g，丹参30g，田七末^{冲服}3g，松节15g，山茱萸12g，怀山药15g，五味子10g，麦冬15g，石斛15g，生姜2g。每周3剂，水煎服，可再煎，日2次。

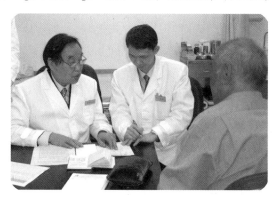

国医大师张学文教授访港期间对病人进行会诊

【体会】

患者久病阳虚，肾阳衰微，阳虚水泛，则发水肿；水气上凌心肺，则气促。故治以温阳利水之法。真武汤温肾助阳，火旺土健水得归壑，凌心射肺得以蠲除，喘促自平。阳虚则血行瘀滞，故见面色晦黯，唇紫舌黯，治当配合活血化瘀。经治水退口干，阴分不足当于阳中求阴，加入生脉散益阴敛阳，刚柔相济可防燥热伤阴之弊。

后来笔者回广东省中医院，患者继续接受当地西医治疗，西医治疗方案基本不变，如利尿，口服抗血小板凝聚药等。但患者水肿反复，面色黧黑，气促越来越重，再就诊当地中医，症状难以改善，最后患者再到广东省中医院肾病专科门诊就诊，观前医所给药物也不出真武、五苓之辈，唯附子等药药量甚大，多数在60克左右，并有大量人参（30克左右）等药。遂再按原方，给予中、小剂量附子（10~30克）长期调理，患者病情再改善、稳定。此后患者约每月到广州就诊1次，直到笔者再到港行医，治法基本不变，只是药物根据具体情况稍加调整。患者每周服2~3剂，一般情况良好，无明显气喘，双下肢轻度水肿，能坚持上班。

患者曾经服用较大剂量附子时，所施治法并无二致，何以效果反差？反证附子

"量过病所"，当因人因证而异。

在港为患者诊治初期，虽患者症状改善明显，但始终无法了解引起患者反复心衰的原因，患者除了知道自己有水肿、气喘、血结（血液黏度升高）之外，自己究竟患的是什么病不是很清楚。后来患者在广州就诊期间，进行系统检查，结果提示血脂、血尿酸、血肌酐均明显升高，另查心脏彩色超声提示扩张型心肌病，因此明确患者系慢性肾衰、心衰等诊断。

患者初次就诊中医时，因喘促严重，评估护士按当时指引认为此患者不适合看中医，建议紧急看急诊，患者则表示：他经常看急诊，看了急诊喘稍微减轻就回去，回去两天再气喘，再看急诊，如此周而复始未知已经多少次了。因此坚持看中医，并表示愿意承担由此引起的风险，就在这样的情况下开始了中医治疗，并坚持不辍。至2013年9月查有关指标稳定。

【名家点评】

看了病情介绍属于阳虚与阴虚并存，拟方真武汤、葶苈大枣泻肺汤及生脉饮合用取得佳效，病情完全缓解。以患者因舌黯苔黄腻，附子用量不宜过大，过大则耗伤阴液，故不能取效，必益气温阳利水与养阴之剂相适宜，方能适合病机，此所以用中小剂量附子效佳，而用大量附子无效之症结。

原方只有山茱萸一味补肾，力有所不及、药效可能有些不足，现可在张学文教授指导的原方基础上加熟地黄 15~20g，女贞子 15g，枸杞子 15g 补肾阴之品，以取纳气归元平喘之效。（张琪点评）

医案2 补脾肾泻浊法治疗腹膜透析并发顽固性便秘

患者，女，48 岁，2010 年 6 月 11 日首诊。

简要病史： 2007 年发现多发性骨髓瘤，2008 年曾经进行化疗并开始腹膜透析。目前检查提示肾衰竭末期。贫血，双下肢水肿。双下肢脚趾麻痹。纳食差，大便硬如粒状，难排，几乎每天使用泻药均难排。倦怠，面色无华，肌肤甲错，腰膝酸软，消瘦。每日尿量约 500ml 左右。舌淡黯，苔黄，脉沉细。平时血压时偏高。目前使用西药有：降压药，抗尿酸药及抗凝药等。

诊断： 虚劳，肾衰，便秘

辨证： 脾肾亏虚，气阴不足，血虚，湿浊瘀阻

治法： 健脾补肾，益气养阴，补血，化湿降浊

处方： 补脾肾泻浊方（张琪教授方）加减

太子参 30g，土茯苓 20g，茯苓 20g，白芍 15g，白术 10g，大黄^{后下}5g，玉竹 10g，麦冬 10g，丹参 15g，黄芪 15g，熟地 20g，桃仁 10g。6 剂，水煎服，隔日 1 剂。

饮食调护： 优质正常蛋白饮食，避免煎炸、热气及寒凉之物；避免风寒，调情志，

适当运动，保持卫生，避免腹膜透析管感染。

【治疗过程】

二~三诊：2010 年 6 月 25 日~7 月 16 日，纳食一般，大便硬如粒状稍改善。纳呆，倦怠，面色无华，肌肤甲错，双下肢脚趾麻痹。舌淡黯，苔黄，脉沉细。上方大黄加大为 10g，火麻仁 15g 以加强润肠通便；加赤芍 10g 活血；加鸡内金 15g 消食改善食欲，加大腹皮 10g 理气消胀。6 剂，隔天 1 次。

四诊：2010 年 7 月 30 日，仍双下肢脚趾麻痹。纳食一般，大便仍比较硬，但可无需服用西药能通便。纳呆，倦怠，面色无华，肌肤甲错。时有口腔溃疡。测血压有时偏高。舌淡黯，苔黄，脉沉细。守方再进，隔日 1 剂。

五诊：2010 年 8 月 2 日，病情稳定。纳食改善，稍微倦怠，大便稍硬，但不似以前难排，已可无需服用通便西药。舌淡黯，苔薄黄根厚，脉细缓。调整处方：太子参 30g，土茯苓 20g，白芍 15g，麦冬 15g，丹参 15g，黄芪 25g，大腹皮 15g，当归 15g，白术 10g，鸡血藤 15g，巴戟天 10g。6 剂。每周 3 剂，随诊嘱西医继续复诊，进行相关检查以排除消化道器质性病变等。

【体会】

慢性肾衰尿毒症晚期，患者如无可逆因素，一般均需要替代治疗。香港由于资源配给问题，晚期肾衰采取血液透析比例少，腹膜透析是最常用的替代治疗之一，可挽救许多患者生命。但是由于原发病因以及透析的局限性，患者往往存在不同的并发症，这些并发症有的可以通过加强透析解决，有的则可通过中医治疗获效。

本案为慢性肾衰，其原发病为多发性骨髓瘤，且已到尿毒症期并进行腹膜透析治疗，同时并发高血压、贫血及消瘦等，病属重危无疑。对于此类患者，中医在调理脾胃，改善胃肠功能方面有其优势。

由于患者进行腹膜透析后并发严重营养不良，表现为倦怠乏力，纳呆，面色无华，腰膝酸软，消瘦等脾肾亏虚，气阴不足，血虚的临床表现；又有肌肤甲错，大便秘结，血中毒素严重潴留等湿浊瘀血的表现。本治疗分别先后给予健脾降浊，益气养阴，养血润燥，最后再根据阴阳互根理论，加入温阳之药，惟其便秘为冷积，乃用巴戟温肾阳。遇到这一类情况，笔者主要根据导师张琪教授的经验，采用补脾肾降浊疗法（方）治疗取得一定疗效。服药后大便渐调，便秘改善，由原先服用西药泻药大便仍如粒状，经过一个月中药调理之后，大便能通畅，无需服用泻药。复查血肌酐较前稍降低，而血钾等也无升高之虞，表明中药配合，即使是严重的一些疾病，中医也有其切入点，明确其定位，便能扬长避短。

唯患者长期大便秘结，结合其多发性骨髓瘤的病史，也需建议患者进行相关进一步检查排除肠道其他器质性病变。

【名家点评】

本案便秘严重，西医难以缓解，经过中医治疗大便通调，使病情得到暂时缓解。

补脾肾，泻湿浊则是正邪兼顾，前者为扶正，后者为祛邪。一般治疗均有效，但病情危笃或过瘦则难取效。本例为慢性肾衰本属大病重病，又由于其原发病为多发性骨髓瘤，存在严重营养不良。腹膜透析治疗固可祛邪，然祛邪不尽，却正气更亏。经过治疗病情获得改善，充分说明中医对于一些即使属于严重疾病，只要辨证准确，寻找到中医治疗切入点，也就是明晰中医在具体病证中的着力点在何处，往往也常起到意想不到的效果。（张琪点评）

医案3　温阳活血解毒法治疗肾衰并糖尿病足

患者，男，75岁。2010年8月3日首诊。

简要病史：糖尿病、高血压病史15年，长期使用口服降糖药、降压药等治疗，未曾使用胰岛素。1年前开始出现双下肢水肿。半年前开始左第一趾皮肤发炎化脓，局部红肿，疼痛；后逐渐趾端变黑，溃烂。长期服用西药抗感染等治疗无效，病情日重。西医建议手术切除患趾。患者通过部门同事联系咨询可否中医配合治疗，嘱可一试，遂约诊。刻下：不能行走，轮椅车推入就诊，左第一趾皮肤发炎化脓，局部红肿，趾端变黑，溃烂，周围皮肤青紫，局部疼痛剧烈。纳食可，大便调，夜尿1次。脚麻痹，足部冰冷，怕冷明显。舌淡黯、苔薄黄，脉沉细。

诊断：消渴，阴疽

辨证：气阳不足，湿毒瘀阻

治法：益气温阳，清热解毒，祛瘀通络

处方：温阳活血解毒汤（自拟方）

制附子^先煎12g，白芍15g，茯苓15g，当归10g，川芎10g，丹参15g，金银花15g，白花蛇舌草15g，黄芪20g，甘草5g，防风10g。3剂，水煎服。

饮食调护：优质低蛋白低脂低盐饮食。

【治疗过程】

二诊：2010年8月31日，因未同意西医建议切除患趾，改行患趾局部植皮手术。2周前住院进行局部植皮术，上方只服1剂，仍服抗生素至次日疗程结束，但术口黄色分泌物多。倦怠，仍怕冷。纳食一般，大便调，夜尿1次。双脚麻痹，舌淡黯、苔薄黄，脉沉细。告知检查血肌酐150μmol/L左右，24小时尿蛋白0.63g，血红蛋白80g/L。西药口服降糖药等，因血糖高，西医嘱严格控制饮食。四诊合参，患者倦怠、怕冷、足麻痹等症为气阳不足之证；而术口流脓见黄色分泌物乃为热毒腐肉成脓，故以上方加连翘15g以加强清热解毒之功。另建议患者转告西医使用胰岛素，加强营养配合治疗，后患者将意见转给西医，西医未接受意见，仍口服降糖药，严格控制饮食。

三~四诊：2010年9月7日，病情无好转，不能行走需要轮椅。2010年9月14

日，家属提供患趾换药时的照片提示局部再化脓，分泌物多，手脚麻痹明显，局部疼痛甚，全身乏力，不能行走。西医仍建议切除患趾，并未再特殊处理，仍口服降糖药。舌、脉同前，怕冷减轻，上方去附子，黄芪加量为30g。仿阳和汤、仙方活命饮意加减，加熟地黄20g，炙麻黄3g，肉桂^{焗服}1.5g，鹿角胶^{烊化}6g，白芥子6g，干姜9g，党参20g，加白芷6g，皂角刺9g，天花粉6g，乳香3g，没药3g以加强活血通络止痛。日1剂。

五~七诊：2010年9月28日，局部换药时照片提示局部无化脓，分泌物减少，效不更方，患者已能行走自如无疼痛。至10月19日，分泌物进一步减少。纳可，二便调。因多汗加浮小麦30g。

八诊：2010年11月2日，伤口干爽无分泌物，一般情况好，精神改善，体力增强，纳食好，手足麻痹减轻，怕冷及足部冰冷均减轻。调整处方：制附子^{先煎}15g，茯苓15g，丹参20g，金银花18g，白花蛇舌草30g，白芷10g，赤芍15g，当归尾15g，皂角刺15g，没药8g，乳香8g，石斛15g，淫羊藿12g，山茱萸18g，白术10g。每周3剂，嘱复诊。

【体会】

患者糖尿病日久，已发生糖尿病肾病，慢性肾衰之并发症，同时又并发了糖尿病血管病变，糖尿病足。根据其临床表现，属于中医消渴病和阴疽病证。初诊时患者足部症状严重，并伴贫血、脚麻木，足局部冰冷，明显怕冷等症，结合其舌脉可知其本虚标实，本虚为气阳不足，阳虚阴盛，标实为热毒瘀阻，寒凝脉络，肌肤失养，久而致足趾溃烂。加之长期口服西药抗感染等治疗，又久患消渴之病，已经发展为消渴性肾病，阴损及阳，阳不化阴，水湿内停，局部受损，邪毒蕴结所以发炎化脓。饮食控制，生化不足，气虚自不待言。故以益气温阳，清热解毒，补血活血，祛瘀通络为法。

三诊后患者怕冷减轻，正气渐复，但仍以脚麻、疼痛为主，说明毒邪留恋，瘀络不通，可加强解毒、活血祛瘀通络之力。八诊后患者症状明显好转，足部伤口已干燥，无新溃烂，能行走自如，以助阳养血，活血解毒之方巩固疗效，增强体质，活血通络。

阳和汤出于《外科全生集》，其主治病机为阳虚寒凝证，加附子以加强温阳散寒；加黄芪、党参旨在加强益气之力，共治其本。合用活血化瘀药物以活血通络；加金银花、白花蛇舌草、连翘等清热解毒，以治其标。然上述治疗止痛力不足，再仿仙方活命饮意加白芷、皂角刺、乳香、没药等共同组成温阳活血解毒汤，药后痛速减轻。回顾中医临床大家彭坚老师亦曾用乳香、没药等治疗糖尿病足肢端坏死取得佳效。唯患者已经肾衰竭，故药物用量多不宜过大。

糖尿病患者由于长期受到高血糖的影响，下肢血管硬化、血管壁增厚、弹性下降，血管易形成血栓，集结成斑块，而造成下肢血管闭塞、肢端神经损伤，从而造成下肢组织病变。足离心脏最远，闭塞现象最严重，从而引发水肿、发黑、腐烂、坏死，形成脱疽，即为糖尿病足，是糖尿病慢性并发症之一，也是导致糖尿病患者致残、死亡的主要原因之一。糖尿病足主要临床表现为足部溃疡和坏疽，严重者需要截肢。本案就诊初脚趾溃烂，不能行走，最终以岐黄之术保留患趾，免除手术断趾之苦，行走自如，效果颇佳。

患者糖尿病并发糖尿病肾病、糖尿病血管病变，更为严重者已患糖尿病足，同时胃肠功能差，尤其是在手术之后，伤口未愈合，这种情况下，通过中医治疗，增强体质、改善局部循环等有其优势。由于疾病涉及多脏腑，一般还是需要采取综合治疗措施，中西医结合。此患者糖尿病并发肾衰、糖尿病足，为使用胰岛素的适应证，如果能很好配合胰岛素治疗，强化营养支持，伤口愈合应更快、更好些，但中医在港执业掣肘甚多，未能实施，颇为遗憾。

【名家点评】

本案为糖尿病并发糖尿病肾病和糖尿病足，下肢血管闭塞而至双下肢水肿，脚趾皮肤发炎化脓、发黑、溃烂，属于坏疽。本患者已出现脚趾溃烂，不能走路，西医建议手术切除患趾。经用温阳活血解毒等法，方取阳和汤、温阳补血散寒通络，仙方活命饮加黄芪等，以清热解毒、托疮生肌治疗，取得佳效，保留患趾行走自如，效果颇佳。可认为本病早期选用中药治疗为最佳选择。（张琪点评）

医案 4　益肾清湿热治疗老年性尿频证

患者，女，90 岁。2010 年 8 月 5 日首诊。

简要病史：近 3~4 个月来不能忍尿，小便一急就流尿外出，夜间小便频，夜尿 10 多次，无法正常入眠。白天小便次数略少，小便无疼痛。纳食正常，大便正常。平时怕热气，稍热气则咳嗽。舌淡红，苔薄黄，根厚，沉弦。长期皮肤瘙痒，皮肤科就诊，胆固醇偏高，长期服药。无高血压、糖尿病病史。

诊断：尿频证

辨证：肾气亏虚，湿热

治法：益肾清湿热

处方：六味地黄汤加减

制山茱萸 10g，山药 15g，泽泻 10g，牡丹皮 10g，益智 10g，黄精 10g，白鲜皮 10g，白茅根 15g，菟丝子 15g，莲须 5g，桑螵蛸 10g，盐杜仲 10g，车前草 15g。3 剂，水煎服，日 2 次。

饮食调护：清淡饮食，建议西医进行小便常规，膀胱超声等检查。

【治疗过程】

二诊：2010 年 8 月 19 日，服药 3 剂时，夜尿减为 1 次，后自行再配药 3 剂，夜尿均 1 次。忍尿稍改善。纳食正常，大便正常。平时怕热气，稍热气则咳嗽。舌淡红、苔薄黄、根厚，沉弦。体重约 40kg。继续维持原方治疗，加金樱子 10g，莲须改为 10g 以巩固疗效。

三诊：2010 年 9 月 2 日，忍尿时间延长，有尿意时无需即刻如厕，能如常忍尿，说明方证合拍，照上方再服 7 剂以巩固疗效。嘱平时可用杜仲 10g，芡实 15g，怀山药 20g，核桃 15g 煲猪骨汤，每周饮用 2~3 次以固本补肾。仍建议就诊西医检查尿常规和膀胱输尿管超声波等。

【体会】

患者尿频不尽，属于中医淋证范围。患者年老体衰，四诊合参，属于肾亏膀胱湿热，治以补肾气，清湿热。取方六味地黄汤加减治疗，方证一致，疗效卓然。年老尿频者均需对原因进行检查，以排除占位等病变，唯在港中医欲进行一些基本检查也非易事，只能嘱其就诊西医进行相关检查。月后，其女因糖尿病随诊，告知老太已行膀胱检查无特殊，尿频也无再发，忍尿如常。

【名家点评】

辨证正确，疗效亦佳。此类尿频属于肾阳虚居多，但亦有肾阳虚夹膀胱湿热者，应在补肾温阳方中加入清利湿热方能收效。（张琪点评）

医案 5　健脾补肾、化湿降浊为主治疗慢性肾衰

患者，区先生，男，63 岁，2001 年 6 月 28 日首诊。

简要病史：1994 年 5 月，患者就诊时被发现血压升高，并出现关节疼痛，当时被误以为类风湿性关节炎，进食很多黄豆和服用中成药昆明山海棠等，病无改善。1996 年出现右趾红肿热痛，服用秋水仙碱等药后改善。进一步检查诊断为痛风。1997 年发现肾结石，自始服中成药。1999 年检查发现血肌酐升高达到 155μmol/L，2000 年 6 月检查血肌酐为 252μmol/L，血尿酸 500μmol/L。过往有强直性脊柱炎病史。舌淡暗，苔黄厚稍腻，脉滑。

诊断：虚劳，慢性肾衰

辨证：脾肾气虚，湿浊瘀阻

治法：健脾补肾，化湿降浊，活血化瘀通络

处方：自拟方合中成药

土茯苓 30g，地肤子 15g，甘草 3g，大黄 6g，山茱萸 12g，何首乌 15g，海螵蛸 18g，怀山药 30g。

中成药：尿毒康冲剂（含制大黄、何首乌、丹参等成分），通脉口服液（黄芪、三七等成分）。西药口服小苏打、开同、叶酸等。

饮食调护：优质低蛋白饮食，低盐饮食；每 3 月复查血肌酐及复诊 1 次，另注意血压情况。

【治疗过程】

二诊： 2001 年 9 月 28 日，病情无特殊，血压正常。检查血肌酐降低为 182.5μmol/L，上方加赤芍 15g，丹参 15g，黄芪 30g，生地黄 15g。继续服用中药制剂尿毒康和通脉口服液。

三诊： 2001 年 11 月 3 日，检查血肌酐下降为 156.7μmol/L。上方加淫羊藿 15g，枸杞子 10g。

四诊： 2002 年 2 月 8 日，血肌酐下降为 121.3μmol/L。病情进一步稳定。处方：土茯苓 30g，地肤子 15g，黄芪 45g，何首乌 20g，赤芍 15g，生地黄 15g，丹参 15g，淫羊藿 15g，枸杞子 10g，金银花 15g。

五诊： 2002 年 5 月 9 日，略口干，测血压正常，155.3μmol/L，血尿酸 420μmol/L。考虑可能黄芪量大致口干，减黄芪 30g，另加秦皮 15g，大黄后下 3g，配合口服尿毒康，通脉口服液。西药服用别嘌醇和小苏打。

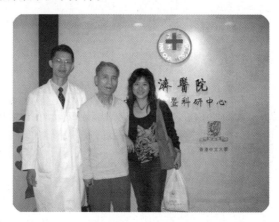

2005 年区先生在女儿的陪同下到香港就诊

六～十七诊： 2002 年 6 月 7 日，血肌酐再下降为 120μmol/L，尿酸 349μmol/L，尿素氮 7.54mmol/L。病入坦途，处方变化不大。主要仍以健脾补肾，化湿降浊活血为主。2003 年初笔者北上西安外国语学院学习，患者交由同事跟进，基本上照原方，患者坚持每天服 1 次，一般状态良好，血肌酐稳定。2004 年 2 月 17 日～2005 年 3 月 2 日，血肌酐波动在 123.8～170.7μmol/L。无特殊不适。

十八诊： 2005 年 10 月 5 日，笔者到香港仁济医院中医门诊驻诊，患者遂来港就诊，继续给予原方加减治疗。

十九诊： 2006 年 9 月 14 日，偶有晨起少许头晕，无胸闷心悸，行动迟缓，无明显怕冷，面色欠华，久坐或站立之后有时出现双下肢水肿。皮肤干燥，瘙痒，偶有左上肢麻木。舌暗，苔薄黄，根黄厚，脉弦细沉。查血尿酸提示：597μmol/L，血肌酐为 145μmol/L。心电图检查提示：频发性房性期前收缩，一度房室传导阻滞。考虑湿热瘀血明显，在健脾补肾的基础上加强清湿热，化瘀通络，方改为：土茯苓 20g，制何首乌 15g，枸杞子 10g，芦根 15g，大黄后下 5g，白术 15g，党参 20g，丹参 10g，丹皮 10g，赤芍 10g，田七 5g，黄芪 25g。日 1 剂，中药制剂继续服用，另建议心血管科复诊检查。

二十诊：2007 年 1 月 10 日，双下肢无水肿，纳食好，二便调。舌淡红，苔薄黄，脉沉弦。有时血压偏高，偶发胸闷。中药上方加元胡 15g，麦冬 15g。西药给予加服欣康，嘱：感觉胸闷无发作后可予以停药。

二十一～二十三诊：2007 年 9 月 6 日～2008 年 8 月 7 日，病情稳定，血肌酐波动在 165μmol/L 左右，2008 年 5 月以后，笔者再度到香港工作，患者也来港就诊，平时则根据处方配药服用。

二十四～二十七诊：2009 年 4 月某日接到患者女儿电话，告知患者因急性广泛前壁心肌梗死住院当地 ICU，当时神志清楚，血压严重下降。医院征求患者及家属意见是否考虑介入溶栓等治疗措施，并建议转上一级医院。电话告知：尽量不宜搬动转院，如确实需要转院则需要详细评估其风险；考虑肾功能情况一般不宜采取介入溶栓等高风险治疗，以保守方案治疗为宜。所幸患者终于经西医保守治疗而渡过难关，也没有出现太大副作用，心肌梗死后血肌酐指数没有严重升高。2009 年 8 月 9 日，患者有时感觉头晕，倦怠，纳食正常，二便调。无胸闷，舌淡暗、苔薄黄、根厚，脉弦。处方：土茯苓 25g，大黄 5g，黄芪 15g，山茱萸 10g，当归 10g，麦冬 10g，白芍 10g，田七 5g，沙参 10g。水煎服。另外拟田七 1 份，人参 1 份，石斛 1 份，黄芪 1 份（患者将之称为四味散）打粉后，每次服用 1 克，每天服用 3 次以加强益气活血，长期服用。2010 年 4 月 2 日，纳食好，口气大，晨起有痰，口水多。怕冷，大便日 1 次，基本正常，小便偏黄，夜尿 1 次。无胸闷心悸。

二十八诊：2010 年 6 月 27 日，纳食好，精神好，少痰。口苦。无胸闷心悸，少许脚肿，行走向前倾。舌淡黯、苔黄、根厚，脉弦细。血压：130～150/60～70mmHg，心脏彩超示：左室前壁缺血改变。血红蛋白 106g/L，血肌酐 178mmol/L，血钾 5.2mmol/L。处方：上方去沙参，加茯苓 15g，丹皮 10g，赤芍 15g 以加强活血利水。1 个月后复查血肌酐为 171μmol/L。

后记：二十八诊之后，患者身体渐有恢复，但由于行动不便，难以来港就诊。继续电话联络，一般情况稳定。至 2012 年 2 月区先生因肺部感染等原因诱发心衰入住当地医院，抢救无效过世。在此深表缅怀之情。

【体会】

1. 慢性肾衰必须明确原发病的诊断　患者诊断明确，为尿酸性肾病，继发性肾损害，导致慢性肾衰竭；中医属于虚劳。初诊时症状不多，但见面色欠华，关节较为僵硬，行走缓慢，舌淡黯、苔薄黄，脉沉细弦，结合血中毒素水平升高，辨证属于脾肾亏虚，湿浊内阻。患者早期关节痛被误诊为类风湿性关节炎，乃对关节痛的鉴别诊断不清以及对慢性肾脏病的警惕性不高所导致。对于慢性肾衰，不同的原发病，其预后是不同的。香港地区由于中医无需进行西医诊断，有些疾病诊断不清，影响了疗效判定以及风险评估。

2. 慢性肾衰必须及时早期采取综合治疗　慢性肾衰是进展性的疾病，疾病一旦发生，大多难以避免不断进展进入晚期尿毒症，对于晚期尿毒症，如果无特殊可逆因素，一般都需要进行透析治疗。因此如何早期采取措施推迟慢性肾衰竭进展是治疗之关键。慢性肾衰病涉及多脏腑，治疗一般需要中医整体治疗，包括饮食控制，治疗原发性疾病，避免肾毒性药物的使用等。配合中医治疗大多可使血肌酐逐渐下降并保持稳定。对于慢性肾衰这样一个严重疾病，中医治疗有其切入点，早期血肌酐水平不太高，采取的方法可以中医为主，包括口服汤剂，专科中药制剂等，必要时可以配合灌肠等。专科中药制剂对慢性疾病的治疗有帮助。其中"尿毒康"是笔者在内地工作时与同事共同研制的中药制剂，主要作用为益肾健脾、化湿降浊、活血等，目前仍广泛使用，有一定的疗效。香港没有专科制剂可用，对很多患者来说确有不便，因此有些患者到内地购买中成药。肾衰涉及多系统，合理配合西药治疗是明智之举。饮食疗法有重大意义，患者能坚持优质低蛋白饮食，十余年如一日，有助于延缓肾衰竭的进展。患者有强直性脊柱炎，运动不方便，但仍尽量进行一些力所能及的运动，坚持合理的运动，这对改善气血运行大有益处。避免外感、避免肾毒性药物的使用等对于减轻肾损害均有作用。慢性肾衰病情复杂，非一方一法所能解决。本病中医病机始终以脾肾亏虚，湿浊内阻为主要病机，整个过程中也不是一成不变的，有时以气虚瘀血为主，有时以阴虚湿热为主，因此必须贯彻用复方大法，灵活加减。

3. 良好的医患关系和精神调节　患者十分尊敬医生，十分尊重医生的决定并且配合治疗，同时又十分好学，常常把自己要问的问题列明，在就诊时有条不紊地问清楚，这样既避免遗漏又有效地节省了咨询时间。同时患者自己也不断学习，基本掌握了自己所患疾病的诊治原理和注意事项，使得在任何情况下都心中有数，即使在心肌梗死严重关头也十分清楚自己作出适当的判断和选择。患者合家十分和睦，一家都爱护有加，十多年来，患者每次就诊几乎都有女儿陪同，而且家人对病情十分清楚。患者也不因为自己有病而过于依赖家人，从来没有埋怨过任何有关疾病的问题，有时就诊时间轻松时还会谈一些家常，也会把一些就医和看到的相关资料拿来名为咨询，实为分享，常常令笔者感动不已。也正是这样好的心态患者血压平时都十分稳定，从而又减少了加重肾损害的因素。

4. 饮食调养十分关键　患者是数学老师，做事务求精确，因此当他获知慢性肾衰需要进行饮食控制，并了解了如何进行合理的饮食控制后，几乎每一天都按照医嘱进行计算饮食种类和量，基本做到了优质低蛋白饮食等，从而既保证了营养又推迟了肾衰竭进展。

5. 合理的中西药配合　患者自始至终都是中西药配合使用，由于中西药基本上都是笔者一人所开，或所建议服用，因此患者何时服中药，何时服西药，医患双方都心中有数，做到了真正意义上的中西医结合，中西各取所长，不至于产生没有明确目的的中西药混治，从而收到比较好的效果。在接受中医治疗过程中，患者能根据具体情况进行适当的检查，避免了治疗的盲目性，及时发现相关并发症并及时处理。

自从接诊以后，整整10年过去，笔者也已经成为区先生一家的好朋友，当笔者想把病历资料进行整理成个案刊用时，区先生及一家均十分乐意，并认为只要能让更多患者分享到他治疗经验并从中获益便是他的心愿，这种博大情怀也着实让笔者深受感动。区先生还特别对病历资料进行了详细的整理撰写，足足书写了1本作业本，才令本案历时10多年而资料依然十分清晰。

【名家点评】

能完整记录长达十年之久的医案实属不易。本案为慢性肾衰经过中医补脾肾，泄湿浊、活血通络综合治疗，血肌酐平稳未升高达十年之久，无需透析、生活质量佳，可见中医药对此病确有较好疗效，可推迟肾衰进展。整个过程根据具体情况进行分析判断，治则明确，治法得当，处方用药灵活，体现中医辨证施治整体疗法的优势，充分发挥药物治疗、饮食疗法、运动疗法、情志疗法的作用，是一个难得的医案。同时也反映医者有较深的中、西医理论功底，对本病有娴熟而又丰富的治疗经验，也展示出对患者良好的人文关怀，表明具有良好的医生素质，是难得的中医人才。（张琪注点评）。

注：

张琪，著名中医理论家、临床家、教育家，国务院首批享受政府特殊津贴专家，国医大师。现任黑龙江中医药大学教授、博士研究生导师。

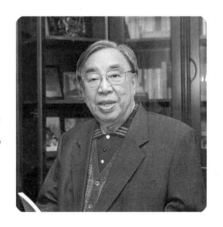

医案6　真武汤麻黄连翘赤小豆汤治疗糖尿病肾病

患者，女，58岁。2003年9月10日首诊。

简要病史： 双下肢水肿3月余。患者于3月前出现双下肢水肿，伴疼痛，发热，胸闷，曾入西医院危重病房，时测血糖22mmol/L，被诊断为糖尿病肾病，服用大量利尿药而难以消肿，并被告知即将行血液净化治疗的可能，患者担心接受此疗法而出院。出院后患者仍双下肢水肿严重，纳差。走路需要人搀扶，腿脚肿痛越来越严重，随后经朋友介绍前来广州求诊。症见：双下肢指陷性水肿，胸闷，纳差，恶风怕冷，腰膝酸软，夜寐一般，小便量减少，大便偏烂。舌质淡暗、苔薄白，脉滑数。

诊断： 水肿

辨证：肾阳不足，风水泛滥

治法：温肾助阳，宣肺利水

方药：真武汤合麻黄连翘赤小豆汤加减

炙麻黄9g，连翘15g，杏仁15g，桑白皮15g，赤小豆20g，制附子^{先煎}15g，白芍15g，葶苈子15g，大枣10枚，甘草6g，干姜10g，茯苓30g。7剂，水煎服，日服1剂，翻煎再服，每日2次。

饮食调护：避风寒；低糖、低盐优质蛋白饮食；勿食生冷、寒凉之物；适当休息。

【治疗过程】

服4剂后患者感觉胸闷减轻，尿量增多，水肿有所消退，肢体感觉轻松许多。复诊时自感怕冷明显，腰膝酸软，纳眠一般，大便偏烂。舌质黯淡、苔白，脉沉。此时患者风邪已去，患病日久，素体阳虚，属于肾阳虚衰，阳虚水泛，应以温阳利水为法，继续以上方加减治疗，水肿渐消，无胸闷不适，也不用服利尿药。后笔者到香港驻诊，患者时来就诊。因已有糖尿病肾病，水肿时发，平时则以六味地黄汤合五苓散加减，有时则配合真武汤加活血化瘀药治疗，病情稳定。

【体会】

患者糖尿病肾病诊断明确，曾因严重水肿，发热，血糖升高等住院治疗，利尿消肿不理想而就诊中医。患者初诊时，症见双下肢指陷性水肿，胸闷，纳差，恶风怕冷，腰膝酸软，夜寐一般，尿量减少，大便偏烂。舌质淡黯，苔薄白，脉滑数。乃糖尿病日久，阴损及阳，肾阳不足，水湿内停；下焦阳虚，釜底无火，脾阳失助，一者腐熟水谷无权，不能蒸化水液上腾，两者运化水湿无力，加之风邪侵袭，肺气失宣，水道失调，故见上述诸症。证属本虚标实，风水泛滥为其标，乃标本兼治。治以宣肺利水为要，选麻黄连翘赤小豆汤，麻黄、杏仁、桑白皮发散风寒、宣肺利水，连翘清热解毒，赤小豆利水消肿。继则顾其本，以温阳利水为法，真武汤主之，温肾助阳，利水消肿。方中附子壮肾之元阳，白术燥湿健脾，益中土，生姜辛散佐附子以补阳，于补水中寓散水之意，茯苓淡渗利湿佐白术以健土，于制水中寓利水之意。芍药苦降敛阴，制约辛热温阳之过，使阳从阴生。两方配合，效果显著。而水肿消退之后，则以补益肾气治其本，故平时则以六味地黄汤加减治疗，唯肾阳既损，阴水为患，因此必须配合温阳利水法，而时加用五苓散或真武汤。

【名家点评】

本案从虚实并治着手，以肺脾肾立论，先取急则宣肺而通调水道，继而助阳以运化水湿，遵"阳气者，若天与日"之旨，"离照当空，阴霾自散"，妙在取辛散、温热与苦降、清利于一炉，终获阴平阳秘之效。中医药的治疗，医者要有信心，患者要有恒心，工道无近功，持久必乃有效。（沈庆法点评）

医案 7 清热利湿活血通络法治疗药物性膀胱炎

患者，男，20 岁，2010 年 6 月 3 日首诊。

简要病史： 10 年前开始长期滥用药物 K 仔丸（氯胺酮）。1 年前开始出现排尿不适，尿频，15~30 分钟小便 1 次，尿痛，小便黄浊，长期进行西医诊治，近期进行膀胱镜检查提示膀胱容积明显缩小，约 70ml 左右，药物治疗无明显效果，被建议进行手术扩大膀胱等治疗，患者未接受。纳食正常。大便偏干，数日 1 次。舌黯淡，苔薄黄、根厚，脉沉。过往长期哮喘病史，鼻敏感病史。已戒毒数个月。

诊断： 尿频

辨证： 肾虚，湿热

治法： 温肾阳，清热利湿

处方： 自拟方

制附子^{先煎}12g，甘草 10g，白芍 20g，白术 10g，细辛^{先煎}3g，白花蛇舌草 18g，土茯苓 12g，金钱草 20g，海金沙^{包煎}20g，赤芍 12g，川芎 9g，泽泻 15g，炒酸枣仁 20g，苏木 3g，制三棱 3g，连翘 12g，防风 6g。4 剂。

饮食调护： 清淡饮食，戒绝毒品，适当运动。

【治疗过程】

二诊： 2010 年 6 月 10 日，服用后感觉热气，仍尿频尿痛。细诊其脉沉而有力，小便频而浊，细查其舌暗淡，但边尖仍红，苔薄而根厚，大便干，病虽久、毒虽深，然因年轻正气旺，考虑湿热瘀血为主。遂去附子，加威灵仙 15g 通络，加大白花蛇舌草 30g 以加强清热利湿。

三~四诊： 2010 年 6 月 17 日~7 月 8 日，服药后小便约 45 分钟左右小便 1 次，尿痛逐渐不明显，小便黄浊，夜间可 2 小时左右 1 次小便。纳食正常。大便偏烂。舌红，苔薄黄根厚，脉沉。加白鲜皮 15g，苏木、三棱改 8g，加藿香 10g，苍术 10g 化湿；加益智 15g 补肾。

五诊： 2010 年 7 月 22 日，自我感觉服药后症状改善很多，现 1 小时左右小便 1 次，无明显尿痛，小便黄浊，夜尿 1 次以下。纳食正常。大便偏烂，加火炭母 15g 化湿。

六诊： 2010 年 8 月 5 日，症状改善很多，现至少 1 个半小时左右小便 1 次，无尿痛，小便黄浊，一般无夜尿。纳食正常。大便调，隔天 1 次。舌红，苔薄黄根厚，脉沉。流鼻水明显，近 2 天，咳嗽咽喉不适有痰。加防风疏风解表，白芍 15g，白术 10g，细辛^{先煎}3g，白花蛇舌草 30g，土茯苓 15g，金钱草 15g，海金沙^{包煎}20g，赤芍 15g，川芎 12g，泽泻 15g，苏木 10g，制三棱 10g，连翘 10g，威灵仙 15g，白芷 10g，藿香 15g，苍术 10g，益智 15g，白鲜皮 15g，黄芪 20g，火炭母 15g，防风 12g。每日 1 剂，翻煎再服。

七诊: 2010 年 8 月 26 日,尿频明显改善,现一般可以 2~3 小时小便 1 次,无尿痛,小便黄浊,无夜尿。纳食正常。大便调,隔天 1 次。舌红,苔薄黄根厚,脉沉。流鼻水,咳嗽咽喉不适有痰。加紫菀 15g,共 20 剂。

患者母亲告知患者找到一个司机工作岗位,全家十分开心。嘱戒绝滥药,继续调养,每个月复诊 1 次,巩固疗效。

【体会】

吸毒是一严重的社会问题,香港将吸毒称为滥用药物,简称滥药。患者病发于吸毒之后,西医诊断明确为药物性膀胱炎。症见尿频、尿急、尿痛,淋证之诊断清晰,香港由于地域文化之差异,没人知道何为淋证,多询问淋证是否就是淋病,是否为传染病?性病?等等,疑惑者众,解释颇费周折,为避免误解通常在病历上会写成尿频等。

《诸病源候论·淋病诸论》:"诸淋者,由肾虚膀胱热故也……肾虚则小便数,膀胱热则水下涩,数而且涩,则淋漓不宣,故为之淋。"

淋证临床患者不少,但由于滥药所导致者还是首次接触。滥药所伤,膀胱气化不利,致尿频、尿痛,排尿不适,严重者数分钟 1 次小便,有的甚至需要用成人尿布,确实苦不堪言,属于淋证范围无疑。滥药多年,就诊时考虑患者久病,精神萎靡不振,舌黯脉沉,以肾虚膀胱湿热立论,故首诊给予温肾清湿热,结果患者证无改善,反而感觉热气,细诊其脉沉而有力,小便频而浊,细查其舌淡,但边尖仍红,苔薄而根厚,大便干,病虽久,毒虽深,然因年轻正气旺,豁知此皆因湿热瘀血故也。遂去附子,加三棱、苏木活血,威灵仙通络,加大白花蛇舌草以加强清热利湿。此后在此方基础上加减,终归好转。

此后,接诊此类患者颇多,一些患者西医采用膀胱扩张手术等治疗效亦不理想。《内经》云:"诸转反戾,水液浑浊,皆属于热。"《金匮要略·五脏风寒积聚病》认为淋证"热在下焦",《丹溪心法·淋》:认为"淋有五,皆属于热"。本病以中医理论为依据,审证求因,辨证论治取得良好效果。此后用此法治疗多例类似患者多取良效,其中威灵仙、细辛为最为常用,二药均为辛温之品。《本草正义》:"细辛,芳香最烈,故善开结气,宣泄郁滞"。"威灵仙,以走窜消克为能事,诸湿停痰,血凝气滞,诸实宜之"。二药少用于治疗膀胱小便不畅证,然从其走窜消克,宣泄郁滞等功效及威灵仙治鱼鲠等,实与膀胱体积缩小,气化不利等病机一致,故在大队清热药之中加入二药用治疗药物性膀胱炎而或有助焉。

以此法治疗一些类似患者取得一定疗效,有的患者则需配合针灸取效。

【名家点评】

本案取效的关键在于注重湿浊内蕴化热,导致膀胱气化不利的病机。以清热利湿为主,配合威灵仙、细辛等药取得较好效果。可供临床借鉴和进一步研究。(沈庆法点评)

医案8　补益脾肾法治疗狼疮性肾炎

患者，女，16岁，2010年8月30日首诊。

简要病史： 2010年4月发现小便泡沫，2010年6月中医就诊，给予检查小便，发现蛋白尿。7月进行24小时尿蛋白检查4g。在西医院进行肾穿检查提示四型狼疮（Ⅳ型SLE）。目前服用西药治疗包括骁悉（MMF）0.75g，每日2次及泼尼松龙（Prednis-olone）25mg，每日1次。检查提示：血清清蛋白（ALB）30.6g/L，血红蛋白92g/L，24小时尿蛋白定量为1.7g。因服药后十分不适，难寐、五心烦热、大便时秘时溏，有时手脚冰冷等。就诊想咨询中医意见可否"中西医合璧"进行治疗或停止西药，刻下：口干口苦，小便多泡，大便烂，睡眠差，五心烦热，阴道瘙痒。舌淡红，苔薄黄，脉沉细。过往数年曾严重贫血而需要输血。

诊断： 尿浊，狼疮

辨证： 肾阴虚，湿热

治法： 滋肾，清热利湿

处方： 六味地黄汤加减

山茱萸10g，山药10g，生地黄10，丹皮10g，茯苓15g，菟丝子10g，车前草10g，土茯苓10g，丹参10g，白芍10g，白术10g，百合20g，苍术5g，火炭母30g。3剂，水煎服，日2次。

饮食调护： 宜清淡饮食，定期西医就诊复查尿蛋白，免疫学指标。

【治疗过程】

二~五诊： 2010年9月2日~2010年9月30日，经上述治疗后，临床症状明显改善。近到外就诊，服用1剂在外就诊的中药，因副作用明显故未再服用。现症：稍倦怠，口干，难入眠，偶五心烦热，皮肤干，纳食欠佳。小便偏黄，大便如粒状。舌淡红，苔薄黄，脉沉细。西药减少泼尼松龙剂量为15mg。处方：山茱萸15g，丹参10g，菟丝子15g，车前草10g，土茯苓15g，白芍10g，白术10g，百合30g，淫羊藿12g，麦芽20g，黄芩10g，蒲公英10g，金银花10g，黄芪18g，旱莲草15g。3剂。

六诊： 2010年12月3日，上述3剂服毕未再配药。因作者始终不同意患者停用西药，故患者外出就诊，并停服西药。两周前出现发热，西医行脑CT检查提示狼疮性脑病可能，尿蛋白（++）。血沉：140mm/Hr，ANA：1/320，dsDNA：1/100，Hb：8.10g/L，LDH：333u/L，C_3：0.6g/L，C_4：0.08g/L。遂给予甲基泼尼松龙（MP）冲击治疗，MP冲击治疗后血压严重升高，另查血肌酐也明显升高。伴少尿。现心悸，怕冷，手脚冰冷，倦怠，面色无华，纳呆，便溏。小便黄少，舌淡红，苔薄黄，脉沉细。拟脾虚湿热，心脾两虚，心失所养，治以健脾清热，益气化湿，方以香砂六君子汤加减治疗。

七诊：2010 年 12 月 9 日，症状改善，倦怠，纳呆。进食后胃稍胀，怕冷甚，手足冰冷。夜寐难，小便偏黄，大便干。舌淡红，苔薄黄，脉沉细。血压：102/62mmHg。西药：泼尼松龙 35mg，骁悉 2g。处方改用附子理中丸加减治疗，制附子^{先煎}12g，党参 15g，白术 10g，甘草 3g，砂仁^{后下}5g，丹参 12g，白芍 12g，茯神 15g，首乌藤 30g，陈皮 5g。3 剂。后再配 3 剂。

八~九诊：2010 年 12 月 16 日，症状改善，倦怠，纳呆。进食后胃稍胀，怕冷甚，手足冰冷。手皮肤见少许瘀斑，夜寐难，小便偏黄，大便干。舌淡红，苔薄黄，脉沉细。上方中附子加为 15g，党参改为 30g，加火麻仁^{打碎}15g，生地黄 20g。以促进益气养阴，润肠通便。复查血肌酐已恢复正常，一般情况良好，继续治疗。2010 年 12 月 23 日复查 24 小时尿蛋白 0.7g，已属少量。

【体会】

本病诊断明确，属于系统性红斑狼疮、狼疮性肾炎等诊断明确，就诊时处于狼疮活动状态。四诊合参，结合尿蛋白等特点属于肾阴亏虚，湿热内蕴。由于西药类固醇等副作用，其病机多变，在治疗过程中需及时调整治法方药，方可取效。

从过往的经验来看，中医治疗狼疮一定需要分清狼疮的类型和时期，对于一至三型狼疮，由于活动不明显，可以采取中医治疗；而对于四型狼疮多数需要免疫强化治疗。本病就诊就已经开始西医治疗，但西药的副作用明显，而患者对类固醇激素效果不是很明显，中医介入治疗时主要在于改善其症状，减少并发症，提高其疗效。这是中医在本例治疗中的定位考虑，患者初配合中医治疗后一般情况好，病情稳定。

但患者及家属十分焦急，初诊时咨询的内容还包括是否可以停服西药。当时患者仍处于狼疮活动期，一般不宜骤然停止激素等药，故建议患者应该继续服药。经过中医配合，患者一般状态改善，激素等药物副作用减少。但患者仍寻求立即停止激素的治疗方案，遂到外就诊，有医告知可停所有西药并开始在外服用中药，后病情忽变，出现肾衰等严重并发症，经冲击疗法，狼疮活动才稳定。但又因此产生严重并发症，包括肾损害等，配合中医治疗后则又渐改善。

中医治疗狼疮有一定的疗效，但需根据病情的不同阶段分析。系统性红斑狼疮，尤其是狼疮性肾炎是专科性质非常强的一个病种。香港中医目前没有明确的专科分类，个别人士对此类专科疾病的严重性及疾病规律缺乏足够的认识，不恰当地迎合患者的错误主张而贸然停用类固醇激素，结果造成严重后果。因此，在香港地区中医适当加强专科学习的重要性不言而喻。

【名家点评】

本案可谓疑难病症治疗之典型案例。从笔者的长期临床实践体会来看，中医药对如狼疮性肾炎一类专科疾病有一定疗效，可以改善体质，缓解病情，减轻症状，消除激素及其他药物引起的副反应，均有很好疗效。一方面，这些因素致病表现过去无文献记录；另一方面，通过中医的辨证论治可以获效，至于如何能进一步提高疗效，尚需深入研究。（沈庆法^注点评）

注：

沈庆法，上海中医药大学教授，博士生导师。现任上海名老中医诊疗所特聘专家。曾任中华中医药学会内科分会常务委员、肾病专业主任委员，全国中医肾病专科专病协作中心主任，中华中医药学会感染病分会副主任委员等职。

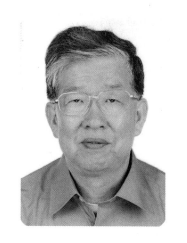

医案 9　健脾补肾、降浊化湿法减少慢性肾衰并发痛风

患者，男，62 岁。2009 年 11 月 3 日首诊。

简要病史： 过往慢性肾炎病史，近年发现肾功能减退，现肾功能剩余 20% 左右，被告知需要进行透析治疗，但未接受而来寻求中医诊治。面色无华。腰酸。口干，纳呆，大便硬，小便泡沫多。舌淡黯，苔薄黄，脉沉细。经常关节疼痛，西医诊断为痛风。

诊断： 虚劳，痹证

辨证： 脾肾气虚，湿浊瘀阻

治法： 健脾补肾，降浊化瘀

处方： 健脾补肾化湿汤（经验方）

山茱萸 12g，土茯苓 18g，白术 12g，淫羊藿 12g，丹参 12g，秦艽 6g，三七 3g，蛇床子 6g，菟丝子 10g，赤芍 10g，牡丹皮 12g，黄芪 12g，党参 18g，秦皮 6g。4 剂。

饮食调护： 低盐低嘌呤优质低蛋白饮食，定期检查血肌酐，血尿酸等。

【治疗过程】

二～三诊： 2009 年 11 月 10 日～11 月 17 日，大便硬结如粒状，口干，加大黄^{后下}9g通便，麦冬 10g 养阴。每周 4 剂。

四诊： 2009 年 11 月 24 日，检查血尿酸升高，测血压升高，原方去党参、黄芪，加桑寄生 18g，钩藤^{后下}30g，天麻 15g，田七 2g，黄芩 10g，嘱其在家注意血压监测。

五～九诊： 2009 年 12 月 13 日检查血压正常，遂去天麻、钩藤；12 月 22 日诉腰酸，加杜仲 9g，续断 10g，黄芪 10g。12 月 29 日诉怕冷明显，黄芪改 15g，加巴戟天 10g 以温肾阳。

此后复查血肌酐稍下降，病情稳定，达半年之久，从而中断复诊，停服中药。

十诊：2010 年 7 月 20 日，患者痛风发作，右膝关节红肿热痛，检查血肌酐指数较前明显升高，就诊西医，再被要求进行透析治疗。患者仍未接受。再寻求中医治疗。就诊时口干，腰酸痛，大便 2～3 日 1 次，小便泡沫多，白天尿少夜尿多，怕冷，舌淡黯，苔薄黄根厚，脉沉细。处方：山茱萸 10g，淫羊藿 9g，土茯苓 20g，丹参 15g，丹皮 12g，大黄 5g，黄芪 15g，麦冬 10g，白术 10g，砂仁^{后下}5g，法夏 10g，黄芩 9g，秦艽 9g，秦皮 9g，薏苡仁 15g。4 剂。

十一～十三诊：2010 年 7 月 27 日，关节红肿热痛减，腹部皮肤瘙痒，搔抓后出现红疹，上方去淫羊藿、秦艽，加地肤子 12g，防风 9g，白鲜皮 12g，苦参 6g 以加强化湿止痒。2010 年 8 月 24 日，无特殊不适，调整处方：上方去麦冬、白术、砂仁、法夏、黄芩。加桑寄生 12g，杜仲 9g，三七 3g，续断 15g，巴戟天 9g 补肾活血，继续调治。2010 年 10 月 7 日，一般情况好，纳食正常，复查血肌酐由 400μmol/L 下降为 343μmol/L。

【体会】

本病西医诊断明确，为慢性肾小球肾炎，慢性肾衰竭，尿毒症期。慢性肾衰并发高血酸血症及痛风，主要是因为肾对尿酸的排除出现障碍所导致。西医通常给予碱化尿液，口服别嘌醇等药来控制尿酸。中医通常根据病情具体情况，在辨证基础上配合使用具有降尿酸作用的药物。

患者初次就诊中医时，症见口干，纳呆，大便硬，小便泡沫多。舌淡黯，苔薄黄，脉沉细。面色无华，腰酸，检查尿酸升高等。证属脾肾亏虚，湿浊瘀阻，对于慢性肾衰并发尿酸升高者，通常以健脾补肾化湿法治疗。

慢性肾衰可导致继发行尿酸升高，而尿酸增高又可加重肾损害，从而加速肾衰进展。因此降低血中尿酸水平十分重要，尿酸的排泄三分之一由胃肠道排出，三分之二从肾排出。选用中药除了按辨证原则之外还可以参考现代中药药理研究的结果选用。芫花所含的芫花素、芹菜素及大黄所含的大黄素对黄嘌呤氧化酶有较强的抑制作用，能减少尿酸的合成。秦皮、车前草、车前子、大腹皮、土茯苓、薏苡仁、苍术可以促进尿酸从肾排出；而大黄等通便药可以促进尿酸从大便排出。平时根据黄春林教授的经验以中药治疗痛风及痛风性肾病取得比较好的效果【李芳，徐大基.名中医黄春林教授治疗痛风及痛风性肾病之经验.中医药研究,1999,15(3):1】。

【名家点评】

慢性肾衰并发高尿酸血症十分常见，尿酸高既是肾衰的常见原因，又是肾衰常见的并发症，也是加重肾损害的独立因素。当肾衰竭终末期，高尿酸血症几乎成为必然，因此治疗肾衰，推迟肾衰进展一定要重视对尿酸高的控制。中药治疗高尿酸血症临床观察证明是有效的，多主张在辨证基础上加用具有降尿酸作用的中药。（黄春林点评）

医案 10　温脾汤加减治疗慢性肾衰腹膜透析顽固性呕吐

患者，男，57 岁。2005 年 6 月 4 日首诊。

简要病史：患者糖尿病、高血压病史 10 余年，3 年前出现慢性肾衰竭行腹膜透析治疗。现因呕吐，食入即吐，伴头晕 3 个月就诊，畏寒甚，感到从骨里发出冷感，双下肢轻度浮肿，皮肤瘙痒，大便硬结。血压 200/120mmHg 以上。患者为此就诊西医，给予通便治疗、营养治疗等治疗乏效，遂来求医。

诊断：呕吐，虚劳

辨证：脾肾阳虚，湿浊内结

治疗：温阳降浊化湿

处方：温脾汤加减

制附子[先煎]15g，熟大黄 15g，干姜 12g，沉香[后下]10g，天麻 20g，钩藤[后下]18g，竹茹 12g，白术 15g。

饮食调护：低盐饮食。

【治疗过程】

二诊：2005 年 7 月 2 日，服 2 剂后，自觉对证，便自行照方配药服用，复诊时食入即呕情况大为改善，食后只偶有欲呕，大便已行。处方暂时去大黄，减制附子为 12g，血压降低，去钩藤，加防风 10g，甘草 3g 以制附子之毒。日 1 剂。

三诊：2005 年 7 月 20 日，大便正常，无头晕呕吐。附子减为 10g，加钩藤 10g 平肝清热。2 日 1 剂，共 7 剂，服 2 周后复诊，患者不再呕吐，畏寒情况明显减轻，血压正常，停药观察。

【体会】

患者病史明确属于糖尿病肾病，慢性肾衰竭，尿毒症期。肾病已久，脏腑亏虚，是为虚劳（肾劳）之疾。肾劳之疾，病机关键是肾之气化功能劳损衰竭，水湿浊毒内留为患。腹膜透析，虽可清除湿邪浊毒，然邪难祛尽，且同时精微丢失，成为典型之正虚邪实之证。湿为阴邪最易伤阳，阳气衰，失于温煦，运化失职，冷积内停，和降失司，故呕吐。阳虚则外寒，故畏寒甚四肢不温，患者感到从骨里发出冷，此乃典型阳虚之证。治疗之关键在于治病求本，温阳化浊，和胃。所治之积非泻不能去，故方用大黄；而积属寒者，非温不能化，故用附子，附子、干姜与大黄合用变苦寒为温下，方中未用止呕药物，因方能对证，其呕自停，效果明显。早期研究表明：中医配合透析在一定的程度上能改善血液透析患者的临床症状【徐大基,杨霓芝,吴秀清,等.中医整体排毒疗法对慢性肾衰竭血液透析患者的作用探讨.中西医结合肾病杂志.2004,5(6):337~339】，对腹膜透析患者也有一定的效果。

【名家点评】

该病案为慢性肾衰腹膜透析治疗，主症为呕吐、浮肿、肢体不温及大便秘等。中医辨证为脾肾阳虚,湿浊内阻。寒为阴邪,非温不化。治予以温阳化湿降浊为主,方以温脾汤加减治疗。药后呕吐止,诸症改善,方药对证,故取得明显疗效。(杨霓芝[注]点评)

医案 11 参芪地黄汤合升阳益胃汤加减治疗膜性肾病

患者,女,49 岁。2009 年 1 月 19 日首诊。

简要病史:患者因反复水肿 5~6 月就诊。患者于 2008 年 9 月因出现双下肢水肿而进行尿常规检查,发现尿蛋白。查 ANA、dsDNA 正常。C_3 下降,乙肝两对半正常。血小板升高,血清清蛋白下降,血钙稍下降。24 小时尿蛋白定量为 2.41g。2008 年 10 月 13 日进行肾穿病理检查提示:膜性肾病,给予 ACEI 类药物治疗。2009 年 1 月复查 24 小时尿蛋白定量 5.57g,血清清蛋白 30g/L。西医要求给予类固醇激素治疗,患者不同意,遂转诊中医。症见:倦怠乏力,脚麻木感,双眼睑及双下肢凹陷性浮肿,腰酸,舌淡黯,苔薄黄,脉沉细。

诊断:水肿,尿浊

辨证:脾肾亏虚,水湿瘀阻

治法:健脾补肾,活血利水

方药:自拟方

黄芪 25g,茯苓 15g,白术 15g,山茱萸 12g,丹皮 12g,田七 5g,菟丝子 15g,丹参 15g,威灵仙 10g,杜仲 12g,白花蛇舌草 12g,玉米须 15g。日 1 剂,翻煎再服。

饮食调护:低盐饮食,优质正常蛋白饮食;适寒温,慎起居,避免热气饮食。

【治疗过程】

患者服药后第 3 天眼肿消退,小便泡沫稍减少。但患者纳差,时有胃脘不适,进食后胃胀感觉,小腹疼痛不适,大便烂。时手脚麻木感。舌淡,苔薄黄,脉沉细。追问病史:患者过往长期月经不调,延期不至及长期肠胃不调,腹胀便溏之病史。继续以脾肾并补法,取方参芪地黄汤合升阳益胃汤加减,处方:黄芪 30g,党参 25g,白术 10g,茯苓 15g,山茱萸 10g,丹参 15g,田七 3g,杜仲 15g,芡实 15g,百合 20g,乌药 5g,鸡内金 15g,生麦芽 15g,陈皮 5g,苍术 5g,火炭母 10g,防风 10g,羌活 10g,独活 10g。

患者由于体质虚弱在治疗过程中时有并发感冒、肠胃炎等,分别施以小柴胡汤、香砂六君子汤合藿香正气散等加减治疗;在治疗过程中还根据患者具体情况进行加减治疗,但主要汤方均以参芪地黄汤和升阳益胃汤加减为主。至 2009 年 5 月 6 日复诊:患者症状改善,复查 24 小时尿蛋白 0.945g,宗前法继续调治至 2009 年 9 月 14 日复查 24 小时尿蛋白 0.475g,血清清蛋白 36g/L。2010 年 1 月后尿蛋白持续阴性,改每周服中药2~3剂。2010年7月23日复诊无水肿，尿蛋白一直阴性，肾功能正常。2010年12月1日：患者睡眠差，倦怠，心烦，进食后常打哈欠，欲呕、胃气多、胃胀，怕冷，腰膝酸软，鼻塞，大便烂，小便正常。舌淡黯，苔少，脉沉细。尿蛋白阴性。辨为气虚，肺脾肾同病。仍补气为主，健脾、益肺及补肾治疗；兼调睡眠。处方：党参10g，黄芪20g，山茱萸12g，苍术10g，白术12g，炒酸枣仁15g，夜交藤30g，天麻10g，丹参15g，菟丝子15g，田七3g，白茅根15g，玉米须15g，怀山药15g，茯神15g。4剂，继续调理。

【体会】

患者以水肿和小便浑浊、蛋白尿为主，因此中医诊断为水肿与尿浊。多次检查24小时尿蛋白定量高，最高达5.57g，属于大量蛋白尿，结合血清清蛋白结果以及无其他特殊原因导致肾脏疾病，所以属于原发性肾病综合征。原发性肾病综合征一般需要进行肾穿刺病理活检后决定是否激素治疗以及如何使用激素。本例肾穿刺病理活检提示为膜性肾病，膜性肾病出现大量蛋白尿，通常需要考虑使用激素治疗，但是由于患者不同意使用激素，于是转诊中医，这也是香港地区部分肾病患者求诊中医的常见原因。求诊之初患者提出了许多问题，其中包括中医能否治疗肾脏病，服用中药是否加重肾病造成肾功能下降等问题。

本例水肿以脾肾亏虚为本，水湿、血瘀为标。病机则主要是肺、脾、肾及三焦的气化功能受损，导致水液运行失调，产生水肿。肾气亏虚、肾关不固则可导致蛋白等精微物质下泄而产生小便浑浊、见泡沫多，则属尿浊。而脾气虚弱，脾不升清；或湿热内蕴，湿热之邪也可伤及于肾造成蛋白尿。同时，大量蛋白尿等也造成精气更亏，脾肾亏虚更甚。

在治疗方面，如果水肿明显，可按照中医水肿进行辨证论治。当水肿减轻，或水肿消退后，此时中医治疗，不再是消除水肿而是治疗蛋白尿等。患者就诊之初主要见症有腰酸乏力，双眼睑及双下肢凹陷性浮肿，脚麻木感等，舌淡黯，苔薄黄，脉沉细。证属肾气亏虚，水湿瘀阻，给予补益肾气，活血利水。先使用参芪地黄汤加减治疗，患者水肿随即得消；但患者素有脾胃虚弱，大便溏薄及月经长期延期之病史，单以补肾难以改善脾虚之证。导师张琪教授治疗肾小球疾病所致蛋白尿方法甚多，其中对肾气不固者常用参芪地黄汤治疗；对于脾胃虚弱者常常使用升阳益胃的方法，有时数法并用，故师其意，脾肾并举，健脾补肾为其根本，祛风化湿为其治标，改参芪地黄汤和升阳益胃汤合方加减。

方中黄芪、党参、白术益气健脾；山茱萸，芡实补肾固摄；茯苓、苍术、火炭母益气化湿；《本经》谓：百合"主邪气腹胀，心痛，利大小便，补中益气"，乌药、百合乃百合汤，治诸气膹郁所致的胃脘不适，著名中医学家焦树德教授生前曾拟三合汤治疗长期不愈的胃脘痛，就有百合汤在内，今配合陈皮、内金、生麦芽以加强理气消食。《血证论》早有"瘀血化水亦发水肿"的论述，研究表明膜性肾病常并发血液高凝状态，甚至血栓形成，因此处方用药时强调活血化瘀，常在辨证的基础上加用丹参、田七等药【徐大基,杨霓芝.活血六法在肾病综合征中的应用.甘肃中医.1998,11(3):16~17】。而防风、羌活，独活祛风化湿，补中有散，发中有收，共奏补气健脾胃，升阳除湿而消蛋白之功效。

本病表现本虚标实之证，整个病程应根据患者具体情况进行加减治疗，有时以健脾化湿，治脾胃证为主；如并发外感，亦可按邪之所在，治标为先，处以小柴胡汤、香砂六君子汤及藿香正气散等随症治之。

经治疗，患者水肿消失，尿蛋白转阴，病情获得改善。虽膜性肾病本身有一定的自然缓解倾向，然中医通过扶其正气，改善患者全身状态来促进疾病本身的自愈亦是可能。慢性肾小球疾病的中医证型与病理有一定的关系【徐大基.原发性肾小球疾病病理类型与中医 证型分析.福建中医药.199,30(1):18~19】，而中医疗效也与病理类型有密切相关。惟其属慢性病，且肾病常有复发倾向，需要长期随诊，平时仍需健脾补肾以扶正固其本，可减少复发。

【名家点评】

本案为中年女性，膜性肾病，主要证候水肿蛋白尿，体倦乏力，腰酸，大便烂，舌淡黯，脉沉细，中医辨证为本虚标实证，本虚为脾肾气虚，标实为水湿瘀阻。治疗予以补肾健脾以固本，利水渗湿佐以活血以治标，方以参芪地黄汤合升阳益胃汤加减，药后症状改善，蛋白尿消失，效果明显。膜性肾病虽有部分患者有自愈倾向，但本案患者经过中医辨证施治后，在改善患者临床症状，促进疾病的康复方面，中医药的作用是不可忽视的。(杨霓芝[注]点评)

注：

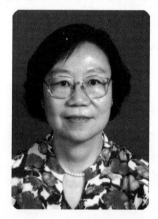

杨霓芝，广东省名中医。广州中医药大学内科教授、主任医师、博士生导师、博士后合作教授。现为国家中医药管理局全国中医肾病重点专科学科带头人、广东省中医院肾病医疗中心主任。任中华中医药学会中医肾病专业委员会副主任委员等职。

医案 12　　益气养阴清热法治疗小儿血尿

患者，女，9岁，2008年7月4首诊。

简要病史：患者于2008年5月发热，伴尿频、尿急，被诊为泌尿系感染，接受抗生素治疗后热退，但血尿不断。平时易感冒、咽喉疼痛，扁桃体大。身体偏瘦。曾查多次检查尿红细胞提示畸形为主，被建议进行肾穿病理检查，未接受。因诊断不明确未作特殊治疗。平时多数血尿在（+++）以上，小便偏黄，无尿频、尿急、尿痛，大便偏硬。舌淡红，尖红，苔薄黄，根微腻。脉细。

诊断：尿血

辨证：气虚湿热

治法：益气，清利湿热，凉血止血

处方：自拟方

白茅根 10g，车前草 10g，薏苡仁 15g，茯苓 10g，白术 5g，仙鹤草 10g，大蓟 5g。1 周 2~3 剂。水煎服。

饮食调护：清淡饮食，避免辛辣刺激之品。

【治疗过程】

二~三诊：无感冒，2008 年 11 月 21 日复诊时无咽喉疼痛。舌淡红，舌尖红，苔薄黄。尺脉细。但仍咽红明显。在上方基础上加强补肾利咽治疗，处方：山药 10g，山茱萸 8g，菟丝子 8g，薏苡仁 10g，益智 8g，仙鹤草 10g，车前草 10g，大蓟 8g，茯苓 10g，白茅根 10g，射干 4g，连翘 5g。先服 3 剂，如无特殊不良反应，则可按每周 2~3 剂服用。

四诊：2009 年 2 月 20 日，血尿病史同前，复查尿常规尿红细胞（++）左右，舌淡红，见齿印，苔薄黄，脉细。咽红不甚。处方：按上方减少利咽药物，加强益气滋肾养阴凉血止血。处方：山茱萸 10g，菟丝子 10g，益智 10g，仙鹤草 15g，白茅根 15g，大蓟 12g，茯苓 15g，黄芪 15g，党参 12g，玉米须 15g，茜草 10g，旱莲草 15g。5 剂，如无特殊不良反应，继服。

此后患者按上方调整治疗，平均每周服药 2~3 剂，平时一般情况好，无水肿等不适，血尿大多数在属于少量（+）左右，但有时停药时间长则血尿稍增加。近期于 2010 年 11 月 12 日复诊：平均每周服用 4 剂左右。检查尿常规：尿红细胞多数在（+）以下。纳食正常，大便偏硬，日 1 次。舌淡红，少许齿印，苔薄黄。脉细。咽稍红。右颈前淋巴结无明显肿大，局部无压痛。调整处方仍以补肾，利咽，清热凉血止血为主治疗。处方：山茱萸 10g，菟丝子 10g，益智 10g，仙鹤草 12g，大蓟 10g，白茅根 10g，连翘 10g，重楼 7g，莲须 6g，黄芪 18g，旱莲草 10g，金荞麦 15g，牛蒡子 8g，白花蛇舌草 10g，防风 8g，白术 8g，菝葜 12g。每周服用 3 剂，以巩固疗效。

【体会】

患者临床表现为无症状性血尿，实验检查以小便畸形红细胞为主，考虑为肾小球源性血尿可能，可能为慢性肾小球肾炎。一般来说，对于单纯性血尿，临床无高血压、水肿等，一般预后良好，因此有时可以先进行治疗，而后视情况再决定。但考虑到有时临床与病理表现的不一致性，有时则主张及时穿刺活检以及时明确诊断。但不是每一患者都愿意接受；有时因穿刺之后也不一定进行免疫强化治疗，也不必个个立刻就要肾穿检查。因此临床上可根据具体情况先行治疗再决定也是可以考虑【徐大基.中西医结合肾脏病咨询手册.广州:广东科技出版社,2010:41】。本患者年幼发病，起病初有发热症状，兼有尿路刺激症状，极易被诊断为尿路感染；有时也确实并发尿路感染。因此如不加详细分析可能会被长期误诊。

患者小便有血，诊断需考虑尿血与血淋的鉴别，前者以血中有尿（包括检查见尿中有红细胞）为主要症状；后者以尿中有血且有尿频、尿急或尿痛等症状，不难鉴别。患者常易感冒，乃素体气虚，卫外不固，藩篱失守，外邪易侵所然。常患咽喉炎症疼痛，既是患者气虚易于外感的表现，又是容易引起肾脏损伤的一个原因。足少阴肾经直行者，从肾上行，穿过肝和膈肌，进入肺，沿咽喉，到舌根两旁。许多慢性肾脏病发生或加重前常有咽喉疼痛可能与此有关。

四诊合参，本患者乃气虚为主，兼有湿热，咽痛、咽红常患，乃气虚为主，兼湿热为患，故以益气、清热利湿、凉血止血法治疗；而久黄湿热，尤其是化湿治疗后有时常有并发阴虚之证，尿血病在肾，尺脉细乃肾虚之象，故治当补肾佐以养阴。患者常患咽喉之疾，故非清热利咽难以取功，重楼、牛蒡子及金荞麦等均为利咽良药，菝葜对血尿有一定帮助，故可选用。

导师张琪教授治疗肾病血尿常用八法：包括清热利湿、解毒止血法；疏风清热、利湿解毒法；泄热逐瘀、凉血止血法；益气阴、利湿热、养血法；益气清热、凉血止血法；滋阴补肾降火法、温肾清热、利湿止血法及健脾补肾、益气摄血法【张琪.张琪教授临证经验荟萃.北京：中国中医药出版社,1992;98~106】。笔者常参考导师经验灵活加减进行治疗，效果颇佳。

【名家点评】

从事肾内科的医生都知道，镜下血尿的诊治有两难：一是定位诊断有时非常困难，二是有时在治疗上非常棘手。所以诊治表现为镜下血尿的病人对肾科医生来讲，有时候非常具有挑战性。儿童单纯性的镜下血尿临床上很常见，对于临床症状不典型的，病因诊断相当困难。肾脏病理活检固然有重要的诊断价值，但愿意接受该检查的患者很少。因此，医生的临床经验和技术水平的高低对病情的准确判断举足轻重。

作者对该患者病情的分析判断是基于长期临床实践所积累的丰富经验和深厚的现代医学技能以及扎实的中医学功力。其表现在一方面没有对患者进行过多繁杂医学检查，而是动态观察（实际上这也是一种诊断的思路与方法）使患者避免了一些不必要的痛苦（当然这是需要冒一定风险的，故非医德高尚的医生不能做到）；另一方面，徐教授使用中医中药治疗本病，抓住气虚湿热这个主要矛盾，化繁为简，辨证准确，用药简洁、精准。初诊以清热利湿、凉血止血为主，再诊则依据证候变化加大了补肾益气的比重，这种用药比重的调整，使祛邪不伤正，扶正不留邪，体现了徐教授辨证用药的经验与特色，很值得学习和借鉴。（关建国注点评）

注：

关建国，主任医师，教授，广西名中医，广西柳州市中医院业务副院长兼肾内科主任。任中华中医药学会肾病分会常务委员、中南地区中医肾病专业委员会副主任委员、广西中西医结合肾病专业委员会副主任委员等职。

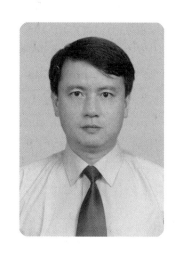

附案 1　疏肝理气、健脾补肾法治疗小儿腹痛、遗尿

患者，男，6 岁，2010 年 8 月 18 日首诊。

简要病史：患者因反复腹痛阵发性发作半年，多方检查无特殊异常，久治无效。长期遗尿病史，近 1 年来遗尿情况严重，几乎每晚均遗尿；平时多动；头发斑秃 1 年。刻症：多动，坐立不安，烦躁，纳差消瘦，面色欠华，腹痛，痛无定处，进食时疼痛明显。近日咳嗽，少痰，咽红。舌淡红、苔薄黄，脉弦细。

诊断：腹痛，遗尿，咳嗽

辨证：肝郁气滞，脾肾亏虚，肺气不宣

治法：疏肝理气，健脾补肾，疏风利咽止咳

处方：四君子汤合乌药散加减治疗

党参 10g，茯苓 10g，炒白术 5g，炙甘草 3g，益智 15g，乌药 5g，焦神曲 10g，百合 15g，木香^{后下} 3g，厚朴 5g，白芍 12g，苦杏仁 6g，防风 8g，前胡 6g。5 剂。

饮食调护：清淡饮食。

二诊：2010 年 8 月 25 日，咳嗽愈。腹痛阵发性发作次数减少，多数在晚饭进食喝汤时。遗尿次数稍减少，每周约遗尿 3~4 次左右。多动，坐立不安，烦躁。大便结，大便见少量新鲜血丝。无咳嗽。舌脉如前。双扁桃体二度肿大。处方去茯苓、防风、前胡，加玄参 5g，柴胡 5g，香附 5g，枳实 5g，法半夏 5g，金银花 8g。5 剂。

三诊：2010 年 9 月 1 日，腹痛阵发性发作次数进一步减少。遗尿次数减少，每周遗尿约减少为 2 次。多动，坐立不安，烦躁，大便结，大便见少量新鲜血丝。舌淡红、苔薄黄、脉弦细。双扁桃体一度肿大。大便有血乃内热伤血络，为局部出血，加仙鹤草 9g，茜草根 8g 凉血止血，嘱服 5 剂后复诊；另嘱其早上多饮水，下午少饮水，睡前尽量不饮水。

四诊：2010 年 9 月 8 日，腹痛减，上周共遗尿 3 次。多动，坐立不安，烦躁。大便软未见血丝。咽中有痰。舌淡红、苔薄黄、脉弦细。双扁桃体一度肿大。去茜草、仙鹤草，加浙贝母 7g，前胡 7g，防风 7g 以加强疏风化痰。5 剂。

五诊：2010 年 9 月 15 日，腹痛阵发性发作情况明显改善。上周无遗尿。多动，坐立不安，稍烦躁。便软，咽喉痛，鼻塞，左鼻腔分泌物多。双扁桃体一度肿大。处方调整：益智仁 15g，百合 15g，

厚朴5g，白芍15g，苦杏仁5g，白术5g，金银花8g，柴胡5g，枳实5g，法半夏5g，浙贝母7g，防风7g，前胡8g，连翘9g，玄参5g，蒲公英9g，乌药5g，百部5g。8剂，2周后复诊。

六诊：2010年10月6日，腹部无明显阵发性疼痛。2周来共遗尿1次，仍比较多动，但坐立不安情况减轻，无明显烦躁，大便已调。咽无明显痛，鼻塞，左鼻腔分泌物多。舌淡红、苔薄黄，脉弦细。咽红。处方：党参12g，益智12g，乌药3g，百合15g，木香后下3g，厚朴5g，白芍15g，苦杏仁5g，白术5g，醋香附6g，金银花8g，柴胡5g，炒枳实5g，法半夏5g，茜草8g，防风7g，连翘7g。每周3剂。

此后，患者一般情况稳定，无腹痛；至2011年1月5日复诊，一般情况稳定，无遗尿，如感冒后则偶有遗尿情况，继续观察调理。

【体会】

幼儿时期由于经脉未盛，气血未充，脏腑未坚，智力未全，对排尿的自控能力差，偶有遗尿不属病态；但如果超出3岁，特别是5岁以上，仍不能自主控制排尿，熟睡时经常遗尿，则属于病态。患儿年已6岁，睡中尿遗，故诊断为遗尿无疑。四诊合参，患儿平时多动，坐立不安，烦躁乃肝旺表现；纳差，面色欠华，舌淡乃脾虚之象；头发斑秃为肾气不充之故。咳嗽，少痰，咽红乃外感风邪、肺气不宣之标象。长期腹痛，痛无定处，进食后明显，此乃气滞所致也。故治以标本同治，首诊采取疏肝理气，健脾补肾，利咽止咳，方取四君子汤合乌药散加理气、祛风、利咽止咳等药治疗。5剂后咳嗽获除，则以治内伤为主；随证加减，因证不离脾肾亏虚为本，气滞为标；因体质素差，常有热郁咽红等兼证，故平时调治总以健脾益肾，理气为主，有时兼以利咽。方证相宜，故可取效。

在港行医治疗小儿遗尿病颇多，有的10多岁仍有遗尿。究其原因很多，其中不少家长反映与患儿长期使用纸尿片有关。其实幼儿养育保健过程中需要特别注意培养其良好的生活习惯。如要让1岁幼儿坐盆排尿，1岁半后不兜尿布，夜间按时唤醒小儿坐盆小便，使小儿早日能够控制排便。可惜有的家长因工作、生活紧张，或教育意识不够而无法做到。

【名家点评】

诊断用语平实浅显，通俗易懂，易于医患双方接受。作者对于标本先后，轻重缓急的治则治法亦掌握得恰到好处，用药平淡更显功力之深厚，擅用经方则尤需识珠之慧眼，这点正是目前往往被医界忽视而导致中医疗效普遍下降，使老百姓有所诟病与质疑中医的一个原因。整个医案理法方药明晰畅达，完整系统，堪为读者效法。

本病案颇为复杂，三个病证共存，久病新病交织，寒热虚实夹杂。作者将标本同治，补泻兼施，温清并行诸法，有机地结合，并以分情况后主次，逐个解决的方法处理，历时数月，终获良效。体现作者的信心和耐心，对本病案辨证施治的合理性，处方用药的灵活性，以至取得满意的治疗效果。（宋国维注点评）

注：

宋国维，广州中医药大学教授、主任医师。从事中医儿科专业的教学、医疗、科研五十余年。先后担任中国中医药学会儿科专业委员会理事，广州中医药大学儿科教研室主任兼广州中医药大学第一附属医院儿科主任等职。

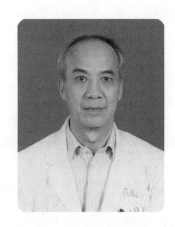

附案 2　四神丸加附子治疗慢性腹泻

患者，男，32 岁。2005 年 7 月 5 日首诊。

简要病史：患者以反复腹泻伴腹痛 4 年为主诉就诊。患者 4 年来反复腹泻伴腹痛长期在西医就诊，经过检查诊断为慢性结肠炎，长期治疗无效。患者每于餐后必去大便，且日排 5~6 次。纳食尚可。舌淡苔薄白，脉沉。

诊断：泄泻

辨证：脾肾虚寒

治法：温补脾肾，涩肠止泻

处方：四神丸加减

补骨脂 15g，五味子 12g，吴茱萸 6g，肉豆蔻 15g，党参 25g，茯苓 18g，甘草 5g，苍术 10g，广藿香 12g，前胡 15g，防风 12g。

饮食调护：清淡饮食，避免油腻厚味之品。

【治疗过程】

服药 7 剂，未有改善。思忖患者久病，其脉沉，为伤阳之表现，遂在上方加制附子[先煎]15g。服药 3 剂，患者大便次数减少为每日 4~5 次。7 月 20 日复诊，患者口干，上方加熟地 15g。8 月 3 日复诊，患者诉餐后大便已经成形，继续上方治疗。8 月 16 日大便基本正常，只是偶有大便偏烂。处方调整为甘草 3g，吴茱萸 9g，补骨脂 15g，肉豆蔻 10g，苍术 10g，广藿香 15g，防风 15g，制附子[先煎]10g，干姜 12g，黄芩 15g，熟地黄 12g，前胡 15g。每周服用 4 剂。共调理 3 个月，患者大便正常，日 1~2 次。后以四君子汤加味以善其后。

【体会】

命门之火能温煦脾阳，腐熟水谷，有助于饮食的消化吸收。患者久病阳虚，肾阳衰微，命门之火不足，脾失温煦，运化失常而发生腹泻。故以温肾健脾、固涩止泻。方用四神丸加减。方中补骨脂善补命门之火，以温养脾阳，辅以肉豆蔻暖脾涩肠，佐以吴茱萸、生姜以温中散寒，五味子敛酸固涩，加大枣健脾养胃，诸药合用，成为温肾暖脾、固肠止涩之剂。方已对证，但效果不明显，乃因温肾之力不足。因此加附子、干姜等药之后病随即向愈。导师黄春林教授精研中药药理，指出吴茱萸、前胡、广藿香等均属于肠动力抑制剂，在辨证基础上加用这些药物，止泻效果颇著。据此理论治疗大便溏烂、大便次数增多及腹泻等颇为得心应手[徐大基.应用胃肠动力理论治疗胃肠道疾病的体会.辽宁中医杂志.1999,26(2):68]。

【名家点评】

四神丸为治疗脾肾阳虚之"五更泄泻"的名方。作者认为，本案久患泄泻，舌淡脉沉，属于中医阳虚泄泻，仿效五更泄之治法，采用四神丸加附子；在此基础上又根据辨病精神，腹泻多有肠动力亢进，根据中药药理研究表明吴茱萸、藿香、前胡等具有肠动力抑制作用，因此再选用藿香、前胡等抑制肠道动力，收到显著效果。而藿香为芳香化湿之品，腹泻乃湿胜为主，因此不论从根据辨证，还是根据辨病处方用药，均丝丝入扣，颇为经典地诠释了中医辨病与辨证相结合的治疗模式。这种辨证与辨病有机结合的方法应当弘扬。作者随我临床近二十年，颇有所得，甚为欣慰。

（黄春林点评）

附案 3　滋肾水、平肝木法治疗阳痿、高血压病

患者，男，34 岁。2010 年 7 月 12 日首诊。

简要病史：结婚 1 年，体检发现血糖升高，已经服用降糖西药，血糖能控制在正常范围。血压升高，经过运动和服用降压西药，血压不稳定，且出现性功能减退，勃起障碍，希望中医给予调理。现症所见：阴茎痿软，勃起功能丧失，伴有倦怠，腰脊酸软，纳食正常，口干口苦，大便偏干。舌淡红，苔薄黄，脉弦细。血压：132/94mmHg。其父亲有心脏病，高血压等病史。

诊断：阳痿

辨证：肾阴亏虚，肝阳偏亢

治法：滋肾水，平肝木

处方：六味地黄丸加减

生地 10g，熟地 10g，泽泻 10g，怀山药 10g，丹皮 15g，山茱萸 15g，茯苓 10g，北沙参 10g，麦冬 10g，旱莲草 15g，鬼箭羽 15g，天麻 10g，钩藤后下 15g，丹参 20g。水煎服，每日 1 剂。

饮食调护：清淡饮食，坚持运动，降低体重，建议密切检测血压，西医复诊调整降压药。

【治疗过程】

二诊：2010 年 7 月 19 日，药后病情无特殊变化，仍性功能低下，勃起功能差。舌黯红，苔薄黄，脉细弦。眼红。血压：132/92mmHg。处方：上方加当归 10g，三七 3g，白芍 15g，巴戟 10g，淫羊藿 12g，茯神 15g 以助阳。1 周共服 5 剂。

三诊：2010 年 7 月 26 日，勃起功能稍改善。无头晕，寐安。纳食正常，二便如前。舌淡红，苔薄黄，脉细弦。眼少红。收缩压偏高，加罗布麻 10g，杜仲 15g。6 剂。

四~五诊：2010 年 8 月 4 日，勃起功能进一步改善。无头晕，寐安。纳食正常，大便隔天 1 次，小便正常。舌淡红，苔薄黄，脉细弦。血压正常，同上方。2010 年 8 月 18 日，性功能勃起功能时好时坏。在家中查血压均在正常范围，因外出旅行，改配颗粒冲剂：天麻钩藤饮 9g，六味地黄丸 9g，加巴戟 12g，墨旱莲 15g，女贞子 10g，丹参 10g，三七 3g。7 剂，日 2 次。复方颗粒剂量相当于 5 倍生药量。

六~七诊：2010 年 8 月 25 日，勃起功能逐渐改善，但有时反复，无头晕，无口干。寐安。纳食正常，二便调。血压基本正常，多数在 130/80mmHg 以下，中药改汤剂口服，病情稳定，平时以滋水清肝饮加减，通常加鬼箭羽、田七、钩藤、丹参、巴戟、杜仲、苏木、三棱、桑寄生、葛根、蜈蚣等药，每周服用 5~6 剂。2010 年 9 月 15 日后勃起功能改善，无服降压药，多检查血压在理想范围，继续配合运动、饮食调理及中药治疗。

【体会】

患者经西医多方检查并无其他原因导致血压升高，故乃属于原发性高血压。原发性高血压年轻化的倾向近年越来越明显，而高血压可导致许多严重并发症的发生，因此重视对年轻高血压患者的防治显得十分重要。

原发性高血压病、糖尿病等多需长期随诊服药，单纯寻求中医治疗不多，能否坚持长期服用中药确是一问题，由于香港中药剂型相对单一，没有中成药用，天天煎药服，显然对生活工作异常紧张的香港人来说是个难题。颗粒中药虽然方便，但能长期坚持者也需要毅力。但有些患者，虽然服用西药方便，却有明显的副作用，如本例影响了性能力，这对于新婚欲生育阶段，

颇令人尴尬，故就诊于中医。

由于高血压、糖尿病都是慢性病，一般情况需要长期服药，对于早期，综合治疗措施，包括中药辨证治疗，饮食控制，运动，降低体重等措施往往能奏效。由于血压升高与血管功能改变，血管硬化或血管紧张度增高等是造成外周阻力升高时血压升高的一个原因。而中药在改善血管方面有一定远期效果，即使停药后也可能获得很好的控制。

患者过于肥胖，肾水不足，肝木失养，肝火上炎，故血压升高、腰酸等症乃肾阴不足。故治疗当补肾水，平肝木以达到降压的目的。滋水清肝饮主要由六味地黄汤与丹栀逍遥散合方加减而成，其主治病机是阴虚肝郁，这与本案之肾水不足，水不涵木的病机十分吻合，在基本方的基础上适当进行加减，如加天麻、钩藤等以加强降压；苏木、三棱、桑寄生、葛根、蜈蚣等活血通络，令其外周阻力下降而达到改善血管状态，从而降低血压。年轻人血压高尚不太严重，中药可以发挥其特色，配合饮食、运动等综合措施达到降低血压的目的。

【名家点评】

原发性高血压病、糖尿病确实有年轻化的倾向，早期通过饮食控制、加强运动、降低体重等有部分患者能获得很好控制，短期控制不了的，患者通常会选择西医治疗。但事实上合理使用中药对控制血压还是有很大帮助的，本例患者服用西药后导致性功能下降而寻中医治疗，作者融汇中西基础理论，在辨证的基础上采用苏木、三棱、葛根、蜈蚣等活血解痉通络，令其外周及阴茎血脉疏通，留聚复常。这种探索性治疗方案，显示中西医理论结合，指导中医医疗实践，确实是一良好的思路。（黄春林点评）

【香港行医感悟】

1. 中医能治病，不应抹杀中医疗效　香港是个高度商业化的社会，港人崇尚务实，不尚空谈，实用主义是大多数人的价值取向，因此看中医疗效决定一切。

香港的医疗体制不同于内地，患者在政府医院就医基本上不需要支付太多费用，但资源有限，许多患者就医须有不同时间的等候，有时等候时间还很长；而中医游离于共同医疗体系，大多数医疗费用得患者自己负担，因此看中医相对来说还比较昂贵，特别是在一些大学附属诊所，因此患者来看中医一般都有比较明确的目标才来。

内地的中医属于国家基本医疗体系之内，患者不论就诊中医还是西医都获同样待遇。从笔者有限的香港行医经历看，患者来看中医大多数情况是西医解决不了，或西医疗法副作用多，或患者本身就不想看西医，或患者认为中医效果好过西医等，有的则是抱着试试看的倾向来就诊。

香港法律制度十分完善而执行严格，在香港做中医与内地做中医最大的区别就是香港中医不能使用任何西医手段治疗疾病，使香港中医称为名副其实的纯中医。纯中医能治病、能治好病，这是香港中医生存和发展带来的最重大启示：中医能治病，不应抹杀中医疗效。

据笔者所知，近年来香港一些机构办中医多了，主要因为中医确实能解决一些问题的事实被认同。这些机构办中医既能服务市民，又不亏本，或有盈余，这是以市场经济为导向的香港中医生存、发展和壮大的根本原因。

2. 客观评价中医疗效——中医在医疗体系中需要明确定位　中医与西医一样不是能治好所有的病；因此不要神化中医，对中医治疗的效果要客观评价。

中医治疗有其优势病种；中医对一些重大疾病，在某一段或某些方面有其独特的治疗作用，中医在整个医疗体系中如果给予更加恰当的定位，对促进中医发展有一定意义。

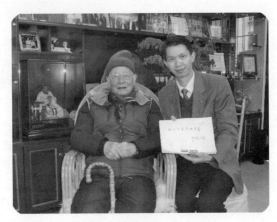

笔者与邓铁涛教授在一起

中医能治病这是毋庸置疑的；但中医也不是万能的，这也需明确。如何客观评价中医疗效和中医在整个医疗体系中的地位显得十分重要。在内地做中医，赋予能使用西医西药的权利，但由于种种原因，部分中医也过于依赖西医、西药，甚至出现中医西化的倾向，也确实需要适当的反思，有一些疾病确实需要西医方法，而一些疾病只要中医便能解决，却丢掉了简、廉、便、验的方法而采用昂贵而风险大的措施。尊敬的国医大师邓铁涛教授曾多次教诲笔者说：中医能治好病，中医有时可以不用贵重仪器也可明确诊断和治疗！如果能真正发挥中医在基础医疗保健中的作用，医疗资源不至于被滥用，看病贵、看病难的诟病也能有所改变！

在香港行医体会到中医有其优势病种，这优势病种指的是西医没什么太好的办法或副作用大，而中医能解决问题而副作用又少。或中医本身有其独特的治疗作用，如一般感冒、消化系统疾患、男性病及针灸对于痛症等，对于中医优势病种，应该提倡使用中医药疗法。

对于一些重大疾病，如慢性衰竭，中医也可介入各个阶段，尤其是早、中期肾脏病。治疗的方向主要包括中医治疗肾脏本身病变，如针对蛋白尿、血尿以及推迟肾衰竭进展；对于肾病合并症，如肾脏病患者合并感冒发烧、肠胃炎等也可中医治疗；部分肾脏病患者虽然以西医治疗为主，仍可配合中医治疗，以提高疗效，减少或消除西药副作用，停用西药后病情可能复发等，如原发性肾病综合征患者在使用激素期间可能产生一些副作用，这时可以采用中医配合治疗以减少西药的毒副作用。对于慢性肾衰早期，中医可以通过控制蛋白尿推迟肾衰竭进展等；而肾衰晚期，不论是中医还是西医保守治疗都没有太好的疗效，一般都需要透析疗法治疗，有些患者不愿接受透析治疗而来找笔者诊治，大多数情况病情能稳定；而一些患者肾功能已经残余百分之五都不到，笔者还是建议他们进行早期透析。但不论是否透析，患者都可以继续配合中医药疗法，如解决患者胃肠道症状、皮肤瘙痒、贫血等都仍可以进行中医治疗。有时虽然没有特殊加重因素，其进展也很快，这时单纯西医治疗往往效果不佳，及时配合了中医并坚持治疗而取得一定疗效；而对于进行透析、移植治疗之后也依然可以配合中医治疗以改善其基本状态，减少透析并发症等。关键在于哪一阶段、哪一方面需要中医处理，这就是定位问题。该中医就中医，该西医就西医，客观评价中、西医在具体疾病治疗中的地位的作用。

中医应该百家争鸣，百花齐放，流派纷呈。香港的纯中医实践，对内地过于依赖西医西药的中医来说是一个借鉴；香港纯中医能生存和发展，内地过往曾有过的取消中医的言论不攻自破，也给中医虚无主义者一个深刻的反省。

如果明确了这些中西医的各自定位问题，这也可以从一个侧面促进中、西医的沟通与合作，从而真正实现中西医结合。

笔者很早以前有感于中、西医纷争不绝，曾有一不成熟的思路：中医就是中国医学，中国医学包括传统医学和现代医学，随着祖国的繁荣昌盛、国力强大，中国医学模式将对人类医学产生较大的影响。

3. 西医是好，中医是宝　著名中医大家、国医大师邓铁涛教授从不排斥西医，更强调中医人员要重视自身所学的中医。早年笔者在穗求学时，就听邓老反复强调：中医是块"和氏璧"。强调做个"铁杆中医"的重要性。笔者非常认同中医临床大家彭坚老师的观点：我是铁杆中医，但我不排斥西医。笔者导师张琪教授和黄春林教授都主张强化中医治疗，由于他们学贯中西，也从来不排斥西医。过往笔者与导师黄春林教授曾共同探讨过有关中西医结合的问题，认为中西医结合主要是思维上的结合，包括：医学理论、诊断治疗以及中药研究与运用方法上的中西医结合。【徐大基,黄春林.关于临床中西医结合的若干体会.中国医药学报.2002,17(6):366~368】广东省中医院也向来主张"能中不西，先中后西；中医站前沿，西医跟得上"的方针，成绩斐然。从个人行医过程中，深刻地感到我们祖国有西医是好，有中医是宝。

著名中西医结合专家、《国医大师学术经验研读录》《名家教你读医案》两套丛书的主编江厚万教授力主"古今接轨，中西融汇"的治学方法，这一主张甚为笔者赞同。江教授曾撰文指出："医者临诊时，对每一位病人都应做到：既要明辨中医之'证'又要明确西医之'病'，也就是'辨证时不昧于病而又不惑于病'，这是时代的要求，历史的必然。"在港虽然用不上西药，但不等于就用不了现代医学知识，而笔者治疗的一些病例也以现代医学理论分析病情，以现代中医药理理论为依据进行组方用药，也收到良好的效果；而对于诊断和预后分析方面更是意义重大。

4. 纯中医与只用中医手段　在香港做中医不必使用任何意义上的西医、药手段。但有的患者即使长期看中医，由于病情需要，也经常进行西医就诊、检查。因此体会到香港纯中医便有了两个意义：一是医者自始至终只用中医手段；一是患者自始至终只服用中药或只应用中医手段。前者主要措施以纯中医手段，如口服中药汤剂、中药制剂，针灸，中医手法等等，但患者仍可能配合使用西医西药；后者是则患者自始至终都服用中药，或使用中医疗法，没有西医参与。

虽然目前香港政府不允许中医从业人员使用西医、西药，但这不等于西医知识没有用，也不等于中医拥有现代医学知识有错。任何知识本身不属于某一些人的专利。笔者跟随黄春林教授多年，黄教授精于辨证，同时力倡辨病，辨证结合辨病的模式以提高中医疗效，笔者十分认同，并研习已久，觉得在香港应用也颇为有用。如笔者应用导师有关现代中药药理胃肠动力理论结合中医辨证方法治疗胃肠功能紊乱者取得良好效果。辨证论治是中医的优势，其他方法，如辨病方法，方证结合方法，借鉴现代医学理论等也是可以起到补充作用。

如水肿的中医诊断，仅仅知道是阴水还是阳水，远远是不够的，而按水肿五脏相关理论结合现代医学基本知识则对水肿的预后会有更加清晰的认识，从而避免误诊。的确，中医治疗疾病有时在病情不明确的情况下按中医理论同样也可治疗，如案一患者由于气喘、水肿，西医久治不效而就诊中医，当时因资料欠缺也只能辨为水肿（阴水）、喘证等，而无法了解患者的西医原因，但根据中医阴水论治，患者情况确实好了很多，这表明中医求证审因，辨证治疗有非常重要的意义。

5. 药物的剂量问题　在肾病科中，预防药物性肾损害是一个重要的课题，任何可能引起肾损害的药物都在慎用或禁用范围。温阳主要药物附子便因其有肾毒性便属于慎用药物，如果要用也常常用量甚少。来港后骤然间失去西药的倚靠，患者看中医，一切便只有"疗效"两个字来说话。一些处方按辨证应该是对的，但有时效果就不太理想，适当提高药物剂量之后疗效则佳。于是对中药剂量有了新的思考与尝试，包括附子的用量，即使已经有肾损害的患者，只要认证准确，注意炮制、煎煮法，合理配伍，中病即止，即使剂量稍大也十分安全。在用药的安全与疗效方面的平衡，大胆用药与细心求证几乎是每一天都要思考的重要课题。反复的实践以及阅读大量古今医案等数据，体会到目前药典规定的使用剂量很多情况不符合临床实际，在讲究循证医学的今天，确有必要了解当时制定药典剂量的依据，且宜及时对药典的所谓法定限量进行适当的调整。

所谓调整法定限量也不是说鼓励用超大剂量药物，而是制定药物安全剂量需要有比较科学的实证依据。如案一用附子少量长期使用效果却比较好，大剂量时效果反而差，充分说明用药三因制宜的重要性。

6. 香港有的中医管理值得内地借鉴　香港中医规管规范，在严格的管理限制之下的纯中医仍然有发展，这非常值得内地过度依赖西医西药的中医同道思考和借鉴。

香港法律严格，任何中医在港行医都需要注册，没有注册的都属于非法行医，任何时候都可被指控，就是医圣张仲景来港如果不注册也是涉嫌非法行医。这严格的管理使香港中医日渐规范，保证了患者的安全；另一方面也保护香港本地中医就业权益。

香港患者就诊预约制度比较好，预约能准确到分钟。于是患者就诊当天多不需要长时间等候，秩序井然，节省了很多医疗资源。患者风险意识强，投诉等机制完善，医疗管理透明度高，媒体随时可介入医疗事务，尤其是根深蒂固的法治观念，使得任何医疗纠纷都循法律程序解决，平时没有听到医闹等非理性事件等，这对保证整体医疗安全、保证患者及医院、诊所的权益等方面十分有利，促进社会和谐安定等有重要的意义，确实值得学习。

然而，香港公立医院虽然看病多为免费，但由于受资源限制，排期等待时期很长；而私立医院费用昂贵，因此一些患者就到内地检查治疗。笔者在广东省中医院工作时就收住了不少香港患者，他们到内地就医常常因为等不起公立医疗的排期，又承受不了私立医疗的昂贵，当然还有一部分患者也为了寻求更好的医疗效果。

观内地百姓，看病还是比较方便，政府如果能更好地整合医疗资源，充分发挥中医在基本医疗中的作用，老百姓的健康还是会有更好的保障。

7. 华佗是中医还是西医——内地的经验也同样值得香港中医发展的借鉴

（1）适当应用现代医学知识充实中医内涵：中医适当采用现代科学发展的成果为来补充中医内容并无不可，对于中医本身来说，每一个朝代中医都有所发展、补充，从而丰富了中医的内涵。21世纪这个辉煌的年代，中医发展的标志是什么呢？

内地中医显然把实验检查、现代手术等措施应用到中医领域，笔者认为这也许算是时代赋予中医的一些新内容，这些经验值得适当借鉴。

如果以香港制度与内地不同为由，拒绝所有来自内地的中医发展模式和学术研究是不很明智的。如果主张香港中医要走发展传统中医的路，那么就不应拒绝来自于传统的中医内容，其中包括中医手术等类似的内容。如果禁止中医任何侵入性的检查、治疗，这就引发了思考：究竟认为华佗是中医还是西医呢？

如果说华佗是中医，那么他的手术也便是传统中医内容，因此继承传统，就得继承中医手术；如果说中医不能做手术，只有西医能做手术，那么华佗便是西医了。这个问题本身十分滑稽，古代中医早就有了导尿术和麻醉手术等，最著名的莫过于华佗刮骨疗伤的故事；古代中医用葱管导尿，如今中医自然随着时代的发展要用胶管导尿。

内地中医发展对香港中医发展应该还是有一定的借鉴和指导作用。中医在内地发展几十年积累了丰富的经验，这些经验不论是成功还是失败都值得香港借鉴。成功的可考虑拿来参考；失败的，香港不要再走这些老路便是无价之宝。

（2）促进中医专科化发展，鼓励一专多能：内地的中医实行专科化管理，尤其是在大型综合性中医院，专科化管理显然整合力有效医疗资源、提高了医疗水平。虽然中医过早入专科也带来了一些专而不博等问题，但毕竟还是有值得借鉴的地方。香港目前中医无细分科，只有全科、针灸、骨科等比较初级的分科。香港已经有很多患者选择中医治疗，但有一些疾病专科性质非常强，如肾脏病、系统性红斑狼疮等在全科就诊有时就会发现确实还是存在一些问题，如医案9所提到的狼疮性肾炎患者为摆脱激素治疗，不恰当就诊停药，导致严重不良后果，因此要求适当加强中医专科培训，做到一专多能，中医疗效一定会进一步提高，其专业形象能进一步加强。

（3）及时普及中医知识：中医在香港有一定的群众基础，香港政府曾想把香港建成国际中药港，把中医列为优先发展的产业之一，说明政府对中医的重视！要达到这目标需要很多层面的努力。其中普及中医知识，正确评价中医作用与疗效等都十分重要。

如：中医治疗慢性肾脏病历史悠久，中西医结合治疗肾脏病已经开展多年，内地西医进行中医研究或治疗的大有人在，平时讨论更多的是中医如何治疗肾脏病，而香港则更多人在问中医能否治疗肾脏病？中医能否用于肾脏病的治疗本来不是一个议题，但由于历史、经济利益原因以及偏见等，有些人士对中医缺少专业认识甚至比较抵触，常常劝告肾脏患者切勿喝中药，妄言肾脏病患者喝进去的中药排不出来，云云。其实，肾脏病多种多样，不同的肾脏病治疗均不可一概而论。著名西医肾脏病学和中西医结合专家叶任高教授生前曾批评指出这种反对中医治疗肾脏病的现象是由于一些人不懂中医和利益冲突所造成，并认为肾脏病最好用中西医结合治疗【叶任高.肾脏病防治指南.北京：人民卫生出版社，2000：29】

普及中医知识不仅仅是媒体的责任，普及的对象也不仅仅是民众；更主要是与中医有密切相关的专业人士要更多地了解中医，才能促进香港中医的发展。十分可喜的是笔者认识的很多香港西医界朋友对中医十分支持，有的可以说是不遗余力地在推动中医发展，为香港市民造福。

（4）重视中医教育、进一步提高中医地位是香港中医发展的基础：香港中医起步晚，规模小，目前还是处在诊所发展阶段。内地做中医无论在社会地位、学术氛围、人才、资金以及中医介入慢性疾病的管理、充分发挥中医在整体医疗保健体系中应有的作用等方面都许多值得探讨的地方。

本港中医院校的学子，很多都非常优秀，但中医学子毕业后在就业、薪酬、社会地位等方面远逊于同期毕业的西医学子。中医学子在毕业后除了部分能在政府设立的诊所接受一年左右的培训，大多数则需要完全自立，难得像西医一样获得培训、晋升的机会。随着内地经济的发展，两地经济差距越来越小的未来，内地到港的专才可能逐渐减少，本港院校培养的中医药人才将逐渐成为香港中医事业的中坚力量，如果这批精英力量得不到最好的再教育，政府想把香港建成国际中医药港、把中医列为优先发展的行业无疑会有一定的困难。

笔者认为：内地与香港地区两地中医各有优势，香港这块现代的、神圣的土地上在一定程度上保留着原汁原味的中医，这便是香港中医的优势与特色。两地中医如能加强交流、互相学习，此乃吾国吾民之幸也！

【名家点评】

徐君大基教授系国医大师张琪先生高足，基础理论扎实而临床功底深厚。香港特区政府将其作为优秀人才引进港地，任教执医。在紧张的工作之余收集、撰写诸多内容丰富之医案，其勤奋刻苦、求真务实精神大可值得嘉许。徐君香港行医感悟中提出的几个重要论点，颇具见地，令人深思，有必要加以讨论。

1. 何谓中医学？　　中医学就是中国医学之简称，似不宜作其他解释，以免造成其内涵与外延的混乱。将来世界上只应存在一个医学，目前的中医学、西医学、民族医学等都将会统摄于医学。今天之所以存在各种不同的医学流派，这是由于时代发展的局限与人类思维方法的短绌所致。人们只能从不同的角度或层面来认识与把握人体生命、健康与疾病变化的部分规律，只能得出"仁者见仁不见智，智者见智不见仁"的结论。

2. 如何看待中西医结合？　　徐君认为"中西医结合主要是思维上的结合，包括：医学理论、诊断治疗以及中药研究与运用方法上的中西医结合"，这无疑是正确的。笔者认为：首先必须明了什么是中医的思维。我国已故著名科学家钱学森院士早在1980年就明确提出并多次反复论述与强调："西医的思维方式是分析的、还原论的，中医的思维方式是系统论的。""科学已从分析时代进入系统时代，中医的思维方式更符合现代科学思维的发展方向，西医的思维方式也要走到系统论的道路上来。"并满怀希冀地鼓励中医系统论学科创始人祝世讷教授说："您如能把中医固有理论和现代医学研究用系统论结合起来，那么，在马克思主义哲学指导下，一定能实现一次扬弃，搞一次科学革命。"祝世讷教授不负钱老厚望，他所致力开创与"如醉如痴"研究的中医系统论系列成果，早已为业界公认与分享。祝教授明确指出，系统科学在中医学应用研究所要解决的第一重大问题就是对中医学传统思维方式的系统论性质的认定。今天，我们在进行中西医结合实践的征程中，理应准确领悟中医的思维本质究竟是什么？它与西医思维的根本区别何在？不解决这一根本问题，任何有关中西医结合的讨论，都必将是一场"盲人摸象"之争！中西医结合是必然的但又是有条件的，必然性表现在客观真理的一元性和研究对象的同一性，条件性就是要求中西医学各自都必须发展到更高的层次，形成一个同等高度的接口。中西医结合是一个漫长的历史过程，按照李约瑟科学演进律，中西医结合的真正实现，可能需要300年时间，第一个100年是初步结合，第二个100年是基本结合，第三个100年是完全结合（祝世讷语）。因此，我们今天临床上的中西医药并用或联用，都应该视之为中西医结合的实践范畴，任何人对此都应无可厚非，更不得无端指责或挑剔。中西医结合应该从何处入手？笔者认为，第一步似应以中医之"证"与西医之"病"这个基本概念为切入点逐步深入。"证"是中医的专有名词，它既不是指通常所说的"症状"，也不是西医之"病"所言，而是中医对"功能——时间——空间"三位一体的人体常态发生偏离后的综合表现的一种判定。目前给"证"所下定义超过十种以上，但均不够全面、准确，唯有医学哲学家祝世讷先生所论迥异众说，一新耳目。"证者'正'也，辨'证'就是辨'正'，治'证'就是治'正'"；"证是人的系统质病"；"证犹如蒙娜丽莎的微笑，一旦将构成'微笑'的颜料与油布予以分解，表征'微笑'（证）的概念图景也就不复存在"。

"病"是西医学的诊断概念，病名之立一般需要对诸如病原学证据、病理解剖学定位、生理生化学指征、免疫学参数、内分泌学量值、心理医学测试曲线、影像学图像、肿瘤等特殊疾病有关标志物、甚至基因图谱等多种信息，并结合临床证征进行综合分析，假如上述要素缺如，或者其中因果关系不明，则难以作出病名诊断，而往往以"综合征"名之。

辨明中医"证"与西医"病"的概念，目的只有一个，那就是为了回归岐黄之道——"辨证论治""随证治之"，而避免"以病统证""方病相应"。古有明训：中医治病既可"万病一方"，又可"一病万方"。所谓"万病一方"，其实是"万病见一证则只需立一方"的略言，"一病万方"即"一病现万证必须用万方"的简述，其真正含义仍然是"一证一方"，亦即"方证"之谓。目前众多所谓现代研究结论之所以经不起检验与重复，关键在于"方证"与"方病"混淆，结果只能是南辕北辙，貌合神离。

3. 徐君指出，"香港中医规管规范，在严格的管理限制之下的纯中医仍然有发展，这非常值得内地过度依赖西医西药的中医同道思考和借鉴。"我十分赞同！在香港做中医与内地做中医最大的区别就是香港中医不能使用任何西医手段治疗疾病，也就是属于真真正正原生态的纯中医，纯中医能治病、能治好病，这是香港中医生存和发展给我们带来的最重要的启示，中医切不可过度依赖西医西药，而丢掉了中医固有的特色。当然徐君也十分主张客观评价中医疗效以及中医定位的重要性。此外，内地的中医为何屡遭诟病，尽管原因多多，但有一点是不容忽视的——那就是由于某些"不言自明"的原因，让个别打着中医旗号而招摇撞骗的"秘方祖传者""现代高科技们""疑难病专业户们"混迹我们中医队伍，毁坏了中医的名声，这在香港或其他高度文明、法制健全的地区可能是不可想象的。

4. 徐君认为，"目前药典规定的药物剂量很多情况不符合临床实际，在讲究实证医学的今天，确有必要了解当时制定药典剂量的依据，且宜及时对药典的所谓法定限量进行适当的调整。"这个问题提得很好，它既是一个学术问题，更是一个科学态度问题。中药药典的编撰不应跟在西医后面"学腔说话"，中药有着自己独特的一套体系与规律。中药药典的编者们应该走出实验室，走近临床实际，为了岐黄之学的今天和明天，更为了人类的生命和健康，而努力编好新时代的"本草"。（江厚万[注]点评）

注：

江厚万，教授、主任医师。

毕业于上海中医药大学医学系，先后供职于中国人民解放军海军 413 医院、海军医学高等专科学校及附属南京海军医院，兼任海军急救医学专业委员会秘书长。现任中国科技开发院芜湖分院中西医结合研究所所长，芜湖市新安中医院特聘首席中西医结合专家，兼任世界中医药学会联合会医案专业委员会顾问等职。

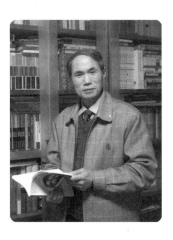

第六章 脾胃病

1. 黄贤樟医案

黄贤樟，教授，主任中医师，硕士研究生导师。曾任广州中医药大学第一临床医学院副院长，第一附属医院副院长，广东省中医药学会消化病专业委员会常务委员等职。曾任香港浸会大学中医药学院首席讲师。现任香港注册中医学会副会长、香港中文大学中医药学院客座副教授、广州中医药大学校友会理事长等职。在抗击非典型肺炎工作中被广东省政府授予"三等功"，被广州市政府授予"抗击非典先进个人"称号等。对肝胆胃肠病、老年病、糖尿病等疾病的预防与治疗有较深入的研究。

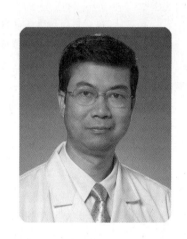

医案 1　健脾补肾活血利水法治疗肝硬化腹水

患者，女，75岁，家庭妇女。2006年1月23日初诊。

简要病史： 患者以腹胀伴面部、下肢浮肿1月余为主诉就诊。患者发现有乙型肝炎多年，一直未予治疗，在1个月前因家务操劳而出现腹部胀大如鼓，皮色苍黄，面部及下肢浮肿，面色黄而黯晦，神疲乏力，气短懒言，时有呻吟，胃纳大减，胸满而闷，口干，无口苦，睡眠欠佳，头晕眼花，腰酸不适，大便量少而2~3天一行，小便量少稍黄。经实验室及超声波检查，诊断为肝硬化大量腹水，卧位腹部叩诊有移动性浊音，触诊有液波震颤（动之有振水声）。舌淡红边有瘀斑，苔微黄厚，脉细稍弱。过往有糖尿病、高血压病病史。

诊断： 鼓胀

辨证： 脾肾亏虚，水湿蕴热阻络

治法： 健脾补肾益气，利水去湿清热，活血化瘀通络

处方： 四苓散合五皮饮合活血通络清热药等加减

茯苓30g，白术15g，泽泻15g，猪苓20g，大腹皮20g，云苓皮30g，陈皮6g，白茅根30g，石斛15g，大黄12g，丹参30g，泽兰15g，益母草25g，五指毛桃30g，牛膝

15g。开药 3 剂，每日 1 剂，复渣再煎，日服 2 次。

饮食调护：低盐饮食。

【治疗过程】

二诊：2006 年 1 月 26 日，服药 3 剂后大便恢复通畅，每日 2~3 次，质烂，小便量增多，腹胀略减轻，面色略有改善，仍有神疲乏力气短，口干、面部及下肢肿，睡眠稍欠佳，舌淡红边有瘀斑，苔微黄，脉细稍弱。药已见效，腹水情况有改善，故守上方去石斛、陈皮加太子参 15g，麦芽 30g 以加强益气健胃作用。大黄则另包，每次可自行调节用 4~12g，嘱其用量以能保持大便通畅为度。共开 8 剂，每剂药均复渣再煎，每日服 1 次或 2 次。

三诊：2006 年 2 月 6 日，腹胀及面部、下肢肿明显减轻，神疲乏力气短减，口干消失，胃纳与睡眠改善，大便通畅，日 2 次，质成形，小便量恢复正常。舌淡红瘀斑减，苔微黄，脉细稍弱。自述大黄每次仅用 4~6g，与其他药同煎。服药共 11 剂后病情明显好转，郁热伤津现象改善，故守上方去五指毛桃，加黄芪 12g，并加地肤子 12g，增强健脾益气及利水去湿之力，共开 6 剂，每剂药均复渣再煎，每日服 2 次。

四诊：2006 年 2 月 13 日，腹水明显减少，腹胀及面部下肢肿基本消失，大便保持通畅，质成形，每日 2 次，小便量正常，身倦乏力气短续减，无口干口苦，稍口淡，睡眠时正常，时稍欠佳，胃纳稍欠佳，面色稍黄，晦黯则续减，舌淡红苔微黄稍干，脉细稍弱。

自述大黄用量每次仅用 4g，与其他药同煎。基于效不更方，慢性病需有方有守的原则，仅去猪苓，黄芪用至 15g，加鸡内金 10g 消食健胃，使胃纳得复，后天得养，而促进病情康复。用药均为复渣再煎，每日 1 次或 2 次，至 3 月 2 日复查超声波，腹水已消失。而为了巩固疗效，防止腹水复发，以及阻止肝硬化进一步加深，故仍嘱患者要继续服药调理。

在服药调理过程中，患者间有皮肤稍干痒，舌中部苔少等阴津不足之表现，故在益气健脾化湿，活血软坚清热的基础上，尚适当加入养阴柔肝之药，以下述处方为基本方：太子参 15g，麦冬 15g，五味子 10g，鳖甲 15g，白芍 15g，白术 15g，茯苓 15g，五指毛桃 30g，丹参 30g，三七 8g，益母草 15g，鸡血藤 30g，白茅根 30g，随证加减。

在调理 3 个月后改为每日服中药 1 次，1 剂药在复渣再煎后分二日服。在约 5 个月后再改为每日 1 次，服二天停一天。后改为颗粒剂冲服，1 剂药分 2 次，隔日服 1 次。除间或停药数天外，坚持服药至今。

患者在 2007 年 8 月 9 日再前来复诊，病情未出现反复已 1 年 8 个月，无腹水，无面部及下肢浮肿，面色红润，二便正常，生活能自理。

【体会】

患者腹部胀大如鼓，皮色苍黄，叩诊有移动性浊音，触诊有液波震颤，诊断当属鼓胀无疑。患者尚有面部及下肢浮肿，小便量少，胸满而闷，乃为水湿内停重甚，水湿壅滞三焦，不仅停蓄腹中，还波及面部、下肢；水湿之邪，郁而化热伤津，故见口干，大便量少，小便色黄，苔微黄厚。水湿蕴热而以水湿为主为重。水湿蕴热阻络，则血行不畅，而见面色黯晦，舌有瘀斑。血行不畅，脉络不通，又可致水气内聚而不行，更加剧腹水与水肿。

以上均为实证的表现。但患者尚有神疲乏力。气短懒言，胃纳大减，头晕眼花，腰酸不适，脉细稍弱等症，则还与脾肾气虚有关，以脾虚为主。总体病情为虚实夹杂之证，而以实证为主为重。实证中又以水湿内停为主，病位主要在肝脾而又波及肺肾。

因此，治疗时以利水去湿清热、疏肝活血通络为主，健脾补肾益气宣肺为辅。方用四苓散合五皮饮合活血通络清热药等加减。

其中四苓散及大腹皮、茯苓皮利水去湿消肿，白术、茯苓尚有健脾作用，大腹皮尚能行气导滞通便，陈皮能理气宣肺健脾燥湿，兼理上中二焦。白茅根能清热利尿生津，石斛能清热益胃生津，两药均可防利尿太过而伤津。大黄既能清热通便，配合利水药，使水湿蕴热从大小二便而去，又能活血去瘀，配合丹参调肝活血通络，泽兰、益母草活血祛瘀，利水消肿，牛膝既能活血去瘀、利水通淋，又能补益肝肾，四药均入肝经，有助引药直入病变的脏腑。因患者同时有郁热伤津的表现，故以五指毛桃代黄芪，既健脾益气化湿，又无温燥助热之弊。

全方攻补兼施，以攻为主。因患者已年过七十，故先以利水通便活血之法，如有效则可免用虎狼逐水之剂，另适当配合既能扶正健脾补肾，又能利水去湿的药物，做到泻实不忘其虚，补虚不忘其实，药证相符，以望取效。

【名家点评】

本案诊断为鼓胀，当无疑义。《灵枢·水胀》认为：鼓胀，"腹胀身皆大，大与肤胀等也。色苍黄，腹筋起，此其候也。"《素问·腹中证》："有病心腹满，旦食则不能暮食，名曰鼓胀。"其病之因多由肝脾受损、气滞血瘀、水湿不行所致。其治疗理当健脾渗湿、化瘀通络、理气逐水、益肾养肝等法。本病例按照此治法取得明显的效果，说明中医药治疗此病，若能准确辨证，合理用药，大有可为。不过鼓胀之病，还需长期摄护，以防再发。（危北海点评）

医案2   清热去湿健脾活血法治疗急性黄疸型肝炎

患者，女，41岁，专业人士。2007年7月12日初诊。

简要病史：患者以目黄、身黄、小便黄五天为主诉就诊。患者在外游进食贝壳类食物后于5天前出现目黄、身黄，黄色稍鲜明，伴小便色黄如浓茶样，神疲身倦乏力气短，动则更甚，头重身重，睡眠欠佳，口干，大便间微烂，但欠通畅，每日2~3次，时有后重感，稍消瘦，胃纳尚可。7月12日化验室检查结果总胆红素151.6μmol/L，ALT 3089U，AST 1389U，ALP 247U，GGT 305U，清蛋白34g/L，甲肝抗体M型球蛋白阳性。舌淡红有少许瘀斑，苔微黄稍厚，脉细稍弱略数。

诊断：黄疸

辨证：湿热内蕴，脾虚失运

治法：清热去湿，健脾益气，活血退黄

处方：茵陈蒿汤加减

茵陈18g，大黄6g，栀子9g，茯苓20g，白术15g，五指毛桃25g，溪黄草15g，田基黄15g，垂盆草15g，火炭母15g，赤芍15g，白背叶根15g，五味子10g，甘草8g。开药七剂，每日1剂，复渣再煎，日服2次。

饮食调护：清淡饮食。

【治疗过程】

二诊：2007年7月19日，服药后目黄、身黄、小便黄的情况均减轻，神疲乏力气短改善，睡眠欠佳改善，胃纳可，但仍有头重身重，大便间微烂，日2~3次，间有后重感。舌淡红有少许瘀斑，苔微黄，脉细稍弱略数。药已见效，黄疸及神疲乏力气短的情况已有改善，故守上方去溪黄草，加炒薏苡仁20g，以加强健脾去湿之力，再开七剂，复渣再煎，日服2次。

三诊：2007年7月25日，目黄、身黄、小便黄的情况明显减轻，神疲乏力气短及睡眠欠佳明显改善，已无头重身重，胃纳可，大便较前成形，稍汗出，口干，稍消瘦。舌淡红有少许瘀斑，苔白，脉细稍弱略数。复查血ALT 102U，ALP 171U，总胆红素34μmol/L。服药二周后病情已明显好转，化验检查亦显示肝功能指征明显改善，故可续守上方为主。因患者稍消瘦，口干，为防阴津耗伤，乃在上方基础上去白术，加女贞子15g、石斛15g，开药七剂，复渣再煎，日服2次。

四诊：2007年8月1日，目黄、身黄、小便黄均已消失，其余症状续减，睡眠、胃纳可，舌淡红有少许瘀斑、苔白、脉细稍弱。退黄已奏效，进入调理巩固阶段，健脾养胃需加强，故续守上方去苦寒之栀子，加太子参15g、山药20g，共12剂，复渣再煎，1剂分2次服，每日服1~2次。

五诊：2007年9月5日，患者在8月22日已抽血复查，所有化验的肝功能指标均已恢复正常，其中ALT 27U，ALP 64U，清蛋白44g/L，总胆红素17μmol/L。自觉活动后间有神疲身倦乏力气短，余无不适，大便已恢复成形，日1~2次，后重感消失，汗出消失，舌淡红有少许瘀斑，苔薄白，脉细稍弱。

病已治愈，为防复发，再间歇服用中药，以巩固疗效。在上方基础上去大黄、茯苓、甘草、石斛、山药，以防通下泄利与壅滞太过；另加鸡内金10g，麦芽30g，鸡血藤20g，桑寄生25g，芡实20g，以消食积，并可健脾补肾，益气养血，顾护先后天之本，作病后调理之用。上方共开11剂，嘱患者复渣再煎，1剂药分2次服，开始时每日服1次（1剂药可共2天服用），在10天后如病情无反复，可改为日服1次，服2天停1天，并可再配5剂。其服药方法是照顾到肝病患者大多肝脾同病，功能减弱，故药量不宜过大，以免用药过量而致"药邪"

为患，反致病情反复或引发它病。3 个月及 5 个月后 2 次随访，患者愈后无再复发。

【体会】

本病西医诊断明确，为甲型病毒性黄疸性肝炎。患者在进食不洁食物后损伤脾胃，致运化失职，湿浊内生，郁而化热，湿热熏蒸，肝失疏泄，胆汁泛溢而发为黄疸，故见目黄，身黄而黄色鲜明，小便则色黄如浓茶样。其症尚见口干，大便间微烂而欠通畅，时有后重感，头重身重，苔微黄稍厚，则为湿热内蕴，阻滞气机之表现。如以上述症状体会，其证乃属阳黄中之湿热并重证。但患者还见神疲乏力气短，动则更甚，脉细稍弱，究其原因，乃因患者长期缺乏运动，而致素体偏虚，再加上饮食不慎而损伤脾胃，故还出现脾气虚的见症。总括而言，其病情为虚实夹杂之证，但以实证之阳黄为主为重。而在临床上，亦可见相当多的患者并非纯实证，而是虚实夹杂，临证时需细加辨别。

该患者求诊时肝功能已有明显损害，多项化验指标均显示其数值已超出正常值十倍至数十倍，同等病情的患者在内地一般已住院治疗，香港地区的中医诊所亦少见此类病例求诊，但由于患者对中医中药有所认识，认为中医治疗有助其早日康复，故特地前来求诊。而大量的临床实践与实验研究结果亦已证实中医中药在退黄护肝，改善肝功能方面确有较好的疗效，这一点即使在内地的西医院亦广被认可，并已采用中医药的方法治疗各种肝炎。

按中医学的观点，本证既然属虚实夹杂之证，当需虚实兼顾，但需分辨其虚实孰轻孰重，此患者是以实证为主，故以治实为先，而兼顾其虚。方用茵陈蒿汤加味。

其中的茵陈蒿汤出自《伤寒杂病论》，乃张仲景治疗阳黄的主方。方中的茵陈清热利湿，并有疏利肝胆，推陈致新的作用，为治黄疸之要药。栀子清热降火，清泄三焦而通调水道；大黄导热下行，以泄湿热壅遏毒邪，使湿热得去，三焦通利，肝胆不受熏灼，而黄疸得以消退。

因患者兼有脾虚，而仲景又谓"见肝之病，知肝传脾，当先实脾"，故方中还加用茯苓、白术、五指毛桃以健脾益气化湿。另加用溪黄草、田基黄、垂盆草、火炭母等岭南地区常用之草药，大多属甘淡微寒之品，味甘则不伤正气，淡而微寒则既可清热利湿，又可避免全处方物过于苦寒而伤脾败胃，四药均有退黄护肝之作用。参照全国名中医关幼波教授"治黄必治血，血行黄易退"的观点，方中再加用赤芍，合大黄共同清泻肝热，活血去瘀，使黄疸更易消退。而白背叶根则既能疏肝活血，又能去湿；五味子味酸甘，能益气生津止渴，敛肺滋肾，宁心安神，并防正气之耗散；甘草清热和中，调和诸药。诸药环环相扣，使全方有清热去湿，健脾益气，疏肝活血之效，以冀黄退病愈，即使病情较重，仍可奏效。

【名家点评】

本案西医诊断为甲型病毒性黄疸性肝炎，从中医辨证的角度来看，当属阳黄的范畴，其病因为饮食失节、劳累过度，或外感时邪，致使脾胃运化失职，湿浊内生，郁久化热，湿热熏蒸，发为黄疸。应用清热利湿之茵陈蒿汤加减是其正治之法。黄贤樟教授在处方用药治疗及调理过程中处处重视调理脾胃，避免苦寒伤胃之药等，则充分体现"见肝之病，知肝传脾，当先实脾"之明训。（危北海点评）

附案 益气补血清热法治疗白细胞减少症

患者，女，25岁，2010年1月15日首诊。

简要病史：患者在10年前发现白细胞减少，经现代医学各项检查未能找到病因。在这10年期间常有咽痛、感冒等情况出现。2010年1月12日验血白细胞$2.37×10^9$/L，红细胞$3.73×10^{12}$/L，其余血常规指标正常。患者自觉工作压力大，神疲乏力，动则气短，头晕目眩，颈肩酸累，烦躁口干，睡眠欠佳，大便稍烂，间有矢气，面部有粉刺，口腔溃烂，胃纳小便与月经正常。舌淡红，苔微黄，脉细稍弱。因病因不明，故一直未有使用西药治疗。

诊断：虚劳

辨证：气血不足，肝郁胃热

治法：益气补血，疏肝清热

处方：八珍汤合当归补血汤加减

生晒参6g，白术12g，茯苓15g，炙甘草6g，当归4g，熟地黄20g，白芍12g，黄芪15g，阿胶^{烊化}15g，桑寄生15g，桑葚15g，枸杞子18g，鸡血藤20g，菊花12g，麦冬15g，栀子10g，合欢花10g。7剂，加水5碗煎至1碗，并复渣再煎，早、晚各服1次。服药后无不良反应可再配药7剂续服。

饮食调护：适寒温，调情志，适当运动，定时复诊。

【治疗过程】

二诊：2010年1月29日，服药14剂后神疲乏力，动则气短以及头晕目眩的症状改善，烦躁口干减轻，睡眠较前好转，口腔溃烂消失，面部粉刺减少，大便较前成形，每日1次，但胃纳一般，间有矢气，小便与月经正常，舌淡红，苔白，脉细稍弱。可见前方已见效，气血不足及肝郁胃热情况均改善，尤以后者改善较为明显，另外，为免较长时间服药时，方中部分药物滋腻碍胃，故于上方去栀子、合欢花加鸡内金、麦芽，以加强健胃消滞之力。再开14剂，复渣再煎，故每剂药均可服用2次，第1、2天早晚各服1次，第3天仅服1次，剩余的1次药留在第4天日间服，第4天下午再煎煮新的1剂药，其中1次留在第5天日间服用，即采用2、2、1、2、2、1、2、2、1……的服药方法，依此循环使用。因患者工作较忙，难以请假就诊，故嘱患者服药后如无不良反应，可再配药14剂续服。

三诊：2010年3月10日，诸症明显好转，服药后无不良反应，面部粉刺消失。按上方黄芪加量至18克以加强益气补血之力。14剂，复渣再煎，每剂药均可服用2次，继续采用2、2、1、2、2、1……的方法服药，如无不适，可再配药14剂续服。

四诊：2010年4月14日，睡眠间稍欠佳，其余诸症基本消失，舌淡红，苔白，脉细。4月13日复查血白细胞，已回升至$4.1×10^9$/L，红细胞提升至$3.94×10^{12}$/L，其余血常规正常，肝肾功能正常。患者的白细胞减少症已基本治愈，但需继续提高及巩固其疗效，故继续用上方去麦芽加首乌藤18g，以益养心安神之力。20剂，复渣再煎，每剂药均可服用2次，改为采用2、1、1、2、1……的服药方法，即 2 剂药可服用 3 天。患者一般 4 周左右复诊 1 次，如见其舌苔微黄，出现粉刺或口腔溃烂，则加银花、连翘或栀子、竹茹，以清热解毒去湿消疮，可预防与治疗暗疮与口疮。按上述处方治疗 3 个多月后，患者于 2010 年 7 月 23 日复诊，各项症状消失。7 月 20 日检查血白细胞 $5.7×10^9$/L，其余血常规亦正常（红细胞 $3.85×10^{12}$/L，血红蛋白 126g/L，血小板 $259×10^9$/L）。

【体会】

患者虽为年轻女性，但发现白细胞减少已有 10 年，西医因未能找到病因，故未能给予任何治疗。但从中医角度来看，患者初诊时明显有气血不足，肝郁胃热之症状，属虚实夹杂之证。肺主气而朝百脉，脾主运化而为气血生化之源，患者肺脾气虚，中虚卫弱，运化失常，则消化吸收功能失职，气血生化无源；宣肃失常，则气血津液不能散布全身，故见神疲乏力，动则气短，大便稍烂，间有矢气。气虚则血弱，血虚不能上荣，则见头晕目眩，颈肩酸累。工作压力大而未能适度排解，可致肝气郁结，气机不调，久郁则化热，热乘脾胃，循经上炎于口腔，则见口腔溃烂，烦躁口干，面部粉刺，睡眠欠佳，舌苔微黄等。患者既然属虚实夹杂之证，而以气血不足为主，肝郁胃热为次，故治宜益气补血为主，疏肝清热为次，选用八珍汤合当归补血汤为主，加用疏肝清热药。方中以四君子汤补肺健脾益气，因患者病情较长，如用党参之类已嫌力薄，故用生晒人参大补元气，补脾益肺，又可生津安神，补而不燥。四物汤去川芎以补血和血，其中的当归加黄芪成为当归补血汤，再合四君子汤乃取补气以生血之意，使气旺血生，如单纯补血则效果不佳。为防止上述药物温燥太过，以及加强补血之力，乃再选用阿胶、桑葚、枸杞子、鸡血藤、桑寄生等既补血又养阴，或补血而不燥的药物。患者尚兼见肝郁胃热之证，故再加用合欢花、菊花、栀子、麦冬以疏肝解郁，清热除烦，并可制约益气补血药温燥之性，使全方既可大补气血，但又不会温燥太过，方证合拍，因而取效。

为防患者病情反复，以及并一步提高疗效，患者使用此方加减达半年，但在取效后的服药次数可逐步减少，一方面可减轻病的经济负担，增加病者服药的依从性，另一方面亦可在保证疗效的前提下避免或减少出现不良反应。由于服药的剂量比较合适，方中又适当配伍了能防止药性温燥太过的药物，因而患者即使服用此方较长时间，亦无出现不良反应，肝肾功能亦保持正常。

【名家点评】

本案西医诊断为白细胞减少症，中医属于虚劳病的范畴。中医辨证为气血亏损所致郁热之证，治以八珍汤合当归补血汤加减。此两方均为补益气血之名方，前者出自《丹溪心法》，后者来由《兰室秘藏》，其中以黄芪、当归为主药。临床观察显示不仅对白细胞减少症有效，而且对再生障碍性贫血亦有明显效果。本医案抓住关键，有的放矢，同时对伴随的并发证候，随证灵活掌握，严谨组方，合理配伍，故能奏全效。（危北海注点评）

【香港行医感悟】

笔者在大学毕业后，有幸能留校工作，随后读研究生时师从三位广东省名中医：陶志达教授、劳绍贤教授与许鑫梅教授，在内地从事中医内科医疗、教学、研究 20 余年后，再来到香港浸会大学中医药学院工作，转眼之间亦已有七年。

初来香港行医时，因中医师不能开各种化验及影像检查的申请单，因而影响了某些疾病的诊断与疗效判断。在香港，中医师只能用中医方法去治病，这点笔者觉得可以接受，因为中西医本来就是两个截然不同的医疗体系，要一位医生同时熟练地掌握这两个体系殊不容易，近年中西医学各自走向专科医疗，亦佐证了专业分工的必要性。香港地区的规定可以促使中医师努力去钻研及发挥中医中药及其他治疗方法的特色和优势，使中医学更好地得以传承与发扬。但随着时代的进步，有相当多中医可以发挥治疗作用的疾病需要化验或影像学检查才能确切地判断疗效，而香港地区千篇一律地不允许所有中医师开各种化验及影像检查单则未免过于保守。正确的做法应该是允许已接受过有关化验及影像学知识培训的中医师可开出有关申请单，从而有利于中医学跟上时代的步伐。

为了解决这一问题，香港浸会大学中医药学院与医院管理局及伊利沙伯医院合办了陈汉贤伉俪现代中医治疗研究中心，此一中心设立在香港目前最多住院病床的伊利沙伯医院，中心内除有中医师外，还有西医医生。已在大学接受过现代医学知识培训的中医师可根据病人的情况提出各项检查的建议，再由中心的西医从其专业角度审核后开出各种检查的申请单，检查结果送回给中医师参考，从而使中医所诊治的有需要的病人均可有相应的诊断及疗效依据。以目前香港的情况来看，这未尝不是一种变通的方法。但由于这种服务只是在该中心才能使用，因此对于香港地区绝大部分已有相关知识的中医师来说，合法地使用各种检查方法仍是一个可望而未可及的目标。

笔者来港后，有幸受委托负责筹办及主管上述的中西医合作的中医治疗研究中心，因而有较多的机会同时接触中医与西医等专业人士，经历了西医界对中医未认可、未接受到逐渐有所认识，并在某些方面共同合作的过程。在这一过程中，香港政府某些主管卫生的官员、医院管理局及医院的高层，可能由于有较多机会接触中医业界人士及中医业界的信息，是较早一些认可中医在医疗保健方面可发挥作用的人士，从而奠定了中西医合作的基础。而中心的成长与发展，以及更多西医业界人士对中医的认可，则主要依赖于中医师能使用中药、针灸、推拿等中医方法去取得较好的疗效，否则便难以立足。尤其是在香港地区，患者来该中医中心看病的所有诊金及药费均需自行负担，而在伊利沙伯医院等政府公立医院看西医（包括门诊与住院服务）则只是象征式收费，政府基本上负责了所有的诊金、药费、检查费及住院费等，因此病人可随时选择使用在同一间医院内的近乎免费的西医服务，而中医服务则要确有疗效才能吸引到病人自掏腰包来使用。

从笔者本人应诊的经历来看，只要能真正掌握中医的理论与治疗方法，充分发挥中医整体观念、辨证论治、扶正祛邪、治病求本等特色，并不断总结经验，提高水平，就能取得好的疗效。即使在上述的竞争环境中亦能吸引众多的病人，现在病人向中心的一些中医师求诊就必须要预约等候近一个月。但我们需要提出的是，这些能使用中医服务的市民，由于要自行负担所有费用，所以均属社会上中高收入的人群。而社会上较低收入，但又有需要靠中医来帮其解除病痛的患者仍未能从中受益。即使中心通过多种方法给予部分人士折扣优惠，但由于能力有限，惠及的市民尚属少数。因此，不论从公平竞争的角度出发，还是从市民的实际需要出发，中医纳入香港的公营医疗体系使全体市民受益是刻不容缓的大事。从公营医疗负担的角度去看，只要中医解决了病人的问题，病人自然就不会再去西医处求诊，政府所支付的医疗总费用并不会增加。在内地，中医与西医服务早就一齐纳入公营医疗范畴，病人可自行选择使用中医还是西医服务。在人均国民生产值明显高于内地的香港，中医服务还未能纳入公营医疗范畴，确实令人失望。

在香港从事中医医疗工作还要特别注意医疗安全，该地区的病人有很强的自我保护意识，或称消费者权益，社会各界对此亦非常关注，并经常发表意见。例如近年来，本地的卫生当局及西医业界就多次报道了中药引起的副作用或引起肝、肾衰竭的案例，引起各新闻媒体及市民的广泛关注，对中医医疗市场亦带来一定的冲击，使中医业界必须非常重视医疗安全，甚至在取得疗效与保证安全上，后者往往会占据更优先的位置。有关行政立法机构及业界对如何取得两者的平衡今后还需付出更多的努力，使中医学能为市民的健康做出更大的贡献（2011年1月1日于香港）。

我们在香港做中医·医案辑

注:

危北海，全国著名中医脾胃病专家。历任北京中医医院主治医师、主任医师、副院长。现任北京市中医研究所所长、中国中西医结合学会常务理事、副会长，中国中西医结合学会北京分会副理事长、会长，中国中西医结合学会消化疾病专业委员会主任委员，《中国中西医结合脾胃病杂志》主编等职。

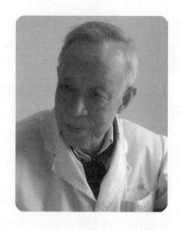

2. 张学斌医案

张学斌，广州人，中医内科主任医师，硕士生导师，中医临床医学博士，第三批全国名老中医药专家学术经验继承人。自毕业后一直在广东省中医院工作二十多年，2010 年入职香港仁济医院暨浸会大学中医教研中心工作。现任职于香港浸会大学中医药学院临床部。

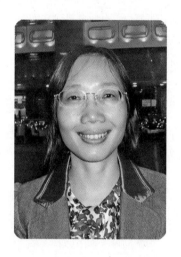

从事中医、中西医结合诊治消化病和消化内镜诊治技术。曾先后在中山医科大学孙逸仙纪念医院进修西医消化内科及在国家内镜培训基地上海长海医院进修消化内镜介入治疗和超声内镜技术。主持和主要参与国家及省厅局级课题多项，主编及参编著作 5 部，发表学术论文 20 余篇。

医案 1　　清热化湿、行气通下治疗大肠湿热

患者，女，62 岁，2010 年 10 月 7 日首诊。

简要病史：患者因里急后重、大便次数增多 1 周为主诉就诊。患者 1 周前到东南亚旅游，进食辛辣食物过多，出现大便次数增多，里急后重，肛门重坠，大便不畅感。轻咳，胃纳可，口干口苦，伴胃脘胀满，耳鸣多梦，舌尖溃疡，舌质淡红有齿印，苔黄腻，脉弦数。

　　诊断：便秘

　　辨证：大肠湿热

　　治法：清热化湿、行气通下

　　方药：自拟方

木棉花 15g，槐花 15g，地黄 20g，当归 5g，槟榔 15g，虎杖 15g，厚朴 15g，陈皮 6g，黄芩 12g，柴胡 10g，地榆 20g，神曲 10g，茯苓 12g，紫苏梗 15g。4 剂，每日 1 剂，水煎服，再煎，每日服 2 次。

饮食调护：调饮食，避肥甘辛辣之品。

【治疗过程】

二诊：2010 年 10 月 14 日，患者神清气爽，大便转常，无里急后重，胃脘胀明显好转，其余上诊阳性症状均减轻，舌质淡红有齿印，苔淡黄浊，脉弦细。患者疗效显著，病已去七八，考虑药证相合，于上方去虎杖，加法半夏 10g 以化湿消滞，4 剂，药毕症愈。

【体会】

本病例患者路途劳累，进食辛辣之品后出现似是腹泻而非腹泻，实是大便不通畅，符合中医内科学教材中便秘的定义。即"便秘是指由于大肠传导失常，导致大便秘结，排便周期延长；或周期不长，但粪质干结，排出艰难；或粪质不硬，虽有便意，但便而不畅的病证。"这点辨病清楚很重要。于是采用通因通用的方法，使用清热化湿、行气通便之剂，果然疗效显著。

【名家点评】

本案"粪量少，黏滞不畅，努挣难下"，日下 3~4 次，似为"泄泻"，实为"便秘"。除清热化湿外，通便导下最为重要，"通因通用"法也。故临床疑似之问，胜在决断。（余绍源点评）

医案 2 补益脾肾、理气活血舒筋法治疗胃痛并关节疼痛乏力

患者，女，86 岁，2010 年 9 月 8 日首诊。

简要病史：患者以双下肢乏力疼痛伴胃脘痛近 1 年为主诉就诊。患者过往有风湿性关节炎病史，2009 年 10 月中风后出现双下肢乏力疼痛，伴胃脘不适。刻下症：胃脘疼痛，时有泛酸，双下肢乏力，可行走但不稳，四肢关节疼痛，纳差，听力下降，寐欠佳，二便尚调；舌质淡有齿印，苔白，脉弦细。

诊断：胃痛，痹证，中风后遗症

辨证：脾肾两虚，痰瘀痹阻

治法：补益脾肾，理气活血舒筋

方药：十全大补汤加减

党参 15g，白术 12g，佛手 12g，茯苓 15g，黄芪 30g，淫羊藿 10g，当归 5g，郁金 15g，海藻 10g，桃仁 10g，柴胡 10g，鸡血藤 30g，络石藤 15g，熟地黄 25g，川芎 5g。3 剂，每日 1 剂共 4 小包，每次 2 小包加开水 1 碗冲服，日两服。

饮食调护：调饮食，避肥甘辛辣寒凉之品。

【治疗过程】

二诊：2010年9月15日，患者精神好，双下肢乏力改善，行走较前有力；四肢关节疼痛减少；胃脘痛减轻，时泛酸，纳差改善，听力差，寐可，二便调；舌质淡有齿印舌苔白，脉弦细。患者证脉未变，疗效明显，效不更方，守前方7剂，服用方法不变。

三诊：2010年9月21日，患者家人代诉患者现下肢及腰痛明显改善，无胃脘疼痛，纳可，二便调，取前药6剂。叮嘱其再诊需带患者来诊所。

四诊：2010年9月28日，患者爽朗，双下肢乏力明显改善，可行走；腰痛及四肢关节疼痛不明显；无胃脘痛，纳佳，听力有好转，寐可，二便调；舌质淡黯有齿印，舌苔白，脉弦细，前方加菟丝子15g补肾调任脉，6剂，以巩固疗效。

【体会】

本病西医诊断明确为风湿性关节炎，中风后遗症；另根据临床症状考虑慢性胃炎可能。患者为年过八十的耄耋之年女性，肝肾亏损，冲任之脉空虚，故本病例抓住病机，采用调补冲任肝脾肾、理气活血舒筋之剂，药证相合，临床疗效明显。

【名家点评】

耄耋之年，久患痹证，肝肾已亏，气血亦损，非一般风、寒、湿、痹，乃虚痹也。填补肝肾，益气养血至为重要。本案始终以扶正祛邪为法，故药到病除。（余绍源点评）

医案3　化湿运脾理气法治疗急性胃炎

患者，女，14岁，2010年9月17日首诊。

简要病史：胃脘不适6天，伴恶心呕吐。患者6天前因外感服用西药感冒药后出现胃脘不适，胀满微痛，恶心欲吐；昨晚出现呕吐胃内容物，食入即吐，嗳气泛酸，胃纳欠佳，夜寐尚可，二便尚调；舌质红有齿印，苔微黄，脉滑。

诊断：呕吐

辨证：脾虚湿阻

治法：健脾化湿，理气和中

方药：藿香正气丸加减

藿香15g，苏梗15g，白术15g，厚朴10g，陈皮6g，茯苓15g，浙贝母15g，海螵蛸20g，神曲5g，木香后下10g，砂仁后下5g，甘草6g。

饮食调护：调饮食，暂进食粥类及面条，避寒凉之品。

【治疗过程】

患者无复诊。由于是朋友之女，后来电话谈及，大赞疗效了得，第一剂服下后，次日即症状缓解九成，再服1剂告愈。

【体会】

本病例患者为青少年，平素学习紧张。服西药感冒药后出现急性胃炎的临床症状，表面上看，舌红苔微黄，属胃热之类。但结合患者舌有齿印，脉滑，实际上是脾虚夹湿滞，故用藿香正气丸加减，加上行气消滞之木香、神曲以及能中和胃酸的浙贝母、海螵蛸，达到健脾化湿，理气和中之效，故疗效满意。

【名家点评】

病者平素无病，因外感后猝然呕吐，知为"外邪犯胃"。治以"解表退实邪，和胃降逆"方药，立竿见影。（余绍源[注]点评）

【香港行医感悟】

笔者到香港还未足半年，从中西医学治疗方法都运用到单纯使用纯中医方法治疗疾病，开始时有些失落和惋惜，毕竟以前一直都这样治疗了二十多年，在经历两地的行医历程后，真正感受到中医学的博大精深，越来越感受到中医学的奥妙所在。从以上例子可以看到，用纯中医方法治疗疾病，是具有不可替代的治疗效果的。笔者深感到：有些疾病必须有西医的治疗，有些疾病也只有中医的治疗才能有疗效；中医能治病，也可替补西医治疗的空白。

在香港，西医、中医是各自独立的。虽然仍有部分西医不接受中医学，但有部分西医是赞成中医学的，甚至他们自己也来看中医治病。也许中国医学最好的模式就是中西医学并用，希望在香港可以实行。

注：

余绍源，教授，主任医师，广东省名中医，广州中医药大学博士生导师，享受国务院特殊津贴。从事消化内科中医临床、科研、教学工作近五十年，曾任广东省中医院内科教研室主任及大内科主任、广东省中医药学会消化专业委员会主任委员等职。

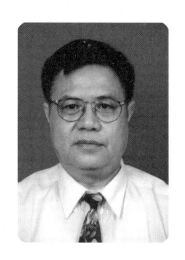

3. 周晓虹医案

周晓虹，医学硕士，江苏省中医院内科主任中医师，南京中医药大学硕士研究生导师。江苏省中医药学会脾胃病专业委员会副主任委员。

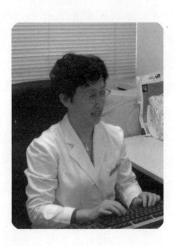

从事消化系统疾病的临床、教学、科研工作近 30 年，先后师从全国著名脾胃病专家单兆伟教授，国家名老中医、国医大师徐景藩教授。擅长治疗消化系统疾病，尤其对胃肠动力障碍性疾病颇有研究。2009 年 5 月被民选为"南京市百姓信得过好医生"光荣称号。2010 年 1 月~2010 年 12 月受邀作为香港浸会大学中医药学院访问学者。

医案 白头翁汤加减治疗慢性溃疡性结肠炎

患者，女，52 岁，教师，2010 年 3 月 11 日首诊。

简要病史：患者以大便脓血 2 周为主诉就诊。患者过往有溃疡性结肠炎（全结肠）病史 6 年，曾多次肠镜检查诊断明确，长期服西药（SASP）治疗，病情时有反复，每年 7 月左右均要有大发作 1 次。便血多时需服激素方能有效。今年 2 月初回北京求医，服中药并停服西药后出现解脓血便，甚则鲜血便，日行 3~5 次不等，即回港又求诊于西医，又开始服用西药，但病情仍未见好转。刻诊：三天前因宫颈异型增生而行门诊手术治疗，术后大便次数明显增多，日行 5~6 次，质溏，夹有黏液血便，或暗红色血液，或纯血便。伴左少腹疼痛，不发热，头晕乏力，面色苍白，饮食正常，睡眠可。平时经常关节疼痛。舌质淡红体胖大，舌苔淡黄腻，脉细小数。

诊断：痢疾

辨证：脾虚湿热，肠络受损

治法：清肠化湿，凉血止血，佐以健脾

处方：白头翁汤加减

白头翁 20g，黄柏 10g，黄连 3g，秦皮 12g，白芍 30g，炙甘草 5g，炒槐花 12g，侧柏炭 12g，荆芥炭 10g，炒枳壳 6g，败酱草 20g，炮姜 6g，地榆炭 30g，炒白术 15g，仙鹤草 15g，白及 15g。7 剂，日 1 剂，水煎服。

饮食调养：忌生冷、海鲜、辛辣、煎炸食物及乳制品，适寒温，慎起居。

【治疗过程】

二诊：2010 年 3 月 18 日，服上药一周后，大便次数、出血均减少。大便每天 3~5 次，晨起大便已成形，午后及晚上解大便时带有暗红色血液或纯血便。腹痛隐隐，头晕乏力，饮食正常，睡眠一般。面色苍白。舌质淡红体胖大，舌苔淡黄腻，脉细小数。

前方有效，守法继进。原方去黄柏，加党参15g，阿胶^{烊化}10g。3剂。

三诊： 2010年3月25日，药后大便出血明显减少，每日大便3~5次，上午大便成形，午后起大便质溏，夹有鲜血，伴腹痛隐隐，纳谷不多，头晕乏力，面色无华。舌质淡，舌苔转为薄黄。湿热渐清，脾气亏虚，气血不足。治拟加强健脾益气养血之力。原方去侧柏炭、黄连，加当归炭10g，炙黄芪15g。5剂。

四诊： 2010年4月8日，便血已无，大便成形，日行3次。腹痛缓解，小腹时有作胀，精神转振，纳谷增多，睡眠可，舌淡胖，苔薄黄，脉沉细弱。邪去大半，正虚未复。治从健脾助运，益气养血，佐以清热化湿为法。党参15g，炙黄芪15g，炒白术15g，茯苓15g，阿胶^{烊化}10g，当归炭10g，仙鹤草15g，白及15g，炮姜6g，白芍30g，炙甘草5g，白头翁10g，秦皮12g，炒枳壳6g，败酱草20g，焦山楂10g。7剂。

经上述中药加减出入调治3个月，复查血常规正常。病情痊愈。大便正常，日行2次，腹无不适，饮食正常，面色红润，体力基本恢复正常，恢复上班。

【体会】

本病西医诊断明确，为溃疡性结肠炎（全结肠，慢性复发型，轻度），患者以解脓血便为主诉，当属中医"痢疾"范畴。病虽在肠，与脾密切相关。脾主运化水谷，喜燥而恶湿，为气血生化之源。患者病历多年，反复发作，久病必虚，脾气亏虚，运化失司，水谷不化，停而为滞，蕴结肠中，稍有不慎，即易发作。此次回京，气候寒冷，易感外邪，加之食药不慎，温燥太过，以致湿从热化，湿热内蕴，腑气壅阻，脂络受损，气血凝滞，化为脓血，而见便下赤白脓血；肠道气机不畅，传导失常，故腹痛腹胀。脾虚失运，生化乏源，气血不足，不能上荣，则见头晕乏力，面色苍白无华；舌淡胖，苔黄腻，脉细小数均为脾虚湿热之象。综上所述，本例为本虚标实，虚实夹杂之证。脾虚为本，湿热为标。宗"急则治标"的原则，治拟清肠化湿，调气行血为先。方选白头翁汤加味，少佐白术、仙鹤草、炮姜等健脾温中之品，以防苦寒太过，复伤脾胃。需要特别说明的是，在大队苦寒药中少用一点性温之炮姜，既能温经止血，又能使清热凉血之品不至于折伤中阳，同时温热之品能加强化湿作用，以利湿化热清，邪去病愈；其次是仙鹤草的应用。仙鹤草又名"脱力草"、"泻痢草"，苦、涩、微甘、平，归肺、肝、脾、大肠经，既能解毒止痢，收敛止血，又能健胃补虚。据《百草镜》记载，可疗"吐血、血崩、痢、肠风下血"，与黄连、黄芩等配伍可增清热止痢之功；又据《滇南本草》记载，能"治日久赤白血痢"，有补虚止痢之功，对久痢不愈者，更为适宜，故常在辨证基础上加用本品。经上方调治一月后，腹痛、便血、苔腻等症状消失，而以头晕乏力、面色无华等脾虚血弱症状为主，故治法转拟健脾助运，补气养血为主，以治其本。治分标本先后缓急，药随法变，讲究选药配伍，悉心调治，病可获愈。

《景岳全书·痢疾》指出："凡治痢疾，最当辨虚实，辨寒热，此泻痢中最大关系。"溃疡性结肠炎一般病程多长，时发时止，日久难愈，多属中医痢疾之"休息痢"范畴，正虚邪恋，寒热错杂是其病机的基本特点。发作期以邪实为主，多表现为湿热或寒湿之证；缓解期则以正虚为主，或为脾气亏虚，或为脾阳不足，甚则由脾及肾，脾肾两虚；脾阴不足或气阴两虚之证亦可见之。因此，在遣方用药时，必须每每顾及脾气，具体要注意：①苦寒败胃：本病发作期多以湿热多见，清热化湿是其常法，而清热之品每多苦寒，加之原本有脾虚，用之不当极易败胃伤脾。所以用药不易苦寒太过，同时可适当加用健脾温中之品以防之。②中病即止：本病病机特点是本虚标实，虚实夹杂，发作期以标实为主，多以祛邪为治疗大法，一旦标实十去七、八，即转为治本补虚，扶正健脾为主，佐以祛邪，切勿坚持一味祛邪，"祛邪务尽"，免伤正气而难复。③健脾和胃贯穿治疗始终：胃主受纳水谷，脾主运化水湿，脾胃健运，则生化有源，气血充足，身体强健，"四季脾旺不受邪"。本病以脾胃虚弱为本，所以在治疗时必须处处顾及脾胃，发作期在祛邪的同时，可适当加入健脾和胃之品，如太子参、白术、山药、半夏、陈皮等，但又要注意不宜温燥太过，以防助湿化热，加重病情。缓解期则以补益脾气，健运脾胃为主，脾气旺盛，脾胃得运，湿无内生，如能饮食得当，便可发作减少，病情渐愈。临证时多用参苓白术散、六君子汤加减。④注重清热排脓，生肌敛疮：溃疡性结肠炎肠镜下肠黏膜表现为弥漫性溃疡，并见大量脓性分泌物，类似内痈。在辨证治疗基础上，可加用一些清热排脓、生肌敛疮之品，如败酱草、红藤、丹皮、地榆、白及等，以利清除脓性分泌物，促进肠黏膜溃疡的愈合，缩短病程，提高疗效。以辨证治疗为主，结合辨病治疗，相得益彰。

【名家点评】

本医案报道应用白头翁汤加减治疗慢性溃疡性结肠炎，对医案分析精当，医理透彻，具有示范作用。白头翁汤本系《伤寒论》方，由白头翁、黄柏、黄连、秦皮组成，功效清热解毒、凉血止痢。临床上一般多应用此方治疗急性细菌性痢疾，近年来逐步演变治疗溃疡性结肠炎，而取得了明显的效果。本医案属本虚标实之证，治以白头翁汤，少佐健脾温中之品，确具配伍之妙，尤以仙鹤草的应用，起到画龙点睛的作用，既能解毒止痢、收敛止血，又能健脾补虚。全方组合严谨，相得益彰。（危北海[注]点评）

【香港行医感悟】

香港中医与内地不同，只能开中药，不可以开西药。为此，必须用纯中药之剂为病人解决疾苦；同时，香港是一个节奏快，讲究时效的城市，病人对治疗效果也同样要求"短、平、快"，既要有效，又要速效。这为医生提出了更高的要求。通过在香港一年的临床工作，更加体会到中医中药的切实疗效，也印证了香港市民快速提升对中医药的认同感。中医中药无论对急性病还是慢性疾病、功能性疾病还是器质性病变，都是有效的。如过敏性鼻炎、久咳不愈病人，经中药治疗后可明显减少发作次数，直至治愈。对于一些慢性疾病，如糖尿病、肾功能不全、肝病、恶性肿瘤等，可提高患者的生活质量，增强体质，减轻症状，延缓病情发展，带病延年。

4. 林莹莉医案

　　林莹莉，2004 年毕业于香港浸会大学中医药学院，获取中医学理学士及生物医学一级荣誉学士学位。曾于香港浸会大学及东华三院中医诊所参与临床工作，2008 年于香港中文大学获取应用流行病学硕士学位，现职为香港工会联合会工人医疗所中医师。擅长治疗腰椎病、颈椎病、妇科及消化科等疾病。

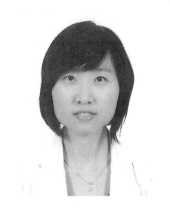

医案　　苓桂术甘汤合吴茱萸汤加减治疗脾肾虚寒呕吐

患者，女，79 岁，2010 年 11 月 1 日首诊。

　　简要病史： 反复食入即吐一年。每逢进食即呕吐痰涎，常感恶心胸闷，畏寒，四肢不温，大便常溏，易腹痛腹泻。患者有肾衰竭，每日须洗肾（腹膜透析）三次，小便少，下肢微肿。另患有糖尿病，高血压及冠心病须定期服药。舌淡白胖大苔薄白，脉沉弱，面色㿠白。

　　诊断： 呕吐

　　辨证： 脾肾虚寒，痰饮内蕴

　　治法： 健脾补肾，温化痰饮

　　方药： 苓桂术甘汤合吴茱萸汤加减

　　桂枝 12g，茯苓 18g，陈皮 6g，法夏 10g、生姜 4 片、白术 10g，白芥子 10g，羊藿叶 18g，吴茱萸 6g，党参 18g，1 剂，冲剂冲服

　　饮食调护： 忌寒凉生冷，甜腻之食物，生果亦暂时戒食。

【治疗过程】

　　二诊： 2010 年 11 月 2 日，恶心感觉减轻，诸症如前。再继前方 1 剂。

　　三诊： 2010 年 11 月 3 日~11 月 10 日，病人每天均有复诊，恶心呕吐逐渐减轻，故此段时间处方大约如前，偶加紫苏叶或补骨脂，服药共 9 剂。

　　四诊： 2010 年 11 月 26 日再次停服中药期间，病情没有恶化，偶有呕吐恶心，痰仍多，下肢无力。故将处方略作改动，加强温补命门之力，于苓桂术甘汤合吴茱萸汤上加附子理中丸、桂枝 12g，云苓 18g，法夏 10g，白术 10g，白芥子 10g，吴茱萸 6g，党参 18g，紫苏叶 10g，陈皮 6g，菟丝子 18g，熟附子[先煎]10g，干姜 10g，5 剂，冲剂冲服。

　　五诊： 2010 年 12 月 3 日，上方进 5 剂后，没有呕吐恶心，痰大减，下肢无

力减轻，胃纳改善，但偶有胸闷。舌脉如前，拟前方减吴茱萸，加淫羊藿，3剂。

六诊：2010年12月13日，诸症减轻，没有呕吐，痰涎减少，膳后没有腹泻，再拟前方调养脾肾。

【体会】

呕吐多为外感或脾胃积滞引致，此患者长期透析治疗，为腹膜透析相关性呕吐，证属脾肾阳虚之证。脾阳不振、命门火衰不能运化水谷，致痰饮内生，故出现食入即吐，呕吐痰涎，餐后腹泻等症状。最初处方苓桂术甘汤合吴茱萸汤，目的是先健运脾胃，温化痰饮，病人服药后略见功效，唯痰涎仍多，于是决定加强处方温肾之力，拟附子理中丸。病人服此处方后则痰涎大减，餐后腹泻亦改善。命门为一身阳气之根本，命门之火足，则能温煦脾胃，脾胃健运，痰饮则消。故治疗痰饮病或脾胃病，如见肾虚之证，可以考虑从肾而治，效果显著。

【香港行医感悟】

学习中医的时候，老师们常强调中医精粹在于辨证论治，异病同治，同病异治。初出茅庐时候，从书本知识走进临床实践，因为自知经验少，往往仔细观察，谨慎辨证，遇不明之症则翻查书本，往往成效显著。临床若干年后，自恃略有经验，见是病则处是方，往往忘了仔细辨证，不去寻根究底，治疗反见不得心应手。每每反思，治病不辨证，这还是中医吗？辨证论治是中医之根本，必须谨记。

【名家点评】

呕吐的主要病机多责之于胃失和降，胃气上逆。或为外邪侵袭，胃失和降；或为饮食不节，伤胃滞脾；或为情志失调，肝气犯胃；为体虚病劳，胃虚失和。该患者病情复杂，高血压，冠心病，糖尿病肾病，尿毒症期，腹膜透析治疗。但病情无论多么复杂，从中医角度看，只要抓住标本缓急，辨清虚、实及虚实夹杂三种状态，即可将复杂的问题迎刃而解，可达到治病求本之目的。作者在繁多的症状中辨清了脾肾阳虚为本，痰饮为标，并因证立法，随法选方。参照《景岳全书·呕吐》所云："呕吐一证，最当详辨虚实"用"吴茱萸汤温中补虚，降逆止呕，苓桂术甘汤健脾化湿温化痰饮。附子理中汤温中健脾，和胃降逆。"达到较好疗效。可见辨证准确，才能把握疾病的枢纽，用药才能有的放矢。（郑峰点评）

5. 麦文安医案

麦文安，广东鹤山县人，1950 年出生于香港。毕业于香港佛教华夏中医学院，从师院长何树勋博士。其后在南京中医药大学深造。2001 年取得中医学博士学位，是第一个在南京取得中医学博士学位的香港人。同年取得澳门工商管理学硕士。多次应邀在香港无线电视台专题介绍中药的食疗保健。曾协编《华夏医药》等著作多部。

现任香港佛教华夏中医学院中医系主任、教授及医师，擅长中医内科病，特别是脾胃病、功能性消化不良等之治疗及营养食疗等。

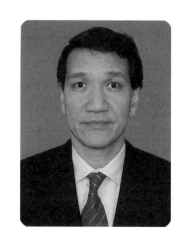

医案　疏肝和胃、理气止痛治疗胃脘痛

患者：男，60 岁，2006 年 7 月 10 日首诊。

简要病史：患者主诉，近日自觉纳呆，胃脘、胁肋闷胀疼痛，嗳气后胀痛缓解，情绪抑郁，烦躁易怒，时有嗳气吞酸，胃嘈杂，夜尿三四次，睡不宁，舌质偏红，苔薄黄，脉弦带数。

诊断：胃脘痛

辨证：肝胃不和，胃肠积热

治法：疏肝理气，和胃止痛，泄热清火

方药：柴胡疏肝散加减

柴胡 5g，枳壳 5g，川芎 3g，香附 3g，白芍 10g，陈皮 5g，炙甘草 3g，茯神 12g，远志 5g，黄芩 5g，炒栀子 10g。共 4 剂。每天一剂，水煎服。

饮食调护：调情志，改善饮食，适量适当运动。

【治疗过程】

二诊：2006 年 7 月 22 日，嗳气、泛酸止，胃脘胀痛减，情绪较前时舒畅。脉弦，舌质红减，苔薄，纳转佳，睡可，但夜尿仍有两三次。故上方去黄芩、栀子，加金樱子 10g、覆盆子 10g 以益肾固精缩尿，4 剂。

三诊：2006 年 7 月 27 日，诸症基本消失，舌淡红，脉缓和有力，眠转好，夜尿减除。

【体会】

患者起病时间短，未经过系统检查，故西医诊断未明确，但从症状特征及治疗情况，考虑为胃肠功能紊乱。患者因生意经营上的困难，工作压力大，又饮宴频密，过食甘肥厚味辛辣之物，好酒，加睡眠不足，致易怒，情怀不畅，肝失条达，气血郁结，

肝胃不和，引起胃痛。肝藏血，主疏泄，喜条达而不能郁结，肝经布胁肋，循少腹。因情志不遂，饮食不节，木失条达，肝失疏泄而致郁结。又气为血帅，气行则血行，气郁则血行不畅，肝经不利，横逆犯胃而致胃痛，痛连两胁，嗳气后胀痛减。肝郁化火致泛酸，舌偏红苔黄。治宜疏肝理气，和胃止痛，清热。选用柴胡疏肝散加减。方中柴胡疏肝解郁为君药；香附理气疏肝，助柴胡解肝郁；川芎行气活血止痛，助柴胡解肝经之郁滞，两药为臣，相合增其行气止痛之功；陈皮、枳壳理气行滞，白芍甘草养血柔肝，缓急止痛，茯神、远志宁心安神，黄芩、栀子泄热清火为佐药；甘草兼作调和诸药为使药之用。诸药相合，共奏疏肝行气，活血止痛之功。使肝气条达，血脉畅通，痛止而热清。

【香港行医感悟】

香港是一个国际金融、商贸的城市，由于地小人多，步伐急速，生活紧张，致使一般上班族以及经商人士生活在香港所受的压力是非比寻常的。过时的工作，频繁的应酬、招待和饮宴，加上甘肥厚味的食物，又缺乏休息和适当的运动，身体抵抗力自然下降，令人容易患上消化不良的肠胃病。香港寸金尺土，分秒必争，致令情绪紧张或抑郁等病症频生，若遇讳疾忌医者，更使疾患延误致深，实非香港之福。

香港中西医并存，病人求诊时多选择西医，以求速效，但以上述病症为例，若使用西药可治标，但副作用多，未能根治病源。笔者认为，应按中医学术的理论以"治病求本"和"辨证论治"的方法，以究其原因并作出诊断、辨证，从而作出相关的治法和方药，使病得治。再者，笔者建议香港政府或其他医疗机构可多办一些中医药基本理论、认识、养生和防治的讲座和研讨会以增加香港人对中医药的认识，以普及中医学术的认受性和实用性。前者可推广中国几千年的中医药学术文化，而后者更可使个人得到强身、健体和防病的养生之道，亦即中医学之精髓："治未病"是也。

【名家点评】

中医学强调整体观念和辨证论治，这是一种世界观，也是一种方法论。中医治病看的不仅仅是生病的人，还应该看到他们所处的生活环境，不仅仅看到某一个患病部位而是要看到整体，作者在诊治脾胃病时能够在整体观念指导下看到香港是一个商贸的城市，工作、生活紧张，压力较大，容易导致情绪紧张或抑郁等疾病，诊察疾病立足宏观，这种思想是甚为可贵。脾胃与肝胆同居中州，脾的运化，胃的受纳传导与肝的疏泄功能正常有密切的关系。当肝失疏泄、横逆犯胃时，当疏肝理气，使肝木得以条达，这是治疗脾胃病的重要环节。木旺乘土，影响脾胃功能的正常发挥，临床上常见胃脘胀痛，且痛连两胁、胸闷嗳气等"肝胃不和"的症状，正所谓"肝为起病之源，胃为传病之所"。柴胡疏肝散出自明代医家张景岳所著的《景岳全书》，为调肝理气名方，是历代医家治疗肝气郁滞的常用方，作者运用该方加减治疗肝胃不和引起的胃脘疼痛，药证一致，更值得一提是，嘱咐患者调情志，诚如《临证指南医案·郁证》"郁证全在病者能移情易性"，效如桴鼓。（李灿东点评）

6. 罗裕兴医案

罗裕兴，香港注册中医师及医务化验师。2006 年毕业于香港大学中医药学院获中医学学士学位，2009 年获北京中医药大学针灸硕士学位，2012 年于广州中医药大学获中医内科学博士。就读硕士、博士期间，分别师从北京中医药大学针灸推拿学院院长赵伯孝教授及广州中医药大学黄穗平教授。先后在上海中医药大学及北京中医药大学进修中医内科，肿瘤，针灸推拿学科等。2006 年至今，就职于博爱医院综合中医诊所。

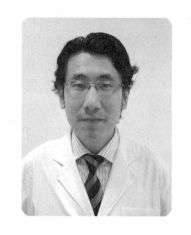

医案 中药颗粒冲剂治疗胃肠病

患者，女，40 岁，2009 年 10 月 9 日首诊。

简要病史：2008 年 8 月以来，因家事繁杂，心情抑郁，常感胃脘部胀满，伴纳差食少。自行服用含有氢氧化镁，氢氧化铝凝胶等西药，症状仍无明显减轻。来诊时自诉胃脘、胸腹胀满，进食少量即感饱胀，嗳气频作，眠差易醒，每遇急事或进食后即出现腹泻，呈稀糊状，矢气频，每日 3~4 次，伴腹胀痛，肠鸣；痛即须泻，泻后痛减。舌淡，伴齿痕、苔薄白，脉弦细。

诊断：胃痞，泄泻

辨证：肝气犯胃，胃失和降，脾失健运

治法：疏肝和中，益气健脾

方药：取中药颗粒冲剂，四逆散 5g，四君子汤 5g 和痛泻要方 5g 合而成方。每天冲服 1 剂，饭后温服。

饮食调护：嘱生活调养，如饮食有节，定时定量，少食多餐，营养丰富，易吸收消化，防止过饱过饥。保持心情舒畅，避免七情太过。坚持治疗，多能痊愈。需特别建议作胃、肠镜，幽门螺杆菌检查。

【治疗过程】

二诊：2009 年 10 月 16 日，服药 7 剂，痛泻俱减，大便日行 2 次，然只觉胃脘胀满微减，眠差依旧，舌脉同前。考虑上方行气消滞力有不足，在原方基础上，将四逆散调至 10g，另加麦芽 3g 以和胃消滞。服药 7 剂。

三诊：2009 年 10 月 23 日。来诊告知，胃、肠镜检查未见异常，幽门螺杆菌吹气测试呈阴。腹痛、腹泻均有缓解，大便日行 1 次，胃脘胀满显减，纳食改善，眠安神清。舌色稍红，脉细。改方逍遥散 10g 合香砂六君子汤 5g，10 剂，以巩固疗效。并嘱生活调养。

【体会】

盖肝属木，性喜条达，主疏调气机。脾胃属土，脾主运化，胃主受纳，共为升降之枢。此案为情志所伤，肝失条达，气机不畅，使脾胃升降受阻，升降失常，中焦壅滞，受纳、运化失司，故胃脘胀满，纳差食少；肝气横逆，克犯脾土，脾失运化，清浊不分，升降失和，故腹胀腹泻；肝脾失和，气机逆乱，故腹痛肠鸣。肝内舍魂，肝失疏泄，魂失舍藏，正如《素问·逆调论》所言："人有逆气……不得卧……是阳明之逆也。阳明者，胃脉也。胃者，六腑之海，其气亦不行。阳明逆，不得从其道，故不得卧也。"《下经》曰："胃不和则卧不安，此之谓也"，故眠差易醒。舌淡伴齿痕为脾胃虚弱之象；脉弦细，为肝脾不和之征。

治宜疏肝和中，益气健脾。以行气补脾之方药，使肝气自达，疏泄有度，气机乃可复其常，脾胃运化得行，升降出入如常，其病自除。初诊以四逆散、四君子汤和痛泻要方合方治疗，当中四逆散和痛泻要方均为疏肝行气之剂，以使肝气得调，并以四君子汤补脾之不足。

二诊胃脘胀满只是微减，因前方行气消滞力有不足，故加重四逆散之量，并酌加麦芽以行气消积，助胃气上行而资脾健运，使浊气下降而除胀宽肠。胃和，则卧能安。后又以逍遥散疏肝解郁，健脾养血，及香砂六君子汤健脾胃之本，使疗效得以巩固。

【名家点评】

中医认为中气如轴，四维如轮，轴运轮行，升降有序则不病矣。脾胃秉土气生，居中焦而为升降之枢。轴灵枢转，则清升浊降。中气不足，则升降窒塞，"浊气在上，则生䐜胀，清气在下，则生飧泄。"治之之要，在于益中气，健脾胃，运中轴，助升降。作者把握枢机不转，升降违和的病机关键，以四君子汤益气健脾；以痛泻要方补脾土，疏肝气；以四逆散调畅气机；三方合用使土运木疏，重建升降之序，清气得升，浊气得降，遂胀减泻止。继以逍遥丸疏肝健脾，香砂六君子汤益气健脾，行气化痰亦是运中轴以带四维，恢复气机有序升降之法。本案以中药颗粒冲剂冲服而快速取效，充分体现了中医的简便验，可为肠易激综合征的临床治疗提供有益的借鉴。（毛炜点评）

【香港行医感悟】

香港城市生活节奏急促，市民常因家庭问题及工作繁忙，而容易患上肠胃病。肠胃病一向是不少香港市民的困扰，长年反复，难以根治。不少人感到胃胀、消化不良等毛病时，认为只属小毛病，自行服药，以求一时之缓解。另外，一般人均忽视健康体检。他们都认为短时间胃肠不适，并不值得花费做胃、肠镜检查。因而错过了早期最好的治疗时机，耽误病情。

偶然的肠胃不适，一些肠胃药或可以解决。但经常性的身体不适，就绝对不能忽视。一些腹泻和消化不良的症状是可以由其他器官的疾病引致。它们可能是胃炎、胃溃疡、甚至胃肠癌的前期症状。如诊疗不加重视，忽视化验的检查，后果相当严重。

故香港的中医师除应继续发挥中医药治疗功能性疾病的传统优势外，更应多加提醒市民作健康体检，以便发现一些不易察觉的早期疾病。让市民认识到健康体检，是预防疾病的有效手段之一。

另外，中药颗粒冲剂乃根据传统中药的煎煮理论，配合现代化的提取及浓缩技术精制而成，从而保证了中药疗效。方便冲服的特点，亦广受生活节奏急促的香港市民的欢迎。

7. 许梦骏、许祥发医案

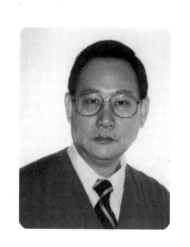

许梦骏，广东省汕头市人，中医家学渊源，师承广东省名中医陈桂三医师，1972 年于汕头市中西医进修学校毕业后任汕头市第一人民医院住院医师，1981 年来港任许寒梅中医诊所医师，1993 年成立中城参茸药业有限公司并自任医师至今。历任新华中医中药促进会学术理事，学术副主任，副理事长及永远会长等职。

许祥发，中医博士，出生于中医世家，师承广东省名中医庄礼兴教授，现为中城中医诊所主管医师，曾于各中医论坛、会议发表论文 2 篇、文章 7 篇。历任新华中医中药促进会干事、理事、副秘书长至今。

医案 1　半夏泻心汤加减治疗胃痛

患者，女，40 岁，2006 年 7 月 20 日首诊。

简要病史：胃部疼痛胀闷不适数年。患者于 3 年前开始经常胃部胀闷不适，饭后更甚，每遇工作压力时胃胀加剧，甚则刺痛样，曾于西医诊断为消化性溃疡，经治疗服用止痛药物后暂舒，不久胃痛复发，为求彻底治疗于我处求诊。患者最近工作繁忙及搬家事宜后出现胃部胀满，阵发刺痛、嗳气吞酸、纳之无味、睡眠质量下降，多梦易醒，面部痤疮增多、小便黄、大便燥结，2 日一行。舌红苔黄，脉弦滑数。经问诊后得悉患者平日食无定时，特喜爱煎炸辛辣之物。

诊断：胃痛

辨证：脾胃气虚、肝郁化火、热结中焦

治法：清热理气止痛

方药：半夏泻心汤加减为主

半夏曲 6g，沉香 6g，党参 20g，炒黄连 10g，炙甘草 10g，海螵蛸 20g，蒲公英 10g，煅瓦楞子^{先煎}10g，旋覆花 10g，延胡索 10g，丹参 10g，煅牡蛎^{先煎}15g。6 剂，日服 1 剂，每日 2 次。

饮食调护：①胃痛病急性期间需严格控制饮食，忌辛辣，烈酒，浓茶和咖啡等易致溃疡食物。日常应给予清淡，蛋白量高，甚至脂肪稍高之食物。②胃溃疡患者进餐应以少食多餐为主，使食物易与胃酸结合，减低胃部工作量。③嘱患者依时复诊，疼痛期间可按合谷、内关、梁丘穴舒缓痛楚。

【治疗过程】

二诊：2006 年 7 月 26 日，服药后胃痛已减，嗳气吞酸情况减轻，经来两胁不舒，大便已较前多，方改用逍遥散合左金丸加减为主。半夏曲 6g，茯苓 10g，炙甘草 10g，竹柴胡 10g，白芍 10g，乌贼骨 20g，薄荷^{后下}10g，熟地 10g，炒枳壳 10g，煅瓦楞子^{先煎}10g，吴茱萸 3g，炒黄连 10g。7 剂，日服 1 剂。

三诊：2006 年 8 月 3 日，月经已止，胃胀吞酸较二诊更轻，为求彻底治疗，首方减蒲公英，加全瓜蒌 10g，炒枳壳 10g，当归 10g，素馨花 10^{后下}6g 以巩固疗效。6 剂，日服 1 剂，复渣，每日 2 次。

四诊：2006 年 8 月 10 日，胃胀、吞酸、嗳气消失、食欲明显好转，为防其复发，叮嘱患者平素多服四君子丸，每发胃胀感即服半夏泻心汤冲剂以防其症状加重，及时复诊。

【体会】

此病案患者情志失调及平素饮食不节为引发胃痛之重要诱因，肝主疏泄喜条达，情志不舒、肝气郁结而不得疏泄，疏泄功能失常则影响气机升降出入，肝气犯胃则作痛，肝胃气逆，故腹脘胀满，吞酸嗳气。肝火上炎，母病及子、热扰心包，致心烦失眠。患者平日食无定时、饮食习惯失当对胃部造成慢性损害，中焦失养引致肠胃不和，脾胃升降失常，故出现心下痞，纳差等症状，加上偏爱油炸辛辣之品、热结中焦、腑气不通，导致大便燥结。拟方时以半夏泻心汤并用左金丸为主，佐以降气，制酸类药物如旋覆花、沉香、乌贼骨、瓦楞子、牡蛎等以调理气机，抑制胃酸分泌。

"半夏泻心汤"出自《伤寒论》，此方由半夏、黄芩、干姜、人参、黄连、大枣、炙甘草所组成，为调和肠胃剂之常用方。药对方面，沉香味苦温，功能疏肝和胃、行气消胀、化滞止痛。半夏曲味辛平，功能和胃止呕、燥湿化痰、消痞散结、下气宽中，沉香半夏曲两者相须，互相促进，增强疏肝和胃、健脾燥湿、行气止痛，化滞消胀之功效。另外以半夏曲配伍瓦楞子功效亦相得益彰，瓦楞子祛瘀散结、止痛、抑制胃酸，防止胃酸倒流，多用于治疗气滞血瘀型胃脘刺痛。半夏曲以降为主，瓦楞子以清为要，两者并用，一降一清、一燥一化，和胃消胀，抑制胃酸。海螵蛸又名鱼古、乌贼骨，入肝、肾经，用于抑制胃酸，治疗胃、十二指肠溃疡引致吞酸烧心疗效亦佳。

患者经来两胁疼痛，此乃热伏冲任、肝经郁热、郁而化火、肝火循经而行所致，肝为风木之脏，气行于左，应受肺金克制，气机受阻、肺失宣肃、肺气不能制约肝气，致肝火上炎停于胸胁。"左金丸"由黄连及吴茱萸按照 6 : 1 比例组成，方中黄连泻心火，使心火不克肺金，肺金不为克，方能抑制肝木，肝（左）得肺（金），所以名曰

"左金丸"。已故名老中医施今墨惯用炒黄连，妙用炒黄连一是去其辛，二是防其苦寒伤阳，炒黄连、吴茱萸两药参合、辛开苦降，一寒一热，共奏清泄肝火，疏肝理气止呕，和胃制酸。

而病情缓解后，则根据患者脾虚之候给予四君子汤益气健脾善后。

【名家点评】

半夏泻心汤是寒热并用、苦辛并进之方，意在调和肠胃，降逆开痞。许多医者运用其治疗诸多急慢性胃肠疾病收到良好的效果，但多不是生搬硬套，而是灵活运用，随证加减。本案例，医者紧紧把握四诊资料，断其证属虚中夹实，热性突出，并与肝相关，故调整其寒热、苦辛之比重，去干姜、以党参易人参，减轻其辛烈之性，再加强清降理气制酸之品，加减得当，病情很快得到缓解。但不等于病症已经痊愈，故嘱其注意继续生活调理及服用四君子丸，此乃是良策，亦是中医特色之一。（刘茂才点评）

医案2　温经汤加减为主治疗子宫肌瘤切除术后腹痛

患者，女，24岁，2008年10月10日首诊。

简要病史：患者腹痛1月余。患者曾于2007年12月进行子宫肌瘤切除术，休养不足半月即马上重新投入工作，术后月经先后不定期，半月至2月一行。1月前开始出现下腹疼痛，初时为隐痛，遇冷更甚，患者自行温水热敷及服用红糖姜水后疼痛减轻，但很快又复发。半周前经至疼痛较之前更重，呈刺痛状，经量少，色黯红，结块，下腹及四肢厥冷，畏寒，面色苍白，腰膝酸软，心悸，纳食一般，失眠，二便调。脉弦细而涩，舌暗淡苔白。

诊断：腹痛，月经先后不期

辨证：脾肾阳虚，寒凝血瘀

治法：补肾健脾助阳，行气散寒祛瘀

方药：温经汤加减

吴茱萸15g，川芎10g，当归10g，白芍15g，党参15g，生姜10g，桂枝10g，半夏12g，丹参15g，香附10g，夜交藤20g，甘草5g。4剂，每日1剂，复渣再煎，每日2服。另给予患者疼痛发作时服用红蓝花酒，每次5~8ml。

饮食调护：饮食以清淡为主，忌生冷及高脂食物。

【治疗过程】

二诊：2008年10月15日，病人服药后冷痛略舒，面色较前好转，畏寒感消失，腰膝酸软不甚，纳可，舌黯苔白，脉细涩。治法守上方治疗4剂，服法如前。

三诊：2008年10月20日，腹痛较前明显好转，经止，面色红润，四肢变温，纳可，眠可，二便调，脉大而代，舌黯如前。病人正气已复，化瘀药物可略加，攻补兼

施，用《妇人良方大全》温经汤加减。方药：吴茱萸 15g，党参 15g，当归 10g，川芎 10g，莪术^{醋炒}10g，牛膝 10g，丹皮 10g，香附 10g，白芍 12g，茯苓 10g，甘草 5g。7 剂，日服 1 剂，复渣，每日 2 次。

四诊： 2008 年 10 月 28 日，病人腹痛大为改善，甚则全天无痛，精神较发病前更好，腰膝酸软感消失，为巩固疗效守上方 4 剂。

五诊： 2008 年 11 月 3 日，腹部疼痛完全消失，只偶发胀纳感，其余无不适，为确保疗效，建议短期内继续服用桂枝茯苓丸，注意气血调养，清淡饮食，定期 B 超检查子宫内部情况。

【体会】

本病例患者曾接受子宫肌瘤切除手术，气血已伤致正气不足，加上饮食，生活习惯失当，术后护养不足，邪气再犯胞宫，不荣不通则致痛。由于病人正气已虚，治疗初期应先扶正培元为主，攻邪祛瘀为辅，先补后攻，待病人气血旺盛，以自身之气血加上祛瘀药物辅助才能达至治病最高疗效，首诊方以《金匮要略》温经汤为主：吴茱萸、桂枝、生姜、温里散寒止痛；党参、当归、白芍、补气养血，以补虚调之冲任，川芎、丹参活血祛瘀；当归配川芎，皆性温，为血中之气药，既可温经散寒，又可活血祛瘀，为调经常用药对；人参、甘草、半夏、健脾和中，资生化源，祛瘀而不伤正。在治疗过程中，可根据其他兼症酌情加减，例如失眠、心悸、眩晕可重用当归。阿胶、烦热时作可加生地，赤芍，胸胁不舒者可加香附、乌药。

本病除煎药服用外，治疗时还叮嘱患者于腹痛剧烈时服用红蓝花酒，"红蓝花酒"出自《金匮要略》："妇人六十二种中风、腹中血气刺痛红蓝花酒主之。"红蓝花即红花，功能行血活血，酒煎更加强药效，使气血通畅，则腹痛自愈。

待病人面色好转，脉沉而有根，气血充足，则将主方由《金匮要略》温经汤改为《妇人良方大全》温经汤，两者虽同名及皆主治冲任虚寒，瘀血阻滞之妇科疾病，但《金匮要略》温经汤以养血补虚见长，以调冲任，温阳补益为主；《妇人良方大全》温经汤虽补养扶正不及上方，但配伍莪术、牛膝后功长于活血祛瘀，为气血凝滞所致脐腹作痛，脉沉紧之首选方。

患者经大半月治疗后，全身症状及下腹腹痛已消失，为确保疗效，病人仍坚持服用化瘀能力较弱之桂枝茯苓丸，还经常服用归脾丸以健脾益气，固本培元。由于病人为子宫肌瘤病变高危群，故叮嘱其日常低脂清淡饮食，尤其严禁生冷之物，调畅情志，定期 B 超复查子宫内部情况。

【名家点评】

温经汤源于《金匮要略》，同名异方约有 12 种，其药物组成与功能主治各有不同。《金匮》温经汤意在温经散寒，养血祛瘀。本案例把握病机，取其方加减，循序渐进，以"补肾健脾助阳、行气散寒祛瘀"，可谓药到病除。药不在于贵贱、多少、轻重，而在于对症和配伍合理。医者，紧紧把握病情变化，适时调整用药，变化药味虽不多，药量亦非重剂，但可收显效。本案病者，就诊前十个月已行子宫肌瘤切除术，即或手术对机体气血乃至脏腑功能有所创伤，月经异常症状突出，抓住当前主症，分析病因病机更加直接明了。（刘茂才点评）

【香港行医感悟】

先严许寒梅医师为香港名老中医，精于内、儿、妇科，对儒学深有造诣，深受病人敬仰。余于内地香港行医四十年间，兼承祖训："精心施治济困扶危"，体会至深。子许祥发能承父业，已于广州中医药大学本科毕业，现更攻读广州中医药大学针灸推拿学硕士，本稿亦承其协助整理，颇慰老怀。

香港为南海之滨，岭南湿地，饮食中西，饱食膏粱厚味者众。四季以春夏为多，常处冷气之室，内外温差悬殊。昼夜奔劳，形寒饮冷者多，正虚体弱，证以寒热相兼尤多。故临床每治病施方、理法、方药总如张景岳说："治病者必阴中求阳，阳中求阴"。芳香化浊兼于清热，祛邪解表于扶正之中。升降浮沉，转枢内外，各彰其义而各施其法、对立而统一，偏纯者寡。但也有不尽然者，当以辨证施治。

一代宗师如叶天士、吴鞠通、薛生白、吴又可等先贤著作，定必熟读，融会贯通。《内经》《伤寒论》《金匮学说》更不可不读。"书读百遍"其义可见，有纲举目张，为临床指导作开启之用。苏轼曰："旧书不厌百回读，熟读深思子自知"，余每读一遍《伤寒》《金匮》，每深一次体会，自愧学浅不足。

孔子曰："医者应有'恒德'，济困扶危"。故医者不单精益于医术，更应有精心施治，济世为怀的医德，常人需恻隐之心，何况医者乎。

第七章　肢体关节病

1. 董子林医案

董子林，广东省德庆县人，香港注册中医师。1980 年毕业于广州中医学院医疗系。1980 年 10 月～1983 年 11 月在广东德庆县冲源水库区医疗室工作。1983 年 12 月来港定居，1984 年 10 月～2002 年 11 月分别在香港英华及正丰中西药行任驻诊中医师。2002 年 11 月～今在香港浸会大学中医诊所任中医师。

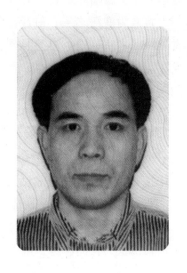

医案 1　益气血、健脾胃、补肝肾、祛风湿治疗久痹

患者，女，23 岁，2005 年 7 月 8 日初诊。

简要病史： 患者于 2004 年 3 月，因感冒后出现反复发热，迁延一个月未愈，后来到医院留医，经治疗终于退烧出院。接着出现全身肌肉、关节红肿疼痛，以双手指关节为甚，再到医院治疗 1 年未能改善。经检查确认为类风湿性关节炎，西医建议用类固醇药物治疗，但患者不同意，遂转中医治疗。来诊时患者形体消瘦，双手指关节红肿痛甚，状如香蕉仔，不能屈伸，双膝肿痛无力，行走困难由家人搀扶来诊，精神疲倦欲睡不想动，面色苍白，伴胃脘胀，纳差，舌淡红，脉细弱而数。

诊断： 痹证

辨证： 气血两虚夹风寒湿痹

治法： 益气血、健脾胃、补肝肾、祛风湿

方药： 黄芪 15g，炒白术 15g，党参 15g，防风 10g，当归 12g，川芎 9g，小茴香 6g，䈽竹 10g，全蝎 6g，乌梢蛇 15g，艾叶 6g，炮天雄^{先煎}6g，稻芽 15g，千年健 10g，麦冬^{后下}15g，7 剂，每天服 1 剂。

饮食调护： 清淡饮食。

【治疗过程】

二诊：2005 年 7 月 18 日，双手指关节肿痛好转，稍可屈伸，仍双膝肿痛无力，胃脘胀，纳差有改善，上方去麦冬加减：黄芪 15g，炒白术 15g，防风 10g，当归 15g，川芎 10g，苍术 10g，茜草根 10g，黑老虎 15g，全蝎 6g，艾叶 6g，炮天雄 6g，稻芽 15g，鸡血藤 15，鹿衔草 15，乌蛇 15g，10 剂。

三诊：2005 年 8 月 2 日，双手指关节及双膝关节肿痛逐渐消退，精神疲倦减轻，上方再进 10 剂。

四诊：2005 年 8 月 20 日，双手指及双膝关节肿痛无力、屈伸不利、精神疲倦等症状完全消失，并续以上方间断服药巩固。治疗四个月而康复，至今追访 3 年多无复发。

【体会】

中医认为本病的发生主要是风寒湿三气杂合而成痹，阻塞气血运行不畅，经络阻滞，以致肌肉、关节、筋骨、经脉活动障碍，具体表现为肌肉关节酸痛、麻木，重着屈伸不利，甚至关节肿大之病症。现代医学的风湿性关节炎、风湿热、痛风、坐骨神经痛等病，都可归属于痹证的范围辨证论治，因为人体感受邪气的偏胜不同，临床症状也各不相同，风胜者为行痹，寒胜者为痛痹，湿胜者为着痹，热胜者为热痹。

痹证在临床上是常见病，也属于疑难病之一，现在西医治疗虽多，但还没有疗效肯定的治疗方法。笔者在香港临床工作多年，留心观察，风、寒、湿、热痹很少单独存在，往往是各邪相兼，邪实、体虚并存。治疗上，根据治痹的二大法则：新痛忌温补，久痛忌苦寒。新病多实，宜攻为主，应用祛风散寒燥湿，清热利湿祛风通络。久病多虚，治以扶正为先，或扶正祛邪相结合，必要时也可以先祛邪后扶正。应用补气血、益肝肾、祛风散寒、化湿通络。同时要抓住痹证"痛、走、冷、肿、麻"的临床特点，进行辨证，对症用药治疗。笔者多年来运用益气养血、健脾胃、补肝肾、祛风湿法，标本兼治为主，辨证加减治疗痹证，收到满意疗效。基本方为：黄芪 15g，党参 15g，炒白术 15g，当归 12g，川芎 9g，白芍 15g，防风 10g，黑老虎 15g，全蝎 6g，乌梢蛇 15g，鸡血藤 15g，鹿含草 15g，艾叶 6g，千年健 10g，杜仲 15g。辨证加减法为：关节重着肿痛，加上苍术、白术、茜草根、川草薢。以健脾燥湿行湿消肿；关节红肿热痛，重用麦冬 30g 后下，加重清热利水消肿止痛，笔者体会用麦冬后下清热作用强。手指关节僵硬，肿胀，屈伸不利加上桑寄生、小茴香、全蝎、乌蛇、白花蛇以温经搜风通络；形寒肢冷．遇寒痛剧，加炮天雄、吴茱萸，以散寒兼补火，阳气足则阴凝自散。手足麻痹也是痹证的常见症状，有两种情况：①气血不足，血不荣筋。治以益气养血，祛风通络。②筋骨受损，气滞血瘀。宜先活血祛瘀行气，然后补气血通络。常用药有：元胡、半枫荷、羊蹄根、当归、川芎、杜仲、怀牛膝、黑老虎、穿山龙。对于翻风下雨发作的天气预报型痹证，加松节、蚕砂，以增强散寒，燥湿通络止痛。笔者在临床中也观察到，很多痹证患者，都有不同程度的胃脘胀，嗳气，胃口欠佳的现象。这些病人大多数有长期服食消炎止痛剂及皮质类固醇激素药物的习惯，使脾胃功能受损害。对这些病人要先调理好脾胃功能，才是治痹证的重要一环。重用黄芪、白术、苏叶、炒麦芽、稻芽等，益气健脾醒胃，做到"脾旺能胜湿，气足无顽麻"。对久病血虚，面色苍白，贫血者加重当归，制首乌，配川芎，养血活血祛风以达"治风先治血，血行风自灭"的目的。

【名家点评】

对于类风湿关节炎这类顽痹，临床往往虚实夹杂，治疗当攻补兼施，扶正祛邪。董医师运用益气养血、健脾胃、补肝肾、祛风湿法，标本兼治为主，辨证加减治疗，疗效可观。通过从气血脾胃入手，增加扶正之力，一则达"脾旺能胜湿，气足无顽麻"之目的，二则脾气健运，则消化吸收功能正常，不仅可正常消化吸收水谷之精微，而且可以充分吸收药物之精华，以达治疗目的，因顽痹远非一两日之功即告愈之病，尤须顾护好脾胃。同时，肝主筋，肾主骨，顽痹往往伤筋损骨，因此临床上调补肝肾常常是其治疗的重要手段。而"风寒湿三气杂至合而为痹"，故临床治疗也应祛风散寒除湿同时应用，但需根据邪气的偏重而加大祛除相应邪气的力量。加上久病多痰瘀夹杂，或蕴久化热，所以还需配合涤痰化瘀或清热等法，才能效如桴鼓。（何羿婷^注点评）

医案 2　益气养血、补益肝肾、滋养筋脉治疗痹证

患者，女，68 岁，2008 年 5 月 3 日初诊。

简要病史：右侧腰腿至足跟烧灼样麻痹 2 年。患者于 2004 年 3 月突然右腰腿酸痛麻木无力，不能行走，只能卧床。到医院诊治，确诊为腰椎间盘突出症，并住院进行手术治疗。手术成功，症状消失，可行走，生活自理。但术后一个月，右腰腿至足跟出现烧灼样麻痹感，到医院复诊，西医认为是术后未适应，嘱其需时观察，4 个月过去，症状如前。遂转中医针灸治疗，针药并用治疗约一年半，症状依然未见改善，针灸医师嘱其转到中医内科诊治。笔者为其初诊时，自述右腰腿至足跟持续性烧灼样麻痹，夜不能寐，精神疲倦，纳常，二便调，余无特别不适，舌淡红，舌边稍黯，脉弦细。

诊断：痹证

辨证：气血不足，肝肾亏虚，筋脉失濡

治法：益气养血，补益肝肾，滋养筋脉

方药：自拟方

黄芪 15g，党参 15g，当归 15g，川芎 10g，白术 15g，杜仲 15g，千斤拔 15g，黑老虎 15g，白芍 15g，菟丝子 15g，牛膝 15g，木瓜 10g，鹿衔草 15g，穿山龙 30g，炙甘草 6g。7 剂，每日 1 剂。

饮食调护：清淡饮食。

【治疗过程】

二诊： 2008 年 5 月 12 日，症状无改善，笔者向病人解释，因病程时间长，很难数剂药见效，需耐心服药，守上方执 10 剂，以观后效。

三诊： 2008 年 5 月 25 日，前症仍然无改善，笔者认为患者已服 10 余剂，对症状丝毫无改善，说明辨证用药不应，有需要重新做出辨证论治。刻下，考虑患者曾因手术治疗，可能筋骨受损，使气滞血瘀，经络受阻所致。拟行气活血祛瘀通络法。方药：元胡 10g，乳香 3g，没药 3g，半枫荷 15g，羊蹄根 15g，当归 15g，川芎 10g，杜仲 15g，甘草 15g，怀牛膝 15g，黑老虎 15g，白芍 15g，鸡血藤 15g，广穿山龙 30g，川断 10g。五剂，每日 1 剂。

四诊： 2008 年 6 月 3 日，服药后，腰腿烧灼麻痹有所减轻，效不更方，10 剂。

五诊： 2008 年 7 月 20 日，患者自述服上方后症状基本消除，但因 20 天前回国内旅行，吃了一些瓜汤及芥菜汤后，前症曾复发过，自配上方五剂服后已除。笔者认为气滞血瘀既通，其本质为气血不足，肝肾亏虚，风湿痹阻，必须改以益气血，补肝肾，祛风湿通络法，巩固疗效。方药：北芪 15g，杜仲 15g，川断 15g，菟丝子 15g，党参 15g，白术 15g，鹿含草 15g，千斤拔 15g，黑老虎 15g，白芍 15g，怀牛膝 15g，首乌 15g，当归 15g，川芎 10g，羊蹄根 15g，广穿山龙 30g。7 剂。用上方加减调理 2 个月，至今一年无复发。

【体会】

病例属于久痹，风寒湿痹、气血、肝肾、脾胃虚弱集于一身。正虚邪实，治法以扶正祛邪、先祛邪后扶正相结合而取得满意疗效。本病因久治不愈，患者往往生命意志力低下，常不开心，对治好疾病失去信心，所以要对病人耐心解释和安慰，患者要与医师密切合作，耐心服药，是可以使病情好转，并非不治之症。同时，饮食失调也是导致痹证复发的因素。例如一些痹证患者吃了鸡、牛、羊、虾、提子、番茄会发作加重，所以要避免，体质虚寒的患者不要吃芥菜、通心菜、苋菜、西瓜、雪梨、糯米等寒湿类食物。可常用黄芪、党参、当归、怀山药、红枣、千斤拔、牛大力、五指毛桃根、巴戟等益气健脾、强筋壮骨中草药，用蛇肉或猪瘦肉煲汤，对痹证病人有很大帮助。总之在日常生活中做到：你的食物就是你的药物，你的药物就是你的食物的饮食调理，就会减少痹证的发生和复发的机会。

【名家点评】

本病病情反复，董医师从气滞血瘀论治，再益气血，补肝肾，祛风湿通络，方证相符，疗效显著。同时还有几点值得借鉴：①腰以下病多肾虚，因此，即使在祛邪为主，应用行气活血祛瘀通络法时，也不忘补肾，如加用杜仲，川断，怀牛膝等药；②注重调护的重要性，如饮食、情绪、气候变化及生活起居等等对痹证的治疗效果都往往有十分大的影响。（何羿婷[注]点评）

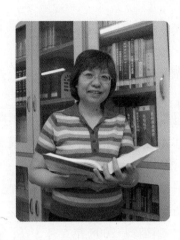

注：

何羿婷，医学博士、教授、博士生导师。全国名老中医焦树德教授学术继承人，广东省中医院名中医，广东省中医药学会风湿与关节康复专业委员会主任委员，广东省中医药学会秘书长。

附案　内外并举治疗带状疱疹

患者，女，34 岁，2005 年 6 月 2 日初诊

简要病史：患者 2 天前，恶寒发热，头痛，腹部皮肤灼热刺痛，第三天局部皮肤先为红斑，后发现集簇成群的大小水泡，晶亮充满，夜间灼痛难眠，舌红苔黄脉滑数。

诊断：带状疱疹

辨证：湿热内蕴，心肝火郁结皮肤

治法：清肝泻火，凉血解毒

方药：自拟方

大青叶 15g，火炭母 10g，车前草 10g，广金钱草 15g，凌霄花 10g，布渣叶 10g，赤芍 10g，丹皮 10g，土茯苓 15g，金银花 15g，连翘 10g，扛板归 15g，淡竹叶 15g，黄芪 10g，当归 10g。3 剂。

艾火热熏方法：让患者暴露患处，点燃艾条，对准治疗部位热熏，时间约 15 分钟，水泡密集处热熏时间适当延长至 20 分钟即可。本法简便易行，艾火热熏时局部皮肤有热辣灼痛感，以患者可耐受为度，热熏过的部位有立即止痛的舒适感觉。

饮食调护：清淡饮食。

【治疗过程】

2005 年 6 月 6 日，经过上述方法治疗，皮肤灼热刺痛逐渐减轻至消失。两天后局部皮肤干燥结痂，4 天痊愈。

【体会】

本病是由带状疱疹病毒感染所致。因皮肤水泡成串缠腰而发，中医称为"缠腰蛇"、"蛇串疮"。特点是起病急而突然，患者十分痛苦。及时治疗，消除痛楚为当务之急。笔者在大队清热泻火，凉血解毒药物中加入少量黄芪、当归，意在益气活血，托毒外出，抑腐生肌，结合艾火热熏患处，内外合治，相得益彰，使疾病迅速向愈。

【名家点评】

中医认为带状疱疹主要是由于情志内伤，饮食失调、肝胆不和，气滞湿郁化热化火，湿热火毒郁阻经络外攻皮肤所致。本病初起多为湿热困阻，中期多为湿毒火盛，后期多为火热伤阴气滞血瘀或脾虚湿阻，余毒不清。临床表现以身体一侧成群水疱、疼痛为特征。本病中医治疗总的法则是：利湿解

毒，通络止痛。强调根据病人不同体质、不同发病阶段、不同发病部位进行辨证施治。体质强者可重用清热解毒利湿之药，弱者不宜攻伐太过，要注意扶正祛邪。一般初期以清热利湿解毒为主，佐以通络止痛；中期清热解毒和通络止痛并重；后期以养阴清热止痛或健脾通络止痛为主。病在头面上部，加强清阳明胃热；病在胸腹中部，加强疏肝清热解毒；病在外阴、下肢，加强清利下焦肝胆湿热。且应内治和外治相结合。（范瑞强注点评）

【香港行医感悟】

笔者于香港行医在弹指一挥间，20多年过去了，回想过去的行医历程，深有感触。忆往昔，来港定居时，香港仍然是英国殖民地政府管治。当时香港政府对中医业，就像野山上的一棵草药，无人管，无人理，让其自生自灭，并且诸多限制。例如，中医师不能用西药为病人治病，就连听诊器、血压计也不许应用。笔者当时作为一个国内的初级中医师，来到这个人生地不熟的香港，资浅识薄，要立足实在十分困难。然而，笔者当下立志做一个有益于民众的中医师，想尽办法，寻找中西药行聘请自己做驻诊中医师，希望一边工作，一边学习，不断积累医学经验，为志向默默地工作、生活。1997年香港回归中国成为特别行政区，对中医业采取了积极政策，实行中医师注册制度，市民对中医药知识提高了，对养生保健意识也增加了，对中医药的信心、需求也正在增长。经过20多年的工作体会，在香港做好一个中医师，医术、医德、疗效与安全都十分重要。真是医好一个人，你会风平浪静；若一不小心，医坏了一个病人，你就会被兴风作浪，甚至影响职业的生命，慎之，慎之！

对有毒性的药物如制附子、炮天雄、制川乌、制草乌，要十分小心应用，因经验不足，甚少用制附子，遇到形寒肢冷、阳气不足的病人，也只用炮天雄6g，当病人服后自觉手足已温，稍感口干时，就立即停止应用，否则会造成虚不受补，对痹证的调理、巩固期带来困难。对于一些年老、体弱，多种疾病在身的痹证病人，用药也要十分谨慎，因为对于每一个病人都存有责任风险，如果做好临床安全用药管理，就算出现事情，自己也心安理得地负起责任。

注：

范瑞强，主任医师、教授、博士生导师、学科带头人。现任广东省中医院皮肤科主任导师，中国中医药研究促进会皮肤性病分会主任委员，中华中医药学会皮肤科分会副主任委员，广东省中西医结合学会皮肤性病专业委员会主任委员，广东省中医药学会皮肤病专业委员会副主任委员等职及《中国中西医结合皮肤性病学杂志》等杂志编委。曾任香港仁济医院中医门诊暨科研中心主任。

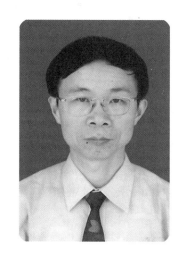

2. 彭志标医案

彭志标，香港中医药管理委员会注册全科中医师，毕业于香港大学取得中医全科学士学位及针灸学进修文凭。现为香港佛教华厦中医学院教授，任香港新华中医中药促进会学术顾问等职。具丰富的临床及教学经验，尤擅长于针灸、妇科、儿科、外科及内科杂病，积极致力推广中医药及提倡中医养生保健。

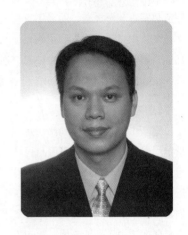

医案 驱寒祛湿、温经通络法，针药结合治疗类风湿关节炎

患者，女，37岁，2009年8月14日初诊。

简要病史：患者于6月初左手腕关节肿痛往西医求诊，服药后疗效欠佳，再经物理治疗师治疗，亦无明显进展。其后往医院诊治，确诊为类风湿性关节炎。但治疗月余仍疗效反复，时好时坏，肿痛未消，经介绍前来作中医治疗。来诊时症见左手腕疼痛，影响日常生活，如写字、打计算机等工作；左脚跟疼痛，落地行走尤甚。检查：左手腕背横纹中点见花生大肿块，无灼热感，左脚跟压痛但无红肿，面色㿠白，舌淡胖苔薄白，脉沉细。

诊断：尪痹

辨证：阴寒凝聚，湿阻经脉

治法：驱寒祛湿、温经通络，针灸及中药并用治疗

方药：自拟方

乌梢蛇15g，制川乌^{先煎}15g，熟附子^{先煎}15g，桂枝12g，黄精30g，威灵仙18g，熟地30g，炙甘草6g，香橼9g，生姜3片、大枣5枚，4剂。每天1剂，加清水5碗煎剩1碗，复渣清水3碗再煎剩1碗，分2次温服。

针灸取穴：阳池（左）、阳溪（左）、曲池（左）、昆仑（左）、仆参（左）、申脉（左）、针用泻法。

饮食调护：清单饮食，适寒温，调情志，增强功能锻炼，劳逸结合。

【治疗过程】

二诊：2009年8月18日，左手腕疼痛稍减，肿块也稍缩小，写字等工作时仍痛，左脚跟压痛减少，行走时仍痛，纳食稍差，大便稍硬。舌淡苔薄白，脉沉。前治法见效，中药：加香橼6g，郁金9g，延胡索9g，加强理气和胃止痛效果，4剂。针灸：加足三里（双），平补平泻；外关（左），泻法。

三诊：2009 年 8 月 22 日，左手腕疼痛明显减轻，肿块缩至黄豆大，写字仍稍痛，左脚跟行走时仍稍痛，纳食正常，大便稍硬，舌淡红苔少，脉细。效不更方，针药守上方，中药 4 剂。

四诊：2009 年 8 月 26 日，诸症明显好转，纳食正常，二便调，稍觉腰酸，舌淡红，苔薄白，脉细。中药守上方，4 剂，针灸取穴：去仆参，昆仑，加肾俞，针用补法。加强补肾阳，温通经脉之效。

五诊：2009 年 9 月 1 日，诸症基本消失，功能恢复正常。针药治疗均以温补肝肾、疏通经脉之法以巩固疗效。中药：黄芪 15g，山萸肉 12g，川芎 12g，熟附子^{先煎}15g，桂枝 12g，黄精 30g，熟地 30g，炙甘草 6g，香橼 9g，生姜 3 片、大枣 5 枚，4 剂。针灸：加命门，针用补法。

【体会】

本病西医诊断为类风湿性关节炎，此为常见病及多发病，近年临床观察患者更有年轻化的趋势，是一种以关节炎性病变为主的、慢性全身性之自身免疫疾病。其病变以小关节为主，尤其是两手的近端指关节最为常见，多伴关节肿胀，畸形或强直。类风湿性关节炎的病因尚未肯定，但其发病与细菌感染神经调节障碍，内分泌紊乱有一定的关系。病变严重可延及关节的各种组织，如滑膜、软骨、韧带、肌腱和骨骼等。早期可构成游走性的关节肿痛和运动障碍，中晚期则令致关节僵硬和畸形，常伴有骨骼肌萎缩。严重影响正常肢体活动，危害身体健康，造成生活质素下降。类风湿性关节炎属中医学"痹证"、"尪痹"的范围，又与"历节"病有相近之处。根据临床表现可分为湿热型、寒湿型、寒热错杂型等。而本证型属寒湿型，由于阴寒凝聚，湿阻经脉所致。治疗故用驱寒祛湿、温经通络之法。方中熟附子、制川乌温经散寒为主药；桂枝、香橼、生姜、大枣行气散结，温经和营止痛；另用熟地、黄精之滋补，为补阳中配以阴药以柔制刚，以防诸药性燥刚烈，又使阴从阳复，阴生阳长，以达致阴阳、气血之调和；久病入络，必风邪夹杂，故加以乌梢蛇、威灵仙，甘咸温通及搜风通络之品，达搜剔筋络伏邪，消肿止痛之效。针灸则取阳明经穴阳溪、曲池、外关，配少阳经原穴阳池，对腕关节肿痛独有疗效；另取膀胱经穴昆仑、仆参、申脉，针对脚跟疼痛效佳；再加足阳明胃经穴足三里及膀胱经穴肾俞。同取手足阳经穴，起温经通络、驱寒祛湿之功。整个治疗针药并用，均以祛邪与扶正互兼，而起邪去正复之疗效。

【名家点评】

类风湿关节炎是一种以动关节反复发作非化脓性炎症为主要特征的慢性全身性疾病，中医称痹证，多属热邪所犯，由于病程长或体质等因素其表现可分为阳证、阴证、虚实夹杂证，也可是寒热夹杂症等，临床不可拘泥于热邪为病，须在繁杂的症状中分清各种类型。

从本案症状上看，系阳虚之体，感受外邪致使阳气不发，气血郁闭，关节不利，是风寒湿邪从寒化为阴寒凝聚，湿阻经脉之症。《医宗必读》曰："……治痛痹者散寒为主，疏风燥湿仍不可缺，大抵参以补火之剂，非大辛大温，不可释其凝寒之害也。"奠定了治疗痹证之基本原则。此案采用温经散寒、除湿通痹，方中加入动物药以增强该方的搜剔经络伏邪作用。

针灸根据病情的变化所采用的穴位和使用不同的手法，起到了疏通经络、驱寒祛湿的作用，针药并用，祛邪扶正后其病自愈。（贾太谊^注点评）

【香港行医感悟】

香港是一个中西文化融汇的地方，中西医专业人才荟萃。市民看西医能得到最先进的诊治方法及最新的药物治疗，另一方面看中医时亦能受惠于高水平医术及优质药材的好处。更可喜地有西医学习中医学知识，甚至有西医成为注册中医，于医务所实行中西医并行为病人治病。不过这毕竟仍是较少数的例子，现实生活上往往因中西医之间的沟通仍然不足，部分西医对中医药不认识甚至存在误解，再加上一些市民本身虽深信中医的疗效，但同样地对于中医药知识了解不深，就算很想找中医治病，但又有很多顾虑，造成错失很多宝贵的诊治及复康机会。亦有病人不知道中西医治病的机制及方法不同，治病过程中未能配合医嘱，如无忌口，或对于煎药方法、服药方式等的不同要求，未能重视，而影响治疗效果或令病情反复甚至恶化。而更常见有病人因不必要的心理恐惧或误信传言，而不敢接受针灸治疗。为免类似不应出现的事情继续发生，我们中医师的责任就更大了，处方用药，救死扶伤是我们的职责，同时对中医药知识的推广，宣扬中医药文化，提高市民的养生保健知识更显得重要，是我们义不容辞的任务。目前我们应继续争取香港政府早日设立中医院，让有需要的病患者，如重病、危急病人，能够得到及时、更为全面及系统的中医治疗，更好地发挥中医药优势，保障市民的生命健康，造福社稷。这是我们多年来的共同目标，也是广大市民的夙愿。任重而道远，愿与同业前辈共同努力！

注：

贾太谊，男，河南南阳人，主任中医师，享受国务院津贴，国家中医药管理局第三批中医药继承人指导老师。行医50余年，善治内科疑难杂症，主编《现代内科常见病》等多部著作，参与《本草纲目》等多部古典书籍的直译，发表学术论文70余篇。曾任河南省方城县中医院院长，国家医古文研究会常务理事，河南省中医学会理事，南阳中医学会副会长等职位。

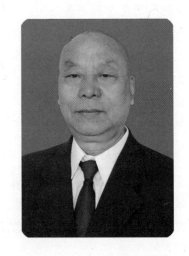

第二部分

妇 科 医 案

我们
在香港做中医

醫門案輯

1. 刘敏如医案

刘敏如，四川省成都市人，1933 年出生。教授，博士生导师。第八、九届全国政协委员，国务院学位委员会第三、四届评议组成员。中华中医药学会第三届副会长、《中医杂志》编委会副主委、中华中医药学会终身理事。中华中医药学会妇科专业委员会第一届常委、第二届主任委员、第三届名誉主委。享有终身政府特殊津贴。主编著作 6 部，副主编、副主校各 1 部，主审 4 部。历次参加全国高等中医院校教材及参考书编写《中医妇科学》。

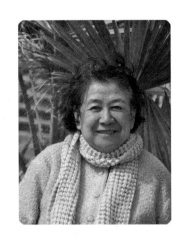

历任成都中医学药大学妇科教研室及成都中医学院附属医院妇科主任等职，为中医妇科学省级重点学科学术技术带头人。2002 年受聘于东华三院东华医院——香港大学中医药临床教研中心任顾问中医师工作至今。

曾被评为四川省先进科技工作者、优秀教师，四川省首批名中医，四川省学术技术带头人。1993 年评为全国教育系统"巾帼建功"标兵。1995 年被推荐为杰出的女科技工作者，以"妇女知音"展示于世界妇女大会，并载入《中国妇女与科技发展》专辑。2001 年评为全国优秀科技工作者，2007 年评为首批全国中医妇科名师。2014 年被评为第二届国医大师。

医案 1　祛痰除湿、调理冲任治疗多囊卵巢综合征

患者，女，37 岁。2007 年 9 月 4 日首诊。

简要病史：患者已结婚 4 年，正常性生活无避孕而未孕为主诉就诊。现症见疲乏，汗多，自幼肥胖，数年来体重在 90.5~95kg 之间，体毛多，头晕，间作恶心，纳可，二便调。2005 年曾于某医院西医妇科求诊，诊为多囊卵巢综合征，双侧输卵管造影提示闭塞。2006 年予服促排卵药半年以上，时有排卵，计划 2008 年底接受体外人工授精-胚胎移植（IVF）助孕，现先欲以中药调理故来就诊。11 岁初潮，自初潮月经周期延后 7~10 天，时有停经，无痛经，青春期有痤疮。配偶健康良好。末次月经 2007 年 8 月 25 日，量少，3 天净。双脉沉，舌色淡红，苔白腻。

诊断：不孕症，月经后期，月经过少

辨证：痰湿阻滞，冲任不调

治法：祛痰除湿，调理冲任

处方：自拟方

陈皮 10g，姜半夏 10g，山楂 12g，神曲 15g，茯苓 15g，莱菔子 10g，厚朴 10g，车前子 15g，玉米须 40g，猪苓 12g，当归 6g，鳖甲^{先煎}20g。每天 1 剂，水煎 1 次分早、午、晚 3 次服，每次 250ml。

饮食调护：中药治疗期间停服促排卵西药，清淡饮食，避免生冷辛辣之品。

【治疗过程】

二～四诊：2007年9月12～19日，患者感冒，先予以疏风解表。2007年9月28日，感冒已愈。本次月经周期31天，量少，4日方净，舌苔腻稍减，脉象同前。证属冲任不调，治以调理冲任，处方以四物汤合左归丸加减。药物（冲剂）：当归10g，熟地15g，川芎10g，白芍10g，山药15g，山茱萸12g，枸杞子12g，川牛膝12g，菟丝子12g，龟甲胶10g，鹿角胶（烊化）10g，麦冬10g，玄参10g，淡竹叶10g，牡丹皮10g，栀子10g。7剂。

五诊：2007年10月22日，症见倦怠，汗多，夜尿1～2次，末次月经9月24日，加强益气固肾，前方去归、芍、芎，加党参15g，白术10g，茯苓15g，金樱子10g，覆盆子10g。7剂。

六诊：2007年11月7日，月经未至，苔白腻，脉象同前。辨为痰瘀阻滞胞络，治以豁痰化瘀，通络软坚。上方去丹、栀，加莪术10g，醋鳖甲（先煎）20g，荔枝核10g，山楂10g，金樱子10g，覆盆子10g。7剂。

七～九诊：2008年6月13日，近1月咳嗽咽干、咳痰不利。脉沉，舌淡红，苔白腻。辨为阴虚痰湿，治以润肺化痰，佐以理气散结。处方：甘露饮化裁。药物（冲剂）：天冬10g，麦冬10g，生地12g，枇杷叶12g，黄芩10g，枳壳10g，石斛10g，茵陈15g，川贝母6g，浙贝母15g，鱼腥草25g，橘核10g，荔枝核10g，皂角刺10g，车前子15g，半枝莲30g。日1剂。2008年10月8日，神疲，大便2日1行，质软。患者欲于2008年12月接受体外人工授精－胚胎移植（IVF）助孕。LMP：10月3日，4天净，PMP：8月26日，4天净。脉沉，舌淡红，苔白厚腻。2008年9月26日腹腔镜检查示：多囊卵巢，双侧输卵管通畅。处方：四物汤合左归丸，加车前子15g，皂角刺10g，王不留行10g。7剂。

十～十三诊：2008年10月15日，诸症改善，随证加减治疗。至2008年11月11日，发现停经40天，阴道咖啡色分泌物2天，刻诊：妊娠试验阳性，B超检查诊断：宫内孕，LMP：10月3日，4天前曾发热服感冒药，脉滑，舌淡红，苔白腻。此为早孕胎漏，证属胎元不固，治以益气安胎。方以北沙参15g，紫苏叶10g，艾叶6g，淡竹叶10g，陈皮10g，炒白术9g，炒荆芥9g。3剂。

十四～十五诊：2008年11月27日，阴道咖啡色分泌物色转淡，2008年11月26日B超诊断：宫内孕，有胎心，脉滑，苔白腻。处方：前方易艾叶为艾叶炭6g，加麦冬10g，玉竹10g。5剂。2008年12月24日，阴道咖啡色分泌物色基本消失，脉滑，舌淡红，苔白腻。处方：前方加砂仁6g。5剂。

十六诊：2009年1月22日，孕15周，2天前腹痛，带下多，胃胀，恶心，B超示有胎心。脉滑，舌淡红，苔白腻。诊为胎漏，证属脾胃不和，胎元不固。治以健脾和胃安胎，处方：北沙参15g，紫苏叶10g，淡竹叶10g，陈皮10g，炒白术9g，荆芥9g。5剂。

随访：

其后于妊娠16周及32周分别有阴道出血，住院治疗血止出院，胚胎无异常。患者于2009年7月11日剖宫产下1子，随访1年其子健康成长，至2010年10月22日咨询月经周期每月来潮时有延后，量偏少，肥胖减轻，无痤疮。

【体会】

患者所患"多囊卵巢综合征"，是西医的病名，属异质、多态、难治的疾病。中医虽无此病名，患者常以不孕、闭经、肥胖等就诊于中医。刘教授根据中医学"审证求因"、"辨证论治"原则随证加减用药诊治本案例，期间未接受其他治疗。经治后月经周期恢复正常、输卵管不通而后通畅；未行体外人工授精–胚胎移植而能自然怀孕；孕期又曾多次出现流产先兆而成功保胎；其他症状亦改善，如体重有所减轻，痤疮未见复发，舌苔厚腻减轻等。选此疑难个案体现了中医辨证论治的特色和优势。刘老认为本病本虚标实，本虚在肾、位在冲任，表现为不孕、月经不调；而标实为痰湿瘀阻，症见体胖、痤疮、苔腻，故在治法上重在益肾豁痰、祛湿化瘀。此案虚实夹杂，难在补则留邪，攻则伤正，滋阴则碍湿，祛湿则伤阴，辨证选方用药需精心兼顾，很难固守一法一方，正是此案治验的特色所在，故本例于不同时期以祛痰除湿、益气固肾、豁痰化瘀、通络软坚、理气化湿、健脾益胃、益气安胎为治，并依其法而灵活选方用药。

其中首诊：用保和丸加减燥湿化浊有难证轻取之意。湿浊减又以左归丸及四物汤加味治其肾虚冲任不足。期间时选用参、术、苓等益气健脾，同时酌加莪术、醋鳖甲、荔枝核、山楂、王不留行等以软坚散结活血；枳壳、陈皮、茯苓、车前子、玉米须以理气行水化痰，是刘老治疗多囊卵巢综合征的经验用药。在七、八诊，时患者感冒咳嗽，虽当先治外感，但同时亦兼顾原病，精心选用既不留邪又能益肾调冲之品，如知柏地黄丸、甘露饮之属，不仅能表里兼顾，而且对新旧症的治疗能有所侧重，达到同治之效，此是刘老治此案我所悟的又一得。经治年余，腹腔镜检查示双侧输卵管通畅，此后刘老重点予以调经助孕为主，方用生脉散合左归丸以益气养阴，补肾调冲，佐以化湿散结之品。

患者若于排卵期有房事，刘老特别强调应视为有怀孕的可能，故此阶段用药切勿损伤冲任胞宫，以免误伤胎气，同时患者亦当注意生活起居，这又是刘老治不孕的细心之处。正是在这种理念的精心调治下，患者未行人工助孕而自然怀孕（未接受其他方法治疗）。怀孕期间曾因先兆流产保胎治疗，调理数月至翌年7月剖宫产下1子。

此案可谓多囊卵巢综合征之典型病例，病症多态，通过西医实验室形态学检查，其病变核心在卵巢，也提示中医深层次的辨病辨证，软坚散结也是治法之一。最后历经两年中医治疗而获效，说明此病的难治性，同时也体现了中医辨证论治的特点和优势。

通过此案的整理过程，请教刘老对多囊卵巢综合征的中医选方用药经验，刘老说："此病实际上中医古籍中也有典型记载，亦着眼于不良饮食习惯、肥胖、月经不调或闭经、不孕，因此中医的治法亦根据此表现的侧重不一而辨证论治、立法组方。目前根据其难治性，以一法一方一证一药为治尚无成熟研究，以临床现症辨病辨证施治仍然是治本病的实际方法，有待临床积累。但也有其主要的病机，根据"有诸内必形诸外"及临床见症，审症求因，采取认症早治、病证结合、标本同治、攻补兼施治法。常采取补肾化痰祛瘀、或补肾化脂蠲痰、或补肾滋阴祛湿、或益肾软坚散结、或固肾清热解毒、或益肾健脾豁痰，选用桂枝茯苓丸、四逆散、大黄䗪虫丸、防风通圣散、龙胆泻肝汤、甘露饮、左归丸、知柏地黄丸、五子衍宗丸、参苓白术散、四逆散，随症酌加：皂角刺、山楂、莪术、远志、枳壳、浙贝母、鸡内金、半枝莲、薏苡仁、淫羊藿、土茯苓、槐花、王不留行、夏枯草、益母草、白花蛇舌草、水蛭、虻虫、九香虫等。

刘老毫无保留地传授，所言深湛，特整理于此以助我等后学。（本案由东华三院东华医院——香港大学中医药临床教研中心中医师梁颢宏硕士整理）

刘敏如按语：

本案经青年中医梁颢宏整理并言其体会，病案资料如实，分析得当，结论可信，甚感欣慰。

整理疑难病门诊个案难度甚大，一是因疗程长，治疗中常有他病干扰，二是仅以一案说明疗效似难以服人，但本人愿供此个案进行整理，却有其言外之意：今中医研究多囊卵巢综合征，一般按规范病症固守一理、一法、一方进行科研性观察，并以西医诊断及疗效标准进行疗效评估。看起来是科学化研究，但实质上很难避免操作上的附会和主观性，也就很难说明中医疗效的可靠性，从而也引发思考现今的中医临床研究为何实用性不强？所以选择此病案整理，初衷不主要是说明其疗效，而是以期说明中医辨证施治个案的整理和累积不可忽视，应予加强研究，如此或可筛选出多因、多态、异质的疑难病证的科研切入点，以保持研究的客观性和中医特色。

中医虽无"多囊卵巢综合征"病名，但古医籍早已观察到不孕与月经不调、闭经、肥胖、湿疮的内在联系和痰、湿、瘀的发病关系，如《元·丹溪心法》："若是肥盛妇人，禀受甚厚，恣于酒食之人，经血不调，不能成胎，谓之躯脂满溢，闭塞子宫，宜行湿燥痰。"所以，若用中医概念为该病建立一中医病名，则利于与多囊卵巢综合征对语，从而体现中医治疗特色。故借此整理本案机会，建议命一中医学病名，如可否命名为胞宫脂膜瘀阻诸证（胞中及胞宫现已界定为女性内生殖器官，包括卵巢）。

梁医师所问，我之所答也非成熟经验，仅供参考与共研。关于五子衍宗丸、保和丸、四逆散及防风通圣散的选用，有如下体会：五子衍宗丸以其补中有行；保和丸消食化积又防他药伤胃；四逆散用于诸方中以调肝气（肝肾同源，肝脾相侮）；防风通圣散主要用以消脂减肥。随证加减选药甚为重要，如症见肥胖，月经不调或闭经，不孕，苔白腻；采用补肾化痰祛瘀法，可选用五子衍宗丸酌加莪术、薏苡仁、车前子、益母草、远志、豆蔻、皂刺、川牛膝、王不留行、槐花、仙鹤草。又如知柏地黄丸、左归丸、甘露饮、参苓白术散的选用当根据具体辨证有所侧重。如症见闭经或月经稀发，不孕，便结，舌红苔腻；采用补肾滋阴祛湿法，可选用知柏地黄丸，酌加鳖甲、龟甲、水蛭、莪术、皂刺、车前子、薏苡仁。四逆散在诸证各治法中均可配合使用，以其能通调气机，使诸药达于病所。

【名家点评】

患者因形体过度肥胖，痰液阻滞，而致不孕，西医检查为多囊卵巢综合征，输卵管闭塞，刘老按照中医理论进行辨治，不仅月经正常，肥胖削减，输卵管通畅，而且怀孕生产，充分体现中医药之特色和优势，也说明刘老经验丰富，为弘扬中医学术，做出有益贡献。（朱良春点评）

医案2 补益心气豁痰化瘀法治疗胸痹

患者，男，62岁，2006年6月28日首诊。

简要病史： 反复胸闷、气紧痰多数年。患者多年来间感心累气紧，易疲倦，易感冒，饮食二便正常。2006年5月30日在某医院行冠状动脉造影，结果提示：冠状动脉左前降支近端狭窄超过70%，部分严重钙化灶闭阻。西医建议行冠状动脉扩张术。患者经劝仍拒，而至门诊要求中医治疗。舌黯红而干，苔薄黄。脉滑。过往糖尿病病史10年，长期服降糖药。数十年吸烟史。血压：145/54mmHg，心率：68次/分。

诊断： 胸痹

辨证： 心气不足、心脉瘀阻

治则： 益气养阴、活血化瘀

处方： 生脉散加味

西洋参10g，麦冬10g，五味子10g，桂枝10g，白芍15g，丹参15g，茯苓15g，川芎9g，生地黄15g，石斛12g，炙甘草6g。代煎汤剂，日服1剂，每剂分3次服，连服7剂。

饮食调护： 注意休息、避免过劳，忌烟酒及煎炸肥腻食物。

【治疗过程】

三~六诊： 2006年7月4日。患者自觉心累，疲倦减轻，舌脉同前，为方便服药，改为浓缩中药冲剂。处方：生脉散15g，血府逐瘀汤20g，丹参15g，三七5g。日服1剂，每剂分3次服，开水冲服。2006年8月28日，痰多，脉滑，舌淡红，苔白腻。脉滑苔腻，辨证痰湿内蕴，前方加山楂20g，白茅根25g，车前子25g，杜仲15g，王不留行15g。14剂。

七诊： 2006年9月11日，夜尿2~3次。脉滑，舌淡红，苔薄白润。佐以益肾制约膀胱。原方加减化裁：太子参15g，生地黄10g，五味子5g，丹参15g，三七5g，川芎10g，红花10g，王不留行15g，山楂20g，白茅根25g，车前子25g，杜仲15g，金樱子10g，覆盆子6g。14剂。

八诊：2006年9月25日，痰多咳吐不利。脉滑，舌黯红，苔薄白润。因痰证较显，上方去红花、金樱子、覆盆子、五味子，加川贝母4g，浙贝母10g。14剂。守此方化裁，生脉散10g，丹参15g，川芎10g，红花10g，桔梗10g，枳壳10g，山楂25g，茯苓15g，远志15g，王不留行15g，路路通15g，杜仲15g。

治疗期间，患者自觉心累气紧逐渐减轻，上下楼梯心累现象明显改善，工作出差在外体力精神尚能适应繁忙，仅时有痰多。此后除特别情况未能如期复诊外，患者每1~2周均前来复诊。给药5~7剂。自2006年6月28日初诊，截至2007年9月17共诊21次，服药共计200余剂。于2007年7月3日曾在某医院行心脏超声心动图检查示：左心室功能正常，左心室射血分数64%（参考值：56%~78%）；静止及压力下之心肌灌注测试皆无异常，唯心前壁及中隔之心内膜下可见薄黑边。根据目前检查所示之心脏情况，专科西医认为可暂不作冠状动脉扩张术。此后追踪观察，定期复查至2010年10月未发现明显异常。治疗期间观测肝、肾功能和血糖，均属正常，血压亦基本稳定。

【体会】

1. 衷中参西，中西医互补　胸痹一病门诊见症多不典型，他病也常有类似症状出现。根据本案主诉何以辨证为心气不足、痰瘀阻滞，诊为胸痹病？刘老指出这是参考了现代医学的检查，进行深层次辨证所得出的结论。"冠状动脉左前降支近端狭窄超过70%，部分严重钙化灶完全闭塞"属于中医脉络不通的病变。何以脉络不通？乃是心气不足推动血脉，加之患者素有痰湿之疾，日久痰瘀互结瘀滞心脉，故而为胸痹。治法以气阴双补为主，以补心气，养心阴，选方用生脉散，并随证给予祛痰活血通其心脉；心气充足则运血有力，祛痰活血则血气流畅，共奏强心通络之效。刘老对本案的解释使我对胸痹有进一步的认识，特别是对"西为中用"、"衷中参西"提高中医临床诊治水平甚有感悟。从而体会到胸痹一病，有时临床自觉症状不典型，需要借助现代有关检查才能深入辨病，再结合四诊辨证，在不同阶段各有侧重地分而治之，如此案始终以充养心气为主，按中医整体观或佐以养阴益肾，或侧重于豁痰化浊。这种中医临床思维，对疑难病既具探索意义，亦不失辨证求因、组方施治原则，体会到此案取得疗效的机制在此。不过刘老强调说："临床衷中参西是中西医互补，但要防止滋生'中医西化'观念。"

2. 疑难病证守法贵恒，以法驭方知常达变　刘老认为慢性疾病治疗期长，关键在辨识其主要病机、稳定治法，但组方选药要知常达变。本例患者1~2周复诊1次，每次处方7~14剂，坚持治疗1年余，治疗期间始终坚持益气豁痰化瘀之大法，并灵活加减化裁用药，特别在选药上注意遴选传统活血通络药物，如桃仁、红花、当归、赤芍、川芎、川牛膝等，又参考其现代药理研究的药效，如丹参、三七、王不留行、山楂等对心血管的作用等。可知依循中医辨证施治原则治疗胸痹具有其特点和临床意义。

同时在用药方面，刘老认为每味中药常具有多种功能，要尽量利用该药针对治法的多种功能，如此案中选用桔梗、枳壳既能理气化痰以治有形之痰，又能利气宽胸；

山楂既能消食以化浊，亦能行滞消脂；桔梗、川牛膝，一升一降，畅调气机，对胸痹的病机更具针对性。坚持定期检查，了解疗效，跟进巩固。

3. 挑战与契机并存　整理此案体会到中医临床有时患者往往无明显不适，或临床表现病的症状共性多、个性少，如本案仅凭主诉症状在其他疾病中也可出现，很难确诊为胸痹。在借用现代检查后知道其典型病灶，可提高对本病证的深层认识，而纳入四诊既不失中医辨证论治原则，又能深入到微观研究以提高疗效。所以这对中医是挑战与契机并存。（本案由东华三院东华医院——香港大学中医药临床教研中心中医师黄展玲硕士生整理）

刘敏如按语：

胸痹一病，本人的治疗心得是补心气、养心阴、通心脉，所以始终选用生脉散双补气阴，酌加活血通络之品如丹参、三七、川芎、王不留行、川牛膝（同时配入具清化痰液之桔梗以达上下通络之用）等，或佐以养血和血药如枸杞子、当归、鸡血藤等。同时，中医认为"五脏之伤，穷必及肾"，所以有时亦在方中酌以益肾之药，如山萸肉、淫羊藿、巴戟天等。

青年医师黄展玲通过本案整理，体会到借助现代医学检查是必要的。我在临床常常借用这一拐杖，甚有一些心得，这就要求中医师需要掌握有关实验室检查指标。不过，目前在香港如此实施还有诸多难处，有待研究。

正如黄展玲医师所体会，胸痹一病既属慢性又变化急速，不可简单就病论病，就症论症，要从患者的临床表现仔细分析同病异证、异病同证的鉴别，才能不遗漏病证的关格和吉凶。故借用现代的实验室检查，可以弥补中医微观手段的不足。不过，此案仅可谓是中西医互补的一种形式而已，不宜谓"中西医结合"。因为中西医结合尚需有系统的学术支撑，目前还不成熟。

【名家点评】
本案中医属于胸痹痛，经西医检查为冠状动脉左前降支近端狭窄超过70%，部分严重钙化闭塞西医建议行冠状动脉扩张术，患者拒而转求刘老诊治，予以益气养阴，活血化瘀，宣通心脉调治，而获痊愈。整理者的三点认识，确当全面，辨证辨病相结合，有助于进一步认识疾病的真谛。刘老指出"临床衷中参西是和西医互补，但要防止滋生中医西化"的观念。这很重要，必须强调。（朱良春点评）

医案3　加味生脉散治疗崩漏

患者，女，42 岁，2009 年 9 月 8 日首诊。

简要病史：初诊 2009 年 9 月 8 日。患者月经量多反复 4 年余，经来乍来乍止，乍多乍少，淋漓难尽，接受西医荷尔蒙及止血药治疗效微。末次月经于 8 月 6 日来潮，以后间断出血，淋漓不尽，量多，服止血药 20 天，月经于 8 月 29 日止，共行 24 天。

曾行盆腔超声波检查、子宫内膜检查均未见异常，血红蛋白 8.4mg/L。脉沉，舌淡红，苔薄白。

诊断：崩漏

辨证：气血不足，冲任不固

治法：补益气血，固摄冲任

方药：加味生脉散（自拟方）

西洋参 10g，麦冬 12g，五味子 6g，黄芪 30g，炒白术 12g，白芍 15g，淫羊藿 10g，续断 12g，仙鹤草 12g，珍珠母^{先煎}25g，龙眼肉 10g，枸杞子 10g，大枣 15g，炙甘草 6g。共 7 剂，每天 1 剂，水煎 2 次，取药汁共 3 碗，每次 1 碗，每天 3 次。

饮食调护：避免风寒，调节情志，注意休息，清淡饮食。

【治疗过程】

二诊：2009 年 9 月 22 日。患者于 9 月 15 日始阴道点滴下血，8 天未净，余无特殊。上方去五味子、龙眼肉，加大黄 10g，山茱萸 12g，生地 15g，共 7 剂。

三诊：2009 年 9 月 30 日。患者出血量于 9 月 26 日骤增。现感倦怠，头晕，气短。前方去淫羊藿，加五味子 6g，阿胶^{烊化}9g，三七粉^{冲服}6g，7 剂。

四诊：2009 年 10 月 13 日。末次月经 9 月 15 日~10 月 2 日，计 18 天，净后 4 天复出血 1 天，量少。脉滑，舌淡红，苔薄白而干。前方去珍珠母、大黄，加黑芝麻 10g，7 剂。

五诊：2009 年 10 月 24 日。患者于 10 月 21 日经潮，现经行第 4 天，量多。改用冲剂。处方北沙参 15g，麦冬 12g，五味子 6g，墨旱莲 15g，女贞子 12g，黄芪 20g，炒白术 12g，续断 12g，白芍 15g，枸杞子 12g，仙鹤草 12g，珍珠母 20g，三七 3g，九香虫 9g，大枣 15g，炮姜 3g，7 剂。

六诊：2009 年 11 月 2 日。末次月经 10 月 21 日~29 日，计 9 天净，无服止血药，现咳嗽，倦怠，大便结。改以益气疏风，化痰止咳药治之。处方参苓白术散 20g，知母 10g，川贝母 6g，浙贝母 12g，麦冬 10g，天冬 10g，黄精 15g，玉竹 10g，广藿香 10g，紫苏叶 10g，7 剂。

【体会】

崩漏属妇科疑难病症，亦是急重病症。暴失阴血是崩漏的主症，若以"标"症对待，试图止血，则难以获效。所以崩漏论治当根据病机，求治本之法。刘老认为肾虚是导致崩漏之本，病变在冲任失于制约，故治本当治肾调固冲任，治本之法亦当贯穿治疗之始终。本着"急则治其标，缓则治其本"的原则，"谨守病机"，参合临床见证，采取"塞流、澄源、复旧"大法论治。

此例患者年届更年，冲任渐虚，肾气渐亏，经血约制失司，故而为崩漏。久失阴血，耗气伤阴，气阴两虚，以果为因，刘老以加味生脉散治之。生脉散有气阴双补、固气敛血之功；黄芪、白术、炙甘草补气健脾，使气旺则统摄有权；淫羊藿、续断补益肝肾；白芍、大枣、龙眼肉、枸杞子养血敛阴；仙鹤草、珍珠母收敛止血。

二诊时患者阴道点滴下血，淋漓不净。按塞流、澄源、复旧大法，在漏下不止时，当理血固本，故去五味子、龙眼肉，加生地滋阴清热、凉血止血，山茱萸补肝肾、固冲任以止血，大黄通瘀止血。对久漏不止者，刘老常加活血化瘀药，数剂后再用澄源复旧方，加用大黄正是此意。三诊时患者出血量骤增，在暴崩之际当塞流固本，故去山茱萸，加五味子、阿胶、三七以收敛固涩止血。四诊时月经已净，在血势稍缓宜澄源固本、复旧调经，故去珍珠母、大黄，加黑芝麻益精养血、补肝肾。五诊时，因患者改用冲剂，有部分中药缺乏，所以处方上有较大改动，但总以益气补肾，固摄冲任为原则，以刘老验方生脉二至止血汤加减治之。（原方由北沙参、南沙参、麦冬、五味子、女贞子、墨旱莲、海螵蛸、茜草根、仙鹤草、白茅根、白芍、夏枯草、广藿香组成）

诊疗期间，其月经2009年8月6日，潮24天，服20天止血药。2009年9月15日，潮18天，其中出血量于骤增，服中药7天净，此可视为又一周期。2009年10月21日，潮9天，无服止血药，月经量已明显较前减少。此案经中药止血调治，出血期缩短，量减少，近2次月经似有周期。

患者因返回内地，遂未复诊，连续4个月经周期准，经量可，无需服用止血药。但于2010年4月起复现经血量多，5月26日于内地上子宫环，惜经血未受控制，月经于5月5日来潮，至9月3日方止，期间心情抑郁，失眠严重。患者于2010年7月复来求诊。至今周期基本正常（时有提前延后），经量减少，经期7~9天净。

刘老治疗崩漏惯用生脉散为基础方，常与寿胎丸或二至丸合用。生脉散中人参大补元气、摄血固脱，并具生津安神宁血之效；麦冬养阴清心润燥；五味子益气生津、补肾养心、收敛固涩。刘老认为生脉散较之常法用独参汤补气摄血治暴崩功效更捷。

此案例运用了治崩漏的"塞流、澄源、复旧"大法，亦体现了刘老治月经病以肾气为根、保阴为本的学术观点。（本案由东华三院东华医院——香港大学中医药临床教研中心中医师林春源硕士整理）

刘敏如按语：

崩漏一病，本人潜心研究多年，常以自拟方生脉二至止血方随证加减止血，又常用左归丸等加味调周，虽个案时有疗效，或治愈，但深感治崩漏止血不易，调周更难。本案实际并非成功验案，选此案以表明本人治验崩漏不及同仁，谨由中医师林春源硕士录于此以期交流崩漏止血调周之经验。

【名家点评】

崩漏乃妇科常见病，多发病，也是难治病，刘老认为肾是导致崩漏之本，病变在冲任失于制约。故治本当治肾调固冲任，治本之法当贯穿治疗的始终，采取"塞流、澄源、复旧"大法论治，是十分正确的。整理者层层剖析，甚为恰当。（朱良春点评）

医案 4　　气血不调、瘀阻冲任治疗痛经

患者，女，29 岁，2009 年 10 月 19 日首诊。

简要病史：经行少腹疼痛 17 年。患者自初潮起经行少腹疼痛，需服止痛药。现正值月经第 1 天，腹痛，经量偏少。未婚。末次月经：9 月 17 日，5 天净。上次月经（PMP）：8 月中旬。鼻敏感史。2009 年 10 月盆腔超声波示左侧卵巢巧克力囊肿（4.7cm）。脉沉，舌淡红有瘀点，苔薄白。

诊断：痛经，癥瘕

辨证：气血不调，瘀阻冲任

治则：理气活血止痛

处方：自拟方

柴胡 10g，白芍 20g，枳壳 10g，延胡索 12g，香附 12g，乌药 10g，艾叶 6g，炮姜 6g，姜黄 10g，九香虫 10g，车前子 15g，薏苡仁 30g，穿心莲 6g，仙鹤草 12g，夏枯草 15g，莪术 9 克。服 5 剂。1 日 3 次，空腹服。

【治疗过程】

二诊：2009 年 11 月 4 日服药后少腹疼痛减轻，不需服用止痛药。末次月经 10 月 19 日，7 天净。脉沉，舌淡红，苔黄薄。

处方一：桂枝茯苓丸 20 克，荔枝核 10 克，橘核 10 克，仙鹤草 12 克，半枝莲 15 克，益母草 30 克，车前子 15 克，川牛膝 10 克，薏苡仁 20 克，服 7 剂。1 天 3 次，空腹服。经期停服。

处方二：四逆散 15 克，延胡索 15 克，香附 12 克，乌药 10 克，艾叶 6 克，炮姜 6 克，姜黄 10 克，茯神 15 克，合欢皮 12 克，炙甘草 9 克，服 3 剂。月经第一天服，连服 3 天，1 天 3 次，空腹服。

三诊：2009 年 12 月 4 日，服药后少腹疼痛较前明显减轻，不需服止痛药。末次月经：11 月 25 日，5 天净。照上方加减，后多次来诊均以上 2 方作加减调整，药后少腹疼痛持续减轻，不需服止痛药，月经调。

【体会】

本案为重症痛经，经中药调治 3 个周期，临床止痛疗效显著。复习刘老治疗痛经论述[刘敏如.中医妇科学.北京:人民卫生出版社,1986]，对此案疗效中医机制更进认识。如痛经基本机制"不荣则痛"、"不通则痛"，是不能完全解释痛经为何随月经周期而发，刘老释为在未行经期间，由于冲任气血和匀，不如经前盛实，不似经后空虚，即或病因犹存，尚不致或不足以引起冲任胞宫气血失调，故平时不发生疼痛。但若病因未除，素体状况未获改善，则不能适应经期或经前后冲任气血的急骤变化，因而疼痛随月经周期发作。提示了中医论治痛经当注重素体因素及致痛因素，治法上平时治本，经期标本兼顾。其本实者多责之于肝，虚者多责之于肾，而临床上尤以肝郁致痛经最为常见，故临床上多以疏肝理气止痛之法治疗痛经，方用四逆散、逍遥散、柴胡疏肝散、乌药散等；伴有恶心呕吐者可合用吴茱萸汤。然后再根据临床症状，适当选用温经止痛、活血止痛、行气止痛、清热止痛的药物。加减用药如柴胡、枳壳、白芍、炙甘草、乌药、香附、延胡索、九香虫、艾叶、炮姜、姜黄等，另外根据患者的临床症状分其虚实酌加合欢皮、茯神、灵芝等以镇静安神，疼痛甚者可加水蛭、全蝎活血止痛。实者平时当以活血化瘀、软坚散结为主以治本，如本案巧克力囊肿痛经，常用桂枝茯苓丸以活血化瘀消癥，再适当选用破血行气之力较强的莪术、三棱、王不留行、皂角刺、三七、益母草等；以及软坚散结的荔枝核、橘核、夏枯草、牡蛎等，以达到消散癥积的目的。除此之外，刘老常用药仙鹤草配穿心莲或半枝莲，佐用于妇科包块性疼痛病例，亦颇具特色，当是我等继续体验的。（本案由东华三院东华医院——香港大学中医药临床教研中心中医师关丽嫦硕士整理）

刘敏如按语：

一般认为中医治疗重经验，此固然重要，但更需要理论升华。青年中医师关丽嫦通过此一案有此体会，甚见其用心所得。

痛经之因虽各有不同，但只有致痛因素通过易受体质及经期生理环境导致冲任、胞宫的血气失调，经血失于流畅才能发生痛经。相同的经期生理环境，不同的素体因素，虽与痛经发病有着密切的关系，但发为痛经，则主要是致痛因素在起作用。这些致痛病因并非痛经的特异性病因，但正是这些致痛因素作用于经期，经期前后的特殊生理阶段以及个体的易受性导致了痛经的发生。这便是痛经在发病机制上与它病之痛证的不同之处。

本例西医称之巧克力囊肿，其形成为子宫内膜异位部位每次经血积聚，积久而成，故发生痛经，进行性加重。即或采用手术亦易复发，故本病视为痛经难治之症。采用中医药治疗减少积血，控制疼痛，有一定疗效。此病例仅为临床近期效果而已，但若经较长的坚持治疗亦有治愈病例。

【名家点评】

本案为卵巢巧克力囊肿而致的痛经，刘老从气血不畅，瘀阻冲任论治，取得显效，整理者深得辨治要领及特色用药，对读者颇有帮助。（朱良春点评）

医案5　　理气活血法治疗闭经

患者，女，28岁，首诊日期：2008年9月11日。

简要病史： 因闭经9月，服避孕药1个周期，月经于2008年6月30日来潮。继而停避孕药3个月，未行月经前来就诊。时有晨起手指及足趾关节僵硬浮肿，平素易脘腹胀满，纳眠可，大便溏，日2~3行。1997年6月开始出现月经后期伴经量明显减少。2006年体重于3个月内增加10磅，血液检查提示雄激素偏高，同时盆腔超声检查发现双卵巢呈多囊性改变。12 岁初潮，起初月经周期正常，1997 年 6 月开始月经周期 60～150 天，量少 5～7 天净，色鲜红，无腹痛。2007 年因月经后期及闭经曾服用避孕药。末次月经：2008 年 6 月 30 日（药物性月经）。体丰，暗疮史。脉细滑，舌红苔白薄腻。

诊断：闭经病

辨证：气滞血瘀

治法：理气活血

方药：四逆散合四物汤加减

四逆散 15g，四物汤 15g，莪术 10g，王不留行 10g，皂角刺 10g，橘核 10g，荔枝核 10g，夏枯草 20g，益母草 20g，以温水冲服，每天 2 次，连服 7 天。服用中药治疗期间患者停服避孕药。

【治疗过程】

二诊：2008 年 9 月 19 日，舌脉同前，上方去荔枝核，加川牛膝 9g，再服 7 剂。

三诊：2008 年 9 月 26 日，症见舌淡红苔白腻，故治以健脾祛湿，改以藿香正气散加减，药用藿香正气散 20g，川牛膝 9g，王不留行 9g，土茯苓 30g，鱼腥草 20g，豆蔻 6g，淡竹叶 9g。

四诊：2008 年 10 月 14 日，苔腻改善，主方以理气活血之血府逐瘀汤加减，药用血府逐瘀汤 20g，四逆散 15g，王不留行 10g，鸡血藤 15g，槐花 10g。

五～八诊：2008 年 10 月 21 日～2008 年 11 月 20 日，病情稳定，随证加减，至 2008 年 11 月 20 日：月经来潮，量少色红，口干，治以疏肝养血，以逍遥散加减，药用逍遥散 20g，四物汤 15g，玄参 15g，淫羊藿 15g，山茱萸 10g，麦冬 10g，再服 7 剂，本月经行 10 天净。

从 2008 年 9 月 11 日初诊起患者停服避孕药，以中药辨证分期论治，经后滋肾养血、经间期温肾活血、经前期理气活血为主要治法，患者于治疗期间月经每月有潮，至 2010 年 7 月停服中药追踪查访 3 个月，月经周期为 30 天，量中等 5 天净，属临床近期痊愈。

【体会】

此病例患者体丰，平素时脘腹胀满大便溏，伴关节浮肿僵硬，其舌象偶见白腻及脉滑，故治疗时刘老在益肾理气活血的基础上随证施治，时而配合健脾渗湿之参苓白术散，采用攻补兼施的方法，顺应正常月经周期按月经期、经后期、氤氲期（经间期）、经前期不同阶段的生理特点，制定相应的序贯治疗方药，达到调整恢复正常月经周期的目的。其中刘老特别重视经后期、经间氤氲期及经前期的调治。

1. 经后期：多囊卵巢之患者其卵泡募集数量较多，卵泡的选择及优势化停止，于是多个发育不全的小卵泡停留在各阶段或提前闭锁，形成多囊性卵巢的形态。按中医的观点，"肾主生殖"及"肾藏精"，卵子是肾所藏之"阴精"，肾阴是其物质基础，肾阳是其机化的动力。肾阴不足，卵子因缺乏物质基础而不能成熟；阴阳互根，月经后肾阴的恢复与生成又赖肾阳的鼓动，即"阴得阳升而源泉不竭"。此阶段上，刘老多以"滋肾填阴"、"益气养血"为主，选用熟地、山茱萸、黄精、女贞子、牛膝、菟丝子及麦冬等滋肾养阴之品，佐以扶阳之淫羊藿、仙茅等。

2. 经间氤氲期：《内经》云："任脉通，太冲脉盛，月事以时下，故有子。"冲为血海，任主胞胎，足厥阴肝经络阴器而循少腹，与冲任二脉互为沟通。肝之疏泄功能正常，调畅气机，条达气血，冲任二脉得其所助则二脉通畅，促卵子排出。故此，此阶段是一个"重阴转阳"的短暂时期，但又是月经周期中非常重要的时期。此期"促排卵"多以"活血化瘀"为主促进"转阳"的完成，常用黄芪、当归、川芎、同时佐以桃仁、莪术、赤芍、鸡血藤、皂角刺、王不留行、香附等药以疏肝理气，以期促卵破卵泡壁排出。

3. 经前期：在月经周期中经前期处于"阳生而长"，渐至"重阳则开"的时期，用药以"温肾助阳"为主，然"善补阳者，必于阴中求阳"，因而应在"补阴之中行补阳之法"，常用熟地、山茱萸、菟丝子、杜仲、续断、淫羊藿调补阴阳，并配以调和气血、因势利导之品如柴胡、枳壳。

由此病例可见，刘老在分析西医病理学所提供的数据的同时，按其以上思路结合深层次的中医辨证论治而获得了疗效。虽属个案，已能见其一斑。（本案由东华三院东华医院——香港大学中医药临床教研中心中医师廖宝玲硕士整理）

刘敏如按语：

本案西医诊为多囊卵巢综合征所致的闭经，但此案从闭经切入，按中医理论于月经周期不同阶段分期治疗而获经调，是中医理论指导临床的体现。本案整理者从中西医理论认识本病的深层次变化，从而分析中医的辨证论治，心得可佳。

【名家点评】

本案为卵巢多囊性改变而致的闭经，甚为顽固，刘老从气滞血瘀论治，而取得显著疗效。整理者运用中医理论结合现代医学理论，进行分期论述，颇为全面，充分阐发中医辨治的精粹所在，实为可嘉！

刘敏如教授为当代著名中医妇科专家，理论精湛，经验丰富，著述等身，誉满杏林。集医、教、研于一身，既重临床实践，又执教多年，循循善诱，人才辈出，半个多世纪来，对中医妇科的创兴，做出卓越贡献，令人钦佩。由门人整理的六个病案，均具有典范、效著、实用性强，整理者逐一加以剖析，显示其学习勤奋，深入体悟，心得颇多，辨证水平大为提高的可喜之象，令人欣慰。刘老客观点评，颇为中肯，乃对后学之启迪与鼓励，诚长者之风也，甚为敬佩。（朱良春[注]点评）

注：

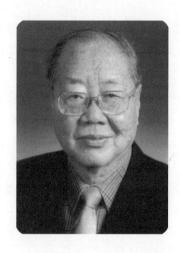

朱良春，汉族。江苏省镇江人。南通市中医院主任医师、教授，南京中医药大学教授、博士生导师，当代杰出中医学大家。先后被评为江苏省名中医、全国中医药专家学术继承工作优秀指导老师、国医大师等。2015 年 12 月辞世。

2. 冯丹医案

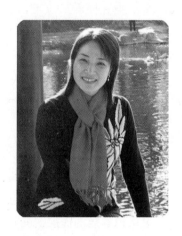

冯丹，毕业于福建医科大学以及上海中医药大学获双学士学位。赴港定居 20 余年，一直从事中医的临床和教学工作。现任香港特别行政区选举委员会委员、《香港中医杂志》编委。曾任香港注册中医学会副会长等职。

医案 1　泻肝清热、散结化瘀法治疗异位妊娠合并带下病

患者，女，28 岁，2008 年 2 月 26 日首诊。

简要病史：患者以宫外孕保守治疗半年，带下增多 2 个月为主诉就诊。患者结婚 2 年，持"双程证"来往港深两地。2007 年 5 月因停经 34 天、下腹痛伴阴道少许出血，就诊深圳某医院西医诊断为"宫外孕"，予以消炎等保守治疗，曾服用中药。2007 年 12 月 B 超示"右侧附件包块约 3.9cm×2.8cm"，2008 年 2 月再次 B 超示"右侧附件包块 2.9cm×2.5cm"。近 2 月下腹部胀痛，带下青色、腥臭黏稠。月经周期正常、经量多，每次行经前一日下腹部疼痛，胸胁部胀痛，经血色黯伴有血块。颜面及胸背部时常可见散在性丘疹、囊肿，经前尤甚。睡眠欠佳，头胀目眩，口苦喜饮，尿黄，大便燥结，2~3 日一行，舌质红苔黄脉弦数。

诊断：异位妊娠（包块型），带下病，粉刺

辨证：湿热蕴结，气滞血瘀，胞络阻塞

治法：先泻肝清热为主，兼以燥湿止带。后散结化瘀为主，兼以通络消癥

方药：龙胆泻肝汤合萆薢渗湿汤化裁

龙胆草6g、黄芩12g、山栀12g、炒黄柏9g、川萆薢9g、赤芍20g、玄参20g、败酱草30g、土茯苓20g、苦参9g、浙贝母15g、杏仁9g、生牡蛎^{先煎}30g、薏苡仁30g、车前子15g、大黄15g、甘草5g。七剂。每日1剂，水煎分2次饭后服。

饮食调护：①每晨测量基础体温；②禁止用手挤压皮疹；③注意外阴部卫生；④避免进食辛辣燥热之品，多食新鲜蔬菜水果。

【治疗过程】

二诊：2008年3月6日，药后暗疮明显减少，带下量多色黄，腥臭味较前减少，睡眠改善但多梦，小便黄，大便正常。舌红、苔薄黄、脉弦数。继续予以清热燥湿解毒，酌增散结化瘀通络。于深圳安排下次月经干净后行子宫、输卵管造影检查。处方：黄芩15g、山栀12g、炒黄柏9g、桃仁12g、红花9g、三棱9g、莪术9g、赤芍15g、玄参20g、鳖甲^{先煎}20g、浙贝母15g、皂角刺15g、薏苡仁30g、红藤30g、败酱草30g、大黄15g、甘草5g。10剂。每日1剂，水煎分2次饭后服。

三诊：2008年4月2日，带下明显减少，色淡黄，质黏稠，下腹部疼痛减轻，暗疮已痊愈。3月25日行经少腹稍有疼痛，月经量增加，血块减少，4天净。患者希望再妊娠，循月经周期予以补肝肾的同时化瘀消癥调冲任。现为经后期，上方减黄芩、鳖甲、桃仁、红花加菟丝子20g、覆盆子30g、石菖蒲15g。共10剂。每日1剂，水煎分2次饭后服。

四诊：2008年4月15日，子宫—输卵管造影术提示：左侧输卵管造影剂有阻力，但可从伞端弥散至盆腔内，右侧输卵管呈粘连性包块。基础体温呈双相但不典型。诉服药后出现上腹饱胀，嗳气，纳差，便溏，夜尿频。减少寒凉之品，在化瘀消症癥通络的同时温补脾肾。上方减黄柏、玄参、大黄加二陈汤、淫羊藿。共10剂。每日1剂，水煎分2次饭后服。

五诊：2008年4月30日，4月23日月经来潮，无明显不适，经量增多色鲜红，血块明显减少，5天净。纳可，二便正常。基础体温已呈现典型的双相。遵上方继续服用2个月，服法同上。嘱其留意经中期基础体温最低时配合行房。

六诊：2008年7月28日，停经34天，基础体温保持高温相19天，但阴道有少许褐色的分泌物伴腰酸。脉数且滑。妊娠试验弱阳性反应。嘱其服用安胎药，应注意适当休息，节制性欲以保胎气之宁谧。方药：黄芩20g、生地20g、党参15g、炒白术15g、炒白芍9g、续断9g、桑寄生15g、杜仲15g、制首乌15g、阿胶^冲5g、陈皮6g、生姜6g、大枣5枚。共7剂。每日1剂，水煎分2次饭后服。

2009年5月自然分娩一男孩，发育正常。

【体会】

异位妊娠属于妇科急腹症。中医药对于包块型的异位妊娠有其独特的优势，并取

得很好的疗效。在中医古籍中未见有异位妊娠的病名记载，但类似的症状描述可见于"妊娠腹痛""胎动不安""胎漏""癥瘕"病证中。近几十年来，运用中西医结合治疗本病的报道很多，尤其对于包块型的异位妊娠用中药治疗效果理想，使很多患者免除了手术痛苦，保存了生育能力。本案患者异位妊娠（包块型）合并带下病、粉刺。证属湿热蕴结，气滞血瘀。缘于宫外孕肾气亏损，脾虚运化失权，中气不足，带脉弛缓，失去约束能力，再加上肝郁气滞，下焦湿热，损伤任脉而成。治疗原则为先泻肝清热、燥湿止带。治疗上遵循"辛以散之、苦以燥之、寒以清之、甘以调之"之大法。由于本患者久服抗生素等药，导致正气不足，欲祛湿热毒邪，必扶正顾本。方中龙胆草清泻肝热，辅黄芩、山栀清热燥湿；湿热毒弥漫下焦，气机阻滞，以杏仁宣肺开上焦、气化湿亦化，薏苡仁淡渗利湿健脾、邪从小便出。程氏萆薢分清饮利湿热、分消走泄；茯苓、萆薢利尿除湿，引湿热之邪从小便而去，使湿去热清而带止；重用败酱草、土茯苓、苦参，以清热燥湿、解毒杀虫。败酱草苦平、清热解毒、排脓破瘀，主肠痈下痢、赤白带下。大黄泻火逐瘀以祛肠中湿热瘀结之毒。本患者经二诊后，带下病以及粉刺已愈。三诊始治疗的重点予以散结化瘀、通络消症、调经种子。方中增强补肝肾，化瘀消瘕之品。四诊中因寒凉之药令脾胃虚寒，遂加强温中健脾和胃。妇科病证千变万化，其临床表现亦多种多样。妇人以血为用，"血液流通，病不得生"。本患者积瘀日久则凝聚成块，阻塞脉道。治疗遵循"血实宜决之"的原则，以破瘀为主，消散有形之血凝块，祛瘀生新以疏通经脉，而三棱、莪术诚乃化瘀血、消包块之良药。皂角刺、路路通、橘核活血化瘀通络，促使输卵管通畅。路路通之作用在于通利，既能行气，又能活血，故无论气滞、血瘀、积水等均可用之开路先锋。正如名老中医朱良春认为：路路通才薄不堪重用。但如能知其所长，用作辅佐，亦自有其功效在焉。

医案 2　清肝凉血、调补冲任法治疗崩漏

患者，女，17 岁，学生，2007 年 1 月 12 日首诊。

现病史： 阴道出血淋漓不尽近 1 年，加重 2 个月。患者就读中五学习紧张。近 1 年来月经周期 1~2 个月不等，每次行经可持续 10~20 天，经量多。2006 年 10 月曾就诊西医行 B 超无异常发现，予以雌激素进行人工周期治疗，1 个月后月经量多、伴血块，持续 20 天左右。2006 年 12 月 6 日始月经再次来潮，经量多淋漓不尽，每夜至少用卫生巾 1 包，经西医诊断为青春期子宫功能性出血，予以消炎止血等对症治疗未果，出血时多时少，持续至今。近几日伴有头晕、头痛，口苦胸胀，面红心悸。舌红、苔薄黄，脉弦数。痛经史，有时需要服用止痛片。化验检查：1 月 6 日抽血检查示：雌激素 E_2: 2345ng/L，孕激素：4.1nmol/L，催乳素：32.8μg/L。B 超提示：子宫肌瘤约 3.4cm×3.5cm×2cm。

诊断： 崩漏

辨证： 肾虚肝旺，瘀血阻滞，冲任不固

治法：清肝凉血为主、调补冲任

方药：自拟方

高丽参^{另炖}6g，黄芪 30g，升麻 12g，黄芩 15g，山栀 12g，白芍 12g，首乌 15g，茜草炭 9g，大黄炭 6g，益母草 15g，仙鹤草 30g，田七 15g，海螵蛸 12g，煅龙骨^{先煎}30g，煅牡蛎^{先煎}30g，阿胶^冲6g，炙甘草 5g。5 剂。每日 1 剂，水煎分 2 次饭后服。

【治疗过程】

二诊：2007 年 1 月 18 日，仍然有鲜红色血液伴血块，但量较前减少。2 天前西医 B 超提示：子宫内膜腺体增生过长。患者自觉精神较前好转，已无腹痛，头痛渐平，口苦、心悸改善。由于患者止血效果不够理想，考虑本症为肾阴虚，致肝火灼热，冲任失固，出血久必有瘀。上方增强活血化瘀药物用蒲黄^包15g，加重益母草至 20g 使得化瘀生新。7 剂。服用同上。

三诊：2007 年 1 月 27 日，阴道出血明显减少，仅有少许褐色分泌物，精神尚可，但伴有口干咽燥，纳差，二便正常。舌红、苔白、脉沉细、尺脉弱。证属：气阴两虚，脾肾尤亏，治以补气阴、强脾肾，以固冲任。方中减高丽参、仙鹤草、海螵蛸、茜草炭加白术 12g，山萸黄 12g，麦冬 12g，五味子 6g，女贞子 20g，旱莲草 15g。10 剂。服用同上。

四诊：2007 年 2 月 14 日，阴道出血已停止二周，近日精神转佳，晨起稍口苦，有时头痛，二便正常。舌边红，苔薄白，脉弦细。方减熟军炭、益母草加山栀 9g，菟丝子 15g，淫羊藿 15g，增加清肝火补肾阳，10 剂。服法同上。

五诊：2007 年 3 月 20 日，2 月 28 日月经来潮，行经 7 天，前两天经量稍多，无血块、伴少许腹痛，晨起轻微头痛，咽干，二便正常。舌红、苔薄、脉弦数。3 月 10 日西医 B 超示：子宫正常大小，阴影已消失。血液检查雌激素已正常，T₄ 及 TSH 正常。继续予以补气血、益肝肾、调冲任治疗。

六诊：2007 年 4 月 10 日，3 月 28 日月经正常，余无不适，予以自制补肾调冲药丸服用，以善其后而固本。随访至今，月经正常，诸症均除。

【体会】

崩漏在妇科临床中颇为常见，青春期功能性的子宫出血属于本病范畴。崩和漏的临床表现虽然不同，但病因、病机却同出一辙，两者互为因果，互相转化。若误治，每每缠延岁月，气血大耗，严重影响身体健康。

本病例患者正值发育初，肾气稚弱，天癸初至，冲任未盛。机体发育尚未成熟，阴血不足易耗，复受外界各种刺激因素的影响，伤及肝肾阴血，导致冲任失调。又考试学习紧张，肝旺肾阴不足，崩后阴血更虚，五志之火亢甚，症见头晕失眠，口干烦热，血热妄行，量多如崩，后服用雌激素进行人工周期治疗病情加重。根据现代医学 B 超提示：子宫内膜过度增生。血雌激素 E₂ 的异常升高，说明是神经内分泌功能失调，也即是指影响了下丘脑—垂体—卵巢轴的功能而导致卵巢不排卵或排卵功能障碍，其基本病理变化为子宫内膜过度增生，其不规则剥脱的残留之物可引起子宫反复出血，符合中医瘀血阻滞胞宫的理论。

《丹溪心法附余》中云："初用止血以塞其流，中用清热凉血以澄其源，末用补血以还其旧。"此即发展至今治疗崩漏的三法则："塞流""澄源""复旧"。但在临床用药时不可能绝对分开，在止血时多用收敛固摄之品，但同时应审证求因，标本兼顾，才可收桴鼓之效。宗"气以通为顺，血以通为补"，拟以通因通用之法，采用活血化瘀法，使增生的子宫内膜迅速剥脱以止血，即瘀祛而新生。血止后则从本调治。

本案例的治疗遵循以下治疗原则：①出血期，以补气化瘀止血的基本原则。根据"急则治其标"以及"有形之血不能速生，无形之气所当急固"、"祛瘀血则安"的理论，于崩漏之出血期，多由瘀血内阻，滞留胞宫所致。瘀血不除，新血难于归经，因而以补气升提、化瘀止血治疗，可以迅速止血，提高疗效。方中高丽参、黄芪大补元气，升麻升举脾胃之清阳，并助人参、黄芪之升提。根据药理证实，人参对大脑皮层有兴奋作用，并能调节高级神经中枢，增进内分泌功能。黄芩、山栀清五志之火亢，白芍、首乌、甘草养血柔肝。肾阴虚，致肝火灼热，冲任失固，出血久必有瘀。此方止血为要，但必假清火与化瘀合力剿之，故熟军炭、茜草炭及蒲黄尤佳。方中用熟军炭、茜草炭、仙鹤草等药，尤以熟军炭的疗效最佳。大黄有将军之称，取其效峻快，力猛性霸，而对体质虚弱者，须慎用，但熟军炭用量6克，有清热凉血、祛瘀行滞的功能，又能推陈致新、引血归经而无腹痛便泻的副作用。益母草、田七活血化瘀，药理研究有促进子宫收缩，促使内膜剥脱，实有药物刮宫之效。《本草纲目》指出田七"能于血分化其血瘀""益母草可治崩中漏下，瘀血内阻"。因崩漏如此之久，肝肾均亏，八脉空虚，纯用草木、矿石等，效力缓慢，必须增入血肉有情、厚味胶质之品，填补冲任，所以加入海螵蛸、煅龙牡、阿胶、鳖甲等药，养血止血、固涩收敛之品。诸药合用，共奏益气化瘀止血之功。②补肾调冲任是治疗崩漏的根本原则。经本于肾。崩漏的主要病因在于肾虚，故补肾调冲是治疗崩漏的根本原则。肝肾为冲任之本，肝主疏泄而司血海，肾主胞宫而藏精气，精血同源，肝肾一体，正如"补肝肾即补冲任"。青春期的患者，因肾气稚弱，肾阴不足，阴虚火旺，固当止血后予以滋补肾阴为主。在补气血的同时以六味地黄汤合二至丸配以人参、黄芪补益阳气，经净后立即以益气补血为主，排卵前大补肝肾，加温阳健脾益气之品，如菟丝子、仙灵脾等药，使阳生阴长，促进卵巢功能以排卵，维持黄体功能，调整周期，使经行有期。③健脾益气是巩固疗效的重要手段。脾胃为后天之本，气血之海，五脏六腑非脾胃之气不能滋养，气血津液非脾胃之气不能化生。人之气血赖水谷之养，非精血无以立形体之基，非水谷无以成形体之壮，故在临证治病中常运用健脾益气之法，以保证气血之源不竭。崩漏患者，由于失血耗气，脾虚不摄，多出现气血双虚之证候，宜选用入脾经之党参、黄芪、白术等健脾益气，佐以收敛固摄之品，如海螵蛸、煅龙牡等。脾气健运，升提有力，崩漏之疗效方可巩固。否则血暂止一时，若不继续治疗，往往容易复发。

医案 3 滋肾养血、调经种子法治疗不孕症合并风疹

患者，女性，32 岁，已婚。2010 年 3 月 1 日首诊。

简要病史： 结婚 2⁺年未孕，伴皮肤红色丘疹半年。患者结婚 2 年余无避孕，夫妻性生活正常，未能妊娠。患者月经量少近 10 年，每次行经持续 2~3 天，色红，伴有血块，经期延后 35~45 日行经 1 次。3 个月前就诊西医，拟诊"多囊卵巢综合征"，连续 3 个月予以促排卵药物治疗，未能受孕。平日患者时有腰部酸楚，头晕头痛，口干。近半年来午后及夜里全身皮肤呈散在性大小不一的淡红色丘疹，形状不规则，时隐时现，瘙痒无度，夜寐不宁。大便秘结，2~3 日一行。舌胖淡、苔少、脉细弱。月经量少，无痛经。血清性激素测定：黄体生成素 24.08IU/L，血清促卵泡激素 9.0IU/L。

诊断： 不孕症，月经后期，风疹

辨证： 肝肾不足，精血亏虚

治法： 补益肝肾，益精养血

方药： 当归饮子加减

生地黄 20g，当归 12g，川芎 6g，白芍 10g，防风 6g，荆芥 10g，何首乌 15g，黄芪 20g，赤芍 15g，瓜蒌 15g，火麻仁 15g，白蒺藜 15g，苦参 15g，白鲜皮 15g，益母草 15g，生姜 5g，甘草 5g。7 剂。每日 1 剂，水煎分 2 次饭后服。

饮食调护： 嘱其避免进食辛辣燥热之品。每天开始测量基础体温。

【治疗过程】

二诊： 2010 年 3 月 8 日，药后瘙痒大减，风团消退大半，大便通畅，但睡眠仍欠佳，以上方去瓜蒌、麻仁，加夜交藤 15g，酸枣仁 20g 再服。

三诊： 2010 年 3 月 17 日，药后风疹已痊愈。3 月 10 日月经来潮，月经量第一天较前增多少许血块，色红，持续有 3 天，已净，有头晕腰酸。基础体温无明显的双相。予以自拟补肾养血种子汤加减治疗。处方：熟地黄 15g，党参 15g，山药 25g，紫石英ᶠ⁽先煎⁾12g，菟丝子 25g，补骨脂 10g，枸杞子 15g，女贞子 20g，紫河车粉ᶠ⁽吞服⁾5g，当归 12g，王不留行 15g，桃仁 10g，白芍 12g，酸枣仁 15g，制香附 6g，炙甘草 5g。每日 1 剂，水煎分 2 次服。

四诊： 2010 年 4 月 17 日，服药 30 剂后，至今 4 月 17 日月经来潮，量较前明显增多，无头晕，睡眠尚佳，二便正常。基础体温开始出现不典型的双相，高温相持续 6 日，时间较短。上方减王不留行、酸枣仁加鹿角霜 9g，补骨脂 12g，覆盆子 25g 以增命门之火，续调理余月。

五诊： 2010 年 5 月 16 日，今天为月经周期第二天，经量较前增多，色鲜红，无血块，上月 BBT 呈典型的双相，经期增至四天净，睡眠尚佳，二便正常。按原方案继续治疗。血清性激素测定：黄体生成素、血清促卵泡激素均已回复正常。

六诊： 2010 年 6 月 25 日，末次月经：2010 年 5 月 15 日，停经 40 天。嘱其测妊娠

试验结果呈阳性，B超示：胚囊在宫腔约1.6cm×1.7cm。

【体会】

患者月经不调合并不孕，经西医检查诊断为多囊卵巢综合征，同时合并风疹。本着急则治其标、缓则治其本的治疗原则，首先以养血益气疏风止痒之法治疗风疹，方用当归饮子，二诊患者风疹已愈大半，但因本病缠绵不愈，每致精神紧张，心烦不宁故宜加镇静安神之法相辅而用，多用酸枣仁、夜交藤等药。三诊时患者风疹已痊愈，继之于以滋肾养血，调经种子之法。"经水出于肾"，肾气不足、肾精亏虚是多囊卵巢综合征月经异常的根本原因，而血是月经的物质基础，诸经之血除了营养周身以外皆藏于肝。肝主疏泄，始能调畅气机，流畅气血，疏通经络。脾为后天之本，气血化生之源，若脾失健运，不能输布水谷精微，可致肝肾精血亏虚，水湿内停。由此观之，肝郁脾虚是多囊卵巢月经异常的重要病机。临床治疗上强调补肾为主，注重肾、肝、脾同调；强调阳气的重要性，注重补阳药的配伍应用；强调活血的重要性，活血化瘀药物贯穿治疗的始终。补肾活血种子汤中熟地、女贞子、山药滋补肾阴；菟丝子、补骨脂、淫羊藿温补命门之火，且温而不燥。其中本方重用菟丝子可治子宫发育不良。紫石英有暖宫安神之功，为温养奇经、镇逆安冲之要药。肾阳不足，肾虚必有瘀。现代研究已证实：补肾的基础上再加上活血药物，能改善卵巢局部的血液循环，直达病所，又能使卵巢包膜变薄，增加卵巢的血流量从而促使卵泡发育、诱发排卵及促进黄体形成。方中用王不留行、桃仁活血化瘀，调畅气血；制香附可行气，气行则血行。另在治疗中还注重选用鹿角霜、紫河车、鳖甲等血肉有情之品，目的是以补精血，因为非此类药物无以滋其长期亏虚之精也。四诊患者服用30剂治疗后，基础体温开始出现不典型的双相，高温相持续时间较短，加鹿角霜、补骨脂、覆盆子以增命门之火。注意临床上多囊卵巢综合征患者用药后如见排卵而黄体期往往较短者，大多为子宫发育偏小，而治疗上重用温补肾阳药如鹿角霜、补骨脂、覆盆子等药，可以延长黄体期而使子宫增大。五诊上方调理月经已完全正常，基础体温呈典型的双相，睡眠尚佳，二便正常。血清性激素测定：黄体生成素、血清促卵泡激素均已恢复正常。

医案4   益气养心安神合并手法复位综合治疗产后抑郁症

患者，女性，30岁，文员。2009年3月12日首诊。

简要病史：产后失眠焦虑2个月。2009年1月10日第一胎足月顺产，但产后子宫收缩欠佳导致大量出血。产后患者焦虑烦闷，悲伤欲哭，呵欠频作，心悸气短，倦怠乏力同时伴神疲目昏，自汗烦热，口干不欲饮，纳呆胸闷，痰多便溏。面对婴儿啼哭不知所措，失望悲观。患者近几年来喜叹息，胸闷有窒息感，时常有背痛，时痛时好，轻重不一，未予以治疗。近1个月来，疼痛加重尤以背部上、中段为甚，呈持续性的酸胀痛，有时向胸前放射，以致夜不能寐。四处求诊经多番治疗，症状无明显改善，前来就诊，面色无华，眼神呆滞，舌淡、苔白厚腻、脉细弱数。G_2P_1，2007 年曾人工流产一次。查：第四、五、七、十胸椎的棘突向后凸起，其浅面可触及胀厚的软组织，压痛明显。双侧背肌紧张，余无不适。X 线：可见胸椎前缘有轻度的唇样增生，胸椎轻度侧弯。

诊断： 产后郁病，产后身痛

辨证： 心脾两虚，肝郁乘脾，营血亏虚

治法： 益气补血健脾，养心安神定志

方药： 归脾汤合甘麦大枣汤化裁

人参^{另炖}9g，黄芪 15g，当归 12g，炒白术 12g，茯神 15g，酸枣仁 20g，木香^{后下}6g，远志 9g，炒白芍 15g，怀小麦 30g，大枣 10 枚，炙甘草 9g，川芎 6g，桂枝 9g，阿胶^{烊化}12g，紫石英^{先煎}25g。7 剂。每日 1 剂，分 2 次煎服。

手法治疗： 用胸椎俯卧冲压复位法，并对双侧的背肌进行放松手法治疗。

外洗法： 自拟身痛热洗方：防风 12g，香樟木 12g，透骨草 20g，宽筋藤 20g，银花藤 20g，两面针 15g，桂枝 9g，干姜 6g，红花 6g。共 3 剂。水煎至半个面盆，用毛巾蘸药热敷颈背部，每天 1~2 次，每剂药洗 2 天。

【治疗过程】

二诊： 2009 年 3 月 20 日，自述初诊手法治疗后，颈项、腰背部明显轻松，并形容为"多年来从未有过如此的轻松和畅快，窒息感消失。"当天夜里服药后逐渐有睡意，能睡 3~4 小时左右，便溏有改善，情绪稍安，仍有心悸气短，倦怠食少，舌淡、苔薄白、脉弦细。上方加重黄芪用量至 30g 大补气血。7 剂。煎服同上。每天用外洗药热敷后，颈背部温热舒适，但因常抱小孩后疲劳，又出现背痛胸闷，但较前减轻。复查胸背部棘突征明显减轻，T_4、T_5 棘突有轻微后凸出，再次手法复位。继续用身痛外洗方配合治疗，日 1 次。

三诊： 2009 年 3 月 27 日，病情明显好转，夜里睡眠改善，每晚可以入睡 5~6 小时，多梦，精神转佳，时常与小孩玩乐，但仍多思虑。时有咽干口渴，纳可小便黄，大便正常。背部稍有不适，无明显胸背部疼痛。舌红、苔薄黄、脉弦。上方减人参、桂枝、炒白术，加熟地黄 20g，葛根 20g，淡竹叶 12g。7 剂。煎服同上。复查胸背部棘突征明显减轻，T_4、T_5 棘突有轻微后凸，再次手法复位。

四诊： 2009 年 4 月 6 日，病情基本已好转，睡眠恢复正常。时有笑容，喜与小孩玩耍。仍感疲倦，纳可，二便正常。4 月 1 日月经已来潮，量少，色淡，无痛经，持续 4 天净。上方继续服用 10 剂。复查胸背部棘突征无异常，再次手法治疗。后嘱其服用中成药归脾丸以稳固疗效。随访近 1 年，无再复发。

【体会】

患者素体肝气郁结，喜叹息，气机郁滞，胸胁胀满。气血不足，血不养筋，背部长期疼痛不适。复值产后营血暴虚，气血大虚，五脏失养，心脾先损，脾虚不能生血，则心血不足，血虚不能养心，心失所养，神不守舍，再加上婴儿日夜啼哭，以致肝疏

泄不及，加重病情，焦虑失眠、悲伤欲哭。神有余则笑，不足则悲，故发作时悲伤欲哭，嬉笑无常。呵欠亦为神疲之证候。患者服用大量镇静药后出现肝木克土，脾虚气弱，运化失职，出现纳呆胸闷，痰多便溏。因产后出血量多，中气不足，可出现神疲自汗口渴。因阴血亏虚，四肢百骸，筋脉关节失养以致颈背部经脉劳损伤筋疼痛加重。

本病例是产后抑郁合并身痛之案例，临床上通过口服中药的同时配合手法复位以及外洗法"三管齐下"，取得很好疗效。产后抑郁发病率高，现代医学研究表明：性激素在女性的不同生理阶段：经、孕、胎、产、更年期中均有很大的起伏变化，这可能是导致抑郁的病因之一。《医宗金鉴·妇人心法要诀》指出"产后血虚，心气不守，神志怯弱，故令惊悸，恍惚不宁也。"此病例因产后出血用归脾汤合甘麦大枣汤化裁。《金匮要略·妇人杂病篇》说"妇人脏躁，喜悲伤欲哭，像如神灵所作，数欠伸，甘麦大枣汤主之。"方中怀小麦养心，大枣、甘草润燥缓急，宁神除烦。黄芪益气补中，与人参配伍，相须为用，则补气以生血，共为君药。当归养血补虚，行血和血，而且当归与黄芪相合为当归补血汤，用之使气旺血生，血充气固。酸枣仁养血补心，安神定志。佐以白术健脾益气，茯神宁心安神，二药共助人参益气补中，安心神的作用，为臣药。阿胶为血肉有情之品，具有补血滋阴润燥之功效；远志安神益智；木香理气醒脾，调理气机，以防益气补血药滋腻滞气；加川芎、桂枝增强血液循环，以疏通经络寒凝。紫石英温润，质重而润又能深入血分，故可通奇脉，为温养奇经、镇逆安冲之要药。葛根善治项强，解痉通脉，能扩张脑血管及心血管，并能较强的缓解肌肉痉挛的作用。炙甘草甘温益气，和中调药。诸药配伍，既补气养血，活血调经，又疏肝健脾，镇静安神，使气血畅，脏腑和，心神安，诸症除。

本症同时运用热洗方将药物加热直接作用于局部肌肤，借助温热之力，通过肌肤腠理使药物传里，可达到通经活络、行气活血、温中散寒，解痉镇痛，调整脏腑功能，从而达到治病的目的。与此同时配合胸椎俯卧冲压复位法，并对双侧的背肌进行放松手法治疗，大大提高疗效。

【名家点评】

中医学历史悠久，博大精深，其精髓主要在于辨证施治，若能掌握中医的基础理论，运用四诊八纲，注重未病先防，已病防变，博古通今，古为今用，才是取得良好临床疗效的重要保证。

作者每一案例能够突出中医的理论，活化经方，灵活运用，如案一运用龙胆泻肝汤合萆薢渗湿汤化裁治疗湿热蕴结，气滞血瘀，胞络阻塞的异位妊娠（包块型）；案二立清肝凉血，调补冲任之法，采用标本同治的原则，治疗青春期无排卵型崩漏而取效；案三运用经方"当归饮子"加减，从补益肝肾，益精养血，予以调经种子，治疗不孕症合并风疹，通过养血而达到祛风的目的，且随症加减使机体的内分泌得以调节。案四为心脾两虚、、肝郁乘脾、营血亏虚之产后郁症，作者采取益气养心安神合并手法复位综合治疗方案，选归脾汤合甘麦大枣汤化裁，内外同治，三位一体，疗效显著。

以上医案四则，均为医者个人从医之心得，反映了作者融会贯通现代医学知识，不拘泥一法一方，辨证辨病相结合，中西互参的大胆创新之举。（韩延华[注]点评）

【香港行医感悟】

人们常说"学医难，学中医更难！"

正如苏南名医朱莘农先生的名言："医道之难也，难于辨证，辨证之难也，难于验体，体质验明矣，阴阳可别，虚实可分，病证之或浅或深，在脏在腑，亦可明悉，而后可以施治，此医家不易之准绳也。"

回首我的行医之路，屈指一数，也整整二十二个年头了，从拿手术刀的西医到现在完完全全的纯中医。其间经历了初学中医的茫然不知所措；有过从西医辨病到中医辨证思维模式的演变；有过对中医理论的怀疑和猜测；有过初到香港行医的困惑和失落；也有过茅塞顿开的狂喜和兴奋；更多的是治愈顽疾后的那份满足和欣慰……

在香港这片中医净土上行医的我明白了：成大之道，技高群雄不可少，德更不可缺。

1. 学术无疆界，治病在疗效 临床疗效是检验理论正确与否的唯一标准。医案1的崩漏症患者属青春期（无排卵）型功血，已经由西医B超和抽血化验检查证实，并排除器质性病变，而经过中医治疗痊愈。在此我深深感受到中医师必须掌握现代化的检测技术，把中医的病机与西医的病理变化相结合，中药的传统效用与现代的实验研究相结合；衷中参西，辨证与辨病遣药，四诊八纲与检验互参，从而提高疗效。本案例B超曾检验出"子宫肌瘤"，治疗后再次检验并无任何发现，说明原先的"子宫肌瘤"只是过度增生的子宫内膜，仅属专业问题。由此须知，临证时不能拘泥一法一方，而要充分利用现代医学知识，辨证辨病，中西互参，大胆创新，才能更好地为病人解除痛苦。

2. 活化经方，是新一代中医的使命 经方固然很重要，做临床更不可少，但经方也是发展的。唐宋方中有不少成为经典的配方。尤其是经方的临床应用，经过后世医家的实践，对方证的表述更加细腻，经验更加丰富。但我想指出的是：现在的病人已经不是单纯的简单病例，而是多半经过西医治疗无效或治疗效果不理想或不治之症，才前来求助中医。本人在四个病案中均为合并症的病例，怎样才能创造出一个完整的经方医学理论的框架，让经方"活化"更富有生命力，这是新时代的中医面临的一个新的挑战。中西医结合，运用双重诊断，辨证与辨病相结合，发掘前人具体实践之珍贵经验医方，进一步应用先进科学技术，阐明古方治今病的所以然的道理，才能充实并发展经方医学，使经方医学与时代相辉映。

3. 中医学是一门学问，也是一门技术 中医学是一门学问。中医典籍浩如烟海，往往皓首难穷究竟。我们应该掌握"点""面"相结合，也就是"精读"与"泛览"相结合，在浏览全貌的基础上，抓住重点，深入了解，融会贯通。

中医的经验性，决定了整理和总结老中医经验的重要性。名老中医的丰富临证经验就像一盏明灯，照亮着我们前进的方向。中医的很多科研就是从个案的整理开始，往往个案最能体现中医的精神，而中医的临床疗效有时就是靠个案得到验证的。

中医药是防病治病的一门技术，每位中医师都应熟练掌握多种临床技能，如处方用药、针灸推拿、骨伤敷药、理筋复位等技能，从而面对每一位病人，才能在最短时间内，采用最准确的、最优越方法，使病人得到最好的治疗效果，这对医患双方都是很重要的。正如案例四产后郁病合并胸椎后关节紊乱的患者，临床上采用了处方用药、益气补血、养心安神治其本，配合手法理筋复位，立竿见影治其标，同时配合活血温经、通络止痛外洗法，内外同治而达到最好的治疗效果。

最后，让我引用江苏名医邢鹏江先生所言与大家共勉："夫藏、修、息、游者，古人治学之道也。勤求古训，广览群书，吐故纳新，嘘吸冲和是谓藏；立德健身是谓修；劳逸结合、休养生息是谓息；探本寻源，多闻博识，精于术，浴于艺，是谓游。志士景行，可瞻立竟成。"

注：

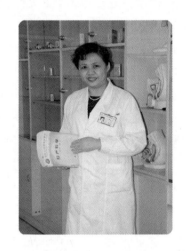

韩延华，二级教授，博士生导师，黑龙江省名中医。黑龙江中医药大学附属第一医院名医工作室主任；全国第五批名老中医药专家学术继承指导老师，国家教育部重点专科学术带头人，国家中医流派传承工作室"龙江韩氏妇科流派"项目负责人。任中华中医药学会妇科分会副主任委员，中国中医药研究促进会中医学术流派分会、中医妇科流派分会副会长、妇产科与辅助生育分会副主任委员，世界中医药学会联合会生殖医学专业委员会副会长，中国中西医结合生殖医学会常务理事等职务。享受国务院政府特殊津贴。

3. 陈丽琛医案

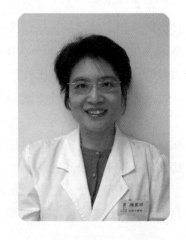

陈丽琛，湖北中医药大学博士毕业，长期服务于仁爱堂中医诊所，临床达 20 多年以上，主要治疗中医妇科及疑难杂症，对不孕不育的治疗有一定的理论和经验。

医案　温肾暖宫、益精养血法治疗月经后期

患者，女，16 岁。2010 年 1 月 3 日首诊。

简要病史：经期延后 4 年余。患者自 11 岁初潮起，周期 50~60 天一行，近半年节食减肥后，周期 60~120 日一行，5 天净，经前无腹胀痛，无乳胀。另见，脱发量一直增多，持续 2 月有余，伴白发出现，易肢冷，大便稍稀，纳眠调。舌淡红苔薄白，尺脉沉涩。

诊断：月经后期

辨证：肾阳不足，精髓不充

治法：温壮肾阳，填精补髓

方药：右归丸加减

制附子^{先煎}15g，肉桂^焗6g，熟地 20g，茜草 20g，杞子 15g，菟丝子 15g，鹿角胶粉^冲12g，杜仲 20g，当归 15g，益母草 15g，制首乌 30g，茯苓 15g。服用 14 剂。

饮食调护：忌生冷甘酸。

【治疗过程】

二诊：2010 年 1 月 28 日，经至于 1 月 22 日，6 日净。

脱发减少，肢温，大便正常。舌淡红苔薄白，尺脉沉缓。续上方服 10 剂。

三诊：2010 年 2 月 25 日，经未至，感下腹胀，烦躁，脱发维持，但见头皮油脂分泌增加。舌脉同前。处方：柴胡 15g，白芍 15g，白术 15g，当归 12g，茯苓 15g，桃仁 15g，泽泻 15g，丹皮 12g，皂角刺 30g，香附 15g，茜草 20g。5 剂。

四诊：2010 年 3 月 8 日，月经至于 3 月 7 日，头皮油脂分泌减少，头发见有新生。砂仁^{后下}15g，炙甘草 15g，制附子^{先煎}15g，肉桂^焗5g，龟甲^{先煎}15g，黄柏 6g，怀牛膝 30g，天麻 12g，制何首乌 30g，当归 10g，旱莲草 15g。随访，之后的月经基本能按期而至，脱发问题在改善中。

【体会】

此案属青春期之月经失调，多归因于肾之温煦不足，精血不足，加之患者节食减肥，损伤后天脾胃精血化源亏缺，气血不足以充养先天之肾精，肾阳肾阴不足，则不能温煦胞宫，冲任失其充养，无以化之经血，故使月经延期而至。《灵枢·邪气脏腑病形篇》曰："肾脉微涩，为不月"，《医学正传》所言："月经全借肾水施化，肾水既乏，则经血日以干涸。"《景岳全书·妇人规》指出"血枯者不能通"，张仲景在《内经》的基础上又进一步发挥，而提出："妇人之病，因虚、积冷、结气而经水绝"之理论。

综上理论与四诊合参，本案治疗采用了温肾阳、益精血为法，辅以疏肝健脾，期滋养胞宫血源，引血归经。患者始之出现了一般的经前期临床症状表现，此时用逍遥散合六味地黄丸以促使月经得以下达。

治疗月经病当首辨虚实，分清此为"血枯"还是"血膈"。虽然患者首诊时月经已数月未行，但未见腹胀乳胀等经前症状，辨证仍属虚而不属实，故不可妄用活血行滞通经之法，若过用之将会耗伤气血，甚则燥伤精血，使血海更为空虚而出现月经后期。

【香港行医感悟】

香港生活节奏快速且压力较大，女性身兼多职，加上饮食作息经常无定时及喜饮冰冻、四处空调的生活环境，使香港的妇科疑难疾病有增加的趋势，常见的妇科病有月经病、闭经、崩漏、子宫肌瘤、子宫内膜异位症、卵巢囊肿、多囊卵巢综合征、不孕不育等。由于身处中西文化夹杂之地，妇科患者非常重视现代医疗仪器诊断的结果，而且随着网络信息的发达，患者在来诊前往往会先浏览本身疾病的相关信息，并往往对中医四诊合参来诊治妇科疾病抱有成见，一般情况下要依靠口口相传介绍下才对中医妇科医师建立信心，这对在香港行医增加难度但同样亦激发医术挑战！

针药并施十分重要，还要在饮食、生活起居以及行为上再三强调配合治疗，并且在精神行为、言语疏导等多方面给予患者整体的综合调节治疗，才能避免病情的反复，同时亦深刻体会到在治疗妇科疾病时仍需注重于辨证论治的理论，并参考辨病与辨证相结合来选方用药才能收到比较有效的临床成效，并且在香港诊治妇科疾病而用纯中医药手段来获得疗效的经验，使笔者更佩服古人的智慧，也说明了中医药的博大精深，促使每遇妇科奇难杂症时，常常反复翻阅古籍，不断学习，不断突破。

【名家点评】

青春期之月经后期，常见先天禀赋不足，肾气亏虚，冲任不足，血海不能按时满溢，遂至经行错后。香港临证中常见的月经后期有虚有实，以实证者居多，故辨清虚实尤为重要。本患者初诊有明显的肾阳不足，精髓不充之病证，治当温肾壮阳，填精补髓。经二十余剂中药调治后，出现了一般的经前期临床表现，再选用疏肝养血通经，合滋阴补肾调经，是治愈成功的关键。（陈抗生点评）

4. 梁雪芳医案

梁雪芳，广东南海人。广州中医药大学教授，主任医师，硕士生导师，现任广东省中医院大妇科主任，广东省中西医结合学会妇产科专业委员会常务委员、广东省中西医结合学会围手术期专业委员会副主任委员等。

2003年12月~2005年1月受广东省中医院的委派到香港仁济医院中医门诊暨科研中心开展中医诊疗工作。

从事妇科临床、科研工作20多年，擅长子宫内膜异位症、盆腔包块、不孕症等妇科疾病的诊治。主编或副主编专著四部，承担各级课题10余项，发表论文20多篇。

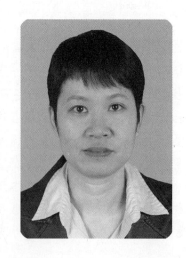

医案 1　温肾助阳固冲止血法治疗崩漏

患者，女，45 岁，家庭主妇。2004 年 5 月 24 日首诊。

简要病史：患者因阴道不规则出血 1 月余就诊。患者既往月经正常，近半年来月经紊乱，周期 20~45 天不等，经量时多时少。既往曾因为大出血急诊行刮宫术。现症见：形体偏胖，面色萎黄无华，末次月经 4 月 18 日，起初量多，约 2 小时换纸一次，湿透，五天后减少，但一直未干净，现阴道出血量中等，色黯夹有少量血块，伴头晕、疲倦乏力，腰痛，下腹隐痛，热敷得舒，畏寒肢冷，双膝尤为怕冷，大便正常，夜尿 1~2次，胃纳可，喝喜热饮。舌淡黯，苔薄白，脉象沉细。

诊断：崩漏

辨证：肾阳虚衰，冲任不固，血失封藏

治法：温肾助阳，固冲止血

处方：大补元煎加减

党参 30g，山药 20g，熟地 20g，杜仲 15g，北芪 30g，山萸肉 10g，枸杞 15g，炙甘草 10g，阿胶^{烊化}15g，金樱子 15g，血余炭 10g，川断 15g。三剂。再煎，每天服两次，温热服。

配合艾灸双侧大敦、隐白穴，每天两次

饮食调护：避风寒、禁冷饮。

【治疗过程】

二诊：2004 年 5 月 27 日，诉服前药后，阴道出血量明显减少，色淡黯，每天用卫生巾两片，每片湿一半，脸色稍好转，头晕疲倦好转，大便每天两次成形，胃纳好，其时气血已稍增，故脸色好转，疲乏改善，但血未净，仍需继续采用塞流治法，故在方中加入制何首乌 20g，白术 15g 以加强塞流、补血之力。4 剂。

三诊：诉服上中药 4 剂阴道出血即止，诸症减轻，但大便烂，每天 2~3 解。考虑补肾养血之品如熟地、山萸肉、阿胶、首乌药性滋腻，故去山萸肉、阿胶，加砂仁 10（后下）、白术加量到 30g。加强健脾醒胃之力。

四诊：前述症状明显缓解，无明显头晕。舌淡红苔薄脉细。止血后未见再有阴道出血。中药以澄源复旧为主治疗，重在补肾，适当健脾，并注意补血。继续上方加菟丝子 20g，桑寄生 15g 调治。

【体会】

本病西医诊断明确，为功能失调性子宫出血，继发性贫血。功能失调性子宫出血中医属于崩漏，其发病机制主要是冲任损伤，不能约制经血，故经血从胞宫非时妄行。崩漏损血耗气，日久均可转化为气血俱虚，无论病起何脏，"四脏相移，必归脾肾"，"五脏之伤，穷必及肾"，以致肾脏受病。《景岳全书·妇人规》记载崩漏不止，经乱之甚者也，……暴崩者，其来骤，其治亦易；久崩者，其患深，其治亦难。且凡血因

去，势必渐少，少而不止，病则为淋，此等证候，未有不由忧思郁怒，先损脾胃，次及冲任而然者。崩淋既久，真阴日亏，多致寒热咳嗽，脉见弦数或豁大等证，此乃元气亏损、阴虚假热之脉，尤当用参、地、归、术甘温之属，以峻培本源，庶可望生。

崩漏的主证是血证，故辨证当根据出血的量、色、质变化，参合舌脉以及发病的久暂，辨其虚、实、寒、热。崩漏有以崩为主的，有以漏为主的，或崩与漏交替出现的，或停经日久而突然血大下的。久崩多虚，久漏多瘀。"崩为漏之甚，漏为崩之渐"，即崩可转漏，漏可成崩。本患者年届七七，肾气已衰，肾阳虚衰，冲任不固。血失封藏，故经乱无期，经血量多。肾阳虚衰，腰腑失容故腰痛、膝冷。由于崩漏发病缓急不同，出血的新旧各异，因此，治疗崩漏，尚需本着"急则治其标，缓则治其本"的原则，灵活掌握塞流、澄源、复旧三法。塞流即是止血，暴崩之际，急当止血防脱，一般采用固气摄血法，故初诊是除了大补气血外还要记得止血是要务，用阿胶、血余炭止血，当然气为血帅、血为气母，补气有利止血。同时艾灸大敦、隐白帮助止血。澄源即正本清源，亦是求因治本，乃治疗崩漏的重要阶段。一般用止血法后，待血势稍缓便需根据不同证情辨证论治，切忌不问原由，概投寒凉或温补之剂，或专事止涩，致犯虚虚实实之戒。复旧即固本善后，治法或补肾，或调肝，或扶脾。然本病之本在肾，总宜益肾固冲调经。本固血充则经水自调。塞流需澄源，澄源当固本。治崩宜升提固涩，不宜辛温行血；治漏宜养血理气，不可偏于固涩。青春期患者，重在补肾气、益冲任；育龄期患者重在疏肝养肝、调冲任；更年期患者重在滋肾调肝、扶脾固冲任。

由于崩漏是血证妇科之危重症，中医师应对当前病情及疾病的预后有充分的认识，围绝经期妇女多为无排卵引起子宫内膜增厚出现崩漏，甚至有可能是子宫内膜癌。故不能轻视该病。

【名家点评】

崩漏是妇科疑难病，难治的病，而且是最影响妇女健康甚可危及生命的病。作者是处于富力之年，其深究经典，善于临床，富有经验。作者应用古训的"塞流、澄源、复旧"三法治崩疗效显著。患者45岁，阴道不规则出血1月余量多而就诊，其已进行过诊断与治疗性刮宫，排除不良病变。作者准确地辨证为肾阳虚衰，冲任不固，血失封藏；果断中肯地运用温肾助阳，固冲止血法。选取古方大补元煎进行经验的加减，同时配合艾灸双侧大敦、隐白穴治疗，使患者首诊已取得阴道出血大减效果；三诊阴道出血已止，继而以澄源、复旧为主治疗，重在补肾，适当健脾，并注意补血，使疗效取得巩固。对于如急重的血崩病人，两诊已止血，实在疗效卓著，这里蕴藏着作者丰富的临床用药经验，值得同道与后学习者借鉴。作者对此病的病因病机分析透彻，对本病的治则，治法用药心得表达无遗，对不同年龄阶段患者的不同处理原则以及对围绝经期妇女崩漏多为无排卵引起子宫内膜增厚，甚至有可能是子宫内膜癌，提出告诫。（司徒仪点评）

医案2　扶阳抑阴、温经通脉法治疗经行头痛

患者，女，34岁，会计。2004年9月7日首诊。

简要病史：患者因经前头痛8年余就诊。患者近8年多来每逢经前5~7天开始出现右侧颞部疼痛，月经来潮前第3天开始头痛，逐渐加重，持续整个经期，连及巅顶，恶风寒，吹风后疼痛加重，痛甚呕吐，不能进食，倦卧在床，伴双乳作胀，经后症状消失，痛甚时常需服散利痛以止痛。曾行多项检查无异常，末次月经12/8，现值经前，觉右颞部微胀痛，恶风畏冷，睡眠差，恶心欲吐，喝喜热饮，四肢凉感，二便调。舌淡胖，有齿印，苔薄白，脉沉细。

诊断：经行头痛

辨证：寒凝经脉，阳气不达

治法：扶阳抑阴，温经通脉

处方：当归四逆汤加减

当归10g，桂枝15g、白芍20g，炙甘草10g，细辛3g，通草10g，大枣10g，制首乌20g，桑寄生15g。三剂，再煎。早晚一次温服。

饮食调护：避风寒、忌冷饮，调节工作生活的强度，不能过劳。晚上十二点前休息。

【治疗过程】

二诊：患者月经于9月10日来潮，本次行经觉头痛减轻，胀痛为主，服止痛药一次，无乳胀，睡眠略差，精神状态改善，现月经量中等，色黯红，下腹隐痛。舌淡红苔薄脉沉细。在上方基础上加益母草30g，川牛膝15g，引血下行并化瘀。去何首乌。4剂。

三诊：患者今次来诊诉睡眠质量已改善，夜可安睡。本周期头痛4天，头痛程度较以前减轻一半，头痛期间无呕吐，恶风寒减少。继续首诊方药调治，加鸡血藤20g，加强补血行血之功，每天服一次，再煎第二天服，直到月经前来诊。

四诊：本次月经于10月8日来潮，此次行经前只有少许头胀，基本无头痛及乳胀，能坚持工作，眠可，无特殊不适。仍用首诊方药调治。嘱每月月经前一周重复以上方药连续7天。若有特殊就诊，患者每月均来诊一次，均无再发，直到笔者2005年2月回广州失去随访。

【体会】

经行头痛属于经前期紧张综合征中的一个表现，伴随月经周期性发作，与血海盈亏关系密切。中医认为，妇女以血为用，经孕产乳，数伤于血。更之现代人多嗜食冷饮，长期空调冷气环境，寒伤其阳；长期工作压力大、精神高度紧张，而锻炼减少，更使阳气郁滞于内，不得升发、布散。故阳气亏虚，阴寒内生，凝滞经脉；或阳气亏虚，清阳不升，脑髓失养；或阳气亏虚，风邪侵袭，上扰清窍，均可导致头痛。《景岳

全书·头痛》曰："阳虚头痛，即气虚之所属也，亦久病者有之，其证必戚戚悠悠，或羞明，或畏寒，或倦怠，或食饮不甘，脉必微细，头必沉沉，遇阴则痛，逢寒亦痛，是皆阳虚阴胜而然，治宜扶阳为主，如理阴煎、理中汤、十全大补汤、补中益气汤之类，皆可择用，或以五福饮、五君子煎加川芎、细辛、蔓荆子之类，升达阳气，则为最善之治也"

《伤寒论》："手足厥寒，脉细欲绝者，当归四逆汤主之"，当归四逆汤主治血虚寒凝经脉之手足厥证。经行头痛病机，寒凝经脉，阳气不达，故可用来治疗阳虚头痛，方中桂枝、细辛合用辛温通阳，温经化气；桂枝、甘草合用辛甘化阳；当归、白芍活血养血；通草通利经脉；甘草、大枣合用补益气血，经前加用桑寄生、首乌更加补益气血，让血海更充盈，加用诸药合用，共奏补益气虚、温阳散寒、通利血脉之功，使阳气得复，阴寒自退，血脉通利。经行期间，冲任胞宫由满而溢，自当顺势而下，加入益母草、川牛膝引血下行，头痛自除。行经之后冲任胞宫由溢而虚，故经后宜加养血之鸡血藤。但整个过程当是温阳散寒、通利血脉为主。

【名家点评】

患者正值育龄期，其患经前头痛已有 8 年之久，虽为常见病，但本案实属难治之症。究其因由，应属辨证未准，用药未到家之故。今医者四诊详尽，从现代人生活的角度发掘分析其病因病理，寻觅了《景岳全书·头痛》所说的"阳虚头痛，即气虚之所属也，亦久病者有之，其证必戚戚悠悠，或羞明，或畏寒，或倦怠，或食饮不甘，脉必微细，头必沉沉，遇阴则痛，逢寒亦痛，是皆阳虚阴胜而然，治宜扶阳为主。"的指引，将本案诊断为寒凝经脉，阳气不达的经行头痛，经验地将《伤寒论》的治疗足厥寒，脉细欲绝者的当归四逆汤加减化裁，并指导患者生活调理，经过三诊治疗，已令患者脱离苦海。基于本病有强烈的周期性发作情况，医者着重其远期疗效，因此嘱患者每月月经前一周重复以上方药连续 7 天。一般而论，三个周期不发作可称之痊愈。（司徒仪点评）

【香港行医感悟】

在香港工作一年多的行医过程中还是有很多回味的地方，从一名内地综合医院的医生变成一名香港中医师，意味着诊断、治疗的手段的单一，只能从中医的望、闻、问、切中捕捉诊治的信息，开始时心里充满了不安与不惑，为何就不能运用现代医学的手段进行诊治呢？医学本是无界别的，作为医生有义务运用人类文明的一切成果为病人服务，作为病人也有权利享受人类文明的一切成果获得健康。患者最想的就是尽快康复，他（她）不管医生运用的是中医或西医手段，能达到治疗目的病人就肯定接受。像在内地，医生最好能掌握多种治疗方法，然后提供给病人，在知情的情况实施，最后得益的是病患。但既然已经在这样的条件下，只能运用我们能用的条件了，故我觉得在香港当中医重要的是细致，不放过每个能获得的对我们有说明的信息，问起病的详细过程、症状、喜好、工作、起居，望病人的神情、形态、脸色、经血，闻声色、气味等，切脉三部脉要静心。如崩漏的病人要观其脸色、爪甲初步估计以往出血的程度，观其月经垫知其现在出血的程度。根据病人的喜好、情志等判断病在哪脏？是脾病及肾，肝病及肾，还是脾肾双亏。同时要注意病人的体质状态，疾病的发生发展与这种体质的差异有密切的关系，虚性体质的人感邪后容易寒化，用温补较多；实性体质的人感邪后易热化，多用泻法。而且40岁以后的人，因为"阴气自半"而进入体质衰退期，大多也从寒化，治疗应从虚证着手。故望、闻、问、切中不要放过这些信息，尽量多参照，才能中病之的。经过一段时间的观察确实看到有明显效果，比如医案二的病患找准病位，对症用药能很好缓解头痛的症状。再如痛经、月经失调、更年期综合征等的病例运用中医治疗效果也明显。但中医诊病不能离开实际，有明显器质性病变如子宫肌瘤、卵巢肿瘤、子宫内膜癌等病引起的异常出血必须先做常规的处理，在处理后中医介入治疗让病人早日康复，故要求中医师要有整体意识，对疾病的预后有必要的了解，尽管我们不能用现代的检查手段，必要时还是要告诫病人行相应的检查，以免漏诊，耽误病情。香港中医说难不难，只是对症治疗；说易不易，只能靠简单的检查手段，但愿这样的局面很快有所改变，全体中医师一起努力吧。

【名家点评】

对于梁教授的感悟之言，我亦颇有同感。由于穗港两地医疗法规的差异，内地中医师在香港行医，需"入乡随俗"，适应当地情况。我曾经在台湾长庚大学和中国医药大学讲课和临床带教，对此深有体会。在港台地区做中医，真正考验医者的中医功力，即辨证论证的能力，施针、遣药的技能，乃至对于各科病证综合判断力。当然，不利之处也显而易见，就是不能充分利用现代的各种诊断技术，更不能使用西药和手术。中西医结合是中国在近50年发展起来的，在临床上确有其优势，但在香港仍然只是一个愿景。（罗颂平[注]点评）

注：

罗颂平，博士，主任医师，博士生导师，广东省名中医。全国著名中医妇科学家罗元恺教授学术继承人。广州中医药大学第一附属医院妇儿中心主任，妇产科教研室主任。中华中医药学会妇科分会主任委员，中国中西医结合学会生殖医学分会主任委员；中国中医药研究促进会妇科流派分会常务副会长，广东省中医药学会常务理事兼妇科专委会主任委员；国家重点学科中医妇科学学科带头人，国家级教学团队负责人，国家中医药管理局"岭南罗氏妇科流派传承工作室"负责人。全国中医药教学名师。

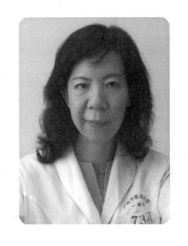

5. 黎小斌医案

黎小斌，女。现为广东省中医院妇科主任医师，广州中医药大学第二临床医学院中医妇科学硕士研究生导师、教授。全国老中医药专家、广东省名中医李丽芸教授学术继承人。广东省优秀中医药临床人才。任中华民族医药学会妇科专业委员会副主任委员，为广东省健康教育协会妇幼健康教育首席专家。对妇科月经失调、不孕症方面具有丰富独到的见解，尤其擅长中西医结合治疗不孕症、月经病、妇科肿瘤及妇科内分泌病等。2005~2006年曾在香港仁济医院中医诊所暨科研中心工作1年。

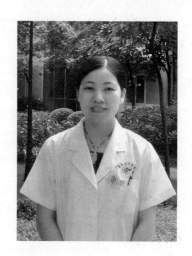

医案1　养血宁心安神法治疗更年期抑郁症

患者，女，49岁，2005年5月10日首诊。

简要病史：患者以心慌恐惧1年为主诉就诊。患者1年前因母亲去世，受刺激后，出现心慌、胸骨痛、手震，伴眼蒙，精神低落，心神不宁，恐惧感，甚至听到有人患病的消息，或者在电视、报纸上看到有人死亡均会觉得恐惧不已，不能自主，纳眠可，多梦，二便调，1年前开始在西医精神科诊为抑郁症并需要持续服药治疗，但症状改善仍不满意。舌淡红，苔薄白，脉细滑。

诊断：绝经前后诸症

辨证：心肾不交、阴亏血少

治法：养血宁心安神

方药：天王补心丹加减

生地黄15g，党参20g，丹参20g，玄参15g，五味子6g，远志10g，桔梗10g，当归10g，天冬15g，麦冬15g，柏子仁12g，炒酸枣仁15g，茯神12g，4剂。加水三碗煎服，复渣再煎日两服。

饮食调护：清淡饮食，调情志，随诊。

【治疗过程】

二诊：2005年5月18日，心慌，胸骨痛、手震好转，眼蒙，精神好转，恐惧感减轻，纳眠可，多梦，二便调。末次月经2005年5月13日，量中，脉细滑，舌淡红，白薄苔。可见前方已见效，故上方去丹参加琥珀粉9g，4剂，以益安神之力。

三诊：2005年5月24日，诸症明显好转，已经可以正常看电视、报纸，精神科药物现已经自行减量。上方去柏子仁加珍珠母30g以镇静安神，4剂。

四诊：2005年6月21日，诸症基本消失。脉细滑，舌淡红，苔薄白。经精神科医师评估已经停用精神科药物。

【体会】

本证属西医更年期抑郁症，是由于心肾不足、阴亏血少、心失所养所致。患者年七七，肾气不足，心主血脉而藏神，肾主骨，生髓而藏精。只有精血充足，水火互济，才能使神志安宁。患者因情志所伤，至心肾不足，阴虚血少，扰乱心神，治宜养血安神。选用天王补心丹，方中以生地黄滋养肾阴，使心神不为虚火所扰。为主药；玄参、天冬、麦冬协助生地以加强滋阴清热之力，丹参、当归身补血养心，使心血足而神自安，党参、茯苓益心气而安心神，柏子仁、远志宁心安神，更用五味子，酸枣仁之酸以敛心气的耗散，并能安神，以上诸药共为辅佐药，桔梗载药上行。方证合拍，因而取效。

医案2 止带方加减治疗细菌性阴道病

患者，女，68岁，2007年11月26日首诊。

简要病史： 下腹胀伴白带量多色黄反复三月，现下腹胀，阴道有黄色分泌物量多稠，无瘙痒，检查示细菌性阴道病，在西医院予多次口服及外用抗生素但未见好转，口干，纳平眠差，小便黄，大便正常，疲倦，汗多。脉细弦，舌淡红，苔薄黄。

诊断： 带下病

辨证： 脾虚湿热下注

治法： 健脾清化湿热

方药： 止带方加味

茯苓20g，猪苓15g，泽泻15g，赤芍15g，牡丹皮15g，茵陈15g，车前子12g，栀子12g，萆薢20g，忍冬藤20g，白术15g，糯稻根20g，共三剂。加水三碗煎服，复渣再煎日两服。

饮食调护： 嘱注意外阴卫生，穿棉质衣裤，避免穿牛仔裤等不透气紧身衣裤。

【治疗过程】

二诊： 2007年11月29日，症见阴道黄色分泌物减少，腹胀减轻，仍气短，倦怠，胸闷痛，小便正常，口苦，脉细，舌淡红，苔白薄。察其黄腻苔已去，邪气已去大半，素体脾虚气机不畅，拟方：泽泻15g，牡丹皮15g，茵陈15g，车前子12g，绵萆薢20g，忍冬藤20g，白术15g，瓜蒌15g，枳壳15g，郁金15g，浮小麦20g，乌药9g。

三诊： 2007年12月2日，主诉药后阴道黄色分泌物减少，仍下腹胀，外阴时有瘙痒，气短，倦怠，胸闷痛，口苦，大小便正常，脉弦滑，舌黯红，舌白薄。考虑有肝木克脾土之象，法当疏肝健脾，化湿止带。拟方牡丹皮15g，茵陈15g，车前子12g，绵萆薢20g，白术15g，瓜蒌15g，枳壳15g，郁金15g，浮小麦20g，太子参15g，白芍15g，桑寄生15g。

四诊： 2007年12月6日，诉药后外阴瘙痒已无，阴道分泌物正常，大小便正常，脉细弦，舌红，苔薄白。复查细菌性阴道炎已经转阴性。

【体会】

本证西医诊断为细菌性阴道病。为脾虚湿热下注所致的带下病，患者素居岭南湿热之地，湿为阴邪，易损伤脾阳，脾虚则气机受阻，水湿停聚，损伤任带二脉，发为带下病缠绵反复未愈。在治法上除应注重化湿止带外，还应谨守病机，顾护脾胃。脾得健运，则水湿不得内停，任带二脉功能健旺，从而取效。

医案3　补肾活血化痰法治疗多囊卵巢综合征

患者，女，28岁，2007年8月22日首诊。

简要病史：患者以月经稀发10年为主诉就诊。患者有多囊卵巢综合征病史，平素月经欠规律，13岁初潮，6~12月一潮，在西医曾用"达英-35"治疗5个月，用时月经规律，停药后复发，lmp12/8，服安宫黄体酮后来潮，色黯，量中，血块（+），无痛经。形体肥胖，现觉乏力、烦躁、口干口苦，腰酸，带下不多，色黄，无异味，时有阴痒。纳眠可，二便调。舌淡黯，舌底络脉瘀曲，苔薄白，脉弦。已婚，未育，G0。妇检：外阴阴道正常，宫颈光滑，子宫前位，大小正常，活动可，无压痛，双附件未及异常。

诊断：月经稀发

辨证：肾虚痰瘀互结

治法：补肾填精，行气活血化痰

方药：知柏地黄丸加味

处方：泽泻15g，怀山药15g，山萸肉15g，熟地30g，茯苓15g，丹皮10g，知母10g，黄柏15g，菟丝子20g，甘草5g。加水三碗煎服，复渣再煎日两服。

饮食调护：嘱适当运动、节食减重。

【治疗过程】

二诊：2007年9月19日，自觉阴痒，白带量少，lmp9/9，4天净，量中等，色偏黯，无血块及痛经，纳眠可，二便调。舌黯，苔薄，脉弦。查肝功能指数偏高。西医考虑为口服达英-35后出现肝功能异常，配合保肝治疗，中药汤剂仍以补肾填精为主，方用桑寄生、菟丝子、黄精、仙灵脾、山萸肉等，酌加当归、柴胡、白芍等行气疏肝、养血止痒。

三诊：2007年10月10日，月经未潮，阴痒好转，余症基本同前。舌淡红，苔薄白，脉弦细。BBT单相。月经如期未至，为精血不足之象，当治以补肾养阴，行气活血调经，方用桃红四物汤加减合用鸡血藤、牛膝等，方如下：熟地30g，白芍30g，川芎15g，白术15g，柴胡5g，五味子5g，川断15g，肉桂5g牛膝15g，桃仁10g，红花5g，鸡血藤25g，加水三碗煎服，复渣再煎日两服。

四诊：2007 年 10 月 17 日，基础体温仍单相，现下腹坠胀，腰酸，二便可，眠纳好，口干欲饮，舌淡，苔薄白，脉弦滑。患者自觉下腹坠胀，脉弦滑为精血渐复，冲任胞脉充盈之象，故在用药上改为益气化痰，另继续予当归、川芎、鸡血藤、牛膝等行气活血通经，因势利导，引血下行，以期月经顺势而至。方如下：白术 15g，云苓 15g，黄芪 15g，陈皮 5g，法半夏 10g，天南星 10g，当归 10g，川芎 10g，鸡血藤 30g，仙灵脾 10g，桃仁 10g，牛膝 15g。

五诊：2007 年 12 月 5 日，药后月经于 11 月 24 日来潮，无明显不适，继续予中药汤剂口服巩固疗效。后每月月经可自然来潮，基础体温提示双相，体重较前减轻 5 公斤，复查血脂及肝功均恢复正常。

【体会】

本例经西医诊断属于多囊卵巢综合征。该病以月经稀发为临床表现，从本病例可以看出中医调经的两个特点：①精血为本。中医认为：月经的产生是肾气、天癸、脏腑、气血协调作用于子宫，使之定期藏泄的结果。在月经产生的过程中，肝肾起到了主要作用，肾气盛，则天癸至，精血充足为月经来潮的物质基础。肝主疏泄，肝肾同源，故对于月经稀发的病人，在治疗初期当以补肾疏肝、养血益精为法。本例患者就诊时为月经来潮之后，故首以知柏地黄丸加减补肾填精。而且在补肾过程中，利用阴阳互用互补的特点，灵活用药，以达阴阳调和。10 月 10 日三诊，患者月经未能如期而至，此时当补肾养阴，行气活血调经为法，方中大剂量运用熟地、白芍以补肝肾、填精血，并不因为月经未潮而一味运用行气活血化瘀之品。②因势利导，灵活用药。中医调经，讲究的是因势利导，灵活用药，根据月经不同时期，用药也有不同。10 月 17 日四诊时，患者自觉下腹坠胀，可以看作为患者经前四诊治疗后精血渐复，冲任胞脉充盈之象，因物质基础已打好，另结合患者形态肥胖、血脂偏高等实际情况，考虑为痰瘀互结、蕴阻胞宫，致月经难潮，故在治法上改用益气化痰、行气活血通经，用桃红四物汤加减。月经来潮之后，血海空虚，则治以健脾补肾为主，使精血充盛，气血和调。综上，调经当先补后攻，见治疗奏效时，应效守原法，适时补攻，交替进行，巩固疗效，方能长久。

医案 4 养血调肝活血法治疗功能失调性子宫出血

患者，女，30 岁，2005 年 5 月 18 日首诊。

简要病史：患者因月经稀发 1 年多为主诉就诊。患者已婚未育，一直用避孕药避孕，服用避孕药 11 年，现停药 1 年多，停药后月经 35～60 天一潮，量少 4～5 天干净，伴痛经，末次月经 2005 年 2 月 3 日，至今停经 3 月未潮。无腹痛，白带量正常。已查妊娠试验阴性，曾行妇科 B 超未见异常。脉数弦，舌淡红，苔白薄。

诊断：月经后期

辨证： 肝郁血虚

治法： 养血调肝活血

方药： 黑逍遥丸加味

熟地黄15g，柴胡12g，白芍15g，茯苓15g，白术12g，当归9g，续断15g，菟丝子20g，杜仲15g，鸡血藤15g，三七12g，川芎9g，4剂。加水三碗煎服，复渣再煎日两服。

饮食调护： 保持情志舒畅，避免七情过激。

【治疗过程】

二诊： 2005年5月23日，症如前，白带呈蛋清样，量中等，脉数弦，舌淡红，苔白薄。表明气血已复，去杜仲、三七，加川芎9g，酒黄精12g，茺蔚子15g，以增养血活血之力，共五剂。

三诊： 2005年6月8日，脉弦稍有滑象，乳房少许胀感，舌淡红，苔白薄。考虑气血已经较前充盛，去茺蔚子，加桃仁9g，红花5g，丹参15g以活血通经，共五剂。

四诊： 2005年6月22日，谓月经已于2005年6月15日~21日来潮，量中等，有少许血块，痛经。二便调。脉弦细，舌淡红，苔白薄。继续按原法调理两个月，月经均能按时来潮。

【体会】

本病属于功能失调性子宫出血，证属肝郁血虚之证，患者为育龄期妇女，主观症状不多，主要根据其舌脉进行辨证。选用黑逍遥丸为主方，加补肾养血之品，方中熟地补肝体而助肝用，柴胡疏肝解郁，当归、白芍养血柔肝，四药配合，共为方中主药；白术、茯苓健脾和中，为方中辅药；诸药合用，使肝郁得解，血虚得养，气血得复，冲任条达则月事以时下也。

【香港行医感悟】

笔者在广州行医多年，由于体制不同，内地政策则支持我们同时使用中、西医两套方法治疗病人，感觉颇得心应手。初来香港行医，感觉就有了差异，因为香港不允许中医执业的医师运用西药进行治疗，虽然在广州行医时也确信中医治病是有效果的，但运用范围是否有那么广泛，对急重症是否可用纯中医，心中总是还有一点疑惑，通过在香港行医的经历，治疗病人不论急、重、疑难均单纯使用中药治疗，很多时候收到意想不到的效果。因此，更坚定了我学习中医、坚持运用中医药解决问题的信心，我坚信如果在某些情况下治疗不如人意的时候，只是辨证用药尚未到家，只要坚持反复从理论—实践—理论再到实践，这样的话我相信中医更能发挥她神奇的作用。

中医妇科是一个非常有特点的学科，在临床过程中，中医药在妇科疾病的运用上也是广泛的、效果不容置疑的。有人说那妇科疾病是否有什么特效药？我认为治疗妇科病最主要方法还是辨证治疗，而不是简单的见某病用某方的简单对应，不是见闭经则活血化瘀通经，见炎症则清热利湿，如果这样治病的话效果肯定是欠缺的。同时我们也注意到有些病人，比如不孕的患者，主诉不多，症状不显，则应仔细询问患者生活中的各种细节了解病人的基本体质，根据体质指导用药，根据患者的月经周期灵活变化、加减化裁。这样的话我们临床用药才能得心应手。

【名家点评】

辨证施治是中医学的精髓，牢固掌握中医的基础理论，临证时的详尽四诊，从患者的禀赋、体质、起居饮食、生活习惯、劳作环境、证候表现等等，去认识疾病的发生发展，进行防与治，是每个医生的天职，也是取得疗效的重要保证。

各个案例重视中医的理论，发掘名方名药的应用，灵活运用，如案一的天王补心丹，出自《世医得效方》，案二的止带方出自《世补斋·不谢方》，案三的知柏地黄丸出自《医宗金鉴》等等。这些名方从临床实践中已得到了确切的疗效。本案例中的3例，均被西医诊断为多囊卵巢综合征，根据中医的证候学，辨证各异。案例4辨证为肾虚痰瘀互结，治以补肾填精、活血化瘀而使月经正常有序。这正是中医同病异治的特点和神奇之处。医案四月经失调、月经后期，辨证为肝郁血虚，处方以黑逍遥丸为主，本方可疏解肝之郁，养肝之血，柔肝之阴，助肝体阴而用阳之本。（李丽芸[注]点评）

注：

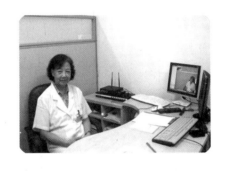

李丽芸，女，广州中医药大学教授，硕士生导师，广东省名中医；擅治妇、产科病，被患者誉为"送子观音"。担任广东省中医药科技专家委员会常委、广东省中医药研究促进会理事、广东省中医医疗事故鉴定会妇科专业组组长等职。

6. 李晓光医案

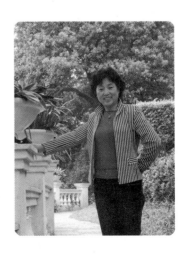

李晓光，1983年毕业于黑龙江中医学院，同年就职于哈尔滨市中医医院妇科并在此从事临床工作22年，2002年晋升为主任医师。主持参与多项科研课题，发表论文多篇。对妇科疑难杂症有独特的见解，尤其在不孕症方面有较深入的研究。2006年来香港工作，曾任香港大学专业进修学院副教授。现任职于香港浸会大学中医药学院临床部。

医案 1 补肾疏肝、调补精血法治疗月经不调、月经过少

患者，女，29 岁。2007 年 5 月 13 日首诊。

简要病史：患者自 2004 年开始月经量越来越少，经期 20～60 天一行。患者 13 岁月经初潮，经期、经量基本正常，近 4 年因工作压力过大精神紧张，开始经期不准，经量减少，因不影响工作生活，因无所苦故未就医。近期经量明显减少（用卫生护垫 1～3 片），更有腰膝酸软，头晕乏力，食少，经前乳房少腹胀痛，近期看西医，2007 年 3 月 23 日化验：卵泡刺激素 77.1mIU/ml（正常参考值 4～13mIU/ml）；超声波检查：卵巢、子宫偏小，子宫内膜薄，西医告知更年期现象，建议吃性激素药，病人不接受。舌淡红，苔少，脉沉细，末次月经 2007 年 4 月 19 日。

诊断：月经先后不定期、月经过少

辨证：肾虚肝郁，精血亏少

治法：补肾疏肝，调补精血

方药：一贯煎加减

北沙参 10g，麦冬 10g，生地 10g，枸杞 20g，炒川楝子 10g，王不留行 10g，鹿角霜 10g，淫羊藿 10g，仙茅 6g，覆盆子 10g，黄芪 10g，山药 10g，山茱萸 10g，酒黄精 30g，酒女贞子 10g，白术 10g，鸡血藤 30g，7 剂颗粒剂，每日一剂，分两次，早晚饭后服。

饮食调护：保持心情愉快，劳逸结合，一周后复诊。

【治疗过程】

二诊：2007 年 5 月 20 日，月经未至，头晕乏力症减轻，乳房少腹胀，腰痛，舌淡红，苔薄，脉弦细。前方稍显效，乳房少腹胀，腰痛欲行经之征，故前方加牛膝 20g，郁金 10g，醋香附 10g，丹参 10g，7 剂，用其补肾疏肝引血下行。

三诊：2007 年 6 月 3 日，经行 3 天（5 月 27～29 日），量稍增，现头晕乏力，纳差腰酸，舌淡红，苔薄，脉细弱。经后精血更虚，前方减川楝子、王不留行、牛膝、郁金、醋香附、丹参；加制首乌 10g，紫河车 6g 补肾填精，促发卵巢功能。14 剂。

四诊：2007 年 12 月 5 日，近半年余，月经 28～32 天一潮，经行 5 天，量 10 片卫生巾左右，经行无明显不适症状，舌红，苔薄，脉细。已建立月经周期，巩固疗效，嘱其经期服方二 3 剂，经后服方三 14 剂，两个周期。

【体会】

本证因长期精神紧张，工作压力过大致肾虚肝郁，精血亏虚，冲任失于制约而致月经过少，经期先后不定。只有肾气盛，肝气舒，精血充足，天癸盛实，月经才能正常。故治宜补肾疏肝，调补精血。选用一贯煎滋补肝肾之阴，疏肝理气为基本方，方中生地、山药、山茱萸、酒黄精、酒女贞子补肝肾之精血为君药；鹿角霜、淫羊藿、仙茅、覆盆子补肾中之阳，助天癸充实，现代医学研究这组药有类似性激素样作用；

北沙参、麦冬、枸杞益阴养血而柔肝潜阳；黄芪、白术健脾益气，既防补精血之药过于滋腻、又助气血生化之源；鸡血藤、王不留活血通经，炒川楝子疏肝泻热；经期加丹参、牛膝、郁金、醋香附行气活血通经，增加血量。全方共奏滋补肝肾之阴，助天癸之阳，使冲任条畅，气血充实，月经如潮按期而至。该患者 2008 年 3 月 20 日化验，卵泡刺激素，已由 77.1mIU/ml 降为 19.3mIU/ml，2007 年 10 月 25 日超声检查见：子宫、卵巢大小正常，宫内膜厚 1.03cm，左卵巢内见 3 个卵泡；据此更证明中医中药调理中医性腺轴（肾气-天癸-冲任-胞宫），重建月经周期之优势。

医案 2　补肾益气、固冲安胎法治疗滑胎

患者，女，31 岁。2007 年 5 月 9 日首诊。

简要病史： 自验孕阳性，阴道流少量啡色血，伴腰痛 3 天；该患曾 4 次怀孕 2 个月时自然流产，末次月经 2007 年 4 月 5 日，现尿频每小时 5 次，无尿痛，嗜睡，疲倦，西医曾化验染色体正常。舌淡有齿痕，苔干，脉沉细弱。

诊断： 滑胎

辨证： 肾虚冲任不固，胎失系载

治法： 补肾益气，固冲安胎

方药： 补肾固冲丸加减

熟地 10g，续断 20g，桑寄生 30g，菟丝子 10g，山茱萸 20g，桑葚 20g，黄精 15g，枸杞子 10g，阿胶 9g，苎麻根 20g，焦黄芩 10g，党参 10g，鹿角霜 20g，白术 10g，砂仁 3g，7 剂，颗粒剂，每日一剂，分两次（早晚）饭后服。

饮食调护： 卧床休息，不要过于紧张，建议查超声波确诊宫内妊娠，一周后复诊。

【治疗过程】

二诊： 2007 年 5 月 30 日，曾有 1 天在室内稍有劳作，阴道流少量红色血 2 天，曾住西医院观察 1 天，现仍有少量咖啡色血，站久小腹坠痛，疲倦乏力，尿频次数减少，腰痛症消失，口干，大便干；病情由其丈夫代诉（病人在家卧床休息）。超声波检查：宫内可见妊娠囊及胎心搏动。前方鹿角霜改为鹿角胶 15g，鹿角胶滋阴养血止血之效优于鹿角霜，加麦冬 20g，百合 20g，玉竹 20g，山药 20g，滋阴润燥安胎；小腹坠痛，疲倦乏力乃气血不足之征，前方加黄芪 20g，用以增加补气血、固冲安胎之效，7 剂。

三诊： 2007 年 6 月 6 日，劳累后有少量流咖啡色血，大便正常，口干，纳差，恶心，疲倦乏力，病情由其丈夫代诉，纳差，恶心为冲脉之气上逆所致，前方加炒麦芽 15g，紫苏梗 10g，调胃气安胎，15 剂。嘱病人冲药时加 3 片生姜（止呕之圣药），可以少量多次服药。

四诊： 2007 年 7 月 4 日，阴道流咖啡色血停止 1 周余，夜尿 2 次，疲倦乏力，食可，大便正常，病情由其丈夫代诉，现已怀孕 3 个月，超过既往堕胎时间 1 个月，为

巩固疗效，嘱病人继续服 10 剂药，已不流血，故前方减阿胶、鹿角胶、苎麻根、紫苏梗，加覆盆子 10g，用其补肾固胯系胎。病人 2008 年 1 月剖宫产一子。

【体会】

该患者屡孕屡堕 4 次，致肾虚精血亏乏，年龄 30 多，平时未注重调摄，再次怀孕更感肾虚冲任不固，胎失所系，故治宜补肾益气，固冲安胎。方选补肾固冲丸加减，方中续断、桑寄生、菟丝子、鹿角霜、山茱萸补肾益精、固冲安胎；桑葚、黄精、枸杞子、阿胶、熟地滋肾填精、养血止血、固冲安胎；党参、白术健脾益气以资化源；苎麻根、焦黄芩凉血止血、清热安胎；砂仁理气安胎，使补而不滞；随后几诊随证加减，使肾气健旺，胎有所系；气血充足，胎有所养，本证成功之关键一是补肾益气，固冲安胎治法正确，二是持续吃药超过既往堕胎时间 1 个月，虽然该患孕前未预培其损，但在怀孕之初给予足够重视，能配合坚持吃药，卧床休息，此乃成功之因素。

医案 3　补益气血、固冲安胎法治疗胎动不安

患者，女，37 岁。2009 年 12 月 30 日首诊。

简要病史：患者怀孕 14 周，自怀孕 10 周起，阴道有少量流血，时断时续，近日加重为主诉就诊。患者由家属搀扶步入诊室，见其面色苍白，语声低微，气短懒言，神疲乏力，心悸多梦，腰痛阴坠；家属告知，近日因同家中佣人生气而加重病情；西医于 2009 年 12 月 24 日行超声检查：胎儿发育正常，告其观察。舌深红，苔少，脉细弱。

诊断：胎动不安

辨证：气虚血少，冲任不固

治法：补益气血，固冲安胎

方药：泰山磐石散加减

太子参 40g，黄芪 40g，西洋参 10g，白术 10g，龙眼肉 10g，熟地 10g，苎麻根 20g，阿胶^烊化 20g，鹿角胶^烊化 10g，菟丝子 10g，桑寄生 30g，砂仁 6g，炒麦芽 10g，夜交藤 30g，煅龙骨^先煎 40g，龙齿^先煎 40g，地骨皮 20g，麦冬 20g，黄芩 30g，7 剂。嘱其清水浸过药约半寸，大火煮开后小火煮至药汤约 150~200 毫升，药渣再加水煮取 150~200 毫升药汁，每日分两次饭后服。

饮食调护：卧床休息，饮食清淡有营养，保持心情愉快，一周后复诊。

【治疗过程】

二诊：2010 年 1 月 8 日：阴道流血停止，心悸症减轻，余症未减，新增盗汗症，舌绛，苔少，脉滑数。盗汗、舌脉均为阴虚内热之征，前方减温热之药鹿角胶、菟丝子；血已止减煅龙骨、苎麻根；加桑葚 20g，五味子 6g，取其滋阴酸收养胎之功效。10 剂。

三诊：2010 年 1 月 20 日，紧张时心悸，偶有腰酸；气短懒言，神疲乏力，坐两个小时就有阴部下坠感，舌红，苔少，脉细滑。虚热症减轻，减去地骨皮，麦冬改为 10g，黄芩改为 10g；气虚尤著，太子参、黄芪各增 10g，加陈皮 3g，家有冬虫夏草嘱其每日吃 6 条，用其补气载胎。14 剂。

四诊：2010 年 2 月 5 日：怀孕 19 周，气短乏力症好转，坐三个小时后有轻微阴部下坠感，眠好，食量增，舌淡红，苔薄，脉细滑。症状好转减五味子、龙齿、阿胶；守方至孕 34 周，病人仍有气短乏力症，每日有 30 次宫缩，嘱其多休息，若见红或破水立即入西医院。

【体会】

该患者素体虚弱，气血不足，年龄较大，加之饮食少，化源不足，怀孕之后需要气血流注胞宫濡养胚胎，因气虚胎失所载，血失所统，血虚胎失所养，血虚之极化热，热伤冲任，迫血妄行，致胎元不固，而有腰痛阴坠，阴道流血；气虚不化，阴血虚少则流血色淡红；气虚提挈无力阴部下坠；气虚中阳不振而精神倦怠、语声低微、气短懒言；血虚不能养心上荣清窍而面色苍白、心悸多梦；舌深红、苔少、脉沉细气血不足之征。故用补益气血，固冲安胎法治之，该患气虚之极防补而过热故方中重用太子参、黄芪，配花旗参、白术加重补中益气之功；黄芩、龙眼肉、熟地、地骨皮、麦冬滋阴清热，补血养胎，黄芩为安胎之圣药；苎麻根、阿胶、鹿角胶补血止血安胎；菟丝子、桑寄生补肾固冲安胎；夜交藤、煅龙骨、龙齿止血安神；砂仁、炒麦芽健脾理气安胎，补而不滞，诸药合用，补益气血，固冲安胎，使胎元内有载养，由于患者过于紧张，加之气血不足，使孕晚期宫缩频繁，于 2010 年 5 月 24 日剖腹早产一男孩。

医案 4　补肾疏肝、填髓调经法治疗不孕症

患者，女，39 岁。2007 年 7 月 31 日首诊。

简要病史：主诉：多年未孕，两次试管婴儿失败。该患于 2007 年 5 月 12 日，第二次做试管婴儿，6 月 22 日超声：双卵双胎，未见胎心，6 月 25 清宫不净，6 月 28 再次清宫，现清宫后 33 天，月经未至，查 HCG 正常；既往月经 25~30 天一行，经期 4 天，量稍少，经前 5~6 天开始乳房少腹胀痛，经行腹痛腰酸加重，近日眠差乏力，食少腰酸，口干，舌黯红，苔干，脉沉细。

诊断：不孕症

辨证：肾虚肝郁，精血亏少

治法：补肾疏肝，填髓调经助孕

方药：六味地黄丸合逍遥丸加减

山药 20g，生地 10g，山茱萸 10g，桑葚 20g，鹿角霜 10g，白术 10g，白芍 10g，茯苓 10g，甘草 3g，续断 10g，麦冬 10g，黄芪 10g，玫瑰花 10g，黄芩 10g，夜交藤 30g，

合欢皮 10g, 枸杞 10g, 丹参 20g, 7 剂颗粒剂, 每日一剂, 分两次 (早晚) 饭后服。

饮食调护: 多休息, 饮猪肝汤, 一周后复诊。

【治疗过程】

二诊: 2007 年 10 月 2 日, 月经 9 月 30 日来潮, 行经两天, 量共 5 片卫生巾, 余症有增无减, 舌红有齿痕, 苔干, 脉沉细。两次试管婴儿失败, 病人心情不悦, 肝气不疏, 加之两次清宫直接损伤胞脉, 使精血更加亏虚, 肝脉更加不疏, 胞宫满溢不多, 故月经拖后, 经量减少。时值经后要填补精血, 前方鹿角霜、黄芪各加 10g, 加黄精 10g, 女贞子 10g, 制首乌 10g, 陈皮 6g, 14 剂。

三诊: 2007 年 10 月 23 日, 现有乳房少腹胀痛, 腰酸加重, 自觉月经将至, 舌红, 苔干, 脉弦细; 经前宜疏导, 前方加郁金 10g, 香附 10g, 通草 10g, 柴胡 10g, 延胡索 10g, 王不留行 10g, 牛膝 10g, 鸡血藤 30g, 7 剂, 之后转方二, 7 剂。

四诊: 2007 年 11 月 13 日, 月经 11 月 1~4 日来潮, 经量稍增, 睡眠好转, 昨天月经第 14 天, 有少量蛋清样分泌物, 舌深红, 苔干, 脉沉细; 似氤氲之征, 此时由阴盛向阳盛转化的生理阶段, 故要助阳化阴。方一减玫瑰花、丹参以防怀孕行气活血伤胎; 睡眠好转减合欢皮, 加紫河车 9g, 覆盆子 10g, 菟丝子 10g, 14 剂。

五诊: 2008 年 7 月 29 日, 近半年月经 25~30 天一潮, 这个月自 7 月 20 日至今已 10 天, 阴道流血点滴不尽, 色鲜红, 乳房轻胀, (上次经期 6 月 17~21 日) 舌红, 苔少, 脉细滑; 乳胀、脉细滑疑为有孕, 故先固冲止血安胎, 方加阿胶 12g, 血榆炭 20g, 鹿角霜改为鹿角胶 12g, 7 剂。嘱其卧床休息, 建议找西医确认是否妊娠。

【体会】

患者素体虚弱, 年龄较大, 多年未孕, 两次试管婴儿未成功, 心情不悦, 肝气不疏, 加之两次清宫直接损伤胞脉, 使精血更加亏虚, 肝脉更加不疏, 肾虚肝郁不能摄精成孕, 故要补肾疏肝, 填髓调经以助孕, 方中生地、桑葚、山茱萸滋阴补肾, 填精益髓; 鹿角霜温肾助阳, 益精血, 现代研究该药具有类似性激素样作用, 并有阳中求阴之用; 山药补益脾阴, 亦能固精; 黄芩、麦冬清热泻火, 滋阴润燥以制补药之温; 黄芪、白术、茯苓、甘草健脾益气, 以资化源; 白芍、续断、玫瑰花、枸杞、丹参补肾疏肝, 和血养血; 夜交藤、合欢皮养血安神。本案遵循经前勿滥补, 宜疏肝理气, 调血活血; 经后勿滥攻, 宜补肾健脾, 调养气血的治疗原则, 病人肾虚肝郁, 经前有乳房少腹胀痛时, 加郁金、香附、通草、柴胡、延胡索、王不留、牛膝、鸡血藤用以疏肝理气, 活血通经; 经后精血更虚, 加黄精、女贞子、制首乌增强补血填精之功效, 加陈皮以防过于滋腻; 有氤氲之征时, 加紫河车、覆盆子、菟丝子温肾助阳以化阴填补奇经, 现代研究这组药具有类似性激素样作用, 全方肝脾肾三阴俱补, 以补肾阴为主, 补中有泻, 滋而不腻, 填精生髓故而助孕。病人怀孕之初, 又出现胎动不安之证, 由于治疗及时, 病人肯配合坚持吃药, 故于 2009 年 3 月 14 日产一女。

医案5 健脾益气、清热除湿法治疗带下病

患者，女，34岁，2006年5月10日首诊。

简要病史： 主诉：近一年带下量多，色黄，阴痒反复不愈；患者近一年三次检查宫颈均有变异细胞，西医告知定期检查，观察其是否发展，因其母亲死于宫颈癌，故其非常紧张，怕转变成宫颈癌，平日神疲乏力，四肢不温，腹胀食少，睡眠不佳，夜尿一次，舌淡红，尖赤，苔薄腻，脉沉弱。

诊断： 带下病

辨证： 脾虚，湿热下注

治法： 健脾益气，清热除湿

方药： 完带汤加减

白术20g，山药20g，党参10g，白芍10g，苍术10g，陈皮10g，柴胡10g，车前子10g，芡实10g，白果10g，黄柏10g，蛇床子15g，苦参10g，白花蛇舌草15g，炒神曲10g，炙鸡内金10g，甘草10g，7剂，颗粒剂，每日一剂，分两次（早晚）饭后服。

饮食调护： 避免过劳，保持清洁，忌食生冷，一周后复诊。

【治疗过程】

二诊： 2006年5月17日，带下量减少，色白，余症未减，舌淡红，苔薄腻，脉沉弱。方已见效，前方基础上加黄芪20g，茯苓10g，覆盆子10g，用其补肾健脾祛湿。7剂。

三诊： 2006年6月21日，病人高兴的告知，5月28日化验：宫颈未检测到变异细胞；现仍有少量带下，无阴痒，舌淡红，苔薄腻，脉沉弱。未有变异细胞，前方减黄柏、苦参、白花蛇舌草，以防久服苦寒药伤及脾胃；加桑螵蛸20g，用其补肾摄精止带，14剂。

【体会】

随访病人3年其多次检查均未见宫颈变异细胞。该患者体型较瘦，语音细弱，食少，素有脾虚，近年反复带下不愈，加之精神紧张，怕得宫颈癌，睡眠不好，使脾气更虚，运化失职，水湿内停，湿郁化热，湿热下注，损伤任带二脉，约固无力而致带下量多，色黄，阴痒；脾虚中阳不振，致神疲倦怠，四肢不温；脾虚运化失职，腹胀纳少；舌淡红、尖赤、苔薄腻、脉沉弱，为脾虚湿郁之征；故用健脾益气、清热除湿法治之，方中党参、山药、炒建曲、炙鸡内金、甘草健脾益气；白术、苍术健脾燥湿；车前子入肾，泻降利水除湿；芡实、白果固涩止带；黄柏、蛇床子、苦参、白花蛇舌草清热解毒，燥湿止痒；柴胡、白芍、陈皮疏肝解郁，理气升阳，使补而不腻，清而不过；全方寓补于清散之中，寄消于补升之内，肝脾肾三经同治，故可收到热去湿化脾健而带止之功。西医诊为宫颈上皮内瘤样病变阶段，只是定期观察，没有治疗方法，而此时用中医药辨证施治不仅可以改善症状，更可防止癌变。

医案6 健脾补肾、燥湿化痰法治疗不孕症

患者，女，41岁，2010年1月20日首诊。

简要病史：主诉：近年月经拖后7天以上，甚或2~3个月一潮，量少；患者2005年曾有2次怀孕2个月不全流产，施刮宫术，之后再未怀孕，且经量明显减少，色淡，经期由7天减为3天（既往月经24~26天一潮，经量尚可），该患体型较胖，平时腰骶酸痛，疲倦、四肢沉重，大便稀烂，鼻敏感病史，末次月经2009年12月11日；西医化验：卵泡刺激素38mIU/ml（正常参考值4~13mIU/ml），曾服性激素药半年余效果不理想。舌淡胖有齿痕，苔薄白，脉细滑。

诊断：不孕症（继发性）

辨证：脾肾虚弱，痰湿阻滞

治法：健脾补肾，燥湿化痰助孕

方药：温胞饮与启宫丸加减

巴戟天10g，补骨脂10g，淫羊藿10g，仙茅6g，覆盆子10，黄芪10g，山药10g，山茱萸10g，白术10g，炒扁豆30g，炒薏苡仁30g，法半夏9g，陈皮12g，茯苓20g，香附10g，川芎12g，王不留行10g，炒建曲10g，麸炒苍术10g，蛇床子10g，7剂，颗粒剂，每日一剂，分两次，（早晚）饭后服。

饮食调护：适当运动，忌食煎炸生冷，一周后复诊。

【治疗过程】

二诊：2010年1月27日：月经1月22~26日，经期5天，经量每日一片护垫，腰酸痛，大便稀烂程度减轻，舌淡胖有齿痕，苔薄白，脉细滑，方药初见效，时值经后期（卵泡期），原方基础上加鹿角霜10g，鸡血藤15g，丹参10g，牛膝10g，增强补肾填精，促卵泡发育之功效，7剂。

三诊：2010年3月24日，月经3月17~23日，行经7天，经量增加，色红，疲倦症减轻，大便每日1次不稀烂，舌淡胖有齿痕，苔薄白，脉细滑，嘱其先服二方7剂，后服一方减香附、川芎、王不留行，14剂。2010年3月15日化验：卵泡刺激素由38mIU/ml降到8.8mIU/ml；建议病人月经第10天开始，用排卵棒检测是否有排卵。

四诊：2010年6月9日，病人高兴告知，经超声确认成功怀孕，现恶心呕吐，无腰腹痛，舌淡胖有齿痕，苔薄白，脉滑尺弱，处方：黄芪30g，白术20g，鹿角霜20g，太子参45g，紫河车6g，紫苏梗20g，巴戟天10g，炙甘草6g，砂仁6g，黄芩10g，桑寄生30g，续断20g，炒麦芽30g，补肾填精，调胃气安胎，14剂。嘱病人冲药时加3片生姜，可以少量多次服药。

【体会】

该患者年龄较大，又刮宫两次直接损伤冲任胞宫，致精血不足，脾肾虚弱，肾阳不足，命门火衰，冲任失于温煦，肾阳虚不能温煦脾阳，运化失常，水湿内停，其体

型较肥胖，痰湿内胜，阻滞冲任，故不能摄精成孕致多年不孕。脾肾虚弱，不能生血行血，冲任空虚，血海不能按时满盈故月经后期，量少色淡；肾阳不足，外府失养而腰痛；脾阳不足，运化失常，大便稀烂；脾虚四肢失于濡养，致疲倦四肢沉重；脾肾阳虚免疫力下降而鼻敏感；舌淡胖有齿痕、苔薄白、脉细滑，为脾肾虚弱，痰湿阻滞之征；故以健脾补肾，燥湿化痰法治之，方中巴戟天、补骨脂、淫羊藿、仙茅、覆盆子、山茱萸补肾助阳、益气化阴，现代医学研究这些药有类似性激素样作用，可以促进卵巢功能；黄芪、山药、白术健脾补气；炒扁豆、炒薏苡仁、麦炒苍术、茯苓、炒建曲健脾祛湿消积；蛇床子、半夏、陈皮燥湿化痰理气，蛇床子现代医学研究这味药有类似性激素样作用；王不留、川芎、香附理气行滞活血通经。使全方收到健脾补肾，燥湿化痰，宫暖经调摄精成孕之功。

【香港行医感悟】

在香港繁华大都市中，生活节奏非常快，竞争压力非常大，女性同男性一样兢兢业业熬夜打拼，她们在不知不觉地放慢了成家、生育的脚步，随着她们财富的不断增加，地位的不断升高，其卵巢功能也悄悄地不断减低，其年龄也慢慢地离最佳生育时段越来越远，因此导致月经不调，高龄不孕女性逐渐增多。本人近5年诊治不孕病人年龄在30~50岁之间，平均年龄40岁。在香港中医不允许用西药，不允许用西医检查方法，很难看到西医检查结果（公立医院不给病人报告，私立检查费用昂贵），香港病人怀孕后，有病很少吃中药，民间误传吃中药，小孩皮肤黑。本人用补肾、健脾、疏肝法给予纯中药治疗，收到较好疗效，使部分病人成功怀孕生子。本人多用补肾填精法，因《素问·上古天真论》曰"肾主水，受五脏六腑之精而藏之。"既藏先天之精，又藏后天水谷之精。《傅青主女科》有云："经水出诸肾"、"精满则子宫易于摄精，血足则子宫易于容物，皆有子之道也。"中医学认为，肾为生殖之本，肾虚精血不足为不孕之主要原因。香港职场女性每天在空调冷气房中，面对计算机、扫描机、打印机、传真机等现代污染环境，工作至少10小时，长年累月必耗伤精血，致肾虚精亏血少而不孕，故常用六味地黄丸加减治之；方法之二，疏肝理气，香港工作没有"铁饭碗"，随时有被"炒鱿鱼"危险，妇女又有家庭负担，双重压力下，阴柔女性常出现肝郁不舒之不孕症，本人常用《太平惠民和剂局方》逍遥丸、《百灵妇科》百灵调肝汤加减治之；方法之三，补肾疏肝同时健脾，资化源，祛水湿，香港天气潮湿，加之在冷气房中久坐，长时间用脑过度致脾虚生湿，内外两湿相合，使香港湿邪致病尤为突出，常用参苓白术散加减治之，使肝脾肾功能健旺，冲任精血充足，胎孕乃凝。

【名家点评】

作者的病例涵盖了妇女经、带、胎、产、杂病，总结了补肾、健脾、疏肝的三大治疗方法。

案一作者用补肾疏肝法有效治疗月经失调，正是传承了中医"夫经水出诸肾，而肝为肾之子，肝郁肾亦郁，殊不知子母关切，子病而母病必有顾复之情，……"的学术思想，治疗"疏肝之郁即开肾之郁，补肝、肾之精，则肝之气舒而精通，肝肾之精旺而水利"而获效。

案二、三用补肾益气养血方法治疗胎元不固，选用典型的以肾虚及气血虚弱为病机的病例。《傅青主女科》指出："夫妇人受妊，本于肾气之旺也。"《医宗金鉴·妇科心法要诀》也提到"孕妇气血充足，则胎气安实，若冲任二经虚损，则胎不成实。"作者抓住主要病机——肾虚，气血虚弱，冲任损伤同时，也注意服药时间及调节情绪，卧床休息等生活起居，临床治疗不容忽视。

案四调经助孕同时也重视肝气不疏的病机，补肾兼疏肝治疗效果显著，这对临床有非常实用的指导意义。此外，不孕症病因复杂，证候不一，须随证随人，灵活施治。

案五是反复阴痒的病例，临床治疗比较棘手，"妇人阴户作痒，乃肝脾风湿流注……"所以要标本兼治，防止复发。本病案李教授健脾益气治本，清热除湿治标，标本兼治，诸症则消，抑制复发，临床中值得学习，但若加用中药外洗，内外结合治疗，也会事半功倍。

案六患者肥胖，结合舌脉，是痰湿型不孕的典型案例，作者注意因人、因地特点辨证用药，健脾补肾，燥湿化痰，标本兼治，是中医"三因制宜"的体现。还值得强调的是李教授在调经助孕时按月经周期的不同阶段，顺应其生理的阴阳消长，气血盈亏变化的节律，攻补兼施，标本兼顾，促进卵泡生长及排出并维持黄体功能，在临床中也是值得借鉴的。

作者此六病案均较长时间后随访，且疗效稳定，这使其更有学术交流价值。作者能抓住香港妇女精神压力大，工作环境差，湿邪易侵等特点，治疗时重视情志、环境、体质等因素，在此基础上指导中医辨证论治，运用补肾、健脾、疏肝的三大法，对临床治疗妇科疾病是有非常实用的指导意义的。（王小云点评）

7. 孟炜医案

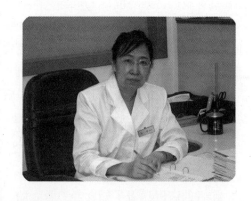

孟炜，辽宁沈阳人。1982 年本科毕业于辽宁中医药大学，1989 年获医学硕士学位。2002 年毕业于黑龙江中医药大学，获医学博士学位。1982~2000 年就职于辽宁中医药大学附属医院妇产科。2000~2007 年就职于上海中医药大学附属岳阳中西医结合医院妇科。历任住院医师、助教、主治医师、讲师、副主任医师、副教授及主任医师、教授，硕士、博士研究生导师、妇科主任、教研室主任。2007 年获国家中医药管理局优秀中医临床人才称号，获全国首届百名杰出女中医师称号。师从于全国名中医、国医大师朱南孙教授，黑龙江省名中医马宝璋教授、著名的中西医结合专家陈玉琦教授、上海名医洪素英教授。主持国家十五攻关、上海自然科学基金等多项课。先后获省部级科技进步三等奖 3 次。2003~2009 年间参与编写中医院校本科、研究生中医妇科、中西医结合妇科学教材；主编专业书 3 部。现以优才入港，先入职香港浸会大学中医药学院、后转入香港大学中医药学院。

医案 1　固肾补脾升阳法治疗胎动不安

患者，女，36 岁，2010 年 1 月 4 日首诊。

简要病史：患者孕 17 周又 5 天，阴道出血 3 天。病人平素月经周期 33 天左右，经期 5 天，无痛经。末次月经 2009 年 9 月 4 日，现妊娠 17 周加 5 天，胎动感觉不明确约 1 周。3 天前出现阴道出血，开始量少，逐渐增多，有大血块，自述如手拳大小，遂急诊入院，超声检查提示胎盘后壁有出血痕迹，位置较低，见胎心搏动，观察 2 天后出院。曾于停经 73 天因妊娠咳嗽月余，于本院中医药治疗后痊愈。现症见：阴道出血色咖啡，时有鲜红，腹痛隐隐，腰酸背痛明显，精神紧张，纳少疲倦乏力。脉弦滑，尺弱，舌淡嫩有齿痕，苔薄白。孕 3 产 1，于 2009 年 5 月 21 日孕 6 周因稽留流产行刮宫术。

诊断：胎动不安

辨证：肾虚系胎无力

治法：固肾补脾、升阳止血安胎

方药：寿胎丸加味

菟丝子 30g，黄芪 20g，桑寄生 6g，续断 6g，阿胶^{烊化}10g，党参 10g，白术 6g，太子参 30g，升麻 9g，醋柴胡 6g，苎麻根 10g，藕节 30g，莲子 12g，6 剂。水煎每日 2 次，每次 100ml 口服。

饮食调护：①忌辛辣、生冷饮食；②卧床休息；③禁房事、忌情绪不稳；④中药常规服。

【治疗过程】

二诊：2010 年 1 月 11 日，孕 18 周又 5 天，自觉轻微胎动 5 天，1 月 7 日阴道有出血咖啡色少于月经量，未见鲜血。1 月 8 日超声检查胎儿存活，见胎心搏动，胎盘后仍可见出血痕迹。刻下：腰背酸痛，少许阴道出血，色咖啡，大便正常，食欲可，精神紧张有好转，睡眠可。舌偏红、润、有齿痕，苔薄白。上方去藕节、黄芪，加杜仲 12g，莲须 12g，桔梗 12g，炙黄芪 20g。5 剂。

三诊：2010 年 1 月 18 日，孕 19 周又 5 天，阴道有少量咖啡血，点滴状。精神状态好转，食欲、大便、睡眠正常。腰酸痛症状解除，仍自觉背部疲倦。舌紫黯，苔薄白，脉弦滑，尺脉增强。1 月 15 日超声波检查提示胎儿良好，胎心正常范围，胎盘后出血痕迹减少。处方：上方去莲须、桔梗，加藕节 20g，白芍 12g，炙甘草 10g。5 剂。

四诊：2010 年 1 月 25 日，孕 20 周又 6 天，阴道出血时有时无，现卫生巾未见出血，自述偶尔有阴道血，橘红色，腹部下坠感及腹痛、背酸痛症状好转，自觉胎动，生活体征平稳。舌淡红苔薄白有齿痕，脉滑稍数。上方续用7剂。

五诊： 2010年2月1日，妊娠21周又5天，自觉胎动，1月30日超声检查提示胎盘位置正常，胎盘后出血痕迹消失，生活体征平稳，咽喉痛2天，喷嚏、鼻水清稀，舌淡红苔薄白，有齿痕，脉浮滑。诊断：胎动不安；外感风寒。治法：养血解表安胎，方药：荆芥9g，防风9g，菟丝子20g；苎麻根10g，炙百部9g，阿胶10g，麦冬12g，百合10g，白术9g。5剂。

随访： 此后病人持续用药对症治疗至妊娠24周，诸症好转停药。于2010年6月妊娠足月正常产一男性活婴。产后母子平安。

【体会】

根据本病人的临床表现西医诊断考虑为胎盘早剥Ⅰ度，胎盘低置？通常超声波诊断胎盘位置准确率达95%。孕中期有半数胎盘位置较低，本可不作病论，以后随孕期增加，子宫下段形成并向上形成宫腔的一部分，多数可成为正常位置胎盘，故本病人就诊时若为单纯胎盘位置偏低并无大碍，但病人情况并不单一，孕后持续咳嗽，迭进西药、中药未见好转。笔者见到病人时自述咳嗽已有月余，观其以往用方，以止咳宣肺为主。观其脉证，想到仲景关于五脏各有所宜所喜的理论及李今庸《金匮要略讲解》所载："肺病欲收，得酸收之剂则愈"的理论，于是应用九仙散合百合固金汤加减5剂治疗后证候明显好转。不过病人当时妊娠久病咳嗽痰多的情况已经为后续发生的胎盘早剥出血、胎盘位置偏低埋下了伏笔。

经产妇是胎盘早剥、前置胎盘的好发人群。本病人孕3产1，曾因稽留流产刮宫1次，有形成病变的诱因存在。复因孕后久咳多痰，肺气不利，脾气虚弱，中气不足，举胎无力，且年内有胎死腹中流产刮宫病史，此后再孕，持续腰酸无力，足令肾气不足，系胎无力，胎气下坠，冲任不固，故而胎盘位置较低，孕期出血，一度量多有大血块。体内肺主气、脾生气、肾纳气的功能失调是冲任不固发生出血、胎盘后隐血的重要病机。出血量多则有损害胎元、胎死腹中可能。此外孕妇也可因胎盘早剥宫腔内出血致腹痛，贫血，甚至失血性休克等。

治疗中把握固肾补脾、升阳止血安胎为主的治疗大法，应用寿胎丸合补中益气汤加减治疗，使出血逐渐停止。超声波检查提示：半月后胎盘后出血痕迹减少，20余天完全吸收，胎盘达到正常位置。令妊娠继续无碍。

通常Ⅰ度胎盘早剥发生在分娩期，产后检查胎盘见母体面有凝血块及压迹方可诊断，而本病人刚刚中期妊娠，曾有阴道大量出血病史，若病情加重则有母儿危害，故及早治疗，十分必要。

中医药的整体观念提示告知，人体是相互联系的生命网络系统，脏腑、经络、气血、天癸生理上相互资助制约，病理上互相影响和传导。肺失清肃，肺气不宣可令咳嗽；脾虚水湿不化，聚湿为痰；肾不纳气，气浮于上，更可加重咳喘。肺脾肾气虚足以致气机下陷，无力系胎，胎元不固而坠，尚可因气虚无力，冲任不固出血，伤及胎元而坠。

本病例应用中医药固肾补脾，升阳止血的治法是强健体质，固摄血脉，升提胎盘，使孕期本固血充，胎儿正常发育的重要手段。

西医针对前置胎盘的处理原则是根据妊娠时机，病情的轻重采用期待、终止妊娠的办法；针对胎盘早剥通常是视病情轻重采取对应措施，无外乎纠正休克，评价胎儿安危情况、终止妊娠等。但对于孕中期提早发生的胎盘早剥病例缺乏治疗手段。可能有些病例期待自然好转，但对于中医辨证属肺脾肾虚的患者，对其自然好转的可能性绝对存有疑虑，倘若此时恰到好处，不失时机地应用中医药辨证治疗，实在是中医药具有的使妊娠过程顺利、降低胎儿生长不利因素的独到之处。

香港与内地不同，无政策要求节制生育，因此相对经产妇较多。类似病例通常急诊西医对症观察处理，后期基本看自然情况的发展。假如针对该病例不是及时认识到咳嗽、出血、胎盘位置偏低相互之间影响的层面，单纯的就事论事，就达不到强健、调理肺脾肾三脏功能的目的。众所周知，脏腑中任一功能失调都会对妊娠质量有影响。笔者在香港行医不到 2 年，先后治疗 2 例经产妇妊娠中期，西医诊断胎盘早剥的病人，治疗过程中随访到胎盘后出血减少、吸收，胎儿存活，妊娠足月分娩的良好结局。

医案 2　补肾化瘀法治疗月经后期癥瘕、助高龄女性受孕

患者，女，42 岁。2008 年 2 月 27 首诊。

简要病史：患者结婚半年未避孕未孕，发现子宫肌瘤 3 个月。平素月经周期 45~50 天，经期 5~7 天，时有痛经，3 月前检查子宫肌瘤 3.38cm×2.24cm。现症见：形体消瘦，月经后期，面部眼轮周围皮肤多发密集扁平疣样角化症，自觉手足不温，时有腰酸，疲倦，大便稀薄，睡眠梦多，精神紧张。舌淡红苔薄白有齿痕，脉弦滑。基础体温检查提示双向不典型，低温期持续约 24~28 天左右，自测有排卵，此后第一天体温升高小于 0.3℃，并约一周左右缓慢升高达到高点，不稳定持续约 12 天左右月经来潮。子宫肌瘤约直径 4cm 大小凸向子宫前壁。

诊断：月经后期，癥瘕

辨证：阳虚，气血运行迟滞，瘀阻胞宫

治法：补肾调经助孕，佐以化瘀消癥

方药：自拟方

大枣 12g，甘草 6g，鹿角胶^{烊化}12g，菟丝子 12g，盐杜仲 12g，细辛 1.5g，知母 10g，黄柏 10g，桂枝 3g，茯神 12g。7 剂。水煎，每日 2 次，每次 100ml 口服。

饮食调护：①禁忌生冷、蜂王浆、燕窝、花胶、维生素 E 等保健品、药物；②测量基础体温，中期自行排卵棒测定有无排卵；③适当体育锻炼；④以调经助孕为主佐以周期性化瘤消癥。

【治疗过程】

二诊： 2008 年 3 月 6 日，月经周期第 36 天，带下淡黄，黏稠，基础体温欠典型，升高缓慢高低不稳，手足不温、腰酸疲倦无明显好转，舌同前，脉弦滑尺弱，未见受孕迹象。上方加全当归 12g，薄荷 6g，生姜 3 片，7 剂。

三诊： 2008 年 3 月 13 日，月经周期 40 天来潮，血量中等，少量血块，腹痛轻微，腰酸仍在，但较前有所减轻，现经期 3 天，舌淡红苔薄白，脉弦细滑。给予桂枝茯苓汤合定经汤加减调理。

复诊： 此后按月经周期调理。通常经后期养血化瘀消癥，经间期活血化瘀，促氤氲的候规律，经前期补肾升阳助孕。持续近一年零四个月的中医药调理，病人基础体温表现明显双相，周期约 18 天左右孕棒测试有排卵，体温上升第一天温差逐渐等于或大于 0.3℃，并于 2009 年 6 月妊娠，孕后给予寿胎丸加减调治，但病人当时手部外伤，精神紧张，加之工作劳累休息不够，出现阴道流血，腰酸痛于孕 6 周自然流产。此后建议病人避孕 3 月。

期间病人仍坚持中药调治，于 2010 年 4 月再次妊娠。末次月经 4 月 26 日，孕后给予积极保胎，初期有阴道少量流血，妊娠呕吐症状中度，腰酸症状持续较长，经中药调治后逐渐好转，孕 56 天超声检查提示宫内妊娠胎芽（CRL）：1.6cm，心管波动 140 次/分。此后定期复查未见异常。孕 3 月抽血筛查唐氏综合征低风险，孕 4 月羊水检查提示无异常。孕前超声检查子宫肌瘤无明显变化，略有缩小约直径 3.8cm 大小。

随访： 本病例现妊 19 周又 4 天，自觉胎动 1 周。孕期平稳，嘱病人可暂时停药观察，若有不适，随时就诊。今后拟随诊至分娩。记录于：2010 年 9 月 10 日。

【体会】

病人属高龄女性求孕者，初诊时结婚刚刚半年，主诉中发现子宫肌瘤 3 个月，因此当时还不能诊断不孕症。但病人就诊真正目的是希望受孕，并治疗子宫肌瘤。随后的病史证实高龄女性求嗣，若能及早治疗是非常必要的。

据四诊合参，本病证属年过六七，三阳脉衰，面皆焦发始堕，肾气渐弱，冲任脉虚，血海不能按时满盈故见月经后期。冲为血海，任主胞胎，督脉主一身之阳，今奇经示弱，脏腑功能失调，卵子形成不良故不孕；阳虚，气血运行迟滞，瘀阻胞宫渐致癥瘕。

通常妇女妊娠率随年龄升高而变得低下，而流产率却相应升高，其主要原因不外乎由于年龄的升高，优质卵子出现机会减少所致。这在医学上认为几乎是无法预防和治疗的。唯一的方法是不错过少数存在的优质卵子。因此最大程度的减轻卵巢负担，应用最适当的方法获得卵子是十分重要的。

然而恰当的中医药辨证治疗是达到保护卵巢功能，获取优质卵子的在最有效方法之一。这不是一种被动等待优质卵子出现，而是主动出击，在增强体质，改善卵巢功能的基础上，使其有机会产生更多优质卵子的方法。这一实践已经被许多事实证明。

本例患者临床表现中除高龄外，月经周期一贯后期，基础体温缺乏典型双向，很长一段时间排卵后第一天体温升高小于0.3℃，并且爬升缓慢不稳定，说明有卵子的成长、氤氲状态、黄体化功能不健的问题存在。

此外病人患有子宫肌瘤，超声波提示肌壁间子宫肌瘤，好在肌瘤向外生长，没有影响子宫内膜，使病人要求受孕的目的少了来自子宫肌瘤的麻烦。但我们清楚肌壁间的肌瘤在帮助受孕治疗中如果生长大或相对快，如何能保证不影响内膜层呢？若在病程中子宫肌瘤多发，同样给实现受孕目标带来障碍。

无奈之下只有与病人谈话告知其治疗的目的与方法，及存在的风险，从而得到病人的配合。

后来的医疗实践中证实，只要可以，抓紧应用化瘀消癥的方法治疗肌瘤，能够对子宫肌瘤的生长有所控制。并且与达到目标没有明显冲突。

该病人治疗中与医生紧密配合，不温不躁，持之以恒，是使治疗能够达到目标的前提。

通常治疗卵巢排卵功能减退的病例多采用经后期滋阴养血填精，以助卵泡发育。而本例是应用化瘀消癥方法抓紧时机控制子宫肌瘤，这样似乎不合常理，但对于合并子宫肌瘤病人来说实在是上策。活血化瘀消癥法有助于缩小、控制子宫肌瘤的生长，改善盆腔内环境，从而促进受孕。在近10年的中医药治疗子宫肌瘤的临床、科研过程使我有了这方面的经验和自信。

感谢这位患者选择了中医药的治疗并且坚持不懈，使中医药能够有机会在近1年半的时间帮她第1次妊娠。尽管第1次妊娠未能持续，但还是总结了许多经验和教训，增强了医患双方的信心，在以后的治疗中，适当调整，保持基本治疗大法，经间期配合针刺促排卵，结果该病人在流产后尝试未避孕半年后第两次受孕。孕后继续给予中医药辨证治疗，迄今妊娠已19周余未见异常。当笔者在修改稿件最后一次时刚刚知晓，该病人已于2011年1月剖宫产一男性活婴，产后母子平安。

医案3　益气温经、化瘀止痛法治疗崩漏、痛经

患者，女，37岁。2010年6月21日首诊。

简要病史：患者痛经10年，伴不规则阴道出血，加重5年。10年前无诱因出现经行腹痛，以经期第1、2天为主，血量多，块多痛重，块少痛轻，周期26~28天，经期延长至10天。2002年7月超声波检查发现左侧卵巢有4cm×4cm阴影，化验CA$_{125}$：117U/L，西医怀疑卵巢内膜囊肿，于2002年10月行腹腔镜手术。西医告知术中见盆腔有粘连积水，未见卵巢及子宫肿瘤，行盆腔粘连剥离手术。术后痛经有好转1~2年，但月经经期延长半月左右，后期5~6天呈咖啡色血。于2003年接受激素治疗半年未见疗效。2004年10月复查左侧卵巢有3cm×3cm液性暗区，观察至2005年未见增大。2005年10月经期诊断刮宫术后（病理不详）逢经期阴道血持续达20天左右。量多4~5天，中等量持续

至 12 天，后 7~8 天呈咖啡样，痛经。2006 年化验 CA_{125}：自述不高。选用西药中药未见好转。现症见：每月阴道持续流血 20 余天，有时连及下次月经，大便每天 1~2 次，经前腹泻，久卧腰背痛，活动后好转，睡眠多梦，易疲倦，性格郁闷，忧思多虑，眉头紧锁。沟通被动，不耐烦。曾在 2010 年 4 月 11 日超声检查左侧卵巢囊肿 5.75cm×5.06cm×4.59cm。西医仍怀疑子宫内膜异位症。末次月经 5 月 30 日，至今阴道流血少量持续已经 22 天，色咖啡，伴腹痛，腰酸，疲倦。查舌淡黯嫩，苔薄白，有齿痕。脉沉弦细。观其以往用方以理气化瘀，清热固涩止血方药为主。经产史：12 岁初潮，结婚 9 年，孕 0 产 0，自述否认性生活 2 年。家族史：其母卵巢癌术后 8 年健在。

诊断：崩漏，痛经

辨证：气虚血瘀，冲任气血不畅，瘀血内阻

治法：益气温经，化瘀止痛

方药：自拟方

黄芪 30g，益母草 15g，山药 12g，延胡索 12g，柴胡 9g，白芍 30g，甘草 10g，莪术 10g，艾叶 6g，小茴香 6g，乌药 6g，瓦楞子^{先煎}20g。5 剂，水煎，每日 2 次，每次 100ml 口服。

饮食调护：勿食寒凉，生冷，化验 CA_{125} 供临床参考。下次月经后拟行妇科盆腔检查。

【治疗过程】

二诊：2010 年 7 月 24 日，7 月 20 日月经来潮，第 2 天多，2 小时换 1 次，痛经轻微。现月经周期 4 天量中，质稀边有水渍，色淡红，夹小黑血块，食欲可，腰酸，大便 3~4 次/天，腹痛隐隐，轻腰酸。舌淡红苔薄白有齿痕。脉沉弦细。病人已有主动沟通表现，似乎对治疗有信心，鉴此考虑病人服用上药后本次经期腹痛未作，初步有效，现经行 4 天当以益气升阳调经止血为先。方药：黄芪 30g，柴胡 6g，升麻 9g，苍术 12g，独活 9g，羌活 9g，藁本 9g，蔓荆子 9g，防风 9g，山药 12g，莲子肉 12g。6 剂。

三诊：2010 年 8 月 2 日，自述本次月经经期 9 天，现已经停血 3 天。5 年来第 1 次经期出血没有拖延，面有暖色，情绪和缓。带下乳白色，无周身明显不适。3 天前经期化验 CA_{125}：345.1U/L。舌淡红苔薄白有齿痕，脉沉弦细。上方加炒薏米 20g，6 剂。

妇科检查，病人取膀胱截石位：见阴道口有乳白色分泌物中等量。但病人精神高度紧张，哭泣无法行内诊检查。自述生病后近年无夫妻性生活。自觉对医生有歉意，表示可以再次尝试检查。后经休息片刻请家属帮忙，协助安慰，但病人实在不能自制，故妇科检查未能如愿。

经后给予傅青主定经汤合益气化瘀中药合参治疗，经期不忘升阳化瘀益气，近次 8 月经水如期，腹痛轻微，经期维持 8~9 天，量中，情绪有明显好转。

后续诊疗计划：拟治疗 3 个月观察病情变化，并计划 3~4 月后请病人再次超声波复查盆腔情况，并于同一时间再次化验复查血 CA_{125} 的情况。以综合评价疗效。

【体会】

分析病人的主要病情有三：一为痛经，自十年前开始，期间曾因诊断卵巢巧克力囊肿行腔镜手术治疗，术中发现为盆腔组织粘连，并无盆腔肿瘤，术后2年痛经复作。二为阴道不规则出血，也自10年前开始，初起经期10天，手术后延长为半月，2005年行诊刮后经期延长至20余天，甚至有时持续至下次月经，自认为无"好日子"过，期间应用过西药激素及中药治疗未见好转。三为癥瘕，超声检查左侧卵巢囊肿5.75cm×5.06cm×4.59cm。

本人接诊该病人是在管理人员告知临床部预约时遭到投诉，病人及家属称病重且久，不想排队等候，要求早日就诊的情况下进行的。故接诊时本能的有所警觉。

经四诊合参了解病史、分析病情后感到该病人的情况确有不同寻常及容易混淆之处。首先是手术见盆腔粘连，CA125反复升高，接诊时经期化验升高达345.1U/L，表现痛经，不规则阴道流血、左侧卵巢肿物。由此使人很容易与邪毒湿热久浸，冲任胞宫胞脉瘀血阻滞联系，因此迭进清利湿热，解毒化瘀止血药物的结果证明罔效。也许彼时有这种情况存在，可是目前病人表现的情况是以阳虚血瘀为主，系久病冲任气血不畅，聚而成癥，瘀血内阻，新血难以归经所致。因此决定改变辨证方向，换个角度治疗，结果效力甚好，使持续治疗却有加重的阴道出血现象出现明显好转迹象，病人情绪也有改观，看得出那是一份信任和服从。

首诊时已经考虑病人经期将近，虽然续前阴道出血20余天，但不能应病人之述，续用止血之品，而是以益气温经化瘀止痛为法，因势利导，行血逐瘀止痛。故经行虽量多却不久，有血块却未痛。

二诊是经期第四天，考虑此时瘀滞除半，治疗应以收经止血为要。然虑久病，恐常规益气化瘀止血、清热止血、养阴止血、收涩止血无效。遂用李东垣升阳除湿汤加味治疗，结果药到病效。

升阳除湿者，顾名思义乃属生发伸展阳气，达到祛除湿邪之意。纵观升阳除湿汤中药物可分为三类。其一为黄芪、当归，二药味甘性温，升举阳气，补血温经，是当归补血汤之意。但临症中当病人持续出血多时常去掉当归，保留黄芪；其二为柴胡、升麻、葛根，味或苦或甘，但性皆平，均有轻扬升散，引脾胃清气行诸经之长；其三为防风、羌活、独活、藁本、蔓荆子之行风之品，取其风能胜湿之意。

所谓风能胜湿，是用辛香温燥，升阳举陷之风药健运脾气，冀清阳上升，浊阴下降，湿邪自除。风药发挥胜湿功能表现在：①辛温通达，升散清扬，入肺脾胃经，助清气升腾，浊阴下降。②风药属木，畅行肝气，疏泄条达，有利肝胆脾胃枢纽升降有序。③风善行数变，走窜峻猛，风过湿散，故风胜则干。

本病总病机为气虚血瘀，冲任气血不畅，聚而成癥，瘀血内阻，新血难以归经，故阴道流血淋漓无期。患者罹患多年病痛，病势早已从实转虚，其虚以脾肾气虚为主。久病气虚之甚转为阳虚，冲任不固，封藏收涩失职，致阴血下流淋漓不断，色淡红有水渍，阳虚生内寒，虚寒滞血，故见瘀象。病人疲倦、腹痛、腹泻无不与脾肾阳虚有关。升阳除湿汤对本病的治疗作用是通过风药引经，升发脾阳，疏散中焦之郁而达到宣畅周身气机，引导下焦肝肾阳气升腾敷布，祛除湿邪，从而达到由脾而治肾的目的。方中黄芪与柴胡、升麻药物的配合是益气升阳除湿法的具体应用。葛根味甘有补益生津之效，味辛可促津气敷布，久服可利大小便，而无耗气伤阴之弊。防风味甘微温，入膀胱、脾胃、肝经，为风中润药。东垣谓"若补脾胃，非此不能行"。诸药合用共奏益气升阳除湿之效。

医案4　填精养血法治疗不孕症

患者，女，31岁。2010年3月24日首诊。

简要病史：患者未避孕未孕7年，月经落后不定4年。月经初潮12岁，不规则，阴道经常有咖啡样分泌物流出，伴有疲倦，下肢酸软，腰酸无力。2003年开始与男友同居，2004年结婚，一直未避孕未孕至今7年。2006年出现月经落后不定，经常3~4月一行，或量少淋漓持续约10天左右，否认痛经。曾多次妇科及超声波检查未见盆腔异常。末次月经1月10日。现症见，月经周期第72天，无行经先兆，形体中等，面色黄白，两颧、面颊有较多淡褐色素沉着，疲倦、精神紧张，下肢酸软无力，腰酸，基础体温单相低温，求子心切。睡眠多梦易惊。舌淡红有齿痕苔薄白，脉细滑尺弱。

诊断：月经后期，不孕症

辨证：肝肾不足，肝气郁结，冲任失调

治法：调补肝肾，填精养血助孕

方药：逍遥散加减

当归10g，白芍12g，醋柴胡6g，茯神10g，白芷6g，炙甘草10g，薄荷^{后下}5g，生姜3小片，香附9g，天花粉10g。5剂。水煎，每日2次，每次100ml口服。

饮食调护：①忌食辛辣、适当体育锻炼、忌急躁情绪不稳；②建议近期行高清晰度超声波检查，重点提示子宫内膜情况；③建议自测基础体温并提供数据分析；④按月经周期调补肝肾填精养血。

【治疗过程】

二诊：2010年3月31日，服药后3天前阴道出现咖啡色积粉状、稠厚分泌物，偶尔有鲜红色点滴状，量不多，伴倦怠，周身乏力，下肢酸软，精神紧张，睡眠多梦易醒，饮食可，大便干少不爽。舌淡边有齿痕苔薄白，脉细滑。超声检查提示子宫内膜增厚有断裂，见较高亮度团块影0.6cm靠近宫底部。处方：益母草15g，仙鹤草15g，三棱10g，莪术10g，黄芪30g，山药12g，莲子肉12g，玉米须20g，桔梗15g。5剂。嘱病人若月经量多，精神勿紧张，属用药正常反应，若量少或结束也无碍，唯仍维持现状不可，嘱7天后复诊。

三诊：2010年4月7日，自述服药后阴道出血量多2天，有血块，应用夜用卫生

巾 2 片，自觉有流量，今第三天血量明显减少，大便干不爽。处方：白芍 12g，当归 6g，菟丝子 15g，熟地 30g，茯苓 10g，山药 12g，醋柴胡 6g，炒荆芥 9g，制附子^{先煎}6g，炙甘草 10g，莲子肉 12g，砂仁 3g，7 剂。

四诊：2010 年 4 月 16 日，自述用药 4 天后阴道停血，腰酸疲倦症状有改善，大便爽、情绪较前安定，睡眠有好转。舌淡红苔薄白有齿痕，脉沉细。上方去炒荆芥、砂仁、醋柴胡，加山茱萸 12g，白术 12g，覆盆子 12g，五味子 9g。7 剂

五诊：2010 年 4 月 23 日，予上方继续用药 7 剂，并嘱每次续诊时根据症状、体征、基础体温测量情况辨证治疗，请病人情绪稳定，耐心配合治疗。并嘱病人下次就诊前复查超声波观察子宫内膜变化。

六诊：2010 年 4 月 30 日，病人自述带下增多，质稀，轻微腰酸疲倦，舌脉同前，超声波检查提示子宫内膜中心线光滑蠕动。处方：威灵仙 15g，海桐皮 15g，路路通 9g，红花 6g，当归 12g，龟鹿二仙胶 12g，山药 12g，王不留行 6g，怀牛膝 12g。3 剂。

以后经 3 个月调治，月经周期为 36~42 天 1 次。经期 6~7 天。量中，少量血块，无痛经，周身症状有明显好转。末次月经 2010 年 6 月 12 日，停经 40 天后自测尿 HCG 阳性，一周后复诊告知阴道流血，就诊西医查血 HCG30IU/L 提示流产，超声检查未见宫内孕囊。未行刮宫。鉴此嘱病人避孕 3 月。中药继续门诊调治。

继前次流产后第二月，病人月经持续 42 天未行，自述有食欲不振 2 天，查基础体温持续升高稳定，约 18 天，基础体温第 1 天升高小于 0.3℃，脉象滑利，尺脉稍盛，追问病人述确实遵医嘱避孕中，但经后一周有 1 次性生活时未用男性安全套。遂嘱孕棒化验尿 HCG 反应阳性，提示早孕。病人紧张，担心胚胎不好，余批评之且宽慰之，即来之，则安之，观察之。给予寿胎丸加味治疗，并嘱病人若无异常，待 56 天后超声波检查，若有异常，随时检查。

后续临诊随症加减治疗至妊娠表现如期。于妊娠 12 周停止治疗，随访现妊娠 26 周。记录于 2010 年 9 月 15 日。

【体会】

分析该病人未避孕未孕 7 年的病史，认为下述 2 点是形成不孕症的关键：

1. 不规律的月经周期排不出良好的卵子　　月经周期规律、正常，是卵巢孕育良好卵子的先决和唯一条件。在妇女月经周期中，随着卵泡的发育、成熟、排卵，体温会自动地表现双相，以后下降，月经来潮。故多数女性的月经周期被自动的调整为 28~30 天，高温期调整在 14~15 天，通常这样的规律能够保持。但如果发生紊乱，则较难恢复至原来的正常水平，同样难有良好的卵子发育成熟。这是因为月经周期不是一个单独存在的周期，卵子的发育是受到前、前前个周期的影响。也就是说一旦月经周期紊乱，则连锁的影响下、下下个周期，致使卵泡的生长、排卵、黄体化受到影响。

如此脆弱的月经周期会因各种各样元素而搞乱，其中最应该注意的是体质因素。该病人月经初潮、天癸初至、肾气初盛时表现薄弱，后又失于调摄致久病拖延，冲任

气虚、血海不能按时满盈，故月经一贯后期量少。精亏血少，冲任气弱，不能摄精而不孕。

经过近 4 月补肾填精养血调治逐渐使病人月经周期规律，因而有良好的卵子质量，达到了受孕的目的。有意思的是病人遵医嘱避孕的同时，仅 1 次的不确切就实现了终点指标。看来妊娠似乎变得容易起来。

2. 内膜异常足以引起孕卵着床障碍　整洁的子宫内膜不仅在孕卵着床时有着重要的意义，而且在胚胎从子宫向输卵管的移动中有重要意义。若子宫内膜异常，则影响其节律性蠕动，同时内膜皱襞捕捉胚胎的功能也下降。因而不能忽视子宫内膜异常因素存在。

日常的诊断是用超声波发现子宫内膜的病变。其中特别重要的是对内膜中心线的观察，该病人停经 72 天超声检查提示子宫内膜增厚有断裂，见较高亮度团块影 0.6cm 靠近宫底部，说明病人可能有子宫内膜息肉、内膜增生的变化。已经给予病人服用逍遥散加味后，有内膜松动少量瘀血下行，但还不足以形成祛瘀散结之态势，于是应用益气活血化瘀推血下行药物有意促使月经量多，结果量多 2 天并有血块排出，有祛瘀生新的用意，并且月经周期没有明显拖延。月经中期 B 超复查提示子宫未见内膜息肉。见内膜中心线光滑平稳蠕动波。

即往该病人被告知盆腔检查无异常，直到就诊前仍持续经期延长，月经后期，并且未避孕 7 年未孕，曾经有西医建议施行辅助生殖技术——体外人工授精（IUI）、体外人工授精-胚胎移植（IVF），但病人未从。

自病人就诊后仔细分析病人的情况，考虑病人除月经紊乱不能排出良好卵子导致不孕外，还有子宫内膜异常影响孕卵着床的因素存在，于是带着子宫内膜有异常的眼光，开具检查建议西医着重检查提示内膜情况，结果真的抓到了问题。

找到了病因，从改善卵巢功能、子宫内环境方面用中药调治，很快收到了良好疗效。并且是自然周期，无应用促排卵药物的弊端。

笔者认为这也是中西医结合的一个侧面吧。总之，因势利导通因通用攻补兼施，同时按照月经周期进行调理，使病人 7 年不孕的情况在治疗后 4 个月达到了受孕的目的。

医案 5　清热益气补肾法治疗继发不孕

患者，女，36 岁。2008 年 6 月 25 日首诊。

简要病史：患者结婚 5 年未避孕未孕。平素月经周期 28~30 天，经期 5 天。否认痛经。结婚 5 年无避孕未孕。5 年间曾多次西医妇科检查及超声波探查未见盆腔异常，输卵管通畅检查正常。近 1 年里经常出现头晕咽喉疼痛、畏寒，用中药治疗有好转，但时有反复。今年 1 月开始连续 5 个月应用促排卵治疗，未孕。另 4 月 21 日，6 月 12 日分别 2 次宫腔内人工授精未成功，之前应用超促排卵法，结果第 1 次 1 枚卵泡，第 2

次 2 枚卵泡。后听从西医建议前来要求中医药调治。末次月经 6 月 24 日，经前乳房轻度胀痛。既往 2003 年有宫颈人乳头状瘤病毒感染，当时行宫颈锥形切除手术。后复查正常。21 岁时孕 5 周，行人工流产 1 次。现症见：月经第 2 天，血量中等，有血块，色黯红，疲倦乏力，腰酸，腹部隐隐不适。舌胖有齿痕，边红，有瘀血点，苔薄黄。脉细滑数。妇查见左侧附件增厚压痛。

诊断：继发不孕

辨证：瘀血内阻，冲任不畅，两精不能相遇

治法：时值经期第 2 天治疗宜清热益气补肾

方药：自拟方

山药 15g，桔梗 12g，黄芪 15g，蒲公英 12g，马齿苋 12g，白芍 10g，白术 6g，熟地 6g，续断 12g。6 剂，水煎服。

饮食调护：①停用其他不孕症治疗药物；②注意经期卫生，避免劳累；③按月经周期调理用药。

【治疗过程】

二诊：2008 年 7 月 2 日，服药后无不适，经期 5 天，现月经周期第 8 天，病人今行 IUI 当日，自觉胃胀，食欲不振，大便软，日 12 次，不成形，无腹痛，脉细滑，舌偏红有瘀点苔薄白有齿痕。方药：焦山楂 6g，续断 12g，阿胶^{烊化}10g，白芍 6g，白术 6g，茯神 5g，巴戟天 12g，陈皮 5g，酸枣仁 15g。6 剂

三诊：2008 年 7 月 19 日，第三次 IUI 未成功，月经 7 月 16 日来潮，经期提前 8 天。血量中等，现月经周期第 3 天，血量减少，无血块。食欲好转，夜眠梦多，夜尿 1 次，大便软日 1~2 次。无腰腹痛，自觉疲倦乏力。脉细滑，舌淡黯有瘀点，苔薄白腻。方药：白芍 12g，当归 6g，菟丝子 12g，山药 15g，茯神 15g，首乌藤 15g，熟地 6g，醋柴胡 6g，炒荆芥 6g，制附子 6g，炙甘草 10g。6 剂

四诊：2008 年 7 月 26 日，月经周期第 10 天，自觉周身不适有明显好转，大便正常，食欲可，睡眠仍梦多，夜尿有改善，本周内只有 1 晚有夜尿。脉弦细，舌黯红，苔黄腻干。方药：上方去制附子、炒荆芥，改熟地 12g，加路路通 15g，丝瓜络 15g，炒白扁豆 12g。6 剂

五诊：2008 年 8 月 9 日，月经周期 23 天，基础体温双向欠典型，月经期和经后的基础体温偏高，现基础体温升高不稳定约 9 天，第一天升高小于 0.3 摄氏度，自述早醒，咽喉干，食欲可，二便正常，无腹痛。脉弦细，舌黯红苔薄黄腻有齿痕。方药：红藤 15g，蒲公英 15g，紫菀 12g，紫石英 20g，石楠藤 15g，玄参 10g，金银花 10g，炒栀子 15g，淡豆豉 10g，首乌藤 20g，茯神 15g。6 剂

复诊：此后应用清热解毒之品配合月经的不同时期辨证酌加益气补肾疏肝理脾中药贯穿治疗。续于首诊后治疗近 5 个月左右妊娠，病人孕前末次月经 2008 年 10 月 29 日，于停经后 30 天化验尿 HCG 阳性，停经后 42 天超声检查宫内妊娠，见心管搏动。继续

服用中药至妊娠 8 周后停药。2009 年 7 月 29 日剖宫产一女性活婴，产后母子平安。

【体会】

病人年龄相当，稍过 30 岁即准备受孕，但努力了 5 年，始终不能妊娠。检查中未见明显病因。针对这种病人，作为医生确实应当带着一个"为什么"的疑问去预测和推断可能的问题所在。

在完全自然周期里，每月左右两侧卵巢交替将有一侧会排出一个优势卵泡，届时输卵管伞可以事先感知，于是伞的须状漏斗部恰到好处地把将要排卵的整个卵泡层层包围覆盖，然后吸取排出的卵子，输送到达壶腹部。这就是妊娠生理中不可缺少的输卵管伞拾卵功能。然而遗憾地是，输卵管的这种捡拾功能是否正常，目前尚无办法事先证明。

本病史中病人有 21 岁时人工流产及宫颈人乳头状瘤病毒感染病史，近一年内里经常出现头晕咽喉疼痛，妇查见左侧附件增厚压痛，尽管多次西医妇科检查及超声波探查未见盆腔异常，输卵管通畅检查正常，病人也似乎没有什么典型症状，却冥冥之中给不孕症的发生带来了某种关联。根据经验考虑，该病人不孕原因中一定有输卵管捕获卵子功能没能正常运作的因素存在。也就是中医理论中冲任气虚，不能摄精、两精不能相遇而不孕的道理。同时存在双侧卵巢面对超促排卵药物反应低下的问题存在。

根据内经中："经络者，所以调虚实，处百病，决死生，不可不通"的论述，运用清热益气补肾的方法治疗有助于调畅气血，疏通经络，从而改善输卵管、卵巢的功能。

回想治疗过程，其实不过是清热解毒配合月经周期加用补肾疏肝理脾的中医药贯穿治疗始终而已，没有什么独到之处，还是在中医理论的指导下，针对病人不孕的特点有的放矢用药，才有了效果。感谢中医前辈对中医药事业的传承，只有真正懂得中医药学的人才会领悟到中医药学的博大精深。

【香港行医感悟】

祖国的医疗体制是中、西医并重，尽管中西医之间存在分歧，那只是学术上的争论。而在香港，西医的主流、老大地位确定无疑，中医药尽管几千年的历史仍然是边缘学科。但是这里到底是中华民族的子孙后代，有这份深深的民族情结和厚重的文化土壤，使中医药的实践得以发扬光大。临床上真的有那么一批病人就是锲而不舍的让中医药循序渐进的治疗，慢慢的改善和加强她们体质，使之达到治疗的目的。

香港高龄不孕症患者的偏高比例是不争的事实，这些病人基本上不能得到政府医院的优惠辅助生育技术的照顾。若自费，除要承受失败的痛苦之外还要承受高昂医疗费用的负担，因此使一些患者望而却步。另外还有人干脆不想尝试这种人工技术辅助受孕，希望应用自然周期受孕，另有一类是反复应用辅助生育技术无法达到受孕目的者。凡此种种，最终她们选择中医药治疗。

香港中医部门无影像学检查、实验室检验设备，需要的检查只能建议病人去私家西医化验所或影像中心进行。但是也存在某些机构不面对中医开具的申请单的局面。一般政府机构医院的诊疗顺序是需要病人循序渐进的看普通科，再由她们约专科西医，由此及彼排队等候，不经意时间就过去了很久，所以不能及时，而且我们这些内地主任医师、专家级别医生的检查建议也同样会遭遇到病人见到的西医、甚至是一些晚字辈的抵御和拒绝。这实在是一件令人感到遗憾和尴尬的事情。不为别的，真的是为患者着急，为病人担心。

【名家点评】

孟炜教授毕业于黑龙江中医药大学，获博士学位；继而执业于上海中医药大学中西医结合岳阳医院，任妇科主任。学贯中西，具有丰富的临床经验。她的6个案例均属妇产科疑难病症，包括崩漏、癥瘕、不孕、胎动不安等，其中还有病情复杂的高龄未孕患者，经她的细心辨析，抽丝剥茧，终获良效，读其医案，深感其匠心独运、疗效卓著！

中医妇科在调经、助孕、安胎等方面有显著特色与优势。如对于崩漏的止血与调周；对于痛经的化瘀止痛；对于虚实夹杂的复杂性不孕标本并治；对于胎动不安兼外感表证之治病与安胎并举……，这些灵活的治法既充分体现了中医的特色，亦反映了辨病与辨证结合的专科优势。

香港目前尚未有中医医院，在开设中医科的医院亦未有中医病房，中医师未能直接开化验单以及超声波等影像学申请单，使中医师的诊断参考受到局限。在这方面，仍期待香港的医事管理能与时俱进，加强中西医之间的沟通与交流，更应该建立中医医院，促进香港中医事业的健康发展。（罗颂平教授点评）

---

8. 苏晶医案

苏晶，女，医学博士，北京中医药大学教授、主任医师、博士生导师。全国500名名老中医学术思想与临床经验继承人，获国家卫生部、人事部、国家中医药管理局颁发证书。获国家中医药管理局首批优秀中医临床人才称号。全国时间生物学与时间医学学会理事，香港中西医结合学会永久会员，中国睡眠研究会会员。曾主持参与科研课题10余项，发表学术论文30余篇，出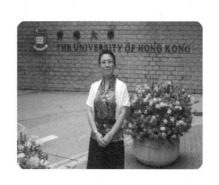版学术专著10余部。现任香港大学中医药学院首席讲师，从事中医经典教学和临床工作，擅长治疗各种情志病和妇科疾病。

医案1 健脾养心、化痰醒神法治疗郁证

患者，女，36岁。2005年6月20日首诊。

简要病史：忧愁郁闷，言少，呆滞半年，加重1余。患者平素性格内向、心事重，

因工作不顺利，出现抑郁烦闷，寡言少语。1 月来，常喃喃自语，不思饮食，精神抑郁，表情呆滞加重，伴头晕心悸，倦怠乏力、失眠。由家人带来就诊。查：舌黯红，苔薄白，脉弦滑。问诊内容多由家人代答。

诊断：郁证

辨证：心脾两虚型兼痰气郁结

治法：健脾养心，化痰醒神

方药：归脾汤合温胆汤加减

人参 12g，白术 10g，茯苓 20g，当归 10g，黄芪 15g，枣仁 12g，远志 10g，龙眼肉 10g，木香 6g，合欢花 10g，丹参 15g，焦三仙各 10g，竹茹 12g，胆南星 6g，郁金 15g，香附 15g，石菖蒲 15g，生麦芽 15g，百合 15g，生地黄 10g，7 剂，每日 1 剂，分早晚煎服。

饮食调护：注意控制情绪，保持大便通畅。忌食辛辣、荤腥食物。平时可食鲑鱼、沙丁鱼、吞拿鱼、鳕鱼、深海鱼等。

【治疗过程】

二诊：2005 年 6 月 28 日，服上药，情绪较稳定，表情尚可，偶有说笑，自觉精神紧张得以舒缓。舌淡红，苔薄白，脉弦滑。仍纳差，心悸，睡眠浅，易醒。上方加入枣仁 20g，远志 20g，龙眼肉 15g，余同前，7 剂。

三诊：2005 年 7 月 5 日，情绪较稳定，头晕心悸、倦怠乏力减轻，睡眠改善，时有呆滞少言，喃喃自语。继续守上方 7 剂。嘱早服开心茶：玫瑰花 3g，菊花 3g，花旗参 1g。冲水代茶饮。

四诊：2005 年 7 月 12 日，忧愁郁闷，言少，呆滞均减轻，饮食正常，二便调畅，头晕、心悸未作，白天可以集中精力，晚上睡眠良好。继续服上方 10 剂，嘱其平时早服逍遥散，晚服归脾汤，巩固疗效。

【体会】

患者平素性格内向，复因工作不顺心，于是多郁多虑劳伤心脾，除耗伤心脾之气，还影响气机的调畅，而致上述诸症。本病病位在心、脾、肝，病以心脾两虚为本，肝郁痰凝为标。此次发病，因所思不遂，思虑忧愁，致气机不畅，肝郁克脾，运化失健，痰湿内生；痰因气滞，气因痰阻，心气受抑，脾气不发，则痰气郁结，上扰清窍，心神蒙塞，逆乱而致精神抑郁，沉默呆滞，静而少动。脾胃为痰湿所困，痰湿郁久化热而见舌质黯红、苔白腻、脉弦滑等为痰气郁阻之征。病性本虚标实，以标实为主，急则治其标，当以理气解郁、化痰醒神为法，以温胆汤加减，配合开心茶；待病情好转，可健脾养心，调养善后，平时服用逍遥散合归脾汤，以巩固疗效，体现标本兼治的思想。而在饮食上注意多食深海鱼油对维持骨骼健康、保护心脏和皮肤都有益处。

【名家点评】

作为情志病证中之多发病，常法多以调肝、疏郁、宁神为大法。苏教授根据辨证、辨病，着重化痰醒神，体现其治疗中的常法和变法。述理突出中医基础理论，适当结合西医学说，施治以前贤名方损益，彰显善学善用，寓有承古创新之意。（余瀛鳌教授点评）

医案 2　益气养血、滋补肾气法治疗产后身痛、闭经

患者，女，39 岁。2005 年 8 月 28 日首诊。

简要病史：产后身痛半年。患者于 2005 年 2 月 26 日足月分娩，因大出血休克而致贫血，致神志不清，产后 10 天即无乳汁，产后身痛，夜间尤甚。以后逐渐出现头发、腋毛、阴毛脱落，倦怠无力、气短、腰酸、纳差，全身畏寒，下肢不温，记忆力减退，月经未至。曾在医院做妇科检查：子宫轻度萎缩，激素水平：促卵泡生成素（FSH）68 单位。舌质淡，脉沉细无力。时逢 8 月份，病人身穿羽绒服，戴手套、帽子，走进诊室，并要求关闭冷气。

诊断：产后身痛，闭经

辨证：气血两虚，肾阳虚衰

治法：益气养血，滋补肾气

方药：二仙汤和黄芪桂枝五物汤加减

党参 15g，黄芪 15g，当归 20g，川芎 10g，熟地黄 15g，炒白芍 10g，菟丝子 15g，覆盆子 15g，枸杞子 10g，五味子 10g，仙茅 10g，仙灵脾 15g，怀牛膝 9g。阿胶^烊化10g，桂枝 10g。7 剂，每日 1 剂，分早晚煎服。

饮食调护：注意保暖，防止受风寒，尽量用温水，饮食清淡，忌劳累，多休息，多饮水。保持开朗心情。多食菠菜，其含丰富的维 A、C、B_1、B_2 和铁，是脑细胞代谢的最佳供能者。并含有大量叶绿素，具有健脑益智，补血的作用。

【治疗过程】

二诊：2005 年 9 月 5 日：服药 8 剂后自觉食纳增加，气短、自汗、乏力好转，身痛，全身畏寒减轻。上方加鸡血藤 20g。巴戟天 15g，肉苁蓉 15g，10 剂。

三诊：2005 年 9 月 15 日，继服上方后，身痛减轻，体力增强，食纳增加，有时小腹隐痛，并自觉小腹发凉，舌质偏淡，脉沉细，上方再加肉桂 3g。10 剂。

四诊：2005 年 9 月 25 日：诸症均好转，毛发未再脱落，月经来潮，量少，色黯，经行腹痛隐隐，四肢不温，舌质微淡，脉沉细。上方加桑枝 30g，20 剂。2 日 1 剂。

五诊：自觉症状基本消失，月经周期正常，量中等，色稍黯红，行经 6 天，无其他不适。头发、腋毛、阴毛渐生，食欲尚好，睡眠佳，二便自调，舌质淡红，脉缓。守上方，3 天 1 剂，以巩固疗效。

【体会】

本案西医诊断明确，为席汉综合征。因产后大出血、休克而引起垂体缺血、坏死，

以致出现卵巢功能减退、子宫萎缩、全身乏力、周身疼痛、气短、腰酸、纳差、全身畏寒、下肢不温、记忆力减退、情绪抑郁等一系列极度衰弱的综合症状。中医辨证为气血虚极，肾阳衰损。

因其产后失血过多，精血亏损，致冲任虚衰，以闭经为其主证，类属中医血枯经闭范畴。又因精不化气，命火不足，下元虚冷，髓海不充，故四肢厥冷、周身疼痛、腰膝酸软、记忆力减退；发为血之余，其根在肾，源于水谷，而出下焦，今肾气不足，化源匮乏，以致发失所养而脱落；肾阳虚损，卫阳失其固护而自汗。去血过多，精血亏损，以致冲任脉空虚，无血以下，经闭不行。总之本病症结所在为阴血不足，由阴及阳，导致肾阳虚衰，治疗应恪守补肾填精之原则，如：用女贞子、枸杞子、山萸肉、覆盆子、五味子、当归、白芍、阿胶等滋肾阴、养肝血；又以党参、黄芪等补脾胃、滋化源，以充养后天。阴血已足，再加助阳通经之品，如：肉桂、肉苁蓉、仙灵脾、巴戟天、党参、熟地等温阳益气之品，以助生化之机。可以看出温阳药必须是在阴血渐复的基础上逐步增加的，这是治疗产后诸病多虚多瘀时要遵循的大法。

【名家点评】

结合痛史，因该例患者过去分娩时，曾有产后大出血，元气匮乏而呈现多种主证、兼证。施治以二仙汤、黄芪桂枝五物汤加减变化，重在"调经祛瘀"，抓住了患者主病、主证和体质变化中所产生的"虚""瘀"病机实质，其治效卓著，势所必然。（余瀛鳌教授点评）

医案3　疏肝解郁、理气调经法治疗不孕症

患者，女，39岁。2004年4月1日首诊。

简要病史： 结婚5年，3年前曾因早孕时伴发急性肾盂肾炎而导致流产，之后一直未孕。从此月经后期，每40~60天行经1次。经前半月胸乳胀痛拒按，平素善叹息，经来腰腹疼痛，经量少，色紫黯，多血块。末次月经2月20日来潮。现小腹及腰胀痛，乳胸胀痛，失眠，烦躁，纳差，白带较多，舌质淡红，舌苔薄黄，脉沉弦。

诊断： 不孕症，月经后期

辨证： 肝郁气滞，冲任失调

治法： 疏肝解郁，理气调经

方药： 开郁种玉汤合逍遥散加减

柴胡6g，当归15g，赤、白芍各15g，白术6g，茯苓20g，黄芩20g，甘草3g，郁金10g，香附10g，川芎10g，牛膝10g，乌药10g，川楝子10g，益母草30g。4剂，每日1剂，分早晚煎服。

饮食调护： 保持心情开朗，放松精神，保证充足的睡眠，并进行适当的运动锻炼，

月经后可服八珍汤补气补血，调理身体。饮食以易消化、富含营养为主，多食大豆及豆制品。

【治疗过程】

二诊： 2004年4月8日，患者服药后，胸乳胀痛消失，但小腹仍胀，腰痛，月经于4月6日来潮，经量不多，色黯红，脉沉弦滑，舌质淡红，舌苔薄黄。肝气渐舒，瘀血未去。治宜继续理气祛瘀，佐以活血。上方加桃仁10g。共3剂。

三诊： 患者服完上方，月经行经五天后干净，经期小腹及腰部疼痛减轻。白带有时仍多。脉沉弦，舌淡红，舌苔薄黄。瘀血渐去，肝郁尚需疏解，另加柔肝养血之品，如五味子10g，沙参20g，玄参10g，共10剂。

四诊： 患者服药后，月经于5月17日来潮，经行顺利，小腹部及腰不痛，白带减少，脉沉弦，舌淡红，舌苔薄黄。守上方，巩固疗效，并加五子衍宗丸同服。

五诊： 月经两月未来，妊娠试验阳性，诊断为早孕。现感小腹坠痛，腰痛。脉软滑，舌质淡红，舌苔薄黄。属脾肾虚弱，胎元不固。治当双补脾肾，固涩冲任以载胎。方选黄芩白术安胎汤加味。方药：黄芩10g，白术10g，山药10g，生地10g，杜仲10g，枸杞6g，白芍15g，续断20g，桑寄生15g，菟丝子10g，紫河车10g，女贞子10g，旱莲草10g，共10剂。随访：患者经以上治疗后，胎孕正常，足月顺产。

【体会】

《傅青主女科》嫉妒不孕篇云："妇人有怀抱素恶，不能生子者，人以为天心厌之也，谁知是肝气郁结乎！夫妇人之有子也，必然心脉流利而滑，脾脉舒徐而和，肾脉旺大而鼓指，始称喜脉。未有三部脉郁，而能生子也。若三部脉郁，肝气必因之而更郁，肝气郁则心肾之脉必致郁之极而莫解。盖子母相依，郁必不喜，喜必不郁也。其郁而不能成胎者，以肝木不舒，必下克脾土，而致脾土之气，塞则腰脐之气必不利。腰脐之气不利，必不能通任脉而达带脉，则带脉之气亦塞矣。带脉之气既塞，则胞胎之门必闭，精即到门，亦不得其门而入矣，其奈之何哉？治法必解四经之郁，以开胞胎之门。方用开郁种玉汤和逍遥散加减：白芍、香附、当归、白术、丹皮、茯苓等，解肝气之郁，宣脾气之困，而心肾之气亦因之俱舒。所以腰脐利而任带通达，不必启胞胎之门，而胞胎自启"，可见肝气条达，气顺血和，是孕育的条件之一。

本患者自流产后，一直心情抑郁，以致肝失条达，气行不畅，临床表现以胸乳胀痛，善叹息为主。气滞则血行不畅。瘀血留阻经脉，不通而痛，故经来小腹及腰疼痛。初诊时正值经前，自感乳胸胀痛拒按，小腹及腰亦胀，白带多，纳食差。证属肝气郁结，经前以行气为治，故用逍遥散和开郁种玉汤，疏肝理脾，行气活血调经。方中柴胡、当归、白芍疏肝开郁，郁金、香附理气治乳胸胀痛，乌药、牛膝行气活血治腰胀痛，川芎、益母草活血调经，白术、茯苓、甘草扶脾，全方调气活血之中，又有扶脾之味。二诊：时正值经期，又当以活血为主，佐以行气，用生化汤祛瘀生新，加香附行气消胀，牛膝活血镇痛。以使气血调和。三诊时诸症均减，仍以疏肝开郁为法，继续调理气血，并佐以五子衍宗丸以滋补肝肾，填精益冲，如续断、桑寄生、菟丝子、紫河车、女贞子、旱莲草。待肝肾精血充足，胞脉得养，固有子。

虑患者因平素肝郁日久，克伐脾土，导致脾虚，气血化生不足，又会常影响胎儿生长，故此时治法，又当以补脾肾之虚，固胎元为主。用黄芩白术安胎汤和五子衍宗丸加味。使冲任脉盛，胎元坚固，而胎孕正常。

多食大豆及豆制品，由于大豆含有蛋黄素和丰富的蛋白质，大豆异黄酮素能增厚子宫内膜，改善子宫的功能状态。

【名家点评】

该案在诊疗时，能结合病史所述和经前、经后的证候特色。治疗大法致意于疏肝解郁、理气、调经、通络等法，以开郁种玉汤与逍遥散加减获效。在分析药疗、食疗等方面，亦能注意加强科学立说。以增强读者对治疗理念的认识。（余瀛鳌教授点评）

医案4　益气疏肝、化痰散结法治疗癥瘕

患者，女，39岁。2004年10月29日首诊。

简要病史： 腹部有包块、腹胀1年余。1年前有腹胀，月经先期，量多，做妇科超声波检查，发现多发性子宫肌瘤，最大者3cm×3cm，最小者1cm×1cm。月经周期较前缩短，为21~24天，经量多，一般行经6~8天，第2、3天量最多，色鲜红，血块多，经行腹痛。经量多时，西医给予止血药物治疗，并建议手术治疗。既往有痛经病史，曾孕1产1。平素病人容易精神紧张，偶有口干、口苦、两目干涩。现病人面色㿠白，眼睑黏膜淡白，时有头晕，舌淡红，薄黄苔，脉细数。大便2日1行，质干，小便频数。容易疲倦，眠差。检：超声波检查：子宫前倾，子宫体右侧有两个低回声团块，大者3cm×3cm，小者1cm×1cm。提示多发性子宫肌瘤。

诊断： 癥瘕

辨证： 气滞痰阻

治法： 益气疏肝，化痰散结

方药： 桂枝茯苓丸加减

桂枝10g，茯苓20g，玄参20g，北沙参20g，生牡蛎^{先煎}30g，皂角刺15g，王不留行15g，路路通15g，柴胡6g，黄芩20g，党参10g，五味子10g，泽泻20g，山药10g，川牛膝10g，桑寄生15g，太子参15g。7剂，每日1剂，水煎服，于月经后开始服，2日1剂，共服10天。

经行期间处方如下： 阿胶^{烊化}10g，党参10g，白茅根20g，仙鹤草15g，山药10g，酸枣仁20g。水煎服，每日1剂，连服三剂。

饮食调护： 忌食含荷尔蒙较高的食物，如：燕窝、雪蛤膏等，注意调节情绪，适当进行运动，经后开始服药，连续服 10 天。经前可以服加味逍遥散，也可用龙眼肉、菊花、玫瑰花冲水代茶饮，疏肝清热，养心安神，缓解经前紧张，使经行无恙。

【治疗过程】

二诊：月经来潮，第 3 天服中药，经量适中，少血块，无痛经。腹部胀闷不适缓解，按之不痛，偶有口干、口苦、两目干涩，眼睑黏膜淡红，小便仍频数，舌淡红，薄黄苔，脉细数。上方加丹栀逍遥散加减。

三诊：口干、口苦、两目干涩减轻，眼睑黏膜淡红，腹部无胀闷不适。嘱其于月经后服药，二日 1 剂，共服 5 剂 10 天，连续 3 个月后，做超声波检查。

四诊：超声波检查：子宫前倾，子宫体右侧有两个低回声团块，大者 2cm×2cm，小者 0.6cm×0.8cm。提示子宫肌瘤缩小。月经周期正常，为 26~28 天，经量明显减少，色鲜红，血块少，眼睑黏膜红润。继续守方，嘱其于月经后服药，2 日 1 剂，共服 5 剂 10 天，再连续服药 3 个月。

五诊：超声波检查：子宫前倾，子宫体右侧有两个低回声团块，大者 1cm×1cm，小者 0.3cm×0.4cm。提示子宫肌瘤缩小。月经周期正常，为 26~28 天，经量正常。

【体会】

本病的辨证，重在辨气病、血病；新病、久病。包块坚实硬结者，多为血症；聚散无常者，多为气瘕。病之初期，肿块胀痛明显者，乃邪实为主；中期包块增大，质地较硬，隐隐作痛，月事异常，面色欠润者，多邪实正虚；后期胀痛甚剧，肿块坚硬如石，全身羸弱者，正虚为主。病在气者，以理气行滞为主，佐以理血；病在血者，以活血破瘀散结为主，佐以理气。新病体质较强者，宜攻宜破；久病体质较弱者，可攻补兼施，或先补后攻，或先攻后补，随证施治。还需遵循"衰其大半而止"的原则，不可一味猛攻，以免损伤正气。本人对此病的治疗主张分阶段性治疗，即在月经完全干净之后开始服桂枝茯苓丸加减方，以理气、补气、化痰、散结为主，一般服药 5 剂，10 天，取缓攻之法，消之磨之。在月经前一星期，停服中药，待月经来潮，视月经量的多少，再进行对症治疗。若月经量多，适当加止血药物，如阿胶、党参、白茅根、仙鹤草、山药、酸枣仁。若月经量少，加补肾填精之品，以调理冲任，充养血海。此外，因本病是一慢性病，久病多虚，久病及肾，贯穿疾病治疗始终的是补肾气，如川牛膝、桑寄生等，肾气虚是本病发生的关键，气虚不能推动血液、津液、水饮的运行与代谢，久之则血、水、痰凝聚，而成癥瘕积聚，故治疗之本不在活血破血，而在补血理血；不在行气破气，而在补气调气，特别是要调畅气机，疏肝解郁，在药物治疗的同时，也可适当进行心理治疗，疗效更佳。

【名家点评】

此例属中医妇科"癥瘕"类病证，作者用桂枝茯苓丸加减，虽属多用之常法，但在治则和方药加减方面，则加入了个人的经验用药。能根据患者体质重视扶正，又据癥瘕

难消的病理特点强化了活络、破瘀、散结诸法，使效验昭著而孕育。（余瀛鳌^注点评）

注：

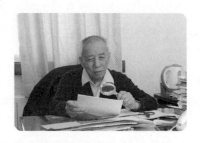

余瀛鳌，男，教授。全国名中医，全国古籍领导小组成员，中国中医科学院首届学术委员会会员，名中医学术经验传承博士后导师，中华中医药学会医史文献分会名誉主席，中国保健协会专家委员会委员，当代中医药技术中心顾问。

【香港行医感悟】

1. 港人体质多湿滞　香港位于中国东南端，境内山水多，平地少，其气候受热带和亚热带双重季候风的影响，气温较高，降雨量多，构成了湿热交织的外湿环境。脾为生湿之本，港人喜食海鲜、冻饮及甜品，久之可阻滞脾胃气机，不能运化水湿，湿聚蕴热。内外湿互相引动，内外合邪，形成了港人湿滞的体质特征。治病用药也多选茯苓、白术、薏仁米、陈皮等健脾化湿之品。

2. 精神紧张多气郁　香港是一个社会竞争激烈的国际大都市，生活和工作节奏快，精神压力大，加之多坐少动的生活习惯，每致气郁气滞，引发的情志疾病较多，如抑郁症、疲劳症等，临证多以四逆散、柴胡疏肝散、逍遥散等为开道方，柴胡、当归、白芍、薄荷、生姜为治气郁常用药，疏肝解郁被称为"以一治五法"。临证也常辅以开心茶（玫瑰花六朵，菊花六朵，花旗参六片），热水冲泡，使人精神专直，豁达爽明，悔怒不起，气血和畅，五脏安宁。

3. 地道药材奏神功　一方水土养一方人，一方草药医一方病，香港由于日照与水分充足，适合植物虫兽的繁衍，使其药物资源丰富。临证善用南药，多选花衣类药，如素馨花、白莲花、木棉花、南豆衣、扁豆衣、五爪龙等取得了公认的疗效。五爪龙又称五指毛桃，产于岭南，具有健脾补气，祛湿通络，扶正而不碍邪，补气不助火之功，有"南芪"之称。素馨花为木犀科植物的干燥花蕾，《岭南采药录》记载此药"解心气郁痛"，花性轻灵，可升可降，疏利气机，具有养心宁心，安神定惊之效，对湿郁化热，扰动心肝之火，引起的心悸、失眠、心烦、易怒、胸闷不舒、胁痛、善叹息、头痛等症有极佳疗效。

在香港行医，中医是不容许使用西医药的，现代仪器设备的应用也受到限制。经香港近10年的行医及中医教学工作，使自己对中医的"四大经典"有了进一步认识，对中医整体思维和辨证论治来诊治多种急慢性疾病很有获益。也深刻体会到以传统文化为根基，四大经典为主干，各家学派为枝叶的中医体系为人类的健康所做的贡献。

9. 王玉荣医案

王玉荣，医学博士，毕业于南京中医药大学，师从中医妇科名家谈勇教授。香港浸会大学中医药学院高级讲师。世界中医药学会联合会生殖医学专业委员会常务理事，世界中医药学会联合会肿瘤专业委员会常务理事。来港前曾任副教授、副主任医师及硕士研究生导师。从事中医妇科临床、教学和研究工作 20 余年。发表学术论文近 20 篇，主编、参编教材和论著 8 部，主持和参与国家级及省部级科研课题 8 项。

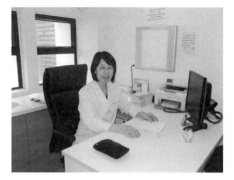

医案 1　补肾调周法结合体外受精-胚胎移植治疗不孕症

患者，女，30 岁，2010 年 4 月 1 日首诊。

简要病史：患者因"胚停清宫术后未避孕 3 年未孕"就诊。患者结婚 6 年，3 年前因胚胎停育行清宫术，后夫妇同居未避孕至今未孕。子宫输卵管碘油造影发现一侧输卵管阻塞。分别于 2009 年 11 月行人工授精（IUI）1 次，2010 年 1 月、2 月行体外受精-胚胎移植（IVF-ET）2 次，均未成功。希望中医结合 IVF-ET 进行治疗。月经 7/30~35 天，量中，色黯红，血块少许，无痛经，经前 1 天及经行第 1 天腰痛明显。末次月经（LMP）2010 年 3 月 21 日，7 天干净，量色正常，经前 1 天至经行第 1 天腰痛。刻诊：月经周期第 12 天，疲倦乏力，善太息，纳可，夜寐不安，多梦，二便调，舌淡黯，瘀斑，苔白，脉沉。

诊断：不孕症

辨证：肾虚兼肝郁

治法：补肾调肝助孕

方药：自拟方

熟地 10g，山茱萸 10g，山药 15g，牡丹皮 10g，茯苓 15g，桑寄生 15g，菟丝子 15g，炒白术 10g，郁金 10g，炒白芍 12g，川芎 6g，红花 6g，茺蔚子 6g，合欢皮 10g。6 剂。日 1 剂，水煎，早晚分温服。

饮食调护：适劳逸，调情志，饮食宜清淡而富于营养。一周后复诊。

【治疗过程】

二诊：2010 年 4 月 8 日，经周第 19 天，仍感疲倦，太息减，夜寐好转，纳可，二便调，舌淡黯，瘀斑，苔白，脉沉。患者从经间排卵期进入经前期，前方去活血化瘀之川芎、红花及茺蔚子，加巴戟天 10g，续断 12g 温补肾阳。10 剂。

三诊：2010 年 5 月 6 日，末次月经 2010 年 4 月 26 日~5 月 2 日，经前及经期腰痛减轻。现经周第 11 天，拟于本周期再次行胚胎移植，纳眠可，二便调，舌淡黯，瘀斑变淡，苔薄白，脉沉。患者处于经后期，数日后将行胚胎移植，治疗应以滋补肾阴为主。方药：熟地黄 10g，山茱萸 10g，炒山药 15g，炒白芍 10g，茯苓 15g，菟丝子 15g，炒白术 10g，太子参 10g，木香 6g。6 剂。

四诊：2010 年 5 月 13 日，经周第 18 天，将于明日行胚胎移植，纳可，眠安，二便调，舌淡黯，瘀斑减少，苔薄白，脉沉。方药：桑寄生 15g，菟丝子 15g，续断 12g，山茱萸 10g，炒山药 15g，盐杜仲 10g，炒白术 10g，太子参 10g，木香 6g。7 剂。

五诊、六诊：2010 年 5 月 20 日，胚胎移植后第 7 天，前方加减继服 7 剂。2010 年 6 月 3 日，胚胎移植后第 21 天，自测尿妊娠试验阳性，近 2-3 天少量褐色阴道出血，腰痛，下腹不适，纳平，眠差，二便调，舌淡黯，瘀斑减少变淡，苔薄白，左脉沉，右脉沉滑。昨日 B 超检查见孕囊。治宜补肾健脾，益气安胎。方药：桑寄生 15g，菟丝子 15g，续断 10g，盐杜仲 12g，炒白术 10g，党参 10g，阿胶[烊化]10g，木香 6g，砂仁[后下]5g，炒酸枣仁 10g。7 剂。

七诊：2010 年 6 月 10 日，胚胎移植后第 28 天，已无腰痛和下腹不适，仍有间断性少量褐色阴道出血，纳平，眠欠安，二便调，舌淡黯，瘀斑淡，苔薄白，左脉沉，右脉沉滑。今日 B 超检查见胎芽及原始心管搏动。前方加减继服。

服前方 10 剂血止。其后间断服中药至孕 3 个月。孕 37 周剖宫产一男婴。

【体会】

不孕症发病率呈上升趋势，女性不孕原因包括排卵障碍、输卵管因素、子宫因素和免疫因素等，本病为输卵管阻塞所致不孕症。中医药治疗不孕症具有一定的优势，而人工授精、体外受精-胚胎移植等各种辅助生殖技术越来越被广泛应用。中医药与辅助生殖技术相结合治疗不孕症日益受到重视。在辅助生殖技术实施前及实施中应用中医药可调经健黄、强健身体，孕后中药补肾安胎可防治流产，从而提高辅助生殖技术的成功率。此外，对于使用西药超促排卵所导致的"卵巢过度刺激综合征（OHSS）"，应用中药治疗也有良好前景。本例患者曾行 1 次人工授精（IUI）、2 次体外受精-胚胎移植（IVF-ET），均失败，经中药治疗后第 3 次 IVF-ET 成功妊娠。

补肾调周法是吸收现代医学卵巢周期性变化及对子宫功能的影响而创立的周期性用药疗法，即分别于卵泡期、排卵期、黄体期、行经期选方用药，以达到调经种子的目的。南京中医药大学夏桂成教授强调补肾调周法是一种根据女性正常月经周期中阴消阳长转化规律，分阶段选择中药治疗妇科疾病的方法。其周期性中药治疗方法如下：①经后期以阴长为主，治以补肾养阴为主，维持阴长至重。②排卵期则重阴转阳，开始月经周期中的第一次转化，转化的结果为排卵，治宜补肾调气血促排卵。③经前期则以阳长为主，治以补肾助阳为主，维持阳长至重。④行经期则为月经周期中的第二次转化，重阳转阴，月经来潮，此阶段以疏肝理气调经为主。在 IVF-ET 前根据女性周期各个阶段的特点应用补肾调周法进行调治，能够增强卵巢功能，改善内分泌环境，提高子宫内膜容受性，达到顺利受妊之目的。

患者孕后虽用西药进行黄体支持，但仍出现阴道少量出血、腰酸和下腹不适等症，属中医胎漏、胎动不安，辨证为肾虚，用补肾安胎法进行治疗，方选寿胎丸加味，后诸症消失，至孕 37 周剖宫产一男婴。中药安胎疗效高，安全性强，是中医妇科的优势和特长之一。

医案 2 丹栀逍遥散加减治疗经行头痛、经行乳房胀痛

患者，女，40 岁，2010 年 5 月 11 日首诊。

简要病史：患者因"经前、经期头痛、乳房胀痛 2 年"就诊。患者近 2 年来每值经前、经期出现头痛、头昏，乳房胀痛，严重时伴恶心呕吐，需服止痛西药方能缓解。月经 5/28 天，量中，色黯红，血块多，无痛经。末次月经（LMP）2010 年 4 月 26 日，量、色、质同前，5 天干净，经前 1 周至经行第 1 天头痛、乳房胀痛明显。刻诊：月经周期第 16 天，双乳微胀，无头痛，面部痤疮严重，纳可，夜寐多梦，二便调，舌尖红，瘀斑，苔白，脉弦滑。

诊断：经行头痛，经行乳房胀痛

辨证：肝郁化热

治法：疏肝解郁清热

方药：丹栀逍遥散加减

牡丹皮 10g，生地 10g，山茱萸 10g，白芍 15g，茯苓 10g，山药 10g，当归 10g，川楝子 6g，醋柴胡 6g，钩藤(后下)10g，僵蚕 10g，首乌藤 10g，龙齿(先煎)15g，神曲 10g。7 剂。日 1 剂，水煎，早晚分温服。

饮食调护：调畅情志，饮食忌辛辣刺激之品。1 周后复诊。

【治疗过程】

二诊：2010 年 5 月 25 日，月经 5 月 21 日来潮，经量较前稍多，血块减少，经前、经期头痛未作，乳胀明显减轻，呕吐未作。现经周第 5 天，经量较少，纳可，夜梦减少，二便调，舌尖稍红，苔薄淡黄，脉滑。患者服药后症状明显减轻，但肝经郁热病机依然存在，因此继以前方加减治疗，药用：白芍 12g，茯苓 15g，山药 10g，牡丹皮 10g，生地 10g，山茱萸 10g，旱莲草 15g，醋柴胡 6g，橘核 10g，钩藤(后下)10g，僵蚕 10g，首乌藤 15g，龙齿(先煎)20g。6 剂。

此后，丹栀逍遥散加减继续治疗一个周期，诸症悉除。随访半年，疗效巩固。

【体会】

本病属西医学经前期综合征范畴，是临床常见疾病之一，以育龄期妇女为多见。中医以主症命名，如经行头痛、经行乳房胀痛、经行情志异常、经行浮肿、经行泄泻

等。本病的发生与情志因素和脏腑功能失调有关，其中与肝的功能失调关系最为密切。其病机及证型常见者有肝郁气滞、血虚肝旺和脾肾阳虚等，临床以前两种多见。本例由肝郁气滞，郁而化火所致。妇女以血为本，而经、孕、产、乳均以血为用，故相对而言，妇女有余于气而不足于血。月经将至阴血下聚血海，机体更感阴血之不足。肝经贯膈、布胁肋、过乳头、循少腹、绕阴器，与督脉上汇于巅，而冲脉附于肝，经行冲气偏旺。情志内伤，肝郁化火，冲气夹肝气上逆，气火上扰清窍，故经行头痛；肝经气血瘀滞，乳络不畅，故经行乳房胀痛。治宜疏肝理气，清热平肝。用丹栀逍遥散加减。方证相符，故而取效。

医案3　健脾补肾结合调周法治疗多囊卵巢综合征

患者，女，25岁，2010年4月15日首诊。

简要病史：患者因"月经周期延后10余年"就诊。患者13岁初潮，月经周期一向延后，40余日甚至2~3个月一行，量中，色黯红，偶有血块，无痛经，5天干净。末次月经（LMP）2010年1月16日，形体虚胖，体毛重。2010年4月8日B超检查提示双侧卵巢PCO（多囊卵巢）。已婚。外婆、母亲稀发排卵，父亲高血压。现停经3个月，时感口淡乏味，纳眠可，二便调，舌淡，苔白略厚，脉沉。

诊断：月经后期

辨证：脾肾两虚，痰湿阻滞

治法：健脾补肾，化痰活血调经

方药：自拟方

茯苓15g，炒白术12g，续断10g，菟丝子12g，当归12g，炒赤芍10g，益母草15g，桃仁9g，川芎6g，艾叶6g，泽兰10g，生山楂10g，川牛膝10g，延胡索9g，法半夏9g，神曲10g，陈皮6g。5剂。日1剂，水煎，早晚分温服。

饮食调护：忌食生冷油腻，适量运动。1周后复诊。

【治疗过程】

二诊：2010年4月29日，患者服药第二天于4月16日月经来潮，经量、色、质正常，无痛经。现经周第14天，纳可，眠安，便调，舌淡，苔白厚，脉沉。患者处于经间排卵期，前方加减。药用：党参10g，茯苓10g，炒白术12g，续断10g，炒山药12g，炒白芍10g，山茱萸10g，桑寄生12g，法半夏9g，皂刺9g，神曲15g，炒麦芽15g，陈皮6g，当归12g，川芎6g，茺蔚子6g。5剂。

三诊：2010年5月6日，经周第21天，纳眠可，二便调，舌淡，苔白略厚，脉沉。患者处于经前期，治疗仍以健脾补肾为主，加强温补肾阳之力。前方减川芎、茺蔚子，加菟丝子12g，鹿角霜10g。6剂。

四诊：2010年6月10日，末次月经5月26日~30日，现经周第16天，纳可，眠安，二便调，舌淡，苔薄白，脉沉。处方：三诊方加巴戟天 10g。6 剂。

五诊：2011 年 1 月 27 日，患者因到外地工作，不便治疗，近半年未服药，但月经基本规律，周期为 30 余日，末次月经 12 月 26 日，基础体温呈双相。

【体会】

本例属现代医学的多囊卵巢综合征，该病属中医学"月经失调""闭经""崩漏""不孕"等范畴。临床以肾虚痰湿阻滞常见。本例患者月经延后，形体虚胖，口淡乏味，舌淡，苔白略厚，脉沉。观其脉证，辨为脾肾两虚，痰湿阻滞。脾主运化，其运化功能包括运化水谷精微和运化水湿，脾虚运化失职，一方面气血生化乏源，血虚气弱，冲任不足，另一方面脾虚不能运化水湿，津液水湿聚而成痰，痰湿阻滞胞络，经水不行，出现月经后期，甚至闭经、不孕等表现。肾主生殖，肾气亏虚，冲任损伤，血海空虚致月经周期延后；同时，肾司水液，肾虚气化不力，水液失运，停聚而成痰湿，痰湿壅塞胞宫，冲任阻滞，发为月经稀发、闭经。究其本质属本虚标实。故治疗以健脾补肾为主，兼以化痰燥湿。

同时，在本例治疗过程中还结合了调周法，如首诊应用活血化瘀药以促月经来潮，二诊加用当归、川芎、茺蔚子活血促排卵，三诊时患者处于经前期则加鹿角霜以加强温补肾阳之力。辨证论治与调周法相结合取得了较好疗效。

【香港行医感悟】

本人来香港工作之前在内地从事中医妇科临床和教学工作。通过两地的工作经历，深刻体会到香港和内地中医执业范围之不同。内地临床工作一般是中西医两套方法同时应用，如疾病的诊断，现代医学的所有检查手段中医生均可使用，治疗手段除中医药外，中医师还具有西药处方权，甚至可开展手术。而香港的相关制度规定中医师只可采用中医药手段，即"纯中医"治疗疾病。这一规定无疑有利于医生充分挖掘中医药潜力，发挥中医药优势，展示中医的良好疗效。

然而疾病本身是复杂多变的，临床应注意疾病的发生发展及演变，中医诊断疾病除辨证外，还应结合西医的"辨病"，通过"辨病"方可对疾病的发生、发展、预后等进行全面认识，从而提高中医疗效。"辨病"的过程需要进行实验室和辅助检查。而按照有关制度规定，香港的中医师不能借助这些检查手段。这就给临床工作带来诸多不便。

随着社会的发展，医学的进步，患者越来越需要专科化的中医药诊疗服务。目前，内地的中医生一般都有自己的专业方向，如内、外、妇、儿等，而香港的中医师由于历史原因仍以全科医师为主。令人欣慰的是香港中医已经起步，正在向专科化的方向发展。

【名家点评】

近年中医药的运用逐步参与到辅助生殖技术中，在 IVF-ET 过程中按照生殖辅助技术的基础，充分发挥中医妇科学的特点，根据女性生殖生理节律的变化规律整理形成临床的治疗方法，作为中医辅助治疗的路径，能够较单纯西医治疗有一定优势。案例 1、3 中，王玉荣医师均采用补肾调周法。调整月经周期疗法始于 20 世纪 60 年代，经过数十年的临床运用，疗效肯定，再配合辨证施治经常受到理想的疗效。

案例 1 治疗上重视肾肝两脏。肾肝两脏一动一静，一开一合，互相配合共同调节女性内分泌功能。案例 2 的逍遥散出自宋代《太平惠民和剂局方》，原方功效为疏肝解郁、健脾和营、养血调经。此方在临床实践中已得到了疗效的确切。妇女以肝为先天，肝体阴用阳，具有刚柔曲直之性，能斡旋敷布一身之阴阳气血之功。张景岳曰："五脏之阴非此不能滋。"若患者素体血虚，经期阴血下注血海，血虚更甚，肝失所养，肝阳偏旺，加之平日精神紧张、焦虑，胞脉滞而不通，则易发为经行头痛及经行乳房胀痛。正如《傅青主女科》所言："经欲行而肝不应，则拂其气而痛生"。经前期综合征具有随月经周期变化的特点，因此，王玉荣医师根据中医治则中的因时制宜抓住不同时段的病机特点有的放矢，事半功倍。案例 3 中，目前在治疗多囊卵巢综合征上已达成共识的是强调其发病与肾、脾、肝关系密切，多由于肾精不足，冲任乏源；脾肾阳虚，痰湿内生；或肝气郁结，化火化热导致本病。王玉荣医师采用辨证与辨病相结合的方法治疗本病，同时结合生殖周期不同阶段加用不同的药物，疗效值得肯定。（谈勇教授[注]点评）

注：

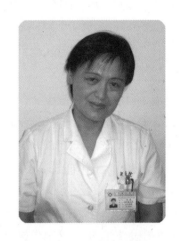

谈勇，南京中医药大学第一临床医学院妇科教研室主任、教授、博士研究生导师，附属江苏省中医院生殖医学科主任。担任全国中华中医药学会妇科学术委员会副主任委员、江苏省中医妇科专业委员会主任委员等社会职务。编写《中医妇科学》《中西医结合妇科学》及双语《中医妇科学》等专著 30 余篇（部）。培养博士、硕士研究生近百人。

10. 向东方医案

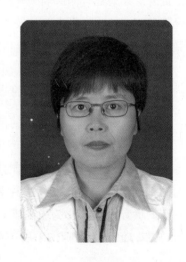

向东方，湖北长阳人，副主任医师，副教授。中医妇科学博士、针灸学学士。毕业后在广东省中医院从事妇科临床、教研工作。擅长子宫内膜异位症、妇科肿瘤、痛证的中西医诊治。2009 年 3 月~2010 年 3 月作为广东省中医院中医专家外派到香港中文大学仁济医院中医教研诊所从事中医临床及教学工作一年。

医案 1　养血散寒化瘀法治痛经

患者，女，28 岁，职员，2009 年 6 月 20 日首诊。

简要病史：患者因经行腹痛 3 年，加重半年就诊。患者 13 岁月经初潮，周期 28~35 天，经量素来偏多，一般经期持续一周。经前有时双乳胀、下腹胀坠感。3 年前开始出现经期少腹疼痛，经来不畅，为紧痛、冷痛，喜热敷，经量多，经色黯而有块，月经第 1~2 日痛甚，经痛甚时四肢厥冷。近半年痛经逐渐加重。末次月经：2009 年 5 月 30 日，量不多，色黯，7 天干净，经期第 1、2 天疼痛难忍。现无腹痛，无腰酸，感头晕乏力，纳可，眠可，二便调。舌淡黯，有瘀点，苔薄白，脉沉细涩。未婚，有性生活史，孕 0。过往曾在深圳某医院行盆腔 B 超提示子宫、双附件未探及异常。追问个人史，入职 3 年余，办公室冷气过于充足。

诊断：痛经

辨证：营血亏虚，寒凝血瘀

治法：养血通脉，温经散寒

方药：当归四逆汤加减

桂枝 10g，细辛 5g，甘草 5g，大枣 10g，当归 15g，白芍 15g，艾叶 10g，熟地 15g，川芎 10g。十剂，日 1 剂，日服 2 次。

饮食调护：注意保暖。勿食生冷、寒凉之物。

二诊：2009 年 6 月 30 日，月经如期来潮，今为月经第 1 日，感下腹胀，轻微少腹痛，经血色稍转红。痛经减轻。舌淡暗，有瘀点，苔薄白，脉沉细。中药以温经化瘀止痛为法，拟方：因正值经期，上方去细辛、熟地、川芎，加蒲黄 10g，五灵脂 10g，小茴香 10g 以加强温经化瘀止痛之功。嘱连服五剂，日 1 剂，日服 2 次。一周后复诊。

三诊：2009 年 7 月 7 日，7 天后来诊。诉本月经期腹痛明显减轻，疼痛程度减少一半以上，经色由黯略转红，量较前减少，夹少许血块，四肢仍欠温，经净头晕，口淡，纳食尚可，眠可，二便调，舌黯红苔薄白，脉沉细。拟方：在首诊处方的基础上，去大枣，加干姜 5g，炒白术 15 以理中焦，健脾胃，滋化源。共十四剂，日 1 剂，经前一周复诊。

四诊：2009 年 7 月 23 日，经前一周来诊。患者精神可，诉服中药后已无头晕，怕冷感减少，现双乳轻微胀感。无腹痛，舌淡黯，苔薄白，脉沉细。拟方：首诊方去熟地，加香附 10g，巴戟天 15g，炒蒲黄 10g，延胡索 15g，重在温肾化瘀止痛。加用巴戟补肾阳益精血，香附、炒蒲黄、延胡索调经解郁、化瘀止痛，全方共奏养血散寒，化瘀止痛之功效。共七剂，每日 1 剂。可连服上方直至月经来潮第 2、3 天停药。

五诊：2009 年 8 月 7 日，患者月经如期来潮，此次经期尤为舒适，经行 1、2 日无腹痛，仅稍感下腹坠胀，四肢转温，经量减少，6 天完全干净。嘱继按上法坚持治疗两月，平时忌饮食生冷感寒。半年后随访患者诉畏寒明显减轻，经前、经期下腹轻微坠痛，经量已不多，自觉精神转好。

【体会】

本证西医诊断亦为"痛经"。患者素来经多，营血亏损，胞宫胞脉失养，不荣而痛，为痛因之一；入职后久居冷处，胞宫受寒，凝滞血脉，气血阻滞，不通则痛，为痛因之二。当归四逆汤（当归、白芍、桂枝、细辛，通草、炙甘草、大枣）出自《伤寒论》厥阴篇，本方具有养血通脉、温经散寒之功，主治营血亏虚，寒邪凝滞，血行不畅，手足厥寒，脉微细或沉细而涩等证。本例痛经，治疗无疑当着眼于痛，然止痛之法甚多，有通络止痛，有温经止痛，有补血养营止痛等等。临证如何选择止痛之法甚为关键。本病例疼痛之因明确，一因营血亏损，胞宫胞脉失养，不荣而痛，二为胞宫受寒，凝滞血脉，气血阻滞，不通而痛。故治当养血通脉、温经散寒。本方以当归四逆汤加减组方而成，原方去通草，加熟地、川芎配合原方中当归、白芍加强补血养血，方中桂枝、细辛温经散寒，甘草、大枣益气缓急，加艾叶暖宫散寒，组方切中病机，具有养血通脉、温经散寒之功。

当归四逆汤实为厥阴寒证主方，酸甘并用，通补兼施，有养血散寒，温经通脉之功。方中当归、川芎、熟地、白芍养血柔肝，桂枝、细辛、艾叶温经散寒，甘草、大枣益气缓急，以上九味药共奏温通血脉、散寒化瘀之功效。嘱连服10剂，直至月经来潮，经期复诊。结合本证血虚寒凝的病机，此方既能温经散寒，又兼补益养荣，从而达到"荣"而不痛、"通"而不痛之目的。本方所主证在厥阴，而痛经一病，与肝肾两脏关系密切。选用当归四逆汤加减治疗血虚寒凝之痛经，确有理论基础和实践意义。

本证治以当归四逆汤加减。在养血通脉、温经散寒基础上，结合月经行经期、经后期、经间期和经前期阴阳气血消长的生理特点，调整用药。如二诊时正值经期，加蒲黄、五灵脂、小茴香以加强温经化瘀止痛之功。三诊时经血始净，血海相对空虚，故治疗重在补肾填精，滋养化源。

【名家点评】

痛经病因颇多，笔者审视病人，四诊详尽，辨证求因，审因辨证以施治。并顺应月经周期气血变化规律治疗，虽然仅五诊施药但效果明显。

本案为虚寒型痛经。笔者采用温经散寒法，同时兼补益养荣，选用出自《伤寒论》厥阴篇的当归四逆汤进行加减化裁。初诊正值经前期，笔者采用养血通脉、温经散寒治法，以当归四逆汤为基础去通草，加艾叶、熟地黄、川芎，以奏温通血脉，散寒化瘀之功效；二诊正值经期，笔者采用温经化瘀止痛为法，在当归四逆汤基础上去通草、细辛加熟地黄、川芎、艾叶、蒲黄、五灵脂和小茴香，以加强温经化瘀止痛之功。三诊正值经后期，笔者采用首诊处方的基础上去大枣，加干姜，炒白术以理中焦，健脾胃，滋化源。全方共奏温中健脾、补血养血、温经通脉之效；四诊虽又正值经前期，但病者经一周期治疗后病理已有改善，因此笔者此时采用温肾化瘀止痛法，用首诊方去熟地黄，加香附、巴戟、炒蒲黄、延胡索，方中以当归、川芎、白芍养血柔肝，桂枝、细辛、艾叶温经散寒，巴戟补肾阳益精血，甘草、大枣益气缓急，香附、蒲黄、延胡索调经解郁、化瘀止痛，全方共奏养血散寒、化瘀止痛之功效。真是丝丝入扣地善用药物。笔者对古方的应用心会神怡，既不拘泥古方，亦能顺应月经周期地进行加减运用，改善病理而达到理想的疗效。（司徒仪注点评）

医案2　化痰降逆法治绝经前后诸症

患者韩某，女，家庭主妇，55 岁。2009 年 12 月 20 日首诊。

简要病史：因绝经后忧虑、悲伤欲哭半年就诊。患者绝经 1 年余，近半年左右出现情绪悲伤低落，抑郁不舒，易烦躁，无明显潮热，汗出不多，眠欠安，烦躁后感心悸、头晕，无头痛，测血压正常范围，口干，二便调。至内地西医院就诊，行性激素六项检查示 FSH（促卵泡生成激素）60.8miu/L，LH（促黄体生成激素）45.3mIU/L，E2（雌激素）<0.07pmol/L。心电图检查未发现异常。诊为"更年期综合征"，给予以谷维素、艾司唑仑、复合维生素 B 口服，症状未见改善。建议患者接受激素替代治疗患者拒绝，要求中药调理。舌脉象：舌质偏红，苔白略厚，脉细滑。既往无特殊病史。平素性情偏急躁。

诊断：绝经前后诸症

辨证：肝郁肾虚

治法：补肾疏肝，交通心肾

方药：六味地黄丸合逍遥散加减

生地 15g，山茱萸 15g，怀山药 15g，泽泻 10g，茯苓 15g，丹皮 15g，柴胡 10g，白芍 15g，甘草 5g，薄荷 5g 后下，远志 10g、浮小麦 20g。共 7 剂，日 1 剂，日服 2 次。

饮食调护：调畅情志，鼓励交友。适当参加娱乐活动。

二诊：2009 年 12 月 28 日，服药期间烦躁情绪略有减少，夜寐好转，但仍有情绪低落，悲伤欲哭，时有心悸，舌质偏红，苔白，脉细滑。上方去薄荷，加大枣、柏子仁、法半夏益气养心。连服 7 天，日 1 剂，水煎服，复渣再煎。

三诊：2010 年 1 月 5 日，诉服上药后心绪渐有平稳，心悸减少，但仍为时时之悲伤郁闷所苦，有时干咳，口微干，眠欠佳，纳食不香，二便调。舌稍红，苔淡黄略厚，脉细滑。考虑两诊之后疗效不甚理想，拟转变思路，寻求他法。经谓"悲则心系急，肺布叶举，而上逆不通"，由此考虑予以降气化痰之法，方用参苏饮加减：西洋参 20g，苏子 15g，前胡 15g，桔梗 10g，沉香 5g 后下，桑白皮 20g，生姜皮 10g，橘红 10g，半夏 10g，柏子仁 15g，丹参 15g，生姜 5g。连服 7 天，每日一剂，水煎服，复渣再煎。

四诊：2010 年 1 月 13 日，服上药第三剂后自觉心情有豁然开朗之感，似"雨过天晴"，悲伤之情绪明显减少，一周仅因家务烦琐之事哭泣一次。偶觉烦躁，无心悸，无干咳，眠渐安，纳食不多，大便偏烂，舌淡红，苔淡黄，脉细滑。继以上方加山药、大枣益气健脾。连服 10 天，每日一剂，水煎服，复渣再煎。

两周后患者来电，诉说情绪平稳，无明显悲伤之情，偶尔因事激惹烦躁，自觉疗效甚好，到药店自行依前方购药煎服。嘱其畅通情绪，不适随诊。

【体会】

本病例西医诊断为"更年期综合征"。经云"女子七七，天癸竭，地道不通"，此患者年过七七，肾水渐亏，一不能上济心火，二不能滋涵肝木，致出现心、肝、肾三脏之证候。此患者所患之病即为西医之"更年期综合征"。更年期是指妇女从性成熟期逐渐进入老年期的过渡时期，更年期综合征的出现是由于卵巢功能衰退，雌激素水平低下所引起的一系列症状。故西医治疗常补充适量雌激素如倍美力、尼尔雌醇、利维爱等以改善症状。中医认为本病病机主要责之于肾，妇女绝经前后，肾气由盛转衰，天癸由少渐至衰竭，冲任二脉也随之而衰少，在此生理转折时期，如素体阴阳有所偏盛偏衰，素性抑郁，或家庭、社会等环境改变，易导致肾阴阳失调而发病。"肾为先天之本""五脏相移，穷必及肾"，故肾阴阳失调，每易波及其他脏器，而其他脏器病变，久则必然累及于肾。故本病之本在肾，常累及心、肝、脾等多脏、多经，致使本病证候复杂。

本证初诊之时，以补肾疏肝、交通心肾立法，方用六味地黄丸、逍遥散、甘麦大枣汤，三方虽为此类病证的常用方、有效方，但针对此患者却收效甚微。皆因此类情志病证，变化万千，逍遥散、甘麦大枣汤并不能概括一切病证，势必促使医者多加考虑，变通他法。

经谓"悲郁脏躁欲泣""悲则心系急，肺布叶举，而上逆不通"，悲伤者，悲则气逆，愤郁不舒，清肃之令，不能下行。方中六味地黄丸滋补肾阴，柴胡、白芍、薄荷疏肝解郁，浮小麦、远志交通心肾，安神定志，甘草调和诸药。参苏饮加减方中用西洋参益气扶正，苏子、沉香、前胡、桔梗、桑白皮降肺气，姜皮、橘红、半夏、生姜化痰。又七情之病，始伤气继及血，加丹参活血化瘀，柏子仁养心安神。全方旨在降痰气，领气血，使气不上逆，则郁躁欲泣之病得解。

【名家点评】

患者因绝经后忧虑、悲伤欲哭半年就诊。诊为绝经前后诸症。其以精神神经症状为主症，是颇棘手之症，通常以肝肾虚论治。笔者通过治疗观察，重温古训："悲则心系急，肺布叶举，而上逆不通"，选用降气化痰之法，方用《太平惠民和剂局方》的参苏饮加减，三剂后患者顿觉心情有豁然开朗，继而巩固治疗以收效。此难治之症的收效，足以说明笔者知书尚达，灵活善变的诊病技巧。（司徒仪点评）

医案 3　补肾调周法治月经过少

患者，女，28 岁，公司职员，2009 年 8 月 10 日首诊。

简要病史：患者因清宫术后月经量少 1 年就诊。患者 2008 年 8 月在某私人诊所因自然流产行清宫术。术后月经量较以前减少，2-3天干净，共用卫生巾3~4条，每条湿1/3，经色淡黯，夹少许血块，经期下腹隐痛，腰膝酸软，性欲下降，较以往畏寒尤以双膝部明显。今年年初在外院接受行人工周期调经（倍美力+安宫黄体酮），持续3个周期，经量略有增加。停药后经量又减少。末次月经7月21日。已婚未育，G3P0A3（人流2，清宫1，末次清宫手术于2008年8月份）。7月中旬在外院行盆腔B超检查报告：子宫大小形态正常。子宫内膜厚度0.7cm。暂无生育要求。舌淡，苔薄白，脉沉细，左右尺脉沉细弱。

诊断：月经过少

辨证：肾精亏虚

治法：补肾调经

方药：右归丸加减

菟丝子20g，巴戟天10g，熟地15g，当归10g，枸杞子15g，制首乌15g，山茱萸10g，怀山药15g，杜仲15g，肉桂5g，制附子^{先煎}15g。共10剂，日1剂，水煎服。

饮食调护：勿食生冷，定期复诊。经后可炖服阿胶、当归等补血之品。

二诊：2009年8月27日，经净复诊：本次月经于8月23日来潮，经量略有所增加，用卫生巾约5条，湿约1/3，历4天干净，经色黯红，此次经期无腹痛，经后觉腰酸，口微干，双膝部乏力。舌淡红，苔薄白，左右尺脉沉细。因经血始净，血海相对空虚，故治疗重在补肾填精，调养气血。拟方：上方去巴戟、肉桂、制附子温补肾阳之品，转而顺应女性肾阴肾阳消长转化规律，重在滋补肾阴，故调整用药，加用白芍15g，川芎10g，紫河车10，覆盆子15g，黄精15g。连服7天。水煎服，日1剂，复煎再饮。

三诊：2009年9月15日，经前大约一周复诊：患者腰酸减轻，精神较以前好转。膝部畏寒情况明显好转。无口干。今来继续调理。舌淡红苔薄白脉沉细，左脉尺弱。现值黄体期，在补肾养精的同时，注重补肾温阳，阴阳双补，以阴助阳，阳中求阴。拟方：右归丸方加淫羊藿10g，艾叶10g，香附10g，炙甘草5g。共10剂，日1剂，水煎服，连服10天。

四诊：2009年9月27日，本次月经于9月20日来潮，经量明显增加，用卫生巾7条，每条湿1/3-2/3，历5天干净，经色黯红，夹少许血块，下腹无痛，无腰酸。性生活已恢复正常。舌淡红苔薄白脉沉细。经净后用方：二诊时处方加鹿角胶^{烊服}10g，陈皮5g。日1剂，连服14天。

【体会】

本病例西医诊断为"月经失调"。患者多次孕堕，损伤肾精，冲任虚损致月经过少、腰膝酸软；真阳受损，温煦不足，故见经期下腹隐痛，性欲淡漠，膝部畏寒。《证治准绳》曰："经水涩少，为虚为涩，虚则补之，涩则濡之。"本例月经过少者属屡次堕胎，伤精耗气，肾精不足，冲任虚损，血海不能满溢，遂致月经过少。治之应重在补益精血，使经血生化有源。方中多用菟丝子、覆盆子、枸杞、紫河车、鹿角胶等填补肾精，用当归、川芎、熟地、制首乌等补气养血；尤可适当选用血肉有情之品——紫河车、鹿角胶以较快滋养经血之源。在治疗月经病过程中，常根据月经不同时期机体的阴阳气血消长的特点，以补肾填精、补肾养血、补肾温阳等法，序贯用药，周而复始，以使月经恢复常态。

【名家点评】

患者三次流产宫腔手术而月经量少，病史已长达1年。证属肾精亏虚，冲任虚损。治法以补肾调经；处方以右归丸加减。笔者根据月经经后期、经前期阴阳气血消长的生理特点，以补肾填精、补肾养血、补肾温阳等法，序贯用药，周而复始，以使月经恢复常态。如经后期注意填补肾精，经前期注重扶助肾中之阳，阴阳双补，使得阴平阳秘，以期经水自调。其善用菟丝子、覆盆子、枸杞、紫河车、鹿角胶等填补肾精，又以当归、川芎、熟地黄、制首乌等补气养血；尤可适当选用血肉有情之品——紫河车、鹿角胶以较快滋养经血之源。的确对创伤性的月经量少，是需要较长时间的序贯用药才能取得持久性效果。（司徒仪点评）

【香港行医感悟】

1. 常思中医发展之路 在内地从事中医工作十五年有余，以病房工作为主。所收治患者不乏急、重、疑难病症，治疗手段或中医、或中西医结合；或药物、或手术；或内服、或外用，对疗效可谓成竹在胸，颇有底气。此次来港，诊病模式大有不同。诊桌上一脉枕，诊室外一药房，成为"工欲善其事"的唯一"利器"。

起初并不适应，若遇上某患者下腹部癥瘕已成，癥块巨大，且引致其虚劳，即期盼有刀在手，切除癥块，再以中药善后。可是在港行医，诊治之思维确实不同，常证奇证，缓证急证，只可论中医之理，施中医之法。应用旧时所学，固能解决临证大部分问题，但随地域、证候、治疗思维及方法等改变，仍不断面临新问题、新挑战。在港行医期间，医者可在诊病间隙从容思索、回顾、悉心查阅、标记。无论在诊室案头还是陋室书桌，随时摆放中医之经典名著、名家病案、针灸养生书籍等等，诊症间隙或闲暇之时悉心研读，结合临证实践总结思考，其中之收获感悟实难言记。临证单用传统中药煎剂解决愈来愈多之的难证杂证，令人欣慰。

中医乃人间瑰宝。内地中医之发展，有"铁杆中医"出力，有政府扶持鼓励，正蓬勃发展。中医医者当坚守阵地，勿使诊治观念简单西化，则中医必日渐复兴矣。

然香港中医亦有其特点。就政府中医诊所而言，接诊范围略偏狭窄，部分急症重症评估部门予以过滤引往西医就诊，致中医失去良好阵地，不利进取。此外香港中医基本缺失实验室检查或影像检查，比如简易血尿粪常规、B超、CT扫描等，此类检查实为中医望诊、切诊之延伸，有利于评估病情，整体论治。香港医管局正逐渐完善中医师培训制度，香港中医整体素质正逐渐提高，相信终有一日，中医与西医能互相辉映、同放异彩，共同造福港人。

2. 常怀敬畏感恩之心　在港行医经历之事甚多，常令人感怀。今记录一事，以阐发对患者感恩之情。某日，一老者前来就诊，年70岁。入诊室落座，昂头眼观窗外，皱眉若有所思，沉默不语。我想此患者举止与他人有异，必有"惊人之语"，几分钟后，患者直言：我已在港多处求医五年余，如今市面之中医，目光短浅看重金钱之利，给药不能药到病除，甚至故意迁延疾病以获利；或有中医仅凭初学中医之皮毛，拿患者性命以试药，不跟师不探究。抱歉我性爽直，请问你们从广州过来的教授，如今还有否上课或学习、或将疑难之证讨论参详？

问题真够直接。我转而相问，您既见目前部分中医之现况，又如何看待中医之发展？患者感慨而言，中医其实乃人间之宝，我虽一普通工人，但笃信中医数十年，我知唯有中医方能解我病痛。几千年之中医要继承啊。我对此患者心生敬意，简要告知他我院中医人才培养之规划与现状，患者立显欣喜赞同之意。待患者平静，才与他望闻问切，立法处方。诊毕，方知所患其实并非奇证，实为真阳本已不足，又不得脾土温煦所致。即处于方药、指导饮食、指引适宜的锻炼之法。医者临证所见，毕竟常证多，而奇证少，医者执简，才能驭繁。来诊三次，病症渐减。次次复诊，患者必细诉服药后之微小变化，我亦细细聆听体会，琢磨立法之对错，方药之加减。随交往增多，患者亦交谈甚详，还间或提及清时费公伯雄，叶公天士等中医名家，虽言论显得粗浅，但由患者口中说来，仍令我惊奇并生敬意。

今香港一普通患者，对中医如此珍爱，令我感动。更感于作为患者，竟能知中医之根底需靠潜心研学，跟师继承，相互探究来进步发展，令我敬佩。从常理来看，此患者对医者不无苛责，但我对这位患者却怀感恩之心。中医经典古籍，汗牛充栋，供医者翻阅诵读，而医者面对之每一患者，都可谓为一本日读日新之医书，习之愈深，则所知愈深。行医愈久，对患者会愈有感恩之心。所谓"鱼知水恩，乃幸福之源也。"

注：

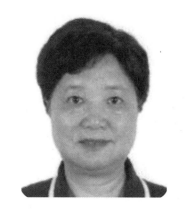

司徒仪，1969年毕业于广州中医学院。先后担任广东省中医院主任医师，广州中医药大学第二临床医学院教授，博士研究生导师、博士后合作导师、全国老中医药专家学术经验继承工作指导老师、香港中文大学中医学院专业技术顾问、广州中医学院医疗二系妇科教研室主任、广东省中医院大妇科主任，中华中医药学会妇科专业委员会副主任委员等职。

11. 张春玲医案

张春玲，广东梅州人。1993 年大学毕业于广州中医药大学，2004 年获广州中医药大学中医妇科学硕士学位。1993~2010 年就职于广东省中医院妇科。历任住院医师、主治、副主任及主任医师，副教授，硕士研究生导师。广东省中医院"朝阳人才""青年拔尖人才"。

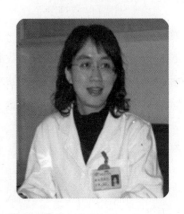

从事妇科临床教学科研工作近 20 年，重点对女性绝经相关疾病研究，在运用中医情志治疗对更年期妇女进行身心同治方面研究取得一定成果，获国家科技进步奖并中华医学会科技进步奖。

2007 年 11 月~2009 年 3 月在香港仁济医院中医门诊暨科研中心工作，在港期间运用中医药为香港市民服务，受到患者好评。

现任职于香港仁济医院（西九龙）中医门诊暨科研中心。

医案 1 补肾益精法治疗老年女性急性腰痛

患者，女，65 岁，2008 年 2 月 19 日首诊。

简要病史：因反复腰痛并牵掣至左髋痛 5 年，加重 1 周就诊。5 年前开始出现反复腰痛，甚则牵掣至左髋部疼痛不适，未行腰部、髋部相关 X 线摄片检查，间断自行搽药酒、贴药膏缓解症状。1 周前开始症状加重。就诊时已经无法安坐，自诉下蹲后起立困难，弯腰时腰部及髋部疼痛加重，左膝关节无法上抬。形体消瘦，四末冰凉，时有口干，无口苦，胃纳可，眠平，夜尿 2~3 次。舌质黯红，边尖红，苔薄白，脉弦细，双侧尺脉弱。

诊断：腰痛

辨证：肾精亏损，经络痹阻

治法：补肾益精，舒筋通络

方药：左归丸加减

熟地 15g，怀山药 15g，枸杞 15g，川牛膝 12g，菟丝子 25g，醋龟甲^{先煎}15g，鹿角霜 10g，杜仲 30g，续断 15g，羌活 15g，茯苓 15g，伸筋草 20g。3 剂。嘱其每剂煎煮 2 次后合并，分 2 次服。

饮食调护：清淡饮食；少活动，多休息。

【治疗过程】

二诊：2008 年 2 月 25 日，自述服上药后，诸症明显好转，当场示范自如下蹲起立，弯腰时腰部及髋部疼痛感减轻，左膝关节轻松上抬。效不更方，继续上方再服 3 剂巩固疗效。

【体会】

本病西医诊断尚不明确，考虑腰椎间盘突出症可能性大，患者为老年妇女，任脉虚，太冲脉衰少，肾精亏虚，失于濡养，经络痹阻，不通则痛。

初诊时实在信心不足，这种病例在国内势必要先做腰部及髋部 X 光摄片检查，转骨科专科治疗，甚至可能需要住院，手法或牵引复位。也向患者提出应该尽快看西医，做相关检查，明确诊断。老人诉说在港要见到专科西医辗转艰难，坚持要先吃中药试试。思忖良久，患者为年过六旬女性，天癸既绝，任脉虚，太冲脉衰少，肾精衰败，腰府失于濡养。形体消瘦，口干，舌边尖红，应属肾之阴精不足。四末冰凉，舌质黯，乃经络痹阻，阳气不能通达四末。思六味地黄丸之"三补三泻"对此患者有二虑：一是六味虽滋补肝肾，但填精补髓之力不够；二是本例患者无心烦失眠，面色潮红，手足心热之虚热之象，用六味不够贴切。遂决定用左归丸，其中去山茱萸，以其虽补益肝肾，但收敛固涩之力强，患者目前痛症明显，免用固涩之品；加杜仲，取其皮中有丝，有筋骨相着之象；续断宣通血脉而理筋骨，止痛力强；羌活一味，《本草备要》中谓之："利周身百节之痛，为却乱反正之主药"；茯苓宁心益气，调营理卫，定魄安魂，凡痛症患者不可忽视宁心之治；伸筋草舒筋通络止痛。仅 3 剂中药缓解诸症，以补法逆转急性腰痛，还是出乎意料，感叹中医中药之博大精深，实在有无穷宝藏可掘。该例病例虽然从西医角度诊断未明，但中医通过望闻问切，辨证明确，一样可治。

医案 2　温胆汤合甘麦大枣汤加减治疗绝经前后诸症

患者，女，51 岁。首诊日期：2008 年 10 月 25 日。

简要病史：患者因停经 2 年，反复头痛并失眠、潮热出汗就诊。2 年前自然绝经后开始出现反复头痛，以后枕及颠顶头痛为主，其痛暴发时痛势剧烈，几欲放弃工作，以掣痛昏蒙感为主，时叹疼痛无边，痛无休止。并见失眠、潮热出汗，烦躁。来诊时面赤，口干，大便正常，胃纳可，舌淡红，苔黄腻，脉弦细滑。自述曾就诊西医做过头部相关检查无异常发现，但未能提供检查报告。

诊断：绝经前后诸症

辨证：肝郁化火，痰浊上蒙

治法：清热平肝，化痰降逆

方药：温胆汤合甘麦大枣汤加减

竹茹 15g，枳实 10g，陈皮 5g，茯苓 15g，法半夏 10g，大枣 10g，甘草 5g，浮小麦 30g，柴胡 10g，黄芩 10g，蔓荆子 10g，羌活 10g，白芷 15g。3 剂。患者在诊所代煎中药，一天服用 1 剂，翻煎，分 2 次服。

饮食调护：少吃辛辣刺激之品，清淡饮食。

【治疗过程】

二诊：2008 年 10 月 29 日，自述服上药后，潮热出汗减少，睡眠好转，但仍口干，头痛。舌苔由原来黄腻苔转为薄黄，舌质淡红，脉弦细。热象渐退，上方去黄芩，加川芎6g，再服3剂。

三诊：2008年11月1日，唯头痛缓解不明显，其余诸症基本消失。舌脉同上诊。于10月29日方中加葛根30g，珍珠母30g，要求开5剂中药。

四诊：2008年11月8日，服上药后头痛大减，仅觉偶有重实感，望诊已无面赤，口干减轻，时有口淡，于11月1日方中去甘草改炙甘草6g，再服5剂善后。

【体会】

本病西医诊断考虑为更年期综合征。绝经前后女性，精亏血少，肝失濡养，肝火上亢；肝木克脾土，易酿生痰浊，上蒙清窍。

临床上见到的更年期综合征患者症状繁多，辨证复杂，兼夹症多。在治疗思路上，通常先解决主要矛盾，也就是患者最不适的症状。该例患者其实最痛苦的症状是头痛，初诊时忖度患者头痛症状严重，且病程长，不容易短时间解决，考虑先改善潮热出汗和失眠，这两点也是更年期女性深受困扰的常见症状。患者面赤，口干，烦躁，头痛，属肝火上炎，然而对于更年期女性来说，此"肝火"多源于七七之年后，天癸绝，精血亏损，肝失濡养所致，且患者舌质不红，故不宜过用苦寒之品。用"黄芩"一味泻肝热即可。患者头部昏蒙感、苔黄腻、脉滑，为痰浊蒙蔽清窍，失眠烦躁，与胆虚痰热上扰而致虚烦不眠有关。温胆汤名为"温胆"，实具清热除烦，燥湿化痰之功，对于本例由肝胆之虚引起的肝火痰热证尤为适宜。患者本虚标实，虽有虚火，不宜苦降，又非大虚，无需大补，故用甘麦大枣汤甘缓滋补，柔甘缓急，宁心安神。柴胡，乃手足厥阴、少阳必用之药，疏肝亦和里；蔓荆子清利头目；羌活、白芷祛风胜湿止头痛。

二诊患者自诉潮热出汗及失眠均见好转，黄腻苔褪，去黄芩之苦寒，头痛仍剧，拟加少量川芎，加强止痛之力，然头痛一症仍不能缓解。张元素有言：头痛如破，乃阳明中风。葛根入阳明经，能升阳明清气，且能升胃气入肺而生津；珍珠母兼入心肝两经，具滋养肝阴、清肝平肝作用，两味药一加上，头痛明显缓解。反思先前用羌活、白芷、蔓荆子以疗头疾，都是从风、从湿论治，忽略了病源本在精亏，阴精失养，加强生津养阴之力，效果即彰显出来。

许是最初服药后潮热出汗及失眠的改善，牵着思路在痰浊蒙蔽，肝火上炎上走，而在标症渐解之时，未能及时正本清源，加强养阴固精以治本。后仅加两味药，即拨乱反正，其之微妙也值得寻味，葛根、珍珠母虽养阴生津，但"清"而不"腻"，对于兼夹有痰浊者合适。

医案3　和气血、运脾胃法治疗经闭

患者，女，35岁。首诊日期：2008年10月20日。

简要病史：患者因月经稀发3年余，停经半年就诊。患者2001年患"红斑狼疮"，一直服用西药治疗。3 年前开始月经稀发，周期无规律，西医诊为"卵巢早衰"。LMP2008.4，量少，色鲜红，4 天干净，无痛经。经前胸腹皆胀，伴有脱发，口干，纳呆，多梦，二便尚调。舌淡红，苔白腻，脉弦细，左关脉弦，右关脉沉细。望诊患者形体消瘦，唇边黑圈，面色晦黯。平素多进补，常服燕窝虫草人参。

诊断：闭经

辨证：肝郁脾虚，痰瘀互结

治法：理气化痰，疏肝解郁

方药：二陈汤合半夏厚朴汤加味

法半夏 12g，竹茹 12g，云苓 30g，甘草 6g，橘红 12g，紫苏叶 12g，生姜 6g，川朴 10g，枳实 10g，当归 10g，白芍 15g，柴胡 10g。3 剂。嘱其每剂煎煮 2 次后合并，分 2 次服。

饮食调护：调情志，停服补品。

【治疗过程】

二诊：2008 年 10 月 23 日：胃纳改善，舌苔稍褪，拟健脾益气利气血生化之源，并疏肝理脾，用参苓白术散合痛泻要方加味：扁豆 15g，云苓 15g，白术 15g，怀山药 15g，莲子 15g，党参 30g，熟苡仁 30g，砂仁[后下]10g，桔梗 12g，杜仲 30g，陈皮 6g，防风 15g，白芍 15g，麦芽 15g。再服 5 剂。

三诊：2008 年 10 月 31 日，觉乳房作胀，阴道有少量红色分泌物，脉转弦滑，予通瘀煎：乌药 10g，香附 12g，木香 10g[后下]，青皮 6g，当归尾 10g，山楂 15g，泽泻 15g，红花 6g，牛膝 12g，泽兰 15g，茯苓 15g，赤芍 15g。再服 2 剂。

2008 年 11 月 1 日月经来潮，经量正常，自诉脱发减少，胃纳好转。唇边黑圈较前减褪，面色稍见光泽。

【体会】

本例西医诊断为"卵巢早衰"，需长期使用性激素替代治疗。患者为育龄期女性，患慢性病，郁闷不舒，日久肝木克脾土，以致气血化生乏源，经血停闭；脾虚水湿代谢异常，痰湿不化而留瘀，痰瘀互结，令迁延难愈。

但凡调经者，短则 3 月，长则 6 月，甚至 1 年。故患者的脾胃基础很重要，否则药物难以吸收，亦难以坚持治疗。患者来诊时纳呆，形体消瘦，是为脾胃虚弱，然舌苔白腻，面色晦黯，唇边黑圈，乃有痰湿瘀阻之象，壅滞不除，无以新生气血。患者平素大量服用补品，更加令中焦滞塞，加重病情。此时宜"通"不宜"补"，故让患者停服补品，先以二陈汤合半夏厚朴汤理气化痰，并加当归、白芍、柴胡疏肝养肝。二诊患者虽胃纳好转，然不宜峻补，况"瘦人多虚火"，不宜温补，以参苓白术散平和之剂补脾益气，仍不忘调肝，合用痛泻要方之义以调理肝脾。5 剂后患者有乳房作胀感，脉转弦滑，少许阴道红色分泌物，乃经来征兆，予两剂通瘀煎顺势通经。月事半年未潮，然一旦经转，气血开始流通，整体状态也随之改善。

虽言"经水出诸肾",但临证还需细察病因,而非一味补肾以调经。对于一个育龄期女性的继发性闭经,刘完素的《素问病机气宜保命集·妇人胎产论》中提出的妇人不同生理阶段特点极有临床指导价值:"……天癸既行,皆从厥阴论之……"。患者初潮后月经一直正常,表明肾气尚充。3 年前开始出现失调,就诊时的主症表现责之肝脾,看似并无大补气血,先调气机再补脾气,10 剂药令停闭半年的经水复转,且经量如常。

病家常自觉体虚,多一味进补。临证亦见病家自觉燥热,狂饮凉茶;为减肥瘦身,不吃米饭,只吃水果;昼夜颠倒,作息无时……这些生活习惯方面的问题,对病情的影响往往至关重要,通常患者不会主动告诉医家,若不详加询问,给予指导纠正,药石难效。临证不可不问,不可少问,不可粗问!

医案 4   阴阳互根、以平为期经自调

患者,女,27 岁。首诊日期:2008 年 10 月 10 日。

简要病史:患者因停经 4 月就诊。13 岁初潮至今一直月经稀发,7 年前曾患肺结核。现因停经 4 月来诊,面部遍布痤疮,大便不畅,自觉全身肿胀不适,面色青白,LMP2008.6。舌尖红,苔薄黄,脉细数。

诊断:月经后期

辨证:肾虚精亏,虚热内扰

治法:滋肾养精,清热凉血,佐以疏肝理气

方药:

旱莲草 20g,知母 12g,泽泻 12g,生地黄 15g,丹参 30g,柴胡 10g,茵陈 15g,麦冬 15g,鱼腥草 15g,甘草 15g,女贞子 10g,牛膝 12g。3 剂。嘱其每剂煎煮 2 次后合并,分 2 次服。

饮食调护:饮食清淡,勿熬夜。

【治疗过程】

二诊:2008 年 10 月 17 日,大便不畅改善,水肿感稍减轻。上方减鱼腥草,加泽兰 15g,鳖甲^{先煎}30g。服 4 剂。

三诊:2008 年 10 月 24 日,自觉全身肿胀加重,舌质转为黯红,苔白腻,脉由弦细转为弦滑。考虑水湿壅滞,予五苓散加味:半夏曲 12g,云苓 18g,紫苏叶 12g,生姜皮 6g,桂枝 12g,赤芍 10g,丹皮 10g,桃仁 10g,川朴 15g,浙贝 15g,猪苓 18g,白术 18g,泽泻 30g,鳖甲^{先煎}30g,丹参 25g。服 4 剂。

四诊:2008 年 11 月 3 日,症同前,加强健脾益气之力,上方合参苓白术散加减:白扁豆 15g,茯苓 30g,白术 30g,怀山药 15g,砂仁^{后下}10g,桔梗 12g,甘草 6g,党参 30g,桂枝 10g,桃仁 12g,半夏曲 12g,赤芍 15g,泽兰 15g,5 剂。患者于 2009 年 11

月 6 日月经来潮，面色转红润，全身肿胀感明显减轻。

【体会】

本例西医属月经失调，患者初潮即见月经失调，先天肾虚，肺痨更耗精血，以致精亏血少，月经停闭；虚热内扰，气机不宣，而见痤疮便结，全身肿胀。

初诊辨证患者先天肾虚，故初潮开始月经即失调，加之患肺痨更伤精血，属于精亏血少，经血不能按时而下。阴精不足，虚热内扰，故见痤疮、便结、舌尖红、苔薄黄。投予养阴清热之品，便结改善，但全身肿胀依旧，舌质转黯，苔转腻，脉转滑，转投健脾温燥化湿、活血通经之剂，月经来潮，诸症改善。反思患者主症中之"全身肿胀"，在初诊时未能明辨。阴阳互根，阴血不足，亦即物质基础不足，日久势必影响功能，导致功能的不足，亦即阳气的不足，而发全身肿胀。初诊以养阴清热为主，未顾及气化功能的提升，故而虽见热象渐消（大便改善，舌尖红转为黯红，苔黄转为白），但助阴之品亦克伐阳气，患者很快出现气化不利，水湿停聚之象，转予健脾温燥化湿而缓解病情。

妇人以血为用，虽言"血常不足""气常有余"，然若病程长，长期的阴损，必虑阳气亦耗，故临证中要仔细推敲，有时一个小小的线索背后其实隐藏着一些本质的问题。中医的复杂性之一在于从整体上把握疾病，把不同的病证有机联系起来。倘若顾此失彼，势必影响疗效。

【香港行医感悟】

在国内大医院里做中医，专科分得很仔细，初到香港时面对一些非"专科（妇科）"的病例时，心里还真发怵。对于这样的病例，总是要精神高度集中，"挖空心思"，脑海里飞速运转，联线，思考，仔细斟酌，才下手开方。事后还常常留下方底，回去查阅书籍，反复琢磨，跟踪随诊，反思总结。这样一段日子下来，慢慢释然很多，其实很多医理是共通的，无论是"专科"病人，还是非"专科"病人，可能因为不同性别，不同的年龄段，有着不同的生理特点，引发病理特点的偏倚，但是终归万变不离其宗，重要的还是要不断加强中医基础理论的学习，坚持实践的反思总结，通过这样一种多层面病例的挑战训练，对中医的心悟就慢慢积累起来，积淀下来，丰富起来，眼界随之开阔，"专科"的界限模糊了，临证的思路也就更加融会贯通，有些底气了。

在港行医，有些病例未能及时进行西医方面的相关检查，如病案中剧烈的头痛，腰痛，首先一定担心会有器质性疾患，多会建议患者先行相关检查。然而在香港，检查报告及病历资料均存放于医院，西医院与中医诊所间未建立联网数据共享，而且香港的执业执照分明，中医执照者不能开出西药，唯有中药耳。对比国内就手可得的多种中西药物的选择，在香港做中医，的确需要医者的信心和勇气。患者一心求向中医，医者不应退避，非得尽心尽力，全心相助。反复思考探寻，必要时请教同行前辈，力求为病患解决痛苦。这样的磨砺，反而激发了对中医的信心和兴趣。

在国内，大医院的中医门诊常常门庭若市，医者自始至终保持"心定神一"的状态不容易。而在香港做中医的那段日子，白天诊病安排有序，不慌不乱，晚上也能安排到时间对特殊病例进行反思、推敲，查阅翻看医籍，再进一步整理总结，真正做到"白天看病，晚上看书"，似乎感觉这样才是在真正"做中医"，心里有一种踏实的感觉。

【名家点评】

作者所撰的四个医案并非全是妇科专科疾病，且无西医辅助检查，但经过严密的辨证论治均取得满意的临床疗效。中医讲究整体观，以人为本，通过调节阴阳、经络、气血以达到治病救人的目的，因此中医师临证时注重培养全科整体意识。作者治疗的医案中疗效显著，是因为她在中医整体观理论指导下进行辨证论治，个体化治疗，所以临证遇到的疑难杂病，她敢于大胆实践，审证求因，以求治病求本。例如案一的西医诊断不明确，但根据肝肾不足，髓海空虚辨证处方用药，同时在临证中运用中医思维辨识解决患者痛苦。这种思维培养和建立要正确把握中医病变规律，正如《南阳活人书》所说"因名识病，因病识证，如暗得明，胸中晓然……"。案二绝经前后诸症症状繁多，作者抓住病机本质，辨证为肝郁化火，痰浊上蒙，把头痛、失眠、潮热汗出等病证有机联系，用药精当，诸证皆除。案三作者抓住年龄特点，注重分析望闻问切四诊资料，辨证明确，用药中病，效果满意。《素问·疏五论》中指出"凡欲诊病者，必问饮食起居"。通过询问患者饮食起居，生活习性等，可以为辨证提供更多依据，取得更好的临床疗效。案四中作者也见微知著，运用阴阳互根的原理，整体上把握疾病，取得疗效。

辨证论治是中医的精髓，《伤寒论》中提到："但见一证便是，不必悉具"，临床中怎样把不同的病证有机联系起来，透过现象看本质，从整体把握疾病也并非易事。这在临床中有非常实用的指导意义，也是中医治病的关键难点，值得临床中学习和借鉴。（王小云[注]点评）

注：

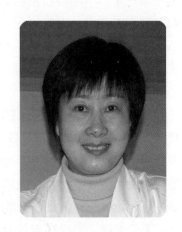

王小云，广东省中医院主任医师、妇科学科带头人，广州中医药大学教授、博士生导师、博士后协助导师，为国医大师、全国老中医药专家路志正教授的学术经验继承人。现任中华中医药学会妇科专业委员会副主任委员、广东省中西医结合妇产科专业委员会主任委员等职。

12. 李小萍医案

李小萍，香港注册中医师，毕业于香港浸会大学，为北京中医药大学妇科学硕士、香港首届中医医学学士及生物医学理学士（荣誉）双学位毕业。并于北京中医药大学第一附属医院、北京中医药大学东直门医院进修中医妇科，曾任职于香港浸会大学。临床对于月经病有较多体会，尤擅以中药配合针灸治疗妇女痛经，对常见本地疾病如感冒、咳嗽、咽痛、失眠或不孕等有较深入的研究。

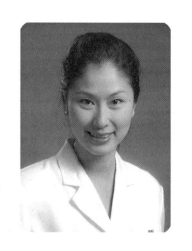

医案 1　温阳化瘀法治疗痛经

患者，女，36 岁，已婚。2009 年 2 月 19 日初诊。

简要病史： 经行腹痛 10 年余。患者于 1990 年行切除右侧卵巢兼巧克力囊肿，病人自述巧克力囊肿大小约 11cm，后左侧亦发现巧克力囊肿，未予手术或西药治疗，每于经前 1 天乳胀，经量较术前减少，色黯红，有血块，痛经，每于经至首天小腹胀甚而绞痛、兼见腰酸，需服止痛药，影响日常生活及工作。口苦口干多年，自觉舌体肿胀，偶见头晕，肩膀酸痛而紧，大便欠畅，2～3 日 1 行，偏稀溏，尿频，脉细滑右浮，舌淡黯两侧瘀斑、苔白厚。

诊断： 痛经，癥瘕（子宫内膜异位症）

辨证： 脾肾两虚，湿瘀互结

治法： 健脾补肾化湿

方药： 四逆汤加味

制附子 9g，干姜 6g，炙甘草 6g，制巴戟天 15g，苍术 15g，砂仁^{后下}9g，胡芦巴 15g，陈皮 9g，藿香^{后下}15g，佩兰^{后下}12g，生姜 3 片，荷梗 12g。水煎服，复渣再煎，日服两次，共 3 剂。

饮食调护： 忌生冷寒凉，调情志。

【治疗过程】

二诊： 2009 年 3 月 19 日，药后痤疮稍增，经行 5 天，血块多，经间腹胀痛甚，经前乳胀，大便欠畅，尿频，纳眠可。脉细滑，舌淡黯两侧瘀斑、苔白厚。月经已过，续上方温补脾肾，助以行气通腑，上方去苍术加制厚朴 9g，炒枳实 15g，女贞子 15g，煎法同前，共 5 剂。并嘱下次于经前复诊，趁经前气血下坠肝经入血室时，以温通经络，活血化瘀以解痛经之苦。

三诊： 2009 年 4 月 2 日，药间大便调，停药后复见大便欠畅，现症见口苦，便秘，纳眠可，尿频，脉右滑左细，舌紫黯两侧瘀斑、苔白厚。经将至，未见不适。守上方，加桂枝茯苓丸合活血散结药加味，包括：荔枝核、橘核、益母草、川牛膝、丹参各15g，川芎10g，泽兰12g。煎法同前，共6剂。

四诊：2009年4月20日，既往月经周期准时，是次月经后错1周，经行首1~3天腹胀痛甚，伴血块增多，药后口苦减，大便转畅，经净后至今仍见小腹胀痛，纳眠可，二便调。脉细滑，舌黯紫苔黄腻。考虑气滞血瘀，方拟血府逐瘀汤加味。处方：炒枳壳、怀牛膝各15g，桃仁、干地黄、赤芍各12g，当归、红花、香附、柴胡、法半夏各9g，川芎、桔梗、炙甘草6g，生龙牡^{先煎}各30g。共3剂，药后症缓。

五诊：2009年5月6日，经将至，现见小腹胀、双下肢凉，纳眠可，二便调。脉细，舌紫黯、苔白满。趁经前气血下坠肝经入血室时，以温通经络，活血化瘀，方拟少腹逐瘀汤加味。处方：白芍20g，丹皮、益母草各15g，桂枝、蒲黄、桃仁各12g，制附子、川芎、五灵脂、茯苓、炮姜炭各9g，小茴香、没药、炙甘草、醋延胡各6g，共5剂。

六诊：2009年5月14日，服5月6日处方当天即见经至，经血血块明显减少，小腹胀甚但痛经比以往明显减轻，现症仍见尿频，腰背酸痛，纳眠可，大便调。脉细滑，舌紫黯、苔薄白。月经刚净，周期处于阴消阳长阶段，治宜滋阴补肾，助以健脾，方拟北京东直门医院郭志强教授经验方，育胞汤加味。处方：制何首乌15g，牛膝15g，党参15g，当归15g，熟地黄15g，续断20g，黄精15g，菟丝子15g，女贞子15g，枸杞子15g，淫羊藿10g，制益母草15g，紫河车10g，炒白术20g。水煎服，复渣再煎，日服2次，共5剂。

七诊：2009年5月30日，下周经将至，刻下腰腹无苦，自服中药后，见体重渐增，现症见口臭，微口苦，纳眠可，二便调。脉细涩，舌紫黯、苔白满。守前法，经前方拟少腹逐瘀汤加减，并于经行首3天服郭教授经验方，继以养血调经汤加减。处方：党参15g，莪术15g，丹参15g，益母草15g，当归15g，赤芍15g，川芎10g，泽兰12g，川牛膝15g，熟地9g，桃仁9g，红花6g，枳实15g。共3剂，经行第1~3天服用。

自服用中药，痛经明显减轻，但仍见经行小腹胀痛，且偶因工作压力或情志因素，经行腹痛反复加重，遂再次嘱咐病人情志调节之重要性，工作繁重亦必须于经前复诊、勤服中药以彻底治愈痛经。治疗方向主要为经前以血府逐瘀汤合四逆汤等活血化瘀，辅以温补脾肾，经后以育胞汤滋养肾阴。

每月经至，周而复始，三个月为一疗程，患者坚持服药，完成两个疗程后，2009年12月3日复诊，末次月经为11月28日，患者自诉前所未见，经行血出，血块甚多，血量多而色鲜红，无经行腹胀痛，纳眠可，大便欠畅、量少，小便调。脉沉细，舌淡红两侧紫斑、苔薄白。拟四逆汤加味以温补脾肾，养血止血。处方：茜草12g，干姜6g，蒲黄15g，五味子9g，乌梅12g，制山茱萸9g，黑豆衣9g，芡实15g，五灵脂12g，阿胶^{烊化}9g，炙甘草6g，制附子6g。水煎服，复渣再煎，日服2次，共4剂。

2010年1月30日复诊，经至腰腹无苦，手足凉明显改善，纳眠可，二便调。舌淡红、苔薄白，脉细滑。自此，月经按时而下，再无半点经行小腹胀痛或肢冷晕厥，偶因情志不遂而见经血血块稍增，但再无因痛经而影响生活工作，大便渐见畅顺，手足暖和，舌色由紫黯转淡红，两侧瘀斑转淡，妇科检查示子宫卵巢无异常、无囊肿，至今未复见痛经发作。

【体会】

本病西医诊断子宫内膜异位症明确，香港市民多称为"朱古力瘤"，因手术中剖开卵巢囊肿流出液体为褐色而得名。证由脾肾阳虚，湿瘀互结所致。香港人生活习惯喜进凉茶、贪食生冷瓜果，患者素体脾肾两虚，胞脉失于温养，血液运行不畅，机体不能适应经前血海充盈、经期由盈而泻的气血骤变，致病因素乘机作祟，以致气血瘀阻冲任胞宫胞脉，而随月经周期发生腹痛。《傅青主女科》云："寒湿满二经而内乱，两相争而作痛。"此外，工作压力易致抑郁、消极、烦躁等不良心理状态，情志致病，日久伤肝，肝失疏泄，气血郁滞，不通则痛。方选四逆汤温补脾肾，方中附子暖肾补火，干姜温补脾阳，以改善病人体质素虚；经前主方为清代王清任逐瘀方，方中川芎、桃仁、当归、红花活血祛瘀，香附、延胡、枳壳、没药行气止痛；经行用养血调经汤，主活血祛瘀药物，方中莪术破瘀，丹参养血活血，益母草、泽兰利水逐瘀，诸药合之，共奏化癥止痛之效，辅以育胞汤滋养经后血虚，逐渐改善患者体质，治标亦治本。

笔者有幸于 2008 年往北京东直门医院作专科进修，留京期间于名老中医特诊区学习，其中郭志强教授自拟养血调经汤、育胞汤及两固汤等调整月经周期，养血调经汤主要用于经行期，主活血祛瘀、养血调经，育胞汤则用于经后滋阴填精、固肾补虚，经前则重温补肾阳而投两固汤。郭教授经验方加上个人行医体验，以上三方除可调经育胞以治不孕不育外，亦宜调理女性经行腹痛及理顺气血，故是病案中，亦有引用以上药方，特此加以说明。

另，处方中，四逆汤之制附子无需先煎，与余药同煮，乃因附子经炮制后，其主要毒性成分乌头碱含量减少，毒性亦大为减低，且制附子与干姜、甘草共煎，其化学变化可使附子毒性大为降低，再加上制附子用量仅 6~9g，故整个治疗过程中附子均未先煎处理，取效确切而又无任何毒副作用。

【名家点评】

临证能从主症入手，舌脉合参，并结合西医诊断，证病同辨，诊断明确无疑，令人一目了然，如是则易于总结出中医治病的规律性，具有实用价值。对于本病成因之分析能因人因地因时而异，说理透彻，细致入微，彰显中医特色；用方主旨亦不违于法而又不泥于法，切合"有是证用是法（方、药）"之古训，故疗效可期，自在情理之中。尤其仲景所创四逆汤本为"少阴病"而设，李君变而通之，既是善于将经典理论付诸临床实际的具体体现，更是对经典理论的一种发挥和超越，值得嘉许。但所用方名似有略欠推敲之憾，首先名之为"加减"方不妥，母方原封不动地运用于合方中当称之为"加味"方。其次，所加药味之多大有"喧宾夺主"之势，不妨改称为"四逆化湿汤"或者"四逆宣化汤"等为是。其三，仲景之学的精髓在于"大道至简"、"方证相应"，不主张辨证施方时面面俱到、漫无边际，此案整个治方似应适当予以精简，以期达到方证的对、丝丝入扣也。

中医妇科大家罗元恺教授指出，痛经需要与癥瘕痞块之疼痛（如卵巢包块蒂扭转、破裂、变性等）、腹腔内出血（如异位妊娠破裂）、热邪壅聚胞中（如盆腔急性感染）等鉴别，其要点是，此类妇科痛证均与月经周期性发作无甚关系。（江厚万点评）

医案 2 开结化痰法治疗瘰疬

患者，女，41 岁，已婚。2009 年 12 月 14 日初诊。

简要病史： 面肿 2 天；患者近 1 月工作忙碌甚，需轮班工作、通宵达旦，两天前晨起见颜面肿胀，曾往西医求诊，予服抗生素等未效，刻下症见面颊两侧肿胀起自耳前后，以耳珠为中心，连及颐颌下，无明显分界，按之微动而不痒不痛，皮肤无色红，兼见口干苦，晨起尤甚，纳眠可，大便偏干，小便调，经将至，腰腹无苦。舌淡红略黯、苔薄伴中央裂纹，脉沉细滑。

诊断： 瘰疬（淋巴结炎）

辨证： 痰凝气滞

治法： 开结化痰，顺气降逆

方药： 半夏厚朴汤加味

处方一： 半夏 9g，厚朴 9g，茯苓 15g，生姜 6g，紫苏叶 15g，防风 12g，浙贝母 9g，蝉蜕 12g，淡竹叶 6g，陈皮 9g，甘草 6g，浓缩中药，日服 2 次，共 1 剂。

处方二： 法半夏 9g，厚朴 9g，茯苓 15g，生姜 3 片，紫苏叶 15g，防风 12g，浙贝母 9g，蝉蜕 12g，淡竹叶 6g，陈皮 9g，橘核 9g，甘草 6g，水煎服，复渣再煎，日服 2 次，共 3 剂。

饮食调护： 注意作息，忌生冷寒凉，调情志，纾解压力。

【治疗过程】

二诊： 2009 年 12 月 18 日，药后项侧耳下肿胀明显减轻，大便好转，现症仍见口干苦，患者遵医嘱休息较前多，但眠差、易醒、多梦，精神疲惫，头痛、头晕，小便调。末次月经 2009 年 12 月 14 日，今来经第 5 天，有血块无痛经。舌淡红、苔薄白，脉细滑。上方去厚朴、紫苏叶、蝉蜕、淡竹叶，加竹茹 9g，柴胡、黄芩各 12g，生龙骨^{先煎}、生牡蛎^{先煎}，各 30g，以重镇安神、清热除烦。煎法同前，日服 2 次，共 5 剂。

三诊： 2010 年 2 月 12 日，病人复诊，服用上方后诸症愈，但近日工作繁忙，需轮班夜更，复见两侧颜面崩紧微肿，纳差，胃胀，倦甚，眠可，二便调。舌淡红、苔薄白，脉细。复用首诊处方，方拟半夏厚朴汤合生脉饮加味，开结化痰，顺气降逆，滋阴益气。

处方： 法半夏 9g，厚朴 9g，紫苏叶 15g，太子参 12g，党参 12g，白参须 12g，麦冬 12g，五味子 9g，百合 9g，乌梅 12g，枳实 15g，女贞子 12g，乌药 15g，炙甘草 6g，水煎服，复渣再煎，日服 2 次，共 5 剂。

2010年3月因外感风寒来诊，述上药后诸症愈，未再见瘰疬复发。

【体会】

本病西医诊断为淋巴结炎，多予抗生素治疗。瘰疬，首见于《灵枢·寒热篇》。结核累累如贯珠之状，故名瘰疬。《景岳全书》："瘰疬之病，属三焦肝胆等经风热血燥，或肝肾二经精血亏损，虚火内动，或患怒忧思，气逆于肝胆二经。二经常多气少血，故怒伤肝则木火动而血燥，肾阴虚则水不生木而血燥，血燥则筋病，肝主筋也，故累累然结若贯珠。其候多生于耳前后，连及颐颌下，至缺盆及胸腋之侧，又谓之马刀。"阐述瘰疬可因肾阴亏虚或患怒伤肝而致。患者因刚转换之工作需夜班工作，耗伤肾阴，且适应新环境压力大，伤及肝气，肝肾二经精血亏损，加之香港气候偏于潮湿，港人平素饮食肥甘厚味，易致痰凝气滞，发为瘰疬。首诊选方半夏厚朴汤，方中半夏、厚朴、生姜辛开苦降，辛以散结，辅以茯苓利饮化痰，佐以苏叶芳香宣气，合而用之，致使气顺化结。二诊脉象转为和缓，瘰疬明显减轻，但患者仍见口干苦，眠差，故仍守半夏厚朴方合小柴胡之义以解少阳郁热。三诊患者因劳累复见病发，故守上方之余，合以滋阴益气以巩固疗效，后未再发病。

【名家点评】

瘰疬系中医病名，即西医所称之淋巴结炎（肿块）之类。该患接受西医抗生素治疗无效，可排除革兰阳性菌之类的感染；也可排除结核菌之类的感染，因为从目前国际医学提供的资料来看，一般情况下结核菌之类特异性感染必须抗结核治疗才能奏效，中药属非特异治疗药物，对此类病人不应"不知我底"地盲目辨证而延误病情；还可可排除肿瘤转移引起的淋巴结肿大，因为其转归足可反证这一结论。李君辨为痰凝气滞，治以开结化痰、顺气降逆法。经方半夏厚朴汤加减（应称为加味），可谓方随证出，药随方移，章法严谨而不乏灵变，值得赏析。同时，中西医治病之异同究在何处，从此案不难窥见一二。（江厚万点评）

医案3 滋阴养血法治疗口疮

患者，女，37岁，已婚。2005年1月2日初诊。

简要病史： 口腔溃疡2周。患者自诉平素口腔易发溃疡，2周前下唇内侧溃疡渐发，初起于左右唇角内侧，大小如红豆，屡服凉茶与龟苓膏等均未效，渐见口腔溃疡延绵唇内、接连成片，遂前往求诊西医，先后开具维生素及抗生素均未效，服西药后见大便燥结、口干口臭、纳呆，刻下见患者下唇内部左右溃疡连结成片，破溃糜烂，边缘发红、中央呈灰白色黏膜，扪之疼痛并出血，患者需戴口罩遮盖嘴唇，迎风作痛，只能进流质饮料，脉沉细，舌淡、苔白腻。

诊断： 口疮

辨证： 阴虚火旺

治法：滋阴固肾，清热养血

方药：三才封髓丹加味

处方：砂仁^{后下}9g，炙甘草 6g，盐黄柏 9g，天冬 9g，熟地黄 9g，党参 9g，太子参 15g，枳实 15g，厚朴 9g，水煎服，复渣再煎，日服 2 次，共 3 剂。

饮食调护：忌生冷寒凉。

【治疗过程】

二诊：2005 年 1 月 4 日，药后见唇内溃疡糜烂停止扩大，边缘色转淡红，中央灰白色黏膜增厚，未复见触碰后出血，口疮痛减，胃纳渐开，大便易解、质偏软，口干口臭稍缓，脉细，舌淡红、苔白根偏厚。上方收效，守前方，去枳实、厚朴，继服 3 剂。

三诊：2005 年 1 月 9 日，药间口疮继续好转，刻下见溃疡已收，新肉渐长，余安，舌淡红、苔薄白，脉细滑。诸症消失而痊愈，是诊未予开具处方，嘱患者平素应忌食生冷寒凉，发口疮时，尤忌进凉茶。

【体会】

本病现代医学称为复发性口疮，中医称为口疮，香港人俗称"生飞滋"，是出现在口腔软组织上的溃疡，可以是面颊、口唇、喉咙黏膜或舌面。口疮可呈圆形或椭圆形小泡，边缘色鲜红，中央呈微黄或灰白、微凹的溃疡，疼痛非常，影响正常饮食，现代医学至今未有明确病因，考虑与口部创伤、精神压力、内分泌、免疫系统、肠胃失调或维生素不足有关。

早在《内经》有"口糜""口疮""口疡"的记载，现代中医又以临床表现及病机的不同，有"口疮""口舌生疮""口中疳疮""口破""口内糜烂"等不同称谓。如口中溃疡范围局限、病情较轻称为"口疮"；口中溃疡如糜烂如腐、范围较大，如是次病案中患者，则称为"口糜"；如小儿口疮与疳积有关则称为"口疳"。常见证候包括脾胃积热、阴虚火旺或脾胃气虚。临床经验提示多数属于脾胃积热的病者，能自我察觉过食辛辣致病，故大多能主动节制饮食清淡，改善病情。但属于阴虚火旺或脾胃气虚之病者，则因欠缺虚火的概念，而乱投寒凉之方，故使口疮情况加重，其实一般属虚火之口疮，每因劳累或夜寐不佳而诱发，疼痛昼轻夜重，较易辨别，拟方治法从滋阴封藏相火方面考虑已能收奇效。

【名家点评】

口疮（口腔溃疡）临床十分常见，西医治疗效果有限，中医辨证施治，胜出多多，作为岐黄传人，在这些优势领域，我们当理直气壮地说：中医将永放光彩！（江厚万点评）

医案 4　调和营卫法治疗妇人腹痛

患者，女，24 岁，未婚。2010 年 10 月 11 日初诊。

简要病史：手足冷 5 年，加重 1 年；患者自诉近 1 年手足发凉而身冷，每于入暮时分神疲倦怠，经行尤见身冷甚，伴经行腹痛，曾往西医求诊，诊断未明。药后未见好转，刻下见手足凉，胃纳一般，时口干，眠差，自觉身寒而难入睡、多梦，醒后仍困倦甚。经行腹痛，痛能忍，无需服用止痛药。舌淡红，苔薄白，脉沉细。

诊断：虚劳腹痛

辨证：肾精亏损，肝血虚寒

治法：温肾散寒，补血暖肝

方药：桂枝加龙骨牡蛎汤合四逆汤加味

处方：制附子6g，干姜6g，炙甘草6g，桂枝9g，白芍9g，生姜3片，红枣9g，龙骨30g，牡蛎30g，当归6g，川芎6g，菟丝子15g，水煎服，复渣再煎，日服2次，共3剂。

饮食调护：忌生冷寒凉，避风寒。

【治疗过程】

二诊：2010年10月29日，药后身暖，纳好转，眠佳、容易入睡，大便质偏软，小便调，月经如期，今来经第5天，无血块，无经行腹痛，药后经至无腹痛，但仍见首天经至胸背寒甚，仍见口干。舌淡红、苔薄白，脉细。上方收效，但见胸背寒仍重，兼见口干，考虑痰凝中焦，致胸阳不展，故上方去四逆汤、川芎、菟丝子，加半夏6g、薤白9g、瓜蒌15g以宽胸散寒。水煎服，复渣再煎，日服2次，共5剂。

三诊：2010年12月17日，11月份经至无痛经，药后诸症缓；近日外游回港，上周感冒，服西药后症缓，但经至复见倦怠、胸背微寒，今来经第2天，舌淡红、苔薄白，脉细略沉。上方药后收效，病人自诉诸症缓，但因感冒服西药，考虑西药进入人体后，苦寒复见积于体内，胸背寒等症状再现，复用桂枝汤加减。处方如下：桂枝9g，赤芍12g，大枣15g，生姜9g，制附子9g，干姜9g，香附子6g，当归9g，续断12g，浓缩中药，日服2次，共5剂。药后诸症除。

【体会】

香港人多生活繁忙，经常因工作日夜颠倒，体劳力劳或许不多，但神劳，心劳绝对不少。快餐文化（即高盐、高糖、高卡路里饮食）往往引起上焦郁热，广东凉茶文化影响，家中长者往往不问寒热，均一律以凉茶为家人作保健，部分人士在不懂分辨虚热实热下，举凡口疮、咽痛、痤疮等症均自疗以凉茶，上焦实热故然药到病除，但虚火之人则越喝越虚，口疮好转数日，即又再复见，而且缠绵难愈。上热下寒兼见精虚体质为主要核心病机的人甚为多见。一般的温补填精方法往往引起较明显的上焦燥热症状。

是案患者年仅24岁，却时见身躯寒冷、手脚厥冷，桂枝加龙骨牡蛎汤在《金匮要略》虚劳病篇里主要是用于治疗女子梦交，男子失精。处理虚劳失精（即因相火妄动而失精，再因失精而致虚的恶性循环状态），张仲景用的不是滋阴降火，不是补肾填精，而是调和阴阳之法。如何达至调和阴阳呢？按照郝万山前辈的说法，就是调和中州，从调和脾胃入手就是了。于患者身上使用桂枝加龙骨牡蛎汤，既调和脾胃，同时补肾填精，故能迅速收效。

【名家点评】

中医辨证体系复杂，张仲景创立的伤寒六经辨证和杂病辨证方法被公认为中医临床诊疗疾病之圭臬，亦被称为经方体系。它的最大特点是摒弃繁杂的理论推导，将着眼点聚焦于"方证"两端，主张"随证治之""以法治之"，真正体现中医学"大道至简"精神。李君巧借仲景疗男病之方治女科之疾，颇具见地，令人称羡。我作为内地的一名同道，甚为港地英才辈出而庆幸。（江厚万点评）

【香港行医感悟】

笔者乃香港首批大学本土培训中医师之一，行医至今，转眼已达七年，甜、酸、甘、苦皆有之。相对在学期间于广州中医院实习，及毕业后曾在北京中医院进修培训，与在香港行医经验比较，深感两地文化有极大差异。

在内地，病人一般对自己病历掌握较好，病历也是病人自己随身携带，曾经做过什么手术、吃过什么中药西药，都一目了然；在香港，除了私家医院，其他医院都由特区政府医院管理局管理，市民使用政府医院提供的医疗服务，所缴费用乃象征式，主要补贴皆来自政府，医疗报告、化验单等都由医院存盘，如病人想将病历拿出去给其他医生阅览，需要提出申请或付出特定费用，也许因为如此，再加上香港医疗报告一般用英文书写，很多病人对自己的过往病史都不甚清楚，笔者曾经遇过一些病人求诊，过程有点哭笑不得，如下对话：

患者："医师，我刚做完妇科手术，想以中医药调理身体。"病人说罢便伸出手放在脉枕上。

医师："你所指的手术，是指子宫、卵巢、宫颈，还是乳房方面的？"

患者："是子宫的，好像是什么朱古力瘤的，哎呀，我都记不清楚了。"

医师："如果是朱古力瘤，应该是指卵巢吧，出院时应该有报告，医生也有跟你说吧？"

患者："那些名词都记不清，报告全都在家里，我还以为中医不需要看报告的呢。"

医师："中医看病也需要全面掌握你的健康情况呀，下次把报告一起带来吧。"

如果病人清楚自己曾做过什么手术，报告随身与否也是其次，但一般市民难以记牢所有医学专业名词，病人求诊时带同报告可以省却不必要的麻烦，医师也能专注掌握望闻问切了。

另外，笔者也深深感受到内地人和香港人对食疗的态度截然不同，大部分香港人，求诊时也要求汤水食谱以助恢复健康，甚至自行调配各式各样、五花八门的凉茶、补身炖品、汤水等等务求防范流感等疾病，每次看病时医师均需多花唇舌，向香港病人解释各种食品、药物的五气四味，相对应二十四节气、天气转变，以及男女老幼体质虚实寒热，绝不能概以"补"字同一处理，更遑论自行以食疗医治疾病。而内地病人对医师有倾向重权威之信任，生病时求诊，拿着医师的药方，心里已了然此乃治病之方，而不多问需自行制作什么炖品疗病，而且内地人普遍对食物四气五味较有认识，什么东西属寒凉、什么东西属辛热，吃了什么会上火都有大概理解，仿佛这些都是生活上的小知识，老一辈自然会向年轻一辈灌输，希望这种现象在香港也渐渐普及吧。

除了食疗，香港人在求诊时也特别着重知情权，而中医的理论如六淫致病、正邪相争等听起来比较玄奥，所以很多时候香港人在求诊时会问及很多中医术语的解释，说罢不甚了解又会产生认为中医理论不科学的误解。而自小，在电视上见到很多老中医接受访问都只着重保健汤水，鲜有阐明中医医理的讲解。有鉴于此，笔者在自勉的同时，实在希望更多更多的年轻中医，能掌握好中医基础理论，除了在医术上造诣渐深，更能普及地和浅白地向香港市民推广中医药，好让香港人对中医药摒除错误观念，更多地受惠于祖国博大精深的医学。

【名家点评】

作者乃香港本地大学培养的首批中医师，七年的从业实践，深感"甜、酸、甘、苦皆有之"。"相对在学期间于广州中医院实习，及毕业后曾在北京中医院进修培训，与在香港行医经验比较，深感两地文化有极大差异。……中医的理论如六淫致病、正邪相争等听起来比较玄奥，所以很多时候香港人在求诊时会问及很多中医术语的解释，说罢不甚了解又会产生认为中医理论不科学的误解。……希望更多更多的年轻中医，能掌握好中医基础理论，除了在医术上造诣渐深，更能普及地和浅白地向香港市民推广中医药，好让香港人对中医药摒除错误观念，更多地受惠于祖国博大精深的医学。"

作者在感悟提出了三个问题：①众所周知，中医学的现代教育是新中国成立后由政府开创的"推陈出新"之举，是中医发展史上的一件大事。中医学能够以现代语言、现代思维、现代知识体系为载体，以"默顿（学院）"模式传授给现在年青一代，这本身就说明中医学具有科学性、普适性、传承性、实用性。内地半个多世纪现代中医教育所取得的成果，证明这种模式是可行的，香港的实践同样说明了这个问题。②作者认为，"两地文化有极大差异，在内地，病人一般对自己病历可以随身携带，曾经做过什么手术、吃过什么中药西药，都一目了然；在香港，除了私家医院，其他医院都由特区政府医院管理局管理，市民使用政府医院提供的医疗服务，所缴费用乃象征式，主要补贴皆来自政府，医疗报告、化验单等都由医院存档，很多病人对自己的过往病史都不甚清楚……。"这就向香港政府及其医管部门提出了一个问题———怎样才能最大限度地满足患者对自己病情的知情权，怎样让医生共同掌握病人的信息亦即资源共享。内地现在不仅能为所有病人提供完整病例，而且有些城市开始实行当地同级医院检验、影像等医学数据的互认，这样既可免去重复检查，节约开支与时间，又有助于尽快确立诊断，大大有利于病人。香港是否可以借鉴内地的一些有益经验？③作者提出"希望更多更多的年轻中医，能掌握好中医基础理论，除了在医术上造诣渐深，更能普及地和浅白地向香港市民推广中医药，好让香港人对中医药摒除错误观念，更多地受惠于祖国博大精深的医学。"这里实际上涉及两个问题，一是关于中医院校的中医基础理论建设如何加强与提高，以便培养更多名副其实的中医；二是如何做好中医的科普，让更多的香港人"受惠于祖国博大精深的医学"。笔者相信，只要有了愈来愈多

像作者这样的"识时务者",香港中医的明天一定会美好!（江厚万点评）

13. 何明恕医案

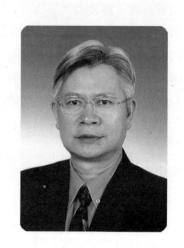

何明恕，香港注册中医师，硕士学位。香港佛教华夏中医学院教师、驻诊中医师。研究方向为中医药治疗妇科疾病。

医案 温通理气、消瘀散结法治疗卵巢囊肿

患者，女，33 岁，2009 年 4 月 16 日初诊。

简要病史：患者因月经前左腹疼痛 1 年余为主诉就诊。每月月经将至时，左腹部疼痛不适，间歇性发作，尚可忍受，不需服用药物，初时自认为是一般"痛经"，没有为意，但每月均出现此情况，遂作诊治。2005 年曾作左侧腹部巧克力卵巢囊肿微创摘除术。2007 年年底曾做宫内移除节育环术。记忆中取环后腹痛开始出现，最初没有规律性，疼痛时作时止。近年余，每逢来经时，左侧腹部疼痛，本月 15 日到医院作超声波检查。超声提示：左侧卵巢囊肿，未排除子宫内膜异位症可能。患者不欲再次手术治疗，遂前来要求服中药治疗。现症：月经周期、经期、经色、量、质、味无异常，诊察身体一般情况尚好，面色微晦黯，雀斑、色斑较多，舌淡红、苔白、脉沉短涩。

诊断：癥瘕

辨证：气滞痰瘀

治法：温通理气，消瘀散结

方药：桂枝茯苓丸加味

桂枝 10g，茯苓 25g，桃仁 10g，赤芍 15g，丹皮 12g，三棱 10g，莪术 10g，香附 12g，乌药 12g，山慈菇 15g，法夏 12g，昆布 15g，海藻 15g，甘草 10g，穿山甲^{研末冲服}3g，12 剂，每日 1 剂，水煎服 2 次，早晚各 1 次。

【治疗过程】

二诊：2009 年 5 月 5 日服上药 12 剂后，月经至，此次经前仍有疼痛，但感觉较以前有减。月经五天净，量、色、质无异常，唯感神倦乏力，舌淡红、苔薄白，脉沉细短，

考虑患者经后气血稍弱，拟益气温通治之，减少攻伐寒凉之药。上方减三棱、莪术、山慈菇、法夏、昆布、海藻。加黄芪 25g，花粉 10g，白芷 10g，皂角刺 12g，路路通 15g，败酱草 15g，艾叶 10g，益母草 15g，牡蛎 30 克。6 剂，每日 1 剂水煎 2 服，早晚各 1 次。

三诊： 2009 年 5 月 12 月服上药 6 剂后，感觉良好，神清力增，患者经后通过益气温通调治身体状况大有改善，又是施行攻积散结适合的时机，故上方加减续服。上方减花粉、路路通、艾叶、益母草。加三棱 10g，莪术 10g，夏枯草 20g，浙贝母 10g，海藻 15g。12 剂，每日 1 剂，水煎 2 服，早晚各 1 次。

四诊： 2009 年 6 月 3 日，服上药 12 剂后，月经至，此次经前疼痛轻微，现经净后复诊，效不更方。续服 6 剂，每日 1 剂水煎 2 服，早晚各 1 次。

五诊： 2009 年 6 月 11 日，患者 6 月 10 日至医院超声波复查，超声提示：子宫后壁部分实质回声不均匀。右侧附件囊性包块，性质待定。（左侧卵巢未见显示）建议定期复查。患者面色较以往明润，色斑稍减，舌淡红，苔薄白，脉细缓，仍以上方加减。特别加强益气利水。减夏枯草、香附、白芷、皂角刺、败酱草、牡蛎。加白术 15g，生薏仁 30g，益母草 15g，柴胡 10g，青皮 10g，路路通 15g，法夏 12g，昆布 15g。10 剂，每日 1 剂，水煎 2 服，早晚各 1 次。

患者按上方服用完，经来没有出现左腹疼痛，于 2009 年 7 月 12 日再次到医院作超声波复查。超声提示：子宫、双侧附件声像图未见明显异常。

【体会】

本病西医诊断明确为卵巢囊肿。该病相当于中医学的："癥瘕"、"肠覃"证，对"癥瘕"证，结合女性生理病理特点，大体与气血失调有关。气机阻滞不能令血运畅行，日久受阻积瘀。气机不畅，疏泄失调则水湿内停，或肝气伐脾，令脾失健运，水湿留聚，日久成痰，痰湿瘀互结阻于胞脉，渐成癥瘕。此案例患者符合上说，曾做卵巢囊肿摘除术以及宫内上节育环和移除节育环，均令胞脉损伤，气血受损，局部气血失和导致胞脉受阻，因摄护不慎，感染邪毒，湿瘀留滞致令宿疾复发，迁延未愈。

此案例的病况分别表现在"气""湿""瘀""痰"的病理改变，选用"桂枝茯苓丸"加减施治，就是针对上述四个病理特点。它能引诸药下降以达病所，各药协同增强温阳通气祛瘀散结化痰消癥之效。至于药物的加减运用，基于下面四点考虑：①养正而积自除：患者病况已久，病情反复，宿患未除，自身正气不足。加上"湿"、"瘀"、"痰"均有待气足才可消除，故重用黄芪，益气健脾，利水消肿。②痰瘀同病，痰瘀并消：该证是痰瘀互结的产物，必须痰瘀并治，因此要化痰散结药、利湿消肿药、活血化瘀药配伍应用。化痰散结药如法夏、土贝母、浙贝母、山慈菇、皂角刺、香附、青皮、昆布、海藻、夏枯草、牡蛎、穿山甲；利湿消肿药如茯苓、生薏仁、白术；活血化瘀药如桃仁、赤芍、丹皮、三棱、莪术、路路通、败酱草、益母草。③温阳化气："痰""湿"均是阴邪蕴结而成，"瘀"也是气血阻滞与邪相搏凝结而成，要令其化解消散，有赖温通气化，才可化解顽疾，所以配用温阳化气药。温阳化气药如桂枝、乌药、白芷、艾叶。④相反药物的配伍：海藻与甘草的配伍，虽说是中药配伍"十八反"之一，但对于一些故宿顽疾，有必要激化才利于松解，故利用海藻与甘草的相反作用，从而增强消散癥瘕肿物之力。

【名家点评】

寒邪入侵胞宫，影响气血津液运行，是卵巢囊肿最重要的病因，这一点常被忽视。现代妇女衣着趋于单薄，饮食常喜冰凉，工作生活接触寒冷的机会多，又缺乏传统的经期、孕期、哺乳期保暖意识，以及滥用抗生素等寒凉药物，均可造成寒邪入侵胞宫的机会。"冰冻三尺，非一日之寒"，寒主收引凝涩，寒入胞宫少腹，常年累月，必然影响气血津液运行而致气滞血瘀，津聚成痰，痰瘀交阻，则形成肿块。正如《灵枢·水胀》篇中所谓："石瘕生于胞中，寒气客于子门，子门闭塞，气不得通，恶血当泻不泻……状如杯子，月事不以时下"，《灵枢·百病始生》中就已认识到，"汁沫与血相搏，则并合凝聚不得散而积成矣"。所以，温阳散寒，活血利水的桂枝茯苓丸就是的对之方。随证加减，则是锦上添花。（王三虎点评）

【香港行医感悟】

在香港的医疗体系中，运用中医中药对某类病患者介入治疗，更显其特色疗效。经历多次手术患者，体内器官或组织受手术的反复创伤，大大削弱其修复的效果，容易导致新的并发症，患者体质上和心理上很难再次依赖和坚持此种治疗方法，欲寻求其他疗法。适时辨证运用中医中药的调治，无疑对患者治疗和康复有积极的一面。妇科疾病中，慢性及复发性疾病比较常见，病者在患病过程中，往往正气受伐、气血亏耗、抗邪能力减退，这些都可能是慢性病迁延性和复发性的因素。加强调养病者正气，令体内气血冲和阴阳平调，从而增强抗邪能力，逐渐消除体内的顽邪积结，真正体现中医的："养正积自除""正气内存，邪不可干"之真言。

14. 龙文医案

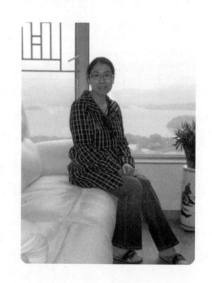

龙文，1993年毕业于广州中医药大学针灸系，曾任广州暨南大学医学院附属医院医师，海南省人民医院针灸科主治医师。2004年定居香港后任香港工会联合会工人医疗所中医师至今。擅长于用针灸结合中药的方法治疗中风后遗症、各种痛症、内科杂病、外感病症、妇科病等。

医案 健脾滋肾法治疗崩漏

患者，女，42 岁。2008 年 4 月 28 日首诊。

简要病史：患者于 1 年前开始经期延长，点滴难下，淋漓不尽，10 天至半个月，曾于西医院内镜及 B 超检查示：子宫内膜增厚，病理检查没有特殊发现，西医诊断为：功能失调性子宫出血，西医建议用激素疗法，患者不接受，来要求中医治疗。症见：月经 12 天未尽，时有腹痛，色淡量少，末次月经：4 月 16 日，精神紧张，容易头痛，倦怠乏力，腰膝酸软，不耐寒热，寐不佳，纳尚可，大便秘结，3 日 1 行，小便正常。体型肥胖，易长暗疮，面色无华，舌淡黯边有齿印，苔薄白偏腻，脉细滑，尺弱。

诊断：崩漏

辨证：脾肾两虚，兼痰瘀内阻

治法：健脾滋肾，兼以化痰祛瘀

方药：六君子汤加味。

党参 15g，白术 30g，茯苓 10g，陈皮 6g，法半夏 9g，甘草 3g，山萸肉 10g，川续断 10g，益母草 30g，当归 10g，鳖甲^{先煎}30g，火麻仁 30g，酸枣仁 30g，小茴香 3g，2 剂。加水五碗煎服，复渣再煎，日服两次。

饮食调护：忌生冷寒凉之品，调情志。

【治疗过程】

二诊：2008 年 5 月 2 日，服药后两天，月经干净。现症见：无腰腹痛，无头痛，倦怠减，纳可，二便调，舌淡黯边有齿印，苔薄白，脉细滑，尺弱。守上方去火麻仁加黄精 30g，杜仲 15g，7 剂。

三诊：2008 年 5 月 11 日，精神较好，无腰腹痛及头痛，纳可，二便调，舌淡黯边有齿印，苔薄白，脉细滑。守 5 月 2 日方 7 剂，嘱月经期停药。

四诊：2008 年 5 月 23 日，上次月经 5 月 14 日~21 日，量稍多，色偏淡，精神较好，行经期少许腰膝酸痛，纳可，二便调，舌淡黯边有齿印，苔薄白，脉细滑。守 5 月 2 日方酸枣仁 30g 改为 10g，10 剂，嘱月经期停药，若继续好转可重配药 2 次。

五诊：2008 年 9 月 15 日，7 月开始月经正常，行经 5 天，量适中，色鲜红，诸症消失，寐可，纳可，二便调，舌淡红边有齿印，苔薄白，脉细。守 5 月 23 日方，去当归、小茴香，10 剂，嘱月经期停药，每周可服药 1~2 剂。

【体会】

本病西医诊断为功能失调性子宫出血，属于中医之"崩漏"范畴，其病因病机较为复杂，患者年过四十，肾气渐衰，加之工作繁忙，劳倦过度，饮食不定时，损伤脾气，中气下陷，而致脾肾两虚，冲任失固，封藏失职，血失统摄，非时而下。脾主升清降浊，为化痰之源，患者脾气虚弱，则其升清降浊功能减弱，导致痰浊阻滞。加之患者平素工作紧张，性情较为急躁，久郁致瘀，痰与瘀结，而致本病的发生。

本病的治疗方面，是根据明代方约之对崩漏的治疗提出"塞流、澄源、复旧"的三步治疗法，"塞流"对于出血量多者具有重要意义，但对于出血量不多者，主要在于澄源和复旧，"澄源"即找出原因，进行针对性治疗。"复旧"即调周固本，恢复脏腑功能，使其阴阳协调，澄源与复旧不能单独使用，常须相结合。患者体胖，面色无华，舌淡苔白，乃脾虚之象；腹痛，舌淡黯，苔腻，脉细滑是痰瘀之象，故治以健脾滋肾，兼以化痰祛瘀之法，脾统血，使其功能正常，经漏自然而止。《景岳全书·妇人规》云："但使脾胃气强，则阳生阴长，而血自归经矣。"患者服药二剂，方中虽有当归、益母草之类的活血药，月经也干净了。活血下瘀药当然应禁用于大量出血者，但对于这类子宫内膜增厚，数月难脱者，意在使其增厚的内膜样血瘀脱落，却反使宫血止。这说明健脾可止血，调整月经周期并非活血化瘀一法可达之。崩漏是肾-天癸-冲任-子宫轴的严重紊乱，虽有各种因素，其病机总关系到脾肾，脾主统血，肾主闭藏，脾肾功能失常，则脾不统血，肾失闭藏，以致下血不止，治则因瘀因痰外，必须以补脾固肾为基本治法，用六君子汤健脾益气化痰，山萸肉、川续断、生鳖甲补肾滋肾，益母草、当归活血化痛，月经正常来潮后，减去益母草、当归以补益脾肾为主，经过约四个月的治疗，月经正常来潮。

【名家点评】

中医对崩漏有独到认识，"崩为漏之甚，漏为崩之渐"。崩漏病机乃是阴阳、气血不相维系为病。《素问·阴阳别论》就有"阴虚阳搏谓之崩"之说。《仁斋直指方》亦云"血之为患，其妄行则吐衄，其于妇人月事进退，漏下崩中，病犹不一。凡此者，血使之然也。"据临床观察，其病机主要是虚（肾虚、脾虚）热、瘀邪损伤冲任，不能制约经血，以致经血非时妄行。由于崩漏失血耗气，病程日久，导致气血、阴阳俱虚。崩漏日久，离经之血为瘀血。故本病的发生常互为因果，气血同病，多脏受累，虚实错杂。在治疗方面，本着"急则治其标，缓则治其本"的原则，灵活运用"塞流、澄源、复旧"三法。本案例以补脾固肾为基础，配合理气化痰、消瘀的治疗思路，切中病机，效力益彰，值得借鉴。（郑峰点评）

【香港行医感悟】

香港跟内地很不同，在内地可用中西结合两套去治疗病人，例如针灸用穴位注射，也可应用西药，如果在香港这样做就犯法了，所以初来香港很不习惯，在香港只能用纯中医，中药或针灸或针药结合，想不到单用中医的方法，疗效也很好，病人的积累也越来越多，这使我更加自信，也更坚信作为我国国宝的中医事业最终会发光发热。"爱我中华，兴我中医"这是著名中医刘敏如教授做讲座时的标题，这也道出了我们一直以来的奋斗的目标。

第三部分

儿 科 医 案

我们去香港做中医

殷商案辑

1. 何树勋医案

何树勋，原籍广东南海，1946 年移居香港。先后毕业于香港九龙中医学院、葛量洪教育学院、珠海书院，分别获颁文学学士、文学硕士、文学博士以及中药学荣誉博士学位。现任香港佛教华夏中医学院院长及广州中医药大学客座教授。著《中医药理及保健手册》等著作多部。

1982 年在港岛北角区创立香港佛教华夏中医学院，迄今各部门医护及工作人员总数已逾百人。

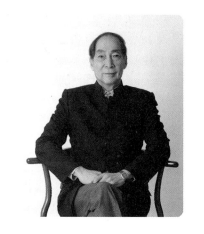

医案 利湿清热、祛风止痒法治疗小儿湿疹

患者，男，3 岁，2010 年 12 月 28 日首诊。

简要病史：父母忆述患儿约满周岁时皮肤已出现异常，面部首先出现疹子，色红，病儿常以小手搔之，其后情况愈来愈严重。西医诊断为小儿湿疹，以外用类固醇药物为治疗手段。起初颇为见效，但之后病情时好时坏，近半年更发觉湿疹已蔓延至四肢，患处皮色鲜红，瘙痒不堪，病儿经常显得躁动不安，而且食欲减退，睡眠质素下降，精神不振。苔黄腻，舌质红，脉滑数。

诊断：小儿湿疹

辨证：风邪犯肺，湿热困脾

治法：利湿清热，祛风止痒

内服方药：葛根 15g，防风 9g，荆芥穗 9g，土银花 15g，土茯苓 15g，蝉蜕 5g，生地 24g，玄参 24g，丹皮 9g，青梅果 2 枚。5 剂。清水 6 碗，大火滚后转慢火煎约 1 小时 15 分，存 2 碗，每次喂服 1/3 碗，日服 1 碗。

外治法： 马齿苋或水豆藤（鲜品或干品均可）适量煎水，待放至微温后冲洗患处，每日 1 次。

饮食调护：饮食注意忌口，清淡饮食。

【治疗过程】

二诊：2011 年 1 月 9 日，湿疹范围缩小，四肢关节、股沟患处皮色明显转淡，病儿瘙痒情况大为减少，情绪转趋稳定，食欲仍是欠佳。苔黄，舌质红，脉微滑而数。原方酌加鸡内金 12g，麦芽 15g，玉竹 15g，4 剂，服法依旧，同时继续配合外治法。

三诊：2011 年 1 月 17 日，湿疹范围进一步缩小，身上除面部外基本上已痊愈，面上也仅余左颊近耳根处仍未消退。患儿父母直言曾因误吃海鲜而令病势一度加剧，忙加紧进药及勤洗患处，尚幸病情很快受到控制。苔微黄，舌质红，脉数。仍照前方，另加白花蛇舌草 12g，3 剂。外洗依旧。叮嘱病儿父母，病愈后为防复发，可酌量服用以下食疗汤水：鲜土茯苓、葛根、马蹄各半斤，白鲜皮 1 两。马蹄去皮，葛根、土茯苓切件，连同其他材料略洗后放入 10 碗水，煎约 1.5 小时即成。本汤水性质清凉，清甜可口，全家大小也可饮用，对湿热偏重的湿疹证型尤为合用。

【体会】

小儿脏腑未充，先天禀赋不耐，风、湿、热阻于肌肤而致病，故治必先祛风、化湿、清热；而湿之所生乃由小儿脾常不足，脾受湿困为病之根本。治病必求于本，故法当运脾。方中干葛、防风、芥穗、蝉蜕祛风止痒，土银花、青梅果、土茯苓清热祛湿，生地、玄参养阴清热。用丹皮乃取其治风先治血，血行风自灭之意。《食疗本草》谓马齿苋："湿癣、白秃，以马齿膏和灰涂效，治疳痢及一切风"。故以本药外洗之。药后证减，但纳呆未改善，故二诊中乃加入内金、麦芽等以消食运脾。方证合拍，效果颇显。

至于小儿湿疹的防治，除了要具备无比耐心之外，食物忌口尤为重要。即使病情已经受控，生冷、肥腻、煎炸等食物固是不宜，牛、羊、海鲜、奶类、蛋类、糯米、芋头、菇类、面麦类、豆类以及各种含大量激素的禽类也是大忌。宜吃的食物，肉类有瘦猪肉、有鳞鱼，蔬菜类有菜心、荷兰豆、小棠菜、唐生菜、马齿苋、枸杞菜、油麦菜、西芹以及各种瓜类，生果则有西瓜、雪梨、莲雾、木瓜、大蕉、提子、西梅、樱桃等。如对任何食物怀有疑问，进食前最好先请教有经验之中医师，以策万全。此外，临床上证实采用头针疗法对本症亦有疗效。

【香港行医感悟】

中医常言"无风不痒"，又说"湿困热伏"，"热极生风"。皮肤病多由风、湿、热邪所致，小儿湿疹之病因病机也是一样。香港位处祖国南方，近热带而又临海，所以此类皮肤病大多数都是湿热情况较为严重，相信这是与内地（尤其是北方）的病证最大分别之处。疾病与饮食关系至为密切，本病也不例外，都市人大多数由于饮食不节而衍生百病，很多妇女即使怀孕也不太注重忌口，结果祸及胎儿，还未满周岁便已得病者，临床上有增无减，思之委实令人叹息！

【名家点评】

本病案系湿疹。由风邪犯肺，湿热困脾，浸淫肌肤，发而成疹。其疹色鲜红，舌红苔黄，脉象滑故为湿热之象。作者用清热利湿、祛风止痒之法治疗，最为恰当。选用诸药，药证合拍，若能加用地肤子、白鲜皮，加强祛湿止痒，则更为理想。其后提出饮食宜忌的重要性，指导家居调护，此论亦为精辟。（宋国维点评）

2. 唐玉兰医案

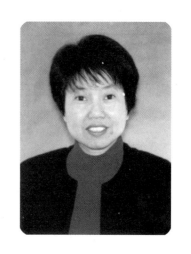

唐玉兰，广东三水人，生于香港。在香港佛教华夏中医学院先后取得学士、硕士及博士学位。师从该院院长何树勋博士、广东省中医院针灸科主任医师刘炳权教授和新加坡陈笃生医院张秀琼教授。

现任香港佛教华夏中医学院教务长、教授及主任医师，擅长内科、妇儿科以及针灸科。

医案 清热化痰法治疗小儿痉挛症

患者，女，约1岁半，2010年12月上旬首诊。

病史：约在患儿5个月大时病发，病发之际神情呆滞，动作呆板，大异平常，即往医院就医。西医检查后确诊为小儿痉挛症，病因不明。经过近9个月的西医诊治，效果不理想，期间由于病情严重，数度需要接受深切治疗。出院后患儿仍需吸氧以备不时之需。患儿对药物反应欠佳，副作用甚多，药量稍低，痉挛一旦发作即难以控制，并且容易引致窒息；药量稍高，又常会导致高热难解，出现危象。望诊所见，神情呆滞欠活泼，苔黄腻，舌质红，脉象濡数，体温偏高，四肢屈伸欠灵活。

诊断：小儿痉挛

辨证：痰火困结

治法：清热化痰

方药：雪梨数个煎水适量，喂服患儿，每天数次。

【治疗过程】

二诊：2010年12月中旬，患儿服用上述食疗约一周后，体温稍为下降，精神稍振，略见笑颜，其家人对中医药开始建立信心。患儿仍需常备吸氧设备，听到其咽喉间痰声甚重。考虑为痰闭经络，竹茹12g，川贝母3g，胆南星3g，白芍25g，甘草9g，威灵仙12g，宽筋藤15g。煎存一碗，每次温服半碗。并叮嘱其家人要将中西药物最少分隔4小时始可服用。

三诊：2010年12月下旬，患儿服用上述方药约一星期后，病情续有改善，病发次数及痉挛时间明显减少及缩短。上方加鸡血藤25g，煎药和服用方法如前，继续治疗。

【体会】

①小儿心常有余而脾常不足，心有余则容易上火，脾不足则运化无权，水液结聚，

结果炼液成痰，闭塞经络，血脉不通，郁而化风，导致肢体屈伸不利。临床所见，小儿痉挛十居其九都是痰壅闭塞之证，雪梨清心火，去热除烦，以缓解其体热。②小儿身体尚未发育完成，药量宜比成人酌减。中医认为，用药之道，有病则其病受之（用对药物），无病则身体受之（药不对症），不论年龄性别，只要能够对症下药，疗效自然得心应手。不过如属顽固性或长期性病患者，选用轻清和缓之品最为稳妥，务求逐步改善，渐入佳境。③推拿按摩对儿科病症有很好的辅助作用，本症也可采用适当的推拿手法以增强病者体质。

【香港行医感悟】

初生婴儿体质好坏与母亲怀胎时的饮食习惯有莫大关系，中医素有"胎毒"之说，如本症患者，其家人以为怀孕期间进补愈多对胎儿愈好，结果胎儿吸收过多，难于消化，多余物质聚结成痰，未及周岁已经发病！临床上这类"爱你变成害你"的例子实在不胜枚举，愚见认为孕妇特别需要提高警惕，切勿进食太多营养补充品，初为人父母者尤应深思。

在香港行医，有些传统中药如象牙丝、羚羊角、水牛角等由于受到政府现行中医药管制条例所限而无法使用，只能采用其他药物或方法取代。不过笔者并未因此而感到气馁，仍然一直坚持采用纯中医方法，尽力医治，只要能为病人减少病痛，离苦得乐，已经心满意足了。

【名家点评】

小儿痉挛症，中医无此病名，当隶属于奇病、怪病范畴。治病难，治怪病更难，此乃不少临床工作者的共识。果真有所谓怪病吗？冯兆张氏曾说："人身之病，载之《素问》《灵枢》者，已详八九，外不过风寒暑湿燥火六气之淫，内不过喜怒忧思悲恐惊七情之伤，变见于脏腑经络之间而为病，安有所谓怪也。"可见所谓怪病，本不足怪，只因不识病因，不明病理，对于未经见之病，遂迷惘不知所措，才称之为"怪病"罢了。作者对怪病有如此同样的看法，她医学基础扎实，临床经验丰富，不畏怪病，从少量的症状中审证求因，将此案诊断为"胎毒"，辨证为痰火困结，于是制定了先清热后祛痰的治疗计划，在选择对症药物时受限，只能采用其他药物或方法取代时并不气馁，仍然一直坚持用纯中医方法治疗。

但细考患者疾病特点以四肢痉挛抽搐为主要表现，发病时伴有神情呆滞，动作呆板等证，呈反复发作，因此也可按小儿惊风进行辨证治疗。本案患病日久、反复发作，病程上符合慢惊风表现；但发作时高热，痰火等表现较重，故也可参考小儿急惊风辨证。事实上有些惊风很难只按急、慢来分类，有时可有两者兼见。另外，对于痉挛抽搐伴有神情呆滞者也可参考中医痉证进行辨证治疗。

中医重在辨证，对于个别一时难以确定诊断的特殊疾病，也可先辨证治疗。作者并未在中医病名方面做过多考究，而在中医辨证方面颇为精当，故获得良好效果。此诚说明辨证是中医的核心。（贾太谊点评）

3. 杜健美医案

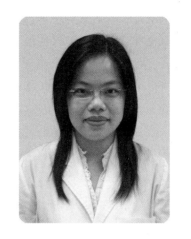

杜健美，广东南海人。2004 年本科毕业于香港中文大学中医药学院，2010 年于香港中文大学获中医学（理学）硕士学位。

2004~2007 年曾任职于东华三院中医部。现任职于博爱医院中医服务部。

医案　**健脾益气法治疗小儿过敏性鼻炎**

患者，男，12 岁，2010 年 1 月 4 日首诊。

简要病史： 反复晨起鼻塞涕微黄多年，间伴喷嚏，天气变化及进出空调地方时加重。就诊时诉说鼻塞，鼻及目痒，纳可，眠欠安，睡眠时伴鼻鼾声，大便正常。舌淡红胖苔白，脉细。患儿形体偏瘦，就诊时常眨眼睛及揉鼻子。家长代诉患儿自幼患过敏性鼻炎及睡眠窒息症。曾进行扁桃体切除手术。

诊断： 鼻鼽

辨证： 脾肺气虚

治法： 健脾益肺，疏风通窍

方药： 四君子汤合苍耳散加味

四君子汤 5g，苍耳散 3g，钩藤 2g，苏叶 2g，蒺藜 2g。颗粒剂 5 剂，每天 1 剂，水冲服。

饮食调养： 避免生冷、煎炸、腥发之品，注意保暖，适当运动，勤换床单被铺。

【治疗过程】

2010 年 1 月 9 日，服上药后鼻塞改善，涕止，间喷嚏，纳可，眠改善，鼻鼾减。调整处方如下：四君子汤 5g，苍耳散 3g，蝉蜕 1g，苏叶 2g；僵蚕 1g。续服 7 剂。

其后治疗主要以上述方案为原则，以四君子汤、玉屏风散为主方，略有加减，后期酌加少量活血之品，如：牡丹皮、丹参等。

经 3 个月的治疗后，患儿鼻塞流涕情况显著改善，睡时只偶有鼻鼾声。另外患儿自诉味觉及嗅觉都较以往灵敏，咬字发音亦较之前清楚。

【体会】

现代社会物质条件丰裕，在大城市里已经甚少会出现由于缺粮而致的营养不良。

相反，正是由于生活太过充裕，加上家长的溺爱，都令小孩容易养成不良的饮食习惯。家长缺乏必备的育儿常识，不能合理安排饮食，致使膳食中肉类多、蔬菜少，或过食寒凉生冷、肥甘厚味，甚者以零食代正餐，果汁汽水代清水，出现偏食的例子也比比皆是，导致现今小孩出现营养过剩的虚胖或是脾胃功能受损而致羸瘦的两极化表现。另外家长重视学业成绩，忽略应有的体育锻炼，亦进一步削弱小孩的健康，增加小孩患病的风险。

现代医学研究发现，过敏性鼻炎的发生与遗传因素、鼻黏膜易感性及抗原物质有关。有变态反应疾病家族史（如：哮喘、湿疹、荨麻疹等）的人群较易得病。鼻黏膜长期受到抗原物质的刺激会增加鼻黏膜的易感性，从而诱发本病发生。外来的抗原物质（或称为变应原）主要包括：吸入性的尘螨、尘埃、污浊空气、真菌、宠物毛发、花粉等；食入性的牛奶、蛋类、虾蟹等；物理性的气温变化、湿度转变或阳光照射。西药的治疗主要是采用抗组胺类、通鼻塞药及类固醇等药物，目的在于舒缓发病时的相关症状，但对于减少本病的发作，效果不甚理想。中医药的治疗旨在改善患者的体质，从而达至"正气存内，邪不可干"的目的。

因本病病情较长，反复发作且迁延难愈，以脾肺气虚的表现较为突出，故在治疗上以四君子汤、玉屏风散等健脾补肺的方药为主，辅以疏风通窍之品以缓解标实的症状。

由于过敏性鼻炎病程长，迁延难愈，而久病入络，久病必瘀，因此在治疗各型的过敏性鼻炎时可适当加入活血化瘀之品，如当归、丹参、川芎、桃仁、地龙等。近年的研究亦证明，过敏性鼻炎患者鼻黏膜血管扩张，血管通透性增加，血流量减少，而活血化瘀药有明显的抗过敏作用，可减少血液黏稠度，加快血液运行的速度，改善毛细血管通透性，抑制血小板凝集和血管黏滞，有效减轻鼻黏膜水肿，加强对本病的疗效【蔡福养. 蔡福养临床经验辑. 第2版. 北京:中国医药科技出版社，2000:55】。

【名家点评】

现代科学技术的发展，带来人类物质文明极大进步的同时，也不可避免地带来了人类生存环境的破坏。环境污染等诸多因素，带动了过敏性疾患发病率的攀升。过敏性鼻炎作为最常见的过敏性疾病之一，不仅困扰着成人，还越来越多地在儿童甚至是婴幼儿当中发生，成为影响他们健康成长的重要因素。因此，过敏性鼻炎的防治已经成为人们关注的热点。以中医的视角来观察，过敏性鼻炎在诱发刺激因素作用下反复发病的过程，其实就是一个反复受"邪"的过程。而就每个个体而言，正气不足，不能抵御外邪是反复发病的关键，正如《黄帝内经》所言："风雨寒湿不得虚，邪不能独伤人"。本案医者，谙熟此理，重视脾胃后天之本，在临床治疗中以四君子汤益气健脾，助后天气血生化之源，扶正气以抗外邪；同时，鼻为肺窍，肌表皮毛为肺所主，肺气不足，腠理疏松则易受邪，因此，作者以玉屏风散益气固表，抵御外邪入侵，与四君子汤相得益彰，共奏扶正固本之效，在此基础上根据临床特点合理选用疏风、通窍、活血药物祛邪外出，终获良效。（毛炜点评）

第四部分

皮肤科、外科医案

我们在香港做中医

医间窽辑

1. 黄霏莉医案

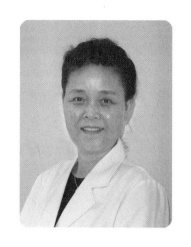

1983 年毕业于北京中医学院分院。2003 年赴港，现任香港中西医美容医学学会副主席、香港浸会大学中医药学院首席讲师、临床部副主任等职。

赴港前为首都医科大学中医药学院中医美容教研室主任，副教授。曾任中华中医药学会中医美容分会副主任委员，中华医学会医学美学与美容学分会委员，《中华医学美学美容杂志》常务编委等职。曾被《中国美容时尚报》评为"20 世纪末影响中国美容业科技专家十五人"之一。

主编并出版有关中医美容的学术著作和中国高等医药院校教材 10 余部。

医案 1　肾气丸合四君子汤加减治疗黧黑斑

患者，女，50 岁，2004 年 4 月 30 日首诊。

简要病史： 患者以"发现面部黑斑 1 个月"为主诉就诊。患者 1 个月前发现两侧面部有淡褐斑，颜色逐日加深并扩大。无明显诱发因素，未曾就诊。平素纳可，大便易溏，常有尿痛，疲乏，畏寒。已停经。患有左肩周炎、左髋关节痛，无其他病史。检查：双颧部各 4cm² 大小黑褐斑 1 块，面色晦黯。舌黯淡，两侧有瘀点，舌体胖，有齿痕，舌苔白，脉沉细。

诊断： 黧黑斑

辨证： 脾肾阳虚，血络瘀阻

治法： 温补脾肾，活血祛斑

方药： 肾气丸合四君子汤加减

黄芪 15g，党参 10g，白术 10g，陈皮 10g，茯苓 15g，山药 15g，炒薏仁 20g，熟地 15g，山茱萸 10g，淫羊藿 10g，桂枝 10g，牡丹皮 10g，红花 10g，益母草 20g，泽兰 15g。5 剂。每日 1 剂，每剂煎煮 2 次后药液合并，分 2 次服。

【治疗过程】

二诊： 2004 年 5 月 5 日，面部褐斑色较前略淡，面色较前亮。眠较前安，仍便溏，近日咽痛。舌脉同前，唯舌苔薄黄。守前法，加清热利咽。前方去白术、陈皮、红花，加泽泻 10g、玫瑰花 10g、桔梗 10g、玄参 15g。5 剂。每日 1 剂分 2 次服。

三诊： 面部褐斑继续转淡，且由抟转散。咽已不痛，时有便溏，近 2 日眠欠安，疲乏。舌苔已由薄黄转薄白。仍治以温补脾肾，活血祛斑。前方去牡丹皮、熟地、桔梗、玄参，加白术 10g、红花 10g、丹参 10g、甘草 6g。9 剂。每日 1 剂分 2 次服。

四诊：2004年5月19日，面部褐斑已消除大部分，仅双颧部少许点滴状绿豆大小淡褐斑，脸色明亮、白净。患者高兴地说出门已经可以不用化妆品遮掩面色，且精神较前足，疲乏减轻，不如以前畏寒。舌淡红偏黯，瘀点已不明显，舌体仍较胖，轻微齿痕，脉细。遵前法前方，9剂。

以后患者未再复诊。7月介绍友人前来求诊，请友人转达谢意，说前次诊后，面部颜色已恢复正常，至今未发，身体状况亦好。

【体会】

黧黑斑类似于西医的黄褐斑。中医对该病早有认识，马王堆古医书《阴阳十一脉灸经》称之为"面骊"，认为其发病与足厥阴之脉、足少阴之脉、足阳明之脉"是动"有关。至今中医对黧黑斑病因病机的认识仍强调在脏与肝、肾、脾有关，在气血与气滞血瘀有关。临床常见证候类型为肝郁气滞、肝肾阴虚、脾肾阳虚等。西医则认为黄褐斑的病因复杂，其发生与酪氨酸酶活性增加、内分泌失调、紫外线照射、炎症、某些物理性因素和机械性损伤、某些营养物质缺乏、遗传因素、皮肤微生态失衡等有关。

本案患者发病无明显诱发因素，且患者不能明确究竟是何时开始出现褐斑，只说1个月前才注意到有这个问题，不排除1个月前已经开始发病，即病史可能更长一些，故主诉我写为"发现面部黑斑1个月"。由于西医病因不清，我便完全根据中医对黧黑斑病因病机的认识来辨证分析及治疗本病案。患者便溏、尿痛、疲乏、畏寒、舌淡、舌体胖有齿痕、舌苔白、脉沉细，为一派脾肾阳虚之象；而面色晦黯、舌暗有瘀点，为阳虚运血无力，导致血瘀。脾肾阳虚，湿浊内停，阻塞脉道，皮肤失养，致生黑斑，如《诸病源候论》所说："五脏六腑十二经血，皆上于面，夫血之行，俱荣表里。人或痰饮渍藏，或腠理受风，致血气不和，或涩或浊，不能荣于皮肤，故变生黑皯。"近年有对黧黑斑患者血液流变学研究的报告指出，其全血黏度、血浆黏度、血沉、血细胞比积、红细胞电泳、纤维蛋白原测定均明显高于正常人，认为黧黑斑存在血瘀病理，故有学者提出"无瘀不成斑"的观点，这实际是对古代"血气不和"的阐明。《难经·二十四难》曰："脉不通则血不流，血不流则色泽去，故面色黑如黧。"也提示了皮肤色素的增加与血瘀有关。故本案的治法定为温补脾肾，活血祛斑，选方肾气丸合四君子汤加减。

初诊方中黄芪、党参、白术、陈皮、茯苓、山药、炒薏仁健脾去湿，熟地、山茱萸、淫羊藿、桂枝温补肾阳，牡丹皮、红花、益母草、泽兰活血祛斑，益母草、泽兰兼利湿。二诊时，患者湿浊稍减，血脉稍畅，故色素斑稍淡，面色较前明亮。仍守前法，唯因患者便溏、咽痛、舌苔薄黄，故去性温之白术、陈皮、红花，加泽泻、玫瑰花、桔梗、玄参，加强利湿和清热利咽之效。三诊时，患者面部褐斑继续改善，仍守前法。因咽已不痛，舌苔由黄转白，故去牡丹皮、熟地、桔梗、玄参，加白术、红花以增强全方的"温运"之效，因眠欠安，另加丹参活血化瘀兼安神，加甘草调和诸药。四诊，褐斑明显改善，身无其他不适，效不更方，原方再服。

本案前后共28剂，褐斑消除，可谓药到病除。以本人的经验，黧黑斑的消除并不容易，一般2~4周方能见到疗效，彻底治愈往往要半年甚至1年以上。因为黧黑斑来之渐，去之亦慢，且本病病因复杂，在治疗过程中常有干扰因素，导致病情反复，甚至前功尽弃。中医准确辨证分型亦不容易，因黧黑斑属于色素改变的皮肤病，皮疹形态单一，又缺乏皮肤的自觉症状，有些患者的全身症状也不明显，为临床辨证分型带来困难。本案仅治疗1个月即愈，相信与以下因素有关：①病程较短，从发现褐斑到就诊仅1个月；②患者全身症状较明显、单一，使之能准确辨证。可见对于黧黑斑，要注意尽早治疗，并尽量准确辨证。因此制定一个具有客观化、量化指标的诊断标准，是今后需要解决的问题。

【名家点评】

患者双颧部黑褐斑，属中医"黧黑斑"范畴，中医辨病明确。黧黑斑的中医病因病机与肝、肾、脾、气滞血瘀有关。本案患者伴有便溏、尿痛、疲乏、怕冻、舌淡，舌体胖有齿痕、舌苔白、脉沉细，病机为脾肾阳虚，湿瘀互结，肌肤失养。治法定为温补脾肾，活血利湿祛斑，选方肾气丸合四君子汤加减。理法方药可谓丝丝入扣。诊疗过程中善于抓住疾病变化的特点，随证调整药物，如二诊因患者便溏、咽痛、舌苔薄黄，故去性温之药，加强利湿和清热利咽药物。三诊时，患者咽已不痛，舌苔由黄转白，故去凉性药物，加白术、红花，以增强全方的"温运"之效。因眠欠安，另加丹参，活血化瘀兼安神。切中病机后适时守方，体现对于黧黑斑基本病机和疾病发展规律的深刻认识，胸有成竹，故治疗敢于守方。本案善于化裁古方，理法方药，四平八稳，不趋奇异。前后共28剂，褐斑消除，疗效满意。（陈达灿点评）

医案2　清热利湿、活血祛风法治疗白疕

患者，男，52岁，2005年7月26日首诊。

简要病史：患者以头皮和身体出现红斑、鳞屑3年为主诉就诊。患者于3年前头皮出现红斑，多鳞屑，之后颈部、腹背相继出现同样皮疹。曾看西医诊为银屑病。3年中遍寻香港、内地中西医治疗，皮疹未获改善。检查：头皮、颈部、腹、背散在较多蚕豆至铜钱大小红色斑块，境界清晰，上覆银白色厚鳞屑，有薄膜和筛状出血现象，自觉瘙痒。平素纳可，大便调，夜尿3次。体胖，舌嫩黯红，舌胖，舌苔黄白腻，脉滑数。

诊断：白疕

辨证：湿热内蕴，风热相搏

治法：清热利湿，活血祛风

方药：自拟方

龙胆草8g，黄芩10g，苦参12g，金银花10g，连翘15g，板蓝根15g，紫草10g，

茯苓 15g，土茯苓 20g，泽泻 10g，薏苡仁 20g，枳壳 10g，丹参 15g，当归 10g，赤芍 10g，虎杖 15g。7 剂。每日 1 剂，每剂煎煮 2 次后药液合并，分 2 次服。外用冰黄肤乐软膏，每日搽患处 2~3 次。嘱戒口牛羊肉，不酗酒，可适当服用深海鱼油。

【治疗过程】

二诊：2005 年 8 月 9 日，药后皮疹减轻，各处皮疹鳞屑已不明显，瘙痒明显减轻。夜尿减为 1 次。舌苔中部黄白微腻，脉滑数。土茯苓加至 30g，泽泻加至 12g，去生枳壳，加大青叶 15g，益母草 10g。7 剂，如前次般煎服。

三诊：2005 年 8 月 25 日，再服 7 剂药后，头部和颈部的皮疹已消失，腹、背部红斑块转淡红，略高出皮面，较前平，已无鳞屑，无瘙痒。舌脉如前，但舌苔较前薄。前方金银花、苦参、泽泻加至 15g，薏苡仁加至 30g，龙胆草加至 10g，黄芩加至 12g。7 剂，如前次般煎服。

以后患者未再复诊，但寄来一封致谢信，上书"多谢黄霏莉教授只用 14 天时间，使我三年的头上顽疾除去。真正医术高超！"并差人送来有机玻璃纪念牌一座，上刻"医术高超，愈我顽疾"8 个字。

【体会】

白疕即西医的银屑病，中医又称为"蛇虱""松皮癣""干癣""白壳疮"，因其顽固难愈，又称其为"顽癣"。历代医家多认为该病是内有血虚燥热，外受风邪所致，故皮损以红斑、鳞屑、瘙痒为特点。现代也有医家提出，内因以血热、血虚、血燥、血瘀为主，外因以风邪为主，可与寒、湿、燥、毒相兼为病。

本案患者皮损红而干燥，鳞屑多，为风热血燥之象，但其舌嫩黯红，舌胖，苔黄白腻，脉滑数，又明明是湿热内蕴之征。治法立为养血润燥还是清热利湿？思忖再三，忆及有古医书提到白壳疮与风湿之邪有关。眼前患者体胖，肥人多痰湿，舌脉亦明显有湿，并有瘀象，病机应是湿热内蕴，复外受风邪，与湿热相搏，阻隔经络，致血行不畅，肤失血养，故皮损干燥多屑。欲润肤，必先行血，欲行血，必先祛湿，遂立法清热利湿，活血祛风。方中龙胆草、黄芩、苦参、茯苓、土茯苓、泽泻、薏苡仁清热利湿，金银花、连翘、板蓝根疏风清热解毒，紫草清热凉血，枳壳、丹参、当归、赤芍、虎杖行气活血，其中当归兼养血润燥，丹参、赤芍兼凉血，虎杖兼清热解毒。立法正确，故 7 剂之后症状减轻。二诊土茯苓和泽泻加量，另加益母草，以增强利湿之效，益母草且活血。再 7 剂共 14 剂药，患者头皮的皮疹即消失。因背部红斑尚未消，故三诊加强清热利湿之力。

本案治疗紧紧扣住清热、利湿、活血，未润燥，却达到燥除鳞屑消之效。白疕之皮损干燥多屑，故历代医家多言其为血虚风燥，治疗上主张养血润燥。但《洞天奥旨》却谓："白壳疮，生于两手臂居多，或有生于身上者，亦顽癣之类也，……因毛窍受风湿之邪，而皮肤无气血之润，毒乃附之而生癣矣。此等之疮，非一二剂补气补血可以速愈也。"提示风湿阻闭，可使皮肤失却气血之濡润而燥。此等燥，不是缘于气血来源不足，而是缘于气血不能达致皮肤，故治疗上补气补血无济于事，须疏通道路。本案为风湿热搏于肌肤致瘀阻，故必清除风湿热后方能救燥。若辅以活血，则可加速道路的修通。血络瘀阻是白疕的一个基本病机，现代研究银屑病患者多有微循环障碍，提示活血化瘀是治疗该病不可忽略的一个法则。

中医治疗白疕有满意的疗效，但目前对大部分病例尚不能根治。故本案患者虽疗效迅速，但不排除他以后会复发。

【名家点评】

患者以红斑、鳞屑性皮损为主，抓去鳞屑有点状出血，状如匕首所刺，属于中医之"白疕"。皮损上覆银白色鳞屑，有典型的薄膜和筛状出血现象，银屑病的诊断明确。"白疕"内因以血热血虚、久则生风化燥，瘀热互结于肌肤为主，外因风邪、寒、湿、热、燥、毒相兼为病。本案患者皮损红而干燥、鳞屑多，为风热血燥之象。形体肥胖，舌质嫩黯红、舌体胖、苔黄白腻，脉滑数，又是湿热内蕴之征。临床表现复杂，辨证当以皮损为准，或是整体症状为主，是对临床思维能力考验。医者善于思考，为了解决难治性病例的治疗问题，广泛查阅文献，寻找依据，最终从古代医家的经验中和现代研究进展中得到启发，认为"欲润肤，必先行血，欲行血，必先祛湿"，遂立法"清热利湿，活血祛风法"。方选龙胆泻肝汤化裁，辅以活血化瘀解毒，收效卓著，未润燥，却达到润燥去屑之效。本案论治衷中参西，分析病机删繁存精，对于疾病的预后分析准确，体现了作者对"白疕"诊疗的丰富经验。（陈达灿点评）

医案3　健脾祛湿、清热解毒、活血疏风法治疗鹅掌风

患者，男，34 岁，2006 年 8 月 1 日首诊。

简要病史：患者以手足部皮疹 8 个月为主诉就诊。患者于 2005 年 12 月，右足拇趾内侧出现水疱，之后脱屑，瘙痒，以后右足跖内侧发生同样皮疹，2006 年 3 月左足出现皮疹类同右足，4 月双手出现水疱、脱屑、瘙痒。曾求诊西医，怀疑湿疹，给内服药不明，外搽激素，初始有效，后无效，手足反复出现水疱、鳞屑。2 周前身体出现小红丘疹，瘙痒，停止服西药，转看中医，内服方剂中有蛇、虫类药，服后身体皮疹加重。前一日再看西医皮肤专科，手足皮屑真菌镜检（一），给予抗生素（药不明）内服。刻下检查：双手足掌严重角化，尤足底甚，厚片鳞屑满布足掌，且皲裂，裂缝内渗液；胸腹背、四肢均分布较密集之红色斑丘疹，瘙痒。舌暗淡，苔白腻，脉细较弱。平素纳可，便调，眠欠安。幼时曾患银屑病。

诊断：鹅掌风，脚湿气，白疕？

辨证：脾虚湿蕴，风热相搏，血络瘀阻

治法：健脾祛湿，清热解毒，活血疏风

方药：自拟内服方和外用方

内服方：茯苓15g，苍术10g，白术10g，薏苡仁20g，黄精10g，木香10g，板蓝根20g，黄芩10g，苦参10g，白鲜皮10g，地肤子15g，金银花10g，连翘10g，生地黄20g，丹参15g，当归10g，白茅根20g。4剂。每日1剂，每剂煎煮2次后药液合并，分2次服。

外用方：马齿苋30g，地榆15g，黄柏15g，黄精10g，野菊花10g。2剂，用水3000毫升，煎药至2500毫升，待温时浸泡手足，每日1次，每次20分钟。

嘱暂戒口牛羊、海鲜、辛辣之物，尽量不搔抓皮疹。

【治疗过程】

二诊：2006年8月5日，胸腹背皮疹基本消，大腿后侧少许薄鳞屑性红斑，手足掌皮疹均减轻，足底已无渗出，唯鳞屑仍厚。舌黯红，苔薄黄，脉细。前内服方去苍术，黄芩加至12g，去板蓝根，加川牛膝10g。5剂，煎服法同前。外用方不变，另加冰黄肤乐软膏1支，嘱继续坚持浸泡手足，浸泡后搽冰黄肤乐软膏。

三~六诊：2006年8月17日~9月1日，期间病情不断反复。双手指、掌时发生针尖、粟米大小水疱，足跖侧、足跟侧曾发生小脓疱，手足掌鳞片时薄时厚时皲裂。每当手足皮疹加重时，后背、大腿后侧即出现红斑丘疹并瘙痒。发生过2次腹泻，就诊时可见白腻或黄腻苔。每诊均谨守前法，唯药物随证加减，内服方先后使用过败酱草、蒲公英、白花蛇舌草、拳参、土茯苓、黄芪、虎杖、姜黄、赤芍、徐长卿等，外洗方先后使用过紫草、蜂房、苦参。患者称自二诊后已停服抗生素。

七诊：2006年9月14日，水疱和脓疱已很少发生，手足掌仍有厚片鳞屑，足底轻微皲裂。臀下大腿根部散在红色丘疹，瘙痒甚，因痒而眠差易醒。舌黯红，有瘀斑，舌有裂纹，苔白，中部小块腻，脉弦偏细。治以健脾祛湿，清热解毒，滋阴活血。

内服方：茯苓15g，白术10g，黄芪10g，黄精10g，生枳壳10g，忍冬藤30g，鸡血藤30g，首乌藤30g，黄芩10g，白花蛇舌草30g，拳参15g，生地20g。赤白芍各10g，徐长卿15g，合欢皮15g。6剂。煎服法同前。

外用方：马齿苋20g，黄柏10g，苦参10g，黄精10g，地肤子15g。2剂。用法同前。

加针灸：①耳穴肾上腺、内分泌、皮质下、脾、神门、风溪（均单侧），王不留行贴压。②体穴曲池、合谷、血海、足三里、三阴交、丰隆，毫针常规刺法。另用神灯照手足掌20分钟。

八诊：2006年9月21日，手足掌底角化层均明显薄，未皲裂。大腿皮疹减少，夜晚仍痒甚。舌黯红，中裂纹，苔黄，中部微腻，脉弦。维持治法同前。内服方加白鲜皮20g，苦参10g，去黄精，茯苓改土茯苓30g，6剂。外用方和针灸法同前。

九诊、十诊：2006年9月28日~10月5日，皮疹进一步改善。内服方前后加苦参15g、徐长卿15g。外用方加黄柏10g。针灸法同前。

十一诊：2006年10月14日，病情稳定。手掌皮肤已基本正常，指侧较多深在小水疱。大腿皮疹愈。足底角化层已明显薄，足跟侧略厚，轻微皲裂。舌黯偏红，苔白略厚，脉右弦细，左滑缓。维持前法。内服方：土茯苓 30g，苍白术各 10g，黄芪 10g，生枳壳 10g，薏苡仁 30g，川萆薢 10g，泽泻 15g，黄芩 10g，拳参 15g，白花蛇舌草 30g，苦参 15g，白鲜皮 15g，姜黄 10g，川牛膝 10g，鸡血藤 30g。8 剂。外用方和针灸法同前。

以后患者未再就诊。2007 年 2 月 7 日因身体其他不适来看病，告知前次诊后坚持用外用方浸泡手足，渐愈，至今未发。检查手足皮肤已如常人。

【体会】

内地中医院校全国统编教材将鹅掌风限定为西医的"手癣"，将脚湿气限定为西医的"足癣"。本病案皮疹初发为单侧足部水疱、鳞屑、瘙痒，以后才蔓延致右足和手，初诊时手足掌角化严重，都表现为手足癣的特点，且外搽激素初始有效，后无效，也支持是手足癣。但患者初诊之前一日在西医处镜检真菌阴性；又患者胸腹背、四肢均分布瘙痒性红色斑丘疹，故西医怀疑为湿疹也有依据。但我最后诊断为鹅掌风和脚湿气，而未诊断为湿疮，是基于以下考虑。

在中医古代文献中，对鹅掌风的命名是一个症状学上的命名；意为掌部像鹅掌一样粗糙、厚硬。对其症状古文献论述较多，如《外科正宗》曰："（鹅掌风）初起紫斑白点，久则皮肤枯厚，破裂不已。"《类证治裁》曰："掌心顽厚，白皮鳞屑者，为鹅掌风"。但古人对脚湿气的论述很少，本人查找过的诸多古文献中，只有《医学纲目》卷之二十的"脚气疮足跟疮"中提到"脚湿气成疮，痒不可当，爬之流黄水。"不太似足癣，反而古文献中的臭田螺、田螺疱、烂脚风等病名与足癣症状相似。如《医宗金鉴》曰："臭田螺疮最缠绵，脚丫瘙痒起白斑，搓破皮烂腥水臭"，"其痒搓之不能解，必搓至皮烂，津腥臭水觉疼时，其痒方止，次日仍痒，经年不愈，极其缠绵"，"田螺疱初生形如豆粒，黄疱闷胀，硬疼不能着地，连生数疱，皮厚难于自破，传度三、五成片湿烂；甚则足跗俱肿，寒热往来。"《医学心悟》提到："鹅掌风，手足心顽厚起皮也。烂脚风，脚下湿烂也。"这些描述俱似足癣的糜烂型和水疱型。全国统编教材将足癣的中医病名定为"脚湿气"，可能是考虑到足癣以水疱和糜烂型为多而创造。但这个病名没有体现出足癣"脱屑型"的特点。《春脚集》提到："手足生紫斑白点，枯厚破裂，名鹅掌风。"此处的鹅掌风包括了手掌和足掌，联想到鹅为禽类，只有二肢，则鹅掌风之"掌"既可是手掌，也可是足掌。故此，可考虑偏于干燥性的手足癣为鹅掌风，渗出湿烂的足癣为脚湿气。

西医诊断手癣、足癣，依据之一是镜检或培养真菌为阳性，亦即只有查出真菌，才能诊断为手足癣。但在古代并没有真菌的概念，鹅掌风、臭田螺的命名是根据皮疹症状命名的，因此其他手足部的具有角化、鳞屑、渗出、瘙痒特点的病应该也包括在内，故鹅掌风应包括常见的手癣和手部慢性湿疹以及手部的慢性刺激性接触性皮炎（香港称为"主妇手"），脚湿气则应包括发生在足部的足癣和湿疹等。因此，我诊断鹅掌风和脚湿气，此纯为中医病名，可以不理会西医的镜检真菌为阴性，也可以不过多地考虑是手足癣还是湿疹。患者胸腹背、四肢均分布瘙痒性红色斑丘疹，且每于手足皮疹加重时出现或加重，我考虑是癣菌疹，但苦于没有相类的中医病名，只好将此诊断隐含在鹅掌风和脚湿气中（因鹅掌风和脚湿气含有手足癣之义）。此外，本案患者足底的鳞屑极厚，很似银屑病，又有银屑病病史，故我也考虑是否为掌跖脓疱型银屑病，但没有其他诊断依据，故在白疕的诊断后加了"？"（银屑病的中医病名为白疕）。

本案反复发生水疱，足底有渗液，苔白腻，脉细较弱，为脾虚湿蕴；胸腹背、四肢分布较密集之红色斑丘疹且瘙痒，为风热客于肌表，与气血相搏；舌黯淡为血瘀之象。故辨证为脾虚湿蕴，风热相搏，血络瘀阻。立治法为健脾祛湿，清热解毒，活血疏风。内服方中茯苓、苍术、白术、薏苡仁、黄精、木香健脾祛湿，板蓝根、黄芩、苦参、金银花、连翘、白鲜皮、地肤子清热解毒、疏风祛湿止痒，生地黄、丹参、白茅根清热凉血，丹参、当归活血祛风止痒，且安神。本方用活血药固然因舌黯，还另有两方面考虑，其一，古人曰："治风先治血，血行风自灭"，我临床体会到对于一些有瘀血迹象的瘙痒性皮肤病，使用活血药确实有较好疗效；其二，我怀疑该病案为白疕，而现代研究证实银屑病患者普遍存在微循环障碍，故活血化瘀是治疗该病的基本法则之一。外用方中马齿苋、生地榆、野菊花有清热解毒、祛湿止痒之效，加黄精滋阴润燥。从现代药理看，以上内外方药中的茯苓、苍术、白术等可抗过敏止痒，苦参、白鲜皮、地肤子、马齿苋、黄柏、黄精、野菊花等对真菌有一定的抑制作用。第三诊发现足跖、足跟侧发生小脓疱后，增加了蒲公英、白花蛇舌草、拳参以加强清热解毒，从现代药理研究看，白花蛇舌草和拳参有抗肿瘤作用，对抑制银屑病表皮细胞过度增殖有疗效。

患者内外用药治疗一月余，病情有较大改善，但时有反复。从第七诊开始加针灸治疗。耳穴肾上腺、内分泌、皮质下有抗感染、抗过敏、抗风湿之效，脾可健脾祛湿，风溪、神门祛风安神止痒。体穴曲池、合谷、血海疏风清血热，足三里、三阴交、丰隆健脾祛湿。另加用神灯照手足掌，神灯即特定电磁波谱治疗器（简称 TDP 治疗器），具有消炎、消肿、止痛、止痒、敛湿、活血等作用。自增加针灸疗法后，病情迅速向愈，第八诊即手足掌底角化层明显变薄，体现了针药合治的优势。

本病案病情较复杂，可能癣、湿疹、银屑病兼而有之。因中医诊所不能进行化验、镜检、细菌培养、组织病理检查等，不能辨病，只能四诊合参，根据患者的全身和局部症状辨证审因，审因论治，但同样取得满意疗效，既体现了中医的辨证论治特点，也体现了中医异病同治的长处。

【名家点评】

患者以手足部水疱、皲裂、脱屑、瘙痒，泛发全身为临床特点，平素纳可，便调，眠欠安。舌黯淡，苔白腻，脉细较弱，幼时曾患银屑病。医者通过四诊合参的方法，进行辨证论治，结果取得满意疗效，体现了中医的辨证论治的特点和优势。本案充分利用了中医中药内治、外治结合，针药结合等综合治疗手段。内服药解决了皮损泛发的情况，外用药解决了局部顽固性皮损的问题，可谓相得益彰。该案体现了中医的特色和优势以及中医治疗手段的丰富性和灵活性。（陈达灿点评）

【香港行医感悟】

我来香港教学和行医有十一年余，从茫然到适应，从适应到希望，从无奈到认可，从认可到欣赏。感触较深的有以下几方面。

1. 我只是个中医　初到香港最茫然的是不能开西药，不能用现代治疗仪器。记得刚到香港时，治疗室还有碘酊，我常用于皮肤病外治处理伤口和消毒用，还曾使用过红霉素眼药膏，只是用于眼睑，避免超声波药物导入时中药介质不慎流入眼内，但后来发现这两种药没有了，问诊所负责用品购置的同事为什么，回答这是西药，中医诊所不能用，当时真让我有啼笑皆非之感，这只是最普通不过的外用药，连家庭都可以自购的 OTC 产品，竟然因为是西药而中医不能用！原本治疗室还有一台较简单的高频治疗仪，用来外治软纤维瘤和其他一些赘生性皮肤病很方便，后来也被搬走了，原因同样是西医仪器中医不能用。更不用说处方开西药了。初始真有无奈之感，很多国内来的中医同行都对此大发牢骚。但牢骚归牢骚，香港的法律你还得遵守，你只是个中医，你只能用中药和中医传统方法。另外，香港中医临床以难治病为多，如皮科的异位性皮炎、自身免疫性疾病、银屑病等，常见病如痤疮等，则病情都比较严重，病人往往是经西医长期治疗后疗效不佳而转往中医求助，如果你还是用西药，病人也不会接受。为提高疗效，我们不得不想方设法挖掘中医手段，逼我们要中医的七般武艺样样精通。所以，自到香港后，我自行开发了一些外用药（但香港的法律仅允许我自己使用），在使用方法上也大动脑筋，我对针灸治疗皮肤病也加大了研究的力度，业余时间看中医古籍也看得多了，为的是从前人的理论和传统治疗方法中寻找灵感，挖掘治法和方药。几年下来反而豁然开朗：我就是个中医，我用中医的疗法同样可以取得满意的疗效，我有责任为中医发扬光大，用自己的病案来继续证实中医的有效，而不是去证实西医的有效。有一位从广州来的中医同行对我说："我们单位的医师轮流来港，大家都对不让开西药深有体会。以前在国内看病中西药都开，自己也搞不清楚是中药的疗效还是西药的疗效，到香港后不能用西药，反而发现原来我们中药的疗效这么好。"相信这些医生回内地后，会更自觉地用中药治疗疾病。所以，我现在反而欣赏香港的这种管制，它从客观上促使了中医回归传统，避免了中医西化。我甚至认为，国内应对中医使用西药略加限制，才能促使中医的健康发展。当然，香港的管制法也不是完美无缺。自古以来，中医在发展的过程中就是不断吸取外来的经验和享用当代的科学成果的，为什么现代反而限制中医吸取外来营养和享用科学成果呢？很多现代医学诊疗仪器，中医完全可以用来充实和发展自我，如果限制太死，只要是西医在用的，中医就不能用，也会阻碍中医的发展。另外，一些化验检查也应该允许中医采用，因为那实际是中医望诊的深入。衷心希望香港的中医法规能适时适当修订。

2. 我是一个全科兼专科中医师　香港的中医历来不分专科，至多分出跌打和针灸推拿。内、外、妇、儿等科则不细分。所以香港的开药方医，实际是全科医生，病人往往跟住自己信任的医生，从一而终。我初到香港时，几乎所有的病人都对我是皮科专科中医不理解，惊异于"中医还分专科？"当然现在情况有转变，浸会大学中医药学院的诊所一直突出和强调中医专科特色，社会已经对中医专科有认同。但大多数人还是只认医生不认专科。因此我的病人，各种病都有。有的是皮肤病治好了，因而相信你，下次患其他的病还来找你，甚至将亲戚朋友都介绍来找你。有的是在患皮肤病的同时还患有其他的内科、妇科病，因为中医治疗皮肤病是外病内治，往往在治好皮肤病的同时，其他病的症状也获改善，于是病人会推荐患有那些病的人来找你。为了不辜负病人的期望，我业余时间常研究相关病的数据，也治好过一些其他科的疑难杂症。如我治疗过一个男性不育症，其妻失眠症是我治好的，于是介绍丈夫来治疗失眠，也治好了，夫妻俩进而希望我为他们治疗不育症。他们结婚数年不育，经西医检查是丈夫的精子有问题。于是我遍寻资料，根据我在治疗他失眠症时所掌握的他的身体状况的资料，分析他可能的病因病机。服药9个月后，夫妻俩差花店送来大果篮一个，向我报喜，其妻已受孕。后来生了一个白胖千金。后来我想，如果在内地，我一定不会享受到这种送子娘娘的喜悦，因为我不会有机会去治疗这一类病。

在香港，我练就得成为一个全科基础上的皮肤专科医生，看其他科的疾病多了，使我有更多机会体察到各种疾病的内在联系，它们与患者身体内部的阴阳失调密切相关，皮肤病也好，内科病也好，妇科病也好，都只不过是这种阴阳失调在人体不同部位的表现。我对中医的整体观有了更深的认识，它不是一种抽象的论述，而是我们临床诊疗的基础和依据，甚至可以说是一种中医诊疗技术。在香港，因病人与医生关系密切，往往从一而终，所以医生了解病人身体的基本状况，在整体调理上则得心应手。这种模式是病人的福。

在治疗手段上，上述模式也体现出优势。比如我想给病人增加针灸疗法，我不必像在国内，要病人去针灸科，我可以在诊所的治疗室自己为病人针灸。针灸疗效的前提是正确的辨证和辨病，我熟悉皮肤病的中西医病因病机，在针灸的选穴配方上，可能与一个针灸医生有不同的认识，我可以将中药处方和针灸处方统一在一个辨证之下，无疑对提高疗效有益。如上述的第三个病案，由于在我自己的诊断之下针药合治，取得满意疗效。我特别欣赏张仲景的针药合治，始终对中药和针灸都感兴趣，没想到在香港让我有了这样一个用武之地。所以，香港模式也是医生的福。

3. 我能为香港中医的发展做一些什么？　初到香港，我是打算完成两年任务后便打道回府的，但后来却一年年延续留下来至今。其中主要原因是我感到自己留在这里能更有所为。内地的中医各科人才济济，但不是人人有缘能来到香港。既然我有缘到得香港，理应在这里为中医的发展尽自己的绵薄之力。

十余年来，我深感香港在医事的管理上还有不足。比如对医疗美容的管理就是一个憾事。我来香港前，专攻中医美容，与中华医学会医学美学与美容学会的同道一起，促成了国内医疗美容的法制化。国家卫生部在 2002 年颁布了"医疗美容服务管理办法"，规定"医疗美容，是指运用手术、药物、医疗器械以及其他具有创伤性或者侵入性的医学技术方法对人的容貌和人体各部位形态进行的修复与再塑。"并明确指出"医疗美容科为一级诊疗科目，美容外科、美容牙科、美容皮肤科和美容中医科为二级诊疗科目。"该法规将医疗美容与一般生活性质的美容严格区分，规定医疗美容执业人员必须具有执业医师或护士资格。但在香港，医疗美容至今尚未纳入正轨，一些医疗美容手段在美容院开展，危及求美者的安全。在香港因患有损容性疾病来中医求诊的人很多，最常见的是粉刺病（痤疮）和案一提及的黧黑斑，这些病如果内外治结合，采取一些美容治疗手段，疗效会大有提高。但在香港中医诊所开展中医美容不获认可，近年我们在诊所开展的治疗性美容，如对一些皮肤病的外治，对外不能称为中医美容，只能称为皮肤外治，这显然是不利于中医美容这个新学科的发展的。近年，香港的报章逐渐多见"医学美容"这个词汇，也有相关的医学团体成立，如"香港中西医学美容学会""香港美容医学会"。我希望自己能在推进香港医疗美容的立法上出力。

十余年来，我一直在香港浸会大学中医药学院担任中医外科、中医皮科、中医美容的教学。深感香港的中医高等教育有不同于内地的特点和优势。比如，我在内地教学，要服从全国统一的教学大纲，但在香港我可以自己把握教学大纲和教学内容。但近年这种优势似乎在削弱。原因在于香港实行中医执业医师考试，而试题答案是以内地的统编教材为标准，如果我们不以内地统一的教学大纲来授课，学生有可能不能通过考试，继而影响学院的声誉和招生。如果以内地的统一大纲授课，又可能造成所学和所用脱节，因为香港的中医行医环境和方式与内地不同。另外，香港的中医管理模式让我们看到了传统中医发展的希望，如果在中医教育上陷于内地的模式，可能扼杀这种生机。香港中医的未来在本地中医院校的莘莘学子，特别希望香港的同仁能够团结起来，探索香港中医的发展方向，解决香港的中医教育和执业医师考试的矛盾，使香港中医院校的学子能够在相对纯净的环境学习传统中医，并发扬光大。

我愿意为此努力。

【名家点评】

中医医案可以生动翔实地阐述医者的学术思想，推动中医学术的发展。故近哲章太炎先生指出："中医之成绩，医案最著。欲求前人之经验心得，医案最有线索可寻，循此钻研，事半功倍"。在中医医案中叙述相关的西医诊疗数据，对于促进中西医学的沟通，亦有必要。

作者的行医感悟以其切身的体会，谈到了多年在港行医的酸甜苦辣，特别令人感动。从兼用中西两套手段治疗疾病，到只能用中医手段治病，开始时感到茫然，但随着不断挖掘中医的长处，如加大针灸治疗的研究力度配合药物治疗，结果在没有西药可用的情况下，患者的群体不是变少而是不断增长，纯中医疗效不断提高，并且真正地应用了中医的综合措施，针药配合，一专多能，从而中医疗效被淋漓尽致地发挥，这说明纯中医治疗有其优势所在。内地的中医有其特点和优势，近年更获得了跨越式的发展，内地到香港工作的中医在融入香港社会的同时，也把内地的经验和技术带到了香港，为香港中医的发展做出了一定的贡献。因此，特别希望两地中医能不断加强学术交流，取长补短，互相促进，共同为中医事业的繁荣与发展做出更大的努力！（陈达灿^注点评）

注：

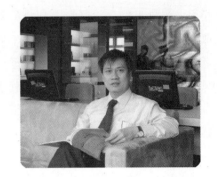

　　陈达灿，教授，主任医师，博士生导师。广东省名中医，师从全国著名中医皮肤病专家国医大师禤国维教授及国医大师朱良春教授。从事皮肤科临床、科研和教学工作三十余年。现任广东省中医院（广州中医药大学第二附属医院）院长，中华中医药学会副会长。世界中医药学会联合会皮肤病专业委员会会长，中华中医药学会皮肤科分会副主任委员，广东省中医药学会副会长等职。

2. 黄玲玲医案

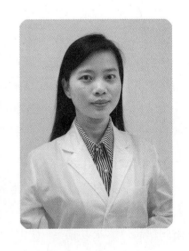

　　黄玲玲，福建泉州人。1997 年专科毕业于北京卫校，2003 年毕业于北京京华医科大学。2006 年在香港大学李嘉诚医学院中医学院获取硕士学位。2008 年始在广州南方医科大学进修并取得中西医结合临床医学博士。1997 年始先后在香港医馆、药房及中医诊所驻诊。2006 始于博爱医院流动医疗车工作担任主诊医师。于 2008 年任博爱医院主任医师，负责流动医疗车的日常诊疗及管理工作，并担任沙田医院住院病人之外展工作。

　　现为香港注册中医师，兼任香港注册中医学会执委，香港中国医药学会执委，香港中医学会持续进修学院副院长等职。

医案　**仙方活命饮合黄连解毒汤加减治疗顽固性痤疮**
　　患者，男性，31 岁，工程师。2010 年 7 月 11 日首诊。

　　简要病史：患者因头面背部反复长痘、脓疱 3 年，加重 1 年就诊。于 2007 起患者在美国读书，由于长期吃汉堡、饮可乐导致面部生疮，近 1 年病情加重，面部及胸、背部出现个头较大之红色痘疮并有脓疱，日久反复发作致部分已形成瘢痕。查见：颜面部及胸、背部有布满大小不等之丘疹、囊肿，色鲜红，部分有脓疱，结节，有如黄豆大，伴有痛楚感。舌红苔薄黄根腻；脉弦数。自诉情绪欠佳，口干苦，纳食尚佳，寐安，大便稍干，小便常。出生于北方，既往体健。

诊断：粉刺

辨证：脾胃蕴热，湿毒郁滞

治法：清热解毒，理气活血，消肿散结

方药：仙方活命饮合黄连解毒汤加减

金银花15g，防风10g，白芷6g，贝母10g，黄连10g，黄柏10g，栀子10g，桔梗10g，赤白芍各10g，当归尾6g，皂角刺10g，天花粉15g，夏枯草10g，陈皮3g，甘草3g。2剂。每日1剂，水煎服。用4碗水煲为1碗。

针灸处方：大椎、曲池、内庭、肺俞、肝俞、脾俞、局部围刺，得气后行捻转泻法，留针20分钟；加TDP（特定电磁波治疗仪）局部照射20分钟，起针后在局部以采血针挑刺放血，另在刺络放血处加以拔罐，使血出。

饮食调护：①常用温水、硫磺皂洗脸。②禁用手挤压皮疹。③少食辛辣、煎炸等刺激性食物及动物脂肪和糖类。④保持适当睡眠时间及良好的心情。⑤适当做些有氧运动。3日后随诊。

【治疗过程】

二诊：2010年7月3日，病人服上药后，病情好转，背部痤疮明显减退，面部疮疤及丘疹仍明显，疼痛感减，头面部仍有颗粒较大之痤疮，但色已渐呈淡红。口干苦已减，纳可，寐安，大便较前改善。舌淡红苔薄黄根小腻；脉弦数。在原方基础上加入丹参10g，丹皮10g以加强其清热凉血、活血祛瘀之功。每日1剂，煎服2次。针灸处方：百会、神庭、阳白、太阳、地仓、曲池、合谷、足三里、三阴交、丰隆、内庭、太冲；起针后面部闪罐至皮肤潮红，微热。

三诊：2010年7月10日，患者病情持续好转，背部痤疮明显减退，面部脓疱已全部消除，仍有红色丘疹，色呈淡红，疼痛感消，但感神疲乏力。口淡，纳可，寐安，二便常。舌苔薄白、脉弦滑。在上方基础上减黄连、黄柏、栀子、桔梗、当归尾，加入太子参10g，白术10g，怀山药10g以加强健脾益气、养胃利湿之功。每日1剂。煎服2次。

针灸：百会、神庭、颊车、阳白、曲池、合谷、足三里、三阴交、丰隆、内庭、太冲；起针后仍在面部闪罐至皮肤潮红，微热。

【体会】

粉刺，西医称痤疮。指发于颜面、胸背的一种毛囊、皮脂腺的慢性炎症，是现代的常见病，多发于青年男女，皮损丘疹如刺，可挤出白色碎米样粉汁，重者或见囊肿、脓疱、结节、瘢痕。由于本患者年轻生机旺盛，长期多食肥甘厚腻之食品使得脾胃积

热上蒸颜面肌肤，并因有紧张情绪使得脾失健运，湿热蕴结，血瘀凝聚而发本病。患者丘疹色鲜红，实属热证；气机郁滞不通则痛，热盛则腐肉成脓，故兼夹脓疱并伴痛楚感，而且结节大如黄豆此症可见气机郁滞不通，结而成疮，加上舌红、苔黄、脉数俱为热象，而苔见黄腻为湿热之证。

仙方活命饮为治阳证痈疮的主方，合以黄连解毒汤清热解毒消肿散结。本病患者疮色红疼痛并有明显脓疱，实属热毒壅聚之证。治以清热解毒为主，配合理气活血、消肿散结为法。方中金银花性味甘寒，最善清热解毒疗疮，前人称之谓"疮疡圣药"，故重用为君。《黄帝内经》中记载"诸痛痒疮，皆属于心""汗出见湿，乃生痤痱"，故用黄连清心泻火，然单用清热解毒，则气滞血瘀难消，肿结不散，又以当归尾、赤芍、陈皮行气活血通络，消肿止痛，共为臣药。疮疡初起，其邪多羁留于肌肤腠理之间，更用辛散的白芷、防风相配，通滞而散其结，使热毒从外透解；气机阻滞每可导致液聚成痰，故配用贝母、花粉清热化痰散结，可使脓未成即消；皂刺、夏枯草行经络，透脓散结，可使脓成即溃；栀子通泻三焦之火，导热下行均为佐药。甘草甘平清热解毒，并调和诸药。诸药合用，共奏清热解毒，消肿散结，排脓止痛之功。

患者为北方人，由于北方天气寒冷，寒主收引，在中医理论中的整体观念"天人合一"认为不同的地理环境、地区、气候的差异，对人体有一定的影响。所以北方人皮肤腠理一般都较为致密。并长期饮用冷品使皮毛收缩，单用清热解毒之品难将热毒清出，故配合针灸清泻肺热，另加以刺络放血和局部闪罐以助邪出。针灸取穴主要以清理阳明胃热和清泻肺热为主，故取手阳明大肠经穴合谷、曲池以清肺热，配以足阳明胃经穴地仓、足三里、丰隆以清胃热。阳明为多气多血之经，其经脉上走于面部，因《难经·六十八难》中记载"井主心下满，荥主身热"所以更配以胃之荥穴内庭为清泄阳明经气；背部取督脉大椎和足太阳膀胱经穴挑刺放血泻热，配以面部闪罐以助邪出；配以肝俞、太冲疏肝理气。经过中药及针灸治疗后，患者痤疮明显减退，即使痤疮初起，其肿胀疼痛亦大为减退。

中医学认为"有诸内，必形于外"，体内发生的病变必然会反映到体表。皮肤疾病亦可反映患者的体内状态，尤其是面部的问题更显而易见。体质湿热，则可以见到皮疹色泽鲜红、肿胀、疼痛、脓疱此起彼落等。体质虚弱，则反映于皮肤出现淡红疹、浮肿、痤疮无脓头，难愈等。痤疮病情反复，与饮食和情绪有密切关系，及时以中药配合针灸治疗，往往能取得一定疗效。此外，日常护理皮肤亦很重要，注意避免日光暴晒，选用较温和的护肤品。

【香港行医感悟】

东方之珠——香港，其生活节奏快速，饮食多元化，工作繁忙，生活紧张，家庭问题也日渐增多，情绪上香港人较为感性也较容易波动，其在情感方面表达尤其敏锐、丰富及细致。中医认为此生活环境最易导致肝的疏泄、脾胃的运化功能失调，进而更易涉及各个脏腑。所以在香港行医治病过程中，我们不能不多加考虑此等因素。

香港地区中、西医分工明确。中医不能用西药，我们中医师在行医过程中并不存在太多西药副作用的顾虑，因而在这方面中医中药和针灸就可以发挥其较为安全稳妥的治疗优势并取得一定的疗效，而且易于发扬祖国传统医学及形成专科发展的特色，其更易为患者所接受。但我们也不易从西医方面得知一些常规的生化指标，以更多地了解疾病的内在因素及发展趋势。这就要求我们必须更多地注重学习中医理论，提高中医素质，并且更多地参加临床实践，积累经验。

博爱医院以流动车外展方式，为本港乡郊偏远地区或缺少中医服务地区的居民提供综合中医诊疗服务。目的除为市民提供便捷的医疗服务、弥补现时服务空隙外，强调及早延治、健康教育和保健预防，长远而言提升医疗效果，减低社会医疗负担。大部分长者均希望可以留在家中生活，但患病及乏人照顾使长者不得不选择入住安老院舍。患病人士若能尽早回到小区生活，可减低他们面对留院治疗时产生的心理压力，对医疗功效亦有所裨益。流动外展医疗服务，除让病者可得到适切的医疗照顾外，亦让他们可以在熟悉的环境中接受治疗，得到更佳的效果，完善基层小区医疗网络。

流动医疗车采用二十四座位巴士进行改装，车内配备水电装置、街电连接装置、独立空调系统、轮椅升降设备、诊床及候诊座位，以配合医疗车提供综合中医服务，同时，医疗车的街电连接装置可确保停车熄匙保护小区环境。博爱流动医疗车服务地区广阔，将与各地区团体合作推行服务，如议员办事处、乡事委员会、长者邻舍中心、长者地区中心及安老院舍等，于不同地点定期安排外展中医服务。期望透过服务的推行，集结小区资源，互补不足，互相支持，服务更多市民大众。同时亦会进行小区教育工作，提升市民对健康的关注，达到预防胜于治疗的效果。

中医近年于香港得到政府认可，并日渐普及，希望我们年轻的一代医师们可以为中医多出一份力，也希望老一辈的医师们可以无保留地教育新的一辈，使我们成为未来的新力量。而我们博爱医疗车队的年轻的新一代同事们也在自己的岗位上默默耕耘着，我们都期待着香港的中医能将地位提高，中医能广泛普及，中医师也能成为家庭医生。中医师不仅应把中医药特长治疗的常见病，多发病的传统优势发扬光大，而且还要把防治未病的中医养生理念普及！预防更胜于治疗，预防才是最有效的治病手段。所以我们要发挥中医的特色，为香港中医加油！

【名家点评】

痤疮，俗称"青春痘""痘痘"，是困扰现代人特别是年轻人的常见皮肤疾患。顽固性痤疮因其反复发作，缠绵难愈，所患之处痘痕累累，不仅对患者的容颜造成损毁，同时也容易引发患者的心理问题。因此痤疮虽小，却不容轻视。痤疮的根治特别是顽固性痤疮的根治无论对于西医还是中医而言均非易事，临证之时当于细微处仔细探求，找到症结所在，治疗才能有的放矢。《外科启玄》曰："夫疮论纷纷。当识浅深。辨之得法。规矩准绳。如匠之工巧。岂能弃之尔。"明代医家薛己在《外科枢要》中指出："疮疡之作，皆由膏粱浓味，醇酒炙爆，房劳过度，七情郁火，阴虚阳亢，精虚气亏，命门火衰，不能生土；荣卫虚弱，外邪所袭，气血受伤而为患。当审其经络受证，标本缓急以治之。若病急而元气实者，先治其标；病缓而元气虚者，先治其本；或病急而元气又虚者，必先于治本，而兼以治标。"本案医者抓住患者疮色红疼痛并明显脓疱的临床特点，结合患者过食肥甘厚腻的饮食习惯，以及生长环境的气候特点，将中医"治病求本"、"因人制宜"的诊疗思想与临床实际紧密结合，将中药、针刺、刺络放血和拔罐等治疗方法合理配伍使用，是本案取效的关键。（毛炜点评）

3. 胡东流医案

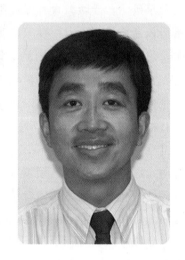

胡东流，副教授，硕士研究生导师。

1991 年广州中医药大学医疗系本科毕业，1994 年 9 月广州中医药大学攻读硕士学位研究生，师从广东省名中医禤国维教授。曾任职广东粤北人民医院中医科、广东省中医院从事临床、教学、科研工作。先后在南京中国医学科学院、中国协和医科大学皮肤病研究所进修学习。

2007 年 11 月至 2009 年 3 月在仁济医院暨香港中文大学中医教研中心工作，现任职于香港广华医院——香港中文大学中医药临床与研究服务中心。

医案 1　温阳除湿法治疗寒湿型湿疹

患者，女，62 岁。2010 年 5 月 12 日首诊。

简要病史： 患者双足面溃烂，流水，痒痛难忍，反复发作 3 年余。每年夏季发病，天凉自愈，用过多种中西药，疗效差。就诊时：患者精神较差，消瘦，面色无华，双脚面溃烂流水，痒痛难忍，纳差，夜寐欠佳。自述平素体质差，有慢性结肠炎病史多年，大便溏薄。查舌淡，苔薄白，脉沉迟。

诊断： 湿疮

辨证： 脾阳不振，湿浊下注

治法： 健运脾阳，化湿利浊

方药： 五苓散合三妙丸加减

党参 20g，白术、茯苓、赤芍、柴胡、淫羊藿、黄柏、川牛膝、泽泻各 15g，地肤子 18g，桂枝 10g，桔梗 8g，猪苓 12g，4 剂，加水三碗煎服，复渣再煎，日两服。

饮食调护： 嘱溃烂流水皮损，继续沿用西医高锰酸钾溶液湿敷，少站立，少行走，睡时抬高患肢。

【治疗过程】

二诊：2010 年 5 月 17 日，双脚面溃烂流水、痒痛减，皮损渐干燥，精神好转，大便已成形，效不更方，守前方 7 剂，皮损间以芝麻油外搽。

三诊：2010 年 5 月 25 日，继服 7 剂后诸症大减，皮损已无渗液，无疼痛，间有瘙痒，已完全干燥结痂脱屑，胃纳可，眠好。上方去桂枝、猪苓，加麦冬 15g、鸡血藤 20g 以养阴润肤，7 剂。皮损处停用高锰酸钾溶液湿敷、芝麻油外搽方法，改以凡士林外搽以润肤止痒。

四诊：2010 年 6 月 7 日，诸症基本消失，继服 7 剂，告愈。后以六君子、补中益气丸调养，多年结肠炎亦愈。

【体会】

湿疹治疗多以凉血清热、利湿解毒、祛风止痒，上述方法治疗新病患者效果显著，但久病患者，久服寒凉，脾阳受损，阳气亏损，至病后期精神皆有不足之象，难以起到应有效果，反而令患者病情加重。本例患者辨证为"脾阳不振，湿浊下注"，以温阳除湿法治之，方中党参、白术健脾运湿，补肺益气；柴胡升举中气，使清气上升，浊阴下降；桔梗开提肺气，为舟楫之药，载药上行于肺，使肺气自主而开通；猪苓利水通淋而不伤阴，水道通利则下窍开；泽泻性寒凉，既能利水渗湿，又能泄肾与膀胱之热，尤其长于泄下焦热；黄柏苦寒降泄，善走下焦，能行十二经脉，通腠理，利九窍，清下焦湿热，而利水通淋；桂枝通阳化气行水，以助膀胱之气化，并助脾阳以温通；淫羊藿是燮理阴阳之妙品，有调和阴阳，平稳递减激素的类激素作用，随证加味治疗多种肾阳虚衰，脾阳不运，阴阳失衡等难症杂病。诸药合用，补气健脾以补其虚，助其气化；升提中气、开提肺气，以开上启下；标本兼治、补泻兼施、升降并举、清阳展、湿浊清，湿疹自愈，故能起效。

湿疹病机以湿为要，以湿贯穿于疾病的始终，但归纳起来，不外乎脏腑的阴阳失去平衡，表现阳亢与阴虚两个方面，始则以心肝阳亢、脾经湿热为主，久延伤阴，形成血虚肝旺，脾湿久恋之征，此时病情进一步发展。终会阴伤及阳表现为阳虚的变证，表现为脾阳亏虚，顽湿不化。治疗若仍拘泥于苦寒清火或滋阴潜阳之法，则易抑遏阳气，反使病情加重，当以温阳健脾除湿为大法，火旺则土生，顽湿乃化。寒湿型湿疹祛湿而不温阳，非其治也！

【名家点评】

寒湿型湿疹临床并非鲜见，温阳法治疗寒湿型湿疹，使用时当注意去刚用柔，宜桂枝、淫羊藿、补骨脂等温阳化气、健脾利水之属，甘温补脾以绝湿之源，避附子、巴戟等过于燥烈之品。治疗时还当注意在用补阳滋阴剂时少佐知母、黄柏、地骨皮、山栀子等苦寒泄降之品，以制约温药刚燥之性，避免助阳太过，心肝火毒复生，同时有利于诱导虚阳的潜降，起平肝镇静止痒从治之意。本案辨证准确，用药妥当，疗效彰显。（禤国维[注]点评）

注：

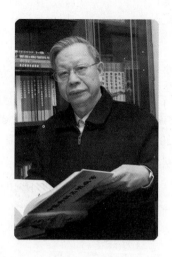

禤国维，国医大师，广州中医药大学首席教授、主任医师。博士生导师，全国名中医，享受国务院特殊津贴，国家人事部、原卫生部、国家中医药管理局确定的第二批、第三批继承工作的著名老中医专家。现任中国中医药学会外科委员会顾问、广东省中医药学会皮肤科专业委员会名誉主任委员等职。

医案2　解表清里法治疗急性湿疹

患者，男，17岁。2010年7月13日首诊。

简要病史：患者2周前无明显诱因身起皮疹，瘙痒，搔抓后流水，现患者心烦急躁，口干喜饮，大便干，小便黄。诊查：面额部、躯干、四肢散在红斑，小水疱，肿胀，对称分布，境界不清，皮损周围散在抓痕结痂。舌红苔黄腻，脉弦滑。

诊断：湿疮

辨证：湿热内蕴

治法：清热利湿，解毒凉血止痒

方药：龙胆泻肝汤加减

黄芩15g，龙胆草15g，山栀子15g，生地15g，白鲜皮15g，苦参10g，车前子15g，白芍10g，滑石20g，泽泻15g，当归6g，甘草5g，4剂。加水三碗煎服，复渣再煎日两服。

饮食调护：饮食宜清淡，忌肥甘厚味及辛辣之品。避免易致敏和刺激的食物，如鱼虾、浓茶、咖啡、酒类等。避免接触可诱发湿疹的各种因素，如染料、汽油、油漆、花粉、碱粉、洗洁精、塑料等。避免各种外界刺激，如热水烫洗、大力搔抓、过度洗拭。保持情志舒畅，避免七情过激。

【治疗过程】

二诊：2010年7月19日，服上方后，病情无好转，考虑患者皮疹泛发，肿胀，潮红，病情重，加以石膏^{先煎}30g以除肌热，加猪苓以除湿养阴，并嘱患者配合西医诊治。3剂。

三诊：2010年7月23日，服上药后仍未取效，且皮疹瘙痒更甚。患者再来余处求治，余细心诊察，详加询问，见全身泛发红斑、丘疹、丘疱疹，瘙痒剧烈，伴刺痛，四肢皮疹尤甚，兼肿胀，扪之灼热，略有渗液。自感微恶风，口干多饮，饮不解渴，心烦，夜寐不宁，舌红苔黄腻，脉弦滑。改以防风通圣散加减，解表清里。处方：防风 10g，荆芥 10g，麻黄 6g，薄荷^{后下}6g，桔梗 6g，大黄 10g，山栀 10g，滑石 15g，石膏^{先煎}15g，黄芩 12g，连翘 15g，川芎 6g，当归 6g，白芍 15g，白术 15g，苦参 10g。4剂。患者病情较重，再次叮嘱患者可配合西医诊治，皮疹灼热肿胀，急性发作可以冻生理盐水冷湿敷以除炎消肿。

四诊：2010 年 7 月 27 日，服上药后皮肤瘙痒刺痛及四肢肿胀均见明显好转，口干渴饮明显减轻。询其有无看西医，答曰：服中药后病情已明显好转，故未前往。患者笃信中医，以凉血解毒、清热利湿中药加减调治半月而愈。

【体会】

本病西医诊断明确为急性湿疹，患者水疱多见，舌苔黄腻，湿热之征明显无疑，故方药可处以龙胆泻肝汤、萆薢渗湿汤、茵陈蒿汤之属加减，然此案初诊、二诊均未详察，导致辨证不准。患者皮疹灼热、肿胀基础上，自感微恶风，且病程两周，急性起病，表证仍存，改以防风通圣散原方解表清里，四剂治疗后即入坦途。

风邪为百病之长，诸邪之首，历来为医家所重视，防风通圣系表里、气血、三焦通治之剂，汗不伤表，下不伤里，调节气机升降出入，司人体之开合，以应天地之气，内能激发人体生命功能，外可祛入侵之邪，达到扶正祛邪的目的，自古就有"有病无病，防风通圣"之说，本人用之治急性泛发性湿疹、急性湿热型荨麻疹、湿热型银屑病、湿热型痤疮等每多效验。

【名家点评】

湿疹治疗多以肝经湿热、脾虚夹湿、血虚风燥等立论，治疗较为局限，我个人亦认为并不完全符合临床实际。在辨证上，湿热证、血热证、风热证、肝热证等均有身热、口渴、口苦、心烦、大便干、小便短赤或黄、舌红，苔白黄或腻，脉弦滑或滑数等症。急性湿疹往往是风热、湿热、血热、肌热等病邪的组合，单以龙胆之属实难取效。此案再次证明，我们要与时俱进，扩宽我们的湿疹思维。（禤国维教授点评）

医案 3　健脾祛湿、养阴润燥法治疗小儿湿疹

病孩，男，8 岁。2010 年 5 月 13 日首诊。

简要病史：患儿 7 年前诊断为"湿疹"，皮损反复发作，多次因饮食不节、病灶感染，全身出现红斑、丘疹，痒不可忍，抓破后流黄水，口服抗组胺药物、外用糖皮质激素软膏有效，但停药后反复发作。自诉皮肤瘙痒难忍，影响休息和学习，胃纳可，大便时溏。查体：肘、膝窝及全身患处皮肤肥厚、色黯红，表面粗糙，皮纹增宽呈苔藓样变，可见糜烂、血痂，糜烂面有少量黄色液体渗出，舌质淡红，边缘有齿痕，苔薄白，脉细弱。

诊断：四弯风

辨证：脾虚夹湿，阴伤血燥

治法：健脾祛湿，养阴润燥

方药：参苓白术散加减

滑石 20g，太子参 15g，白术 10g，茯苓 10g，枳壳 10g，地肤子 10g，钩藤 10g，淡竹叶 6g，牡丹皮 10g，麦冬 10g，甘草 5g，4 剂。加水三碗煎服，复渣再煎日两服。

饮食调护：嘱暂按原剂量服用西医的抗组胺药物，可以银花、菊花、千里光等外洗，并采用非药物（民间）疗法，如：马铃薯 100g，洗净，去皮，磨成泥状，贴敷患处 0.5 厘米厚，纱布包扎，日换 3 次，对渗透性湿疹效果尤佳。适当户外活动，少晒太阳，增强体质，避免紧张。

【治疗过程】

二诊：2010 年 5 月 18 日，药后瘙痒减轻，皮损亦渐趋消退。嘱服上方加白芍 10g 以敛阴养肝止痒。

三诊：2010 年 5 月 24 日，服药后效果较好，瘙痒减轻，夜间可入睡，已无渗出，大便已成形。守前方减滑石、淡竹叶，加制何首乌 10g 以养阴润肤止痒。

四诊：2010 年 6 月 8 日，家属代诉患孩近日吃了一些鱼腥发物，部分皮损有反复，又见瘙痒渗液，舌质红，苔薄黄，脉滑，改拟清热利湿为主。方药：滑石 20g，生地 15g，金银花 10g，土茯苓 15g，枳壳 10g，地肤子 10g，槐花 10g，生苡仁 20g，牡丹皮 10g，车前草 10g，甘草 5g，7 剂。

五诊：2010 年 6 月 16 日：服药后瘙痒减轻，渗出减少，皮疹色变淡，倾向干燥，继以健脾祛湿，养阴润燥前方之剂调治而愈。

【体会】

本病西医属于小儿湿疹。小儿湿疹是一种慢性、复发性、变态反应性疾病，主要是易感基因、免疫学异常、皮肤屏障功能缺陷以及过敏原、刺激物、气候、感染和应激等环境因素相互作用的结果。湿疹的表现虽在皮肤，然病位根源则在中焦脾胃，脾胃功能正常与否，直接关系到本病的症状轻重。小儿具有脏腑娇嫩、形气未充、脾常不足的生理特点，脾胃功能贯穿于小儿湿疹病的始终，在治疗时切记要健脾养胃、调补中焦，脾气虚则湿愈难化。注意治疗婴儿的消化不良，大便秘结和腹泻等。辨证上湿偏胜则渗出，热偏胜则红，风偏胜则痒，肥厚则从瘀论治，治疗重点在于多角度止痒，以打断瘙痒—搔抓—苔藓化—再瘙痒—再搔抓的恶性循环，这是小儿湿疹治疗的关键点。

中医药治疗湿疹的优势主要体现在整体调节机体的免疫力、改善患者的过敏体质、减少湿疹的复发、副作用少。小儿湿疹特别是小儿慢性湿疹的治疗用药不可过用苦寒，从脾胃及饮食生活调理入手，健脾祛湿，养阴润燥，预防为主，方能取效。

【名家点评】

传统中医药治疗湿疹历史悠久，源远流长。中医药治疗湿疹在缓解病情、防止复发、维持病情长期稳定和提高患者生存质量等方面皆有良好效果，现西方国家也开始对中医药治疗湿疹的潜在作用和安全性进行了系统评价，特别是部分难治性顽固湿疹和婴儿患者，其短期和远期的疗效均令人鼓舞。湿疹是一种自身动态平衡紊乱的疾病，体质状态直接影响本病的转归和发展，小儿湿疹慢性期治疗用药宜平和，重在改善患儿过敏体质；急性期则以银花、连翘、石膏、黄连、灯心草、山栀子、玄参之属清心清肝止痒，但需中病即止，免苦寒败胃伤脾。（禤国维教授点评）

医案4 疏肝清热化瘀散结法治疗囊肿型痤疮

患者，女，26岁。2010年6月10日首诊。

简要病史：面部及胸背部长"疖肿"已二年余。皮疹无瘙痒，但难以消退，并可于其中挤出白色豆腐渣样分泌物，每逢月经前及月经期间加重，月经量少，有血块，经期不准，行经腹痛，经前乳房部有胀痛，患者曾于外院拟"囊肿性痤疮"予"美满霉素、四环素、维A酸"等治疗，皮疹无好转。自觉口干，易怒，大便干结。诊查：面部及胸背部皮肤油腻，散在多个豌豆大丘疹、脓疱、结节，部分脓疱有波动感，并可于其中挤出白色豆腐渣样分泌物，皮损间杂有白头粉刺、黑头粉刺等损害，愈后留有凹陷性瘢痕。舌淡红有瘀斑，苔薄白，脉沉涩。

诊断：肺风粉刺

辨证：冲任不调，内有瘀热

治法：调和冲任，疏肝清热，化瘀散结

方药：黄芩15g，桂枝10g，生地20g，益母草15g，皂角刺10g，赤芍15g，党参15g，柴胡15g，法半夏10g，丹皮15g，桃仁10g，茯苓15g，甘草5g，7剂，加水三碗煎服，复渣再煎日两服。

饮食调护：养成良好生活习惯，保证充足睡眠，保持精神和情绪的稳定，避免工作学习过于紧张；忌吃辛热煎炸的食物，适当增加新鲜蔬菜水果；皮损避免挤压。

【治疗过程】

二诊：2010年6月17日，少许新发皮损，口干大便干结已除，皮损色变淡，油性分泌物减少，效不更方，守前7剂。

三诊：2010年6月25日，已无新发皮损，原皮损已部分消退，囊肿、结节缩小变平，皮肤油性分泌物减少，上方减桂枝、桃仁、黄芩，加麦冬20g、女贞子15g、墨旱莲15g，丹参20g，桑葚15g养阴润肤，调理冲任，7剂。

四诊：2010年7月6日，皮损已大部消退，唯几处囊肿仍存。继服上方14剂，囊肿处已基本变平，续以上方加减调理月余而愈。

【体会】

本病西医属于囊肿型痤疮。痤疮是一种毛囊皮脂腺的慢性炎症性疾病，本病一般认为是内分泌失调，雄性激素分泌增加，使皮脂分泌亢进，毛囊漏斗部及皮脂腺导管

角化，导致皮脂排泄不畅，皮脂潴留，再加上痤疮棒状杆菌侵入，产生游离脂肪酸等，从而引起毛囊及毛囊周围炎和粉刺。中医认为与肺胃血热、阴虚瘀结、冲任不调、肝郁痰浊等多种因素有关，治疗上宜辨证选用多种方剂，如排脓散、海藻玉壶汤、桃红二陈汤、五味消毒饮、仙方活命饮、桑菊饮、银翘散、枇杷清肺饮、知柏地黄汤、小柴胡汤、二仙汤等加减，治疗上要灵活变通，随症加减，非一方一法所能取效。

痤疮囊肿的形成与气、瘀、痰、湿有着密切的关系。气滞、血瘀、痰凝、湿阻是形成囊肿（块）的基本病理变化，桂枝茯苓丸是活血化瘀、消包块的名方，临床观察不仅可治女性下腹盆腔瘀血肿块，而且可治女性面部痤疮结节囊肿包块，男性前列腺肥大，血瘀型激素依赖性皮炎、瘀血内阻型银屑病等等。如果患者体质偏实不虚，有慢性形成之瘀血证者，女性有盆腔瘀血征象，或月经不调、经色黯、血块多、少腹压痛等，或肤色偏黑、偏于枯燥，或舌有瘀斑等，即辨证使用本方证，每获奇效。

手足少阳经脉既行于头侧、枕后，亦行于颜面。少阳主枢机，内寄相火。若枢机运转正常，则相火疏泄升发有度，自无贼邪之患。若枢机不利，疏泄失常，则相火难以守位禀命，随其风木之性，循经上熏颜面，致令面生痤疮。治疗应注重疏泄少阳，故常加以小柴胡汤化裁。

【名家点评】

痤疮是多发于青少年颜面部位的常见皮肤病，中医传统认为该病是由于肺胃血热上熏头面所致，如《外科正宗》曰："粉刺属肺总皆血热郁滞不散所致"。《医宗金鉴》曰："此证由肺经血热而成"。目前国内主要应用清肺热、泻胃火、凉血解毒的中药进行治疗。我在多年临床治疗痤疮患者的观察中发现，痤疮患者不但有肺胃血热的表现，而且也有肾阴不足、冲任失调或相火妄动的症状，并且应用滋肾育阴、清肺解毒、凉血活血的中药如女贞子、旱莲草、山萸肉、丹参、鱼腥草等治疗患者可取得较满意疗效。即痤疮的主要病因有两个，一是肾之阴阳失调，肾阴不足，冲任不调或相火妄动；二是肺胃血热郁滞，在此基础上辨证加减常可取得较好疗效，此案胡医师以小柴胡汤、桂枝茯苓丸等经方治疗本病，当然亦非常值得借鉴与学习。（禤国维点评）

医案5 解肌温里法治疗多形性日光疹

患者，女，37岁。2010年7月17日首诊。

简要病史：患者2009年夏天外出旅游后，面部、颈部、前胸以及上肢等暴露部位出现红斑、小丘疹、脱屑、瘙痒，以后每遇日光照射或遇热均出现皮肤颜色变红、充血水肿，瘙痒，皮肤脱屑、粗糙、渐发硬。起病后曾服中药、西药抗过敏等，查患者神色疲倦，少气懒言，询之脘腹时胀，大便不畅，不敢进食生冷水果，食则胀甚，自述平素手足不温，天凉时则喜温畏寒，舌质淡苔白略腻，脉沉细滑。检查：颜面、颈项和上肢皮肤呈弥漫性红斑，肿胀，粗糙，苔藓化，丘疹密集，伴糠秕状鳞屑脱落，扪之灼热。

诊断：日晒疮

辨证：脾阳失运，寒热搏结

治法：解肌温里，表里同治

方药：理中丸合桂枝加葛根汤加减

党参15g，白术15g，干姜6g，仙灵脾15g，茯苓30g，砂仁^{后下}10g，白蔻10g，桂枝10g，白芍10g，葛根20g，牡丹皮15g，金银花15g，炙甘草5g。4剂，加水三碗煎服，复渣再煎日两服。

饮食调护：尽量避免日光暴晒，外出应撑伞，戴宽边帽，穿长衫长裤。外出外搽遮光剂。

【治疗过程】

二诊：2010年7月21日，脘腹胀减，胃纳转好，大便通畅，皮损色变淡，瘙痒减轻，舌脉同前。守上方减干姜，加法半夏9g，7剂。

三诊：2010年7月28日，面部、颈部、上肢皮肤充血基本消失，脘腹胀止，神色仍有倦怠，仍瘙痒，舌质淡水滑苔，脉沉细滑。守上方减桂枝，加枳壳10g，炒扁豆15g，苦参10g，防风15g以健脾祛风止痒，继以参苓白术散加减固本善后。

【体会】

本病西医诊断属于多形性日光疹，从临床表现上看，是一派火热毒邪的表现，此由夏天酷烈阳光暴晒而成，肌热当存，但是否由内热所致当须辨证，本例患者存在着神疲倦怠、怕冷、手足不温以及舌质淡、脉沉细滑等阳气虚，阳气不足的表现，元阳不足，不能温煦脾阳，脾阳虚不能气化水湿，湿浊内停，故腹中胀，大便不畅，腹时冷痛，不敢进食生冷；内外（体内之阴寒之气与阳光之"热气"）搏结，蕴于肌肤，发为本病，治当解肌温里，表里同治，不可过用疏风清热、凉血解表、利湿止痒等寒凉之品，只以银花、丹皮清气分、血分、肌表之热，而主要以理中丸、仙灵脾之属温里散寒，固本培元；多形性日光疹，多于项背、头面等暴露部位，病在太阳，配以桂枝加葛根汤解肌祛风，兼以化湿，阳气得复，阴寒得散，脾阳得运，湿浊化去，痼疾乃除，患者服药后除了多形性日光疹临床症状痊愈外，神疲倦怠等症状亦改善，原来数年之怕冷手足不温，服上药后均明显好转。

【名家点评】

皮肤病病因多以风、湿、热为主，以至于不少中医皮肤科医生提笔即是荆防、银翘、土茯苓、大青叶等寒凉之品作为主攻，本案把握住神疲倦怠、怕冷、手足不温以及舌质淡、脉沉细滑等脾阳虚表现，以理中丸温太阴之脾阳，同时予桂枝加葛根汤循经用药，直达病所，两者合用，解肌温里，表里同治，药到病除，实辨证准确之功。皮肤科并非个个热证，如虽高热，但反欲重被覆身；身热面赤，但四肢厥冷；口干而不甚，或渴饮并不喜冷；高烧神昏，但无谵妄狂乱之象；二便不通，但腹无所苦；舌不鲜红、红绛而反见淡红或黯红；苔黑厚腻，但舌润有津，凡此种种，断不可认为血

热毒盛而用一派凉血清热利湿之品。（禤国维点评）

医案 6　温阳化瘀法治疗硬皮病

患者，女，56 岁。2010 年 6 月 23 日首诊。

简要病史：手背、前臂、面部皮肤发硬绷紧，伴关节痛已年余。患者 1 年多前，两手手指出现红斑、肿胀，继而绷紧、发硬，伴手指关节痛，双手不能握拳，并渐扩展至前臂及面部。经外院病理检查，符合硬皮病诊断。曾以激素等治疗一段时间，病情有好转。检查：面部、手指、前臂皮肤呈蜡黄色、弹性降低；皮温偏低、皮纹消失；皮肤与皮下组织粘连，呈板状，肿胀紧绷不能捏起。指关节稍有变形，屈伸不利。雷诺氏征阳性。口紧小，口唇变薄，口唇周围见放射状沟纹，张口困难。面色黄白，神疲乏力。舌质淡、苔白，脉细弱两尺尤甚。

诊断：皮痹

辨证：肾阳不足、脉络闭阻，阳虚血瘀

治法：温阳通络

方药：阳和汤加减

炙麻黄 6g，熟地黄 30g，肉桂^焗 3g，鹿角胶^{烊化冲服}30g，白芥子 9g，细辛 3g，红花 9g，鸡血藤 30g，黄芪 40g，炮姜 6g，熟附子^{先煎1~2小时}15g，丹参 30g，炙甘草 3g，4 剂，每日一剂，水煎服。

饮食调护：生活规律，防止过度紧张；高蛋白、高纤维饮食；戒烟；注意保暖，避免受寒；防止外伤，注意保护受伤皮肤；多行按摩及温泉浸泡，防止关节僵硬、变形及肌萎缩。

【治疗过程】

二诊：2010 年 6 月 28 日，病人药后无不良反应，自觉精神较前好转，手部微暖，守前继服 7 剂。

三诊：2010 年 7 月 6 日：精神较前明显好转，神疲乏力好转，关节疼痛减轻，手、前臂等部变暖。守前方加当归 9g，伸筋草 20g 以活血舒筋通络，15 剂。

四诊：2010 年 7 月 22 日，病情进一步好转，用上方适当加减，经 2 个月治疗，雷诺氏征转阴性，萎缩及硬化的皮肤开始回复弹性，能握拳，关节痛亦好转，续以原方加减服用，并加以阿胶、龟甲胶等咸寒软坚、血肉有情之品守方化裁，2010 年 9 月 30 日复查，面色有红润，张口自然，硬皮不同程度变软变薄，捏之能起皱纹，关节痛已除。

【体会】

本病西医诊断属于系统性硬皮病（肢端型）。本病诸脏腑均有损害，但以脾肾经络为根本，脾肾阳虚，卫外不固，腠理不密，风寒之邪乘隙外侵，阻于皮肤肌肉，以致经络阻隔、气血凝滞、营卫不和而闭塞不通是系统性硬皮病的主要病机。针对系统性

硬皮病阳虚血瘀的病理机制，采用清代名医王洪绪创立的温阳化瘀、活血通痹代表方剂阳和汤加味治疗，原方由麻黄、熟地黄、肉桂、鹿角胶、白芥子、炮姜、生甘草等组成，本病阴寒之象甚重，寒邪凝结于局部，不仅痹阻气血，而且痹阻阳气，阳气郁则经络痹阻更甚，必须重用辛热之品以壮肾阳，大补命门之火方能取效，故在原方的基础上，加重麻黄、炮姜、白芥子、鹿角胶的用量，并加用熟附子、细辛、红花、鸡血藤及大剂量黄芪、丹参等。附子、细辛辛温大热，温补肾阳、温经散寒，与麻黄配伍，更加强走表达卫、温经散寒之功能。黄芪益气固表止汗，既可增温阳之力，又可防麻黄、附子、细辛过于辛发而致大汗淋漓，防其伤阳。鸡血藤酸寒敛阴，既合熟地黄养血和营、滋补阴血，又制附子之骠悍迅发燥烈之性，防其耗阴，正如张介宾所说："善补阳者，必于阴中求阳，则阳得阴助，而生化无穷"。红花乃血中气药，既能破血又能补血，且可助桂、附通利血脉，痹通则病解。当归、川芎养血和营，辛香温窜使阴药滋而不腻，"一味丹参，功同四物"，加入阳和汤中与温散寒邪之品相伍，可增加温通络脉之效。全方合用，辛散药与温通之品相伍，以解阴寒之凝滞；补阴药与温阳药合用，温补营血之不足。温阳补血，散寒通滞，温而不燥，散不伤正，用治皮痹，药证相符，药后如离照当空，阴霾自散。

　　疑难皮肤病的治疗全从阴阳上打算，当然随着病情的发展或治疗效果的出现，脏腑损害程度也在变化，硬皮病也可出现脾肾阳虚、寒邪凝结、瘀阻脉络、风寒湿阻等多种病理变化，治疗上偏重亦当随之改变，要反复观察，灵活变通，随症加减，不可拘泥一型，固守一方，而影响疗效，然阳虚血瘀，阴阳不和是其根本，阳虚则寒凝，寒凝则血瘀，血瘀而为痹。根据中医辨证治疗，能改善本病肿胀硬化、关节痛、雷诺氏征等临床症状和体征，缓解本病病情，是治疗肢端型系统性硬皮病的有效方法。

【名家点评】

　　硬皮病、皮肌炎、红斑狼疮等疑难皮肤病与脏腑病变有着密切关系，且多损及肾阴、肾阳，中医学认为"肾为脏腑之本，十二脉之根，呼吸之本，三焦之源"，是各脏腑功能活动的动力所在，调节的中心。肾元盛则寿延，肾元衰则寿夭。如《黄帝内经·素问》谓："肾者主水，受五脏六腑之精气而藏之"。李士材在《内经知要》中解释说："肾水主五液，五气所化之液，悉归予肾"。《景岳全书》说："元阴者，即无形之水，以长以立，天癸是也"，又指出："命门为精血之海，为元气之根，五脏之阴气，非此不能滋；五脏之阳气，非此不能发"等等。均说明人体主要生理功能"肾"均参与其中，而起一定作用。中医学认为肾阴和肾阳，必须相对平衡协调，在对立统一基础上相互起作用。以维持机体的正常活动，如果发生肾阴虚、肾阳虚或肾阴阳俱虚，则出现病变，这也是系统性硬皮病的病理基础。硬皮病患者在温阳化瘀的基础上，调整阴阳，恰当动用补肾之法，往往使沉疴得愈。（禤国维点评）

【香港行医感悟】

　　来港之前，已闻在港只能用中医的方法治病，尽管多方求证，由于气候环境与饮食习惯的关系，香港湿疹皮炎病人就已经众多，其他皮肤病亦不少，中医皮肤科是一个非常有特点的学科，在港发展中医皮肤科有着较为远大的前景，但心中仍感惶恐不安，毕竟自古"良医不废外治"，在中药汤剂的基础上，配合中药外洗可提高疗效，但治疗手段相对中西医结合、多种内外治方法相结合的手段仍显非常单薄，心中对"纯中医"皮科的疑惑在所难免。

来港之后，临床体会：中医治疗皮肤病，辨证论治仍是临床提高疗效的基本点，辨证论治要求临床养成中医思维习惯，临床需将中医不同辨证方法结合运用，开阔思维，治疗上要反复观察，灵活变通，随症加减，同样是湿疹，有时采用教科书上的"湿热、脾虚夹湿、血虚风燥"等的辨证可以取效，有时则须采用温阳除湿、解表清里的方法才能奏效；有时运用仲景经方取效，有时采用赵炳南老中医全虫方加减取效，有时采用恩师禤国维教授"皮肤解毒汤"建功。同样是银屑病，临床常从卫气营血辨证，目前更多从血热、血瘀、血燥等营血分论治；但当银屑病身热、恶风时当以六经辨证，而当银屑病久用寒凉，出现真寒假热，内寒外热时，当从阴阳八纲辨证；银屑病瘙痒出脓疱时又当结合皮损辨证予五味消毒饮等等。其次中医治疗皮肤病要求于本，把握病机的根本点，勿一味攻伐，必要时当扶正为先，培补正气，正气足，则余热、湿浊、邪毒自化，卫表固，则风邪难侵，诸症自除。如临床观察儿童湿疹的治疗心肝火毒者不少，但多非以健脾之方法不能收功。如病机是阳虚，若误用凉血法，则更损阳气。如病机是阴虚血燥，若误用发散，则如同煽风点火，外浮之势更烈，若过用除湿则肌肤更为燥痒；采用内外治结合的方法，如中药外洗、中药药膏外搽、民间疗法等时常可收到令人满意的疗效。

来港临床的过程亦是一个学习的过程，博采众长，不断学习，积累经验，坚持反复从理论—实践—理论再到实践的方法是消除对"纯中医"皮科疑惑、提高临床疗效，发展中医皮肤科的根本点。

4. 李红毅医案

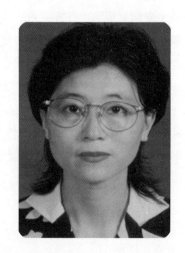

李红毅，医学博士，主任医师，硕士研究生导师，师从全国名老中医皮肤科专家禤国维教授。为第三批全国名老中医学术继承人，广东省中医院皮肤科后备学术带头人。现任广东省中医药学会皮肤病专业委员会副主任委员等职。主持及参与课题 11 项，主持课题获广州中医药大学科技进步一等奖，发表论文 19 篇，主编及参编《小儿皮肤病诊疗》等专著 5 部。

2005 年由单位委派至香港仁济医院中医门诊暨科研中心工作 1 年半从事中医临床医疗、教学及科研工作，2010 年 3 月至日本虎之门病院进修 3 个月。

医案1 清热养阴润燥法治疗特应性皮炎

患者，男，4岁，2005年2月12日首诊。

简要病史： 患儿2月大时开始面部起红斑、丘疹伴瘙痒，曾在外院治疗，西医诊断为婴儿湿疹，曾用激素类药膏外用好转，此后经常反复发作，曾多次用类固醇口服和外用治疗。2周前因饮食不节，皮损再次出现，现要求中医治疗。就诊时：面部红斑，全身皮肤干燥，脱屑、粗糙、肥厚，部分皮损呈苔藓样变。臀部及双下肢红斑较甚。舌红，苔薄黄，脉弦细，纳食可，睡眠欠佳，二便调。

既往本人和家人均有婴儿湿疹，有过敏性鼻炎和哮喘病史。

诊断： 湿疮

辨证： 阴虚血燥

治法： 清热养阴润燥

方药： 自拟方

防风10g，白鲜皮10g，地黄10g，丹皮9g，麦冬10g，玄参9g，太子参10g，白术9g，茯苓10g，蝉蜕4g，首乌10g，灯心草6g。6剂，每日1剂，每日2次。

外用：苦参15g，地肤子10g，荆芥12g，黄精15g，黄柏10g，乌梅10g。每次以4包冲水外洗。

饮食调护： 要精心护理，避免加重皮疹的各种因素。做到合理喂养，忌吃海鲜、牛肉等食物，注意蛋白质食物过敏；调理胃肠功能，纠正腹泻或便秘；衣服要清洁、柔软、宽大，不宜穿着毛、丝、化纤内衣裤，穿着不宜过暖，以免加剧瘙痒；避免热水、肥皂烫洗；尽量避免搔抓；病情缓解期注意健脾，调养身体，增强体质，可用党参、山药、扁豆、大枣等煲汤或煮粥。

【治疗过程】

2005年2月18日，用药后红斑减轻，丘疹减少，瘙痒减轻。纳食可，睡眠可，二便调。舌红，苔薄，脉弦细。继续上方治疗6剂。患者坚持每日服药1剂，用药1月后面部臀部，双下肢红斑消失，遗留肘窝、腘窝肥厚性斑块。继续服药巩固。

【体会】

本病西医诊断明确为特应性皮炎。中医认为本病是由于先天脾虚，外加感受风湿热邪，相搏于皮肤发病。一般初起和急性发作者多为风湿热实证，病久和缓解期多为脾虚湿恋或阴虚血燥。

本例患儿素体脾胃虚弱加之久病伤阴，阴虚津液亏损，故全身皮肤干燥，脱屑、粗糙、肥厚，苔藓样变；阴亏风动血燥，肌肤失养故瘙痒，夜属阴，阴血亏，虚火旺则难寐，故睡眠欠佳，舌红，苔薄，脉弦细均为阴虚之征；故证属阴虚血燥，治以清热养阴润燥。

方中防风、白鲜皮、蝉蜕祛风止痒；地黄、丹皮、麦冬、玄参、首乌养阴补血；太子参、白术、茯苓健脾补气扶正，灯心草清降心火；配合敛阴清热祛风止痒之中药外洗，共奏清热养阴润燥之效。

【名家点评】

特应性皮炎是一种遗传过敏性疾病，西医治疗提倡的标准治疗包括规律使用润肤剂及局部外用皮质内固醇激素类药，严重病例选择应用光化学治疗、系统性应用激素或环磷酰胺等免疫调节剂。这些治疗手段暂时缓解了患者的病情，但不能根本改善特应性皮炎病情的复发，而且激素、免疫调节剂等内服外用药物存在的毒副作用日益严重，尤其因对青少年儿童身心发育的影响而受到严格限制，许多患者长期忍受着病痛不得缓解以及药物毒副作用的折磨。中医药在治疗特应性皮炎方面积累了一定经验，在内服和外用药方面有许多独到之处，由于大多数特应性皮炎是小儿，心常有余，脾常不足是其发病的原因，从心、从脾论治，可以收到一定的效果。（褟国维点评）

医案2　从肝肾论治斑秃

患者，女，11岁。2005年7月1日首诊。

简要病史：既往脱发2年，平素性格内向。就诊时：头顶头发呈斑块状脱发，无头发油腻、头皮瘙痒，曾多次在广州市内大医院治疗，查甲状腺、补体、免疫功能均正常，治疗后效果不明显。纳可，眠差，二便调。舌淡红，苔薄白，脉弦细。

诊断：鬼剃头

辨证：肝肾不足

治法：补益肝肾

方药：六味地黄丸加减

熟地黄15g，生地黄15g，山茱萸15g，山药20g，桑葚15g，女贞子15g，旱莲草15g，制何首乌15g，石菖蒲10g，珍珠母[先煎]30g，柴胡10g，当归5g，白芍15g。7剂，每日一剂，水煎服。

其他：逍遥丸8粒，1日3次，生姜蘸白兰地外擦。

饮食调护：①精神调理，注意劳逸结合，保持心情舒畅，切忌烦恼、悲观、忧愁和动怒，坚定治愈的信心，坚持治疗。②生活调理，讲究头发卫生，勿使用碱性太强的肥皂洗头发，不滥用护发品，少用电吹风，勿染发。③饮食调理，饮食要多样化，克服和改正偏食的不良习惯。平时可用梅花针局部叩刺患处，以微微发红为度；也可常按压百会穴及其周围，以顺逆时针交替。

【治疗过程】

二诊：2005年7月8日，患者用药后好转，脱发减少，纳可，眠稍差，二便调。

舌淡红，苔薄白，脉弦细。继续上方治疗。

三诊：2005 年 8 月 12 日，药后好转，脱发明显减少，少许新头发生长，纳眠可，二便调，舌淡红，苔薄白，脉弦细。上方加菟丝子 15g，枸杞子 10g，黄芪 15g。14 剂。每日一剂，水煎服。

四诊：2005 年 8 月 28 日，药后明显好转，基本无脱发，较多新发生长，二便调，舌淡红，苔薄白，脉弦细。原方基础上黄芪加 5g 以加强补气生发之力。14 剂。患者坚持每日服药 1 剂，用药 2 个月后症状基本消失，较多新发长出，继续服药巩固。

【体会】

本病西医诊断属于斑秃。中医认为，肾主骨，其华在发，肝藏血，发为血之余，肾藏精，肝肾互为子母，精血互生。当肝肾得养，精足血旺，毛发则生长旺盛；反之，如果肝不藏血，肾精耗伤，则毛发失其滋养，故发枯脱落。七情所伤，肝气郁结，精血失于输布，以致毛发失荣，则往往是诱发或加重本病的重要原因之一。肝肾不足是本病发病的中心环节。儿童斑秃发病年龄早、易发展成全秃、治疗上较为困难、又容易复发。先天禀赋不足，脾肾亏损为其主要病因，治疗上要以健脾补肾为主要治疗原则，重在调节其脾胃功能，以促发之生化之源，常以六味地黄汤加减治疗。还要注意局部是否合并有细菌或真菌类的感染，必要时配合中药外洗液外洗治疗。感染的存在易致患儿毛囊的破坏而症情反复，消除头皮的炎症对儿童斑秃的治疗有所帮助。

本例患者先天禀赋不足，肝肾亏虚，肝经行于巅顶，故头顶秃发发稀疏，肝血不足故眠差，结合舌脉证属肝肾不足，治以补益肝肾，方以六味地黄丸合二至丸加减。配合中成药内服外用结合，患者性格内向，可配合逍遥丸治疗。

方中熟地、生地、山茱萸、山药补益肝肾之精血，首乌、当归、白芍补血柔肝，养血生发，桑椹子、女贞子、旱莲草滋养肝肾之阴，乌发生发，珍珠母镇静安神，柴胡疏肝，诸药合用，共奏补益肝肾，填精养血，乌发生发之效。在治疗过程中，补血药可酌情加量，后期可加黄芪益气生发，增强机体免疫力。全方合用滋而不腻，温而不燥，清补兼用，内外结合，故能显效。

【名家点评】

选用为大家公认的以中医治疗效果好的斑秃，中医认为肾主骨藏精，其华在发；肝藏血，发为血之余。肝肾互为子母，精血互生。当肝肾得养，精足血旺，毛发则生长旺盛；反之，如果肝不藏血，肾精耗伤，则毛发失其滋养，故发枯脱落。这就是为何斑秃都有肝肾不足的见证的内在依据。七情所伤，肝气郁结，精血失于输布，以致毛发失荣，则往往是诱发或加重本病的重要原因之一。肝肾不足是本病发病的中心环节。从肝肾论治可以收效的原因。（禤国维点评）

医案 3　　柔肝息风养血活血安神法治疗肛周瘙痒

患者，女，47 岁，2005 年 8 月 23 日首诊。

简要病史：肛周皮肤瘙痒 3 月余，妇科及肛肠科就诊已排除真菌等感染及症状性瘙痒。曾在外院给予抗过敏、激素局部封闭治疗，症状反复。就诊时：肛周皮肤瘙痒剧烈，夜间为甚，肛门皱襞肥厚，呈苔藓样变，散在色素沉着、抓痕，未见水疱、糜烂、渗液。人易烦躁，纳眠可，二便调，舌淡，苔薄白，脉弦细。停经 10 月，近日月经来潮，量少，带血块，伴头痛。

诊断：风瘙痒

辨证：肝旺血虚，风盛夹瘀

治法：柔肝养血息风，活血化瘀，佐以重镇安神

方药：乌蛇驱风汤

乌梢蛇 10g，防风 15g，羌活 10g，甘草 5g，酒川牛膝 10g，白术 10g，龙齿^{先煎}30g，山萸肉 15g，醋龟甲^{先煎}15g，枸杞子 10g，牡丹皮 15g，郁金 15g，柴胡 10g，田七末 3g，益母草 20g。4 剂，每日一剂，水煎服。

饮食调护：注意生活节律，保证充足睡眠，保持精神和情绪的稳定，保持大便通畅，忌用热水、肥皂烫洗，避免搔抓和滥用药物，禁烟酒，忌食肥甘厚腻及辛辣等各种刺激性食物。

【治疗过程】

2005 年 8 月 27 日，患者服药后肛周皮肤瘙痒减轻，夜间睡眠质量较前改善，情绪稳定，月经干净，无头痛，胃纳可，二便调。舌淡，苔薄白，脉弦细。经过治疗，瘙痒减轻，风邪祛除，加大养阴润燥之力方改左归丸加减治疗，改方如下：生地黄 10g，山萸肉 15g，茯苓 20g，牡丹皮 15g，泽泻 15g，枸杞子 15g，醋龟甲^{先煎}15g，山药 20g，菟丝子 15g，首乌藤 20g，当归 10g，白芍 20g，乌梢蛇 10g，龙齿^{先煎}30g。7 剂，每日 1 剂，水煎服。

患者坚持每日服药 1 剂，用药 1 月后症状痊愈。

【体会】

本病属于西医诊断肛门瘙痒症。瘙痒是许多皮肤病共有的一种自觉症状，病程往往数年，年老体虚，久病多虚，肝肾亏损，精血不足，肤失濡润加外受风邪入侵，气血运行不畅，久则必瘀，经络阻滞，营卫不得畅达，不能润养肌肤而致皮肤干燥发为瘙痒。每遇情志怫郁，烦恼焦虑，神情紧张，则肝火内动，血虚肝旺，化热动风而瘙痒更甚夜间加剧，而中医早就有"诸痒皆属于风，属于虚"之说，故血虚肝旺，血虚生风，血瘀生风为病机之关键。此外《黄帝内经》在《素问·至真要大论》中所载"病机十九条"明确指出："诸痛痒疮，皆属于心……"，故瘙痒症病位除了在肝、肾外还与心相关。在对于上述病机的认识上本病可从风、从虚、从瘀等方面论治，脏腑

定位在心、肝、肾。《医宗必读·痹》提出："治风先治血，血行风自灭"，《外科证治全书·发无定处证》指出："肝脉血虚，燥热生风，不可妄投风药，养血定风汤主之……"，故临床上以养血柔肝息风为本，活血化瘀通络为治标，同时佐以重镇安神之品，以达迅速缓解患者之疾苦。

本病患者初诊时肛周皮肤瘙痒剧烈，影响夜眠，属于中医"风瘙痒"范畴，四诊合参，证属本虚标实，本虚包括肝肾不足，阴血亏虚；标实有风、瘀、热；治疗方面以标本兼治为则，重在治标，法以柔肝养血息风，活血化瘀，佐以重镇安神。方取赵炳南老中医的经验方乌蛇驱风汤加减进行治疗。方中乌梢蛇味甘辛，归肝经，搜剔风邪；防风、羌活祛风止痒；丹皮清血中郁热；白术健脾燥湿；柴胡、郁金疏肝解郁；龙齿、龟甲潜阳息风，重镇安神；山萸肉、枸杞子滋肾阴，养精血；田七末、益母草活血化瘀调经，牛膝引药下行；甘草调和诸药。若皮损肥厚者，可加莪术；痒无定处加全蝎、僵蚕；瘙痒剧烈加乌梅、五味子；渗液明显加苦参、地肤子；湿重加薏苡仁；皮肤干燥加生地、麦冬、玄参。

二诊时患者瘙痒减轻明显，月经干净，无头痛，情绪稳定，提示实邪已去，而月经后期，血海空虚，精血不足，治疗当以补益肝肾，平调阴阳，养血润燥止痒为法，方药改以六味地黄汤加减。一周后患者电话告知症状有较大的改善，瘙痒程度减轻、次数减少，夜间睡眠可，嘱守方续服14剂，巩固疗效。

【名家点评】

肛周瘙痒症，是属于局限性瘙痒病的范畴，一定要排除真菌、寄生虫的原因。采用中医治疗可以控制病情，本患者为47岁女性，处于绝经期，西医认为属于雌性激素水平下降所致，而中医属于中医阴虚风燥的范畴，采用养阴润燥的方法是确切的。（禤国维点评）

医案4　滋阴降火法治疗粉刺

患者男，34岁。2006年03月29日首诊。

简要病史：患者2年前无明显诱因面额部开始出现散在红斑、丘疹，伴瘙痒。外院治疗予口服激素、抗生素及外用激素软膏涂患处，皮损好转，停药后面部皮损加重，一直难以控制。现症见：面部较多红斑丘疹，散在脓疱，时有瘙痒，口干，无口苦，眠一般，较多梦，纳可，二便调，舌淡红，苔薄白，脉弦细。

中医诊断：粉刺

辨证：肾阴不足，相火上熏

治法：滋阴降火

方药：二至丸加味

女贞子20g，旱莲草20g，柴胡15g，郁金15g，丹参30g，鱼腥草20g，生地15g，甘草 5g，桑白皮 15g，辛夷花 10g，地骨皮 15g，肉桂^{焗服}2g，珍珠母^{先煎}30。5 剂，每日 1 剂，水煎服。

其他治疗：给予大黄颗粒、黄芩颗粒、黄连颗粒、苦参颗粒用茶叶水外敷面部。

饮食调护：少食甜食、油腻、难消化的食物；注意休息，避免过度紧张和熬夜；保持皮肤清洁，不要挑刺。

【治疗过程】

二诊：2006 年 4 月 3 日，患者药后面部丘疹、脓疱减少，现面部红斑减轻，呈黯红色，伴有脱屑，口干，无口苦，二便调。舌质黯红，舌苔黄微腻，脉弦细。

在上方基础上，去肉桂、珍珠母，加绵茵陈 20g，枇杷叶 10g 增强清热去湿之功。

三诊：2006 年 4 月 9 日，皮肤瘙痒减轻，面部黯红斑，少许脱屑，余情况同前。上方增加土茯苓 20 克利湿止痒。

四诊：2006 年 4 月 17 日，患者症状改善，面部丘疹、脓疱明显减少，黯红斑部分消退，仍有部分脱屑。舌黯红，苔黄，脉弦细。

患者上焦热像较明显，上方改土茯苓、枇杷叶为黄芩 15g 清热泻火解毒。

五诊：2006 年 8 月 24 日，患者面部皮疹较前消散，皮疹变平，脓疱减少，红斑颜色变浅，少许脱屑。纳眠可，大便偏烂，舌黯红，苔黄腻，脉弦细。

患者苔黄腻，大便偏烂，湿热较重，上方基础上去地骨皮，加土茯苓 20g，藿香 10g 清热燥湿。患者就诊后症状逐步改善，继续在原方基础上辨证加减治疗。

【体会】

本病西医诊断明确，为痤疮及激素依赖性皮炎。中医传统认为该病是由肺胃血热上熏头面所致，如《外科正宗》曰，"粉刺属肺，皆由血热郁滞所致。"《医宗金鉴》曰，"此证由肺经血热而成。"目前治疗痤疮主要运用清肺热、泻胃火、凉血解毒等法。而我们通过多年的临床观察发现，痤疮患者除了有肺胃血热的表现外，而且也不乏肾阴不足、冲任失调或相火妄动者。因此我们提出肾阴不足、冲任失调、相火妄动、熏蒸头面的痤疮发病机制，临床上确有指导意义。如本案患者病程日久，肝肾不足，复加感受激素之热毒，耗血伤阴，引动相火，上蒸头面而发为本病。面部散在红色丘疹，瘙痒，疼痛乃肾阴不足、相火过旺，上熏头面所致；口干乃阴液不足之征；舌淡红，苔薄白，脉弦细为肾阴不足、相火过旺之征，证属肾阴不足、相火过旺，故治以滋阴降火，方用禤老经验方消痤汤加减，药以女贞子、旱莲草滋肾阴，肉桂、珍珠母引火归原，调整肾之阴阳于平衡；柴胡、郁金散结；桑白皮、地骨皮、鱼腥草解毒清泻肺热；生地黄、丹参凉血化瘀清热；辛夷花引药上行；甘草解毒清热并调和诸药，共奏滋肾阴降相火而调整内环境，滋阴清热，解毒散结，活血化瘀之效，从而达到标本兼治的目的。

【名家点评】

痤疮是一种皮肤附属器疾病，我们在临床中发现，今之痤疮患者，除了青少年外，30 岁以上患者亦不少见，尤其妇女患者，更有明显增加之象。由于学习紧张，工作压力大，睡眠不足，生活不规律，饮食不节而病情加重。青少年生机勃勃，阳气旺盛，若素体肾阴不足，则易致肾之阴阳平衡失调，会导致女子二七、男子二八时相火亢盛，天癸过旺，过早发育，而生粉刺。况且青少年者，多喜食煎炸香口之品，又常勤读夜寐，更易耗伤肾阴，致肾阴不足，相火过旺；而今之妇女痤疮者，多为职业女性，常伴月经不调，病情轻重亦与月经来潮有关，且往往有神倦、夜寐差、焦虑、经量少等肾阴不足之象，这与现代生活节奏紧张、工作压力大而导致内分泌失调有关。现代研究已知，长期紧张、压力的影响下可刺激肾上腺分泌肾上腺素来应付压力所需，而肾上腺释放肾上腺素同时亦可制造雄激素，而雄激素会刺激皮脂腺分泌皮脂，而痤疮是一种毛囊皮脂腺的慢性炎症，发病主要与性腺、内分泌功能失调、皮脂腺分泌过多、毛囊内微生物感染和全血黏度增多等因素有关。皮脂当属中医"精"的范畴，属肾所藏。肾阴不足，相火过旺，虚火上扰，迫"精"外溢肌肤、皮毛，则皮脂增多，热蕴肌肤、皮毛则生痤疮。而从有关实验研究分析，滋阴育肾的中药可以调节人体的内分泌功能，减少皮脂腺分泌；清热解毒、凉血活血的中药有抑菌消炎和改善血液黏度作用。据此我们提出的肾阴不足、冲任失调、相火过旺的痤疮发病机制，在临床中应用获得较好的疗效。（禤国维点评）

【香港行医感悟】

在香港，一者，人们生活节奏快，工作繁忙，生活压力大，容易造成精神紧张；二者，饮食结构西方化，煎炸油腻的食品增多；三者，夜生活频繁，熬夜增多，再加上地域的原因，湿度大，气温高等多种原因，皮肤病的发生率升高。由于皮肤病的反复性，西药的副作用等原因，中医中药在治疗皮肤病有一定的优势，通过内服外治，配合中医的特色疗法等，在明显改善症状的同时，能有效减少复发，具有远期的疗效。只要辨证准确，疗效是肯定的。

但是作为香港的中医皮肤科医师来讲，不足之处就是缺乏外用药，皮肤病与内科病不同，它需要内服外用同时进行治疗效果较佳，完善外用制剂，是香港中医皮肤科医师的责任。

内地与香港中医皮肤科医师的不同在于他可以用中药和西药同时治疗皮肤病，但是在香港是不行的，这就需要在港行医的中医皮肤科医师要对皮肤病认识要深入，不仅需要学会辨证治疗皮肤病，而且对疾病的病因，预后要有充分的了解，比如：红斑狼疮，天疱疮在早期，皮损症状不重，但早期诊断和早期治疗对疾病的预后是非常重要的，因此在接诊这些患者时除给予中医治疗外，要交代患者在西医或检验所进行确诊，以免耽误病情。

5. 吴晓霞医案

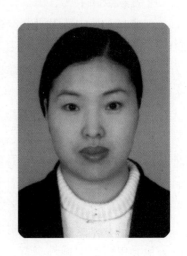

吴晓霞，皮肤科教授、主任医师，硕士研究生导师。国内首位中医皮肤病专业博士后。师从著名皮肤病专家刘辅仁教授及中医皮肤界泰斗朱仁康教授及国医大师禤国维教授。现任世界中医药学会联合会皮肤科专业委员会理事等职。广东省中医院皮肤科后备学科带头人。现任陕西中医药大学皮肤科教授。2006~2008年在香港仁济医院中医门诊暨科研中心担任中医师。擅长中医治疗银屑病、白癜风、红斑狼疮等多种皮肤顽症及各种常见皮肤病、面部皮肤病、中医美容等。

医案 1　健脾化湿法治疗特应性皮炎病

患者，女，14 岁，学生，2006 年 11 月 29 日首诊。

简要病史：患者因全身泛发多形性皮疹 14 年就诊。患者出生后 1 月面部开始出现红斑、丘疹，后皮疹范围扩大至躯干、四肢，症状反反复复，发作时起红斑、丘疹、水疱、渗液、结痂，缓解时全身皮肤干燥、粗糙、苔藓样变，自觉瘙痒，冬春季节加重，曾在多家西医及中医医院就诊，诊断为"特应性皮炎"、"湿疹"等，用糖皮质激素、抗组胺药内服及外用，病情反复。1 月前因面颈部、躯干、四肢出现大片红斑、丘疱疹，滋水明显，瘙痒剧烈服用泼尼松治疗，最大量达 20mg/d。现服用泼尼松 10mg，每日 1 次。现症见：满月脸，皮肤干燥、粗糙，肘窝及腘窝部皮肤呈苔藓样变，瘙痒明显。纳眠可，小便调，大便溏。舌尖红苔薄腻，脉细。查过敏原示：动物皮毛、尘螨过敏，行脱敏治疗，效果不显著。家族中其祖母有哮喘病史，父亲有过敏性鼻炎病史。

诊断：四弯风

辨证：脾虚湿困

治法：健脾化湿

方药：自拟方

钩藤 10g，太子参 30g，白术 10g，茯苓 15g，怀山药 20g，生薏苡仁 30g，连翘 15g，白鲜皮 15g，防风 15g，玉竹 10g，甘草 5g。水煎服，日 1 剂，共 7 天。

饮食调护：忌辛辣刺激及鱼腥发物，皮肤患处使用润肤剂。

【治疗过程】

二诊：2006 年 12 月 6 日，瘙痒减轻，食可，大便改善。舌淡红，苔薄略腻，脉细。泼尼松减至 7.5mg，每日 1 次口服。拟方：上方怀山药改为 30g，连翘改为 10g。水煎服，日 1 剂，共 7 天。

三诊：2006 年 12 月 13 日，皮损稳定，已无明显瘙痒，舌淡红，苔薄白，脉弦细。泼尼松减为 5mg，每日 1 次口服。上方去玉竹，加沙参 10g，生牡蛎 30g^{（先煎）}。水煎服，日 1 剂，共 7 天。

四诊：2006 年 12 月 20 日，皮损变薄，纳便调。泼尼松减为 2.5mg 每日 1 次，中药用上方加淡竹叶 10g、生地 10g 水煎服，日 1 剂，共 14 天。

五诊：2007 年 1 月 4 日，皮损基本消退，干燥缓解，纳便调。停用泼尼松，停药后皮损稍有增多，中药加用鱼腥草 15g 以清热利湿止痒，服用 1 周后皮损控制，其后未见反复。中药调整为：太子参 30g，怀山药 30g，生薏苡仁 30g，白术 10g，茯苓 15g，连翘 10g，白鲜皮 15g，生地 15g，沙参 10g，淡竹叶 10g，甘草 5g。继续服用中药 2 月，皮损消失而停药。嘱平时注意饮食调节，使用润肤剂。

【体会】

此例相当于中医学的"四弯风""奶癣""浸淫疮"等疾病的范畴，为特应性皮炎的典型病例。其主要原因是先天禀赋不足，脾失健运，湿热内生，复感风湿热邪，郁于肌肤腠理而发；反复发作，缠绵不愈，则易致脾虚血燥，肌肤失养。病机为本虚标实，本虚为脾胃亏虚，标实为心火、湿邪。

此例患者自婴儿期发病，婴儿期的临床表现以面部皮损为主，后未愈迁延至青少年期。皮损范围扩大，以面颈部、躯干、四肢为主。治疗方面多年来采用抗组胺类药物及皮质激素治疗，病情发作期与缓解期交替，现皮损主要表现为皮肤干燥、粗糙，肘窝及腘窝部皮肤呈苔藓样变，自觉瘙痒明显。治疗已用糖皮质激素治疗。根据现症诊断为特应性皮炎，辨证为脾虚湿困。以健脾祛湿，润燥止痒法治疗。根据临床症状的改善情况随时调整药物及撤减激素用量，激素停用后皮损稍有反复，及时加用清热利湿止痒之品，患者痊愈。

对于特应性皮炎的治疗，主要解决瘙痒、干皮症及反复发作问题。

对部分顽固瘙痒，用疏风、散风、搜风诸品，若痒感不减，反而有加重趋势者，可酌加安神平肝息风之品，如酸枣仁、柏子仁、合欢皮、夜交藤、石决明、生龙牡、生代赭石等，常能获得良效。此例患者在治疗时加用钩藤疏风平肝，又用生牡蛎安神息风，瘙痒自除。对于久病反复瘙痒，中医认为久病入络，还可试用蜈蚣、全虫等虫类药入络搜风以止痒。

特应性皮炎另一常见症状是干皮症，多见于青少年或成人期的患者。此例患者皮肤干燥、粗糙，肘膝部位皮损苔藓样变。对其治疗，除局部使用保湿剂或湿包疗法及避免外界刺激外，中医辨证治疗多责之血虚风燥或阴虚风燥，常用当归饮子或地黄饮子治疗。对于此型患者若兼湿邪，在治疗时要选用适当的除湿药。因燥湿同病，滋阴可助湿，祛湿又恐伤阴。在治疗上可选用健脾渗湿之品除湿，因为在除湿法中，健脾渗湿法无伤阴之虞，如可选用太子参、怀山药、莲子等药，并佐以柴胡升举脾之清气上达于肺，使肺得滋润。同时配合生地黄、白芍、牡丹皮、地骨皮等凉血养阴之品，使脾湿得清，肺燥得除，其病当愈。

特应性皮炎是一种慢性、复发性、难治性的皮肤病，如何防止复发也是至关重要的问题。在治疗中还应注意：①健脾法贯彻始终，培土清心，标本兼治。②由于特应性皮炎的发生与多种因素有关，特别是饮食应忌鱼、虾、蟹等海味，豆制品，牛肉，竹笋等，日常用品如衣物要柔软。患者也因病情易反复或持续终身引起一系列的精神心理问题如精神焦虑、沮丧、容易激动、甚至自杀等倾向，因此在药物治疗的同时加强心理辅导。

【名家点评】

用心脾相关理论指导治疗，临床获效。特应性皮炎是慢性复发性难治性的皮肤病，病机主要责之心脾两脏，发病初起多与心有关；病情迁延，多与脾有关。在总结验案的同时，作者更提出了自己对特应性皮炎患者一些常见症状及复发的治疗经验，比如瘙痒、干皮症的治疗及护理建议，对临床有非常实用的指导意义。（禤国维^注点评）

医案 2　　滋阴清热法治疗痤疮

患者，王某，女，25 岁，职员。2007 年 9 月 3 日首诊。

简要病史：面部反复起丘疹、脓疱、结节、囊肿 10 余年。曾间断在多家医院治疗，诊断为"重症痤疮"，用过维 A 酸、抗菌素类及中药治疗，用药见效，停药反复。2 月前因工作加班皮疹加重，就诊某中医诊所，服数十剂清热解毒中药，未见明显改善。月经平素不规律，量少，面部皮疹每于月经前及月经期多发。伴口干、大便干。现症见：面部豆大丘疹、脓疱、囊肿，少量凹陷性瘢痕，胸背部亦见大量丘疹，舌红，苔薄，脉细。

诊断：粉刺

辨证：阴虚内热兼有瘀滞

治法：滋阴清热，兼化瘀结

方药：消痤饮加减

女贞子 15g，旱莲草 15g，生地 20g，丹参 20g，知母 15g，黄柏 15g，浙贝母 10g，桃仁 10g，玄参 15g，侧柏叶 15g，蔓荆子 15g，甘草 10g，布渣叶 15g，蒲公英 15g，蛇舌草 15g。水煎服，日 1 剂，7 剂。外用三黄洗剂每晚外搽 1 次。（三黄洗剂组成：大黄、黄芩、黄柏、苦参各等份。功效：清热收涩止痒）

饮食调护：①饮食忌吃辛热煎炸的食物，适当增加新鲜蔬菜、水果。②养成良好生活习惯，保证充足睡眠。③保持大便通畅。④忌用手挤压粉刺。⑤每周复诊一次。

【治疗过程】

二诊：2007 年 9 月 10 日，面部脓疱减少，无新发皮疹。口干改善。大便稍干。舌脉同前。嘱继用上方 7 剂，水煎服，日 1 剂。

三诊：2007 年 9 月 17 日，面部脓疱基本消失，囊肿缩小，新发少量红色丘疹，大便正常。9 月 13 日月经来潮，月经量少。上方减蛇舌草、蒲公英，加益母草 20g，郁金 15g，水煎服，继服 7 剂。

四诊： 2007 年 9 月 24 日，面部丘疹基本消失，遗留个别囊肿，上方加夏枯草 15g，生牡蛎 30g^{先煎}，水煎服，继服 14 剂。

五诊： 2007 年 10 月 8 日，面部无明显丘疹及囊肿，仅留少量凹陷性瘢痕及色素斑，纳食可，大便调。舌淡红，苔薄，脉弦细。调整处方如下：女贞子 15g，旱莲草 15g，生地 20g，丹参 20g，知母 15g，黄柏 15g，益母草 15g，麦冬 15g，蔓荆子 15g，甘草 10g，布渣叶 15g，蒲公英 15g，柴胡 15g，水煎服，日 1 剂，7 剂。

六诊： 2007 年 10 月 15 日，10 月 12 日月经来潮，经量较前明显增多，月经前及月经期无明显新发丘疹，轻微小腹坠胀。余无明显异常。嘱用前方减知母，加香附 15g，继服 7 剂停药。因该患者月经前及月经期皮疹多发，调整治疗计划于每月月经前 1 周就诊，方用 10 月 15 日方剂，每月服药 7 剂，后连服 3 个月经周期而愈，未见复发。

【体会】

此例为痤疮的典型病案。痤疮是毛囊、皮脂腺的慢性炎症。好发于青少年面部，临床表现以面部的粉刺、丘疹、脓疱或结节、囊肿为特征，易反复发作。属于中医学"肺风粉刺"的范畴。中医认为痤疮的发病主要与饮食生活失理，肺胃火热上蒸头面，血热郁滞有关。若病情反复发作，日久气滞血瘀痰凝，则出现结节、囊肿和瘢痕。西医认为痤疮的发病与内分泌失调，血中雄性激素水平升高和靶组织毛囊、皮脂腺受体对雄激素的敏感性过强，皮脂分泌过多、毛囊皮脂腺导管角化异常、毛囊内微生物感染等有关。痤疮的皮疹主要发生于青春期男女的面部，亦可见于胸背部。近年随着社会的进步和人们生活水平的提高，饮食结构的改变，工作学习节奏的加快以及空气环境的污染，患痤疮的病人日愈增多，传统中医治疗此类疾病多从宣肺清热通腑入手。

本例为青年女性，患病十余年，多方诊治，用过抗菌素类等药物，现因工作加班皮疹加重，服数十剂清热解毒中药，未见明显改善。月经平素不规律，量少，面部皮疹每于月经前及月经期多发。伴口干、大便干。舌红，苔薄，脉细。从该患者的临床表现及治疗过程来分析，如果再用清肺胃之热的办法难以奏效。观其脉证，辨为阴虚内热兼有瘀滞。采用滋阴壮水、清热降火兼以化痰散结之法而取效，随访未见复发。

对于痤疮的发病机制提出新学说的是笔者在广州中医药大学做博士后期间的指导老师禤国维教授，导师在数十年的临证经验中，根据岭南的独特地理环境，提出了肾阴不足、相火过旺、冲任失调新的痤疮发病机制。指导临床治疗，效如桴鼓。禤国维教授是全国名中医，临证四十余载，善用滋阴清热补肾法治疗皮肤顽症，取效满意。禤师认为，肾为先天之本，内藏元阴、元阳，系水火之源，阴阳之根，肾虚是许多皮肤顽症反复发作、缠绵难愈的重要因素。盖"肾为脏腑之本，十二经脉之根，呼吸之本，三焦之源"，生理条件下，肾之阴阳通过脏腑经络供给皮肤营养和能量，使皮肤发挥正常的生理功能，病理条件下，肾之阴阳虚衰可影响皮肤的司开合功能，使其易遭病邪入侵，另外，肾之阴阳虚衰，则人体正气难以激发，病久缠绵。

禤教授通常以"六味地黄丸"或"二至丸"为基础方治疗阴虚内热诸症，临床药到瘤疾除。用药上，他注重滋补甘平之药，同时佐以降火之品。常用药物有：女贞子、旱莲草、熟地、山萸肉、侧柏叶等滋阴之品；又有生地、丹皮、泽泻、茯苓、黄柏、知母、鱼腥草、石上柏等清热或泻肝肾壮火有余之品。

对于痤疮患者，饮食及生活调理也尤为重要。在药物治疗的基础上若能兼顾饮食及生活调理，是减少复发的重要因素。另外，女性患者，发病与月经周期有关者，随月经周期调理用药，也是减少复发的重要方法。该例患者痤疮愈后又按月经周期调理用药，随访再未复发。

【名家点评】

传统中医认为痤疮的发生主要责之肺胃蕴热，但笔者在数十年的临床实践中发现，单用清肺胃之热的方法不能缓解许多患者的症状，有时反而会加重，特别是岭南地区的患者，通过临床实践的积累，摸索出阴虚内热的痤疮新的发病机制，指导临床，每获良效。本例也是用此法治愈痤疮的又一验案。（禤国维点评）

医案3　清热凉血法治疗寻常型银屑病

患者，男，35岁，货车司机。2006年10月11日首诊。

简要病史：患银屑病20余年。15岁时感冒后全身出现点滴状红斑，上覆银白色鳞屑，皮疹遍及头皮及躯干四肢，后经中西医调治而愈。此后5年未复发。20岁时因一次大量饮酒后复发，头皮躯干出现鳞屑性红斑，轻度瘙痒，后再经中医、西医治疗包括光疗等好转，躯干部皮损消退，头皮皮损未退，冬重夏轻，皮损每于精神紧张、食辛辣刺激后加重。现症见：头皮、躯干、四肢片状鳞屑性红斑，近日因食辛辣食物皮损增多增大，自觉瘙痒，伴口干，大便干燥，舌红，苔薄黄，脉弦。家族中其祖父、父亲有银屑病病史，母亲及小妹体健。专科检查：头皮、躯干、四肢见大小不一的红斑，上覆银白色鳞屑，鳞屑刮之易除，有薄膜及点状出血现象。

诊断：白疕

辨证：血热蕴肤

治法：清热凉血

方药：自拟方

生地30g，丹参15g，忍冬藤15g，白鲜皮15g，重楼15g，赤芍15g，槐花15g，甘草5g，黄芩15g。水煎服，日1剂，共7剂。

饮食调护：①避免精神刺激。②忌饮酒及食辛辣刺激食物。③定期复诊。

【治疗过程】

二诊：2006年10月18日，患者新发皮疹减少，瘙痒减轻，口干减轻，大便2日一次。舌红，苔薄，脉弦。继用上方加丹皮15g，水煎服，日1剂，共14剂。

三诊：2006年11月1日，患者近1周无新发皮疹，瘙痒不著，原有皮损颜色变淡，鳞屑变薄，纳便调。舌红苔薄，脉弦。效不更方，继服二诊时方剂14剂。

四诊：2006年11月15日，近3天因外感咽痛，躯干部出现点滴状新发皮疹，大便稍干。舌红苔薄腻，脉弦略数。治以清热凉血、解毒利咽。调整方剂如下：生地30g，玄参15g，板蓝根15g，白鲜皮15g，紫草10g，重楼15g，赤芍15g，北豆根10g，甘草5g，黄芩15g。水煎服，日1剂，共7剂。

五诊：2006年11月22日，患者近日无新发皮损，咽痛减轻，纳便调。舌红苔薄，脉弦。上方减北豆根，加丹参15g，继服14剂。

六诊：2006年12月5日，躯干部皮损部分消退，纳便调。近日因工作紧张睡眠稍差，上方减黄芩，加合欢皮30g，继服14剂，日1剂，水煎服。

七诊：2006年12月19日，就诊时躯干四肢皮损消退，头皮发际仍有少量皮损，鳞屑薄。纳便调。舌淡红，苔薄，脉弦。嘱患者继服上方1月，水煎服。1月后复诊皮损基本消退。嘱注意调摄精神及饮食，忌饮酒，以防本病复发。第2年冬季在发病前1月就诊，以减少复发或减轻症状。

【体会】

本病为寻常型银屑病验案。银屑病是皮肤科的一种常见病、多发病，也是难治之症。中医称"白疕""松皮癣""干癣"，是皮肤红斑上反复出现多层银白色干燥鳞屑的慢性复发性炎症性疾病。此病具有遗传素质和复发性。目前现代医学尚无特效疗法。

对银屑病的病因病机的认识，皮肤界的前辈经过大量的临床实践，其中有三种比较成熟的学说：血热论、血瘀论、血虚论。血热论的代表是当代皮肤界名家朱仁康与赵炳南。朱仁康认为"血分有热"是银屑病的主要原因，若复因外感六淫，或进食了辛辣炙煿，鱼虾酒酪，或心绪烦忧，七情内热，以及其他因素侵扰，均能使血热内蕴，郁久化毒，以致血热毒邪外壅肌肤而发病。赵炳南认为：血热是发病的主要依据。因七情内伤，气机壅滞，郁久化火，或饮食失节，脾胃受伤，郁久化热，或外受风邪，夹杂燥热之邪客于肌肤所致。笔者有幸在1995年时跟随朱仁康教授学习半年，随诊期间诊治不少来自全国各地银屑病患者，朱老根据"血分有热"的银屑病主因，临床上施以清热凉血之法每获良效，最擅长使用的中药是生地，且每次用量30g左右。后笔者在自己的临床实践中，遵朱老之法，治愈不少银屑病患者。

此例中的患者的临床表现是血热蕴肤的典型表现，施以清热凉血之法治之，获临床痊愈。并嘱患者在治疗的同时要注意精神、生活调理，尽量避免各种诱发因素，减少复发次数。

银屑病虽然是非常顽固的疾病，但笔者认为只要对患者作出早期诊断及治疗，并加强防护，可以使疾病得到控制、减少复发或痊愈。具体有如下观点供参考。

1. 寻找病原　银屑病的发生和复发受多因素影响，如呼吸道感染、扁桃体炎及饮酒、吃辛辣食物或牛羊肉后加重，患者要在日常生活中注意调护及饮食与忌口等。

2. 精神因素　消除紧张因素、学会自我放松。从中医角度来看，情志内伤、气机壅滞、郁久必火，加上心火亢盛，毒热伏于营血而发病。

3. 规律治疗　病急勿乱投医，以防严重后果。有些患者患病后，治病心切，轻信偏方妙药，随便服药，结果导致病情加重的例子不少。因而对于银屑病患者来说，一定要正规治疗、谨慎用药。

4. 季节防护　加强一般的防护措施。季节变化明显影响银屑病的发病，据报道银屑病冬季发病率较高，因而要做好冬季的防护措施。每于发病前1月预防性服用一定量的中药，可有效的减轻复发症状或不复发。也可自秋末开始每天运动半小时（如跑步）使身体微微出汗，有很好的预防效果。

5. 饮食　银屑病患者应该多吃水果和蔬菜，少吃肉类食物，有助于控制及减少银屑病的复发。另外要限制煎炸、油腻、盐腌的食物。要戒烟酒。

6. 水浴　疗养院、海滨浴场是银屑病患者的"人间乐园"。阳光、水浴对患者的皮肤病有很好的作用。

【名家点评】

银屑病是皮肤科的一种常见病多发病，也是难治之症。对银屑病发病机制目前有三种学说，即血热论、血瘀论、血虚论。作者所选病案是典型的血热证患者，用清热凉血解毒的方法治愈患者。另外，作者也非常重视银屑病患者的精神、生活调理，建议患者尽量避免各种诱发因素，减少复发次数。（禤国维点评）

【香港行医感悟】

笔者于2006～2007年在香港仁济医院行医，期间感悟颇多，主要如下：

1. 中医师的职责范围　在香港做中医师，与内地不同，是真正意义上的传统中医，中医是不能借助任何现代医学的检查手段与方法，包括听诊器、体温计及血压计等，这也是检验为医者的中医功底。中医师通过望闻问切收集资料，然后辨证施治，治疗药物是中药的饮片或颗粒剂，不是内地的中、西药合用，这样临床更能真实的反映中医药的效果与优势，值得借鉴。

2. 预约制度　仁济医院对患者实行预约制度，患者可以通过电话或直接去门诊预约诊治时间，按照预约时间前往就诊，香港市民一般比较遵守时间，避免等候排队现象，节省了患者的时间。

3. 对中医药的信任及规划　香港市民对中医药的信任及热爱高于内地大多数地区，包括小到几月的婴儿都能服用中药，这在内地特别是北方地区是很少见的。政府也非常重视中医的发展与规划，从1997年香港回归以来，香港一些大学如香港大学、香港浸会大学、香港中文大学相继成立中医学院，邀请内地资深专家教授前去授课或行医，满足市民对中医的需求，中医的起步相对较高，从业人员的素质偏高，发展也相对较快及规范。

6. 符文澍医案

符文澍，首都医科大学中医药学院学士，北京中医药大学硕士。首批全国名老中医著名皮肤外科专家王玉章教授学术继承人，随师十载，尽得真传。2001～2007年任香港大学专业进修学院助理教授。现任香港中文大学中医学院专业顾问，世界中医药学会联合会皮肤科专业委员会理事等职。

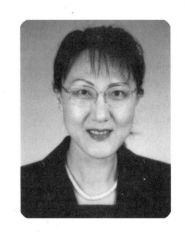

从事中医临床、教学和科研工作30余年。擅长用中医的方法诊治皮肤、内、外、妇、儿等科疾病和疑难杂症。

医案　清热化湿止痒方治疗湿疹

患者，男，13岁，2010年6月23日首诊。

简要病史：皮肤瘙痒时作12年。自1岁时开始皮肤瘙痒，时轻时重。皮损主要分布于四肢，皮肤色红，粗糙脱屑，并伴有少量水性分泌物溢出，痒甚。纳食正常，大便日1行略干，夜寐尚可。舌质红，苔白腻，脉滑。

诊断：湿疮

辨证：湿热内蕴

治法：清热化湿

方药：自拟清热化湿止痒方

陈皮10g，蒲公英10g，黄芩10g，白鲜皮15g，连翘12g，黄连7g，地肤子12g，栀子9g，大青叶12g，黄柏7g，牡丹皮12g，白花蛇舌草12g，赤芍12g，苦参8g，薏苡仁12g，藿香15g，佩兰12g，甘草8g。水煎服，每日1剂，每剂服用2次。

饮食调护：避免进食易致敏和刺激性食物，如虾、鱼、螃蟹等海鲜以及酒类、辛辣食物等，以清淡饮食为宜。避免热水烫洗、搔抓、日光暴晒，积极预防感染。劳逸结合，避免过度疲劳和精神紧张。

【治疗过程】

二诊：2010年7月15日，服药14剂后皮肤瘙痒减轻，水性分泌物溢出减少，皮肤仍粗糙脱屑，大便日1行可，纳可，寐安，舌质红，苔白腻，脉滑。继服前方加减，去薏苡仁，加炒白术8g，再服14剂。

三诊：2010年8月2日，服药14剂后再诊，四肢皮肤基本接近正常，自觉已不痒，纳可，便调，寐安，舌质微红，苔白，脉滑。继服前方加减调理，巩固疗效。

【体会】

湿疹是一种常见的过敏性炎症性皮肤病。临床表现以多种形态的皮疹，对称分布，伴剧烈瘙痒，倾向湿润，易反复发作，并趋向慢性化，不易治愈为特征。中医称之为湿疮。由于湿疹不同的发病部位，而有不同的名称，如发于腘窝、肘窝弯曲部者，称为"四弯风"；发于耳部者，称为"旋耳疮"；发于乳头者，称为"乳头风"等。根据皮损特点和病程，湿疹一般可分为急性、亚急性、慢性三类。

部分湿疹患者往往仅有局部病变，全身症状不明显。在此种情况下需注重局部辨证：丘疱疹多于水疱为热重于湿；水疱多于丘疱疹为湿重于热；水疱多而密集为湿盛，少而散在为湿轻；糜烂面大为湿盛，小为湿轻；渗液黏稠为湿热，稀薄为湿盛；皮损颜色淡红为热轻，鲜红为热盛，黯红为热势减轻；皮损发于头面和上半身者多属风热，发于腰腹部者多为有热，发于下半身者多为湿热。

本例患者属湿疹湿热内蕴型。笔者治疗此型湿疹多以清热化湿为法。在本例治疗中以蒲公英、黄芩、连翘、大青叶、栀子、白花蛇舌草清热泻火解毒，黄连、黄柏清热燥湿，白鲜皮、地肤子、苦参清热祛湿止痒，牡丹皮、赤芍清热凉血，薏苡仁、陈皮、广藿香、佩兰化湿，甘草调和诸药。首诊见效之后，守方加减治疗，终使疾患得愈。

【香港行医感悟】

在港行医十余年，深深感悟皮肤病病人就诊的首要问题，是解决皮肤的临床不适。所以，治疗皮肤病首先要尽快解决病人的皮肤痛苦，急则治标，以期尽快缓解病人的临床症状。由于临床经验和着眼点的不同，各医家创立了不同的理论，形成百花齐放、百家争鸣的局面，就辨证而言，有脏腑辨证、八纲辨证、卫气营血辨证、三焦辨证、六经辨证等不同的体系。皮肤病虽一般常用脏腑辨证，但临证时不可一概而论，必须根据具体情况合理运用各种辨证体系。

在笔者所治疗的患者中，有不少曾在有名的医院得到过这样的劝告：不可以看中医；还有一些患者要求到：目前病情经过西医治疗已基本稳定，想用中药调理；亦有患者提出了看来似乎很简单的要求：想用中药来降低激素应用的副作用。以上的要求都表达了他（她）们认为中医药不能治疗其所患疾病的言外之意。难道中医药面对迅速发展的现代医学，只能充当一个"调理"的角色吗？经过近30年的探索，本人深切地体会到，应用中医药治疗皮肤病确有优势！

【名家点评】

湿疮是由多种内外因素引起过敏反应的皮肤病，相当于西医学的湿疹。本病的病因，总由禀性不耐，湿、热、风三邪客于肌肤而成。香港地处岭南沿海，气候湿热，易受风湿热邪袭于肌肤，致使湿热蕴积而致病。凡本病转慢性者，病程缠绵，时轻时重，可因诊治及时趋向好转或痊愈，以后又因外来刺激呈急性发作，常数月或数年，甚至数十年不愈。本患童属慢性湿疮，病程已缠绵12年，时轻时重，经医者三诊后使皮肤病变基本控制，自觉不痒，继守方加减调理，以巩固疗效。综观本病案之疗效，可见医者重视中医学的三因制宜、审证求因的学术思想，加上娴熟的辨证施治诊疗技巧，从而提高疗效，终使疾患得愈。（陈抗生点评）

7. 黎家恒医案

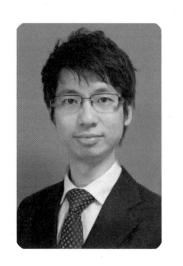

黎家恒，毕业于香港浸会大学中医药学院，曾任职东华三院辖下诊所，现于香港工联会中医诊所工作。擅长应用中药治疗常见病，如：月经不调，崩漏，子宫肌瘤等妇科病；湿疹，痤疮等皮肤病；糖尿病，高血压等慢性病；及舒缓癌症与放化疗所致的各种不适。并擅长以针灸治疗各种痛症及中风后遗症等。

医案　养血祛风法治疗湿疹

患者，男，56 岁，2008 年 3 月 19 日首诊。

简要病史：皮肤痒疹 6 个多月。现症：腹背多见苔藓样病变及色素沉着，皮色黯哑干燥，伴以少量红色丘疹，四肢亦见散在苔藓样病变，并见较多红色丘疹，下肢皮损见渗出糜烂，全身瘙痒，晚间甚。无明显诱发食物，但每于天气变化，痒疹即稍为增多，求诊西医皮肤专科诊为湿疹，予西药内服及外用激素药膏，患者感治疗效果未如理想，故来求诊。患者体胖易倦，脉滑，舌淡体大伴齿痕苔黄腻。否认食物过敏及其他过敏病史。

诊断：湿疮

辨证：脾虚，血虚风燥

治法：养血祛风，佐以健脾化湿

方药：四物汤加味

生地 30g，当归 6g，赤芍 12g，川芎 10g，苦参 10g，白鲜皮 30g，徐长卿 12g，玄参 15g，丹皮 10g，炙甘草 6g，白茅根 15g。2 剂。4 碗半水煎至 1 碗，餐后服。再加水 3 碗半至 1 碗，4~6 小时后餐后服。

饮食调护：清淡饮食，戒虾蟹、无鳞鱼、牛肉、鹅肉、笋及辛辣等。使用对皮肤温和的个人清洁用品。

【治疗过程】

二诊：2008 年 3 月 21 日，诉服药后皮疹瘙痒稍有改善，故守上方 8 剂，每日 1 剂。

三诊：2008 年 3 月 29 日，全身瘙痒明显减轻，下肢渗出稍有改善。上方减白鲜皮，白茅根，丹皮，加薏苡仁 30g，白术 10g，怀山药 10g，地肤子 20g。每日 1 剂至下次复诊。

四~六诊：2008 年 4 月 3 日，腹背丘疹减退，仍见苔藓样病变。上方加苍术 10g。每日 1 剂。2008 年 4 月 7 日，腹背苔藓样病变稍有改善，增厚皮损转薄，患处周边色素沉着开始减退。上方加莪术 10g，淫羊藿 10g。每日 1 剂。2008 年 4 月 11 日，腹背丘疹基本消失。因天气突然变化，双下肢复见红色丘疹，微渗液。加土茯苓 15g，黄柏 6g。每日 1 剂。

七诊：2008 年 4 月 26 日，病情基本稳定，患处仍见色素沉着，续服上方半年，每周 3 剂，至皮肤纹理恢复正常，色素变淡。

【体会】

湿疹是香港常见的皮肤病，与本港潮湿环境及市民嗜食肥甘厚味有密切关系。湿疹皮损多样，形态多种，多以对称分布，瘙痒为主症。根据病程及皮损持点，分为急性、亚急性及慢性。急性皮损多为红色丘疹，见渗出，甚至糜烂；反复发作，易成慢性，皮肤可见苔藓样病变：肥厚粗糙，皮纹理显著，皮肤质地或变硬，色素沉着，或见皲裂，鳞屑等。但临床上常见皮疹损害混合出现，即同一患者的肢体可同时出现急性及慢性皮损或慢性湿疹患者急性发作的情况。

本案从皮损反映患者本虚标实，虚实夹杂。以病人体胖，腹背苔藓样病变及皮肤色素沉着黯哑，为血虚风燥的表现，而四肢红疹湿出及舌脉均显示患者湿热内盛，但总体以苔藓样病变较渗出红疹为多，故舍脉从证，从脾虚血虚论治，以活血养血，健脾渗湿，以达致祛风止痒。湿疹求诊者多以剧烈瘙痒影响生活为主诉，虽有急则治标之论，但并非单单投以止痒药则能收效，需辨清瘙痒性质，针对治疗。本案初诊，方药以血分药物为主；其后痒疹减轻，即伍健脾渗湿药物固本，以治疗粗糙纹理及苔藓样病变。又因久病多瘀及肢体色素沉着明显，加入莪术加强活血功效。最后，因天气变化而诱发的新皮疹，由于见于下肢，考虑为湿浊下注，故以土茯苓，黄柏清化下焦湿热以治标。

本例治疗效果理想，服药仅一个多月皮疹即大致稳定，但由于湿疹容易反复发作，因此建议患者随后 6 个月仍每周服药 2~3 剂，以巩固疗效。及后随访，患者至今两年未见发作。

【香港行医感悟】

在香港，大部分长期病患者均一直使用西药治疗，而求治于中医药者，都是一些自觉西医治疗未如理想的病人，故欲再加中药配合治疗以得到更佳疗效。因此，我们需对西医的治疗方法有所理解，相互配合，从而提供最佳的治疗。但由于两地的法律不同，在港行医的中医并无法律权责去更改西医的治疗，所以我们只要了解患者现有的西药治疗方案，再以中医的辨证论治方法，配合中药的现代研究施治，并避免中西药的不良相互作用即可。

【名家点评】

本案湿疹病程较长，因此辨证宜遵循"新病多实，久病多虚"之旨，作者可贵之处是能从皮损的表现辨别虚实，抓住血虚风燥的主要病机。湿疹在病程的不同阶段及受不同季节影响可表现为热毒、湿热、湿阻等，而最常用药首推白鲜皮，该药集祛风、燥湿、清热解毒于一身，为治疗湿疹要药，同时配伍了养血活血、健脾渗湿、祛风止痒等法，亦与临床辨证颇为吻合。该案治疗以汤剂内服为主，若能配合外洗，可能疗效更为可期。（郑峰[注]点评）

注：

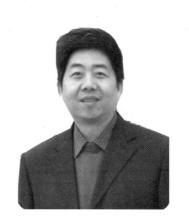

郑峰，福建中医药大学第一临床医学院心病科主任医师，硕士研究生导师。中医内科教研室主任，全科医学科主任，福建省名老中医学术经验继承人，中华中医药学会心病分会及中华医学会全科医学分会委员。福建中医药学会心病分会副主委，福建中西医结合学会急救分会常委，《中国中医急症》编委。

8. 李广冀医案

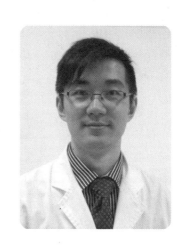

李广冀，2006 年本科毕业于香港中文大学中医学院，现为南京中医药大学博士研究生。2006 年至 2010 年期间，就职于博爱医院综合中医诊所。2010 年至今于远志中医诊所私人执业。

医案　仙方活命饮治疗初期内痔出血

患者，女性，29 岁，文员，2010 年 1 月 29 日首诊。

简要病史：近日眠差，大便时见鲜血，无疼痛，西医肠镜检查发现出血点，但未形成痔疮，故无法行结扎术。大便软，矢气时偶发喷射状出血，服西药处方止血药 1 周无改善，正值月经之时，失血加重，末次月经：2010 年 1 月 19 日，平素月经周期正常，疲倦头晕。现症见：中等身型，面色无华、萎黄，唇色白，精神差，倦怠乏力，四肢冰冷，平素畏寒，自觉气虚，食纳尚可，大便偏软，偶不畅。舌淡红黯瘀，苔薄白腻，脉沉细。

诊断：便血

辨证：脾虚下陷，瘀血郁滞

治法：补气升提，化瘀止血

方药：仙方活命饮加减（处方为浓缩中药）

仙方活命饮 8g，槐花 3g，阿胶 3g，地榆炭 2g，太子参 3g。7 剂。每日 1 剂，水煎服。

饮食调护：①忌饮酒及食辛辣、肥甘厚味之品，饮食定时定量。②餐后一小时服食适量蔬果。③避免久坐久立，多些转换体位。④大便时避免用力过猛，刺激出血点。

【治疗过程】

二诊：2010 年 2 月 5 日，病人服药两天后，便血量减少，已有明显改善，隔日出血，患者亦能保持大便一日一次，月经已干净，头晕明显改善，精神可，睡眠质量改善，患者心情大好。仙方活命饮 5g，槐花 3g，地榆炭 2g，太子参 3g。7 剂，每日 1 剂，水煎服。

三诊：2010 年 2 月 12 日。感冒四天，流鼻水，咳嗽，自行服成药，症缓。大便一星期出血两次，舌黯红苔白脉浮弦。止嗽散 5g，荆防败毒散 5g，银翘散 5g，浙贝母 2g。5 剂，每日 1 剂，水煎服。

四诊：2010 年 2 月 26 日，大便已无出血，咽痛，口苦，大便一日一次。脉弦细，舌略红苔薄黄，咽充血。玉女煎 5g，小柴胡汤 5g，胖大海 2g，普济消毒饮 8g。5 剂，每日 1 剂，水煎服。

【体会】

在西医肠镜检查后，基本排除大肠癌的可能，西医诊断为内痔，内痔初期止血清痛最为重要，本人实习时有幸在深圳市中医院跟随魏志军主任医师，他讲过仙方活命饮能治内痔，本方又叫真人活命饮、消疮饮。前人称此方为"疮疡之圣药"。方中银花清热解毒，清散痈肿为君；当归、乳香、没药活血散瘀、消肿止痛；防风、白芷、疏散外邪、使热毒从外透解为臣。陈皮行滞以消肿；贝母、天花粉清热散结；穿山甲、皂刺通脓溃坚，共为佐药；甘草清热解毒，和中调和诸药为使也。诸药合用，则热毒清而血瘀去，气血通而肿痛消，则疮疡自愈。

此方在卫气营血各方面都能兼顾，表里同治，面面俱到，即使用在轻微脾虚的患者身上，亦不会太寒凉，方中陈皮更有提升脾气之意，助患者行气消肿。另外我在方中加了阿胶，乃血肉有情之品，能补血止血，补充月经失血，患者中气不足，又担心浓缩中药黄芪、党参太温补而加重出血、经血，固以太子参缓补中气，补而不燥，槐花、地榆炭则是止下焦出血的常用药，加强疗效。

三诊患者感冒，多是患者失血过多，未能及时恢复，正气虚损，以致外感风热。因此解表清热的同时，要有不寒不热的止嗽散。四诊时，大便已无出血，阴津还未恢复，固用普济消毒饮合玉女煎清热生津，以小柴胡疏泄气机，患者随后复诊半年，大便皆无出血。患者非常满意疗效，固又进一步加强了运用传统中医方剂的信心。

【名家点评】

"十人九痔"，痔疮是很多人的"难言之隐"，非到出血、肿痛不肯就医。痔疮难以完全消除，很多人都与痔疮终身相伴，所以，痔疮虽不是大病，但因罹患人群广泛，对其的有效治疗仍值得重视。仙方活命饮具有清热解毒，消肿溃坚，活血止痛的功效，主治疮疡肿毒初起而属阳证者。作者在辨证的基础上，将其运用于初期内痔出血的治疗并取得满意疗效，充分说明中医之道在于"明理"。先明理，而后才能够从纷繁复杂、千变万化的临床表现中，抽丝剥茧，直指关键；也只有明了理，才能够真正做到圆机活法，才能师古不泥，用方不拘。（毛炜点评）

【香港行医感悟】

香港因没有中医院，固不能提供一条龙服务，即病人觉得患重病，需要手术、病理检查时，必须到西医处求诊，相比之下，普遍市民认为中医只能治疗轻症、慢性病，只能调理身体，疗效也比较温和，但相比现代医学的手段，还是比较慢。事实上，大部分慢性疾病都无法根治，现代医学也只能对症下药，而且长期服用西药会引起不少的副作用。而中药则让人有另外一个选择，而且疗效广泛得到华人的认同，随着香港政府对中医作出发牌规管后，有其法定地位，可以开病假纸等，更加受到市民信任，相信不久将来，中医将担任更加重要的角色，成为主流医学的新成员，政府将会建立更加完善的转介指引，把西医无法治疗的病症转介给中医，或让患者自由选择治疗方针，届时中医的覆盖面将大大提升。另外，随着人口老化，香港人的慢性病、例如高血压、糖尿病、心脏病、骨退化关节炎等，都是中医中药、针灸骨伤能够参与治疗的病种，估计对中医的需求将会进一步提升，相信不久将来便会有第一间正式的中医院成立。

由于香港地少人多，租金昂贵，慈善机构各出其谋，发展出一种新兴的中医流动车模式，全香港流动医疗车约有30辆，遍布港九新界，以低廉的收费，深入小区，说明更多有需要的人，这情况从未出现在中医医学史，在其他国家也少见。本人在流动医疗车行医数年，感到治好病人需要很大的耐心，一方面要耐心聆听病人所需，一方面又要顾及繁忙的诊务，在质量和数量之间得到平衡，是充满挑战的工作。总而言之，大部分来求诊的病人对中医都十分信任，复诊率也非常高，虽然流动中医车中的医师比较年轻，但通过不断磨练，学习，仍有机会改善沟通技巧和医术，我认为在香港做中医，只有通过不断的努力，才会得到别人的尊重，我对中医的未来充满希望，也相信两千多年的传统中医文化，有其不可取代的原因。

我们在香港做中医

医案辑

第五部分

针灸科医案

我们去香港做中医

医案辑

1. 陈丽仪医案

陈丽仪，广州市人。主任医师。1987年7月~2009年3月在广州市红十字会医院中医针灸科工作，兼任中国针灸学会特种针法委员会委员，广东省针灸学会理事。2001年被广州市卫生局列为"广州市中医优秀中青年人才"。

2009年3月获香港特别行政区政府批准以专才入港，现任职香港中文大学中医学院，从事中医临床、教学和科研工作。

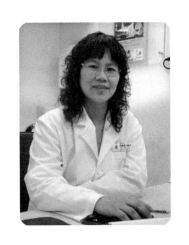

医案1 西医辨病与中医辨经结合取穴治疗坐骨神经痛

患者，男，47岁。2010年8月19日首诊。

简要病史：患者因腰痛伴右下肢后侧放射痛1年半就诊。患者年轻时常搬抬重物，腰部扭伤是常有的事，也许由于年轻气血方刚，休息一、两天便可恢复。现已步入中年，体质今非昔比。1年半前由于劳累过度，开始出现腰痛，并向右下肢后侧放射至小腿后侧，久站痛甚，不能远行，坐车时间久则腰痛加剧，夜间因痛辗转难眠。腰椎CT检查诊断为L4/5、L_5/S_1腰椎间盘向右后方突出，相应节段椎管狭窄。曾在当地针灸配合中药内服、外敷十多次，效果未显，经朋友介绍，从广东三水前来香港沙田中医临床教研中心求诊，接诊时患者诉说坐了3个多小时的旅游巴士后腰痛绵绵，酸软乏力，走路时需双手撑住髂骨部。

查体：腰椎平直，腰椎 $L_{4,5}$ 右缘压痛，右侧环跳、承扶、委中、承山等穴压痛，大腿后侧肌肉松弛，未见肌肉萎缩，右侧直腿抬高试验阳性，加强试验阳性（60°），舌淡红紫黯，苔薄白，脉弦滑。

诊断：腰腿痛，足太阳膀胱经痹

辨证：气血瘀滞

治法：活血行气，舒筋止痛

取穴和操作：考虑到患者腰部肌肉紧张，不宜在腰部进针，先用腹针治疗。患者取仰卧位，取水分、气海、关元、左气旁、右外陵、右下风湿点（外陵下5分、外5分）、右下风湿下点（外陵下1寸、外1寸），操作按候气、行气、催气三步进行。水分、气海、关元深刺，气旁、外陵、下风湿点、下风湿下点中刺。在行气步骤时让患者自己抬高或医者帮助抬高其右下肢，评估病人症状缓解情况，以便必要时进行催气。当时患者即觉右下肢后侧牵拉感减轻，治疗完毕感觉腰痛缓解，行走轻松。

饮食调护：睡觉床垫不宜过软，不能坐矮凳，坐时必须靠腰垫，忌搬重物。

我们去香港做中医·医案辑

【治疗过程】

二诊：2010 年 8 月 20 日，患者诉腰腿痛减轻，昨晚安睡，效果肯定。查腰肌微紧。继续以腹针治疗。治疗完毕，腰腿痛已减大半，行走轻快。因生意上的事情要处理，暂时回三水。嘱：注意生活调理。

三诊：2010 年 8 月 25 日，诉经上周治疗 2 次后，腰腿痛较前已明显缓解，晚上睡觉不会因腰痛而醒，今次从三水坐旅游巴到香港也不觉得太辛苦，舌淡红，苔薄白，脉弦。查腰肌已放松，腰生理弧度已出现。L4、5 右缘压痛，右侧坐骨神经通路微压痛，直腿抬高试验达 70°，改以体针治疗。根据 CT 检查和体格检查结果，结合辨证辨经，取双侧肾俞，右侧 L3、4、5 夹脊，右侧秩边、承扶、委中、昆仑。肾俞用补法，夹脊穴深刺达椎间孔，平补平泻，下肢穴位平补平泻，尽可能针感往下传，但不能有触电感。操作完毕接电针仪，选连续波，频率 200 次/分。

四诊：2010 年 8 月 26 日，昨晚因住的酒店床铺太软，就像弹弹床，影响睡眠，今早起床腰酸痛，嘱改睡地板加棉垫。针灸守上方。

五诊：2010 年 8 月 27 日，改睡地板后腰基本不痛，臀部疼痛明显减轻，仅大腿后侧酸痛。嘱：继续生活护理，可每天手握单杆，自然垂体牵拉腰部。

六诊：2010 年 9 月 6 日，再次从三水来香港治疗。经过前 5 次治疗，腰腿痛已减轻八成，坐长途汽车基本无痛，进行性生活也不觉得腰痛。

七、八诊：2010 年 9 月 7 日和 8 日，由于效果好，效不更方。

经过 8 次治疗后腰腿痛基本痊愈，腰椎旁压痛不明显，直腿抬高可达 90°，胃纳正常，睡眠佳，舌淡红，苔薄白，脉缓和有力，病告痊愈。嘱回去每天坚持单杆牵引腰部，每天做 1~2 次，每次 10~20 秒。

【体会】

本病西医诊断已比较明确，为 $L_{4/5}$、L_5/S_1 腰椎间盘突出继发坐骨神经痛。坐骨神经痛是指沿坐骨神经通路的放射性疼痛，是针灸科临床常见的病症，如果只按照坐骨神经通路取穴治疗，效果往往不理想。坐骨神经从骶丛（由 L_3~S_2 神经根组成）发出，其神经干沿下肢后侧或外侧分布。根据临床症状表现部位不同，名老中医岭南针派陈全新教授又将其分为足太阳膀胱经痹和足少阳胆经痹。沿下肢后侧放射性疼痛辨为足太阳膀胱经痹，沿下肢外侧放射性疼痛辨为足少阳胆经痹，此为辨经。本病病因 90% 以上为腰椎间盘突出引起，也就是其病位在腰椎，病机为腰部神经根受压部位的化学性炎症、机械压迫和椎间盘髓核溢出所引起的免疫反应。中医强调辨证施治，在针灸治疗某些病时辨证还不够，还要辨原发病位和辨经脉，只有辨经准确、病位明确，操作起来才能让"气至病所"，才能达到治病求本和标本兼治，从而取得理想的效果。本病例病因为腰椎间盘突出，病位在腰椎 $L_{4/5}$、L_5/S_1，取穴必须以腰椎病变部位的夹脊穴为主，直接疏通局部经络，使气血调和，促进炎症吸收。患者腰痛向右下肢后侧放射至小腿后侧，辨经为足太阳膀胱经痹，配合循经取足太阳膀胱经秩边、承扶、委中、昆仑穴。但是早期治疗必须注意腰部的病理状态，如局部腰肌僵硬，局部取穴会伤气血，针后患者可能会出现疼痛加重情况，这可能与针刺加剧局部炎症水肿渗出有关，此时应先取远程穴，如取手部经外奇穴腰痛穴；或八脉交会穴申脉与后溪相配通督脉和阳跷脉；或用腹针治疗等方法以避开腰椎局部取穴，待腰部肌肉痉挛状态缓解了，才在局部取穴。本病例早期采用腹针治疗也是出于此目的，这是中医学阳病治阴，讲究阴阳平衡的具体表现。

【名家点评】

本例患者为腰椎间盘突出引起的坐骨神经痛病例，按照西医治疗方法除手术、牵引等外治法无特殊有效疗法，尤其是非手术指征的患者，忍受着疾病本身带来的痛苦。陈丽仪主任医师发挥中医针灸特色优势，谨遵中医辨证施治原则，采用辨病与辨经相结合，以夹脊穴为本病的治本之穴，配合足太阳膀胱经治标之穴位，同时根据疾病具体情况结合运用手部经穴、督脉、阳跷脉穴位及腹针等综合治疗方法以达到标本兼治，"气至病所"，使舒筋活络，气血调和，疼痛自除。陈主任的施治思路值得同道推广。（赖新生[注]点评）

医案2　针灸疏肝理气、健脾补肾治疗闭经

患者，女，37岁。2010年2月4日首诊。

简要病史：患者主诉停经14个月，偏头痛4个月。已育有一女。由于平时工作较紧张，又要兼顾到女儿的学习，1年多前开始容易烦躁、失眠、偏头痛，常常无缘无故对女儿或丈夫发脾气，经前乳房异常胀痛，于2008年12月初的一次月经后，在未服任何药物情况下一直未来月经，曾看中医服中药3个月未果。4个月前开始出现两侧偏头痛，时左时右，呈胀痛，情志不畅时尤甚。来诊时诉胸胁胀闷，忧郁多虑，平时怕冷，胃纳不馨，大便时溏时软，睡眠时好时差。查：患者神情焦虑，两侧太阳穴上方压痛。舌质淡黯，苔厚白，脉沉细。FSH：23.1；LH：23.03。

诊断：经闭，少阳头痛

辨证：肝气郁滞，脾肾两虚

治法：疏肝理气、健脾补肾

取穴：关元俞、次髎、三阴交、足三里、太冲（均双侧）。

操作：太冲、次髎、三阴交用平补平泻，关元俞、足三里用补法。

饮食调护：保持心情舒畅最重要，忌食生冷。隔天复诊。

【治疗过程】

二诊：2010年2月6日，两天后复诊，谓针灸后第二天月经已经来潮，且经量正常、经质稍黯，无腹痛。后取太冲、太溪、足临泣、风池、曲鬓治疗偏头痛数次，病情也逐渐好转。

【体会】

本病西医诊断为功能性闭经及血管性头痛。香港工作竞争激烈，容易造成精神压

力。患者要兼顾工作及家庭，长期处于压抑紧张状况，容易导致肝气郁结；按五行生克关系木乘土，肝木过旺则易伤脾土，出现纳呆，便溏等一系列脾虚症状，先天肾气也因得不到后天脾胃的补充而致脾肾两虚、冲脉空虚；加上肝郁易致血行郁滞，气血瘀结不通故经事久而不来。肝胆相表里，肝郁引起胆经经气不畅，故出现偏头痛、胸胁胀闷。关元俞、次髎、三阴交为治疗闭经、痛经常用穴，能调理肝、脾、肾三经和局部经气，足三里调补后天气血，太冲疏肝理气，促进经血调畅。

本例之所以针灸1次就见效，可能同患者服了3个月的中药有关。针灸的作用在于疏通经络，调整人体固有的功能。如果体质太差，针灸不容易得气，通过药物调补以后，才有利于针灸发挥疏通经络，调整阴阳的功效。

【名家点评】

本例患者为中年女性，尚未至闭经年龄，在无明显实质性诱因的情况下，如饮食药物干预、外伤、疾病等，西医可判断为功能性闭经，中医则属"情志致病"。中医学理论中肝脏有疏泄调达情志之功能，如若肝气长期受抑郁，不疏通调达，就会产生病态。尤其女性心思细密，喜多虑，更易伤及此脏。本例中此患者由于长时间的精神紧张压力过大，可造成情志抑郁，肝不调达，肝气郁结，从而导致一系列病态症状出现。陈丽仪主任辨证求因，病症结合，采用标本兼治的方法取穴治疗，选用太冲穴疏肝理气，调畅经血，足三里、关元俞、次髎、三阴交穴调补肝、脾、肾，补气养血，以及活血止痛之头痛穴位，使整体与局部有机结合起来，疗效显著。（赖新生点评）

医案3　高频电针调督安神治疗不寐

患者，女，48岁。2009年11月15日首诊。

简要病史： 患者以失眠8个月为主诉就诊。8个月前因为过度劳累，开始出现睡眠不好，难以入睡，或早醒、多梦，晨起头晕、神疲，工作难以集中精神，心烦躁扰，伴双耳堵塞感，求诊西医，给予安眠药治疗，开始尚有效，后来即使每晚服安眠药也只能睡3小时，且白天神疲体倦，难以胜任自己的工作，甚为困扰，后经人介绍来诊。刻诊见神情憔悴，目呆无神，面色晦黯，盗汗，夜尿2次/晚，双耳阻塞重听，纳可、二便调，胃部胀感。舌红黯、苔黄，脉细略数。查：精神活动未见异常，运动、感觉神经无异常。

诊断： 不寐

辨证： 肾阴虚

治法： 滋补肾阴，调督安神

取穴： 印堂、神庭、复溜（双）、听宫（双）。

操作： 印堂朝鼻梁方向斜刺0.5~0.8寸，神庭朝上平刺0.8寸，听宫张口取穴，得气后均平补平泻；复溜直刺用补法。印堂、神庭接电针仪，选连续波，频率约300

次/分钟，留针 30 分钟。

留针期间，患者迷迷糊糊睡了 20 分钟。

饮食调护：保持良好的睡眠规律，最好晚上 11 点以前上床，睡前用热水泡脚，可以听听轻音乐，早上 6 点起床，无论昨晚睡眠质量好坏。隔天下午针灸 1 次。

【治疗过程】

二诊：2009 年 11 月 17 日，针灸当天患者睡了 4 小时，但仍多梦、盗汗，还不敢停安眠药，考虑初见成效，效不更方。

三诊：2009 年 11 月 23 日，经第二次治疗后，睡眠改善了 3 天，每晚基本能睡 3~5 小时，盗汗已经减少，由于工作繁忙，没有遵医嘱按时来治疗，故患者仍然依赖安眠药，白天精神稍疲倦，头晕伴绷紧感觉。考虑精神衰弱，上方加血管舒缩区（双），并加电，波形频率同前。

四诊：2009 年 11 月 25 日，耳塞、心烦、头晕消失，睡眠明显改善，能睡 4 个多小时，精神仍疲倦，舌淡红、苔薄白，脉细。上方去听宫，嘱安眠药减半。

五诊：2009 年 11 月 28 日，患者觉服安眠药白天精神较疲倦，影响工作，自己停服安眠药 3 天，居然也能睡 5 小时，守上方治疗。

六诊：2009 年 12 月 1 日，3 天后再次复诊，病情稳定，能睡 5 个小时以上，无头晕，基本无盗汗，精神清爽，继续巩固治疗。嘱：养成良好的饮食、睡眠习惯，晚上 11 点以前必须上床睡觉，戒烟戒酒，晚饭后散步半小时。

【体会】

不寐证病因很多，如情感所伤，劳逸失调，久病体虚，五志过极，饮食不节等，上述种种原因最终均由于引起心神不安而导致不寐。正如《景岳全书》所言："……盖寐本乎阴，神其主也。神安则寐，神不安则不寐。"故无论何种病因病机之不寐，都离不开调神。"脑为元神之府"，神庭为督脉经穴，据《针灸大成》记载"神庭主惊悸不得安寐"。印堂为经外奇穴，位置恰好在督脉上。督脉直通于脑，又有支脉络肾贯心，取督脉穴既可调节督脉经气，宁神安脑。又可调节肾气肾精，使肾生之髓，源源不断上注于脑，髓海充，则元神功能易于恢复，故督脉经穴能镇静安神。两穴施以高频电刺激，发挥穴位功效与电抑制刺激双重作用，起镇静安神之效。

中医传统观点认为"心藏神""心主神明"，但后世对此颇多争议。根据《素问·脉安精微论》云："头者，精明之府"。张仲景指出："头者，身之元首，人神所注"。《医宗金鉴》进一步解释："头为诸阳之会，位居至高，内涵脑髓，脑为元神之府，以统全体"。随着"脑主神明"学说的备受推崇，"神不安"所致之不寐的针灸治疗亦发生转折，传统以心经"神门"、心包经"内关"为主宁心安神的治法受到越来越多的挑战。根据"病变在脑，首取督脉"，选取印堂、神庭穴为主治疗不寐，经临床验证疗效优于传统心经穴。

从现代医学理论来看，失眠大多被认为是人的大脑皮质兴奋与抑制功能失调，抑制功能减弱，相应引起兴奋功能增强所致。与睡眠有关的神经递质主要为5-羟色胺、多巴胺、去甲肾上腺素、乙酰胆碱以及神经肽类。动物实验证明，针刺"印堂"能提高大白鼠脑中5-羟色胺含量。因此可以设想，电针印堂、神庭可能通过外周神经、血管的调节作用影响到中枢神经的活动和某些化学物质如5-羟色胺，多巴胺等的产生，从而达到镇静安神，增强大脑皮质抑制功能的作用。通过临床观察，高频电针神庭、印堂为主配合辨证取穴治疗不寐具有起效快，疗程短等优点，且无任何副作用，充分显示了非药物疗法的优越性，而且患者在失眠得到纠正的同时，精神状态、记忆力、工作效率也得到改善。因此，该法是治疗失眠较理想的方法。

【名家点评】

随着当代生活节奏的不断增快，工作、生活压力的不断增大，越来越多的人们遭受着失眠（不寐）的痛苦。中医认为"神不安则不寐"，各种原因引起的心神不安均可导致不寐。陈丽仪主任遵从"脑为元神之府"的经典理论，以"病变在脑，首取督脉"的法则，突破传统的心经穴位治疗不寐的方案，发展选取以督脉上的穴位为主，结合辨证取穴，并采用高频电针疗法治疗不寐，使督脉经调，益肾生髓，宁神安脑。经临床验证，具有起效快，疗程短等优点，显示了针灸疗法的优越性，值得在临床实践中推广。（赖新生点评）

医案4　针灸分期辨治周围性面瘫

患者，女，11岁，学生。2009年10月16日首诊。

简要病史：患者以右侧口眼㖞斜10天为主诉前来就诊。已经进入10月的南方虽然不时吹来阵阵秋风，但气温仍然高达30多度。患者由于功课繁重，很晚才睡觉，又开着电风扇对着右面吹，结果早上起床漱口时发现水从右口角漏出，照镜子时发现右眼不能闭合，右眼迎风流泪，口角向左歪斜，进食时右面颊内藏食物。母亲将其带去看西医，诊断为右面神经麻痹，给予激素和维生素治疗，10天了，右面口眼㖞斜仍然无动于衷，心情急躁的她由母亲带来看中医，希望针灸能够使病情尽快恢复。查：患者神清，右眼睑闭合不全，露白3mm，右侧额纹消失，不能做蹙眉、皱额动作，右侧鼻唇沟变浅，口角下垂，口歪向健侧，不能作吹哨活动，伸舌居中，四肢活动正常。舌淡红，苔薄白，脉细数。

诊断：口㖞

辨证：风寒袭络，气血失和

治法：祛风散寒、和血通络

取穴：阳白、地仓、太阳、翳风、风池、合谷、太冲。

操作：阳白、地仓、太阳、翳风等穴浅刺、轻刺，用轻补手法；风池、合谷、太冲用平补平泻法，所有穴位留针20分钟，不加电，配合右面部照神灯。起针后用梅花针在患侧眼、面部轻叩刺，皮肤微红即可。

饮食调护：避风吹，戴口罩遮面；定时滴眼药水；自我按摩右面；晚上睡眠涂眼膏。

【治疗过程】

二诊：2009 年 10 月 18 日，病者诉经针刺后流泪减少，余症未变，舌、脉同前。治疗仍旨原意。

三诊：2009 年 10 月 20 日，诉右颊嵌食减少，口角微微收缩，稍能闭眼，舌淡红、苔薄白，脉细。触其面部较健侧凉，针灸守原方，并悬灸风门，大椎及右面 15 分钟。

四诊：2009 年 10 月 22 日，患者诉流泪消失，右眼闭合好转，额肌活动改善，额纹初显，口角有收缩运动，面部凉感消失。舌淡红，苔薄白，脉细数。考虑到病程超过 2 周，病情稳定并开始恢复，加强面部取穴，原方加面部颊车、攒竹、迎香，用平补平泻手法，去太冲、风池及右侧合谷，加双足三里，用补法。继续配合梅花针轻叩患侧眼、面部，温灸肝俞、膈俞每次 15 分钟。嘱：星期一至星期五每天治疗一次，周六、周日休息。

五诊：2009 年 10 月 28 日，经过 9 次针灸，患者右侧额纹明显加深，眼睛基本能闭合但仍乏力，口角收缩有力，鼻唇沟加深，口腔嵌藏食物基本得到纠正，面部两侧温度感相若，唯右颊肌肉稍紧，舌淡红、脉平。针刺阳白透攒竹，丝竹空透瞳子髎，地仓透颊车，鼻唇沟中点向人中方向平刺，停用温灸，右面颊针后闪火罐。

六诊：2009 年 11 月 5 日，又按上法治疗 6 次，总共治疗 15 次，诸症尽除，左右面无异样，病愈。

【体会】

本病西医诊断为右面神经炎。面瘫即面神经麻痹或面神经炎，可分为原发性和继发性两种，前者多见。中医学称之为"口僻""口眼㖞斜"，其病因病机多因体弱，正气不足，为风邪乘虚侵袭，邪气滞留经络，致经气阻滞，肌肉纵缓不收而发病，中医多从风寒袭络或风热犯络辨证，以前者多见。如见耳后红肿热痛或耳廓有疱疹者多辨为风热。面瘫被世界卫生组织列为 43 种针灸适宜病证之一。从临床来看，单纯针灸或针灸配合药物治疗面瘫的痊愈率远高于教科书上列明的治愈率，然也不乏因误治而导致面肌痉挛而永久留下后遗症的情况，必须引起注意。面瘫急性期，一般指两周内，由于面部神经处于应激状态，面部过度刺激容易造成神经进一步损伤，甚至留下永久性面肌痉挛等后遗症，因此，在急性期面部宜少针、浅刺、轻刺，更不宜加电，取穴可加强远程取穴如风池、风门、合谷、太冲等以达到祛风为主。急性期过后可加强面部取穴，甚至透刺，刺激强度可加强，但应以病人能忍受的"良性"刺激为度。后期面部可配合闪罐以缓解肌肉板滞僵硬。风寒患者也可配合温灸。风热或热毒引起者可配合耳尖或大椎放血。完全性面瘫（即面部功能完全丧失）最好配合西药激素治疗，已经服用激素的患者不能随意叫病人停药，以免引起反跳而加重病情。针灸对不同病因引起的面神经瘫痪，其疗效差异甚大。总的来说，属风或寒邪犯络所致的面瘫，疗效较好。属热毒或血瘀阻滞经络所致的，则应结合其他疗法，并对原发病进行病因治疗，才能奏效。

针刺面部手法以轻捻为主，选穴宜精，应交替使用，忌连续反复刺同一穴位而出现穴位经络疲劳现象。在治疗期间，可嘱病人自行用手轻揉按摩患侧面部，改善局部气血循环，注意避风寒和戒食辛辣刺激食物。

【名家点评】

对于一些疾病，西医的治疗手段仅仅是使用药物控制其一定的发展，在功能恢复方面束手无策，面瘫即是这些疾病中的一种。青少年患此病常因正气不足，风邪侵袭，邪气滞留经络，致经气阻滞，肌肉纵缓不收而发病。根据患者的病史、症状、体征，作者辨证其属风寒袭络，气血失和型，采取相应有效的治疗措施，在急性期面部少针、浅刺、轻刺，不加电针，远程取风池、风门、合谷、太冲等穴祛风为主，配合患侧局部照神灯及梅花针轻叩刺，又详细嘱患者避风吹，戴口罩遮面，定时滴眼药水，自我按摩等，对于面瘫的恢复至关重要。急性期过后可加强面部取穴，甚至透刺，增加刺激强度，并配合闪罐、温灸等方法促进肌肉功能恢复，病向痊愈。本案例提示：针灸医师具有辨证论治的正确思路，把握疾病发生、发展、变化的全过程，选穴精准，方法得当，并详细交待医嘱，是疗效显著取胜的保障。此医案可谓是后学的范例。（赖新生点评）

【香港行医感悟】

笔者在广州行医二十多年，一直在临床从事中医针灸，一年多前通过专才计划来港行医，通过比较两地中医，略有感悟：

1. 中医地位不同　由于历史原因和制度不同，中医地位两地差异颇大。在内地，政府提倡中西并重、互相包容，特别是近二十多年，中医得以迅速发展壮大，为中医奠定了在世界的领导地位，并为世界医学做出了贡献。而在香港，中医虽然有悠久的历史，但由于过去殖民统治，中医发展受到限制，得不到政府的重视和资助，只能靠仁人志士的慷慨解囊和努力，中医才不至销声匿迹。现尽管中医在香港立法十多年，也成立了三所中医学院、十八间政府公营诊所，但与庞大的中医执业队伍不相匹配。学生毕业后到政府诊所培训1~3年，然后得靠自己创业，尽管有些慈善机构或自营诊所招收他们，也是杯水车薪，结果苦读五年毕业后不得不转行。不过政府近年正在努力，但仍然受到掣肘。

2. 西医认识中医存在一定偏见　由于受到历史原因影响，西医对中医的认识很有限，他们很少会介绍病人来看中医。针灸还好，虽然不主动推介病人来针灸，但如有病人想看针灸，他们还是支持的。不过有些病人往往是西药治疗效果不好，才建议病人针灸，错过了黄金治疗机会。

3. 中医师针灸治疗方法受到限制　香港《中医药条例》规定，注册中医只能用中医方法治病，针灸更是不能使用含有"侵入"成分的方法，如穴位埋线、刮治疗法、穴位注射等，而内地则是提倡多种疗法并存。不过，这样的严格规定反而有利纯针灸手法的提高。经过一年多的临床实践，我深深体会到单纯针灸也同样能取得很好的治疗效果，更增加了用中医针灸治病的信心。

4. 本港中医针灸医师普遍"中强西弱"　香港的中医师五年大学毕业后，必须通过严格的中医执业医师考试，因此注册中医师的整体中医水平还算不错，但由于大学课程针灸所占的比例较低，而实习时间病房的轮训较少，毕业后又没有机会在病房再轮训，在疾病的诊断上相对较模糊，针灸基础也较差，因此，针灸诊治疗效难以提高。针灸不同于内科，许多治疗需紧扣西医诊断，除了要知道病之所在，还要知道病之所由，必须做到辨病、辨证和辨经结合，才能提高疗效。临床中也曾遇到双下肢乏力病人来求诊，神经科检查怀疑是急性脊髓炎而需转介西医进一步确诊，如果没有相关的西医知识就容易误诊误治。因此加强西医知识的学习和针灸操作的培训是必要的。

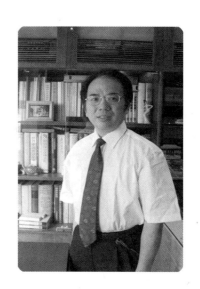

赖新生，全国名老中医，广东省名中医，博士后合作教授，全国首批中医传承博士后导师，国家"百千万人才工程"百类人才。1996年起享受国务院特殊津贴。为国家级重点学科中医学（一级）建设项目和广东省重点学科——针灸学学科和学术带头人，国家科技部973计划中医理论研究专项专家组成员，国家自然科学奖评审专家，中华医学会科技进步奖评审委员会委员。任中国针灸学会脑病科学专业委员会副主任委员等。担任香港中文大学、香港大学、加拿大中医师工会客座教授。

2. 陈治忠医案

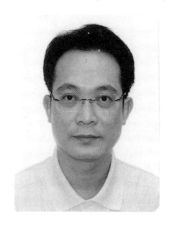

陈治忠，1986年毕业于广州中医药大学针灸专业。毕业后~2007年于广州中医药大学从事中医针灸临床、教学、科研工作20多年，为广州中医药大学副教授、硕士研究生导师，广州中医药大学中医康复教研室主任。现为香港医管局中医治疗下腰痛先导计划中医顾问及广华医院—香港中文大学中医药临床研究服务中心顾问中医师。

医案1　清肝利胆法治疗老年耳聋

患者，女，73岁，2009年7月14日首诊。

简要病史： 左耳突发失聪10天。患者于7月4日无明显诱因出现左耳失聪，时右偏头痛，呈压迫感，无头晕，眠可，夜尿频，大便调。脉弦，舌黯红，苔黄腻。

诊断：耳聋

辨证：肝胆湿热

治法：清肝利胆

取穴：听会、听宫、翳风、耳门；侠溪、行间、太冲、三阴交。

操作：听会、听宫、翳风、耳门采用密波电针，留针 30 分钟；侠溪、行间行泻法，太冲、三阴交平补平泻，隔天针灸治疗 1 次，患者经过 7 次治疗，听力基本恢复。2010 年 9 月因腰痛再次求诊，听力未见下降。

饮食调护：注意饮食清淡，少食肥腻及寒凉之品；注意减少到嘈杂的环境。

【体会】

本病西医诊断明确为突发性耳聋，耳聋中医辨证有实证和虚证之分，实证一般多发生于年轻人，虚证多以年长者为主，但实证发病急，虚证发病缓慢。本病案患者虽年已古稀，且有夜尿频之症，似属虚证，但本证发病急，且有压迫感性头痛，脉弦，舌苔黄腻，故辨其标为肝胆湿热，治宜清利肝胆，并不因为患者年龄大而辨证为肾虚之耳聋。针灸选取耳部近穴听会，听宫、翳风、耳门，通耳窍，辨证以侠溪、行间及太冲清利肝胆，三阴交以利湿，远近合用，辨证及选穴正确，故能较短时间治疗痊愈。

【名家点评】

本病患者虽为老人，看似有虚，但以急发失聪，辨证属肝胆湿热，选取手足少阳经穴为主，局部与远道取穴相结合，并对耳部穴位采用密波电针，全方有通经活络，利湿通窍之功。此医案辨证准确，方法得当，故疗效显著。（符文彬[注]点评）

医案 2　补气活血，养血疏肝法治疗中风（半侧舞蹈病）

患者，男，80 岁，2010 年 3 月 4 日首诊。

简要病史：主诉：患者于 2 月 3 日突发左侧肢体乏力，言语不清，神识清，送医院治疗，诊断轻微中风。现左侧肢体乏力，不自主扭动，言语稍不清，伸舌左歪，眠可，二便调。脉代，舌黯红，苔薄白。

诊断：中风

辨证：气虚血瘀

治法：补气活血，养血疏肝

取穴：体针：曲池、合谷、太冲、血海、三阴交、阳陵泉、阴陵泉

　　　头针：舞蹈震颤区

操作：所取穴位用平补平泻手法，隔天针灸治疗 1 次，15 次为 1 个疗程，患者经过 2 个疗程治疗，可自主行走，肢体扭动症状明显改善。

饮食调护：嘱饮食清淡，忌贪肥甘厚味；调情绪，保持乐观态度；注意劳逸结合，加强锻炼，但避免过度劳累。

【体会】

本病西医诊断为脑血管意外（半侧舞蹈病），半侧舞蹈病为单侧肢体的不自主舞蹈样动作，是一个临床综合征，大多继发于基底节的血管性损害。多见于中老年，常在突发偏瘫的肢体迅速或间隔一段时间后出现无目的、粗大的舞蹈样动作。本病案发生在中风之后，症状及体征均符合半侧舞蹈病的诊断。中医诊断为中风，但患者的症状表现除了肢体乏力之外，更主要是肢体不自主的扭动，故在治疗上除了补气活血外，还必须养血疏肝才能改善扭动的症状。

【名家点评】

本例辨证准确，取穴精妙。针灸取穴以补气活血、养血调肝息风为主，配合头针舞蹈震颤区故能取得显效。（符文彬点评）

医案3　补益脾胃法治疗少年腹痛

患者，男，16岁，2008年12月4日首诊。

简要病史：主诉：腹痛反复发作4个月；患者于2008年8月无明显诱因出现右下腹疼痛，呈抽痛，疼痛持续几天，每次疼痛发作均需住院治疗。大便2~3天1行，小便调，胃纳呆，易疲倦。脉沉，舌淡红，苔薄白。住院期间，曾做腹腔镜检查，诊断为克罗恩病，服用激素，但腹痛仍反复发作。

诊断：腹痛

辨证：脾胃虚弱

治法：补益脾胃

取穴：关元、气海、天枢、阴陵泉、足三里

操作：关元、气海、天枢，采用电针，选取密波，留针30分钟，阴陵泉平补平泻，足三里用补法。早期每周3次针灸治疗，15次1疗程。

【治疗过程】

二诊：患者经2个疗程治疗，于2009年2月9日曾腹痛，呕吐1次，但无需住院治疗，后每周改为1~2次，剧痛情况已基本改善。继续针灸治疗。

三诊：2009年6月17日，诉腹痛即欲大便，便后腹痛消失，便质软，1~2天1行，胃纳改善。

四诊：2009年8月8日，诉自6月17日~8月8日未有出现腹痛症状。

饮食调护：腹痛之疾，多由饮食失节而生。嘱患者忌食生冷，保持均衡的饮食和定时的饮食习惯。

【体会】

本病西医诊断克罗恩病，又称局限性回肠炎、局限性肠炎、节段性肠炎和肉芽肿性肠炎，是一种原因不明的肠道炎症性疾病。克罗恩病在整个胃肠道的任何部位均可发生，但好发于末端回肠和右半结肠，以腹痛、腹泻、肠梗阻为主要症状，且有发热、营养障碍等肠外表现。病程多迁延，常有反复，不易根治。本病少见，任何年龄均可发病，但青壮年占半数以上。

本病案虽年少，但由于已发病 4 个月，疲倦，纳呆，脉沉，故辨证仍属脾胃虚弱之虚证，而非因其年少而辨其属实证。取气海、关元具有强壮作用，且关元为小肠募穴，天枢为大肠募穴，调理大小肠腑，足三里、阴陵泉是脾胃之合穴，补益脾胃。治疗期间虽有复发，但症状已明显改善，应考虑治疗措施适当，故守原治疗方案，经一段时间治疗而治愈。

【名家点评】

本病辨证明确，选穴精当，以大肠、小肠募穴配脾、胃合穴，健运脾胃，调理胃肠功能，合气海穴补益正气，故取效明显。（符文彬点评）

医案 4   活血化瘀法治疗面痛症

患者，女，84 岁，2008 年 10 月 21 日首诊。

简要病史：主诉：右面痛反复发作 10 多年，复发 1 个月；患者于 10 多年前出现右面痛反复发作，1 个月前面痛发作症状明显，部位主要位于面颊上唇及鼻翼旁，痛呈刺痛样或闪电样，刷牙或说话均可诱发疼痛，经服用西药止痛药无效。头痛，口干苦，大便硬。脉弦细，舌黯红，苔白。

诊断：面痛

辨证：经络瘀滞

治法：活血化瘀

取穴：迎香、地仓、颊车、风池、太冲、合谷、足三里

操作：迎香、地仓、颊车、风池、足三里采用平补平泻手法，太冲、合谷采用泻法，刺激量相对较小，留针 30 分钟，其间行针 2~3 次。隔天针灸治疗 1 次，患者经过 18 次治疗，2009 年 1 月 21 日复诊，面痛基本消失。然后患者每 2~3 周复诊 1 次，以延续治疗效果。

饮食调护：嘱患者避免进食辛辣等刺激性食物，或进食过热、过冷或过硬，保持情绪乐观。

【体会】

本病西医诊断三叉神经痛。三叉神经痛发病率虽然不高，但由于疼痛症状剧烈，对患者的生活造成极大的影响。此病多见于成年及老年，常在 40~50 岁以后发病，但

很少超过 70 岁。本病案患者 84 岁，年老正气应当不足，但其症状疼痛剧烈，呈刺痛样，故考虑为其标属瘀，所以治疗以活血化瘀为原则。迎香、地仓、颊车疏通局部之经络瘀血，风池、太冲活血，合谷、足三里随经远程取穴。

【名家点评】

三叉神经痛患者其疼痛剧烈，对生活造成极大的影响，有的服用西药止痛药仍无效。本例辨证得当，取穴以阳明经及肝胆经为主，远近结合，又取太冲、合谷采用泻法，活血化瘀，开关利窍，而达显著止痛效果。体现针灸临床以治疗痛症为其擅长。（符文彬点评）

医案 5 养血疏肝法治疗中风视物重影

患者，男，53 岁，2010 年 6 月 23 日首诊。

简要病史：主诉：视物重影 1 个月；患者于 5 月 23 日出现四肢无力，言语不利送医院治疗，诊断为脑血管意外，经治疗肢体活动功能好转，但出现视物重影，时头晕眼花，大便 2~3 天 1 行，小便调。脉弦，舌黯红，苔薄白。

诊断：视物重影

辨证：肝血不足，风中脉络

治法：养血疏肝

取穴：体针：太阳、风池、光明、太溪、太冲

头针：视区

操作：太阳、风池穴电针，疏密波，留针 30 分钟，光明、太冲平补平泻，太溪补法，隔天针灸治疗 1 次，患者经过 11 次治疗，视物重影症状消失。

饮食调护：嘱饮食清淡，忌贪肥甘厚味；调情绪，保持乐观态度；注意劳逸结合，加强锻炼，但避免过度劳累。

【体会】

视物重影在针灸科疾病中不常见，本病多为风邪侵袭所致。本病例的视物重影为中风伴随症状，中医认为肝血不足，血不上荣，风邪乘虚而入中，则出现肢体偏瘫症状及伴随眼睛视物重影。治疗以养血疏肝为则，取太溪、太冲滋肝肾，养肝血；光明为胆经络穴，胆经起于目外眦，且光明络肝，肝开窍于目，太阳近部疏通局部经络气血，风池则有疏风通络之功；取头针视区，则是辨证与辨病结合。

【名家点评】

中风病人伴随视物重影症状，医者认为与肝血不足，血不上荣，风邪乘虚而入有关，治疗取肝经肾经原穴、胆经络穴为主，滋水涵木、养血疏肝以治本，配合太阳、风池穴用电针疏密波，头针视区针刺，通经活络，矫正视力以治标。体现辨证与辨病结合，古今方法汇通，标本同治，效如桴鼓，值得同道效法。（符文

彬点评）

【香港行医感悟】

笔者于 20 世纪 80 年代毕业后在广州中医药大学从事中医临床工作，2007 年起香港工作至今。在内地与在香港行医有许多不同方面，主要体现在医疗环境的不同，医疗法规的不同。在香港行医，就必须适应及遵守当地的医疗环境与法规。

首先，香港注册中医的治疗方法是以传统中医药学为基础的原则，所开出的处方是中药材或中成药；亦能使用传统的治疗仪器，当然也包括本人所从事的针灸治疗技术。但注册中医不可使用其他医疗专业法则所涉及的专业治疗方法，亦即不可使用包括西药治疗及现代医学的检查。作为一名已符合执业医师标准的中医来讲，在内地就不会遇到此类的问题。比如对疾病的诊断与治疗在辨病辨证方面，在内地能运用现代医疗技术进行辅助检查，帮助疾病的诊断、评估，但在香港由于受法律方面的限制，作为一名注册中医是不能使用的。例如耳聋病人在就诊时不能进行检查听力情况，只能凭患者的口述，没有一个客观的判断指标，所以对患者的诊断及治疗的效果只能听患者的自述。因此在香港从事中医临床，亦只能依靠纯中医的思维方法处理了。

其次，在香港行医，医患关系相对没有内地那么复杂。香港的患者对中医师给予极大的信任，自己能很开心地工作。例如一牙龈炎病人，就诊时病人牙龈肿痛，腮颊红肿，根据自己以往的临床经验，患者须服用抗生素，问之，原来患者早前由于服用药物后导致肝功能严重损害，即使现在就诊西医给予抗生素，但一听说药物对肝肾功能有一定的副作用，患者就不愿服用，欲以非药物方法治疗。经向病人解释药物的作用与副作用，但患者仍坚持不愿意服用药物，而相信针灸的治疗作用，此时本人的最大责任就是运用自己的经验给予最佳的治疗方案，解除患者的痛苦。

再者，在香港行医，患者的隐私也必须予以相当的尊重和重视。

注：

符文彬，主任医师，博士生导师。现任广东省中医院大针灸科主任，广东省中医脑病医疗中心副主任，广州中医药大学第二临床医学院针灸教研室主任，中国针灸学会理事，广东省针灸学会会长，广东省针灸学会经络专业委员会主任委员，中华中医药学会脑病专业委员会常委，广东省中医药学会脑病专业委员会常委，中国针灸学会"全国毫针技术操作规范"项目专家组专家，全国名老中医专家学术经验继承人。

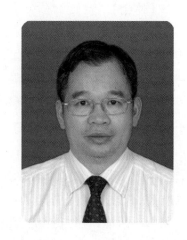

3. 郭元琦医案

郭元琦，1987 年毕业于广州中医药大学针灸系获医学学士学位，2005 年获硕士学位。

毕业后曾在广东省中医院及香港从事中医针灸临床、教学、科研工作二十多年，为广州中医药大学主任医师、硕士研究生导师，全国名老中医陈全新教授学术经验继承人，兼任广东省针灸学会常务理事、副秘书长，中国针灸学会腹针专业委员会常委等职。

现为香港中文大学中医专业顾问，兼任香港医管局中医组"中医医疗质量及风险管理"委员会委员，"针灸临床操作安全指引"专家组成员，沙田（大围）中医中心年轻中医师临床培训主任。

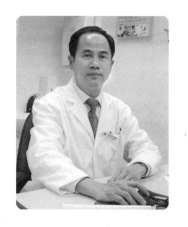

医案 1　腹针疏肝健脾补肾法治疗眩晕

患者，女，34 岁，教师。2005 年 11 月 26 日首诊。

简要病史： 以反复头晕 2 个多月为主诉就诊。患者为中学英语教师，平时教学任务繁重，还要经常受到惹是生非学生的烦扰，使之"身心受伤"。2 个多月前，患者开始出现睡眠不好，频繁头晕，常常在躺下床或起床时发作，伴恶心、呕吐、无天旋地转感，走路时也微微作晕，伴左侧偏头痛。西医诊断为"偏头痛"，给予西药非甾体抗炎药治疗，但效果不理想，而且服药后精神疲倦、思睡，不能胜任日常教学，经友人介绍来诊。刻诊：见患者表情焦虑痛苦，颈面紧张，行走不稳，转身时头较少运动，气短乏力，食欲不振，尿频，便秘，大便 2~3 天一解。舌质淡红带紫黯、苔微黄厚，脉弦细。5 年前行子宫颈息肉切除术。查体：颈椎 C1~6 压痛，双侧颈部肌肉紧张压痛，转颈试验阳性，臂丛神经牵拉试验阳性，共济运动正常。

诊断： 眩晕

辨证： 肝郁气滞，气血亏虚

治法： 疏肝理气，调补气血

取穴： 天地针（中脘、关元）、商曲（双）、滑肉门（双）、阴都（左）、大横（右）下脘上。

操作： 本例采用腹针治疗，按候气、行气、催气三步进行操作。针刺深度分天、人、地三部。患者取平卧。第一步：先按顺序将中脘、关元、阴都、下脘上、商曲、滑肉门、大横进针过皮，此时多见针刺局部皮肤泛红，停留 3~5 分钟，此为候气。第二步：将中脘、关元刺到地部（刚好过了脂肪层达筋膜层），商曲、阴都刺天部（刚好过皮肤能竖立），下脘上、滑肉门、大横（右）刺人部（达到皮下脂肪层），此为行气。操作到此步骤嘱患者活动颈部并感受颈痛、头晕、头痛的缓解情况，如果症状缓解明显，行针到此为止，让患者休息 25 分钟，如果效果不理想，则按第三步进行。第三步：再调整针刺的深浅或检查取穴是否准确，以症状消失或减轻为度，不以患者"得气"为度，这是腹针与传统针刺要求达到的不同的技术指标。

治疗完毕，患者顿觉颈部绷紧的肌肉得到放松，精神爽利，头晕、头痛缓解，头颈活动也容易多了。

饮食调护：调情志，忌恼怒；慎寒凉生冷饮食；枕头宜低不宜高；注意休息。隔日治疗 1 次。

【治疗过程】

二诊：2005 年 11 月 29 日，患者诉第一次针灸后睡眠非常好，近半年来从来没有如此好的睡眠，头晕明显减轻，极少发作，偏头痛也基本消失，无恶心、呕吐。察其舌紫黯微减，舌苔转薄，脉细，并诉腰微痛。治疗上方天地针改为引气归元（中脘、下脘、气海、关元），其余不变，旨在治疗原病的基础上加强健脾补肾壮腰，引气归元四穴深刺，余穴刺法同上。

三诊：2005 年 12 月 1 日，诉头晕极少发作，无头痛、呕吐，睡眠胃纳转佳，精神爽利，面部神采奕奕，舌淡红、苔薄白，脉平。处方简化为天地针、建里、商曲（双）、滑肉门（双），以治疗原发病、巩固疗效。

患者共治疗 3 次而愈。2005 年 12 月中旬，适逢香港仁济医院慈善晚会，患者毛遂自荐以自己亲身经历介绍中医针灸的神奇效果，希望更多香港市民认识中医，认识针灸，弘扬中医学。

【体会】

临床上常常遇到以"头晕、头痛"为主症的病人来看病，中医诊断并不难，因中医常按"症"诊断。但临床医生常常容易将此病简单诊断为"偏头痛"或"低血压"，而西医常告诉病人他患的是"耳水不平衡"。随着中医在临床上的运用越来越广泛，面对的疾病也越来越复杂，不仅要辨证、辨症，还要辨病，要做到辨病、辨证和辨症的统一，针灸临床还要增加辨经。其实，本病患者出现的头晕症状是颈椎病常见的症状。颈椎病患者除了颈痛、手麻痹外，常见的症状还有头晕、头痛，甚至呕吐、心慌、心悸等交感神经症状，一般从患者的职业、起病经过和特点、临床体征不难作出诊断。颈椎病在针灸门诊属于临床常见病，治疗效果也较好，传统的取穴常常根据理化结果进行局部取穴、循经取穴和辨证取穴。但针灸治疗方法五花八门，同一个病有多种治疗方法，取决于医师的经验，甚至完全不需要局部取穴，如近年发展起来的腹针疗法，对颈型颈椎病及椎动脉型颈椎病往往有意想不到的效果。腹针疗法是以脏腑经络理论为基础、神阙调控理论为核心来取穴治疗的。腹针将颈椎病主要归因于脾肾两虚造成肌肉、筋骨的功能异常，引起颈椎神经根、椎动脉受到压迫、刺激或牵拉，从而出现临床症状。治疗的关键首先是缓解肌肉的痉挛和疲劳状态，使其功能恢复，从而使骨的排列恢复正常，进而改善局部的病理状态。取穴中脘、关元调补脾肾，商曲疏调颈椎局部经气，滑肉门将颈部郁滞的经气向上肢疏通，取下脘上 5 分，具有调节椎基底动脉供血的功效，阴都针对偏侧头痛，以三星刺，即阴都穴上下各 5 分再刺 1 针形成三针并排，而右侧大横是根据八卦理论取穴以疏肝理气，避免肝木克土、影响气血化生。需要注意的是，腹针疗法取效的关键之一是取穴要准确，必须用尺来度量，否则会"差之毫厘，谬之千里"。另外，针刺深浅适度也是关键，要求"刺至病所"，不把病人的"得气"作为客观指标，而把病人的症状实时改善作为客观标准，因此操作时催气也是重要的一环，必须经过反复的临床训练才能掌握。

医案 2　腹针调气为主配合中药外敷治疗肩痹证

患者，男，58 岁。2005 年 5 月 5 日首诊。

简要病史：患者因跌伤后右肩关节疼痛、乏力，不能抬举 2 周余就诊。2 周前患者在一次足球比赛中右肩与对方强烈对撞，并摔倒在地，当时右肩疼痛难忍不能抬举，被迫"下火线"，经"波友"按摩无济于事，后行物理治疗 2 次疼痛毫无缓解，手乏力不能抬高，骨科西医推测很可能是韧带撕裂，需要行手术治疗。患者为医院董事局主席，非常支持中医发展，也听闻针灸止痛效果好，因此前来就诊。刻诊见患者表情略显痛苦，走路右手不敢摆动，穿衣时右手不能抬高，需要借助左手，先穿右手再穿左手，动作完成很困难。舌淡红微紫，苔白，脉弦。

查体：右上肢只能前举、外展 15°，右侧肩关节外侧压痛，被动活动未发现骨折征象，肌肉无萎缩。

诊断：伤筋（肩痹证）

辨证：筋脉挫伤，气滞血郁

治法：行气活血，调养筋脉

取穴：腹针中脘、商曲（左）、滑肉门（右）。

操作：让患者平卧，松解上衣纽扣，取中脘深刺调脾胃以调脏腑；对侧商曲中刺以起引经作用；取患侧滑肉门为针对病位取穴，因疼痛位置较广，故采用三角刺，用浅刺。操作采用候气、行气、催气三步进行。第一步，先按中脘、商曲、滑肉门顺序进针浅刺，停留 3~5 分钟，此时多见针刺部位周围皮肤泛红，此为候气。第二步，将中脘刺入到地部，商曲刺入人部，滑肉门刺入天部，并在该穴周围浅刺三针，此为行气。此时让患者尝试举手，立刻在仰卧时右手能高高举起，并缓缓移向头顶，唯右肩关节仍酸痛。第三步，将滑肉门及周围三针的针刺深浅再度调整，肩关节疼痛顿减，患者直呼"神奇"，此时，面部的痛苦表情也烟消云散了，留针 30 分钟。起床后，让患者尝试抬高右上肢，竟然能抬高过头部，肩关节仍微痛，但穿衣动作已经大大改善。

饮食调护：忌风寒，右肩注意保温；忌劳累；饮食慎寒凉；不适随诊。1 个月后随访，右肩关节无疼痛，活动功能正常。

【治疗过程】

因患者是事业忙人，无法每天来针灸，因此建议配合广东省中医院研制的"骨科2号膏"外敷，患者欣然答应，当晚就委托内地的朋友买来数盒使用。1周后接到他的来电，急忙问：怎么不回来复诊？他在电话里笑呵呵地说："自从上周针灸1次和外敷'骨科2号膏'后我的手已经无恙了，今次是想介绍个朋友来看针灸。"

【体会】

现代人由于物质生活的提高，加上爱好体育运动，年近六旬的患者依然精神抖擞，每周踢一场足球已经成为风雨不改的生活内容。然而再强的身体也违背不了自然规律。毕竟年近六十的人肝肾已亏，筋骨衰退，万一受伤，轻则伤及皮肉，重则损害筋骨。损及筋肉者针灸能医，伤及骨骼者针灸鞭长莫及。本例实则筋脉受伤，针灸能治不足为奇。

针灸的神奇在于止痛效果快，其针到病除的效果有点令人"匪夷所思"。在世俗的眼睛里，头痛就应该针头，脚痛就应该针脚，殊不知头痛可以针脚，脚痛同样可以针头，头痛、脚痛、背痛、肩痛还可以针腹。腹针疗法源于薄智云教授数十年的潜心耕耘研究结果，属于微针疗法的一种，其理论核心是形成于胚胎时期的神阙布气系统，对某些软组织损伤引起的痛症及功能障碍疗效独特。它通过调节脏腑气血和形体对应部位来达到标本同治、近期疗效和远期疗效的统一。

本例患者属于肩部软组织损伤，导致气血运行受阻，影响肩部肌肉、肌腱的营养供给。中医诊断为"伤筋"。腹针理论认为脾主肌肉，深刺中脘可调理脾胃、化生气血以营养肌肉，针刺商曲、滑肉门可疏通局部经络气血以达到"通则不痛"的目的。腹针疗法的效果在于起效快，只要"刺至病所"，病人往往在不知不觉当中已经取得立竿见影的效果，操作的关键在于取穴精确、操作得法和深浅有度。

医案3　针灸远程取穴结合腹针治疗急性腰痛

患者，男，50岁。2006年1月13日首诊。

简要病史：患者以腰痛不能俯仰2天就诊。患者是一个小说迷，常常一看就是数小时。于2006年1月11日坐靠在床上持续看书3个多小时，次日出现腰骶痛，走路时就像个木偶人，腰不能俯仰，不能上班，无下肢放射痛，于1月13日下午扶拐来诊。舌淡红黯，苔黄腻，脉弦。

查体：痛苦面容，腰肌板直，生理弧度消失，腰椎L5左缘压痛，双侧直腿抬高试验阳性，加强试验阴性。

诊断：伤筋（腰痛）

辨证：劳伤气滞，湿困筋脉

治法：行气祛湿，通络止痛

取穴：腰痛穴（双），水分、石门、关元、气穴。

操作：病人先取站位，取双侧手部腰痛穴，术者用拇指寻找腰痛穴最压痛处，以 0.3cm×30mm 毫针快速进针 0.5~0.8 寸，每手两穴共 4 穴，强刺激手法，患者有较强酸胀感（得气）后，让患者作前俯后仰及腰部环转运动，片刻，病人即能弯腰和后仰。10 分钟后再让患者取仰卧位，再取水分、石门、关元、气穴针刺，深度达脂肪层下的筋膜层。针刺腹部时，一般不需要有针感，只要达到需要的深度即可，15 分钟出针，并按压针孔闭穴，并于腰部拔火罐。治疗完毕，病人诉腰痛顿减，不需扶拐。

饮食调护：慎起居，忌生活不良姿势和劳累，忌搬重物，忌食寒湿食物。

【治疗过程】

二诊：2006 年 1 月 15 日，下午复诊，诉腰痛症状完全消失，要求再治疗一次以巩固疗效。察舌苔薄白，脉平缓，病告痊愈。

【体会】

本例西医属急性腰扭伤。急性腰扭伤一般分为急性腰韧带扭伤和急性腰肌扭伤，两者可合并出现，本例属混合扭伤。本病多由于用力不当，腰肌受到闪挫扭伤；或姿势不正，腰肌长时间受到牵拉伤，造成筋脉气滞不通，"不通则通"，从而出现腰痛不可俯仰等症，素体湿困的病人更容易出现此症，治疗宜疏通经络，行气祛湿止痛。急性腰扭伤，腰部肌肉处于痉挛状态，早期一般不宜在疼痛局部进针，宜先针远隔穴位，通过经络的远隔诱导作用，使疼痛缓解、肌肉松弛后，再刺痛处穴位，这样，可避免病变部位因过度肌紧张而造成进针困难，加剧疼痛。本例先取腰痛穴缓解疼痛，再取腹部穴位利水消肿、行气通络、补肾壮腰，且石门属三焦募穴，善利湿除困、通利三焦，属腹针疗法取穴，也属远隔取穴、阳病治阴。

医案 4　火针治疗跟骨痹

患者，女，38 岁。2005 年 10 月 15 日首诊。

简要病史：患者以右足跟底部疼痛 2 月余为主诉就诊。患者是位中学老师，长期站立上课，平均每天要站立 6~8 小时。2 个多月前开始出现右足跟骨底部疼痛，表现为早上起床下地或久坐之后开始走路或站立即觉疼痛，行走数分钟后疼痛多可缓解，持续行走约半小时后疼痛又发作，甚至加重，但持续站立不会使疼痛缓解。患者无伴腰痛及膝关节疼痛等症状，X 线检查：跟骨未见骨刺，但骨膜有炎症反应。经物理治疗 5 次，未果，前来针灸试探治疗。查体：右侧跟骨下压痛，未触及囊性包块。舌质淡红微紫，苔白，脉弦细。

诊断：痹证（跟骨痹）

辨证：劳伤筋膜，气滞血郁

治法：行气活血、通络止痛

取穴：足底阿是穴，水泉、昆仑、绝骨、阳陵泉。

操作：取患侧足底阿是穴，水泉、绝骨、阳陵泉，足跟部穴位由于皮肤厚，进针容易痛，要求快速过皮进针并达骨膜，一步到位，针刺得气后接电针治疗，选用疏密波。

饮食调护：不宜穿硬底鞋，避免过度站立或行走，夜间以温水泡浸右足，饮食宜温补。

【治疗过程】

二诊：2005 年 10 月 18 日，患者诉足跟仍疼痛，症状没多大改善。才治疗 1 次，认为治疗量不足，仍守原方原发，以察其效。

三诊：2005 年 10 月 22 日，患者诉症状缓解不大，行走或站立着地时仍痛，只是行走时能坚持较长时间。本病中医属骨痹，查其舌淡紫，其脉虽弦却沉细，忽悟应属寒气深聚至骨，致经络气血不通所致，何不用"输刺"？"输刺者，直刺一，旁刺二，以治寒气之小深者也。"然"输刺"只表明针对病变部位较深的一种针刺方法，却对病因缺乏针对性，如应用火针深刺，既针对病位，又针对病因，岂不是两全其美。于是在原方的基础上，用火针点刺足底阿是穴，一步到位达骨膜层，并直刺一，旁刺二，速刺速起。

四诊：2005 年 10 月 27 日，患者诉针灸当天跟痛加重，第三天则疼痛明显缓解，且缓解时间持续较长，不会因为走路而加重。

五诊：2005 年 11 月 5 日，近 10 天疼痛已不明显，按四诊方法加昆仑治疗。

六诊：2005 年 12 月 18 日，诉 1 个多月跟痛很轻微，行走基本不受影响，每天站立七、八小时也不觉得痛，按之足跟痛除，舌紫黯消失，脉平，病告愈。

半年后随访未见复发，原来上课的工作照常。

【体会】

本病西医属"跟骨骨膜炎"，是跟骨与软组织附着处劳伤所致，多见于跑步运动员、教师、服务员等。西医治疗主要口服消炎镇痛药、局部注射类固醇（激素），骨外科主张手术治疗。中医辨证归属于骨痹，但它不同于肝肾亏虚引起的颈、腰、膝关节疼痛、肿胀、变形，其主要病因是寒气聚居于足底。足为人体最底部，属阴中之阴，加上香港年轻人嗜食寒冷，久之寒邪聚居于下，导致脉络凝滞而发病。年长者多合并肝肾亏虚，或者说肝肾亏虚者易患此病。

"经络是气血运行的通道""不通则痛"，无论外因还是内因，只要导致经络气血不通均可出现痛症，治疗亦应按循经取穴、疏通经络，以达到"通则不痛"之目的。

然本病病因特殊，非一般疏通经络所能奏效，必须配以温热驱寒的方法。火针疗法，古称"焠刺""烧针"等，是将针在火上烧红后，快速刺入人体，以治疗疾病的方法。古代多用于治疗平民百姓的疾病如疮疡、无名肿毒和痹证。如《灵枢·寿夭刚柔》云："刺布衣者，以火焠之。"《灵枢·官针》云："焠刺者，刺燔针则取痹也。"直到唐代孙思邈《千金要方》才正式定名为"火针"。关于火针的用法古人也有详细记载，明代杨继洲的《针灸大成》记述最详："频以麻油蘸其针，针上烧令通红，用方有功。若不红，不能去病，反损于人。"近代火针使用一般有两种情况：长针深刺，治疗瘰疬、象皮腿、痈疽排脓；短针浅刺，治疗风湿痛、肌肤冷麻。笔者运用火针治疗跟痛症、痛风、腱鞘囊肿屡收奇效。

跟骨骨膜炎中医辨证为骨痹，为寒气深聚所致，其病位小且深，非一般针法所能达，治宜"温以通之，深以输刺之"，将燃烧通红的针身快速刺入达骨膜，速刺速起，不能停留，动作瞬间完成，否则易损伤肌肉。操作要求动作稳、准、快，刺至病所。需要注意的是，火针刺激强烈，孕妇禁用，年老体弱者、高血压、心脏病、恶性肿瘤等慎用，同时用本法治疗前，要做好病人思想工作，解除思想顾虑，消除紧张心理，取得病人配合，然后方可进行治疗。本病亦可应用温针灸的方法治疗。

本病属于骨刺早期表现，针灸效果一般较理想。若 X 线已显示骨刺，一般配合中药泡脚，常选生川乌 15g，生草乌 15g，生附子 15g，细辛 10g，川木瓜 15g，威灵仙 15g，当归尾 15g，路路通 15g，地骨皮 15g 等，加适量水，煎煮 1 小时，待温时泡脚，药液可重复使用 2~3 天，但每次用前宜加热。

医案5　针灸补肾健脾结合头针治疗中风后尿潴留

患者，女，59 岁。2005 年 10 月 10 日首诊。

简要病史：患者因"中风后小便不出 10 天"就诊。患者于 2005 年 10 月 1 日突然出现头痛、呕吐，左侧肢体乏力，经急诊入院，颅脑 CT 检查确诊为脑出血，经脱水、营养脑神经等治疗，10 天后出院，肢体功能基本恢复正常，神志正常，语言清晰，对答合理，但由于尿潴留，小便不能自排，仍然保留尿管，患者极为痛苦和感到不便，因此前来就诊，希望针灸能有帮助。查体：表情略显焦虑不安，身附尿管，尿管里充满鲜红血尿。舌淡红，苔白，脉细。

诊断：癃闭

辨证：神不导气，肾气不足

治法：醒神开导，补肾纳气

取穴：取双侧头皮针足运感区，体针取肾俞、足三里、三阴交及气海、中极。

操作：头皮针以 15°角快速进针达帽状腱膜下层（疏松结缔组织层），得气后快速捻转 1 分钟；体针用平补手法，再留针加电（连续波）25 分钟，强度以患者能耐受为度。

饮食调护：隔天针 1 次，回去练习收缩下腹，以夹子夹住尿管，当感觉下腹胀时才放尿。同时每天 2 次用艾条悬灸下腹部气海、关元。平时调情绪，保持乐观；忌生冷。

【治疗过程】

二诊：2005 年 10 月 12 日，针灸 1 次后，患者诉憋尿时下腹有胀感，考虑患者对治疗有反应，针灸治疗原方旨意，并要求继续收缩下腹及会阴部训练。

三诊：2005 年 10 月 14 日，针灸 2 次后憋尿时下腹胀明显加强，会阴收缩明显有力量，精神状况改善，舌淡红，苔白，脉细。嘱下周可到专科试拔尿管，在家继续练习会阴部收缩。

四诊：2005 年 10 月 18 日，诉昨天到专科拔尿管后，1 小时后患者可以自己排尿，尿液清晰，但尿意频繁，有时控制不住，需要加尿垫。考虑到患者尿道及膀胱括约肌舒缩功能仍没有恢复正常，神主导气不足，针灸取穴改为次髎、秩边、三阴交、百会，仍以隔天治疗 1 次。

五诊：2005 年 10 月 24 日，经过 6 次治疗后，尿垫去除，大约 2 小时排尿 1 次，排尿有力，继续守四诊方法治疗。再巩固治疗 2 次。

随访：终止治疗 1 个月后电话随访，诉小便已经恢复正常，可以忍尿 4～5 小时，每天到公园散步，还到市场买菜。

【体会】

中风后尿潴留属于排尿功能障碍性疾病，是由于中风后大脑排尿中枢功能障碍导致膀胱括约肌不能收缩的结果。如果尿液不能顺畅排出，将在膀胱内存留大量尿液，会增大膀胱内压力导致尿液倒流回肾脏，造成肾功能损坏。

中医认为，"肾主气化，司二便"。中风后脑窍闭塞，不能主导全身气机，身体功能急剧下降，肾气受伤，肾阳不足，膀胱气化无权，则津液不能外排，故见小便潴留。而津液的排泄又离不开脾的运化水湿功能，因此，治疗以醒脑开导、补肾助阳为主，兼顾健脾利水。而本病不同于产后或手术后的尿潴留，其病变在大脑，是大脑的排尿中枢受到抑制所致，因此治疗取肾俞、三阴交、气海、中极，既能补肾助气化，又能健脾运化水湿，更以足三里补后天。足运感区（顶旁一线）为自主神经最高中枢旁中央小叶在头皮的投影区，具有治疗大小便功能障碍的作用。诸穴合用，既补先天，又补后天；既治标，又治本。患者去除尿管后出现尿液渗漏，是由于脑神主导气机功能不足，加上尿管的损伤导致膀胱括约肌功能失调，改用次髎、秩边、三阴交、百会可以加强醒脑开导和膀胱括约肌功能的恢复。

此外，患者自己进行功能训练和艾灸下腹部也很有必要，可以说明局部肌肉功能的恢复。如果没有条件艾灸的也可用热水袋温敷下腹部。

【香港行医感悟】

2004 年 11 月 8 日笔者以内地专业人才身份首次来港任职于仁济医院—香港中文大学中医临床教研中心，当时自己心里并不踏实，国内的同事也为我担心，担心我在香港纯中医、纯针灸的环境下能否治好病。由于香港曾有一百年的殖民统治史，医疗系统全部由西医主导，《中医药条例》赋予中医针灸医生的治疗手段与内地极不一样，凡是一切侵入性治疗是不允许的，譬如穴位注射、穴位埋线、刮治疗法等都是不能使用的。还好，宽松的工作环境为我顺利开展工作提供了条件。我便利用第一周的时间熟悉环境和诊疗程序，在计算机诊疗系统上设立针灸诊疗模块，为今后临床、教学、科研工作规范化进行做了充分准备。接下来的临床诊治工作进展顺利，从开始的每天只有十几个病人，不到一年，每天接诊六、七十个病人，还提前一周预约满号。我想，在没有宣传、治疗手法有限制的的条件下，短时间内能积聚如此多的病人，靠的是令人信服的疗效，靠的是病人的口碑。

在香港的中医是实实在在的中医。由于受到《中医药条例》的限制，香港的中医师只能运用中药和针灸，只能靠望、闻、问、切。但我认为，这种纯中医诊疗模式最能体现中医的切实疗效，也最考医者的中医基本功，从这角度看还是有利于中医的规范和发展。随着中医的规管越来越严格，培训制度越来越规范，中医在香港虽然起步较晚，但发展还是很快的，值得内地同道的参考和借鉴。

香港医学界是由西医主导的，中医仍属于附属的地位。尽管 1999 年已经有了中医立法，政府也先后开设了十八间中医诊所，但规模较小，一天最多只能容纳 200 多个病号，没有规模较大的中医医院，也没有中医或中西医结合的病房，与内地相比相对滞后，与拥有 3000 多名执业中医、2000 多名列表中医及近 100 名内地中医专才的规模也极不相称，这其中有历史的原因。西医很少介绍病人到中医诊所看病，即使是转介来的也多是错过了黄金治疗机会。当然中医也有它的缺陷，一些危急重症仍需要西医的方法处理。现在在政府的推动下，针灸已经进入到西医病房，由于疗效肯定，正逐渐被西医所接受。如能建立一些中西医结合病房，以中医治疗为主，西医主要处理危急情况，我想那该是香港市民的福音。

【名家点评】

作者是广州中医药大学毕业生，也是广东省中医院主任医师，是我在广东省中医院带徒期间同时学习腹针的一批优秀医师中的一员，从郭医师的医案来看，应用腹针治疗多种常见病的疗效均佳，技术秉承了腹针的辨证与施术的精髓，字里行间足见深厚的中医学养，我为培养出一位能为香港提供高水平腹针治疗的医师而感到高兴，并祝香港中医的发展得到长足的进步。（薄智云教授[注]点评）

薄智云

2010 年 12 月 20 日

于广东省中医院。

注：

薄智云，主任医师，教授，广东省中医院主任导师，腹针疗法创始人，世界针灸联合会腹针传承委员会主任委员，中国针灸学会腹针专业委员会主任委员。现任北京薄氏腹针研究院院长，意大利腹针医学会名誉会长，北京中医药大学临床特聘专家，北京中医药大学薄智云名医工作室主任，广东省中医院全国名老中医专家学术经验继承人指导老师等。

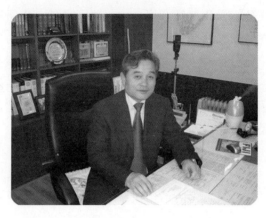

4. 黄梅芳医案

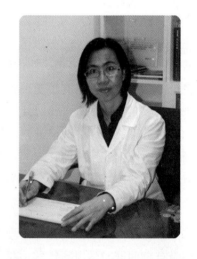

黄梅芳，福建泉州人。针灸专业硕士学位。先后任职于江西中医学院临床部，从事讲师工作，以及香港大学专业进修学院等。曾在香港中文大学中医中药研究所、香港大学中医药学院及香港医院管理局辖下中医诊所从事中医药研究、教学及临床医疗工作。

现任家健中医针灸骨科医疗中心主任中医师，香港中医药文化学院总监。主要研究范畴为脑部病变和妇科病症，尤其重点探讨中医针灸提升孕育力等。著有《中医生育攻略》等书多部。

医案 1　疏肝健脾利湿、活血通经、补肾温宫法治疗不孕症

患者，女，41 岁，2006 年 11 月 13 日首诊。

简要病史：求诊者于 2003 年结婚，同年经妇科检查发现双侧输卵管闭塞，考虑年龄近 40 岁，自然受孕率较低，夫妻双方商议后，求助生殖科技帮助，于 2004 年 11 月起~今，已行试管婴儿（体外受精联合胚胎移植术）4 次，其中 3 次胚胎未能成功着床，1 次成功着床但 8 周后自然流产，因而多年来未成功受孕。现欲求诊中医针灸，计划 2 个月后再行体外受精联合胚胎移植术。刻诊：自小怕冷，尤以手足为甚，性情急躁，易口干，纳食可，睡眠良好，二便调。月经规则，周期 25 天，经期 4 天，无痛经史，舌淡红，有齿印，苔薄白，脉弦细。

诊断：不孕症

辨证：经脉不通，肝郁，脾肾两虚

治法：疏肝健脾利湿，活血通经，补肾温宫

取穴：组穴为百会、印堂、合谷（双）、太冲（双）、足三里（双）、三阴交（双）、关元、归来、腰阳关、次髎。其中关元、归来、腰阳关、次髎均加温灸。每周2次，疗程2个月。

饮食调护：忌生冷或辛辣热炸食品；适宜运动，助气血运行；保持良好心态和平稳的情绪。

【治疗过程】

二诊：2006年12月15日，完成10次针灸治疗后，患者诉腹部轻松，常有温热感，手足温暖改善。情绪较前平稳，口干消失。继续守原方案针灸。

三诊：2007年1月14日，完成另10次针灸治疗后，患者精神良好，腹腰轻松温暖，纳食进步，余无不适。计划下周往西医行体外受精联合胚胎移植术，建议在期间，仍坚持针灸治疗。每周2次，取穴为百会，关元（加温灸），足三里和三阴交。

四诊：2007年2月20日，经验孕证实已成功受孕，停针灸治疗。分别于半年和1年后随访，患者已成功产一男婴。

【体会】

本病西医诊断明确不孕症，与双侧输卵管闭塞有关。不孕不育，近10年呈上升势头，有调查统计显示，10余年前每12对夫妇仅见1对有生育困难，现时约5~6对夫妇中可见1对有生育障碍，分析乃多种原因导致，如结婚迟，计划生育迟，环境或食物污染严重，工作生活压力大等令产卵或产精障碍或精、卵质量不佳，其病因病机较复杂，可喜的是近代生殖科技也取得长足的突破，不少疗法如促排卵药或试管婴儿，体内受精等技术的出现，的确为不育不孕的夫妇带来希望与帮助，但其成功亦仅为20%~30%，仍有相当人士未能满意。

案中女士便是一例，虽多次试验试管婴儿疗程，均未能成功，遂求助于中医针灸。因患者性急，体寒，舌胖有齿印，脉弦细，显示本证仍属脾肾两虚，寒湿内滞而致的宫寒不孕。治法亦以针刺调节内分泌，灸法温通祛湿暖宫，两者结合，可有效地调整患者体内内分泌平衡，促进血液循环，改善胚胎着床和生成环境。

医案2　健脾益气、祛湿化浊法治疗肠易激综合征

患者，男，37岁，2007年12月7日首诊。

简要病史：患者10余年来反复腹痛，胃脘胀气，轻度嗳气泛酸，时常大便作溏状，食欲旺盛，食后胃脘胀满不舒，经西医检查诊为肠易激综合征。近2周来，自诉

工作压力较大，寐欠佳，伴头晕，颈项强硬，无恶心耳鸣，无咽痛或其他外感症状，户外空气好可改善。刻诊：脘腹胀满，头晕，大便溏，神疲，神情较紧张，体形偏瘦，脉细滑，舌淡体胖大，苔黄略腻。

诊断：胃痞

辨证：脾胃虚弱，痰湿内阻，气机不利

治法：健脾益气，祛湿化浊

处方：香砂六君子汤加减

木香^{后下}6g，砂仁^{后下}6g，陈皮 6g，半夏 10g，茯苓 20g，甘草 6g，石菖蒲 15g，丹参 12g，薄荷^{后下}6g，川芎 6g，槟榔 6g，厚朴 6g。每日 1 剂，6 碗水煎成 2 碗，分两次服，每周服用 5 剂。

取穴：A 组：百会，印堂，神庭，中脘（温针），气海（温针），足三里（双），内关（双），合谷（双），太冲（双）。B 组：风池（双），天柱（双），大椎，脾俞（双，温针），大肠俞（双，温针）。以上穴位分二组，交替使用。每周 2 次，10 次为 1 个疗程。

饮食调护：清淡饮食，多运动，多休息勿过劳。

【治疗过程】

三诊：2007 年 12 月 15 日，诉经上周针药后头晕减半，现仅偶尔发作，睡眠转佳，腹胃部较前舒畅，尤以腹胀减轻明显。继续针药结合治疗，加强健脾祛湿，上方加怀山药、芡实各 10g，再服 5 剂。

复诊：2008 年 1 月 3 日，头晕已除，腹胃舒畅，体重略增加，精神改善，仍大便溏薄不成形。上方去薄荷、厚朴、槟榔、石菖蒲；加莲子 10g，麦冬 10g，五味子 10g，党参 15g，白术 12g，每周服 5 剂。针灸守原方案坚持完成 10 次。

复诊：2008 年 1 月 28 日，完成 10 次针灸和服用中药 25 剂后，患者精神形象明显改善，头晕已消除，无胃脘腹部疼痛不适，大便溏改善，较前成形。建议仍守医嘱：清淡饮食，多运动，多休息勿过劳。

【体会】

本病经西医检查，诊断明确为肠易激综合征。肠易激综合征是都市一种常见的肠功能障碍疾病，临床表现特点是腹痛，腹胀，排便次数和性状的改变，而无器质性的病理变化。因其慢性、反复性的发作，给患者生活质量带来各方面的影响。

肠易激综合征属于中医"腹痛""泄泻""痞满"等范畴。一般认为肠易激综合征是以情志失调（如工作生活压力大），饮食无节，劳倦内伤为致病，诱发及加重因素。本病患者，从事高脑力，长时间的工作，压力较大，饮食无规律，且运动亦欠缺，致肝失疏泄，脾失健运，故见寒湿内阻，气血不足而出现头晕，疲倦，寐欠安，腹痛，便溏，颈项强硬，舌淡体胖，脉细苔白或黄厚为湿滞之象。

方投以香砂六君子汤加减，本方直入脾胃，健脾祛湿，加石菖蒲、槟榔、厚朴加

强化湿浊之邪，薄荷、丹参、川芎可利络，诸药合力健脾祛湿、行气化滞，有助于康复胃肠和气血功能。

针灸配穴：头部之神庭，以及手足的太冲、合谷乃调养神明，调节神经紧张之主穴。足三里、丰隆、中脘、气海均有健脾祛湿作用。风池、内关配合天柱、大椎乃局部取穴，可振奋颈项部阳气，有疏通经络作用。

本患者施以针药内外合治，针灸先由经络刺激，调动经络气血机制，或温通活络，或调理气血。中药直入脾胃肝肠，专注调理内部器官，外治内理，全面发挥针灸和中药两者强势，加强整体治疗作用，尤其对于这类脏腑经络均失调的病症，则起效速，疗效强，是不少都市病的主要治疗手段。

医案3　健脾益气、祛湿解郁清热法治疗产后抑郁症

患者，女，39岁，2008年1月14日首诊。

简要病史：患者2001年生育一女后，因情绪不良，精神不集中，求诊西医，诊为产后抑郁症而服抗忧郁药。近3年来反复头胀头晕头痛，疲倦，精神易紧张，经中医调理后时好时坏，近一周来工作压力较大，诸症加重，伴有口干，夜尿2次以上，睡眠不佳，时有鼻塞，晨起清涕多（鼻敏感史），纳食可，大便调。舌淡红，苔薄白，脉细弦。

诊断：郁证

辨证：脾胃虚弱，痰热内阻，气机不利

治法：健脾益气，祛湿解郁清热

方药：逍遥散合香砂四君子汤加减

丹皮6g，栀子6g，木香（后下）6g，砂仁（后下）6g，半夏10g，茯苓20g，甘草6g，石菖蒲15g，丹参12g，薄荷（后下）6克，党参12g，当归5g，柴胡12g，白术12g，黄芩10g，厚朴6g。每日1剂，6碗水煎成2碗，分两次服，每周服用5剂。

取穴：A组：百会，印堂，神庭，气海温针，足三里（双），内关（双），合谷（双），太冲（双）。B组：风池（双），天柱（双），大椎，脾俞（双），温针，肾俞（双），温针。以上穴位分二组，交替使用。每周2次，10次为1个疗程。

饮食调护：清淡饮食，多运动，多休息勿过劳。

【治疗过程】

二诊：2008年2月15日，10次针灸后，患者诉经上周针药后头晕头痛头胀减半，现仅偶尔发作，睡眠转佳，鼻部较前通畅，精神改善，尤以夜尿改善明显。继续针药结合治疗，疗程改为每周一次针灸，中药每周服3剂。

三诊：2008年4月28日再完成10次针灸和服用中药30剂后，精神形象明显改善，头晕头痛已消除，睡眠基本已正常，夜尿仅偶尔存在，建议仍守医嘱：清淡饮食，

多运动，多休息勿过劳。

【体会】

产后抑郁症是妇女分娩后一种情绪及生理的异常反应，据调查香港约有一成的产后妇女，会患上产后抑郁症。其抑郁程度由轻度至严重，病情因人而异，患者情绪的波动会较以往为大，也可能会时好时坏，严重者终局为自杀。

西医一般认为产后抑郁症的成因与产后激素骤降有关，除了生理影响外，角色的转变和周围环境的压力如家庭生活压力，均可能是诱发本病的原因。而在中医的角度来看，本病称为郁证，妇女在生产后体内气血呈虚弱状态，脾肾功能低下，是时候好好休养，补益气血和健康补肾，不然因出世的孩子或家庭生活或工作压力等，便容易出现肝脾肾失调的表现，从而出现包括情绪在内的系列证候。

本患者产后便出现气血失调的疲劳，情绪不佳和精神不集中等，而确诊为产后抑郁症。同时遵医嘱服药，唯药效欠佳，加上患者工作压力较大，故病情反复。患者长期身体处于疾病状态，气血虚弱，肝气郁结，故见头胀重，睡眠不安，疲惫和易鼻敏感发作，精神不集中或见紧张。故急需调理肝脾，调和气血。因此投以针灸疏通经络，行气活血为先，再辅以丹栀逍遥散合香砂四君子汤加减。旨在加强肝脾功能的调理，疏肝健脾以化解肝郁气机和促生气血。

针灸配穴：头部之百会、神庭、以及手足的太冲、合谷乃调养神明，解压之主穴。足三里，气海均有健脾祛湿的作用。风池、内关配合天柱、大椎乃局部取穴，可振奋颈项部阳气，有疏通经络的作用。

医案4 补益肝肾、疏通经络法治疗腰腿痛

患者，男，54 岁，2008 年 1 月 14 日首诊。

简要病史：患者 6 年前，坐立起时突然出现腰痛，活动不利，求诊西医，行 X 线片显示 L_5/S_1 退化，诊断为坐骨神经痛，L_5/S_1 软骨退化，经西药及物理治疗后，症状缓解。三个月前，患者在家使用吸尘器时腰部交突然僵硬，其后自我缓解，再往西医拍片显示结果同前。现腰部酸痛，L_4/L_5 棘突旁有轻度压痛，伴右臀部、右下肢酸软，以大腿后外侧及小腿后侧为主，坐位时加重，站立行走时较为自如。有高血压病史，2007 年始服降压药，现血压维持稳定。刻诊：腰部酸痛，伴右下肢酸软，不能久坐或久行，纳食尚可，睡眠良好，二便自调。舌淡红，苔薄白，脉弦细。直腿抬高试验为阳性。

诊断：痹证

辨证：肝肾不足，经脉不通

治法：补益肝肾，疏通经络

取穴：取穴为腰阳关，肾俞，夹脊穴 L_5 和 S_1，承扶（右），委中（右），风市

（右），阳陵泉（右），昆仑（右）。加电针，连续波，低频，25 分钟，共 20 次，其中 10 次为首疗程，每周 2 次，后 10 次为第二疗程，每周 1 次。

饮食调护：忌激烈运动，但建议适宜运动，助气血运行。

【治疗过程】

二诊：2008 年 2 月 15 日，完成 10 次针灸治疗后患者感腰部轻松，酸痛已除，右下肢酸软亦改善，坐立或行走较针前时间为长，睡眠亦较佳。继续守原方案针灸。

三诊：2008 年 3 月 30 日，完成另 10 次针灸治疗后患者精神良好，腰部活动自如，为临床治愈，建议坚守医嘱随诊。

【体会】

本病西医诊断明确，为坐骨神经痛，L_5/S_1 软骨退化，中医可以诊断为痹证、痛证等，属于慢性痛症范畴。慢性痛症指任何部位患有疼痛或痹痛持续三个月或以上者，属顽痛，本病困扰着许多都市人的日常工作和学习。腰腿痛为慢性痛症最常见的一种，长期痛症已对患者生活质量构成极大影响，药物及手术是慢性痛症的主要常规治疗方法，此外脊髓神经刺激疗法亦为近年治痛方法。不少慢性痛症亦普遍求诊针灸和中医药方法。

本病取穴腰阳关，肾俞，夹脊穴 L_5 和 S_1，承扶右，委中右，风市右，阳陵泉右，昆仑右，主要为循经取穴，以求疏通经络，活血止痛。本病以局部病痛表现为主，大多病变骨关节周围软组织粘连，肌肉僵硬无力，除以腰腿经络穴位循经配合局部取穴为主外，为加强患病部位的根源治理可配合推拿联合治理，则可取得更为理想效果。另外，患者加强腰脊运动，强化腰腿肌腱力度，关节活动性以防再发或病情退化加速。

【香港行医感悟】

笔者自 1987 年在内地中医学院毕业后，即投入中医药行业工作，曾于内地从事中医药临床、教学和科研工作 6 年。在内地工作 6 年多，见证了中医药随着中国经济的起飞和政府的重视，其社会医疗卫生价值亦受到良好的体现。

1994 年移居香港后，笔者仍以中医药医疗服务作为主要工作。多年的香港行医经历，无疑与香港中医药的发展路程息息相关。1997 年香港回归祖国，中医药文化这中华瑰宝也因此得以弘扬，如政府立法，为中医药奠定专业地位，大学开展正规课程教育和培训，渐渐地建立一些较大型的中医诊所，市民对中医药的认知、信心明显提升了。但与内地中医药发展比较，香港中医药路程尚远，无论是科研，教育或医疗水平，均有相当的提升空间。

香港行医方面，专业政策尚为局限，中医师仅可使用传统手段方法，不可以结合现代科技手段的协助，对于全面了解病情，存在有不足之处。更特别情况是由于香港中西医界各自独立，虽同为香港医疗卫生系统，同为香港市民健康担当主要角色，但无论制度管理，教育培训或临床医疗工作环境包括公立或私家均是分开运作，中医和西医专业系统之间没有沟通，病患者若同时期望借助中、西医的优势，只能是盲目求诊或私自选择多元化治疗，之间可能产生的或资源浪费，或不合理结合或结合时机欠佳，对疗效，对副作用或医疗经济效益等，实在是一个社会医疗政策或制度的不合理现象。

【名家点评】

案1是不孕的案例治疗。其治疗时间和停止时间很有讲究。古人早提出要合理掌握好针药治疗的度，"药有尽剂，不必尽剂；针有尽法，不必尽法。"说明方药有过量，针刺有过法，两者皆可损伤人体的元气，所以"针药勿过""用药者之戒重实重虚"、"用针者之戒实实虚虚"。本病之发生多由于素体尚虚，肾精不足，通过艾灸的温热作用，结合任督经脉穴位，起到温经散寒，通经活络，鼓舞肾气的作用。故本病治疗时往往增加灸法。

医案2至4治则明确，而针药均围绕此治则而选穴和拟方。药有四气五味之异，而针有刺法之殊，取井、荥、输、经、合，刺皮脉肉筋骨与药物酸苦甘辛咸分别治疗五脏疾病的机制是一致的，都可以达到能汗、能吐、能下、能温、能清、能补的效果，此异途而同理。"方必君臣佐使，药必精良炮炙"，"穴有阴阳配合，则君臣佐使也；针之有作用，犹药之有炮炙也。"因为有了明确的治则，所以选穴和用药就有了准绳，治疗疗效才能提高。

药物和针刺疗法要根据季节变化、时辰特点和地域的不同，注意"勿劳""勿饥"等禁忌，选择适宜的治疗方法。此数案均有"饮食调护"一项，这一点很重要，但平时会很容易被临床医师所忽视。（梁栋富注点评）

注：

梁栋富，1933年出生于印度尼西亚，福建省福清市人。福建中医学院附属人民医院针灸科主任医师。曾任福建中医学院附属人民医院党委书记、副院长，福建省针灸学会会长、秘书长等职。

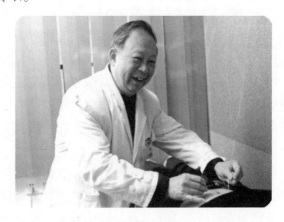

5. 李建强医案

李建强，广东省普宁市人，副主任医师，副教授，广州中医药大学针灸推拿学硕士研究生导师。中国针灸学会会员。现在广东省中医院针灸科工作。2006年5月至2007年12月在香港仁济医院中医门诊暨科研中心开展中医服务与科研。擅长针灸治疗颈肩腰腿病、中风病、偏瘫、面瘫、脑瘫、睡眠障碍、痤疮、男性不育症以及亚健康调理、保健、减肥等。

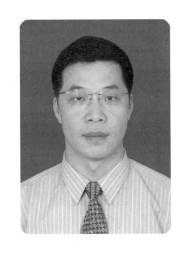

医案1　刺络拔罐治疗带状疱疹后遗神经痛

患者，男，66岁，2006年9月13日首诊。

简要病史： 患者以右侧胸胁阵发灼热刺痛2月余为主诉就诊。患者于2个多月前右侧上胸背部皮肤出现散发水疱并肩部剧烈疼痛，以下午和晚间疼痛较甚，阵发性灼热疼痛，针刺样痛，胁肋部、腋前上方以及胸前乳头上内方部位皮肤火热感，阵发性刺痛，下午6~12点疼痛加重。疼痛难忍须服止痛药。曾经服用止痛药以及中药治疗，疼痛缓解不显；睡眠差，夜间痛醒，并见夜间出汗，胃纳好，二便调，检查：右侧胸胁部第3~4肋处从脊柱到胸部呈现条片状散见皮疹，无水疱，部分皮疹色素沉着，部分皮疹颜色鲜红，部分暗红。舌鲜红，花剥苔，苔薄黄，脉弦细。

诊断： 蛇串疮病

治法： 急则治标，先泻火邪祛瘀血。

取穴： ①刺络拔罐：选择疱疹所在部位疹色鲜红、痛点（阿是穴）。②针刺：少商，尺泽，中府，内关，太冲；心俞，膈俞。

操作： 先针刺少商，尺泽，中府，内关，太冲；针刺得气后每个穴位行透天凉手法3次；然后接通电针仪。治疗30分钟后出针。取三棱针点刺痛点或者疱疹所在部位疹色鲜红或色素沉着明显之处，然后在点刺处拔火罐，务必拔罐后见到出血。

【治疗过程】

二诊： 2006年9月14日，治疗后当晚疼痛明显减轻，自诉疼痛和灼热感减轻约50%，今天疼痛以腋下正中和腋窝前上方为主。继续于局部皮疹处点刺，并于点刺处拔火罐。腋窝正中为心包经，胁肋为脾经所主。选点刺心包经之中冲并挤出血，脾经之隐白。循经选用内关，尺泽，中府，三阴交，侠溪；行泻法；于心俞，膈俞同侧通电针。

三诊： 2006年9月15日，经过连续2次治疗，现胸背部皮肤疼痛明显减轻，约减轻 60%~70%，时有针刺样痛。唯于下午 6~11 点疼痛仍较重，火热程度减轻，舌淡红，舌体胖，花剥苔，苔黄。无口干，考虑脾虚湿重，循按脾经，于地机穴处明显压痛，针刺时有传导感。湿邪之产生与进食生冷之品有关。嘱调理饮食。忌生冷以及寒性食品。治疗 5 次，疼痛消失。

【体会】

本证属中医蛇串疮病，西医谓之带状疱疹后遗神经痛。《黄帝内经》云："诸痛痒疮，皆属于心""肺主皮毛"。疱疹所在部位所在属于肺经和心经所属，胁肋为脾之大络所属。疹色鲜红和暗红相兼，提示血热血瘀。火热之邪伏于皮毛，故表皮灼热刺痛，热扰心神，故易醒；汗为心液，汗出则耗损阴液，故夜眠差。

在治疗方面，急则治标，先祛除火邪和瘀血。要祛火热之邪和瘀血，选点刺肺经井穴合穴出血：少商，尺泽；局部皮疹患处先点刺，再在点刺处拔罐，加强祛邪，使邪有出路。胸中府穴处压痛明显，以泻法针刺中府，内关，心俞，膈俞。疼痛如火上串，加取太冲以平肝降逆。本例的之治疗重点是先祛邪，祛邪的重点在于点刺和放血。点刺对于早期仍有水疱的要选取水疱进行点刺，配合火罐以加强吸出毒邪，最好选取水疱较大者或者最早出现的水疱。要根据症状，及时调整针灸处方和手法。

医案 2　　经筋辨证配合运动针灸疗法治疗颈椎病

患者，女，40 岁。2006 年 11 月 13 日首诊。

简要病史：患者因颈项双肩胛部反复刺痛 2 年多，加重伴颈部活动不利三个月为主诉就诊。患者于 2 年多前因搬运病人过床中突然感觉颈部响声肩胛部刺痛，并放射到肩胛部，胸背部，头颈部活动加重或诱发，心悸，活动受限，少许头晕，双上肢麻痹，下肢酸痛胀坠感，夜间肩背疼痛难于入眠或痛醒，MRI（磁共振）检查提示：第四、五颈椎椎间盘突出，曾经物理治疗以及内服止痛药治疗，症状曾有好转，3 月前因要照顾家人，颈肩背刺痛加重，头颈活动加重，左右转动和俯仰活动受限，上肢体痹，后枕部疼痛，胃纳好，大便调，月经量多，有子宫肌瘤和右侧卵巢出血病史。检查：颈椎旁明显压痛，肩胛骨内侧缘压痛，叩顶试验（＋），双侧臂丛神经牵拉试验（＋）。检查发现以风池、完骨穴位压痛明显，上肢于臂臑、手五里、肘髎、上廉、下廉、臑俞压痛，其中上廉最明显，有触电感，下肢于阳陵泉、外丘、承山压痛。舌淡红，苔白腻，脉弦沉。

诊断：颈痹

辨证：气滞血瘀

治法：行气活血，通络止痛

取穴：①针刺：上廉，手五里，阳陵泉，承山，外丘，完谷，中渚，太冲，风池。②电针：同侧上廉，手五里相连接；阳陵泉，外丘相连接，选择连续波，电流强度以患者能感受到电刺激而无不适。通电20分钟。③红外线电磁灯照射：颈部。

操作：①低枕平卧，先针刺：外丘，中渚；得气后采用透天凉泻法行针1分钟，嘱患者配合颈部做左右转动，俯仰活动。再针刺承山，太冲，外丘，手五里，上廉；针刺得气采用平补平泻，再作抬头后仰，颈部活动改善。②同侧手五里，上廉通电；同侧下肢外丘，太冲通电。20分钟后出针。③出针后于颈部阿是穴点刺不留。

【治疗过程】

2006年11月14日，患者自觉颈肩背酸痛明显减轻，颈部活动灵活。继续以上方案治疗。

【体会】

本病属于西医颈椎病范围。从经筋理论分析，颈椎病可以认为是颈部转筋错缝，气血阻滞。针刺需先用泻法疏通经脉局部气血，得气后要求患者作颈部运动，再对疼痛和压痛的部位分辨所属经筋，再从相应的经筋寻找针刺穴位。再针刺相应穴位，行针用平补平泻手法，留针时配合运动，可使经气迅速抵达病所，使痉挛紧张的筋肉得到松弛，粘连的韧带得到松解，增强弛缓肌肉的张力，促进局部组织的解剖复位，有助于嵌顿肌腱、筋膜的复位和小关节紊乱的矫正，使颈椎逐渐恢复平衡状态。同时针灸治疗时要注意检查颈项局部疼痛未能缓解，或者仍有明显压痛点或运动障碍的，则采用"远近结合"的原则，于局部寻找阿是穴进行针刺，得气后行泻法，不留针。

医案3　　温经散寒、宣通清阳法治疗头痛

患者，女，37岁。2006年12月19日。

简要病史：因反复头顶痛10年发作频繁6月，头顶疼痛发作3天就诊。患者于10年前感冒后出现头顶疼痛，治疗后好转，但以后反复出现头顶疼痛；开始数月发作一次，每次疼痛持续1~2天，内服止痛药或安眠药休息后可缓解，近6月来头顶疼痛发作较频，每周发作一次，内服止痛药或安眠药不能缓解，也曾经内服中药治疗，效果不明显。3天前天气寒冷，头顶疼痛发作，头顶疼痛连及双眉，牵拉电掣样疼痛为主，口干，睡眠差，多梦，恶风寒，无头晕，无肢体麻木，胃纳好，大小便调，舌淡红，苔白厚，脉沉弱。检查见风池穴压痛明显，左侧第2~3颈椎旁压痛，左侧颈肩背肌肉紧张压痛，颈部活动好。

诊断：头痛

辨证：外感风寒，伏留不去

治法：温经散寒，宣通清阳

取穴：①针刺：太阳，风池，百会，外丘。②灸法：悬灸百会、风门。③电针：左侧风池——左侧大杼；右侧风池——右侧大杼。④点刺：太冲，用泻法。⑤红外线：照射颈背部。

操作：取俯卧位，选用 0.30mm×25mm 已消毒的一次性针灸针。先针刺风池穴，进针约 15~20mm，捻转手法，得气后行刮针泻法，百会穴进针方向由前向后进针，以迎随补泻之泻法；大杼垂直进针，得气后轻微捻转。以同侧接电极即左侧风池与左侧大杼，右侧风池与右侧大杼连接。选连续波，通电 20 分钟。红外线照射颈背部。出针后，艾条悬灸风门温经散寒、百会穴以提升阳气，利于宣通清阳，悬灸要直至局部有灼热感或微痛、局部皮肤潮红为度。头顶属肝经所主，改平卧位，再针刺太冲穴，深刺得气后立即出针，以疏通肝经气血。

饮食调护：①注意对颈肩部、四肢末端保暖，疼痛时可热敷颈部。②不宜进食寒凉性食品，冰冷食品。③平素按摩颈部。④每日进行颈部保健运动，动作要轻柔舒缓。

【治疗过程】

复诊：2006 年 12 月 22 日，治疗后当即头顶疼痛明显减轻，颈肩背无恶风，仍有寒冷感，双眉棱骨无牵拉痛；睡眠未见明显好转，口干，舌苔白。颈肩背无恶寒风，据症分析，风邪明显减轻，寒邪未净。按原治疗方案，去除针刺太冲穴，改为针刺行间穴；灸法继续悬灸风门穴，百会。

复诊：2006 年 12 月 24 日，头痛消失，颈肩背无恶风寒，双眉棱骨疼痛消失。舌淡红，脉和。提示外邪已去，针灸治疗加强扶正，针刺足三里，合谷，外关，灸百会。

【体会】

患者 10 年前感受风寒之邪，出现头痛，寒邪留滞经脉，每于正虚寒邪盛则发作。为外感风寒，伏留不去。以头顶疼痛为主诉，属中医之头痛病，属于西医之血管性头痛。畏寒，疼痛为牵拉电掣样，为风寒邪气所患。因风邪"善行数变"，易患巅顶，"寒主收引"。如《济生方·头痛门》"凡痛者，血气俱虚，风、寒、暑、湿之邪伤于阳，伏留不去者，名曰厥头痛。"随着气血亏虚，发作频繁；治疗宜针灸并用，温经散寒，宣通清阳。

医案 4 　疏密波电针治疗腰椎骨关节病并跟骨骨刺症

患者，男，47 岁，2006 年 10 月 11 日首诊。

简要病史：半年前开始觉右侧足底足趾麻痹疼痛，行走劳累加重；左侧足跟部疼痛，起床下地行走时疼痛较甚，或足跟着地受力则疼痛加重，活动后足跟疼痛减轻。平素有腰酸痛，胃纳好，睡眠可，大小便调；患者为职业司机，长期从事驾驶工作。检查腰部肌肉紧张压痛，右侧腰椎旁 2~5 压痛，右侧直腿抬高试验（+），曾经 X 线检查提示左侧跟骨骨刺形成。舌淡红边有齿印，苔厚腻；脉沉滑缓。

诊断：痹证

辨证：寒湿痹阻，兼肝肾亏虚

治法：温经散寒，祛湿通络

取穴：①针刺，委中（右，泻法），阴陵泉（右，泻法），照海（左，补法），太溪（左，补法）。②电针：肾俞（右，补法），三焦俞（右，补法），委中（右）足底阿是穴（左）2个。③拔火罐：腰、臀部双侧。④红外线：腰部。

操作：俯卧，小腿部垫小枕头或毛巾，让腰腿放松，选用0.35mm×40mm针灸针，针刺肾俞，三焦俞，行烧山火手法；阴陵泉，委中，行透天凉手法。电针选用连续波，频率选择稍快（密波），肾俞与三焦俞连接；委中与阴陵泉连接；选用0.35mm×25mm针灸针针刺照海、太溪，足底阿是穴，足底选2个阿是穴连接电极。出针后于腰臀部拔火罐，腰部选择针刺穴位上，留罐5~10分钟。

饮食调护：①多卧床休息，不宜久坐低矮凳子、沙发。②腰部不宜做剧烈运动。③宜穿宽松较厚柔软鞋底的鞋子。④不宜进食寒凉食品；⑤腰部可做增加腰肌力量的运动，如燕子飞、拱桥运动；轻拍打腰部，搓揉腰部等。

【治疗过程】

2日后复诊，足底疼痛减轻，早晨起床后下地的刺痛感减轻较好，足底足趾疼痛减轻，仍有麻木感，直腿抬高试验（+）臀部肌肉压痛，针刺加取秩边穴，一般要深刺，以麻胀感，不要每次要求触电感。

【体会】

本例诊断和治疗的重点是对病位的判断。右侧足底足趾麻痹疼痛是腰骶部神经受损的远程表现，病位在腰骶部。左足跟疼痛，因跟骨骨刺所致。治疗的重点选用腰部的肾俞，三焦俞，以及按"腰背委中求"配合取委中，合阳，加取阴陵泉以利湿。针对跟骨骨刺所致疼痛，虚则补之。局部取穴，以足跟底部的阿是穴为主，取2~3个即可。进针时疼痛较明显，针刺之前应先向患者解释，让患者坚持配合治疗；针刺一定要深达筋膜层，然后回提1~2mm，这样的针刺疗效才好，要选用疏密波。

医案5　针灸中药结合治疗三叉神经痛

患者，女，65岁，2006年9月23日首诊。

简要病史：患者因右侧面颊疼痛反复发作2年多，加重半年就诊。患者于2年前无明确诱因出现右侧面颊部阵发疼痛，如电击样，说话，刷牙，进食时加重，从耳前或下颌向上方放射到眼角，或者从面颊中线放射到眼睑下方。曾经于牙科检查未发现异常。无头痛，面部无红肿，无口苦口干，胃纳一般，大小便调。四肢疲倦乏力。睡眠好。曾经针灸治疗，症状略有好转。近半年发作频繁，疼痛加重。过往有高血压病史，需服降压药治疗。1年前腰背扭伤疼痛导致不能挺腰。舌淡红，苔白薄，脉细滑。

检查：右侧太阳穴处可见多条静脉曲张显露，连向额角和鬓角，耳前可见局部瘀青影，面颊部和下颌关节、颞颌关节无压痛点；牙龈未见红肿，张口时疼痛加重，脊柱胸段后凸压痛。

诊断：面痛

辨证：风火袭络

治法：疏风通络，活血止痛

针刺操作：①针刺：下关、颊车、巨髎、太阳，配合上病下取之原则，选取足三里、丰隆、侠溪、合谷、曲池。合谷、曲池、丰隆穴用泻法。②电针：下关、巨髎通电，足三里、地五会通电。留针30分钟。

【治疗过程】

二诊：2006年9月25日，自诉治疗后于当晚8时后面颊部疼痛加重，次日白天疼痛发作也频繁。主要为疼痛部位变化，于耳前、眼睑下、下颌部均有疼痛发作。疼痛程度也加重，说话、进食、刷牙等均可诱发疼痛。舌象脉象如前。

经过一次针灸治疗，疼痛不但未减轻，为什么反而加重？从病变部位分析，针灸辨证取穴以胃经为主，辅佐少阳胆经应该是合理准确的，手法和电针的应用也是适当的。虽然本病属难治性疾病，但为什么会导致疼痛加重呢？症状加重应是病邪盛，风火之邪传入经络，气血瘀滞加重。疼痛增加的部位为阳明经所过，应是邪入阳明经络为主，病势由浅入深，阳明经多气多血，邪正相争不解，导致疼痛发作频繁、疼痛程度加重。针灸治疗应改为疏通气机，手法平补平泻。深思病之发作不定，时轻时重，因此治疗加强足少阳胆经的局部穴位和根据病情特点选取胆经、胃经的腧穴。针灸处方如下：耳门、听宫、下关、巨髎、太阳、曲鬓、陷谷、地五会、足三里、阳陵泉、合谷。并配合中药加强泻火息风，通络止痛。中药处方：石膏30g，知母10g，连翘10g，薄荷5g，川芎10g，白芷10g，细辛5g，柴胡15g，白芍15g，全虫5g，蜈蚣5g，甘草5g。每日一剂，复煎分两次内服。连续服3天。

三诊：2006年9月27日，服中药后当天解大便2次，稍烂，矢气多，第二日大便正常，胃纳好，睡眠一般，小便调，眼睑下方的疼痛减轻，应是胃火已去。但面部疼痛无缓解，仍然以耳前、下颌为主，疼痛发作较频繁，检查右侧太阳穴处脉络瘀滞，连及鬓角、额角、耳前肤色淤青。表明少阳经有瘀血阻滞，脉络不通，不通则痛，病不能缓解是否由于局部脉络瘀滞所致？先祛瘀血，再观疗效。按二诊针灸处方针灸治疗，疏调经气，待出针后于太阳穴处脉络瘀滞明显之处，采用点刺放血，点刺后局部拔罐吸出血少许。出血后患者即感头部胀痛减轻。

四诊：2006年9月29日，经过三次针灸和一次刺络拔罐治疗，面部疼痛有所减轻，但耳前疼痛仍然存在，程度有减轻，耳前肤色淤青，太阳穴处脉络仍然瘀滞，面颊部无压痛点，张口进食、说话、刷牙仍有疼痛。舌淡红，苔白薄，脉细。经过一次刺络拔罐治疗有效，现瘀血阻滞，脉络瘀滞仍见于局部，继续针灸，出针后再次刺络拔罐，选取太阳穴、耳前肤色淤青处点刺拔罐放血。

五诊：2006 年 10 月 3 日，经过四次针灸和两次刺络拔罐治疗，面部疼痛程度有减轻，耳前肤色淤青，太阳穴处脉络仍然瘀滞，面颊部无压痛点、张口进食、说话、刷牙仍有疼痛但减轻。舌淡红，苔白薄，脉细。经过两次刺络拔罐治疗有效，现瘀血阻滞，脉络瘀滞仍见于局部，继续针灸，出针后再次刺络拔罐，选取太阳穴、耳门穴处淤青肤色的部位，点刺该处后拔罐放血。

六诊：2006 年 10 月 11 日，面颊部疼痛已有明显减轻，发作次数也减少，面露笑容，但面颊部仍有疼痛，刷牙进食减轻。继续针灸，刺络拔罐部穴位选取太阳穴附近脉络瘀滞之络脉、耳前肤色淤青之处。

【体会】

患者以面颊部阵发疼痛如电击，说话、进食、刷牙等加重，符合三叉神经痛的特点。三叉神经痛发作一般疼痛较甚，为提高疗效必须配合中药治疗，中药的采用当然需辨证施治，并可随症加入止痛中药，息风止痉中药。当然，如病人不能连续治疗，也应配合中药治疗，方能达到治疗目的。

【香港行医感悟】

广州与香港医疗体制不同，就医习惯也不同。针对执业中医不能采用西药治疗的限制对针灸医师的影响并不算太大；当然部分针灸疗法在香港也受限制，如穴位注射、穴位植线。

针灸疗法在香港逐渐得到普遍认同。针灸医师的关键是如何选择优势病症，辨证要准确，既要按中医的八纲辨证，脏腑辨证等，也要注意运用针灸独有的经络辨证，经脉学说中独有的经脉经筋病候的理论。针刺补泻手法在临床应用中非常重要，灸法对于阳虚证是必不可少的，要擅于运用。只有合理运用针灸综合疗法，针灸中药结合才能提高针灸疗效。同时也要运用西医的理论和检查结果指导针灸治疗，评价疗效。当然，针灸也存在许多安全隐患，针灸医师时刻必须注意。要防止刺伤病人内脏器官、大血管（尤其胸腹部的血管）等；特殊状态下不能针灸的某些特殊穴位（如孕妇的三阴交、合谷、下腹部穴位，幼儿的囟门），以防针灸意外；同时也不要忘记自我安全防护，如不要接触到病人的体液、血液。

香港比较重视对医疗过程的安全防护，如针灸治疗床都有紧急呼叫系统；比较人性化，如对上下床不方便的病人有升降治疗床；比较重视医疗文件的保护，如打印病历，计算机会自动打印出打印的具体时间、次数、打印者名称；比较重视对隐私的保护；这些值得推广。

【名家点评】

针灸学科是中医学的重要组成部分，对某些病症具有相对独特疗效。李建强教授撰写医案，详尽记录病情，通过脏腑、经络辨证，补泻手法施用，突出辨证施治原则。由于辨证准确，故疗效确切，很有临床参考价值。（陈全新注点评）

注：

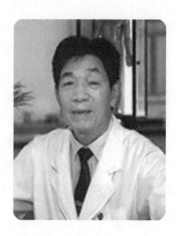

陈全新，广州人。第三批全国老中医药专家学术经验继承工作指导老师、广东省名中医；曾任中国针灸学会常务理事、广东省针灸学会会长，现任广州中医药大学及广东省中医院主任导师、广东省针灸学会终身名誉会长等职。

6. 林红医案

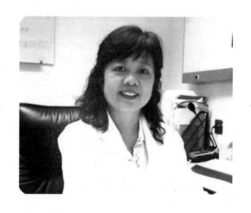

林红，成都中医药大学教授，本科毕业于成都中医药大学，在香港浸会大学获中医硕士学位。四川省名中医，四川省中医药学术和技术带头人，硕士研究生导师，四川省针灸学会临床专业委员会委员。从事中医针灸专业的临床、教学和科研工作近 30 年。2005 年受聘于香港东华三院，任职顾问中医师，在黄大仙医院中医部从事针灸临床、教学、科研工作至今。

长期致力于针灸专业的医、教、研工作。先后承担了大学本科、硕、博士研究生及外籍、港台学员的教学工作，主讲《针灸学》等课程。以经络腧穴理论（奇经八脉）的临床应用为主要研究方向，重点研究任、督脉经穴的作用机制及其应用，先后完成部省级、厅局级科研课题 16 项，获得四川省科技进步一等奖 1 项、二等奖 2 项。擅治痛症、面瘫、偏瘫、高血压、失眠、眩晕、耳鸣耳聋、肠胃病、过敏性疾病以及痛经、月经不调、更年期综合征等妇科病。

医案 1　拔罐针刺治愈味觉消失

患者，女，46 岁，文职，2010 年 6 月 21 日首诊。

简要病史：患者因味觉消失 2 周就诊。患者无明显诱因，于 2 周前与朋友进晚餐时突然发现味觉丧失。经西医诊断为味觉消失，检查未见异常，无药可施，观察 2 周仍无改善。经上网查到笔者曾治愈此病，故来接受针灸治疗。仔细询问其发病经过，方知患者 1 个月前曾因计划出行，为方便行程推迟月经而服停经药〔Norcolut（黄体酮）〕2 周，停药后月经如期而至，与往常无异。10 年前曾患乙型肝炎，现已愈。2 年前行子宫颈癌变细胞切除术。服抗甲状腺功能亢进药 1 年，病情控制良好。现症见：体型偏瘦，面色萎黄，精神欠佳，自诉舌前约 2/3 部位不能品出五味，伴口干，纳可，睡眠及二便正常。舌淡红，苔薄白，舌边有齿痕，舌体活动正常，脉弦细。体温、脉搏、血压均正常。

诊断：味觉消失

辨证：气血失调，经络阻滞

治法：调理气血，疏通经络，背部以督脉、膀胱经穴为主，腹部以任脉、肾经、胃经、脾经穴为主，结合头颈部取穴。

取穴：①针刺：腹针（中脘、下脘、气海、关元、气穴、商曲、阴都、大横、滑肉门、外陵）、百会、风池、天容、廉泉、内关、合谷。②拔罐：大椎、至阳、脾俞、肾俞。

操作：先用大号火罐于大椎、至阳、脾俞、肾俞拔罐，留罐 5 分钟；继而仰卧位取穴，腹部腧穴直刺 0.5 寸，并用 TDP 灯照射；再取百会穴平刺 0.5 寸，风池穴向鼻尖方向斜刺 0.5~0.8 寸，廉泉穴向舌根部斜刺 0.5 寸，天容、内关、合谷直刺 0.5 寸。每次留针 30 分钟，其间行针 1 次。

饮食调护：忌吃辛辣、寒凉、未熟等食品，少喝咖啡、酒等刺激饮品。除星期天外每日针治 1 次，10 次为 1 个疗程。

【治疗过程】

二~六诊：2010 年 6 月 22 日~26 日，因患者味觉无改善，全身情况如前，治疗方案不变，继续观察。

七诊：2010 年 6 月 28 日，经以上针刺、拔罐方法治疗 6 次，病人自诉对甜味开始有感觉，建议患者在家中自行测试对酸、苦、甘、辛、咸五味的感觉，初见成效，原方案坚持治疗。

八诊：2010 年 6 月 30 日，治疗 8 次，味觉恢复，五味均能品出。为巩固疗效，嘱患者隔日针治。治疗 10 次后，味觉恢复正常，面色萎黄、精神欠佳情况亦见好转。告知病已痊愈。2 月后随访未见复发。

【体会】

患者味觉消失，属于西医味觉障碍，为神经科疾病。但西医治疗 2 周病情仍无转机。其后患者上网得知针灸可治愈本病，前来求诊。就诊时，患者除味觉消失之外，无明显不适，唯见其面色萎黄，形体偏瘦，舌边伴齿痕而脉细略弦，有肝炎病史，有甲状腺功能亢进，现服药治疗中。辨患者应属于脾虚肝郁，气血不足之体质。患者发病前为推迟月经来潮而自服西药，推测此举可能有损肝肾冲任脉，使经气运行受阻，是引发本病的重要因素。

四诊合参，笔者认为本例味觉消失与肝、脾、肾功能失调，任、督脉阻滞有关，治疗当以调理气血，通经活络为主。拟定治法后，先于大椎、至阳拔罐，宣通督脉经气，脾俞、肾俞拔罐，补脾肾以助气血运行；再取腹部任脉腧穴，其中关元为小肠募，也是任脉、足三阴经交会穴，既可治小肠、任脉病，又通足三阴经，可调节肝脾肾功能，关元、气海合用，益气补虚功效更为显著；中脘为胃募、腑会，又是任脉、手太阳、足阳明经交会穴，主治胃肠疾病；据腹针理论，取腹部肾经、脾经、胃经腧穴有补肾健脾，疏肝理气，益气养血功效；取头颈部腧穴通窍活血，以促进味觉恢复，百会穴属督脉，督脉为阳脉之海，总统六阳经经气，刺激百会以升阳益气，通经活络；廉泉为任脉与阴维脉之交会穴，此穴深层有舌下神经及舌咽神经分支，针刺廉泉可治舌体活动不灵、言语不利或味觉失调等舌咽诸疾；天容穴深层有舌下神经、副神经、迷走神经等，刺之以增强廉泉穴功效；四肢部取内关、合谷穴活血通络，内关为手厥阴心包经之络穴，"系于心包，络心系"，与心气息相通，内关又通阴维脉，《难经·二十八难》曰："阳维、阴维者，维络于身，溢畜不能环流灌溉诸经者也。"《难经·二十九难》曰："阴维为病苦心痛。"故取内关穴有通心活络、通窍利咽喉作用，合谷穴更助其力。十诊之内患者主症已告痊愈，同时面色亦逐渐改善，可见针刺确能达到疏通经络，调养气血，荣润肌肤之功效。

味觉消失病例临床少见，笔者运用中医理论结合现代医学知识，以任脉、督脉、肾经、脾经、胃经腧穴为主，采取拔罐、针刺方法，治疗6次见效，8次痊愈，从初诊到痊愈时间不足10天，效果令人满意。试想患者如果没有及时求助针灸，病情再延误数周，也许很难康复。所以，把握针灸治疗的时机对疾病的预后非常重要。笔者2年前曾用类似方法成功治疗一例味觉消失，朋友将此医案放在网上，本病患者因而得知受益。该患者痊愈后，家人亦将其治疗的经历写出，发给了香港东华三院的网站，希望让更多的人知道针灸可以治愈这类疑难病症。

医案2　针刺拔罐治愈暴聋

患者，女，27岁，文职，2006年1月3日首诊。

简要病史：患者因左侧耳鸣耳聋复发7天为主诉就诊。患者20余天前上班时自觉头晕，左侧耳鸣，随即就诊西医，听力测试：右耳正常，左耳55分贝，诊断为神经性耳聋。曾住院输液及口服西药（血管扩张剂、抗菌素、维生素B、类固醇等）治疗7天，每次输液会有头晕，心悸反应，继而出现皮疹、暗疮。出院时自觉听力改善，听力测试：左耳20分贝。7天前耳鸣、耳聋复发，因恐西药有副作用而求助针灸。

现症见：形体瘦高，面色萎黄。自觉左侧耳鸣，听力下降，伴有头晕，心悸，右下肢外侧阵发性麻痹，尿频，大便干等症状，纳可，平素怕冷。2005年12月26日听力测试报告：左耳55分贝。之前因本病使用西药后出现的心悸、皮疹、暗疮尚未痊愈。舌质淡红，舌苔薄白，脉细。

诊断：暴聋。

辨证：气虚血瘀。

治法：补气活血通络，以肩背部拔火罐，针刺选取手三阳经、足少阳经、足阳明经穴为主。

针刺处方：针刺患侧听宫、翳风、风池、外关、中渚、合谷、侠溪，双取丰隆、足三里、三阴交。

操作方法：肩背部拔火罐，每次留罐 5 分钟。采用仰卧位取穴，毫针刺，深浅以得气为度，平补平泻手法，留针 20 分钟，每 10 分钟捻转 1 次。留针期间，用 TDP 灯照射患侧耳部。

饮食调护：忌食生冷，注意休息，合理饮食。每天治疗 1 次，10 次为 1 个疗程。

【治疗过程】

二诊：2006 年 1 月 4 日，经以上方法治疗，自觉耳鸣减轻，听力有所改善，续治同前。因患者受工作时间限制，只能每周治疗 2 次。

四诊：2006 年 1 月 14 日，治疗 3 次后听力明显改善，全身情况好转。拔罐治疗同前，针刺穴位：听宫（左）、完骨（双）、风池（双），左侧肩井、外关、中渚、合谷。采用俯卧位，毫针刺，以得气为度，平补平泻手法，留针 20 分钟，每 10 分钟捻转 1 次。留针期间，用 TDP 灯照射耳部。

五诊：2006 年 1 月 21 日，治疗 4 次后自觉听力好转，全身无明显不适。2006 年 1 月 20 日听力测试：左耳 20 分贝，已恢复正常。取穴和方法同第四诊，嘱患者巩固治疗 3 次。

七诊：2006 年 2 月 11 日，听力恢复，全身情况良好，告知痊愈，可以停诊。三个月后随访未见异常。

【体会】

突发性耳聋为突然发生的感觉神经性耳聋。病人多见突然发生单侧耳聋，伴有耳鸣、耳内闷塞感，约半数病人伴有眩晕、恶心及呕吐症状。本病病因复杂，疗效不甚理想。对原因不明的突发性耳聋，西医通常诊断为神经性耳聋。目前西医治疗多采用血管扩张剂来改善内耳循环，或用神经营养剂及皮质类固醇类药物等综合治疗措施。本病患者二十多天前曾患耳鸣、耳聋，经西医治疗虽有好转，但同时出现头晕、心悸、皮疹、暗疮等用药后的不良反应，以致耳鸣、耳聋复发后不敢再用西药。就诊时正值冬季，患者形体瘦高，面色萎黄，结合症状和舌苔脉象，认为气血不足为其本，感受风寒，经络阻滞为其标。根据经络理论，手足少阳经、手太阳经有支脉入耳中，《灵枢·经脉》"三焦手少阳之脉，……其支者，从耳后入耳中，出走耳前……"，"胆足少阳之脉，……其支者，从耳后入耳中，出走耳前，至目锐眦后"，"小肠手太阳之脉，……其支者，从缺盆循颈，上颊，至目锐眦，却入耳中"，手阳明络脉"其别者，入耳，合于宗脉"，阳明为多气多血之经，有助气血的化生运行，故选取穴位以手三阳经、足少阳经、足阳明经穴为主，针刺结合拔罐，全身调理与局部治疗相结合。肩背部拔火罐以祛散风寒，鼓动阳气；针刺患侧翳风、风池、外关、中渚、侠溪，为手足少阳经远近取穴；听宫为手足少阳和手太阳经交会穴，位于耳前部位，能疏通耳部经气治其标；合谷为手阳明经原穴，风池与合谷配伍有较好的祛风通络，行气活血作用；双取丰隆、足三里、三阴交健运脾胃，补益气血，利水消瘀治其本。全方合奏补气活血通络之功，治疗首次即效。当治疗3次，听力明显改善，全身情况好转后，调整治疗方案为患侧耳前后取穴配上肢肩井、外关、中渚、合谷穴，通经活络为主，促进耳脉修复。治疗4次后自觉听力好转，5次告愈，有检查报告支持痊愈，停诊三个月未见复发。治疗期间没有出现不良反应，而且全身情况很快得到改善。

近几年的观察所见，多数耳鸣、耳聋患者的发病与感受风寒、过度疲劳，或年老体弱有关。因感冒而致病程2月以上者针灸疗效不甚理想。病程在2周之内者，针刺与拔罐结合容易治愈或见好转。因疲劳、体弱、年老，精血不足所致耳鸣、耳聋症轻或病程不长者，针刺局部结合全身调治，多能取得满意疗效。可见针刺拔罐结合治疗耳鸣、耳聋，疗效显著，无毒副作用，是值得推广应用的方法之一。

医案3　拔罐针刺治愈小儿面瘫

患者，女，7岁，小学生，2009年9月7日首诊。

简要病史：左侧口眼㖞斜4天。家长代述，开学不久，患儿受座位上方风扇所吹，以致4天前开始左侧面痛，继而出现口眼㖞斜，经西医诊治，服药数日未见好转。现症见：体型瘦弱，面色萎黄，左侧面颊轻微肿胀疼痛，口角明显歪向右侧，左眼闭合不全，偶有左腮疼痛，无恶寒发热及咽喉疼痛，眠可，二便调，平素纳少，不欲饮水。检查：左眼闭合时眼裂4mm，额纹消失，鼻唇沟平坦，不能做蹙额、皱眉、露齿、鼓颊等动作。舌淡红，苔薄白，脉弦细。

诊断：面瘫

辨证：气血不足，风寒阻络

治法：补益气血，疏风散寒，通经活络，用捏脊、拔火罐方法，针刺选取手足阳明经穴、手足太阳经穴、手足少阳经穴为主治疗。

取穴：地仓、颊车、下关、迎香、颧髎、攒竹、丝竹空、翳风、风池、外关、合谷、足三里，取患侧或双侧穴位，每次选用8~12穴。

操作：从下往上捏拿背脊3次，在患侧面部用4号小火罐闪罐2分钟，再用烧热的火罐轻轻滚动按摩3~5分钟；针刺采用仰卧位取穴，毫针直刺足三里0.5寸，翳风、风池穴用1寸毫针刺入0.5寸，面部其他穴位用0.5寸毫针浅刺，每次留针20分钟，其间行针1次。留针期间，用TDP灯照射患侧面部。

饮食调护：嘱每天早晚做面部热敷和按摩，忌食生冷，避受风寒，补充营养，增加饮水。隔日治疗1次，10次为1个疗程。

【治疗过程】

二~五诊：2009年9月18日，经以上针刺、拔罐方法治疗4次，患儿口眼㖞斜症状减轻，面颊肿胀消失，左眼闭合时眼裂 1mm，续治如前。

九~十诊：2009 年 10 月 10 日，家长代述，患儿一周前因感冒发烧 2 天，面瘫复发。症见口眼㖞斜犹如初诊，口角歪向右侧，鼻唇沟平坦，左眼闭合时眼裂 3mm，额纹消失，不能做蹙额、皱眉、露齿、鼓颊等动作。已无恶寒发热及咽痛流涕症状，但形体消瘦，神疲乏力，面色萎黄，唇舌红，苔薄白，脉细数。治疗方案、饮食调护如前，因患儿合作欠佳，经对话交流取得同意，增加手指按摩穴位，每次 3~5 分钟，拔罐方法同前，针刺以上穴位，每次减少为 7~9 穴。

三十五诊：2010 年 1 月 6 日，共计治疗 34 次，患儿口眼㖞斜痊愈，面颊及眼部活动正常，较初诊时明显增高长胖，面色红润，舌脉如常。告知病已痊愈，停止治疗。

【体会】

面瘫又称周围性面神经麻痹，口眼㖞斜是其主症，引发致病的原因较多，最常见的是因感受风寒而致面神经血管痉挛，局部缺血、水肿，使面神经受压，神经营养缺乏，甚至引起神经变性而发病。本病为针灸科常见病症之一，多见于成人，小儿患病较少见。若因风邪所致者，早行针灸治疗易达痊愈，若因它病继发，或外伤手术所致者针灸较难治愈。

本人用针灸治疗面瘫是以手足三阳经穴为主。"邪之所凑，其气必虚"。身体虚弱，气血不足，经络失养，易受外邪侵犯而发病。本例患儿形瘦体弱，有感受风寒病史，治疗中用捏拿背脊方法，扶助正气；面部用小火罐闪罐加热罐滚动按摩，疏风散寒，温经通络；针刺地仓、颊车、下关、迎香、合谷、足三里，宣通阳明经气，针刺攒竹、颧髎宣通太阳经气，针刺丝竹空、翳风、风池、外关宣通少阳经气，特别是足三里有调理脾胃，生化气血，扶正祛邪作用。从现代解剖学角度分析，风池穴下有枕动、静脉分支，有枕小神经分支，针刺该穴能促进脑部血液循环和神经功能恢复，治疗外风或内风所致的病症为其擅长。风池配伍合谷、外关，祛风通络尤佳；攒竹位于眉头凹陷中，有助于额肌和皱眉肌运动；丝竹空位于眉尾凹陷中，有助于眼轮匝肌和面神经颧眶支运动；翳风位于乳突前下方与下颌角之间的凹陷中，其深层有面神经干，面瘫者此处多有压痛，针刺可促进面神经功能恢复；地仓、颊车、下关均属足阳明胃经腧穴，三穴与面神经或面动、静脉有关，为治疗面瘫的主穴。针刺以上穴位具有祛风散寒，活血通络，补益气血，扶正祛邪功效。针刺、按摩、拔罐结合，坚持治疗，不仅治愈了小儿面瘫，同时对该患儿的体质也有增强作用。

此案例较为特别，小儿受风寒而致面瘫临床较少见。该患儿从初病到复发至痊愈，其间历经三个月之久，共计治疗三十余次方达到痊愈。患儿最初以针刺为主，治疗 4 次后开始见效，不足 10 次已好转，全身情况均有改善。但不久面瘫复发如初，小姑娘又不愿意接受针刺，唯有耐心给她讲道理、想方设法逗她开心，尤其治疗中增加穴位按摩，减少针刺的穴位，终于得到孩子的理解和信任，勇于接受治疗，变痛苦为快乐，坚持治疗，直到痊愈。作为医者，感触颇深。为治愈该患儿，笔者真是费了不少心思。

因为患儿面瘫经西医诊治后未现好转，如果不能用中医的方法尽快治愈，小姑娘将不会再有美丽的面容，未来的前途将可能受到影响，对她的心灵将会造成极大伤害。因此，当时内心有非常强烈的愿望想要帮助这个孩子。以个人经验，用自己设计的方案拔罐与针刺结合治疗面瘫效果很好，在香港东华三院黄大仙医院中医部工作五年期间，每年均有面瘫患者前来就医，现已治疗60多例，不少是经西医或其他医生治疗无效或未愈者，经本人治疗1个疗程（10次）左右都能达到痊愈或好转，而且越早治疗效果越好。但是小儿很难接受针刺疗法，该患儿刚开始一见到针就哭闹，不肯合作。经鼓励再三，并以按摩、拔罐方法辅助治疗之后才勉强可以施针，且落一针哭叫一声，为医者也不忍心下手，但为了救治患儿，唯有坚持，尽可能减少每次施针的穴数，当病情好转时减少每周针治次数，结合辅助手法、面部热敷、饮食调养等也有助本病痊愈。真可谓：功夫不负有心人！作为行医者更为孩子恢复美丽健康而高兴！

医案4　针药拔罐结合治愈顽固咳嗽

患者，女，54岁，退休，2010年4月24日首诊。

简要病史： 反复咳嗽痰多3月，加重7天。患者3个月前因感冒后持续咳嗽，时有气喘，服西药月余未愈。7天前复感风寒出现恶寒流涕，咳嗽气紧加重，每日黄昏（约下午5~7时）咳嗽发作。10年前行子宫全切手术（保留卵巢），7年前患三叉神经痛，针灸后好转。有脑垂体肿瘤病史，自行停服西药，现无明显不适。2009年颈椎X线示：颈椎生理弯度稍平直，第3~6颈椎轻度骨质增生，颈椎3、4、5椎间隙轻度变窄。

现症见： 傍晚咳嗽，气紧，喉中痰鸣，咳甚则呕吐、遗渗小便，咯出较多白色粘痰后方能缓解，伴有前额胀痛，颈项强痛，恶风寒，微汗出，失眠，纳呆，大便日1~2行，少而不爽。舌质淡暗，苔白腻，脉弦紧，血压129/73mmHg，体形偏胖。

诊断： 咳嗽

辨证： 观其脉证，应属肺脾气虚，风寒表虚证，与《伤寒论》太阳病中风证相符合。

治法： 祛风散寒，解肌和营，宣肺降痰，止咳定喘。以背部拔罐，针刺手太阴经、手足阳明经穴为主，并予桂枝加葛根汤、桂枝加厚朴杏子汤加减配合治之。

针刺处方： 合谷、曲池、尺泽、列缺、足三里、丰隆、三阴交、太冲、风池。

操作方法： 先行拔罐，用大火罐取大椎、至阳、肺俞、脾俞、肾俞拔罐；仰卧位取穴用毫针刺，曲池、尺泽、足三里、丰隆、三阴交直刺0.5~0.8寸，合谷、太冲直刺0.5寸，列缺逆经向上斜刺0.3寸，风池朝鼻尖方向斜刺0.5~0.8寸。每次留针20分钟，其间行针1次。拔罐时先行闪罐，再留罐5分钟。

药用： 桂枝9g，白芍9g，厚朴9g，苦杏仁9g，茯苓12g，葛根15g，白芷6g，白术9g，黄芪12g，大枣12g，生姜3片，炙甘草6g。3剂。嘱其每剂煎煮2次后合并，分3次温服，以观其效。

饮食调护：嘱忌食生冷，避受风寒，卧床休息，若无明显不适，服药3天后复诊。

【治疗过程】

二诊：2010年4月27日，以上治疗及服药3天后咳嗽气紧明显减轻，颈项强痛，恶寒，汗出，失眠亦有改善，效不更方，针刺拔罐同前，中药原方再服3剂。

三诊：2010年4月28日，咳嗽气紧明显减轻，恶寒，汗出，失眠好转，针刺、拔罐方法同前，中药亦继续服用。

四诊：2010年4月30日，前后6剂中药已尽服，咳嗽好转，时有咳痰，食欲不振，前额及头侧时有胀痛，舌苔薄白，脉转平和。此为病趋好转，正气未复，余邪未尽，治疗当健运脾胃，扶正祛邪。拔罐同前，针刺以上穴位加太阳、头维；中药处方以香砂六君子汤加减调理，药用：木香6g、砂仁6g、陈皮9g、半夏9g、太子参20g、白术12g、茯苓15g、炙甘草6g、白芷6g、川芎9g、神曲15g。3剂。嘱隔日行针灸治疗，以巩固疗效。

五诊：2010年5月4日，换方后服药3天头痛减轻，痰涎减少，胃纳尚可。病已向愈，针药同上，巩固治疗，嘱药尽后若无不适可停诊。其后随访无复发。

【体会】

患者因感冒后持续咳嗽，时有气喘3个月，符合慢性支气管炎诊断，服西药月余未愈，复感风寒咳嗽加重，傍晚尤甚，气紧，喉中痰鸣，咳甚则呕吐、遗渗小便，咯出较多白色粘痰后方能缓解。患者同时伴有前额胀痛，颈项强痛，恶风寒，微汗出，为宿有喘疾而病太阳中风之证，又属太阳病表虚证。根据《灵枢·经脉》记载：足太阳经脉，起于目内眦，上额，交巅，络脑下项，挟脊抵腰，络肾属膀胱。由此可见，风寒之邪入侵其间，以致经气不舒，津液的运行阻滞，经脉失养，则患者出现前额头痛，颈项强痛，俯仰不能自如。故首诊治疗时在患者背部拔火罐，有利于宣通太阳经气，鼓动阳气，祛散风寒，用背俞穴同时也能调节肺、脾、肾功能以治其本。针刺手太阴肺经原穴尺泽、络穴列缺，宣肺止咳，列缺穴又长于治疗头痛项强；针刺手阳明大肠经合谷、曲池穴，足阳明胃经足三里、丰隆，理气化痰，健运脾胃；针刺足太阴脾经三阴交运脾利湿，有助气道畅通；用风池配合谷，祛风通络更佳；太冲配合谷，开关利窍，清利头目。以上穴位组方，针刺与拔罐相结合，加强了祛散风寒，解肌和营，宣肺降痰，止咳定喘作用。

又根据《伤寒论》第14条："太阳病，项背强几几，反汗出恶风者，桂枝加葛根汤主之。"因太阳病而兼项背强急者，多为无汗恶风，此汗出恶风为太阳表虚，当以桂枝汤解肌祛风，加葛根升津液，舒经脉，以散经腧之邪。《伤寒论》第19条："喘家作，桂枝加厚朴、杏子佳"，患者病情符合经方所论，故针刺拔罐后配合桂枝加葛根汤、桂枝加厚朴杏子汤加减，祛风散寒，解肌和营，宣肺降痰，止咳定喘。考虑到患者久咳气虚，方中加黄芪益气固表，扶正以助祛邪。故二诊时，患者服药3剂咳嗽气紧明显减轻，效不更方，使病情很快向愈。6剂中药尽服后，咳嗽明显好转，但正气未复，余邪未尽，药方改以香砂六君子汤加减调理，治疗重点转为健运脾胃，扶正祛邪。其中香砂六君子汤健脾益气，运脾化痰，理气和胃，从本论治；加川芎、白芷通经散寒，神曲健脾消食，以治其标。

患者三个多月的咳嗽，西药用之不效，复感风寒病情加重时，针刺拔罐与中药内服结合运用，一周之余，治疗5次即达痊愈。理法方药结合选穴操作，中医治病的优势与特色尽显其中。

医案5　针刺治愈热结阴亏阳明腑实证

患者，女，37岁。2008年6月2日首诊。

简要病史： 自述2008年2月始大便不通畅，伴腹痛。5月12日因腹痛、头晕入西医院，验血显示肝酵素升高，诊断肠梗阻，手术治疗。术后仍便秘，转住黄大仙医院治疗。患者有肠息肉手术史，哮喘病史，胆囊息肉病史。患抑郁2年，现服西药，病情稳定。现症见：大便不通2周，恶心欲呕，腹胀疼痛，饮食不下，西医予口服通便药无效。形体肥胖，右脉细，左脉沉细，舌红少津，苔黄剥落。查其腹部胀满不坚硬，天枢穴处按之有压痛。

诊断： 便秘

辨证： 阳明腑实，阴津亏损

治法： 通腑泻热，养阴生津。针刺手足阳明经穴为主，并予增液承气汤加减治之。

取穴： 曲池、合谷、中脘、下脘、气海、关元、天枢、足三里、上巨虚。

方药： 颗粒冲剂调胃承气汤20g，加枳实12g，厚朴12g，生地15g，玄参12g，麦冬12g。1剂，分为3包，每次冲服1包。嘱针后先服1包冲剂，若2小时后未大便再服1包，大便通畅即停服中药。

操作： 仰卧位取穴，用毫针直刺中脘、下脘、气海、关元、天枢0.3~0.5寸，曲池、足三里、上巨虚直刺0.5~0.8寸，合谷直刺0.5寸，留针20分钟，其间行针多次，腹部穴位轻度捻转不提插。手足穴位用大幅度捻转提插手法。

饮食调护： 嘱待大便通畅后进食清粥以养胃气，次日复诊。

【治疗过程】

二诊： 2008年6月3日，当日针刺后即排便2次，初时大便硬结难下，后为软便，服中药后排便5次，便质稀溏伴有未消化食物，腹胀痛明显减轻，胃口亦开。针刺显效，停服中药，继续针刺以上穴位，采用平补平泻手法，健脾益气，调理胃肠功能，留针20分钟，其间行针1次。

三诊： 2008年6月4日，日行大便1次，质软伴黏液，小腹微胀满。继续针刺治疗，取穴手法同前。

八诊： 2008年7月2日，治疗7次，大便正常，每日一行，腹痛好转，胃纳正常。

便秘已愈，此次巩固治疗后可停诊。

【体会】

便秘是多种疾病都可能出现的一个症状，可因神经系统病变、全身病变、肠道病变及不良排便习惯所致，主要为大肠传导功能失常，粪便在肠内停留时间过长，水液被吸收，以致便质干燥难解。辨证分为实证和虚证两类。此案例为本虚标实证。该患者有抑郁症2年，长期服抗抑郁类药物对胃肠功能有一定影响，易引起便秘，形体肥胖，辨其体质为气虚痰湿，加之有肠息肉手术史、胆囊息肉病史和哮喘病史，不久前又因肠梗阻行手术治疗，术后仍然大便不通。继往慢性病史及多次手术，可见患者肺脾两虚，胃肠气弱，推动无力为其便秘之主要因素。患者腹胀疼痛，恶心欲呕，饮食不下，为大肠积聚，腑气不通，浊气上逆之象，胃肠积热日久伤阴，故苔黄而干，此为标实；虽然大便不通2周，但无发热汗出，查其腹部胀满而不坚硬，仅天枢穴处有压痛，右脉细，左脉沉细，舌红少津，舌苔剥落，为气虚津伤之象，此为本虚。辨证为阳明腑实，阴津亏损。根据"急则治其标，缓则治其本"的原则，治疗当首先通腑泻热，待大便通畅后再健运脾胃，调理胃肠功能。针刺处方以胃、大肠、小肠的募穴及合穴、下合穴为主，其中中脘（胃募、腑会）、天枢（大肠募）、关元（小肠募）、上巨虚（大肠下合穴）、曲池（大肠经合穴）、合谷（大肠经原穴）、足三里（胃经合穴、胃下合穴），下脘（任脉与足太阴交会穴），以上除关元、气海、足三里穴外，其他穴位针刺手法均以泻法为主，共奏通腑泻热之功效；气海、关元、足三里配伍，益气升津，有助于肠胃运动。

《伤寒论》曰："阳明之为病，胃家实是也"，并记载阳明腑实证大、小承气汤和调胃承气汤的适应证及用法。本例药用调胃承气汤，方中大黄、芒硝、炙甘草合用，缓下热结；加枳实、厚朴，行气除满，破结消痞；加生地、玄参、麦冬即增液汤养阴生津，全方体现通腑泻热，养阴生津之法，取"增水行舟"之意，标本同治。次日患者来复诊，见面即向医生竖起大拇指，赞叹医生水平高超，述其经针刺治疗后返回病房即感腹中有气向下推动，随即有燥屎和软便排出，2次大便之后，痛苦荡然无存。患者因便秘痛苦多日，见针刺有效，又急于治愈，将医嘱置之脑后，尽服中药，以致泻下多次，幸无大碍。复诊见患者腹痛已愈，胃口亦开，继而停药，用针刺方法健脾益气，调理胃肠功能，用穴同上，以平补平泻手法为主，共计治疗7次而愈。

患者初时不相信中医能治好她的病，自诉在某医院花了十多万元，还做了手术，大便都没办法通畅，只因其痛苦难以忍受，经人劝告，抱着试试看的心情前来就诊，经针刺治疗一次即大便通下，腹痛得减，令其折服！可见针刺也有近似于增液承气汤的"增水行舟"功效。而用同样的穴位，手法以泻法为主，则显现通腑泻热之功，转泻法为平补平泻手法，又能达到健脾益气，改善胃肠功能的效果，这正体现了腧穴对人体功能的双向良性调节作用。临床有很多成功的案例证实，针灸亦能达到经方施治之效应。

【香港行医感悟】

笔者受香港东华三院聘请，来港从事针灸临床、教学、科研工作，能用自己的专长为香港同胞和中外人士服务，传承中医，弘扬中医，疗疾救厄，治病救人，实为人生的幸事。几年来，用中医理论指导，以针刺、拔罐等非药物疗法为主，结合中药内服、食疗方法，不仅治疗了许多常见病，还能治疗疑难病和一些奇奇怪怪的病症，有的是经西医诊断治疗而效果不佳者，有的是诊断不明确，而应用中医整体观和辨证方法分析定位，选取恰当的方法治疗，亦能获得满意的疗效。

回顾在港的临床经历，个人体会有三：

一是中医药在香港得到了广泛地认同，并能以中医药的特色和优势为港人和中外人士服务，使中医药在香港这个具有特殊国际地位的地方站住脚，对促进中医药国际化有一定作用。香港的中医以前主要以私人诊所或坐堂行医为主，大型的正规医院无中医服务。回归后，香港各主要大学，如香港浸会大学、中文大学、香港大学等均成立了中医学院，开展中医教学、临床以及科研工作，随着民众对中医需求的不断增长，香港政府和慈善机构陆续在正规医院中建立了一批中医诊所，为香港中医事业的发展奠定了良好的基础，我本人也在其中贡献了一份力量。

二是香港的管理和要求与内地有许多不同之处，其中最主要的是将中医和西医严格分开，中医师不可使用西药（当然西医也不可以使用中药）及开化验单，表面上看起来对中医有诸多限制，实际上更能促使中医保持其原有的特色。这不仅对我们这些长期在内地工作的中医提出了新的要求，更重要的是提供了重新回归传统中医的机会。如何用中医的思路和方法提高临床疗效，既成了我们所面临的最大挑战，又将是发展中医的最好机遇。在诊断过程中虽然没有现代化仪器设备配合检查，但是我们仍然可以运用所掌握的解剖、生理、病理学等现代知识，参考西医的检查和诊断去认识疾病，更重要的是我们坚持中医的四诊合参，运用中医的整体观、动变观、常变观去分析病情，把握辨证论治的精髓，采用具有中医特色的方法去治病，能取得令人折服的疗效，大量成功的案例增强了我们的自信，也使我们更深刻体会到作为中医人的骄傲。

三是对针灸治疗疾病的体会，首先要把握针灸治病介入的时机，这对疗效的影响极其重要，很多病症若能早期用针灸治疗效果非常理想，例如：面瘫、高血压、眩晕、耳鸣耳聋、肩周炎等。针灸临床时要注意运用整体观思维和辨证论治方法，面对各种疾病，必须重视局部与整体的关联，不可头痛医头，脚痛医脚，要以中医理论的整体观、藏象经络学说为指导，去认识疾病的发生、发展及变化的全过程；治疗中注意局部取穴、远近取穴、辨证配穴，同时要因人因病施以不同针法和不同的手法，这样针灸才能达到应有的功效。此外，若针刺与拔罐并用，更能增强治疗效果。针灸等非药物疗法不同于药物要经过人体肝脏的解毒、肾脏的排泄等，因此副作用较少，也不必担心有药物之间的冲撞问题。可以肯定，针灸独特的方法和有目共睹的佳效，必然会对人类的健康做出重大贡献，并在人与疾病的斗争过程中发挥重要的作用。

【名家点评】

作者仁心仁术，既有高尚的医德，深感医者责任之重，对病人怀恻隐之心，又有良好的医疗水平，善治各种疑难杂症。其所选医案，包含有味觉消失、暴聋、顽固性咳嗽等针灸科不常见疾病，均获取了满意的疗效。作者询问病史甚为详细，善于从看似不相关的病史中找到患者现有疾病的诱因，此颇值得同道学习。在治疗方法上，善于针药并施，针罐合用，从而使临床增效。其所选穴位周全，兼顾整体，医案记载详细。个人体会中更是详述其诊疗思维过程，读者可从中体会作者的良苦用心。作者精通针灸典籍，又熟习解剖、药理等现代医学知识，治疗过程中注重顾护人体正气，深得先辈诊疗之精要。（许能贵^注点评）

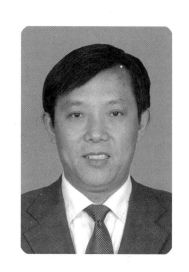

许能贵，医学博士，二级教授，博士研究生导师，广州中医药大学副校长。为国家重点学科中医学一级学科带头人，广东省省级重点学科针灸推拿学学科带头人，国家重点基础研究发展 973 计划项目首席科学家，全国第二届"百名杰出青年中医"，享受国务院特殊津贴专家，国家百千万人才工程培养对象。

任广州中医药大学华南针灸研究中心主任。兼任中国针灸学会副会长、经络分会主任委员，广东省针灸学会副会长，《中国针灸》《针刺研究》等杂志编委会副主任委员。一直从事针灸效应规律及机制研究工作。

7. 李滋平医案

李滋平，主任医师，教授，硕士生导师，1990 年毕业于广州中医药大学针灸推拿学院。现任广东省中医院针灸科主任，全国名老中医专家学术经验继承人，中国骨伤微创水针刀学术委员会副会长，广东省针灸学会理事。2009 年 3 月~2010 年 3 月在香港仁济医院进行中医临床与教学一年。

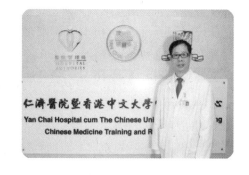

擅于运用针刺结合现代医学方法诊疗神经系统疾病和脊柱关节病。特别对舌针治疗中风失语、穴位注射治疗痛症及穴位埋线治疗失眠症、肥胖症等疗法有较深入的研究。

医案 1　补益心脾、益气养血法治疗失眠

患者，女，47 岁，2009 年 4 月 2 日首诊。

简要病史：患者以失眠 3 年余为主诉就诊，患者 3 年前出现入睡困难、睡中易醒、早醒、多梦难睡，可睡 3~5 小时，伴心悸、健忘、头晕目眩，坚持每晚安眠药后睡眠质量未见明显改善，纳可，二便调，舌淡苔白，脉细弱。现要求针灸治疗，睡眠质量量表（PSQI）评分：13 分。

诊断：不寐

辨证：心脾两虚

治法：补益心脾，益气养血

取穴：①针刺：百会、神庭、印堂；安眠、内关、神门、三阴交、太冲、足三里均双侧取穴。针刺手法：得气后采用提插捻转补法行针，以针下有酸麻胀感，针感缓缓扩散为宜；每穴均留针 30 分钟，其间每 10 分钟行针 1 次，每次行针 2~3 分钟。②艾灸：百会穴，采用温和灸法，每次 5~10 分钟，至穴位局部潮红为度。

饮食调护：①加强自我放松训练，对于减轻焦虑情绪有效。②适当体育锻炼，增强体质，加重躯体疲劳感，对睡眠有利，但运动量不宜过大，过度疲劳反而影响睡眠。③调整生活习惯，如取消或减少午睡，养成按时睡眠的习惯。④嘱患者每隔 3~4 日复诊，同时记录患者每晚睡眠时间、入睡时间、伴随不适的症状、安眠药的服用的改善情况，定期测 PSQI 评分。

【治疗过程】

二诊：2009 年 4 月 6 日，患者针灸治疗后无不良反应。入睡困难较前改善，约需半小时即可入睡，每晚可睡 4~5 小时，头晕、心中悸动感减轻，余同前。坚持上方治疗。

三诊：2009 年 4 月 9 日，每晚睡眠时间约 6 小时，其余情况同前。在原方基础加双侧太阳穴，加强镇静安神之效。

四诊：2009 年 4 月 13 日，睡眠时间基本稳定在每晚 6~7 小时，PSQI 评分为 9 分，建议患者开始将安眠药减量。

五诊：2009 年 4 月 16 日，患者病情稳定，症状改善，安眠药减量后，每晚睡眠时间仍可达 7h，入睡时间约 15 分钟，无头晕心悸感，自觉睡眠质量明显改善，PSQI 评分为 7 分，可停止口服安眠药，舌淡红苔薄白，脉细。患者脾虚之象较前改善，可停止艾灸百会治疗。嘱患者注意生活习惯及自行放松训练，不适随诊。

【体会】

不寐临床上表现为入睡困难，浅而易醒，自觉多梦早醒，醒后不易入睡，仍感疲倦乏力、头昏思睡，严重者整夜不能入睡，该病与情志内伤、工作负担、精神压力有密切关系，相当于西医学的"失眠症"范畴。《内经·营卫生会》指出："人受气于

谷……其清者为营，浊者为卫，营在脉中，卫在脉外，营周不休，五十而复大会，阴阳相贯，如环无端。"认为凡能打乱营卫之运行，破坏阴阳平衡的因素均可导致失眠，其病位主要在心，与肝、脾、肾等脏腑密切相关，治疗方面需要标本兼顾，补虚泻实，从而达到宁心安神、清心除烦之效。

本例患者病程迁延较久，多梦易醒、面色不华，伴心悸、健忘、头晕目眩，舌淡苔白脉细弱，属于心脾两虚型。心脾两虚型失眠患者多由于思虑忧愁、损伤心脾、气血虚弱、心神失养而致，多病程较长，难以痊愈，且"久病入络"、"久病必虚"；因此治疗时应补益经气，补养心脾，以生气血。同时定期进行匹兹堡睡眠质量量表评定，以了解病情的治疗效果。

针刺首选百会穴，百会位于巅顶，为手足三阳和督脉之会穴，亦称诸阳之会，入络于脑，可清头目宁神志；神庭、印堂位于督脉循行在线，督脉入络于脑。以上3穴均有醒脑安神之功。安眠穴亦为经外奇穴，有良好的镇静安眠作用。又因"五脏六腑之有疾者，皆取其原也"，故取心经、肝经之原穴神门、太冲。内关为八脉交会穴之一，联络上中下三焦，可宁心安神，宽胸疏肝调脾胃。三阴交穴为足之三阴经之交会穴，可益肝健脾补肾，以生气血。足三里穴具有调理脾胃、补中益气之功能。诸穴合用，共奏补益心脾、宁心安神之效。同时结合艾灸疗法加强补益的作用。《本草纲目》记载："艾叶味苦，气微温，阴中求阳之最，主灸治百病"，《灵枢·官能》中载"阴阳皆虚，火自当之"，明代《针灸大成》云："思虑劳伤心脾，灸百会"。艾灸通过温热透达腧穴深部，可温通气血、扶正祛邪，对慢性病及阳气虚寒者疗效显著。百会为诸阳之会，艾灸百会具有补益心脾、化生阴血、通达血脉、宁心安神的功效，使机体"阴平阳秘"而安眠。

医案2　祛风散寒、疏筋通络法治疗面神经炎

患者，男，24岁，2009年5月11日首诊。

简要病史：患者平素工作压力较大，1天前不慎受寒后出现左口眼㖞斜，咀嚼食物滞于内颊，流泪，耳后疼痛，未行系统诊疗，纳眠一般，二便调。查体：左侧额纹消失，眼裂变大，露白约3~4mm，鼻唇沟变浅，口角下垂歪向健侧。舌淡红，苔薄白，脉弦细。

诊断：面瘫

辨证：风寒阻络

治法：祛风散寒，疏筋通络

取穴：地仓、颊车、四白、听宫、翳风均患侧取穴；健侧合谷；双侧风池；百会；配穴：阳白、迎香均患侧取穴；水沟、承浆。

操作：早期浅刺，得气后采用平补平泻法行针，以针下有酸麻胀感，每穴均留针30分钟，其间每10分钟行针1次，每次行针半分钟，避免强手法刺激。

饮食调护：①生活规律，避免熬夜。②避免冷气长时间对着面部次。③患侧面部的功能训练（每天数次对着镜子坚持做 10~15 分钟的面部运动）。④嘱患者每隔 3~4 日复诊，注意查看患者抬眉、闭眼、露齿、抬口角等动作的完成情况，避免面肌痉挛的发生。

【治疗过程】

二诊： 2009 年 5 月 14 日，患者针灸治疗后无不良反应。患者左侧口眼㖞斜同前，面部不适感稍缓解。坚持上方治疗。

三诊： 2009 年 5 月 18 日左侧有少许额纹，眼裂减小，露白约 2mm，左侧口角可微活动，余同前。针灸在原方基础加太阳穴，加强祛风通络之效；针刺手法可适当加强，深刺，每穴治疗期间每 10 分钟行针 1 次，每次行针 2~3 分钟。

四诊： 2009 年 5 月 21 日，左侧口眼㖞斜较前明显改善，额纹基本恢复，眼睑可基本闭合，但欠有力，左侧鼻唇沟稍恢复，左口角可活动，无流泪，余同前。针灸取穴在原方基础上减阳白穴。

五诊： 2009 年 5 月 25 日，症状明显改善，眼睑、鼻唇沟、额纹、口角基本恢复，无咀嚼食物滞于内颊。针灸取穴可减水沟、承浆、迎香等配穴，同时加健侧四白加强双向调节之力。嘱患者注意生活习惯的改变及避免空调冷气风口长时间对着面部吹，不适随诊。

【体会】

面瘫多在受凉或感染后发病，以口、眼向一侧歪斜为主要表现，可见于任何年龄，多发于冬季、春季，起病急速，以一侧面部发病居多。其疗效取决于治疗是否及时、病情轻重、患者本身体质因素（是否有糖尿病、高血压等）有关，相当于西医学中"贝尔氏麻痹（面神经炎）"，其确切病因未明，现认为可能与嗜神经病毒，特别是单纯疱疹病毒感染有关，一般来讲，单纯吹风、受凉等因素引起的面瘫恢复较好，及时治疗 2~3 周可痊愈。

本患者平素工作劳累，正气亏虚，感染风寒后出现口眼㖞斜 1 日后来诊，针灸以面颊局部及足阳明胃经腧穴为主。处方用地仓、颊车、四白、听宫、翳风等面部腧穴疏调局部经筋气血，《针灸甲乙经》云："口僻不正，翳风主之"；《玉龙歌》有云："口眼㖞斜最可嗟，地仓妙穴连颊车"。百会又称三阳五会、巅上等，为督脉经穴，又是足太阳经交会穴，可补益正气；合谷为循经远程取穴，古代即有"面口合谷收"之说，配合近端腧穴风池、翳风，共奏祛风通络之效。抬眉困难加阳白，鼻唇沟变浅加迎香，人中沟歪斜加水沟，颏唇沟歪斜加承浆。诸穴均用平补平泻手法，浅刺、轻刺激。

一般来说，口眼㖞斜发病的前 2~3 天会逐渐加重，有人把它归咎于早期针刺，这是不合理的，此现象是本病的客观发展规律。因在急性期面神经正处在炎症水肿期，对面神经的损伤尚未停止，随着时间推移，损伤加重，同时两侧表情肌的肌力对比更加不平衡，所以表面上看起来病情加重了。正因为如此，更应及时治疗，积极扭转这一趋势，控制病情，以免错过时机，贻误病情，遗留终生面瘫或各种后遗症。早期正确治疗非常关键，应把面瘫看作一种急症，把疾病控制在萌芽状态。

早期不要使用电针治疗，操作手法不宜太重，如个别患者经过一段时间治疗后（病程须达 40 天以上）仍未见恢复，可酌情使用 10~15 天左右电针治疗，但刺激不宜太大，以轻微舒服为主，电量刺激太大，较易引起面肌痉挛（面肌抽搐）。但有部分超过 40 天左右仍未恢复的患者可能与失治、误治等因素有关。治疗上还要注意其他问题，如：①自我放松，注意休息，避免熬夜及过度用眼，饮食以清淡为主。②用热水袋或热毛巾热敷患侧面部及耳后，每天 2 次，每次 20 分钟，能改善局部血液循环，对病情改善帮助很大。③面部功能训练。④面部功能锻炼及用手掌从口角至耳前方向由下往上做面部按摩。⑤针刺取穴及手法是决定疗效关键。针刺取穴以患侧面部为主，健侧面部也应配合，最好不要电针（因电针易引起面肌痉挛），有针感后留针 30 分钟，通过治疗往往 2~3 周左右就明显改善。

医案 3　祛风散寒、疏经通络法治疗颈型颈椎病

患者，女，27 岁，2009 年 3 月 25 日首诊。

简要病史：患者长期低头工作，5 天前劳累后出现颈项部僵硬、疼痛，遇寒风吹则疼痛加重，无头晕头痛，无耳聋耳鸣，无双上肢放射痛。纳可眠差，二便调。舌淡红苔薄白，脉弦细。查体：颈项部肌肉紧张，天宗、秉风穴处压痛。

诊断：痹证

辨证：风寒痹阻

治法：祛风散寒，疏经通络

取穴：①针刺：颈夹脊穴、风池、天宗、秉风、阿是穴均双侧取穴；大椎。②拔罐：颈肩部。

操作：①针刺：得气后采用平补平泻法行针，以针下有酸麻胀感，针感缓缓扩散为宜；每穴均留针 30 分钟，其间每 10 分钟行针 1 次，每次行针 2~3 分钟。②拔罐：颈肩部，留罐 10 分钟。

饮食调护：①避免长期伏案或低头工作，工作 1~2 小时后活动颈部，或自我按摩局部，放松颈部肌肉。②落枕会加重颈椎病病情，故平时应注意正常睡眠姿势，枕头高低要适中，枕于颈项部。③注意颈部保暖，避免风寒之邪侵袭。④嘱患者每隔 3~4 日复诊，注意询问患者颈项部不适症状的缓解情况，有无出现双上肢放射痛、头晕耳鸣等症状，同时进行颈项部的相关触诊评价恢复情况。

【治疗过程】

二诊：2009 年 3 月 27 日，患者针灸治疗后无不良反应。患者颈项部僵硬疼痛感明

显缓解，劳累后尚有疼痛，余同前。坚持上方治疗。

三诊：2009 年 3 月 31 日，颈项部疼痛感基本消失。查体：天宗、秉风穴无压痛。嘱患者适当活动颈部，避免长时间低头工作，不适随诊。

【体会】

项痹亦属于中医学的"项强""颈项强""颈筋急""颈肩痛"等病症范畴，临床表现为颈部强直、疼痛，或有整个肩背疼痛发僵；点头、仰头及转头活动受限；活动时有异常作响，颈部软组织受凉后症状加重。多由肝肾不足或慢性劳损，精血不能濡养筋骨，局部脉络空虚，复感风寒湿邪，营卫气血运行不畅，经脉闭阻不通所致。相当于西医的颈型颈椎病，颈部局限疼痛是其主要临床症状，故治疗上解决客观存在的局限疼痛及应激反应点——肌硬结的存在为主要治疗目的。西医多用非甾体止痛药物，糖皮质激素等的方法缓解疼痛，但疗效欠佳，副作用较多。

本例患者长期低头工作，颈项部僵硬、疼痛，天宗、秉风穴处压痛明显，遇寒则疼痛加重，故辨证为风寒湿痹型。针刺以祛风散寒、疏经通络为法，颈项局部取穴为主。天宗、秉风、华佗夹脊穴可疏通局部气血，通则不痛；大椎为督脉穴，为诸阳之会，针灸能激发诸阳经之气，通经活络止痛；风池穴可疏风散寒通络。针刺的同时配合推罐治疗，通过吸杯真空滑动提拉刺激穴位、皮肤、肌肉、微血管等以促使"瘀滞"的气血得以畅通，使身体各部位得以正常运作，加速局部血液循环使废物及毒素顺利排泄，而达到细胞活化进而使得颈肩部酸痛得到舒解。

由于颈部长时间处于一个向前弯曲的姿势，影响到局部的血液循环，使颈部肌肉发生劳损，时间一长就会引发颈椎病。因此治疗过程中，要求患者缩短每次低头工作的时间，多做向后仰的姿势，对颈椎可起到舒缓的作用，使颈椎紧张获得适度的松懈。也可以睡觉时不使用枕头，平躺在床上，每晚入睡前无枕仰卧 1~2 小时，有助于防止颈椎病的发生。

医案 4　　清肝泻火法治疗耳聋

患者，男，24 岁，2009 年 6 月 3 日首诊。

简要病史：患者平素工作压力大，1 周前连续熬夜工作后突然出现双耳听力下降，耳内鸣响，如闻潮声，遂到西医行电测听检查，结果示：左耳 50dB，右耳 60dB，诊断为"神经性耳聋"，曾先后口服西药及物理治疗后症状改善不明显。现症见：偶有头痛，情绪烦躁易怒，口苦咽干，纳可眠差，小便黄，大便干。舌淡红苔薄黄，脉弦细。

诊断：耳聋（突发性）

辨证：肝火上扰

治法：清肝泻火，开郁通窍

取穴：听宫、太冲均双侧取穴；大椎、百会。

操作： 得气后采用平补平泻法行针，以针下有酸麻胀感，针感缓缓扩散为宜；每穴均留针 30 分钟，其间每 10 分钟行针 1 次，每次行针 2~3 分钟。

饮食调护： ①生活规律，避免熬夜，调适情绪。②嘱患者每隔 3~4 日复诊，注意询问患者听力下降、耳鸣及其他不适症状的改善情况，复查电测听评价患者听力恢复情况。

【治疗过程】

二诊： 2009 年 6 月 5 日，双耳听力下降同前，头痛、烦躁、口苦咽干等不适症状明显缓解，纳眠可，二便调。坚持上方治疗。

三诊： 2009 年 6 月 9 日，自觉听力较前恢复，耳鸣声减轻，已无头痛、烦躁等不适，针守上方。

四诊： 2009 年 6 月 16 日，患者自觉听力基本恢复，无耳鸣。经过 2 周的治疗，本患者的听力恢复正常。针灸在原方基础上减太冲穴。复查电测听示双耳听力均正常。嘱患者注意休息、调畅情志，不适随诊。

【体会】

突发性耳聋，中医学又称之为"暴聋"，表现为单耳或双耳的听力下降，常伴有听力异常，相当于西医的"感音神经性耳聋"范畴。本例患者为平时工作压力大中青年，熬夜过度后起病，伴有头晕、烦躁、口苦咽干、小便黄、大便干，辨证为肝火上扰型，治宜清肝泻火，开郁通窍。听宫穴为手太阳小肠经穴，据《针灸甲乙经》载又是手足少阳经交会穴，手足少阳经脉均"从耳后入耳中，出走耳前"，手太阳经脉"却入耳中"，故刺之可调节手太阳及手足少阳经之气血，疏通耳窍之功。百会又称三阳五会、巅上等，为督脉经穴，又是足太阳经交会穴，具有平肝息风，升阳固脱，醒脑开窍之效；大椎，《针灸甲乙经》即言其为"三阳督脉之会"，除能调节本经（督脉）经气外，还可以调节足三阳经经气，泻之可清泻诸阳经之邪热盛实、通督开窍；补之可壮全身之阳、固卫安营、补气益血、养髓通窍。与循经远取之太冲相配，通上达下，疏导少阳经气，宣通耳窍。根据"暴聋属实，渐聋属虚"的辨证要点，突发性耳聋多为实证，故针刺以泻法为主。

同时现代研究表明，针刺听宫穴可以提高耳聋患者耳蜗、听神经以及外侧丘系脑桥的兴奋性和传导性；百会穴浅表分布着丰富的神经血管，可改善椎动脉供血状况。三穴合用，明显改善椎动脉供血，改善内耳微循环，有助于损坏神经元的恢复，因而提高患者的听力水平。

随着现代社会生活、工作压力的增加，突发性耳聋患者的发病率逐年增高，通过多年的临床观察，发现病程短（2 个月以内）患者疗效更为显著，因此对于本病应及早诊断，抓紧时机治疗是关键。

【香港行医感悟】

纵观中医在香港及国外发展的历史，它的发展的确非常惊人。现在很多患者均加入到中医治疗行列，而且有相当多的医学界人士，也开始真正关注中医的发展。随着针灸疗法的推广，其疗效和科学性也日益为香港主流社会认同和接受。本人在港行医过程中体会到香港患者对中医的态度大致可分为三类：第一类对西医疗法以外的替代疗法持抵触态度；第二类认为中药不能吃，但针灸可以用；第三类是对替代医学特别热衷。第三类人里有很多是婴儿潮时期出生的中老年人，他们认为西医毒副作用太强，因而崇尚自然疗法。

本人在港期间，主要在香港中文大学仁济医院从事中医针灸工作，运用传统中医治疗手段，如针灸、中药、火罐等服务患者，治疗的病种主要为各种痛症、面神经炎及失眠等疾病。随着生活节奏的加快、工作压力的增加，颈椎病、腰椎病、失眠及亚健康状态等发病率逐年增加，这类疾病用西医治疗的效果欠佳，且存在费用高、副作用较大的缺点，因此要求回归自然疗法的呼声越来越高，针灸等自然疗法正顺应了时代的召唤。

同时，针灸将在治疗疑难病症方面有所作为。进入 21 世纪，人类老龄化趋势愈来愈明显，许多慢性病症更加普遍，如高血压、糖尿病、冠心病等，这类疾病均容易导致脑梗死、脑出血等心脑血管疾病，容易出现一侧肢体瘫痪、吞咽障碍、言语不利及痴呆，而针灸恰恰成为攻克这些疑难病的苗头，如针灸治疗中风后遗症、脑性瘫痪、类风湿关节炎等，能减轻患者痛苦、提高患者的生存质量。

本人认为要深入研究及推广针灸，要解决的重要问题就是针灸技术的客观化和标准化，例如对针刺手法的量化，针灸疗效取决于针灸师个人的因素应逐步减少。根据多年的临床观察，许多疾病的疗效与针灸医师的手法是密不可分的，如面神经炎的患者，早期应浅刺，不宜刺激手法过强，一般 2 周左右即可痊愈；有些医师选择用强刺激手法，病程反而会延长，也较易引起面肌痉挛。

目前，西医的发展面临着如医疗费用不断增长、化学药物的危害、医疗服务缺乏人性化等困境，而非主流医学往往方法简便、毒副作用小、不污染环境，又以患者为医疗主体，所以越来越受欢迎。世界上开展针灸医疗的国家和地区已达 142 个，全世界大概有 20 万到 30 万针灸医师，针灸热在国外持续升温。国际化的态势标志着有几千年历史的中国针灸医学进入了一个新的发展阶段。

【名家点评】

作者善于结合现代医学科学知识进行诊断与疗效评价。其验案紧扣临床常见病、多发病，如失眠、颈椎病等，既客观地记录了诊治过程，又如实地评价了其临床效果，是一个较为中肯的医案集。李教授中医诊断思路明晰，辨证恰当，治法中肯，处方精到，治疗过程记载翔实，更有自身的心得体会，包括中西医病因病机、处方出处、个人临床经验总结与患者调养等方面的注意事项，以便同道或后辈参考学习，其用心之良苦可见一斑。如案二于治疗面瘫后期，加刺健侧四白，可预防面肌抽搐、倒错，有"治未病"之妙！

作者在"行医感悟"中指出"要深入研究及推广针灸，要解决的重要问题就是针灸技术的客观化和标准化"，对此深感认同！这是针灸医学科学现代化、规范化的迫切要求，也是我们针灸同道今后努力的重要方向。希望有更多的针灸临床家们像作者一样能够将个人的医疗经验与大家分享，并站在科学研究的高度来提炼与升华这些经验，以此将我们古老的文明成果发扬光大！（许能贵点评）

8. 米建平医案

米建平，硕士学位。现为广东省中医院二沙分院传统疗法中心主任，广州中医药大学第二临床医学院针灸推拿专业硕士研究生导师。任广东省针灸学会理事，全国针灸学会腹针专业委员会委员，广东省外治法委员会常务委员等职。擅长针灸治疗脑血管病、妇科、皮肤科疾病。

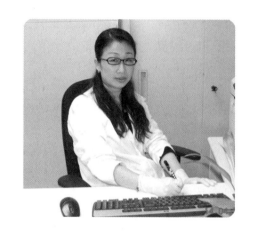

病案 1　**健脾祛湿法治疗隐疹**（慢性湿疹）

患者，男，36 岁，2009 年 7 月 5 日首诊。

简要病史：患者因全身反复皮疹瘙痒 5 年为主诉就诊。患者素来饮食不节，喜食肥甘厚腻生冷之品。全身反复皮疹，以腹部、下肢为甚，瘙痒难耐，夜间难以入睡，长期服用及外涂激素类药物，初期效果良好，近 1 年来用药效果差，全身皮疹处因瘙痒搔抓皮肤增厚粗糙，色素沉着，饮食稍不慎，症状加重，严重影响工作休息。患者形体较为肥胖，易疲倦，胃纳一般，大便烂，睡眠不佳。舌淡黯胖，苔白厚腻，脉滑细。

诊断：隐疹

辨证：脾虚不运，湿浊内困

治法：健脾祛湿

取穴：①腹针：中脘、下脘、关元、气海、外陵、下风湿点、大横。②艾灸：脾俞。③火针：皮疹处。

操作：隔日治疗一次，每次留针半小时，艾炷灸 5 壮。皮疹处根据皮损范围，每处火针点刺 5~8 次。

饮食调护：嘱饮食清淡，少进食肥甘厚腻之品以及海鲜、牛肉、韭菜、冬菇等发物，戒烟酒。嘱隔日就诊。

【治疗过程】

二诊：2009 年 7 月 7 日，患者诉针灸治疗后，皮疹瘙痒明显改善，夜间睡眠情况改善。

三诊：2009年7月9日，皮损瘙痒进一步好转，夜间可安睡6小时左右。大便仍较烂，每日2次。加阴陵泉穴针刺并嘱患者每日自行悬灸5分钟。

四诊：2009年7月11日，诸症明显改善，皮肤增厚粗糙渐平复，大便开始成形，进食生冷食物仍会出现新皮疹。考虑效不更方，继续上方治疗。

前后治疗15次，患者皮疹瘙痒基本消失，皮肤渐变得柔软，色素沉着变淡，体质改变，大便正常，生活工作质量提高，无需使用任何外用及内服药物。偶进食肥甘厚腻之品以及海鲜之品，亦少有发作。

【体会】

本病西医诊断明确慢性湿疹。本证是由于患者长期喜食肥甘厚腻生冷之品，败伤脾土，加重长期使用西药，脾脏受损，脾主运化，脾脏亏虚，健运失常，水湿不能运化，湿为阴邪，黏滞难去，聚而不化，困于肌肤发为湿疹。腹针疗法操作部位集中于腹部，可调理脾肾肝胃经、任脉、带脉等，涉及经络广泛，调理最强；艾灸脾俞、阴陵泉可温补脾阳，健运脾脏，使湿邪得而化之。火针局部点刺，可鼓舞阳气，温经燥湿。诸法共享，始获佳效。

病案2　调肝法治疗月经不调

患者，女，38岁，2009年10月7日首诊。

简要病史：月经不调半年。患者为某公司高层，平素工作压力大，繁忙紧张，长期睡眠不佳，半年前因连续熬夜一周后出现周期紊乱，经期先后不定，痛经明显，目前月经已过期一周未来，现乳房、少腹部胀痛，性情急躁，口苦，纳差。眠差。平素月经色黯，血块多。舌黯红，苔薄黄，脉弦滑。

诊断：月经不调

辨证：肝郁气滞

治法：疏肝解郁，理气活血

取穴：①体针：合谷、太冲、三阴交、印堂。②刺络拔罐：肝俞、膈俞。

操作：每日治疗1次，连续治疗5天，每次留针半小时，合谷、太冲泻法，三阴交、印堂平补平泻。肝俞、膈俞点刺后拔罐出血1ml，点刺出血仅操作1次，之后仅拔罐不点刺。

饮食调护：嘱自我放松，睡眠作息时间规律，少进食燥热之品。

【治疗过程】

二诊：2009年10月8日，第一次针灸后自觉乳房、少腹部胀痛减轻，睡眠改善。患者信心大增。继续上述方法治疗。

三诊：2009年10月9日，患者诉乳房、少腹部胀痛基本消失，睡眠良好，心情放松，进食良好。

四诊：2009 年 10 月 10 日，患者诉 10 月 9 日晚上月经来潮，无明显痛经，经色较前红，血块减少，第二日经量开始增多，颜色红，血块少。

嘱患者月经期不宜针灸治疗。经后继续调理。建议每次在经前 10 天前后进行治疗，其余时间注意调理身体，不宜进食寒凉食品，调整心态，注意休息。

该患者连续调理 3 个月经周期，月经恢复正常，月经前后症状改善，患者满意针灸疗效。2010 年 1 月份患者因感冒发热中医内科就诊时，特意来本诊室告之目前月经正常，并特意过来表达谢意。

【体会】

本患者长期工作压力大，精神紧张，肝气郁结，气血运行不畅，气滞血瘀，出现月经不调，气机不畅，不能条达，不通则痛，出现乳房、少腹部胀痛。在治法上以疏肝解郁、行气活血为主，合谷、太冲相配伍，谓之"四关穴"，有疏肝活血、平肝降火之功效，膈俞、肝俞点刺起活血通络、泄肝泻热之功效，诸法相配，肝气得疏，瘀血得畅。

病案 3　补肾温经通络法治疗痹证（膝关节骨性关节炎）

患者，女，60 岁，2009 年 11 月 11 日首诊。

简要病史：双膝关节肿痛 10 年。患者青中年生活艰辛，长期从事重体力劳作，产 3 子 3 女，每次产后均未能好好休养调补。双膝关节肿痛 10 年前开始出现，现逐年加重，初期仅上下楼梯、蹲下站立时困难，近 1 年来行走平路亦觉艰难，患者自觉痛苦不堪。症见：形体肥胖，步态艰难，双膝关节肿胀，屈曲受限，不能下蹲，关节局部不红，局部广泛性压痛，夜间关节酸痛难以入睡，夜尿多，每晚 3 次，关节畏寒，腰骶酸软，耳鸣耳聋，舌质暗淡苔白，脉沉细弱。

诊断：痹证

辨证：肾精亏虚，肾阳不足

治法：补肾温经通络

取穴：肾俞、肝俞、内外膝眼、悬钟、太溪。温针灸：内外膝眼。

操作：隔日治疗一次，每次留针半小时，肾俞、肝俞用补法，其余穴位平补平泻。内外膝眼针刺后，针尾部加艾条温针灸。连续治疗 5 次后在进行症状评估。

饮食调护：嘱患者减轻体重，减轻关节负重，尽量不走上下坡路，减轻膝关节磨损。

【治疗过程】

二诊：2009 年 11 月 22 日，5 次治疗后，患者膝关节肿胀改善，关节屈伸幅度增大，行走平路较前有力，夜间关节酸痛明显减轻，睡眠改善，夜尿 2 次，但关节行走活动时仍疼痛明显。

三诊： 2009 年 12 月 3 日，10 次治疗后，患者关节肿胀进一步减轻，夜间可安睡，夜尿一次，腰骶酸痛轻微，膝关节活动改善，缓慢行走平路基本无痛，但久行久立后关节仍疼痛加剧，上下楼梯困难。考虑关节疼痛日久，局部瘀血阻络，局部寻找曲张脉络进行点刺放血，每次 0.5ml，每次选取一个部位。并嘱患者减轻体重。

四诊： 2009 年 12 月 15 日，共治疗 15 次，患者诉膝关节轻松，肿痛明显减轻，行走平路灵活，可缓慢上下楼梯，但需扶持。夜间睡眠良好。患者对目前疗效感到满意。因患者回乡中断治疗。2010 年 2 月初患者回诊所复诊，症状一直较为稳定，且按照医嘱要求已减轻体重 5 斤。

【体会】

本病西医诊断明确为膝关节骨性关节炎，患者青中年时过劳，肾气劳伤，加上多产，肾气亏损，肾主骨生髓，筋骨不健，不荣则痛，发为痹证。针灸处方以补肾益髓、温经通络为法，关节得以濡养，经脉得以通畅，通则不痛，荣则不痛。

病案 4 养阴清热法治疗粉刺（痤疮）

患者，女，18 岁，2009 年 7 月 22 日首诊。

简要病史： 面部反复皮疹 2 年多。患者有多囊卵巢综合征病史，平素月经欠规律，经中西药调经治疗后月经规律，但出现面部皮疹反复发作，多发于下巴、面颊部，红肿难以透发，疼痛剧烈，质硬，不敢触按，皮疹多发于月经前，月经规律但量少，口干，眠差，难以入睡，多梦，大便干，小便调。舌黯红，苔少，脉弦细。

诊断： 肺风粉刺

辨证： 肾阴不足，虚火上炎

治法： 补益肾水，滋阴降火

取穴： ①腹针：中脘、下脘、关元、气海、右气穴、右气旁、滑肉门、外陵。②火针：面部皮疹点刺。

操作： 考虑患者居住深圳，路途较远，不方便经常治疗，建议每周 1~2 次。腹针针刺后留针半小时，同时面部火针点刺皮疹，并尽量将皮疹内容物清理干净。

饮食调护： 嘱饮食忌辛辣煎炸之品，忌凉茶、牛肉、虾、生蚝、韭菜。

二诊： 2009 年 7 月 25 日，面部治疗后红肿疼痛皮疹消失，压痛不明显，触及不硬，皮肤平复。自诉针刺后睡眠改善明显，大便通畅。但有新发皮疹，查看后告之，无需担心，新发皮疹仅是原来不能透发的皮疹透出。继续上述治疗。

三、四诊： 2009 年 7 月 27 日及 31 日：面部红肿疼痛皮疹基本消失，无新发皮疹，面部仍有黑头粉刺，色素痘印明显，按照原治疗方案治疗后再予面部清痘，清除较多黑头。嘱痘印、色素可自行吸收消退修复，可不予处理。

五、六诊：2009 年 8 月 5 日、8 月 16 日复诊针灸 2 次，面部皮疹逐渐改善。

七诊：2009 年 8 月 20 日复诊：患者面部光滑，无新发皮疹，少许闭合性粉刺，色素痘印有所消退，患者并告之针灸治疗后月经量增多，睡眠良好，大便通畅。嘱患者可不再来，注意饮食调护，若面部情况反复再来治疗，

【体会】

本病西医诊断为寻常型痤疮。患者既往月经不调，肝肾不足，肾精不充，肾阴不足，所生皮疹与月经有关，考虑月经前，精血下行，头面部阴血更加不足，虚火内生，灼伤面部脉络，发为痤疮，热扰心神，睡眠不佳。所选腹针穴位重在滋补肾阴，滋阴降火，引火归原。火针局部点刺，意在泄热解毒、以热引热。本例痤疮患者是临床上常见的"虚性痤疮"，不宜使用临床常用清热解毒治法，而选用补阴滋阴，取得疗效。

【香港行医感悟】

笔者 2009 年～2010 年由医院外派香港仁济医院中医诊所行医一年，心中颇有感触。香港中医发展较内地滞后，针灸医师技术单一，使用针灸方法简单，针灸很多有特色、疗效好的方法受到香港医疗法律的限制，香港就诊针灸的患者病种种类多，涉及到内、外、妇、儿、皮等科，针灸医师技能进一步加强、针灸治疗手段广度进一步扩大，能让更多的香港市民受益。

【名家点评】

针灸疗法是中国优秀传统文化中医学的重要组成部分，特色鲜明，历史悠久，博大精深，源远流长。从上述病案中可看出针灸疗法治疗疾病病种广泛，内、外、妇、皮等多个学科疾病均可参与治疗，且疗效显著、简单方便、无毒副作用。上述案例，病种多样，辨证准确，处方多样，特色鲜明，在常规针灸治疗方法上有所创新，运用了腹针疗法、火针疗法、石氏醒脑开窍疗法等新中医传统疗法。（符文彬点评）

9. 莫飞智医案

莫飞智，医学博士，副教授，香港注册中医师。

曾在华南师范大学博士后流动工作站工作，从事光子中医学的研究。曾任香港大学中医药学院助理教授、博士生导师、教学顾问等职。曾获广东省科学技术奖三等奖和广州中医药大学科技进步奖一等奖、二等奖各一项。发表论文或摘要 75 篇，专著 2 部，发明"一种电梅花针"获国家发明专利。现在港私人执业，从事针灸、内科临床工作。

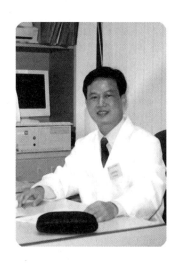

医案1 **针刺治疗屈指肌腱腱鞘炎**（弹响指）

患者，女性，53岁，2003年7月11日首诊。

简要病史：右中指指掌关节掌面疼痛、屈伸困难6个月，右腕背部酸痛。纳佳，眠安，大便溏，日2次，尿如常。舌淡黯，苔白厚，脉弦。查见：右中指指掌关节处有一结节，按之疼痛。西医诊断为：右中指屈指肌腱腱鞘炎（弹响指）。

诊断：痹证

辨证：手厥阴心包经筋结

治法：疏郁散结

取穴：阿是穴，外关，阳溪。

操作：右手掌张开，掌面朝上，在中指指掌关节结节处刺入，用苍龟探穴法反复由浅至深向各个方向行针，约1分钟，出针。出针后，稍作揉按，患指实时可以屈伸自如。随访至2010年12月10日，未见复发。

【体会】

苍龟探穴法的操作是，将针刺入穴位后，由浅部到深部，反复向各个方向穿刺，以疏散郁结。笔者用此法来治疗屈指肌腱腱鞘炎，获效较快，经1~2次治愈者4例。

【名家点评】

作者熟谙此法，故用之则效。作者将患女的此病辨为手厥阴心包经筋结（属痹证范畴），故采用针法以疏郁散结（因病较轻，没必要内服汤剂），这种以患者利益为重（可省去较昂贵的药费）的做法，乃其医德高尚的具体表现。

所谓苍龟探穴法，首载于金代针灸大家窦汉卿的《金针赋》，其法是在进针得气后，向上下左右四方针刺，每方均按浅、中、深三层行三进一退，适用于治经脉壅滞于体表之症。（马继松^注点评）

医案2 **手法治疗腱鞘囊肿**（腕筋结、腕筋瘤、筋结、筋聚）

患者，男性，53岁，2007年10月5日首诊。

简要病史：右腕背部正中肿物10余年。10余年前无明显诱因右腕部背侧出现肿块，无痹痛、发热等不适，推之可移，腕部活动灵活，未曾治疗。查见：右腕背部正中肿块，大约1.2cm×1.0cm，皮色正常。西医诊断为"右腕部腱鞘囊肿"。

诊断：右腕筋结（腕筋瘤、筋结、筋聚）

辨证：手少阳经筋筋结

治法：理筋散结

取穴：曲池，手三里，囊肿周围的阿是穴均右侧。

操作：用力揉按约 3 分钟，肿块当即消失。随访至 2009 年 9 月 12 日，未见复发。

【体会】

这是用按揉的方法治疗，"病在中，傍取之"，在腱鞘囊肿的周围及所在的经筋上用力揉按，目的是"引流"、疏散郁结的囊肿。笔者用此法治疗 4 例患者，大的囊肿约 2.0cm×1.50cm，小的约 0.50cm×0.30cm，均一次而愈。

【名家点评】

腱鞘囊肿是极常见的小恙，内地之医常不屑于治之，然作者对此病仍予以高度重视，仅相应的中医病名即列出有四，并采取既简易且有效的按揉手法治愈多例，使中医推拿疗法绽放出新的奇葩，开放于四海五湖，可钦可贺。

因人体不论何处之囊肿，内里大多是水，故作者根据"病在中，傍取之"之中医理论，通过揉按之手法，达到了引流水液之目的。古贤曰："医者，意也"，观此一斑可窥豹矣！（马继松点评）

医案 3　针刺治疗声嘶（单侧声带麻痹）

患者，男性，36 岁，2007 年 12 月 5 日首诊。

简要病史：声音沙哑 4 月余。4 月多前曾感冒，随后突然出现声音嘶哑，无咽痛，经医院检查，诊为声带麻痹（左侧）。纳可，眠安，大便溏烂 1~2 次/日，尿如常，舌淡苔白腻，脉细。否认肝炎肺结核史，未发现药物及食物过敏史。10 余岁时曾患"哮喘"，遇到气候变冷时加重。西医诊断为"声带麻痹"。

诊断：声嘶（喉瘖）

辨证：肺肾经气不利，喉窍失充

治法：调理肺肾，利气开音

取穴：舌三针，列缺，照海，通里均双侧。

操作：舌三针加电，其余穴位留针，每次 20 分钟。

饮食调护：避免大声说话及长时间讲话，忌食煎炸油腻、辛辣之品，勿熬夜。

【治疗过程】

二诊：2008 年 1 月 21 日 6 诊后，患者声嘶减轻，声音较前洪亮有力。2008 年 3 月 10 日 10 诊后，患者声音又较前大有力。5 月 5 日 16 诊后，声音较前响亮清晰，接近正常。6 月 4 日 19 诊后，巩固治疗，告愈。随访至 2008 年 12 月，声音正常。

【体会】

"列缺任脉行肺系，阴跷照海膈喉咙"，列缺和照海是治疗咽喉疾病的要穴；通里为心经的穴位，为治疗喑哑声嘶的穴位；另在局部加取舌三针（廉泉及廉泉左右旁开各 1 寸，共 3 穴）。诸穴合用，共奏治疗声带麻痹之效。

我们在香港做中医·医案辑

【名家点评】

声带麻痹是喉科颇为常见且极为难治之疾，由于相当部分患者是各种原因导致声带肥厚逐渐发展成麻痹，中风病人亦可见声带麻痹，另被西医确诊为重症肌无力（多数类似于中医痿证）患者中，亦有不少人可伴声带麻痹。故此病多数属慢性病，中医将此病大多责之为痰浊、瘀血阻遏，致气血运行障碍，采用化痰、祛瘀、软坚、散结（声带肥厚者几乎必用软、散之法），辅以较大剂量补气活血助运之品（如黄芪、当归、川芎等），但大多仅取一时之效，很难彻底治愈。而西医对该病亦无对症之内服药，手术也有一定风险。作者用针刺法治此病获效佳良，其中对舌三针的取穴与进针操作均有较大难度，而作者却能娴熟地取穴并进退自如地实施针法。（马继松点评）

【香港行医感悟】

2001年8月，笔者来到香港大学持续进修学院中医药学部工作。2002年夏，香港大学中医药学院正式成立，笔者即进入学院并参与课程建设工作。先后负责成人（兼读制）、本科生、硕士生（兼读制）的中医药学、针灸学的教学和临床、科研等方面的工作。在教学和临床诊疗过程中，有些感触。

香港有三所中医学院，除了本科外，中医的成人教育比较普遍。笔者所教过的成人学员来自不同的工作背景，有律师、西医、兽医、牙医、护士、文员、企业管理人员以及其他对中医药、针灸学有兴趣的人员；年龄有老有少，有的已六七十岁还来学中医。学员们学习中医的目的并不都是为了开诊所、做中医，有些学员纯粹为了兴趣、为了养生保健。可见，广大的市民对中医药、针灸是很感兴趣的，很想去了解的，而成人教育的形式灵活多样，适应不同背景学员的需要，真正贯彻自我教育，活到老、学到老的终身学习的宗旨。政府也大力鼓励市民终身学习，有的课程，政府部门还予以资助，学员可以向政府申请，报销学费。终身学习的风气盛行，令笔者感慨赞叹；尤其是，每当看到两鬓斑白的长者，从不迟到，坐在前排，聚精会神地听笔者讲课的神情的时候，笔者内心实在震撼，钦敬之意油然而生，讲课时极其认真和自然，否则就会对不起这些可敬的老学生。

本科生主要来自联招生（应届高考生），部分为成年人。学生们有的来自中文中学，有的来自英文中学；有的来自基督教、佛教中学。大多数学生来自香港本地，也有的来自韩国、美国、日本、台湾、澳洲、加拿大等不同国家和地区。学生们的信仰也不相同，有基督教、天主教、佛教、伊斯兰教等等不同的宗教信仰。学生们的中文程度参差不齐，有少数达到内地高一、高二的水平，大多数达到初中水平，有的会听不会写；有的听不懂粤语，有的听不懂普通话。在这样的背景下教古老而传统的中医，实在是巨大的挑战，需要克服很多很多困难，内地的教学大纲难以适应香港地区，必须改革；同时，也必须注意，在进行传统中医、文化教育的时候，也需要兼顾和尊重不同国度、不同地域的意识形态和文化习俗，真正做到多元文化并存，和谐相处。这些体会，笔者在内地是无法感受得到的。

香港的市民大都工作紧张，心理问题复杂多变，精神压力较大，对健康生活的需求意识很强，却苦于医学知识普及教育跟不上，人们不知道怎么去养生保健。很多市民身体脆弱，没有时间做运动强身，讲究吃喝，但又不知该如何吃喝才有利于自己的健康。所以，普通市民或患者常常问笔者："我可不可以吃西瓜？""吃灵芝好不好？""吃豆腐可以吗？""我可以游泳吗？""我能不能行山（在山上行走运动）"等饮食、运动的问题，这些恰是中医治未病的具体内容，我们理应做好宣传中医养生保健等方面的工作，这也表明，治未病的行业将会大行其道。

患者们常常问"我的病能不能治？""治多少次或治多久才能好？"等等，这就给中医师提出了普遍而合理的要求。要知道，大多数患者在来看中医之前，已经看过很多西医，因为大多数人患病往往首选看西医，经过西医治疗效果不明显的时候才来找中医诊治。因此，笔者感到，当前应该加强中医的普及教育，各大媒体应正面地宣传中医，让更多的市民受惠。同时，应切实运用中药、针灸、推拿等中医方法来治疗疾病，治好病，这样患者就会口碑相传，对中医会起到良好的宣传教育作用。笔者在工作中体会和认识到，在运用"纯中医"方法治病的时候，也要了解西医的生理、生化、病理学等相关知识，因为患者常拿来西医的化验单、病理学、影像学等各种理化检查报告，也告诉目前正在服用的西药，希望我们开中医药处方之前有所了解。因此，笔者在门诊中常常用中医解释，有时也兼用所掌握的西医知识来解释，以消除患者的疑虑，达到更好的治疗效果。这与内地行医的情形类似。

2010年10月2日，笔者参观台湾的"台北市立联合医院中医医疗部"，医院的中医师都有西医和中医两个学位，是由经过中医的学习、通过考试并取得中医学位的西医组成。医师们都有10年左右的西医临床经验才来做中医，在诊疗过程中，他们熟谙西医的方法，也有开西药处方的资格，但从不使用，整个医院也没有一片西药，而是完全运用"纯中医"的方法来治病，一旦遇到急危重患者，有一系列救治的措施和责任（具体不详）。这让笔者想到，我们内地的中医院，基本上是中西结合医院，当有疗效的时候，并不能确定是不是中医的疗效，很多中医院都已经不姓"中"了，也有很多中医师去进修的时候，大多数是进修西医专科或中西结合专科，很少进修"纯中医"，有些中医师竟然以能做西医的手术、开西药救治患者为自豪，与台湾和香港的中医相比，真是令人感慨。

香港以往的中医师大都是家传或跟师，并没有"科班出身"的中医师，1997年以来，先后成立了三所中医学院，中医的教育才逐渐走上正轨，中医从业人员的水平也逐渐提高。在香港，所有的中医师都不可以运用西医、西药的方法来治病，只能使用中医药的方法，这样，对中医药学的知识和技术的要求就更高。如果中医师用中医、中药的方法治不好病，就诊的病人就会少，中医师就无法谋生。可想而知，中医师对教师的要求很高，希望学以致用，这就要求教师队伍必须在理论和临床上都要过得硬。然而，如何提高中医教师队伍自身的素质？如何开展中医专科的临床培训和教育就成了我们面临的重要问题。笔者认为，必须重视中医经典与临床的研究，在临床中研究经典，运用经典，并要吸收当代多学科的理论和技术成果，学无止境，才能够提高中医教师队伍的素质，进而促进中医行业整体水平的提高，更好地为患者服务。

【名家点评】

作者及其团队以现代中医领军人物的身份进驻我国也是世界的科技高地，用自己所刻苦求索掌控的岐黄之学为香港以及世界的莘莘学子传道授业、解惑答疑，让更多的人们能够领悟与运用中华民族的东方瑰宝——中医学为健康保驾护航，为医者增添战胜病魔的妙技绝招，您们的壮举正在为中医学谱写不朽的华章！从您的感悟中本人似乎也读出了一点感悟：普通市民或患者常常问："我可不可以吃西瓜？""吃灵芝好不好？""吃豆腐可以吗？""我可以游泳吗？""我能不能行山（在山上行走运动）"等等饮食、运动的问题，……显而易见，岐黄之学不正是从这种"童心自问"中孕育、生长、发展、成熟起来的吗！回顾一个多世纪以来，中医之所以能在风风雨雨、坎坎坷坷与屡遭磨难中依然魅力不减、生机勃勃，这是为什么？因为它是我们整个中华民族的思维结晶、智慧结晶！它与生俱来就有着强大的生命力！作者清醒地认识到：必须重视中医经典与临床的研究，在临床中研究经典，运用经典，并要吸收当代多学科的理论和技术成果，学无止境，才能够提高中医教师队伍的素质，进而促进中医行业整体水平的提高，更好地为患者服务。这是作者的切身感悟，也是作者向同道提出的要求和期望。让我们全体岐黄后代共同努力，向着更加"纯正"又更加"现代"的中医目标砥砺前行！（江厚万点评）

注：

马继松，主任医师，教授。从事中医内科临床、教学40多年，主编医书8部，其中与江厚万教授共同主编的《国医大师学术经验研读录》《名家教你读医案》两套丛书在出版后获得业界广泛好评。曾任中国中医药学会康复学会首届全国委员，安徽省中医痹证学会理事。

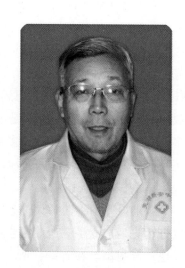

10. 彭增福医案

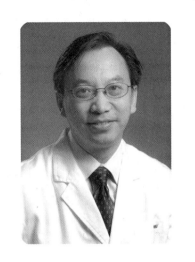

彭增福，香港浸会大学中医药学院高级讲师。曾任职于湖南中医学院（现湖南中医药大学）、广州中医药大学、中国中医科学院等。中国中医科学院针灸培训中心特聘教授，多次应邀在高级针灸培训班授课。

长期从事针灸的教学、临床与科研。"激痛点针灸疗法"获第二届全国针灸特技演示大会参会代表最高评分，最终获大会二等奖。

医案1　激痛点针刺疗法一次治愈"腕管综合征"

患者，女，65 岁，家庭主妇。2010 年 6 月 15 日首诊。

简要病史： 患者以左手腕关节、手掌疼痛及手指麻木，伴活动受限，并逐渐加重 2 个月为主诉就诊。曾被某西医专家诊断为"腕管综合征"，并被建议手术治疗。由于患者自认为病情不重，加之对手术的恐惧，不愿意手术治疗。于是，西医给了不少内服与外用药，治疗一周，疗效不显。于是求诊于针灸。症见：左手腕关节尤其是掌面疼痛，伴手掌疼痛与手指麻木。且手指麻木主要集中在拇指、食指与中指。舌淡红苔薄白，脉和。检查：腕关节掌面与背面均无明显压痛，按压时，均未出现疼痛与麻木加重的现象。进一步检查发现：左前臂内侧中上段处有 2 个明显压痛点，位于掌长肌与桡侧腕屈肌肌腹中段处。按压这两个压痛点时，均可出现手腕部与手掌的疼痛、手指的麻木。

诊断： 慢性伤筋

辨证： 气滞血瘀

治法： 行气活血，活络止痛

取穴： 左侧掌长肌及桡侧腕屈肌的肌腹中点处。约相当于曲泽与郄门联机中点处、少海与神门联机上，少海下 3 寸处。

操作： 患者仰卧，局部消毒后。用 32 号 1.5 寸毫针先针刺上述 2 个阿是穴，即约相当于曲泽与郄门联机中点处、少海与神门联机上，少海下 3 寸处，共两穴。针尖沿着肌纤维方向斜刺，行快速捻转提插泻法，中强刺激，局部肌肉出现抽搐反应，并针感向腕掌放射为佳。

针灸后处理： 针刺共约 2 分钟后，前臂内侧进行推拿，主要是顺着肌纤维向心推拿，推拿约 5 分钟后，使病人腕关节背伸，并保持在背伸位约 10 秒钟，然后放松约 10

秒，再如前背伸腕关节 10 秒，如此反复进行 3 次。

总共不到 10 分钟的治疗，除针刺按摩部位的胀痛外，病人的腕关节疼痛、手掌疼痛及手指麻木等症状全部消失。

饮食调护：为巩固疗效，嘱患者进行局部自我按摩，并配合腕关节背伸运动。

【体会】

本病以局部疼痛，麻木及功能障碍为主要临床表现。西医最初诊断为腕管综合征，但患者腕关节局部并未出现压痛及其他相关阳性体征，故诊断应不成立。患者也没有明显的伤筋的病史，但经详细询问后，患者告知，近半年来，一直用左手肘托抱外孙，正是由于这种长期的慢性外力压迫，使局部气滞血瘀，阻滞经络，导致经气不通，引起疼痛与麻木及关节功能障碍。从而出现循经性疼痛。因此，循其疼痛部位向心循经按压，发现在其前臂部的手少阴经及手厥阴经有明显的阿是穴。由于阿是穴位于左侧桡侧腕屈肌及掌长肌的肌腹部位，因此，西医可诊断为桡侧腕屈肌及掌长肌肌筋膜炎（左侧）。本症以腕关节疼痛麻木，伴活动受限为主诉。很容易被误诊为腕管综合征。

腕管综合征又称为迟发性正中神经麻痹，属于"累积性创伤失调"症，好发于30~50 岁年龄段的办公室女性。它是指人体的正中神经进入手掌部中，受到压迫后产生的食指、中指疼痛、麻木和拇指肌肉无力感等症状。腕管为一骨性纤维管，其桡侧为舟状骨及大多角骨；尺侧为豌豆骨及钩状骨；背侧为头骨、舟状骨及小多角骨；掌侧为腕横韧带。在腕管内有拇长屈肌腱、指浅屈肌腱、指深屈肌腱及正中神经。凡是挤压或缩小腕管容量的任何原因都可压迫正中神经而引起腕管综合征。主要病因是由于使用计算机人群如上网族每天长时间接触计算机，重复着在键盘上打字和移动鼠标，手腕关节因长期密集、反复和过度的活动，逐渐形成腕关节的麻痹和疼痛。但患者是年长家庭主妇，根本就不会使用计算机，而且属右利手，而疼痛却在左腕。其次，按压腕关节掌面腕横纹时，并会出现任何压痛。显然，直接的病灶并不在腕关节附近，而在远程。

这种疼痛部位与其原发性病灶部位不一致的病症，临床并不少见。如椎间盘突出，脊椎骨质增生等。其实，针灸经络上的穴位时，也可引起远程的感传痛。而激痛点则是引起这种疼痛的最常见原因。这从激痛点的定义便可得知。

激痛点是指按压骨骼肌时出现的局部敏感痛点，并可引起远程疼痛，有时还可产生感传性自主神经症状及本体感觉障碍的部位。它的产生常与内脏性疼痛、神经根性疼痛及肌筋膜性疼痛有关。肌筋膜激痛点是一个复合体，在肌肉中，有中心性激痛点和附着处激痛点。中心性一般位于肌腹肌纤维的中央，运动神经进入肌肉之处，即运动点处。附着处激痛点主要位于肌肉与肌腱结合处部，或肌腱在骨骼上的附着处。目前，已知全身 147 块肌肉中有 255 个激痛点。

掌长肌的激痛点会引起一种表浅的、针刺般的刺痛感。其感传痛集中于手掌中央，可延伸至拇指的基部，和手掌的远程横纹。

桡侧屈腕肌的活动性激痛点，会将疼痛和压痛引传集中于手腕掌侧横纹的桡侧部，有时会扩散至前臂与手掌的位置。

手腕掌侧与手部的疼痛与压痛，常易被误以为是腕管综合征。若掌长肌异常地延伸至腕韧带之下时，其激痛点便会引发真正的腕管综合征。这些肌肉的活动性激痛点会增加肌腱的张力，并且会加重腕管综合征。但腕管综合征患者，局部有压痛。按压其腕横韧带部并尽量背伸腕关节时，可使症状明显。显然本例当不属腕管综合征。

正因为如此，检查了前臂部其他的肌肉。除了上述两块肌肉外，旋前圆肌、尺侧腕屈肌的激痛点也可引起腕关节处的疼痛与手指麻木及活动受限，临床应当仔细检查与区别。

激痛点形成的原因很多，如潮湿、寒冷、慢性劳损是其常见发病因素，其他如病毒感染、风湿症的肌肉变态反应、维生素缺乏等。经仔细询问，由于新生的外孙时常哭闹，患者因此常常将外孙抱于手中，由于左手前臂内侧长期受到婴儿的压迫，导致该处肌肉缺血缺氧，从而形成无菌性肌筋膜炎，肌纤维因此粘连、变粗、挛缩，形成条索状物，变短。由于长期应力的作用，在其远程肌腱附着处便会产生疼痛。肿胀的肌肉还会压迫附近的血管与神经，从而产生相应的血管神经症状，如麻木等。

对于慢性伤筋的针灸治疗，"以痛为腧"无疑是最佳及最常用的选穴原则。本例如果按照传统针灸，当于腕关节局部取穴。这种取穴方法针灸虽然可使疼痛缓解一时，但因病灶未除，疗效势必受到影响。而运用激痛点理论，不仅可以迅速彻底地解除病人的痛苦，还可以通过病史的询问，找出病因，预防本症因同样的原因再次发生。

这种病症的另一个特点便是，按压阿是穴后，会使病人的症状再现，而且针刺等方法灭活这一阿是穴后，很可能会出现局部肌肉抽搐现象，此后，疼痛便消失，其他相关症状也会消失或减轻，再次表明阿是穴正是其原发性病灶所在，治疗前的诊断是正确的。

医案2　　激痛点针刺治疗持续性耳鸣

患者，男，29岁，公司职员。2010年4月15日首诊。

简要病史：患者以耳鸣1年余，呈持续性7个月，加重两周为主诉就诊。患者1年来反复耳鸣，近7个月呈持续性，并加重2周，且听力下降，左侧耳胀明显，右侧耳鸣，近两周左耳鸣逐渐加重。耳鸣影响睡眠。易累，月经失调，月经1天左右即干净。西医CT、MRI及颈椎X线检查，均未见任何异常。患者情绪可，否认精神压力大，焦虑等症状。曾用针灸取耳周局部穴位及手足穴位（具体穴名不详）及西药治疗，无任何改善。伴右侧颈肩部僵硬疼痛7年。舌象正常，脉略细。查双侧斜方肌上部（约相当于肩井及肩中俞穴处）与胸锁乳突肌中段（约相当于天牖及扶突穴处）有明显压痛点。

诊断：耳鸣

辨证：气滞血瘀

治法：行气活血，通经活络，开窍安神

穴位：阿是穴，约相当于肩井、肩中俞处。

操作：患者俯卧，局部消毒后。用 28 号 1.5 寸毫针先针刺右侧肩上部阿是穴，即约相当于肩井处与肩中俞处两穴，针尖沿着肌纤维方向斜向对刺。行快速捻转提插泻法，中强刺激，以局部肌肉出现抽搐反应为佳，至针后局部不再出现局部抽搐反应为止。然后再用同样方法针刺胸锁乳突肌中段压痛点处，约相当于天牖与扶突穴。

针刺上述四个穴位后，病人的右耳耳鸣立即得到了至少约 50% 的改善。为巩固并提高疗效，针刺后用疏密波电针治疗：疏波 4Hz、密波 20Hz、疏密周期 6 秒，强度以患者能耐受为度。时间 30 分钟。同时神灯在颈肩部照射。

针灸后处理：出针后，辅以局部肌肉伸展疗法及按摩疗法，以增强并巩固疗效。嘱患者自行作抬头及低头运动、将耳尽量贴向同侧肩上，以牵拉颈肩部肌肉。

【治疗过程】

复诊：2010 年 4 月 24 日，由于引起耳鸣及颈肩部僵硬疼痛的原因是斜方肌及胸锁乳突肌之肌筋膜炎所导致的激痛点，经过针灸反复地提插捻转后，灭活了激痛点，去除了病灶，因此肌肉功能迅速得到了恢复。或者说，通过针刺得气，加强了局部经络的气血运行，使得经气迅速畅通，从而达到了通经活络，活血化瘀，开窍止痛的目的。因此，上次针灸后，耳鸣耳胀、颈部僵硬感觉立即明显减轻。此后，睡眠及精神状态较前显著好转，而且疗效持续。为此，依法如前继续针灸综合治疗。2010 年 5 月 6 日，共经过四次针灸治疗，耳鸣耳胀已基本消失，仅夜晚仍有少许耳鸣感觉，睡眠也基本正常。除月经问题未知疗效外，诸症恢复正常。

【体会】

根据耳鸣产生的部位，西医将耳鸣分为耳源性耳鸣和非耳源性耳鸣两大类。其中，耳源性耳鸣又可分为周围性与中枢性两大类。周围性耳鸣包括外耳、中耳、内耳迷路及耳蜗神经等部位所引起的耳鸣；中枢性耳鸣的病变部位在蜗神经核、中枢通路及大脑皮质听觉中枢。非耳源性耳鸣泛指一切与听觉器官无关的病所引起的耳鸣，常见病因包括心血管病、代谢性病、神经性病、局部血管或肌肉病变，即血管性耳鸣与肌源性耳鸣等。

本例患者主要症状除耳鸣外，还有右侧肩颈僵硬疼痛及睡眠障碍，按压斜方肌水平部及胸锁乳肌中上段有明显压痛点。而且，该病人此前的检查无颈椎病及下颌关节病变的任何相关体征及影像学证据。因此，本症很可能属于为听声觉外系统产生的耳鸣。更准确地说，应属于肌源性耳鸣。再具体地说，则属于右侧斜方肌及胸锁乳突肌筋膜疼痛综合征。其耳鸣是由于斜方肌及胸锁乳突肌筋膜炎所产生的激痛点所诱发。

有关肌筋膜炎的诊断，目前尚未发现特异性的诊断指标，临床上多是在排除其他诊断后，根据其出现的激痛点特征，即疼痛，按压时可再现病人的症状，并出现远程疼痛，或自主神经现象，针刺或按压时会出现局部抽搐反应，充分灭活激痛点后，疼痛等症状可显著减轻，甚至消失等，作为其诊断标准。

从其临床特征来看，它与传统针灸学中的阿是穴十分类似，但它更系统，且有其现代医学的理论与临床基础。近年来，基于肌筋膜疼痛综合征及其激痛点理论（Trigger Point）理论，在西方兴起了一种以激痛点为主要刺激部位的西方针刺疗法（Western Acupuncture），又称激痛点针灸疗法（Trigger Point Acupuncture）。在治疗许多疼痛性尤其是肌筋膜疼痛方面，较之传统针灸疗法，有明显的优势，而且见效快。【Itoh K，Katsumi Y，Hirota S，et al. Randomized Trial of Trigger Point Acupuncture Compared with Other Acupuncture for Treatment of Chronic Neck Pain . Complement Therapies in Medicine, 2007, 15(3): 172-179】根据激痛点理论，斜方肌上部及水平部、胸锁乳突肌中上段、颞肌、咬肌等肌筋膜炎症中形成的激痛点，除引起疼痛外，均可引起耳鸣、失眠等症状。其中，尤其是斜方肌中部激痛点，除引起颈肩部疼痛外，还常导致颈肩部僵硬与活动受限。本症患者此前的治疗均着重在"耳"，而忽视了患者"右侧颈肩部僵硬疼痛7年"的重要病史。这可能是此前西医误诊误治的原因。

中斜方肌起自第6颈椎到第3胸椎的棘突和韧带，向外止于肩胛骨肩峰和肩胛冈的上部。肩中俞，手太阳小肠经穴。在颈根部，当第7颈椎棘突下，大椎旁开2寸。肩井穴阳胆经穴，位于在肩上，当大椎穴与肩峰端联机的中点上，前直乳中。

胸锁乳突肌起于胸骨柄和锁骨的内侧1/3处，斜向后上方，止于乳突。扶突穴位于喉结旁开3寸，约当胸锁乳突肌的胸骨头与锁骨头之间。天牖穴在颈侧部，当乳突的后下方，平下颌角，胸锁乳突肌的后缘，可主治暴聋耳鸣，项强等。二穴所在的经脉均有主治耳鸣等耳部病变的记载，但当代临床很少用这两穴治疗耳鸣的报道。由此可见，重新审视古代文献中有关腧穴的主治，对当代临床针灸治疗仍有一定的指导意义。

胸锁乳突肌的激痛点则可引起耳鸣、眩晕等。该患者的右侧胸锁乳突肌中上段也出现明显的压痛点及条索状物，因此，除斜方肌外，病变还可能涉及到右侧胸锁乳突肌。

从中医角度分析，本症似乎可以归属于慢性伤筋，证型为气滞血瘀型。但国内对耳鸣的针灸治疗，多以耳周局部穴位为主，如听宫、听会、耳门、翳风、风池、完骨、率谷为主。其次，四肢肘膝以下，尤其是手足少阳经的远程穴位也常用于针灸治疗耳鸣，如中渚、外关、丘墟、侠溪、阳陵泉等。基于"肾开窍于耳"的理论，多认为耳鸣多为肾虚，尤其是肾阴虚所致，从而常选取督脉之百会、肾经之涌泉、太溪穴等配合治疗。显然，对于本例患者，本人认为其产生耳鸣的原因当属于耳周局部慢性伤筋，导致相关经脉气滞血瘀，影响其经气的运气，从而产生相关经脉的循经性病变，耳鸣只是其中的一个最突出的症状而已。

因此，针灸治疗时，选寻找引起这些症状的阿是穴，然后，有的放矢，对阿是穴进行强刺激，疏通经络，行气活血，从而达到消除病灶，恢复经络局部功能的目的。

【香港行医感悟】

肌筋膜疼痛综合征属中医慢性伤筋范围，中医治疗方法有很多，针灸多以痛为腧，选取阿是穴治疗。但是，对于疼痛部位与原发性病灶部位不一时，如何寻找阿是穴是首要的关键。循经找穴固然可行，但有时每一条经脉可跨人体上、中、下部位，何况，有时候病灶可能涉及多条经脉，因此，按传统经络理论寻找阿是穴显然有一定困难。因此，有必要对阿是穴的分布规律进行系统总结与分析。

其次，传统伤筋理论注重伤筋引起的疼痛、麻木及关节肌肉功能障碍的描述，而对其他"类内脏疾病"的症状，如耳鸣、腹泻、痛经等的描述却不足。因此，系统描述伤筋引起的各种症状，对减少临床误诊误治无疑有重要意义。

被误诊为"腕管综合征"一案，显示出传统经络理论与激痛点理论完全有可能相互补充。

本耳鸣病案从伤筋阐述耳鸣的病因，选取相应的激痛点（相当于阿是穴）并进行针灸治疗，且取得了十分"神奇"的疗效。目前，相关内容在国内尚未见报道。近年来，随着计算机的普及与推广，这种由于伤筋引起的耳鸣却越来越多，值得相关临床医师的重视。

现代医学理论中的肌筋膜炎疼痛综合征相关理论，尤其是其中的激痛点理论，与中医针灸的经络腧穴理论十分相似。有关激痛点及其肌筋膜疼痛的治疗，针灸也显示出无可比拟的优势。目前，以激痛点为针刺主要部位的激痛点针刺疗法，又称西方针刺疗法，在欧美等国家已经形成并得到了迅速的发展与完善。目前，国际上许多医科大学已经开设有相关的本科学位，形成了名副其实的医学针灸学。这无疑是对传统针灸学的重大挑战。但从其内容来看，激痛点理论实际上对传统经络腧穴理论确实起到了进一步的完善作用。

中医向何处去？中医如何现代化？科学化？一百多年来，一直困扰着中医界的有识有之士。以上两则医案或许会为中医理论中重要组成部分之一的针灸现代化、科学化提供一点思路。

【名家点评】

作者的两侧激痛点医案是很好的临床验案，医学无论是西医还是中医都是不断发展，不断完善的自然科学，传统的伤筋理论说明我国古代医家对肌腱、筋膜类疾病便有较深刻地认识，到现在都有一定的临床指导意义。现代医学研究方法的不断进步，使中医对传统中医理论的补充与再认识提供了便利，激痛点理论的提出也许会为针灸的研究提供一种新的思路，希望能找出规律，不断总结为现代针灸的发展做出贡献。（薄智云点评）

11. 秦鸿医案

秦鸿，1966 年师从江苏省无锡市崇安人民医院中医师凌春明学习中医针灸，1976 年在崇安人民医院学习西医骨科，并学习冯天有手法治疗。1978~1980 年入无锡市卫生局职工医科大学学习。1981 年初回流香港，自设中医诊所，以中医针灸、整脊为主。对颈椎病、中医治未病和养生方面有独特的观点和方法。

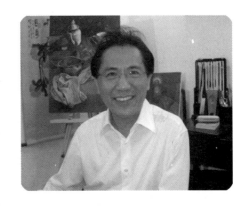

数十年来不断与内地中、西医专家进行学术交流。现任中国针灸学会砭石、刮痧专业委员会委员、中国康复学会颈椎病专业学会顾问、香港中西医结合学会会员、香港专业注册中医学会理事长等职。

医案 1　针灸配合手法、药物治疗颈椎病

患者，女性，85 岁，2010 年 6 月 18 日首诊。

简要病史：头晕半年余，伴全身无力，特别是下肢无力不能久站，少气懒言。患者半年前突然头晕，无外伤，转动体位时晕甚，卧位时晕止。西医用药不能止晕，嘱住院绝对卧床休息，半个月后头晕稍缓，但因为久卧一起身就双腿软，支撑不了身重，即刻倒下，后虽然能逐步回气，但持续头晕和下肢无力被迫辞去报馆工作。

近几年来心情烦躁。5 年前体健，因 1 次天气突变，天空乌云密布，闪电频频，见闪电美丽，探出骑楼拍摄闪电，可能因抢风，强烈咳嗽以至咳血，西医怀疑肺癌，做了右肺尖切除，切断了 1 条肋骨，手术后咳嗽和咳血停止，但自此后体质渐差，痰多。自诉在后枕部有不知名硬物突出。

检查：外形清瘦，眼睛有神、思维清晰，行动缓慢，小心谨慎。查：脊柱在胸腰椎之间开始轻微侧弯，腹部有 3 条纵向手术瘢痕，腹柔弱，四肢关节活动自如，无压痛。肌肉瘦削。肌张力不高。口干、质红、脉弦细。查第 1 颈椎右移旋转错位。脊柱侧弯。

诊断：椎动脉型颈椎病

辨证：肝肾阴虚，脾胃气虚

治法：滋补肝肾阴，推动督脉阳气上升。用针灸、药物配合治疗。

取穴：取肝俞、胃俞、殷门、复溜、申脉、翳风、风池为主穴，配足三里，冲阳、百会，通里为配穴。

操作：①卧位：用按法放松背部脊柱两边棘肌。活动四肢肌肉。②坐位：用轻提拔伸侧摆法，纠正第一颈椎错位。

方药：葛根汤（颗粒冲剂）。

【治疗过程】

第一次治疗后患者即刻感到头晕消失，四肢爽快，精神奕奕，唯下肢仍无力。隔天再治疗1次，头晕症状完全消失，之后连续数次针全身强壮性穴位。主要用穴：足三里、太溪（或复溜）、中脘、丰隆、曲池、太白、足窍阴等。症状基本消失。

【体会】

患者治疗数次后症状大致消失，但因为老年，做过大手术后体质仍虚，症状时有反复，但患者不能持续治疗下去，原因是需要患者用葛根汤时，患者需要看药方，看到了葛根汤中有麻黄，就认为不能再信任这种治疗方法，死也不肯复诊。因为老人血压偏高，认为用了麻黄会有害处。这是对中医的误解，单味麻黄有升高血压的作用，但葛根汤中的麻黄与其他中药配互后反而能降压。这怪不得老人无知，现代西医普遍存在着对中药的误解。

医案2　升督脉之阳以疗颈疾

患者，70岁，2009年5月11日初诊。

简要病史：患者耳鸣、头晕、眼花、发作时伴呕吐多年。查第一颈椎左旋错位，颈肌紧张。

诊断：椎动脉型颈椎病

辨证：中阳不足，水气上逆

治法：温阳化饮，行气降逆

取穴：①针刺：风池或翳风、膏盲、至阳、中脘、内关、公孙、百会、复溜、列缺等。②手法治疗：俯卧位背脊按摩、松弛肌肉，坐位施颈椎提拔侧摆法。

方药：苓桂术甘汤、小柴胡汤（颗粒冲剂）。

【治疗过程】

第一次治疗完毕颈晕反胃消失，眼前明亮，但同样方法数次治疗后，症状又起，疗效不巩固。仔细触诊发现项韧带硬化，用粗针灸针强刺激后，头脑实时明显清醒，自此后头晕消失，剩下不时有精神不佳，嗜睡的症状。连续做数个疗程治疗后，（每1疗程3次，每天1次），症状完全消失。

【体会】

督脉主一身阳气，该患者虽然有颈椎病的症状，并治疗颈椎病便改善了症状，但如果没有改善项韧带硬化便无法改善督脉气血循环，疾病得不到彻底改善。督脉主一身的阳气，督脉功能障碍前人已有论述，但项韧带硬化引起督脉功能障碍却鲜有人发现。项韧带硬化是常见的颈椎周围软组织问题，严重时会从X线检查中发现"项韧带骨化"，通常要受过专业训练的人才会留意此病理改变。但由于大多数颈椎病专业西医对中医理论，特别是经络的概念模糊，对督脉障碍与颈椎病、眩晕等症状之间的关系联系不上来，因此造成治疗方法无法"直达病所"。项韧带硬化用手触诊就可以发现，项韧带骨化却要到病理变化的后期才会发现，但目前对西医要求收集证据要有"硬指标"，手指触诊发现的病理改变就变得不重要了，却因此害苦了患者。

医案3　针灸结合手法治疗"脑空症"

患者，女，30岁。2010年5月24日初诊。

简要病史：主诉脑空感3年，曾因甲状腺功能亢进服用西药，现在甲亢指数正常，但"大脖子"未见缩小。患者工作时间不稳定，时要通宵工作，经常感到精神无法集中，每天起床觉得精神不足，似未曾睡过一样，即使有充足睡眠，也是越睡越疲劳，精神也无法集中。自幼儿起就有轻微湿疹，月经正常，量少。二便正常，平时嗜冻饮。

诊断：脑供血障碍

辨证：湿阻气机，清阳不升

治法：疏通经络，升清降浊

取穴：针灸结合手法治疗针灸取穴翳风、风门、申脉、肾俞、太溪、申脉、中脘、神门、太渊、风府等。

针后用冲压法和侧扳法使脊柱旁肌群的紧张松弛以利膀胱经上众背俞和其内在的脏腑经络气机沟通，使督脉清阳之气上升。

【治疗过程】

隔天施治，第一次治疗后就大为好转，脑空感消失，第二天晨起精神饱满，工作时能集中注意力，连续20次治疗，即使熬夜工作，还能胜任，脑空感不再出现。

【体会】

"脑空"不是现代医学的病名，但是临床上却不难遇见，许多人得了"脑空"但无法形容。"脑空"与脑退化引起的脑组织萎缩是两回事。脑组织萎缩的人不会感觉到"脑空"，大都数感觉"脑空"的人是因为用脑太多或日常生活无规律，日夜颠倒所致。常同时有颈椎病症状。与西医椎动脉颈椎病、交感神经型颈椎病类似。同时伴有脑功能不足如专注力不足，精神涣散等。从病机来说可以是清阳不升，也可以是浊阴不降。年轻患者多数是前者，年老患者刚好相反。本例因头颈部经络气机被湿困，清阳不能上升所致。

注意：对该病不要在器质性原因上去找病因来治疗，如果把"脑空"与脑实质病变，或是怀疑颈椎退化引起，就会把治疗针对局部。要明白大脑气机不畅根本原因是肾精不能上升形成脑髓，而肾精上升形成脑髓的过程并非局部障碍，而是整体气机运行障碍，包括脾的运化，肝气的上升，心气的散发和肺气的下降，颈椎病可以影响膀胱气化障碍，因此治疗颈部病的同时要顾及整体气机的重组，当气机重组后，不用特别去补肾精，补脑髓，"脑空"感自然而然会消失。

医案 4　平阴阳、调气机治痿证

患者，男，48岁，2010年7月7日初诊。

简要病史：2个半月前精神上遭遇意外刺激，突然全身无力跌倒，意识朦胧，四肢麻木，入医院经西医查出为糖尿病，用胰岛素后四肢仍无力，下肢水肿如象脚，用利尿药也不能消退，小便中验出有蛋白质。手指、足板有刺痛感，西医用注射胰岛素方法使血糖降到正常范围，但下肢痿软无力仍明显，手指足趾刺痛越来越严重，走路时下肢不稳，足趾无法抓地，要用拐杖，手指无法做精细动作，如无法扣衫纽、用笔和打键盘。伴有白内障、高血压，眼干，要经常滴人工泪水，平时3天1次大便，有夜尿2~3次。体重下降了20磅。

诊断：痿证

辨证：阴阳失调，气机不畅

治法：平阴阳，调气机

取穴：肺俞、肝俞、脾俞、膈俞，膀胱俞等背俞穴，中脘、天枢、足三里、神门、太渊、复溜、照海等穴位，每次治疗时选1~2个背俞穴施用刺络法，方法是先用采血片针穴位表面，再用拔罐，以数滴血珠渗出为度，以助心阳外发，每次均着意于肺经和肾经穴位上摧气下降和收藏，以重建气机的升降出入。

【治疗过程】

最初10次每天治疗1次，第1次针治完毕就觉得呼吸轻松，呼吸量大增，讲话开始有气力，当天晚上就开始下肢水肿消退，经连续10次后症状明显改善，下肢水肿消退尽，四肢麻木无力症状明显改善，可以不用拐杖走路，眼睛和皮肤滋润，自觉可以不用人工泪水。之后隔天治疗1次，逐渐见到心跳搏动有力，走路气促感消失，经30次治疗后，走路已恢复正常步态，脚趾可以抓紧地面，并可以参与体育活动。后隔天治疗1次，经3月治疗，体重恢复以前。精神较病前更好，思维灵活，开始对将来充满憧憬，工作能力较前更强。

【体会】

患者因为精神上遭遇意外刺激，心情沉重下导致气机紊乱，突然发病，也不能排除为糖尿病神经并发症。中医认为气机的升降出入就是代谢，而气机的升降出入是由五脏六腑共同协调下完成的，肝气和心气主气机的上升和发散，肺和肾气主气的下降和收藏，在天时变化的协调下形成气机的和谐有序。个体气机是内在的协调失常，或当个体生命的气机和大自然节律不和谐时，便可以产生代谢紊乱，代谢紊乱有代谢太高和代谢太低的分别，糖尿病、心脏病、肾病、高血压病、白内障等，都是阳气相对不足、阴气过剩的病。上升之气不足，血糖、血压的上升，是为补偿代谢不足或为冲破因代谢不足引起的血液循环障碍机体的自我协调反应。目前常用的降压、降血糖方法没有直接改善代谢，反而加重了代谢障碍，故病理指标的正常并不能阻止疾病的进程。因此有必要从新的角度来探索治疗糖尿病的新方法。

中医之所以对糖尿病有正面意义，在于中医是以改善"气机"为治病和调理身体之本，而改善气机不仅从改善个体生命指标，而是从经络、脏腑着手，不论是针灸、药物，都是同时作用于身体使身体和自然环境和谐协调的方法，故在治疗糖尿病中不论在改善症状方面还是减少糖尿病的并发症方面，都是值得探索的课题。

医案5　化痰解郁法治疗奔豚气

患者，女，60岁，2010年11月6日初诊。

简要病史： 患者每天数次有一股气从脐周围凝聚，然后向上冲，冲到心口和喉咙，十分难受。每日数次，每次要持续2~3个小时才退下。患者自小就有疲倦感，晨起睡醒也无法感觉精力充沛，看过无数次西医，均无法查出原因，30年前开始觉得气冲，开始时每年1~2次而已，每次数分钟就能消失，渐渐发作频率和严重程度增加，3年前发现了有脂肪肝，除气冲外，还有胃气胀，斑秃等，睡眠、二便正常。余无异常发现。

诊断： 奔豚气

辨证： 肝气郁结，痰凝阻滞

治法： 疏肝理气，化痰降气

治疗： 中医肝郁不能从肝治者应从肾、心、脾入手。因久病，气机郁结成痰，要化痰。

取穴： 脾俞、心俞、风池、太溪、关元、气海、中渚、内关和侠溪等。

方药： 温胆汤、半夏厚朴柴胡桂枝汤。

【治疗过程】

治疗第1次后症状依然如旧，第2次后气冲范围局限在上腹部，第3次后气冲症状消失，同时困扰了数十年的晨起疲劳感也消失了。连续治疗10次，自己认为已痊愈了，停止了治疗，但1个月后，晨起时又觉疲倦，担心旧病重返，再作第2个疗程的预防性治疗，每次治毕后用皮内针做百会穴埋针，带针回家，任其自然脱落。患者发现，百会埋针有镇静内脏、促进睡眠效果。中药配上述颗粒冲剂交替服用，以分别疏肝理气、化痰降气。

【体会】

患者气冲症状出现多年，经过西医检查无明确诊断，中医属于奔豚气范畴。因肝气郁结，每次早晨气机当上升时不能上，通过气机的自我调节机制，产生气冲感，迫使气机上升，以中和气机不足所带来的整体生理功能不足，随着肝郁的程度加重，气冲的程度也增强，从这个角度来看，气冲是代偿性症状，可以想象，如果没有长年来气冲的话，患者可能已得了其他与肝郁有关的疾病。但也因为气冲感不能真正改善气机适时波动，因此气冲就成为不能自行消失的症状。

医案6　　针灸升提心气治愈味觉缺失

患者，女，57岁，2010年9月16日初诊。

简要病史： 主诉味觉缺失2个半月。2个多月前突然味觉完全丧失，自觉是因为多吃了荔枝起病。看过香港和广州医院的西医，均表示无有效方法治疗，经针灸1次也未见效。患者睡得很晚，每天凌晨才睡，近中午才起身，并有饮冻水习惯，无药物依赖，内脏功能未见异常。舌体活动正常，其他五官均正常。颈椎没有错位，但上颈整活动稍见呆板，风池穴位按压时有异常疼痛。

诊断： 味觉缺失

辨证： 心阳不足

治法： 温煦心阳，升提心气

取穴： 通里、至阳、申脉、太渊、复溜、大都、风池穴，针毕加舌尖飞针，再加颈椎手法。嘱每天中午十二点来针灸，连续十次当有效果。患者连续治疗五次后觉舌根开始有咸味，针灸八次后其他甜味、苦味、酸味等相继而出。前后共治疗了14次愈。

【体会】

由于患者长期饮冻水习惯，有晚睡晚起习惯，损害了阳气上升力量，气机上升时不能升到极致就下降，气机上升之力始于肝、终于心，经云："心主外""舌为心之苗"，长期饮冻水削弱了脾之运化，进一步导致心阳不能温煦舌体，久而久之味觉丧失。推测患者在丧失味觉之前先有味觉减退，只不过患者不觉得而已。用推动心气之法可治。

【香港行医感悟】

以上病例大多数是经西医久治不愈，或是西医根本无从入手转而寻求中医治疗的病。不要因为治好了某些西医没有治好的病就认为中医超越了西医。中西医是两种完全不同的医学体系，因此各有自己的特色治疗对象。西医是用对抗性治疗针对局部病理作斗争的治疗体系，而中医是从生命管理体系作宏观的体系，前者是对疾病作严峻的对抗，后者是调和矛盾，启动患者内在的气机、使生命获得自在的医学。西医的健康观是没有疾病就是健康，中医的健康观是人要活得自在才是健康。这两种医学是互补的，是不能或缺的，问题是近百年来中医被西方文化以西方科学观科学思维蔑视和排斥，实际上是浪费了祖先传下的宝贵财富，如何能使中医被正确理解是摆在我们面前的重任。

认识中医最大的障碍是把中医当作一个独立的专业，中医不像西医是一个独立的专业，而是融合了科学、哲学、伦理、心理、艺术等各方面要素，是把天文、地理、数学等各方面要素相互渗透、彼此融合、形成混沌一体的生命科学。中医这种内在的信息和能量，足以带动人类走向新时代。但是，目前中医仍处于探索时期，很多问题还没有展开、没有阐明，大多数老百姓仍认为中医慢西医快，西医可靠、中医靠撞彩。

这些认识证明大多数人对中医认识停留在感性上，没有到达理性的阶段，我们记录病案的是普及中医常识的重要步骤之一，然而既往旧的中医病案给人有语焉不详之感，中医那种模糊思维方法和西医明晰思维是截然不同的、是属于美学鉴赏层面的医学，没有一定的艺术文化修养是难以明了的。因此中医的病案记录，要具有艺术审美观，不能要求中医病案成为一种像西医一样的生物医学科学模式。同时要求看中医医案的人也要有艺术鉴赏的能力：从整体、从对称、从演化规律、从信息网络管理层面来鉴赏和理解中医。对于那种批评中医医案不科学的人，笔者的态度是，希望诱导他们进入中医的境界，实在不能令他们理解的话只能等待，人总是在不断进步的，社会和科学也是在不断进步的，只要有阶梯在，总能带动人们慢慢提高的，至于对中医挥动棍棒的那一批人，我们也要包容，并感谢他们在用另一种方法推动中医。中医的核心内容是中庸。是"执其两端，用其中于民"，中医没有对立面，只有合不合时宜，当时机成熟，一种超越现代中西医的新医学就会出现。

　　大家知道，医学目的是为了认清疾病、减轻病痛，而西医和中医是两种不同的医学体系，对同一种疾病有不同的观点和治疗方法是不足为奇的。西医从实体形态结构的异常来认识疾病，而中医从生命内在各种关系上来认识疾病，这两种医学各有优点。中医医案就是要突显中医的这些特点。近代的中医学研究，大多数用西医的疾病判断，以为这样做能科学利用中医药，使中医现代化，其实反而削弱了中医的特色。西医诊断疾病是在还原论思维上展开的，是为对抗性治疗服务的；而中医是从整体、从系统上把握生命（用系统科学方法作整体的调整）。笔者认为：自 20 世纪以来，科学发展从旧的实证科学发展出系统科学、复杂性科学、信息科学、量子科学、网络科技等，医学仍停留在旧的实证科学，医学亟待改革，以适应新的时代。可以预测，未来医学应该可以向系统模型医学、能量信息医学、生命网络信息医学发展。传统中医正好具备了以上现代科学的特点。因此中医用药和针灸并不是针对局部病理改变作对抗性治疗，应该用新的网络信息医学科学的观点来重新审视中医学。

　　单从诊断来说，近代中医在现代化的过程中已习惯于用西医的临床诊断，加上中医的辨证施治，是试图以中医的方法来解决西医的病，用中医药的理化特点来对抗西医的病，临床上虽然也有效，但始终已脱离了中医本来的面貌，只能算是权宜之计而非科学方法。真正的科学方法必须具有严密的逻辑性，认为证和病之间没有必然的逻辑关系，以为中医只有靠近西医才能发展下去的思想只会使中医陷入经验医学的地步。每一位中医师都应该是以民族文化继承者自居，逐渐建立本民族的主体医学为己任，对每一位患者都要作出独立的思考。笔者认为，要突出中医的科学性最快和最合理的学习方法是向中医经典学习，然后把中医经典理论与现代科学理论，包括系统论，量子科学，宇宙科学、网络信息科技契合起来认识生命、认识疾病。

　　每一位患者来到中医师面前，不管是否经过西医的诊断，是否有详细的诊断依据，都只能是参考。要知道中医是掌握整体的医学，西医诊断只是局部诊断。中医要在西医提供的诊断基础上重新作出整体判断和整体治疗方案。但目前中医尚未建立被医学界广泛认同的整体疾病判断范式，只能沿用西医的局部诊断为参考，在书写中医病案时要强调，虽然仍是用目前流行的方法写上中西医的诊断，但是中医治疗方法和该病并没有直接的逻辑因果关系。随着现代医科学的发展，中医一定会发展出更符合中医理念的诊断和治疗方法。

【名家点评】

作者所选录的医案，多是西医尚无善策良方，或久治不愈的病例。在中医来说，此等病例亦多属疑难重症。秦医师在香港依循经典中医学的思维模式、诊疗理念和方法，取得显著疗效，实属难能可贵，很值得中医同道思考与借鉴。

兹尝试透过作者的医案来探讨在香港依循经典中医学的诊疗经验，对中医学进一步发展的启示。

1. 活用中医思维、理论、经络于临床　从作者的各个医案可体现出经典中医的思维模式、理论架构及经络系统（尤其是调督脉气血循环）的应用，从根本治理病所，彻底改善病人的健康。正契合经典中医治病求本的理念及邓铁涛国医大师所强调"中医经典是拿来用的，不是拿来看的"精神。

2. 作者从新的视角诠释经典中医学的生命观、治疗观　经典中医学其中两大特色优势为整体和谐及形神合一。秦医师活用古代中医思维，经典理论，融合当代信息学知识及临床实践体会，探索出中医生命观为形而上本体和形而下的生命实体统一体，实体生命是形而上的本体生命不断展现的结果，实体生命在它出现的开始直至结束都受形而上的本体生命影响。在中医治疗观方面，秦医师对中医治疗学核心的辨证论治有新的认识，认为辨证是对生命信息网络系统的异常进行分析；论治是对生命信息网络中关键的部位输入信息、能量，使其进行重新组合，重返信息网络系统的初始状态，恢复系统对实体生命的管治能力。

3. 全面诊断掌握病机　在医案中可以察见作者综合运用望、闻、问、切，触诊，语言诱导，以掌握疾病的根源与其他诊断偏失的部分，能从较全面综合的新角度、新视野观察探究到影响人体生命信息系统管治能力下降，引致阴阳气机失和、失序、失度的因由。

另外需要指出的是，中医诊断疾病的软技术，主要靠望、闻、问、切四诊合参。这些软技术学起来比较困难，也需要积累实践经验，但一旦领悟掌握，就不会轻易丢失，而且还可以不断提高，运用起来非常灵巧方便，是诊断仪器难以取代的高级技术。例如，秦医师简单用手指触诊"项韧带硬化"诊断其对督脉功能障碍，加上触诊该病人的颈椎、颈部软组织的异常，就能大致上指出该病人脑、头面部五官和内脏功能等症状存在的可能性，往往使病人大为惊讶。充分显示了中医软技术的优势。

4. 发挥中医整体综合调理医术　从作者的医案中可以见到中医整体调控技术的发挥，除适当综合地应用砭、针、灸、药、推拿、拔罐等方法外，更有火针、刺络法、皮内埋针法、皮肤穴位挑治、舌体舌尖飞针、百会埋针等。对恐惧针灸者，甚至用上了气道针法等技术。希望每次治疗都达到既无副作用又百分之百有效或有益于患者的效果。

5. **治法形、气、神兼顾** 作者治病形、气、神兼顾。形而下者，以手法调脊柱助督脉运行，以针药通经络行气血；形而上者，调理生命信息，推动气机升降出入顺畅有序，生命波动涨落有度。以恢复人体自组调节的和谐稳态，恢复生机，以臻形和、气顺、神安，形神合一的健康状态，及天人合一的养生境界。

6. **重视医患配合，以助病者身心和谐** 从医案中可显示作者重视医患配合，关心患者的生活方式，情志活动。除了劝喻患者的生活方式、饮食习惯，劳逸结合，更疏导病人情志，化解郁结。使病人调整心理，消除误解，提高自信，增强针药功效及提高患者自愈能力。

中医学是中华民族优秀文化瑰宝，是一个含高深理论、有效的方法技术和丰富的临床经验三位一体的伟大医疗宝库。好好地继承和发扬经典中医学是当今炎黄子孙的历史使命。秦医师在香港行医数十载，遵循中医经典理论，活用中医诊疗技术，以利各方病人。细读其医案，可感知其勤求古训之功。在另一方面，秦医师又深知中医学不是一门狭义的独立专业，而是融合了哲学、科学、伦理、心理、艺术等各方面的要素。

作者提出经典中医学为"生命信息网络管理医学"。认识到经典中医学是用抽象科学方法把肉体器官和精神情感意识进行分类和抽象，使之变成符号，然后把众多的符号组成一个生命信息网络系统，通过对比病人和正常人之间的差别，组成了中医的生命网络信息管理医学体系。中医生命网络信息管理学是用针灸和中药产生的生命信息，扶持和重组已松散、紧缩、倾斜、扭曲、甚至部分缺损、塌陷的病态生命网络，巧妙地化解各种不正常的信息，从而改善身心不正常的医学。"中医生命信息网络管理医学"理论的提出，使人们对中医学有了创新医学境界的认知，即中医学绝非是只能治病的"对抗医疗模式"，而是能使生命力和生命质量不断提高的"系统信息网络管理医学模式"，这个理论有力地支持和完备了中医养生和治未病的理论和实践体系。

作者对中医学的发展亦有独到的识见，认为未来医学的目的是提高人对生命的审美追求和对生命美的创造上来，经典中医学的本质集"真、善、美"于一体，中医养生和治未病理论和实践，一如艺术家对生命之美的创造一样值得人们去欣赏和赞叹。未来中医学将包括三个层面的特色：①医疗专业知识技艺，既符合经典中医思维模式和理论，又融合当代科技，特别是系统论，信息理论，复杂科学体系，宇宙科学和量子科学等的求真医学。②中医伦理道德（医德）：既继承发扬古代优良传统例如唐代孙思邈之"大医精诚"，又吸取现代伦理道德规范：以臻"仁心仁术"及"痌瘝在抱"的善境。③中医文化：继承发扬源于《易经》、《道德经》的传统中医文化，广泛采纳中国传统文化中儒、道、释各部分的医疗保健、养生文化；并吸收当代人文、艺术的养料，使未来中医学融入艺术美学元素，使未来中医学不仅能满足人体的健康需求，更升华到精神世界的美好境界。这个达致"真、善、美"的未来中医学，将为中华民族及全人类的福祉做出无可限量的贡献。（杨显荣[注]点评）

我们在香港做中医·医案辑

注：

杨显荣，男，生于澳门，在香港中文大学、香港大学取得理学士及理学硕士学位，多伦多大学取得哲学博士（有机化学）学位。曾任香港浸会大学中医药研究所创所所长；香港中文大学中药研究中心主任及生物化学系教授及美国加州大学洛杉矶校区访问教授。

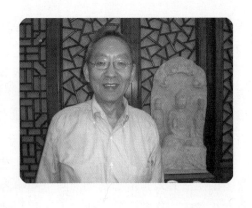

现任英文版《Chinese Medicine》学报主编，兼任澳门科技大学中医药顾问，香港浸会大学中医药学院荣誉教授，香港大学牙医学院客座教授，香港中文大学中医学院客座教授及内地多所著名中医药院校和研究所客座教授。曾长期担任香港政府中医药工作小组成员、香港政府创新及科技基金评审委员会委员等。出版中英文专著四部，中医药科研论文两百余篇。持"中药天花粉蛋白及苦瓜蛋白抗艾滋病"专利两项。

12. 吴彩玲医案

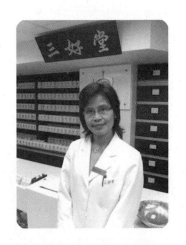

吴彩玲，香港出生。毕业于香港大学，获中医学全科学士学位及中医学（针灸）硕士学位。现为香港注册中医师，香港注册中医学会等会员。曾于江苏省中医院及上海龙华医院等进行临床进修。擅长以针灸、推拿方法结合中药内服外用治疗骨科病、妇科病及内科杂病。

医案 1　针药并用治愈顽固性带下

患者，女，49 岁，家庭主妇。2008 年 11 月 16 日首诊。

简要病史：带下病五年，且有轻度贫血，长期服铁质补充剂，血红蛋白偏低。5 年来反复出现阴道间断流出浊液、外阴瘙痒，被西医诊断为"念珠菌阴道炎"。现症见：阴道间断流出淡黄白色，有腥臭味的浊液，呈豆腐渣样，伴外阴瘙痒。形体瘦弱，面色青白，神疲倦怠，四肢不温，胃胀不适，寐差，二便调，舌质淡黯，舌边有齿印，苔白腻，脉缓弱。实验室检查：取阴道渗液化验，结果念珠菌呈阳性。观其以往西药皆以抗生素、阴道栓剂、铁丸补充剂为主，症状反复发作，至今未愈。

诊断：带下病

辨证：脾虚湿困，湿热下注

治法：健脾祛湿，清热止带

方药：除湿止带汤加减

土茯苓20g，白术10g，甘草9g，苦参20g，黄柏10g，白鲜皮20g，蛇床子15g，瓦楞子12g，远志15g，木香^{后下}12g，砂仁^{后下}10g，薏苡仁15g，豆蔻仁^{后下}10g。3剂。每日一剂，水煎煮2次，取药汁共2碗，分早晚饭后每次进服1碗。

外用中药坐浴（阴痒坐浴方）：苦参30g，黄柏20g，地肤子30g，蛇床子30g，马鞭草30g。3剂。煎水熏洗外阴，每日坐浴2次，每次20分钟。

取穴：中极、带脉、气海、关元、足三里、脾俞、白环俞、三阴交、太溪、蠡沟。每周2次，每次留针30分钟。

刺络拔罐：用三棱针点刺拔罐放血10分钟。每周一次。

操作：首先用75%酒精消毒皮肤，取中极穴针尖稍向下斜刺；取蠡沟穴针尖向上斜刺，取带脉、气海、关元、足三里、脾俞、白环俞、三阴交、太溪等穴位，常规针刺，平补平泻。选太溪、蠡沟二穴以针柄连接电针机，用疏密波，每次留针20~30分钟，每周2次。出针后，用三棱针点刺十七椎、腰眼和骶骨孔周围然后拔罐放血，出血量5~10ml。

饮食调护：保持外阴部清洁卫生，勤洗勤换内裤和卫生巾，注意生活起居，少食肥甘厚腻，饮食清淡，减少房事；劳逸结合，适当进行户外活动。

【治疗过程】

二诊：2008年11月19日，经针刺及用药后，病情好转，带下量稍减，且气味减，阴痒亦减，胃胀不适减轻，舌脉同上，坚持原方案治疗。

三诊：2008年11月23日，症状有改善，带下量少，气味减，色白质稀，阴痒减，胃胀不适好转，口仍干，舌质淡红，苔薄白胖齿印，脉细滑。针刺穴位如前，每周2次。中药上方去豆蔻仁、瓦楞子、白鲜皮，加当归10g，北芪20g，生地15g，玄参12g。每日一剂。分早晚饭后进服。外用中药坐浴：去苦参、黄柏、地肤子及蛇床子，只是用马鞭草50g，煎水熏洗外阴以巩固疗效。

四诊：2008年11月27日，上方治疗后，带下症状已大有好转，不仅量渐减少，胃胀稍减，阴痒停止，舌质淡红，苔薄白胖齿印，脉细。处方如下：苦参20g，黄柏10g，蛇床子15g，远志15g，当归10g，北芪20g，生地15g，玄参12g，川芎12g，白术10g，甘草9g，木香^{后下}12g，砂仁^{后下}10g，薏苡仁15g。每日一剂。分早晚饭后进服。外用中药坐浴：马鞭草50g，煎水熏洗外阴15~20分钟。

沿用上方调理四周后，带下症状消失。舌淡红，苔薄白，脉细沉。停止上述治疗，转用健脾养血中药粉—归脾汤（颗粒冲剂）每日10g，补益心脾，调养气血，维持三个月，以巩固疗效。

笔者分别于半年及一年后随访，病人带下症状完全消失。

【体会】

清·吴谦《医宗金鉴·带下门》中说："带下劳伤冲与任，邪入胞中五色分，青肝黄脾白主肺，脓血黑肾赤属心。"《傅青主女科·带下》谓："夫带下俱是湿症，而以带名者，因带脉不能约束，而有此病，故以名之。"带下病辨证主要根据带下量、色、质、气味，其次根据伴随症状及舌脉辨其寒热虚实，如带下量多色白或淡黄，质清稀，多属脾阳虚；色白质清稀如水，有冷感者属肾阳虚；量不甚多，色黄或赤白相兼，质稠或有臭气为阴虚夹湿；带下量多色黄，质黏稠，有臭气，或如泡沫状，或色白如豆渣状，为湿热下注；带下量多，色黄绿如脓，或浑浊如米泔，质稠，恶臭难闻，属湿毒重证。本证为湿热下注型的带下病。

针刺选带脉穴，因其属足少阳经，为足少阳、带脉二经交会穴，是带脉经气所过之处，有理下焦、调经血、止带下的功效；中极为任脉与足三阴之会，又为膀胱募穴，针尖稍向下斜刺，使针感向前阴放散，有清利下焦湿热、止带止痒之功效；取关元（任脉与足三阴经交会穴）、三阴交穴，调理肝、脾、肾经气；取白环俞属足太阳经，可调下焦之气，利下焦湿邪，有利湿止带的作用；脾俞加足三里健脾化湿；太溪补肾、调节阴阳；蠡沟（肝经之络穴）能清利肝胆湿热，杀虫止痒。针刺得气后选穴接通电针仪，用疏密波刺激30分钟，能加强疗效。最后再配合穴位刺络放血法：用三棱针在十七椎、腰眼和骶骨孔周围的络脉点刺出血，立即拔罐5~10分钟，出血量约5~10ml，有化瘀通络，清热利湿，祛邪外出作用。

在内服中药方面，首方除湿止带汤，主要针对湿热，祛邪为先，以健脾利湿清热为治疗原则。方中白术健脾理湿；苦参、黄柏燥湿清热；土茯苓、蛇床子、白鲜皮等清利湿热；病者胃胀不适，故加木香、瓦楞子理气和胃；豆蔻仁、砂仁芳香化湿；制远志宁心安神；薏苡仁药性平和，能利水清热，渗湿止带，治疗本病颇为有效。如《医宗金鉴·妇科心法要诀》使用薏苡仁治疗带下，用量在12~15g。其后二方以补气养血滋阴为原则，因病者长期有轻度贫血，以致脾虚湿重，带脉失约，继而成带下病，故以当归补血汤益气养血为主。三方以归脾汤补益心脾，调养气血，巩固疗效。

外用中药煎水熏洗：针对初时白带症状明显，使用苦参、黄柏、地肤子及蛇床子、马鞭草煎水熏洗外阴15~20分钟，每日一次，清热祛湿，杀虫止带。白带症状减轻时，单用马鞭草煎水熏洗外阴，维持疗效。

本例患者带下五年，属顽固性带下，以往皆以抗生素、阴道栓剂等西药治疗，症状反复发作。经笔者用针刺与刺络拔罐，配以中药内服和外洗，治疗六周好转，巩固治疗三个月而痊愈，且于半年及一年后随访未见复发，疗效令人满意。对疑难病症，注重辨证论治，采取内外合治，有重点而又全面的综合疗法，可以取得特殊的疗效，值得临床总结提高。

【名家点评】

中医治病的精髓在于辨证治疗，无论内服中药或是针灸治疗，如果能辨证用药或针灸准确，就能收到理想的治疗效果。临床上根据病证的需要，发挥中医特色疗法的优势，内外并用，针药同施，相得益彰。本病案为带下病，除了中药内服以外，对于外阴瘙痒，阴道间断流出淡黄白色、有腥臭味的豆腐渣样浊液，应用祛湿、清热、止痒的中药外洗，效果更为显著。

带下病与带脉、冲脉、任脉、足三阴经关系密切，该病案在内服中药和外洗的同时，应用调冲任、疏肝、健脾、燥湿的穴位针刺治疗，取穴正确，操作方法合理，充分体现了针药并用、内外同施的中医特色。

该病案还充分体现了中医"急则治其标，缓则治其本"的原则，不是面面俱到，虚实同治，而是先予以祛湿、清热、止痒的方法和针灸方法治疗，待湿热清、带下止，再予以补脾益气，调理气血的针和药缓缓治之，最后全面治愈。这就是中医治疗疑难顽固慢性病的优势所在，值得分析与总结。（庄礼兴[注]点评）

医案2　综合疗法快速治愈肩痹证

患者，女，48岁，文员。2009年3月5日首诊。

简要病史： 患者右肩沉重酸痛，活动功能障碍9个月近日疼痛加重。曾往西医求治，服止痛药无效。故往中医求诊。现症见：面色青白，神疲乏力，右肩关节沉重酸痛连及上臂，右手外展、上举及后旋、后收等功能均活动受限，兼且右手指麻痹，身体疲倦乏力；舌红苔白腻，脉细沉，二便调，寐差。X线检查：颈、右肩正侧位片均无异常。

诊断： 肩痹

辨证： 寒湿痹痛

治法： 温经散寒，祛湿止痛

方药： 肩痹止痛方

葛根10g，五加皮12g，桑寄生12g，炙甘草9g，杜仲15g，川牛膝15g，杏仁12g，蔻仁[后下]10g，薏苡仁15g，白术10g，枳壳12g，神曲10g，茯苓10g，伸筋草15g，路路通12g，木香[后下]10g。7剂。嘱其每日1剂，水煎煮2次，取药汁共2碗，分早晚饭后每次进服1碗。

取穴： 针刺：患侧肩贞、肩髃、肩前、臂臑、风池、肩井、天宗、肩外俞、曲池、合谷、外关、条口、承山。拔火罐：肩痛部位。

操作： 首先用75%火酒消毒皮肤，取患侧肩贞、肩髃、肩前、臂臑、风池、肩井、天宗、肩外俞、曲池、合谷、外关、条口、承山。然后取肩髃、曲池穴连接电针机～疏密波，神灯照于患肢，留针30分钟。每周针一次。针灸后于痛肩部位拔罐，留罐10～12分钟。之后作颈部旋转侧扳法。

饮食调护：避风寒，饮食清淡，进行适当的功能锻炼，促进局部气血运行。

【治疗过程】

通过上方针灸治疗一次后，症状有所改善，右肩关节疼痛减，右手能外展、上举高于90度，而后旋、后收活动仍然受限，右指麻痹减。三日后坚持上方治疗两次，症状明显有所改善，精神稍振，右肩关节活动疼痛少，右手能外展、上举高过头部，而后旋、后收活动有所改善，右指麻痹少，夜间能睡。一星期后坚持上方治疗三次，症状日趋好转，经气得畅，右肩关节抬动已舒利无碍，右手能外展、上举高过头部，而后旋、后收活动基本正常，按压无痛，可停针观察。两周后复诊，病人右肩关节活动完全正常。

【体会】

肩痹，俗称漏肩风、肩凝症。多发于中年以后的病者，尤以五十岁左右的人居多，故又有"五十肩"之称，一般女性多于男性。原因是感受风、寒、湿邪或劳累过度、慢性劳损致肩关节周围关节囊等软组织发生了炎症粘连和挛缩等现象。临床上分型为：①风寒痹痛：肩部拘急疼痛，受阴冷加剧，得热痛减。②痰湿痹痛：肩部沉重酸痛，或有肿胀，肌肤麻木，身体疲倦乏力。③瘀血痹痛：肩部疼痛剧烈，如针刺或刀割样跳痛，痛处不移，按压痛明显，肌肤粗糙。④筋脉失养痹痛：肩部酸痛绵绵，活动或劳累后加重，休息后减轻，肌肉萎缩。本病患者为寒湿痹痛型，病者年近五十，肝肾虚衰，加上感受寒湿之邪侵袭肩关节，以致肩部沉重疼痛。

口服中药方面：以桑寄生、杜仲、川牛膝调补肝肾；五加皮、伸筋草、路路通除风湿，利关节；杏仁、蔻仁、薏苡仁渗利化湿；炙甘草、茯苓、白术、神曲、木香健运脾胃。

取穴方面，肩三针（肩贞、肩髃、肩前）疏通局部经气，从而起到"通则不痛"治疗效果。经络疏通气血乃行，使肩关节局部组织粘连凝滞情况改善，功能活动得以恢复。肩前、肩贞要把握好针刺角度和方向，忌向内斜刺、深刺；条口透承山可用强刺激；余穴均按常规操作。凡在远程穴位行针时，均令患者活动肩部。配合针灸后肩部拔火罐，使邪去络通，恢复肩关节功能。最后再使用颈部旋转侧扳法，使病人感觉肩部筋骨松软，达到"松则通，顺则通，通则不痛"的疗效。

针灸、中药、手法这些具有特色的综合疗法同时使用，目的是用最短的时间尽快减轻病人的痛苦，值得临床参考。

【名家点评】

有人问，针灸在临床上治疗哪一类病效果最好。概括说来，针灸对痿病、痹证、痛证和各类疑难顽疾疗效最佳。痿病即包括了神经系统的大部分疾病，痹证包括了运动系统的大部分疾病，痛证的范围就更广了，几乎所有内、外、妇、儿、肿瘤各科都可出现疼痛的症状。

该病案即中医所称肩痛，俗称"五十肩"，其突出的表现就是疼痛和活动不利，是针灸治疗的优势病种，临床上恰当地使用针灸方法，如肩三针、火针、温灸等方法都是行之有效的，因其病程较长，凝结难愈，如能坚持治疗，往往能收到药物所不能达到的疗效。

该病案取穴准确，操作恰当，故疗效佳。（庄礼兴点评）

【香港行医感悟】

笔者从小受父亲熏陶，喜爱中医、中药及养生疗法。20世纪80年代从事护士工作；九七回归后，适逢香港三间有名大学成立中医学院，开办兼读制中医课程；本人在丈夫及子女的支持下，排除万难，转行攻读中医；学士毕业后，考取了香港注册中医师执照，继而又在香港浸会大学获得中医学（针灸）硕士学位。现与志同道合者开设了属于自己的中医诊所，为香港市民服务。行医几年来，笔者用针灸、中药、手法等综合治疗，不仅能治愈常见病，还能医治一些顽疾久患。对关节错位等，笔者也会借用一些颈牵引器及治疗骨伤的手法，尽早解除病者痛苦，治愈疾患。

个人体会到，在香港做一个普通的中医并不难，但要做一个名中医真的不容易；要凭借高尚的医德、精湛的医术，积累大量的临床经验，医师还要多一些人生阅历，拓宽知识面，体量和关怀病患者，病人口碑相传，这样才能有门庭若市的兴旺。

香港的普罗大众大多都认同中医能治好病。但要用纯中医治好病，往往要病人的配合。首先病者要信赖医师，尤其是治疗顽固性的疾病，如失眠、湿疹等等，病者最好能坚持复诊，中医药才能发挥其独特的功效，使疾病得到转机，病者日后也会信赖及跟随你，成为你忠实的追随者。

中医经历数千年，至今仍屹立不倒，有其丰富的内涵，中医理论博大精深，对临床有重要的指导作用，独具特色的治疗方法和大量有效的临床实例，使越来越多的香港人信服中医。虽然我们面对的困难很多，但只要我们坚持信念，用心去做，加上前辈的指点，同道的支持，大家遵守业内的规则，做到多进修多临症，提高中医的专业水平，这样我们一定能做好这一行业。更希望政府能加快中医院的落成，中医事业一定会在香港发展、壮大。

注：

庄礼兴，广东省普宁市人，出身于中医世家。广州中医药大学教授，主任医师，博士生导师。曾任针灸推拿学院针灸治疗学教研室主任、靳三针疗法中心主任。现任广州中医药大学第一附属医院针灸科主任，中国中医冬病夏治专业委员会副主任委员，中国针灸学会针灸临床分会常务理事等职。

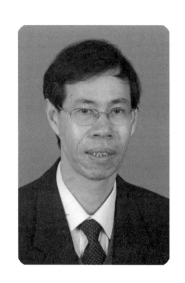

13. 俞焕彬医案

俞焕彬，又名俞沁。香港大学中医药学院学士学位，香港大学西医深造针灸临床专科（英文）毕业，香港大学中医学院学士后中药深造毕业证书。上海中医药大学、中国中医研究院进修，曾跟师王雪苔针灸大师学习针灸。现任中华人民共和国第十一届港区人大代表选举委员，香港中医药发展委员会中医组委员，世界中医药学会联合会理事，香港中医药管理委员会监管小组委员，香港新华中医中药促进会会长兼理事长，广州中医药大学客座教授及美国中医学科学院名誉教授等职。从事研究应用中医中药、结合针灸

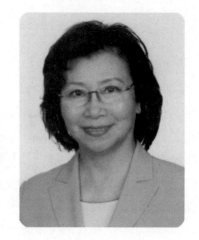

以及经络叩击调整法治疗疑难杂症，多发性脑硬化症、慢性迁延性疾病、妇女围绝经期综合征等取得显著效果。2003 年获香港特区政府颁发荣誉勋章。

医案 1　中医针药并举综合治疗多发性硬化症

患者，女，23 岁，1997 年 8 月 11 日首诊。

简要病史： 1994 年 12 月，在英国就读时开始发生头晕，右侧手足麻痹，之后每 1~2 个月复发 1 次，严重时 2 周发作 1 次。最近又经常发作，头顶痛、头晕、恶心或呕吐，阅读时更加剧，面部蚁走感，以右侧为甚，说话和咀嚼不利，胸、腹、腰背部及下肢关节、肌肉不定处疼痛，并伴有寒冷针刺感。走路双腿沉重，共济失调。1994 年 12 月 ~1996 年 11 月之间，英国医院通过检查诊断为多发性硬化症，脱髓鞘病变。其中 1996 年 5 月因急性发作住院，经治症状显著改善。同年 6 月 14 日、7 月 10 日及 11 月 15 日的英国临床记录说明，患者病情继续恶化，且炎症进一步侵袭到大脑。患者返香港后，经过多位西医继续治疗，可是情况始终不得改善。遂前来就诊，现症：面色少华，口唇干燥，苔白腻，质红舌边有齿痕，脉沉细涩。

诊断： 痿证，眩晕

辨证： 肝肾阴虚，肝风内动，脾胃虚弱

治法： 平肝潜阳，活血化瘀，养血补脾，滋肾健脑。运用中药、针灸、经络叩击调整法三管齐下综合治疗以固本培元。

方药： 应用龙胆泻肝汤、逍遥散、归脾汤、六味地黄汤随症加减。

取穴： 根据病症，按相应的经络，循经对症取穴。①平肝阳，息内风：百会、大椎、合谷、太冲、内关、阳陵泉、率谷；②活血化瘀，补血理气：肺俞、心俞、膈俞、脾俞、膻中、丰隆、血海、足三里；③滋补肝肾：肾俞、志室、太溪、三阴交；④通络醒脑开窍：后溪，申脉，内关，绝骨。

操作： 以上 4 组针刺穴位，每次治疗选用各组 2~3 穴，交替使用，每周 3 次，隔

日 1 次。

经络叩击调整法：医者手指自然屈曲，以腕部自然上下屈伸的摆动，着力啄击。①叩击头部：均匀快速叩击全头各部位，当患者感到疼痛，有热感，即停止叩击。②叩击四肢五输穴：顺经叩击 2~3 分钟。③叩击华佗夹脊：并拢五指在夹脊两侧自上至下，自下向上叩击 2~3 分钟。

饮食调护：清淡饮食。

【治疗过程】

自 1997 年 8 月 11 日开始，对患者按上法进行治疗；中药每日 1 剂，针灸每周 3 次，隔日 1 次，手法同"阳经泻之，阴经补之"。针灸后让患者休息 10 分钟，再用经络叩击调整法配合治疗。

治疗 1 月后，症状逐步减轻，头痛首先解除，恶心欲吐减少，但右侧面部麻木感、手臂和大腿部分肌肉刺痛和寒冷感，以及腰部疼痛感出现过 3 次，然而发作时间缩短，仅 2~3 日便恢复正常，并且疼痛和寒冷不舒的感觉在程度上也已减轻。治疗 2 个月之后，症状已基本消失，没有再诉不舒服。因此，针刺和调理治疗改为每周 2 次，中药继续每日服用。至 12 月底，即治疗 3 个半月以来，情况继续好转，在这期间，仅发生过 1 次右侧面部向上拉的不舒服感觉。

1998 年 1 月开始针刺减为每周 1 次，中药继续每日服用。至 1998 年 6 月未发生任何病症，虽然患者任教计算机，工作紧张，治疗以来，仅患过 1 次感觉感冒。面色佳，寝安，纳便正常，经来正常，反应敏捷，步伐稳健，情绪快乐。1998 年 6 月 12 日香港圣保禄医院进行复检脑磁共振检查（MRI）结果与 1996 年 5 月 16 日英国伦敦脑 MRI 检查结果之对照：左胼胝体病变，左室旁在卵中枢和放线冠的白物质明显改善，而右室旁的白物质增加少些。

【体会】

本病西医诊断明确为多发性硬化。西医认为多发性硬化是一种多发因素的疾病，是某一种或多种病毒引起，而患者体内无力抵抗这种病毒，因而大脑和脊髓内的神经髓鞘质便遭受到损害，直接影响到大脑和脊髓中的白质遭受损害。该病好发在北半球的寒冷与温带地区，而在极北地区又不多见，东方人中本病少见。

我国也属低发区，但近年国内报道本病渐见增多，绝大多数病例为汉族，最多发病年龄在 20~40 岁，女性稍多。西医认为多发性硬化的病因和发病机制仍不清楚，可能与病毒感染、免疫反应、遗传因素、环境因素等有关。至今中医学中尚无确切的病名与之相对应。由于多发性硬化，其以肢瘫为主症，尚可归入痿证，有些患者在后期还可以出现间发性四肢抽搐、昏迷或智力减退，则可归入癫痫和痴呆的范畴。

根据患者临床表现，中医辨证肝肾阴虚，肝风内动，脾胃虚弱。肝肾阴虚，精血不能濡养筋骨经脉，因而手足麻痹，步履不稳；肾水不足，脑髓空虚，因而头晕目眩，视物模糊；腰为肾府，精髓不足，因而腰脊失养，故见腰背酸痛乏力。脾胃虚弱，脾运失常，聚湿成痰，痰阻中焦，因而胸痛，恶心欲吐。肝风内动，因而头项抽痛，面部麻痹，说话咀嚼不利，属标实本虚之症。

中药处方所用龙胆泻肝汤中取龙胆草清泻肝经蕴热，并有定惊作用。黄芩含黄芩苷、黄芩素等有降压、清热消炎镇静，抗不良细胞增生的作用。泽泻、木通、车前子利湿祛痰。当归、生地滋阴养血。泻中有补，不致苦燥伤阴。归脾汤，健脾养胃，益气补血。六味地黄汤之肝、脾、肾三阴并补之功效，以及三泻利水渗湿，祛湿热，祛肝热，泻肾火之作用。逍遥散取其医治肝郁血虚，脾胃虚弱之功效，辨证后与龙胆泻肝汤交替运用，以达到清热解肝郁，滋阴养血方中加丹参、炒川芎、女贞子，并重用丹参，取其活血祛瘀，养血安神作用。丹参能扩张冠状动脉，增加血流量以增加脑部供血量，达到活血化瘀，促进脑细胞的新陈代谢。辅用炒川芎，引药上行。川芎含生物碱及川芎内脂等成分，有解痉，增加冠状动脉及肢体血流量的作用。女贞子为辅阴药，现代医学研究，具有良好的免疫调节功效。

督脉入脑和髓海相联，主治神志不清，脉上各穴位，均有醒神和治风作用。足太阳膀胱经从头顶入里，联络于脑，针刺背部腧穴，以加强其所联络的脏腑功能，从而促进人体的自我调节作用，改善脑和机体各脏腑器官的供血量。运用八脉交会：后溪配申脉，疏通脊髓。脊髓是人体中枢神经所在地，是运动神经和感觉神经出入的通道。针刺活跃神经的反射功能，加速脑部血液循环，以达到消瘀滞栓塞的目的。运用经络叩击调整法配合针灸治疗，可直接触及患者头、项、背部输，疏通了各部位的气血流注，达到通络止痛，活血祛瘀，醒神开窍通脑的功效；五输穴是经气出入，气血流注，阴阳交会之处，叩击五输穴可以调整阴阳，通盈经气、气血，强壮五脏六腑；华佗夹脊与各经络有密切的关系，叩击夹脊能够疏通经络和加强各经络有关联的内脏功能。

多发性硬化目前尚属一种棘手的难治之症，西医常用药物来缓解麻痹、镇静，试图控制多发性硬化的扩大和病情的恶化，然而，往往只能在部分的病人身上得到近期的疗效，却难以控制病情的恶化。运用中医中药针刺及经络调整综合治疗多发性硬化的观察表明：应用中药龙胆泻肝汤加减可起到活血化瘀祛实邪的作用；六味地黄汤及归脾汤加减，肝、脾、肾同补，滋阴健脑，固本培元，具有强壮五脏六腑之功能。

应用针刺和经络调整来疏通经络，使脑及器官脏腑气血充盈，功能增强，类似于现代医学所谓能修复神经系统所遭受的一些损害，改善中枢神经内的微循环，促进髓鞘质再生，使神经系统恢复正常的生理功能。此病例接受中医治疗10个月后，临床病症得以控制，未再发病。对照用中医药治疗前的磁共振检查，结果证明，某些病灶已缩小，甚至完全消散，这是用西药治疗了四年所未获得的效果。深信应用中医药、针灸以及其他在中医学理论为指导下的医治方法来综合治疗，对于更多的疑难之症一定会发挥更大的作用。

【名家点评】

患者为青年女性，西医明确诊断为多发性硬化症，病情持续恶化发展，病势较重，经多数医生诊治效果不明显。作者根据其病史、症状、体征，辨为肝肾阴虚，肝风内动，脾胃虚弱证。在应用中药清泻肝胆，活血化瘀祛邪，滋阴健脑，固本培元的同时，运用针刺和经络叩击调整法疏通经络，使脑及器官脏腑气血充盈，增强功能，从而促使神经系统恢复正常，达到了较好疗效。

脏腑、经络是中医基础理论的重要组成部分，它们互相联系、贯通，中医治法中的方方面面无不围绕二者而定，如若将二者理解运用好，其效甚佳。作者医案即体现如此，首先准确的辨证是前提，治疗的综合思路是向导，基础知识的融会贯通是桥梁，良好的疗效是最终的目的。（赖新生点评）

医案 2　应用七星针及中草药结合治疗牛皮癣

患者，女，35 岁，已婚，行政人员。1991 年 11 月首诊。

简要病史：患牛皮癣已 8 年。下肢二侧髂前呈对称 10cm×10cm 大小牛皮癣，从两侧膝盖一直分布到踝关节（除膝关节后面腘横纹处及小腿后面未有牛皮癣）。皮肤增厚变硬，黑色斑痕，时常出现凸起红斑，瘙痒不堪，夜不能寐，8 年以来穿长裙遮盖，情绪低落、尴尬。1991 年 11 月前来就诊。

诊断：牛皮癣

辨证：湿热瘀血

治法：清热化湿疹，养血疏风

处方及疗法：

1. 七星针叩击：患者暴露患处用 75% 乙醇进行皮肤消毒，用七星针自上而下叩打患处至出血为止，待血自动停止后，洗净血迹，隔日 1 次，12 次为 1 个疗程。

2. 外洗净肤液：方取露蜂房 15g，羊蹄根 30g，土槿皮 30g，地肤子 30g，蛇床子 30g，白鲜皮 30g，苦参 15g，黄柏 15g。将上方加清水 1000ml，煮成 250g，加入白醋 250g 共 500g 待用。

3. 枫子油膏：枫子仁 20 个，磨成细粉，放入药用凡士林 50g 内，调匀待用。用上述净肤液每日浸洗 2 次，每次 15 分钟。不方便浸的患处，洗患处 1 日 2 次。浸洗后保持药性 1 小时，然后用清水洗，抹干净，涂少许枫子油膏。

4. 内服三妙丸，1 日 2 次，每次 6g。

饮食调护：清淡饮食。

【治疗过程】

按上法治疗，隔日 1 次，15 次后症状大减，黑色斑痕转淡，皮肤逐渐软化，夜间已无瘙痒，日间有时还有瘙痒。遂减少七星针叩刺，每周 2 次，又针 12 次，皮肤逐渐恢复正常，质软，针叩改为每周 1 次，4 周后停针停药，但继续用净肤浸洗每日 1 次，用枫子油膏涂擦。1992 年 6 月再来复诊，皮肤黑色斑痕完全退尽，追访至今未发。

【体会】

按照《医宗金鉴·外科心法要诀》癣可以分为六种，牛皮癣属于其中之一，是一种顽固的慢性皮肤病。初起呈白点，瘙痒脱皮。发病部位可在头皮、四肢、手肘和膝盖、背部和颈部及生殖器官部位。本病会引起患者情绪低落，悲观、性情暴躁，到目前为止尚属不能根治的病。笔者应用七星针及中草药内服、外洗的办法效果良好。

【名家点评】

针对牛皮癣这种顽固的慢性皮肤病，作者能把握湿热瘀血辨证关键，治以清热化湿，养血疏风，采取七星针叩刺，中药内服外洗方法，疗效甚佳。（赖新生点评）

【香港行医感悟】

实践证明临床上掌握经络学说的重要性，一般疾病发生后，既可由表入里〔外邪〕，又可由里出表，内外的入里出表，都以经络为传变的途径，在传变的过程中所产生的证候又循着经络的通路，反映到体表来。所以经络系统能够比较有规律地反映出一些病候。尤其是针灸的循经取穴治疗原则完全是以经络学说为根据。即使中药学的归经学说亦是以经络理论为指导。前人有这样的说法："医者不明经络，犹人夜行无烛"。因此笔者主张为更好地发挥中医的疗效，必须充分重视中医针药结合的医疗模式，避免只针无药，又要避免只药无针。

14. 郑健刚医案

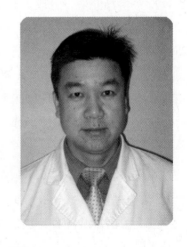

郑健刚，医学博士，1998 年毕业于天津中医药大学。师从著名针灸学家、中国工程院院士石学敏教授。现为天津中医药大学第一附属医院（全国针灸临床研究中心）针灸部教授、主任医师及硕士研究生导师。曾于 2014 年至 2015 年在香港浸会大学中医学院任访问学者 1 年。

发表学术论文近 30 余篇，主研及参与国家、省市级科研课题近 20 余项。

医案1 **"醒脑开窍"针刺法治疗脑梗死**

患者，女，48岁。2010年5月22日首诊。

简要病史：右半身不遂，双目向右侧斜视19天。患者19天前，因操持家务，出现语言不清，右半身麻木，遂由家属送至香港某医院，查颅CT提示：左基底节区梗死。西医诊断为"脑梗死，高血压病"，经住院治疗病情稳定后就诊中医。现症：神清，精神可，右半身不遂，双目向右侧斜视，语言謇涩。血压170/100mmHg，咽反射迟钝，右侧肢体上下肢肌力Ⅲ～Ⅳ级，右手精细动作差。舌边尖红，苔黄腻，脉弦滑。既往高血压病史20余年。

诊断：中风（中经络）

辨证：肝肾阴虚，阳亢动风

治法：醒脑开窍，滋补肝肾，疏通经络

取穴：内关、人中、三阴交、极泉、尺泽、合谷、委中、风池、天柱、完骨。

操作：先针双侧内关，进针1寸，施捻转提插复式泻法，施术1分钟；继刺人中，进针5分，采用雀啄泻法，以眼球湿润或流泪为度；三阴交沿胫骨后缘与皮肤呈45度角，进针1～1.5寸，用提插之补法，使下肢抽动3次为度；极泉，原极泉穴循经下移1寸，避开腋毛，直刺1.0～1.5寸，采用提插泻法使患侧上肢连续抽动三次；尺泽，屈肘成120度，直刺1寸，有提插泻法，以患者手指抽动三次为度；委中穴，采取仰卧位，直腿抬高取穴，进针1寸，用提插泻法，使下肢抽动3次；合谷针向三间穴，进针1.0～1.5寸，采用提插泻法，以患侧食指或五指自然伸展3次为度。风池、完骨、天柱：向喉结方向针刺，采用小幅度高频率捻转补法，施术1分钟。在合并吞咽障碍时，加用翳风，同时风池、完骨、翳风均针刺2.0～2.5寸，方向、手法同前。

饮食调护：忌食肥甘厚味，低盐低脂饮食。

【治疗过程】

每周针刺治疗三次。饮食水咳呛加针风池、翳风等穴，双目斜视加用睛明穴。2周后，经搀扶可行走，步态欠稳。30天时双目可向左侧稍微转动，饮食水已少咳呛，可独立行走。治疗3个半月后，眼球转动灵活，肢体功能明显恢复，经搀扶可长时间行走，饮水无咳呛。

【体会】

脑梗死即缺血性脑卒中，由于脑血液循环障碍造成的不可逆的脑组织缺血、缺氧以及软化坏死。从定位上以大脑中动脉及分枝的梗死为主，依次为大脑前动脉、大脑后动脉及其分枝的梗死，椎一基底动脉分枝梗死造成的脑干、小脑病变也占一定比例。脑梗死属中医"中风"范畴，临床表现以中经络居多。患者以肝肾阴虚、阴虚阳亢、痰湿内蕴为其内在病理基础，加之六淫、五志、七情、饮食、劳倦、房

劳等诱因引动内风萌起。目前比较一致的看法是阴虚阳亢，肝风内动、夹气、血、痰、火上侮清窍，神明被扰，窍闭神匿，神不导气，中风乃发。故立"醒脑开窍、滋补肝肾为主，疏通经络为辅。"为醒脑开窍针刺法之治疗原则，并筛选了相应穴位，规定了规范操作顺序及量学指征。患者先天禀赋不足，后天失养，早婚多产致肝血肾精亏损，肝肾阴虚，肝阳偏颇，加之操劳过度，肝阳暴张，肝风内动，气血逆乱，上冲清空诸窍，神匿窍闭，神气失导，中风使然，诸症俱见。本病例接受针刺治疗时，已进入恢复期，这时的临床效果自然会相对差一些，治疗时间也会相应延长。

医案2 "醒脑开窍"针刺法治疗闭锁综合征

患者，男，56岁，2010年7月21日首诊。

简要病史：四肢瘫痪，语言謇涩2个月。4个月前，患者因劳累过度出现头晕呕吐，香港某医院诊断美尼埃病，予对症治疗后，症状未见明显好转。2月后，患者突然出现四肢全瘫，失语，不能进食，至香港某医院查颅CT示：未见明显异常，诊断为"闭锁综合征"，住院治疗2个月，肢体功能无改善，而转中医针刺治疗。现症：神清，精神弱，目光呆滞，反应迟纯，四肢全瘫，语言含糊欠清，饮水咳呛，小便偶有失控。四肢肌力均为0级，舌淡红少苔，脉沉细。既往高血压病史20余年。

诊断：中风（中经络）

辨证：肝肾阴虚，肝阳上亢

治法：醒脑开窍，滋补肝肾

取穴：内关、人中、三阴交、极泉、尺泽、合谷、委中、风池、完骨、天柱。

操作：诸穴操作同前。

饮食调护：低盐低脂饮食，忌油腻、刺激性食物。

【治疗过程】

每周针刺治疗三次。治疗1周后，小便可自控，饮水咳呛减轻，2周后，饮水无咳呛，右侧肢体肌力达Ⅱ级，3周后，患者可进普食，右上肢可抬离床面，右手指可见轻度屈伸，右下肢抬高30度，肌力Ⅲ级，左侧肢体肌力均达Ⅱ级，5周后，右侧肢体肌力达Ⅳ~Ⅴ级，左侧肢体肌力均达Ⅲ~Ⅳ级。搀扶下，可长时间行走。

【体会】

"闭锁综合征"临床罕见，主症为四肢完全瘫痪，运动性失语。法国作家大仲马在《基督山伯爵》一书中对此病的症状做了形象的描述，故有人称之为"基度山综合征"。其病位多在脑桥，病因多为基底动脉血栓形成造成双侧皮质脊髓束和皮质脑桥延髓束受损所致。目前尚属不治之症。本病急性期通过降颅压可以控制，对其后遗症则无能为力。《诸病源候论》将此症列入"风痱候篇"，并指出："风痱之状，身体无痛，四肢不收，神智不乱，一臂不随者，风痱也；时而能语者可治，不能言者不可治。"但对其病因及治疗未做明确交待。后世医家对此症论述极少，我们认为，风痱一证，从临床症状上看来，属"中风"范畴，总由神明失司，致神无所附，肢无所用，语无所出，故采用醒脑开窍针刺法而获效。本病例患者劳累过度，损耗肾阴，阴精不足，水不涵木，肝阳上亢，上扰清窍，窍闭神匿，发为中风。对于本病，目前临床尚无有针对性的效果良好的治疗方法，我们经过多年的探索，摸索出醒脑开窍针刺法治疗本病的具体方法，临床效果肯定，预后良好。

医案3 "醒脑开窍"针刺法治疗假球麻痹病

患者，男，50岁。2010年8月18日首诊。

简要病史：（家属代述）右半身不遂伴饮食咳呛，语言不清55天。55天前其妻发现患者口角歪向右侧，未予注意，随后患者自觉右半身无力，随着症状加重并出现语言含糊而就诊于香港某医院。查颅CT示：左侧延髓梗死。西医诊断为"左侧延髓梗死，高血压病，假性球麻痹"，住院治疗效果不显而求中医针刺治疗。现症：神清，精神可，右半身不遂，语言不清，饮食水咳呛，胃管通畅，二便自控。伸舌略偏右，运动性失语及轻度构音障碍。右侧上、下肢肌力均为0级。软腭上提欠灵活。舌淡红，苔薄白，脉弦，既往高血压史10余年。

诊断： 中风（风喑）

辨证： 阴阳失调，机关不利，窍络闭塞

治法： 醒脑开窍，利关通痹

取穴： 内关、人中、三阴交、极泉、尺泽、委中、风池、完骨、天柱、翳风。

操作： 风池穴针向结喉方向深刺2.5~3寸，施捻转补法1~3分钟，以咽部麻胀为度。翳风穴向对侧翳风方向深刺2.5~3寸，施捻转补法1~3分钟，针感要求咽部麻胀。余穴同前。

饮食调护： 鼻饲流质饮食。

【治疗过程】

每周针刺治疗三次。经7次治疗后偶呛，可进少量半流质饮食。22次治疗后可进少量蛋糕及饼干，遂将胃管取下，锻炼进食。经3个月治疗，肢体运动功能较前明显好转，右侧肢体肌力均为Ⅲ级，可独立行走，语言较前明显清晰，能简单交流，生活基本可自理。

【体会】

假性延髓麻痹主要由双侧皮质延髓束损害所致，以吞咽困难，构音障碍和精神症状为特征，病因以脑血管病为主，但也不可偏执一耳。中医学对本病无专论，症状表

现可归属于"喉痹""喑痱"等。古代医籍中也有不少类似本病的记载。如《素问·脉解》云："所谓入中为喑者,阳气已衰,故为喑也。内夺而厥为喑痱,此肾应也。"《景岳全书》也有过"故凡五脏为病,皆能为喑"的论述。经过多年努力,我们总结出针刺治疗本病的特殊方法。在应用脑开窍主穴内关、人中的基础上,配以风池、翳风(方向、深度、角度、手法、针感、量学要求均有独特要求),二穴位于咽喉附近,具有清热潜阳,息风通窍之功,故取之局部更具通络开闭之功。本病例患者素体眩晕,为阴虚火旺之象,日久阴阳失调,阳化风动,气血冲逆于上,冲脑达巅,清窍被蒙,神机不行而现偏瘫,机关不利、窍络闭塞故见不语、咳呛等候。目前医学界对本病尚无特殊疗法,只能采用鼻饲等支持疗法。

医案 4 "醒脑开窍"针刺法治疗中风(暴盲)病

患者,女,63 岁,2010 年 5 月 28 日首诊。

简要病史: 左半身不遂伴左目暴盲两月。患者两月前无明显诱因,突发左半身不遂,左目失明,于香港某医院查颅 CT 示:右侧基底节及枕叶梗死。西医诊断为"右基底节及枕叶梗死,高血压病",住院治疗后病情稳定,出院后,为进一步巩固治疗效果而就诊。现症:神清,精神可,左半身不遂,左目失明,左侧肢体肌力均为 0 级,血压 150/110mmHg。舌黯红,苔薄白,脉弦。既往高血压病史 10 余年。

诊断: 中风(暴盲)

辨证: 肝阴不足,目失所荣

治法: 醒脑开窍,益髓明目

取穴: 内关、人中、三阴交、极泉、尺泽、委中、风池、完骨、天柱、攒竹、睛明、鱼腰。

操作: 风池、完骨、天柱用捻转补法,每日 2 次,每穴施术 1 分钟,攒竹捻转泻法,鱼腰捻转泻法,取睛明穴时,令患者闭眼,将眼球轻推向外侧固定,沿目眶鼻骨边缘缓缓直刺 1~1.5 寸,切忌提插捻转,以局部酸胀为宜。余穴操作同前。

饮食调护: 低盐低脂饮食。忌辛辣、刺激性食物。

【治疗过程】

每周针刺治疗四次。经 1 次治疗,患者头痛减轻,2 次治疗头痛消失,左目可模糊视物,2 周后,近距离物体可见,1 个月后,远距离物体均可清晰可见,经 2 个月治疗,视力正常,肢体运动功能较前明显好转,左侧肢体肌力均为 Ⅲ 级,可独立行走,生活基本可自理。

【体会】

临床上脑血管病合并暴盲的病例不是很多,目前也没有很好的治疗方法。我们总结了几十年的经验,摸索出一条治疗本病的行之有效的方法。以醒脑开窍针刺法为主,再配以一些经验取穴，重要的还是针刺的操作手法和量学要求。针刺过程中，如果严格按照操作手法和量学要求去操作的话，临床会取得非常满意的效果。本病例患者平素急躁易怒，怒则伤肝，肝体阴而用阳，肝阳偏亢，亢极生风，上冲于脑，窍闭神匿，发为中风，肝开窍于目，肝阴不足，目失所荣，发为暴盲。在针刺治疗操作的过程中，睛明穴的操作最为重要，也是本病治疗取得效果的关键。

【香港行医感悟】

在香港行医的这段时间，笔者有很多的感触。

首先，香港大部分患者素质很高，这样就很容易进行交流和沟通，使医生的治疗方案能够彻底的执行；香港是一个国际大都市，人们平时都很繁忙，生活节奏非常快，都会很充分利用时间，所以患者的针刺治疗次数有时就无法保证，这就要求针灸医师想方设法提高自己的业务水平，必须要在尽可能短的时间内，使患者达到相应的效果；有些香港的患者在针刺时，惧怕疼痛，这时针灸医师就应该先与患者多交流，告之针刺的过程中，可能会出现何种反应，以消除患者的紧张心理。针刺的过程中，针刺手法要轻柔，可以选用最细的针灸针进行治疗，这样可以把患者的针刺疼痛感降到最低。

其次，香港的法律有严格的规定，中医师只能使用相应的中医药治疗方法，不能使用西医西药。这样就要求中医师必须要提高自己中医药的业务知识能力和水平。笔者在行医过程中体会到，虽然在香港行医不能使用西医西药，但我们的中医师还是应该掌握一些相关的现代医学知识和最新的治疗方法的。这样可以说明中医师清楚的认识到一些疾病的生理病理演变过程、前期治疗的效果优劣、疾病不同的阶段患者出现的不同症状、疾病发展可能的转归及判断预后，这样中医师就可以有的放矢地进行更有针对性治疗。掌握更多的现代医学知识和最新的信息，不是说要放弃中医药，而是为了更好的发挥中医药的特色，造福更多的香港患者，为更多的香港患者解除疾病的痛苦。

最后，谈一下香港的中西医结合情况。笔者有幸在香港浸会大学中医药学院和香港防癌会合办的中西医结合住院部工作了一段时间，有机会接触了很多香港的住院患者。目前，大部分香港人还是很信赖中医药的效果的，越来越多的香港患者选择中医药治疗，这种局面会越来越好。中医药既然可以流传数千年，必然会有其合理的内涵，这一点毋庸置疑。可是，现实中很多专业人士对中医药的临床效果还是抱着怀疑的态度，将信将疑，往往是在西医治疗没有任何效果、束手无策的情况下，才会建议患者采用中医药治疗，这样的结果恰恰是错过了中医药及早介入的最佳时机。我们的中西医结合，应该是在某些疾病的早期，中医和西医就应该结合在一起，共同制定相应的治疗方案，尽早对患者进行多方位、多层次、多角度的中西医结合干预治疗，这样才能最大限度的发挥中西医各自的临床优势，这样的治疗效果肯定会有所不同。香港的中西医结合工作还有很长的路要走。但是，现在越来越多的专业人士已经认识到中医药的巨大临床优势，都在尽力推动中西医能够有效地结合，我相信，不久的将来，香港的中西医结合必将迎来更大的发展，使更多的香港患者从中受惠。

【名家点评】

"醒脑开窍"针刺法是经过四十余年努力研究探讨，逐步形成的一整套科学的、系统的、规范的治疗中风病的针刺方法。临床积累了大量数据，并做了多方面的基础实验加以证实。它的实用价值及临床可重复性，已为海内外针灸学者所公认。醒脑开窍针刺法有以下三个特点：首先，在病因病机上的继承与发展。历代医家对中风病因病机的认识，从外风转向内风立论有一循序渐进过程。中风病的临床实践提示，不论有无神志障碍，其语言不利、半身不遂等，亦应为"神"的失常所致，这是从广义"神"的概念加以理解。《内经》中对"神"的广义论述虽多，仍尊心为主，仅提"脑为髓之海"。鉴于此，集先医之经验，我们特提出"窍闭神匿"为中风病的总病机。脑窍闭塞则神无所附，肢无所用，语无所出。选择"醒脑开窍"四字，正是对中风总病机认识的深化。其次，在选穴及配方上的继承与创新。历代治疗中，多宗散风活络之法，常循阳明多气多血之经取穴，而本法以取阴经穴为主，阳经穴为辅，改变了过去常规取穴。从主治功能上，以开窍启闭为主，疏通经络为辅，也有别于"阳明主一身之经筋"及"治痿独取阳明的理论。方中内关为八脉交会穴之一，通于阴维，属厥阴心包之络穴，有养心宁神，疏通气血之功；人中为督脉、手足阳明之会，督脉起于胞中，上行入脑，可健脑醒神，开窍启闭；三阴交为足太阴、厥阴、少阴三经之会，有益肾生髓之效；极泉、委中为疏通经脉气血之要穴。第三，在针刺方向、深浅及施针手法上的继承与创新。"虚则补之，实则泻之"为中医学辨证论治之大法，针灸疗法亦宗其理。由于针灸治疗的特殊性，同一配方中，穴位针刺的深浅、进针方向以及采用手法的不同，其临床效应及治疗结果也有差异，这是有实验依据的。醒脑开窍针刺法对穴位、进针方向及深度做了相应规定，并从针刺手法量学上提出所要达到的指标，这无疑是发展创新。基于对中风病的病因病机内核的认识，醒脑开窍、滋补肝肾，疏通经络，有补有泻，补泻兼施，则收到标本兼顾，相得益彰之效。大量临床实践表明，必须严格按照本法规范的要求操作，才能取得满意的临床效果。

阅作者病案，感慨颇多。作者随我行医将近二十年，为人踏实肯干，很有悟性，从医院最底层的住院医生一直到主任医师，期间付出很多辛苦和汗水，可从中也悟到了针灸医术的真谛，掌握了大量的现代医学临床急危重症的处理方法，使得中西医学有效地结合在一起。作者针刺手法娴熟、细腻，辨证准确，效果良好，受到患者及相关专家的一致好评。中医针灸学博大精深，希望海内外的中医同仁，共同努力，我们一起为中医针灸的振兴，做出我们各自的贡献。（石学敏^注点评）

注：

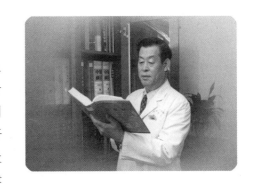

石学敏，主任医师，教授，博士研究生导师，中国工程院院士，国家有突出贡献专家，国务院特殊津贴专家，中国针灸学会副会长，天津针灸学会会长，中国针灸临床研究会副理事长，欧洲传统中医协会顾问，天津中医药大学第一附属医院名誉院长，天津市针灸研究所名誉所长等职。擅长应用针灸治疗脑血管疾病，创立"醒脑开窍"针刺法和"石氏中风单元疗法"治疗中风。主持完成科研项目二十多项，主编著作二十多部，曾作为主编主持了全国中医药高等院校规划教材《针灸治疗学》及新世纪一版《针灸学》教材的编写。

15. 周荣富医案

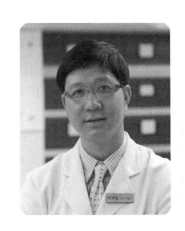

周荣富，香港注册中医师，毕业于香港浸会大学，获中医学学士学位及中医学针灸硕士学位。任香港注册中医学会执行委员会委员等职。临床擅长针灸、推拿结合中药治疗内科杂病，对神经根型颈椎病临床治疗有较深入研究。

医案 1　针药并用治愈神经根型颈椎病

患者，男，58 岁，装修工人，2010 年 2 月 19 日首诊。

简要病史：左手麻痹 4 个月。4 个月前没有明显外伤及诱因下左颈开始酸痛，左手前臂及手指麻痹，经西医治疗后未见改善，遂到本诊所求治。现症见：左颈酸痛，颈部左旋活动受限，左手掌及手指（拇指、食指及中指）感觉麻痹，早上尤甚，纳眠可，二便调，大便日 1 行。脉弦细，舌黯红，苔薄白。查：颈椎（C_5、C_6）棘突压痛明显，臂丛神经牵拉试验阳性，侧屈椎间孔挤压试验阳性，肱二头肌反射及肱三头肌反射正常。X 线检查显示："颈椎曲度正常，第 5、6 椎体骨质增生，椎间隙正常"。

诊断：痹证

辨证：肝肾虚损，气滞血瘀

治法：补益肝肾，疏通经络，行气活血，取手阳明经、手太阳经腧穴为主，予电针加拔罐，颈椎手法牵引治疗。

取穴：风池、颈夹脊（C₅、C₆）、大椎、肩井、天宗、肩髃、臂臑、曲池、合谷、中渚、后溪、悬钟、阳陵泉、肾俞、肝俞、太溪、太冲。

操作：选取双侧风池、颈百劳，左侧曲池、合谷加电，用疏密波25分钟，其他穴位用常规针刺方法，留针25分钟，行针2次；颈肩背部位拔罐7分钟；颈椎牵引手法10分钟。每周治疗2次，10次为1个疗程。

方药：葛根12g，熟地15g，当归9g，杜仲12g，山萸肉12g，续断12g，白芍12g，骨碎补12g，鸡血藤12g，桑枝12g，羌活12g，伸筋草12g，炙甘草9g。

饮食调护：选择高度及软硬合适枕头，避免长期低头工作，颈肩部避免吹风及冷气。汤水调养：猪骨300g，杜仲、枸杞、续断、牛膝各12g，龙眼肉15g，山药24g，水煮约1小时，加少量盐、葱、姜。每周一次。

【治疗过程】

二诊：2010年2月23日，经针灸中药治疗后，左颈酸痛，手臂及手指麻痹减轻，上方继续治疗。

三诊：2010年2月26日，疼痛及麻痹症状明显减轻，病情好转，守方续治。

经1个疗程治疗，患者手臂及手指麻痹消失，左颈压痛点消失，颈部旋转活动正常。臂丛神经牵拉试验阴性，侧屈椎间孔挤压试验阴性。为巩固疗效，以上方法每周治疗1次，共治疗20次，患者病情向愈，半年内随访没有复发。

【体会】

本病西医诊断明确，为神经根型颈椎病，属中医痹证等范畴，病机及其发病机制是本虚标实，肝肾不足，筋骨失养，以致不荣则痛，另有风寒湿邪，阻滞经脉，也可导致经络不通而痛。神经根型颈椎病以头颈肩臂手部疼痛，麻木（手指及前臂多发）为主症，严重的可见肌无力，甚至肌肉萎缩。本例患者以左颈酸痛，颈部左旋活动受限，左手掌及手指感觉麻痹为主症，臂丛神经牵拉试验阳性及侧屈椎间孔挤压试验阳性，皆提示颈椎病致神经根受压，故诊断为神经根型颈椎病。本病患者年近花甲，其肝肾不足，筋骨失养，又因其工作关系（装修工人），筋骨容易劳损，复加风寒湿邪阻滞，气血经络不畅，以致不通则痛。脉弦细，舌黯红乃气滞血瘀之舌脉象。

治疗中以扶正祛邪，疏通经络为主，首先根据患者痹痛点位置采用分经取穴，如手阳明经肩髃、臂臑、曲池、手三里、合谷等；手太阳经天宗、肩贞、肩外俞等，疏通手阳明、手太阳经之气血，以达通则不痛之目的；又取肾俞、肝俞、太溪、太冲、俞穴原穴配伍，补益肝肾，以治其本；风池穴位于颈项，能疏风通络，舒筋止痛；大椎是手、足三阳经之会，能疏通颈部经脉；后溪通督脉，针刺能调脊正颈，针刺悬钟能清髓热、舒筋脉，而后溪及悬钟亦是疏通颈部经络的远程常用穴；阳陵泉是筋会穴，擅治筋病。以上腧穴组方，有补肝肾，益气血，通经络，止痹痛之功效；电针疏密波能加强疏通经络作用；颈肩背部拔罐能祛寒除湿，温通经络，行气活血，化瘀止痛；颈椎牵引手法能松弛颈椎间盘压力，纠正小关节紊乱，有效疏通颈部经络。中药以熟地、当归、白芍、鸡血藤、杜仲、山萸肉、续断、骨碎补，养血通络，补肝肾，强筋骨；以葛根、桑枝、羌活、伸筋草等中药通经活络。

综上，本例神经根型颈椎病，用针刺推拿与中药内服为主治疗，补益肝肾，调养气血，扶正祛邪，疏通经络，恢复颈椎内外平衡，达致荣则不痛，通则不痛之理。故患者治疗 1 个疗程已见好转，又经巩固治疗 10 次，半年之内随访未见复发。

【名家点评】

本案采用针刺、推拿、拔罐与中药内服针药合用、内外同治治愈顽疾，成功之处在于对痹证中医病机的深刻理解，提出痹证为本虚标实，本虚表现为肝肾不足，筋骨失养，标实表现为风寒湿邪，阻滞经脉，终致经络不通而痛。因此在此基础上运用多种中医疗法针对痹证病机从不同途径入手，针刺、推拿以疏通经络，拔罐以祛寒除湿，配合中药内服补益肝肾、通经活络、行气活血，诸法合用最后达到统一的治疗效果，即通则不痛，足可效法。（冯玖[注]点评）

医案 2　针刺加中药治愈湿疮

患者，男，44 岁，公务员，2010 年 6 月 28 日首诊。

简要病史：患者因四肢反复出现丘疱疹并剧烈瘙痒 3 个月为主诉就诊。患者 3 个月前感冒后四肢出现对称性丘疱疹，剧烈瘙痒，饮酒后病情加重，瘙痒加剧，影响睡眠，经西药治疗后未见改善，遂到本诊所求治。现症见：四肢手足红斑伴丘疱疹，水疱顶端搔破后流滋，糜烂及结痂，外周红斑散在，边界不清，以大腿内侧及手前臂为主，瘙痒难忍，口渴，心烦，眠差，纳可，小便黄，大便干结，2 日 1 行，脉弦数，舌红苔薄黄。

诊断：湿疮

辨证：风湿热毒

治法：疏风清热，利湿解毒

方药：消风散加减

荆芥 12g，防风 12g，蝉蜕 9g，苦参 12g，苍术 12g，知母 12g，石膏 12g，牛蒡子 12g，当归 9g，生地 15g，甘草 9g，蛇床子 12g，地肤子 12g，土茯苓 15g，蒺藜 12g，连翘 12g，白鲜皮 12g。3 剂，每日 1 剂，晚饭后服用。两次翻煎用作洗身。

饮食调护：避免进食辛辣刺激之品，忌海鲜，牛肉，酒类，洗澡时避免水温太高，时间太长，洗澡后应以润肤露保湿，充分休息，避免过劳。

二诊：2010 年 7 月 3 日，上方治疗后，病情没有明显好转，大腿内侧及前臂红斑伴丘疱疹仍然不退及瘙痒不止，逐渐修改治疗方法：①内服方药：荆芥12g，防风12g，蝉蜕9g，胡麻仁12g，苦参12g，苍术12g，知母12g，石膏12g，牛蒡子12g，当归9g，生地15g，甘草9g，蛇床子12g，地肤子12g，土茯苓15g，白鲜皮12g，火麻仁12g，大黄^{后下}12g，郁李仁12g。3剂，每日1剂，晚饭后服用。②外用洗剂：藿香30g，黄连15g，黄芩15g，黄柏15g，黄精15g，大黄15g，蛇床子15g，地肤子15g，土槿皮15g。3剂，每日1剂温洗患处。③针刺穴位：风池、曲池、合谷、血海、足三里、三阴交、太冲，膀胱经大杼至胃俞走罐，膈俞刺络放血。

三~七诊：2010年7月6日，经内服、外洗以及针刺治疗后，患者大腿内侧及前臂红斑伴丘疱疹逐渐消退，瘙痒减轻，口渴心烦眠差改善，小便黄及大便干结好转，治疗有效，上方续治，每周2次，病情稳定。2010年7月26日（七诊），患者红斑伴丘疱疹完全消失，全身症状好转，舌脉象正常，病已痊愈，停止治疗，3个月后随访未再复发。

【体会】

湿疹是一种过敏性炎症性皮肤病，属于中医湿疮等病范畴。其特点是具有对称分布，多形损害，剧烈瘙痒，反复发作，易成慢性等。根据病程和皮肤特点，一般可分为急性、亚急性、慢性三类。其发病机制是由于禀赋不耐，饮食不节，饮酒后或过食辛辣刺激腥味动风之品，伤及脾胃，脾失健运，湿热内生，兼外受风邪，内外两邪相搏，风湿热邪浸淫肌肤所致。

本例患者手足四肢出现对称性丘疱疹，剧烈瘙痒，水疱顶端搔破后流滋，糜烂及结痂，外周红斑散在，边界不清，口渴，心烦，眠差，小便黄，大便干结，乃热邪蕴结于内而出现之热象，脉滑数，舌红苔薄黄乃血热舌脉象。治疗以疏风清热利湿解毒为主，于首诊治疗时用消风散加减，复诊未见好转，逐于二诊时口服药中加入泻下药如大黄，火麻仁及郁李仁，使热邪从下出，又用藿香、黄连、黄芩、黄柏、蛇床子、地肤子、土槿皮等中药外洗，能疏风清热，杀虫止痒。针刺取风池、曲池、合谷、血海、足三里、三阴交、太冲等穴位以达疏风清热，活血和营之效。风池乃手少阳三焦经与足少阳胆经，阳维之会穴，功能疏风清热，调和气血；曲池、合谷与足三里同属阳明经，能生化气血，又善于疏风清热；血海、三阴交属足太阴经，主血分病，能调营活血，清热利湿；膈俞为血会穴，刺络放血有清热凉血，活血通络之功效，治风先治血，血行风自灭。针刺诸穴共奏益气血，散风邪，使气血运行通畅而获效；膀胱经走罐有疏风清热作用，配合中药内服外洗，疏风清热，利湿解毒之功效显著。顽固之疾，针药合用，内外同治，不足十次而能治愈，中医治病佳效令人折服。

【名家点评】

本案采用针刺、走罐、刺络放血配合运用中药内服外洗治愈慢性湿疮，疗效颇佳。中医的疗效在于辨证论治的准确性，周医师本案成功之处恰恰在于以辨证候、辨经络、辨脏腑相结合为基础，通过刺激体表皮部、腧穴，进行皮肤局部祛除病邪、循经疏泄病邪与运行气血、调节脏腑功能相结合的疗法，共奏祛邪扶正之功，构建了"皮肤-腧穴-经络-脏腑"的治疗网络。本案患者一派风湿热毒证候，方从法出，法从证出，并结合"治风先治血，血行风自灭"的经典理论，针刺、走罐配合以疏风清热利湿解毒中药内服加外洗，功效显著可以预见。（冯玖点评）

【香港行医感悟】

很多香港人因生活压力大而容易出现过敏反应，鼻敏感及湿疹都是常见的过敏性疾病，不少病人会向西医求助，但很多时候效果都不甚理想，病情反复，而且常由急性变亚急性，亚急性变慢性，由于治疗中过度依赖类固醇，皮肤变得越来越薄，也越来越容易过敏。中医治疗过敏性皮肤病有其独特的经验，认为病由风湿热邪浸淫肌肤所致，运用中药内服外洗、针刺、走罐、刺络放血，互相配合而灵活运用，使风湿热毒之邪从不同的途径排出体外。另外，针刺能调节过敏体质患者的免疫功能，透过疏通经络，能令患者失去平衡的免疫系统有机会达到新的平衡。病人可因此而减少使用类固醇，体质不会变得越来越过敏，发病的次数也相对地减少了。所谓"正气存内，邪不可干"。针灸治疗很多疾病都有立竿见影之效，针药并用治疗长期病患者也相对有较好之效果，能标本同治，调理患者之体质，令长期病患者减少依赖西药用量及次数，因而亦能减少药物产生的毒副作用，香港对中医药的市场需求量很大，中医在香港的发展前景非常可观。

注：

冯玖，医学硕士。香港中医中药发展委员会中医组主席，香港选举委员会中医界别委员，香港注册中医学会永远会长，广州中医药大学客座教授，南京中医药大学客座教授。

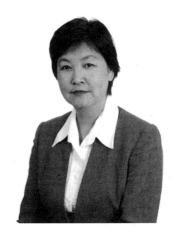

我们在香港做中医

醫門案輯

第六部分

骨科、推拿医案

我们去香港做中医

殷商案辑

1. 陈绍兴医案

陈绍兴，香港注册中医师。暨南大学中医骨伤治脊专科大专毕业，后取得暨南大学中医学学士学位。师从香港中医骨伤科名家袁启顺教授，中医内科名家何佩珩教授及中国著名脊椎病学专家魏征、龙层花教授。现任香港中医骨伤学会副理事长，香港中医骨伤学院院长。兼任广西中医药大学骨伤学院客座教授等职。二十多年来一直从事中医骨伤科、脊椎病专科的临床、教学及相关科研工作。擅治颈、腰椎病及内科杂病、腰盆损伤跟各种足科病，如扁平脚及高足弓脚等。

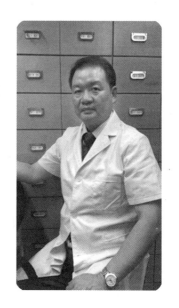

医案 1　**温阳散寒，活血化瘀，祛湿通络痹证**（颈椎病-神经根型）
患者，女，45 岁，初诊：2011 年 9 月 3 日

简要病史： 文职工作 20 多年，每天对着计算机工作 10 多小时，颈部酸痛伴左手酸软麻木 3 星期，期间在颈肩部贴了止痛膏，并服用止痛药及连续接受按摩多日，但无明显疗效，近 3 天因夜间左上肢酸软麻木而影响睡眠，纳可，二便可，舌淡胖，边有齿印，苔白腻水滑。平时手脚也感冰冷，脉寸关弦紧，尺沉细。颈椎 X 线检查：颈椎生理前凸消失，斜位片可见左 C5、C6 钩椎关节骨刺突向椎间孔，椎间孔变小，触诊左颈肌肉张力增高，局部有条索状硬结。左颈椎间孔挤压试验和臂丛神经牵拉试验阳性。

诊断： 痹证

辨证： 阳虚寒凝，湿瘀互阻。

治法： 温阳散寒，活血化瘀，祛湿通络。

方药： 麻黄附子细辛汤合葛根汤加减

炮附子^{先煎1小时}20g，桂枝、赤芍、葛根、桑枝、狗脊、淫羊藿、茯苓、大枣各 15g，麻黄 9g，细辛^{先煎}3g，生姜 6 片，甘草 5g。3 剂，日 1 剂，水煎分 2 次服。

局部放松： 患者俯卧位，术者坐左上方，用指揉法放松颈部条索状硬筋结。时间 5~10 分钟。

辨经取穴： 沿左侧手阳明大肠经的肩（髃），臂臑，五里，曲池，手三里，阳溪，合谷等穴位依次揉按，手法宜轻而逐渐加重。时间 5 至 10 分钟。

针灸： 由于患者因夜间左上肢酸软麻木而影响睡眠，所以配合针灸治疗，取风池、大椎、风门、肩井、天宗、肩髃、臂臑、五里，曲池，手三里，阳溪，合谷等穴留针，并在大椎及曲池加照 TDP 以增强温经通络作用。时间 20 分钟。

饮食调护：忌生冷寒凉饮食，注意颈肩部保暖，减少提重物，保持正确的坐姿及颈部姿势等。

【治疗过程】

二诊：2011 年 9 月 6 日，颈肩部酸沉不适大为减轻，左上肢酸软麻木亦减轻，触诊颈部条索状硬筋结已松解，续揉按左侧手阳明大肠经穴及针灸，由于在夜间仍感左上肢麻木不适。调整方案如下：

①上方炮附子加至 30g，继续服用三剂。②加用抖法抖松腕关节，双手握住其左手腕，慢慢上提，并同时牵拉抖动，此时感到腕骨复位声响，③术者再用指甲按病者手指十宣十井穴，以加强疏通经络之效。

二诊后病者再服完三剂来电告知，颈肩酸沉及左上肢麻木已经痊愈。

【体会】

患者为中年女性，长期从事文职工作及使用计算机，检查：颈部姿势多往前倾且家务工作繁重，颈肩部已常感酸沉不适，身体在长期的积劳下，又没有运动及足够的休息，因而发病，属中医痹证范畴，西医诊断为颈椎病（神经根型）。证因长期积劳，阳气亏损，寒湿不化，与瘀血互阻于经络。故用温阳散寒，活血化瘀，祛湿通络处方加减治疗，配合骨伤科医师专长的手法于局部遁手阳明经施行理筋手法和穴位揉按法并加针灸，因阳明经乃多气多血之经，首选此经至为合适。在二诊时病者表示左上肢仍有麻木，故处方加大炮附子用量至 30g，加用抖法抖松腕关节及配合用指甲按病者手指十宣十井穴，必能再增强疏通经络之效。

【名家点评】

病发中年长期伏案作业者，西医诊断为颈椎病，符合该病流行病学发病规律，医患理应易于达成共识。中医诊断为上肢痹证，据证断为阳虚寒凝，湿瘀互阻，径取仲景麻附辛汤合葛根汤加减，恰中病机，方证对应，同时施以手法与针刺于所病经络、穴位，如期获效。中西互参，内外并施，针药结合，现代中医的特质显而易见。（江厚万点评）

医案 2　辨经取穴配合脊柱相关疾病综合手法治疗胃脘痛

患者，女，25 岁，初诊：2010 年 10 月 2 日

简要病史：文职工作，三班倒，每天对着计算机打文件，工作繁重及压力颇大，读大学时因过度劳累及不定时饮食，胃脘痛已经常发作，现时每星期也会发作 1~2 次，服用胃药暂可舒缓，每月也会受凉感冒，手脚时感冰冷，纳差，二便可。初诊前 4 天因胃脘痛住院 3 天，期间进行胃镜检查但未发现明显异常，出院时胃脘痛稍减，遂来

就诊。检查，圆背，触诊胸椎 T8～12 椎体左旋错位，棘突偏右，查问病者平时坐姿，诉计算机放在她的左前方，每天工作时上半身稍微向左转。舌淡胖，苔白腻，脉寸关弦紧，尺沉细。胸椎 X 线检查：T8～12 椎体左旋错位，棘突右偏。

诊断：胃脘痛

辨证：阳气虚弱，寒凝血脉

治法：温阳益气，活血通络

主要穴位：足太阳膀胱经胃俞、任脉中脘、足阳明胃经厉兑、内庭、陷谷、冲阳、解溪、丰隆、足三里、梁丘等穴

基本手法：一指禅推法、按法、揉法、擦法等。

病者取俯卧位，术者站于右边，采取俯卧推按法，用手掌根压着胸椎 T8-12 椎体右后方，轻轻用力下压，此乃骨伤科医师于脊椎复位常用之欲合先离的手法，再把掌根压着胸椎 T8-12 棘突右边，向左方闪力一推，即闻椎体关节复位响声，病者实时说：我的胃松开了。此法令椎旁交感神经遭受骨性或深筋膜的压迫和牵拉解开，令胃痉挛的症状马上可改善，善后手法：用拇指指腹揉按足太阳膀胱经胃俞，接着用掌根揉按 T8 至 T12 周围的肌肉及筋膜，可深至多裂肌及回旋肌，此时在肾俞、命门作擦法，以患者感觉透热为度，随后在胃俞、肾俞、命门加照 TDP 以增强温阳益气，活血通络作用。时间 20 分钟。

饮食调护：忌生冷寒凉饮食、保持良好的坐姿及颈胸腰部姿势等

【治疗过程】

二诊：2010 年 10 月 4 日，患者明确指出一诊复位后胃痛感觉明显减轻，只是自己用手指触及胃部时感觉仍有痛感，再跟病者进行一诊的胸椎复位手法，关节复位响声较浅了，再嘱病者仰卧，用手指一指禅推法、按法按于任脉中脘穴及胃体并松解所有硬结，推法按法适宜由轻到重，最后以患者能忍受为度，才收良效，后再在中脘穴加照 TDP 与一指禅推法产生协同作用，时间 10 分钟。

三诊：2010 年 10 月 6 日，患者指出二诊后感到胃脘痛再度减轻，自按胃部仅觉微痛，守二诊治法后，再用指腹于多气多血之足阳明胃经揉按厉兑、内庭、陷谷、冲阳、解溪、丰隆、足三里、梁丘等穴，揉按并松解遁经余下的硬结，时间 5 分钟，以加强活血通络作用。

【体会】

本病西医诊断考虑为脊椎病，胸椎 T8～12 旋转错位，椎旁胃部交感神经遭受骨性或深筋膜的压迫和牵拉，临床表现为胃痉挛。

作为骨伤科医师，诊断及治疗内科疾病必须从脊椎病因相关节段寻找病源，如上述病例，在整复错位的一刻，病者当即叙说她的胃松开了，这实际上就告诉我们治疗正中病灶。提示脊椎错位与内脏病的关系非常密切，胃功能紊乱患者，应及时施行手法治疗或药物调理，避免发生胃的器质性病变或使原有的病变加剧，二诊施加的一指

禅中脘穴推法及三诊施加的阳明经穴揉按法也是针对胃体仍未能完全松解的良法。受到上述医案的启发，我现正研究脊椎病因疗法是否可减低某些脏器肿瘤病复发的机会。文职工作者实在不宜长时间伏案或含胸的工作姿势，应不时挺胸背伸作扩胸运动，或在休息的时候可作数次"飞燕'的功能锻炼。

【名家点评】

脊椎病变与内脏疾病的相关性目前已有专著进行系统深入的研究，作为中医骨伤科医生不仅能够娴熟地用手法将患者错位的脊柱一举复位，并能够凭灵感"跨学科"诊治内科疾病，实属难能可贵。阅此案，对内地的同道既是一种鼓舞，更是一种教育。（江厚万点评）

【香港行医感悟】

我高中毕业后，觅得一份收入稳定的工作，经过数年后，跟一位过往的同窗计划在夜间修读一些大家也感兴趣的学科，他选修了一间中医学院的中医骨伤科课程，并希望我能跟他并肩而行。我想，我读高中的时候，最感兴趣的科目是生物学，骨伤科的人体解剖课我应该能应付吧，经过数天的考虑，便决定跟他重返校园，转瞬间，两年的时间很快过去，我们可算能学习得到一点医学知识，满心欢喜地拿到了第一张骨伤科证书。当时香港中医骨伤学会与广州暨南大学合办了一个三年制中医骨伤大专课程，为了更全面提升自己中医学历和专业知识，我俩便把握这千载难逢的好机会，立刻安排好工作与读书的时间，便实时一同再报读。三年的大专生活非常精彩，学习期间，非常感谢吾师袁启顺教授给予我在他诊所把学习到理论付诸于实践的机会，他常常从旁指导我解决很多疑难病症，感激之情定必铭记终生。于 2000 年，特区政府开始规管中医业，大部份的年轻中医师也没有连续行医十五年的资历及被认可的学历，所以，他们要同时通过专业笔试及临床考核及格，才能成为注册医师。幸好我们所有大专毕业的同学，已具备有认可的学历，只需通过临床考核合格，便可以拿到注册医师的牌照。在这段期间我亦要感谢另一位恩师，中医内科专家何佩珩教授，在她悉心的指导下，于临床考试中医内科一环信心大增，考核结果当然是成功过关，感激之情铭记终生。中医注册制度生效之后，医管经过数年时间的商讨，注册中医师终可签发病假纸及诊治因工受伤的病人。现在，我们仍然在争取可以合法地转介病人作影像学检查，以便能够给骨伤科病者提供更全面的诊治。香港执业的中医师在香港中医药条例规管下，只能用传统中医的方法为病人治病，西医的方法是严禁的，这种规管也有好处，就是令我们要更专心、更集中精神去钻研用纯中医的方法治病，结果反而令我们的专业水平更高。

2. 黄杰医案

黄杰，广东人。祖传中医正骨，师承黎秉衡等多位国内知名教授。北京针灸骨伤学院大专毕业，广西中医学院硕士毕业。现任香港中医骨伤学院教授、香港中医药管理委员会中医组主席、全国软组织疼痛学会副会长、香港本草医药学会会长等职。曾任世界中医骨伤科联合会第一届理事会理事兼副秘书长、世界手法医学联合会副主席等职。

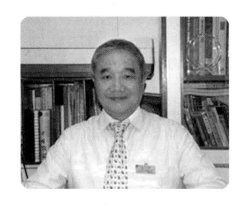

医案 1 中药结合治脊方法治疗不孕的病例

患者，女，37 岁。2009 年 7 月 12 日首诊。

简要病史：患者已婚 7 年，近 2 年无避孕，夫妇同居而不孕。腰骶酸痛 10 年，无下肢痹痛，伴颈背酸痛。易患感冒。月经量中，色红，夹瘀块。经前小腹痛，腰骶酸痛加重，作呕，口淡。2005 年作子宫肌瘤手术；2009 年 4 月子宫 B 超检查见 1cm 肌瘤；过敏性鼻炎 10 年。

诊断：不孕，癥瘕

辨证：肝肾不足，肝气郁结

治法：补益肝肾，疏肝解郁

方药：逍遥散合养精种玉汤，随证加减用药。配合三伏天灸疗法。

白芍 10g，柴胡 6g，当归 10g，白术 10g，云苓 10g，熟地 10g，菟丝子 10g，香附 10g，郁金 10g，益母草 15g。每日 1 剂，每日 2 次，水煎服。

三伏灸：白芥子、吴萸、肉桂研磨为末，以姜汁调和，在三伏天期间敷贴于大椎、风门、肺俞、肾俞等穴位，共 4 次，约隔 10 天 1 次。

【治疗过程】

一~十七诊：于 11 月 20 日起加上针灸治疗：①中极、关元、三阴交，双侧；②肾俞、脾俞、关元俞、至阴，双侧。两组穴位交替使用。上述方法治疗至 12 月下旬，经前不适症状明显改善，伤风感冒减少，但腰背痛未明显好转，于是建议配合以骨科方法治疗，改善腰背痛的症状。

十八~二十九诊：2010 年 1 月 9 日。仍腰骶酸痛，无下肢痹痛，伴颈背酸痛。查：腰活动度正常，右侧腰肌较左侧隆凸。压痛：颈后右侧，右肩胛骨内缘，T$_{12}$ 棘突下，L$_1$ 右旁，双侧 L$_3$ 横突（右重）；右骶髂关节，并有轻度叩痛。直腿抬高 90 度（−）；屈膝屈髋（±）；4 字试验：左（−）右（±）；颈后伸侧压左：（±）右（±）；双内踝：

右高于左 0.5cm。西医诊断为骨盆旋移病（右骶髂关节后错位）。治疗：①针灸：L3 横突（双），胃俞（右），天应（右骶髂关节），环中（右），足临泣（双）；②理筋（颈、肩、腰、臀）；调骶髂关节；③教做床上腰部运动及向后行走运动。④继续服用上述治疗不孕的中药。

三十～四十三诊：2010 年 3 月 6 日，腰骶肩背酸痛症状大减，但因无时间复诊，近日腰骶部痛又稍加重。治疗同上。2010 年 4 月 17 日（四十二诊），经上述治疗后，腰骶肩背痛症状明显好转，但 3 天前开始右颈肩痛连及肩胛，右上肢痹，颈活动受限。右侧颈肩压痛广泛，右肩胛骨内缘亦有压痛；横突征 C_4（右），C_5（右）；颈后伸侧压：左（±）右（+）（右上肢痹痛加重）。治疗方面继续给予针灸风池（双）、肩井（双）、附分（右）、后溪（右）；配合理筋和易罐。2010 年 4 月 20 日（四十三诊），颈背痛明显好转，但仍间有腰骶痛，痛的程度明显减轻。查：颈活动度正常，颈肩背压痛明显减轻。L_1（双侧）、L_3 横突（双侧）、L_4（双侧）轻度压痛，右重；右骶髂关节处轻度压痛，无叩痛。治疗：①针灸：风池（双侧）、胃俞（双侧）、L_3 横突（双侧）、大肠俞（双侧）、环中（右侧）、足临泣（双侧）；②理筋，易罐，调骶髂关节；③继续内服上述治疗不孕的中药。

在 2010 年 5 月 4 日～12 日来月经后，于 6 月下旬证实怀孕，但仍间有腰骶酸痛，继续作补肾安胎治疗，在妊娠待产中。

【体会】

30 岁以上的不孕妇女，不少长期从事伏案工作及使用计算机者，她们大多都有脊柱、骨盆的疾患。导致不孕的病因虽然是复杂的，在部分的患者中，脊柱病可能是其中的一个原因。本病例患者伴有脊柱疾患，对其进行有针对性的骨科方法治疗为主，同时也从妇科方面考虑内服中药，待患者的脊柱病痛的症状改善后，短时间内便怀孕了。

在有脊柱病患的不孕患者中，除了内服中药治疗外，再以骨伤科的方法治疗脊柱、骨盆的疾患、可能会提高受孕的机会和缩短治疗的时间。《素问·骨空论》："督脉为病……其女子不孕"。《素问·痿论》："阳明，冲脉……皆属于带脉，而络于督脉"。《傅青主女科》："带脉无力，则难以提系，必然胎胞不固"；王冰云："任脉，冲脉皆奇经脉也，肾气充盛，冲任流通，经血渐盈，应时而下"；"冲为血海，任主胞胎，血脉流通，病不得生，血气不和，百病乃变化而生"。中医带脉的源流《灵枢·经别》："足少阴之正，至腘中，别走太阳，而合上至肾，当十四椎出属带脉；直者系舌本，复出于项，合于太阳"；"足少阴之别，名曰大钟。当踝后绕跟，别走太阳；其别者，并经上走于心包下，外贯腰脊。其病气逆则烦闷，实则闭癃，虚则腰痛。取之所别者也。"故此妇科诸症与冲、任、督、带诸脉有一定的相关性，通过治脊方法可使上述诸脉和足少阴经气血调和，既可治腰背痛，复可怀孕，由于病例不多，有待于今后进一步的观察和探索。（邓笑英、尹福标两医师协助整理，此表谢意）。

【名家点评】

中医认为子宫肌瘤所致的不孕症的发病机制较为复杂，但总不外乎正虚邪聚，虚实夹杂；亦即虚（气血两虚、肝肾两虚）、瘀（血瘀、痰瘀）、滞（气血瘀滞）等多种致病因素综合而成。所以中医中药治疗此病应从整体观入手，扶正固本、补益肝肾、益气养血、疏肝理气，软坚散结，使气血运行通畅。本医案黄医师从调理气血、化淤散结、补益冲任着手，标本兼治，通过运用逍遥散疏肝理气治标、养精种玉汤益肾填精结合针灸任脉督脉和带脉的穴位治本，全面调理女性各脏器功能，调整内分泌，改善微循环，使其气血调合，冲任元盈，故而有子。（陈志维^注点评）

医案2　挑针治疗急性腰椎间盘突出症

患者，女，53 岁。2010 年 12 月 13 日首诊。

简要病史：左腰痛伴有双下肢活动障碍 1 天。患者于昨晚坐矮椅后左腰痛，久坐后转站姿困难，行路痛，抬左腿困难，左脚乏力，弯腰困难，站立时呈右侧弯强迫体位。家庭主妇，既往素体虚弱，近日曾喝寒凉汤水。既往于 2008 年 X 线示 $L_{4/5}$，L_5/S_1 椎间盘突出。

骨科检查：直腿抬高试验：左 30 度，右 50 度；4 字检查：左右（-）；抱膝试验（+）；压痛：腰 4/5 棘突旁（+），沿左坐骨神经放射痛（+），左腰 3 横突（+），左 SIJ（+），左臀中肌（+）。

诊断：急性腰扭伤，左腰 4/5 椎间盘突出症（肩型）

辨证：肾阳虚

治法：温肾补阳

方药：病人不欲服中药

饮食调护：忌生冷寒凉饮食、注意保暖、减少持重、侧卧睡时辅以揽枕防止骨盆的过度旋转，减少腰痛。

【治疗过程】

本病例患者恐惧针灸，故以北京李定忠教授的环皮挑针法治疗，由百会穴循足太阳膀胱经向下挑针，包括风池、大椎、心俞、肝俞、脾俞、肾俞、环跳、风市、殷门、委中、阳陵泉、足三里、血海、三阴交、少海、内关、曲池、合谷、膻中、关元。针后实时感到有力气抬起左脚，肌力Ⅳ级，于翌日复诊症状改善一半，故续用前述方法治疗。

【体会】

患者因右腰扭伤来就诊，X 线发现椎间盘突出，右骶髂关节骨关节炎，因患者对针灸有恐惧感，故以挑针加脊椎骨盆整复手法治疗，初诊治疗后实时改善，四诊治疗后已康复，故此次续用上述方法治疗。

由于环皮挑治法是一种在皮肤表层作轻度的针挑法，对于一些对针灸有恐惧的病患不会产生针灸进针的疼痛反应，而能起到振奋阳气的目的，达至邪去身安，故在此推介给各位参考。

【名家点评】

腰椎间盘突出症属腰痛范畴，外伤、劳损、寒湿、肾虚是其主要致病因素，它主要与督脉、膀胱经及胆经的气血运行失调有关。本案中作者在中医理论指导下，运用环皮挑刺针法温肾补阳，疏通经络，扶正祛邪，调和阴阳，疏通督脉、膀胱经及胆经三经的经气，达到行气、活血、消炎、止痛的效果，对肾阳虚腰痛有较好的效果。（陈志维点评）

医案3　温阳化湿，活络通经治疗血痹

患者，男，41岁。2010年12月7日首诊。

简要病史：肾病10年，于家中腹膜透析7年。右脚小儿麻痹后遗症右下肢肌肉萎缩。2010年初时感易倦无力气，作心脏搭桥手术后，在医院卧床3个月，此后右脚脚跟不能着地，以轮椅代步。现双手十指冰冷灰黑，右踝关节活动困难。舌红，苔厚白腻，脉微细无力。

诊断：血痹

辨证：肾虚湿困

治法：温阳化湿，活络通经。

方药：四逆汤加当归加减

熟附子^{先煎}30g，干姜15g，生姜15g，甘草15g，龟板末6g，珍珠母末5g，茯苓30g（以上7味先煎一小时）；当归12g，黄芪12g，杜仲15g，补骨脂9g，鸡血藤15g，丹参15g，桂枝20g，赤芍15g，黄精15g，陈皮5g。2剂。每天1剂，水煎2次，取药汁共2碗，每次1碗，每天2次。

【治疗过程】

以针灸、推拿结合中药治疗。诊治初期一星期针推治疗3次，中药6服，治疗一星期后已不需要用轮椅代步，气促气喘减轻，双下肢黑斑色素变淡。现每周诊治2次，以中药、针灸巩固治疗。针灸：Ⅰ组（仰卧位）：中脘、天枢（双侧）、关元、气海、髂耻韧带（右）、阳陵泉（右）、血海、足三里、太溪；Ⅱ组（右侧卧位）：三焦俞（右）、肾俞（双侧）、右骶髂关节、环跳（右）、殷门（右）、委中（右）、昆仑（右）。以神灯照腹及腰臀部，每组每次15分钟。

推拿手法：以揉法按揉膝关节及腰臀部位，手法宜轻不宜重。

【体会】

本例在医院治疗无效，现以中医诊治，灵活运用扶阳补气活血通络的多途径方法，治疗严重的脏腑衰退的筋骨痹证。《素问·痿厥》："病久入深，营卫行涩，经络时疏故

不通，恶血留内，寒气客则脉不通。"故此种顽固的痹证，正合扶阳派的理念，《灵枢·刺节真邪》："行水者，必待天温，冰释冻解，而水可行，地可穿也，必先熨调和其经，火气已通，血脉乃行。"

【名家点评】

四逆汤所治，系寒邪深入少阴之症。《素问·厥论》曰："阳气衰于下，则为寒厥"。患者久患肾病了，出现"疲倦乏力，双手十指冰冷灰黑，脉微细无力"一派阴寒独盛之象，经云："寒淫所胜，平以辛热"，是以附子、干姜温肾壮阳，祛寒救逆，破阴复阳。另加味活血养血药物以通行血脉，药物配合针灸及推拿手法，诸症缓解。说明即使顽疾痼疾，药证相合，亦能效果彰显。（陈志维点评）

【香港行医感悟】

愚三代在港执岐黄之术，自幼在祖父、父亲熏陶下对草药及骨科杂症稍有认识，可算是"吃药"长大的人，在中医的秘技传承思想下，年轻的我已被安排继承衣钵，但因反叛精神，总觉得中医是落伍及被排挤，我这黄毛小子如果没有在父辈的余荫下行医，必因贫困而转行他业，故年轻时的生活可算无忧。执业之初正当祖国开放，全国的名老中西医开始解除思想的框架，对海外学生亦是倾囊相授，在80年代打下了中西医骨伤科的基础。而当时笔者每周六天的工作，在星期日的整天随师待诊学习，在年轻时不以为苦，于自己的诊所诊治病人时亦见良效。但那年代，英国政府是以贩卖草药者为香港中医去做分类，当年执业的中医师如用血压计亦是违法的行为，那枉论西药的应用，故此在2000年前执业的中医师使用此类西医器材时皆战战兢兢，恐防触法。而在2000年1月香港中医注册制度生效之后，界定了中医的身份，以及成立了香港中医药管理委员会，管理中医药的事宜，中医专业的地位于过往的十年才渐渐被提升，并为社会各阶层所接受，经立法后中医可签发病假纸，及为工伤的病人诊治。另外，香港的三所大学亦为本地提供了中医本科学位，为本港有志成为中医的青年作育成材。而本港五十多个民间中医社团亦为中医持续进修课程提供了高层次的专家课题，使本港的中医业界百花盛放。期望在未来，香港的中医事业在大家的共同努力下，再次在祖国发扬光大。

注：

陈志维，男，骨科主任中医师，第四批全国老中医药专家学术经验继承工作指导老师，广州中医药大学教授、博士生导师。曾任佛山市中医院院长，中华中医药学会骨伤科分会副主任委员、广东省中医急症专业委员会副主任委员、广东省医疗事故鉴定委员会专家、佛山市医学会副会长、《中国中医骨伤科杂志》编委等职。

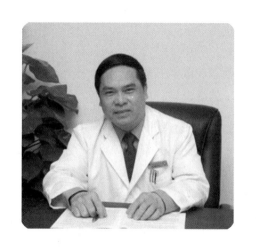

3. 黄永浩医案

黄永浩，广东省罗定县人，香港出生。自幼随父黄明贵中医师学习中医外科及骨伤。1978年毕业于香港中国外科医学院，并先后毕业于香港多家中医院校，为拉丁美洲针灸医科大学博士。在港行医30余载，善用针灸及手法治疗骨缝错位及软组织损伤等疾患。现任香港中医药管理委员会注册小组委员、佛教华夏中医学院骨伤科教授及港九中医研究院整脊科教授等职。

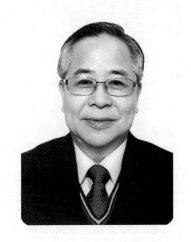

医案1　手牵足蹬法治疗肩关节脱位的要诀

患者：男，32岁，体育教师，1997年2月18日首诊。

简要病史：3小时前打篮球，因失掉平衡跌倒，左掌撑地，致左肩肿胀、剧痛，不能活动。检查：左肩肿胀，呈方肩状，搭肩试验阳性，在喙突下可触及脱出的肱骨头。

诊断：左肩关节前脱位

辨证：喙突下脱位

治法：手牵足蹬法复位及外敷

方药：双柏散（外敷）

双柏散组成：侧柏叶2份、黄柏1份、大黄2份、薄荷1份、泽兰1份。

用法：共研细末，每次用量约60克，以8∶2比例之水与米酒煮热调成厚糊状，摊放于10cm×20cm玻璃纸上，以棉条围边，上铺网布，外敷患处。

手法：患者仰卧，先用轻手法，解除其肩部肌肉疼痛状态，然后用数折毛巾垫于患侧腋下，并站于患侧，用两手握住患肢腕部，左足抵于其左腋窝内，将其右肩稍外展位置外旋，沿患肢纵轴方向缓慢、持续而有力地拔伸牵引，然后徐徐将患肢内收、内旋，利用足跟为支点的杠杆作用，将肱骨头挤入关节盂内，当有入臼声，便已复位。外敷双柏散，三角巾悬吊承挂。

饮食调护：饮食宜清淡，禁啤酒、糯米，忌吃煎炸热毒、酸辣之品。

【治疗过程】

因为此病人除首诊时由本人复位外，复诊是在某医师医馆进行，所以治疗过程不详，但三个月后随访该医师，闻说该病人共治疗三个星期，现已恢复打篮球活动。

【体会】

1997年2月18日，余因有要事奉商，须到某医师医馆探访，刚巧遇一左肩关节前脱位、身型颇为健硕的年轻病人，某医师相邀观摩其治疗过程。只见其用手牵足蹬法，一开始将患肢外展牵引，牵引至一定程度后，再加大外展位，突然发力，猛拉狠牵，足部猛蹬，病人连番挣扎，医师与其多番角力，仍未能复位，遂邀余援手。

其实肩关节脱位是较易整复的一种脱位类型，但手法不当，可能难以复位及增加病人不必要的痛苦。整复时应避免动作粗暴。以暴力猛拉狠牵，患者的肌肉会因保护性反应而痉挛收缩，不但难以成功复位，更可能会引致肱骨大结节或肩盂骨折。牵引力量应由小到大、由轻到重，勿突然加速使用暴力，因这样可能会引致肱骨外科颈骨折。外展牵引时，勿使外展角度太大，将患肢上臂紧贴医师放于患者腋下之足跟处便可，角度太大则肱骨头会顶在盂唇上面，难以进入肩盂。整复时要旋转上臂，如不旋转，肱骨头会嵌顿在关节囊或盂唇处，直牵硬顶，实在难以成功复位。肱二头肌长头肌腱阻碍，难以复位时，必须内外旋转，使肱骨头绕过肱二头肌长头肌腱，才有复位的可能。在牵引下将患肢上臂内收内旋的同时，医师应利用足跟为支点的杠杆作用，将肱骨头拨、挤、蹬、推，使其进入关节盂内。口诀顺序就是外展外旋、内收内旋。某医师因掉以轻心，致使犯上连番错误，使到原本一个容易处理的肩关节前脱位病症，未能复位，反增加病人痛苦，应引以为鉴。

【名家点评】

本案有以下几点值得肯定：①重视复位前的准备工作：做适当病情解释，让患者放松心情，予以适当镇痛处理。②重视复位过程中的循序渐进，开始用力由小到大，不使用暴力，这样也尽可能避免并发症。③重视复位中的准确手法。要求对脱位后肱骨头位置、回复路径、周围软组织阻碍情况有全面了解，并运用恰当准确的整复手法复位，减少患者痛苦。值得强调的是，复位后保持良好的外固定很重要，患肢固定足够时间，一般2~3周，待肩关节损伤软组织及关节囊修复良好后再活动关节，防止再次脱位，避免形成习惯性脱位。同时，建议内外兼治，外敷药物和内服药物同时进行，促进瘀肿消退、功能恢复。手牵足蹬法治疗肩关节脱位是中医正骨手法的传统优势项目，如果能较好掌握，在临床上有很多应用机会，能较好解决患者的疾苦，减少医疗费用。目前，临床上肩关节前脱位复位方法，有如下几种：手牵足蹬法、椅背复位法、牵引推拿法、拔伸托入法、牵引回旋法、悬吊复位法等，常用的有手牵足蹬法、椅背复位法、悬吊复位法。其中，椅背复位法适合于肌力较弱的肩关节脱位者；悬吊复位法相对安全，适合于老年患者。（樊粤光[注]点评）

医案2　拇指掌指关节脱位复位法

患者，男，25岁，篮球运动员，1998年7月30日首诊。

简要病史： 当日篮球比赛时，右拇指被球击伤，出现畸形肿痛，立被送往急症室，X线检查，确诊右拇指掌指关节脱位，急症室西医试图为其复位，但不成功，前后经三名西医处理，仍未能复位，三医商议后，认为应急召骨科前来援手，病人已经大痛及大惊，不愿等候，申请出院，前来就诊。检查：患处疼痛、肿胀、功能丧失，指间关节屈曲，掌指关节过伸畸形、弹性固定，掌侧面隆起，在掌指横纹下可摸到脱位的掌骨头，手指缩短。

诊断：拇指掌指关节脱位

辨证：掌指关节脱位

治法：手法复位及外敷

方药：祛瘀散（外敷）

祛瘀散组成：木香1份；防风、荆芥、羌活、独活、姜黄、桃仁、骨碎补、川断各2份；乳香、没药、红花、归尾、栀子、威灵仙、木瓜、三棱、莪术、赤芍、宽筋藤各3份；大黄、泽兰各4份。

用法：共研细末，每次用量约30克，以8∶2比例之水与米酒煮热调成厚糊状，摊放于10cm×10cm玻璃纸上，以棉条围边，上铺网布，外敷患指。

手法：一手拇指与食指握住患者脱位之右拇指，顺势做拔伸牵引，另手拇指按住患肢拇指近节指骨基底向前推按，食指扳掌骨远程向背侧，拔伸牵引与扳按手法同时进行，然后向掌侧屈曲患指，但复位并不成功，说明掌骨头前方关节囊或屈拇肌腱卡住掌骨头，阻碍复位。所以先用轻柔摇摆晃动法解脱其嵌夹，再用上法，才能复位；然后使掌指关节轻微屈曲，拇指呈轻度对掌位，外敷祛瘀散，再放已塑形的铝片于其背侧、包扎固定。

饮食调护：饮食宜清淡、易消化，勿过食腥荤油腻及生冷之物。

【治疗过程】

二诊：1998年7月31日，肿微消，压痛减轻，外敷祛瘀散，仍固定。

三～五诊：1998年8月2日～7日，瘀肿渐消，已复位关节保持良好。做轻度按摩，敷祛瘀散，仍固定。连治三次。

六～九诊：1998年8月9日～17日，肿痛基本消失，握拳无力，外敷并固定如前。

十诊：1998年8月20日，拇指活动趋于正常，病情稳定。复位已3周，去除固定，嘱病人自行用中药海桐皮汤熏洗，每日1剂，早晚1次。并多作关节主动活动。

十一诊：1998年8月30日，功能完全恢复正常。

【体会】

掌指关节复位容易，但手法不当，受伤机制不明，仍会难以复位。复位手法不当，例如只做单纯拔伸牵引患指，而没有在牵拉的同时，推挤指骨近端基底向掌侧，成角畸形虽然消失，其实并未复位，只是指骨与掌骨平行，拇指指骨基底骑在掌骨头之上重叠，而掌侧副韧带夹在两骨之间，更加造成复位困难。有时因关节囊破口或屈指肌腱将掌骨头嵌住，亦难于复位。在此情形下，不要强力拔伸顶按，可用轻柔摇摆晃动法解除其嵌夹，即有复位的可能。去除固定后，应做主动屈伸练功活动，范围由小到大，直至恢复正常，切勿用力被动推拿而增加损伤，使关节出现增粗、僵硬、屈伸功能受限、疼痛等后遗症。

【名家点评】

拇指掌指关节脱位在临床上较常见，由于关节相对较小，复位相对容易，但如果对受伤机制不明确，手法不当，难以复位。本案例有以下几点值得肯定：①手摸心会：先通过检查，明确脱位骨端移位的情况，制定复位手法计划；②选择恰当的手法，如拔伸牵引和端提挤按相结合，整复脱位。③复位后良好的外固定很重要，防止再次脱位，同时有利于消肿止痛，促进损伤关节囊愈合。④适时进行功能锻炼，不能过早，防止增加损伤，导致关节功能障碍，影响手指活动。

（樊粤光点评）

医案3　伸直型桡骨远程骨折（科雷骨折）之折顶复位法

患者，女，55岁，2010年3月14日首诊。

简要病史：当日乘署方车辆外勤工作，下车时不慎跌倒，左手着地，当时手部麻木，痛感不大，腕部变形，活动障碍，立即来诊。检查：左腕局部肿胀、疼痛、环状压痛、有骨擦音、腕关节活动障碍、餐叉样畸形。X线确诊，桡骨远程骨折。

诊断：桡骨远程骨折

辨证：伸直型桡骨远程骨折

治法：折顶复位手法、外敷、内服及针灸疗法

方药：祛瘀散及长骨散（外敷）、桃红四物汤、续骨活血汤（内服）

长骨散组成：金土鳖虫、自然铜、血竭、刘寄奴、白及、红花、全归、羌活、独活、赤芍、宽筋藤、威灵仙、川断、桂枝各等份。

用法：共研细末，每次用量约60克，以8：2比例之水与米酒煮热调成厚糊状，摊放于10cm×20cm玻璃纸上，以棉条围边，上铺网布，外敷患处。

手法：摸清骨折远程向背侧与桡侧移位方向后，即用折顶法替其复位：面向患者，两手拇指抵压于骨折断端背侧，其余四指重叠环抱于桡骨掌侧远程，两手拇指用力向下挤按，加大骨折端原有成角，依靠手指感觉骨折远近断端的骨皮质已对顶相接，然后骤然反折，身往后坐，形成牵引力；此时环抱于骨折另一端的四指将桡骨断端成角处向上提，双手拇指按压骨折远段，迫使它尺偏掌屈，使之复位。然后外敷祛瘀散，加小夹板四块固定。

饮食调护：饮食宜清淡、易消化，忌吃煎炸热毒、啤酒、糯米、鸡、鹅、鸭、海鲜之品。待病情稳定，可逐步给予肉汤、鸡汤等清淡滋补之品，后期可多食滋补肝肾之物如杞子、黑芝麻、桑寄生、杜仲等，以强壮筋骨，加速骨折愈合。

【治疗过程】

二诊：2010年3月15日，骨折移位已被矫正，外敷祛瘀散，仍固定；内服桃红四物汤，每日1剂，日服1次。嘱隔日来诊。

三～九诊：2010年3月17日，局部肿胀渐消，对位良好，外敷长骨散，仍固定，内服改为续骨血汤。至2010年4月2日（九诊），局部肿胀已退，手指仍肿。外敷上药，仍固定，停内服药。

十～十四诊：2010年4月5日～8日，腕关节活动正常，唯感无力。加针灸曲池、尺泽、阳溪、阳池、阳谷、合谷，外敷药及固定如前。2010年4月13日（十四诊），X线检查见有骨痂形成，于是解除固定，按摩活动腕关节，外敷祛瘀散。

十五诊：2010年4月17日，按摩加外敷，腕关节活动功能基本恢复正常。

【体会】

桡骨远程骨折，一般都用提按复位法：患者屈肘90°，前臂置中立位，一助手用两手分别握住患肢拇指与其余四指，另一助手握住患肢前臂，作对抗牵引约2~3分钟，俾使嵌入的骨折端完全拉出。术者双手握住患肢腕部：两手的四指握住其腕部掌面，两拇指在其腕背侧推压骨折远程，向掌侧复位；然后改换姿势，一手握住其前臂推向桡侧，一手握住其掌面部推向尺侧，纠正骨折远段向桡侧移位。再以小夹板固定于微掌屈、略向尺侧倾斜位屈肘90°，以三角巾悬吊患肢。夹板固定3~4周后，可拆除固定。折顶复位法则为笔者所常用方法，因本港禁止中医使用麻醉药，如持续牵引数分钟，会加重患者的痛苦，致难以与医者合作。折顶法却可于五秒内甚至更少时间，去完成整个复位过程，实在是值得考虑的复位方法。此法适用于重叠移位较多，且骨折线未进入关节，骨折段完整者。复位固定后，应注意患肢血运情况，及时调整夹板松紧度，还应注意检查夹板和压垫放置的位置是否妥当，如将夹板或压垫的位置放错，会使到骨折重新移位，影响治疗效果。早期进行腕关节的功能锻炼，如用力握拳、松拳动作，肿胀消退比较快，关节面得到模造，改善关节功能，预防后遗创伤关节炎。

【名家点评】

伸直型桡骨远程骨折是临床常见骨折之一，中医正骨手法能较好解决其复位问题，小夹板外固定具有良好固定优势，值得大力推广应用。针对伸直型桡骨远程骨折，内地正骨医生常常在复位前适当止痛处理，后采用牵引提按手法，能整复骨折移位。然而，正如作者所言，在持续牵引纠正重叠移位过程中，患者一般疼痛剧烈，难以忍受，尤其是老年患者，不能耐受剧痛而出现晕厥等并发症者也不少见。针对这一问题，作者采用折顶复位手法，避免了持续牵引给患者带来的剧痛，并能在较短时间内复位，减轻了患者的心理负担，减少了患者痛苦，尤其适合于重叠移位显著者，是值得肯定和发扬的一方面。如果骨折远程重叠移位不明显，建议还是采用牵引提按手法复位，能避免折顶手法可能带来的血管神经损伤风险。（樊粤光点评）

医案 4 针灸疗法、关节错缝复位手法及外敷治疗腓总神经损伤

患者，女，52 岁，售货员，2009 年 3 月 18 日首诊。

简要病史： 1 月前，曾到深圳某推拿院按摩，因其工作要久站久行，双脚经常酸软不适，所以俯卧床上，并要求推拿师长时间用力推拿小腿部，因倦极，昏然入睡，推拿完毕下床时，左脚突感酸软无力，险些跌倒，推拿师立刻为其按摩小腿片刻，稍舒缓后，便回港休息。翌日起床时，自觉左小腿麻痹，踝关节活动不灵活，不能背伸外翻。经多方医治未见效果，先后被诊为风湿疾患、踝部损伤、韧带断裂、腰椎间盘突出症、梨状肌损伤等，甚至被诊为穿鞋过紧所致的足背感觉神经麻痹等。检查：左小腿腓侧及足部 1~2 趾蹼间皮肤感觉减退，足下垂，不能背伸外翻，行走时步态拖拽，小腿外侧肌群轻度萎缩。左腿抬高试验阴性，梨状肌紧张试验阴性，踝关节被动活动无间隙增宽症状。

诊断： 腓总神经麻痹

辨证： 压迫性腓总神经麻痹

治法： 针灸疗法、关节错缝复位手法及外敷

方药： 金黄散及祛瘀散各半（外敷）

金黄散组成： 大黄 5 份、黄柏 5 份、姜黄 5 份、白芷 5 份、制天南星 1 份、陈皮 1 份、苍术 1 份、厚朴 1 份、甘草 1 份、天花粉 10 份。

用法： 共研细末，每次用量约 30 克，另加祛瘀散约 30 克，以 8：2 比例之水与米醋煮热调成厚糊状，摊放于 10cm×20cm 玻璃纸上，以棉条围边，上铺网布，外敷患处。

取穴： 针灸：委中、阳陵泉、陵后、条口、足三里、委阳、解溪、太冲。因胫腓关节损伤粘连未能活动，故再行手法，解除粘连。

手法： 患者侧卧，患肢向上，膝关节弯曲，足部放置于伸直的健肢腘窝上，余一手豌豆骨放于患肢腓骨小头后侧，一手豌豆骨放置于其腓骨前下端，同时发力，使到胫腓关节活动功能恢复正常，腓总神经受压情况解除。外敷金黄散加祛瘀散。

饮食调护： 饮食宜清淡，忌吃煎炸热毒之品。

【治疗过程】

二~十诊：2009 年 3 月 19 日~4 月 1 日，以针灸疗法为主，加轻度手法按摩，外敷如前。治疗共十五天，小腿部麻痹消失，步行功能大致恢复。

【体会】

直腿抬高试验阴性，梨状肌紧张试验阴性，基本排除病源在上位，如今出现典型症状为足下垂，小腿外侧肌群萎缩，小腿前外侧、足背第 1~2 趾蹼间皮肤感觉缺失，应归属于中医学的"痿证"范畴，主要由于小腿腓骨头附近软组织因强力及长时间按摩，而引致损伤，胫腓关节粘连，局部血液瘀阻，经脉不通，气血运行不畅，小腿筋

脉、肌肉失养，腓总神经受压而发为该病，故先用针灸疗法通经活络。委中为足太阳膀胱经之合穴，可治下肢痿痹；阳陵泉为足少阳胆经之合穴，八会穴之一的筋会，有舒筋活络，清泄湿热之作用；陵后为经外奇穴，经验穴，对治疗腓总神经麻痹往往有奇效；条口为足阳明胃经之要穴，可治膝胫麻木酸痛；足三里为足阳明胃经的合穴，有疏通经络，调和气血的作用；委阳为足太阳膀胱经之下合穴，所谓三焦合于委阳，可治腿足拘挛疼痛，痿厥不仁；解溪为足阳明胃经之经穴，可治下肢痿痹；太冲为足厥阴肝经的原穴，有疏肝理气，通络活血的作用。上穴共享，有清热利湿、通经活络的作用，配合功能锻炼，可帮助和促进患肢的早日康复。

【名家点评】

本案例有以下几点值得肯定：①能够依据临床体征，准确诊断，是取得较好临床疗效的前提和关键。在慢性软组织损伤疾病诊治过程中，准确诊断尤其重要，只有确定好病变部位，明确病变性质，才能有效指导进一步施治。即往患者多处求医，不得治愈的根本原因是没有真正诊断明确所导致。②明确病变性质十分重要，患者系腓总神经在腓骨小头附近软组织压迫导致，局部经脉瘀阻，气血不畅，因此治疗第一步是手法解除局部压迫。③由于病程较久，神经麻痹恢复困难，采用合理的治疗方法也尤为重要。作者充分发挥中医针灸治疗优势，对于痿证，中医有传统优势，"治痿独取阳明"，采用针灸疗法，循经取穴，取得较好疗效。（樊粤光点评）

医案5　桡骨下端骨折后遗症

患者，女，62岁，主妇，2009年3月17日首诊。

简要病史： 四个月前，在街市滑倒，左手撑地，致桡骨下端骨折，石膏固定六周，去除固定后，仍见腕部肿胀，关节僵硬、疼痛。后诊中医骨伤科月余，肿胀基本消失，关节活动程度大为改善，但从桡侧沿着左肘至拇食二指，遗留麻痹，酸痛不适。后辗转求诊于多位中、西医，有说网球肘，有说桡侧伸腕肌腱周围炎，有说损伤后遗痹证等等，但多方医治，仍未能使症状有所改善，今来求诊。检查：左腕肿胀不甚，关节活动基本正常，伸腕抗阻力肌力四级，桡侧伸腕肌肌腹有明显压痛，臂丛神经牵拉试验阳性，放射感觉直至拇食两指，颈肌僵硬，颈6棘突左偏，椎旁左侧压痛明显。X线：颈曲变直，颈5、6颈曲中断，向前成角，颈6棘突左偏。脉细弱，舌质红。

诊断： 痹证（颈椎病），颈性网球肘

辨证： 气血虚

治法： 养血祛风、通经活络。颈椎错缝矫正手法、外敷及针灸疗法。

方药： 祛瘀散加桂枝粉3g（外敷）

手法： 用坐位颈椎定位旋转法，矫正颈6左偏之棘突，配合软组织手法治疗。

取穴： 针灸：手三里、曲池、手五里、阳溪、合谷等穴。

饮食调护：饮食宜清淡、易消化，勿过食腥荤油腻及生冷之物，忌饮啤酒。

【治疗过程】

二~五诊：2009 年 3 月 18 日~3 月 21 日，针灸加外敷药如前，前臂桡侧疼痛明显减轻，酸痹感消失。

六~九诊：2009 年 3 月 23 日~3 月 29 日。前臂疼痛基本消失，颈部活动好转80%。外敷药如前，针灸取穴：风池、天柱、风门、手三里、外关、阳溪、合谷。

十诊：2009 年 3 月 31 日，颈肩臂痛基本消失，颈部活动自如，肌力恢复正常。

【体会】

网球肘多发生在前臂旋前、腕关节主动背伸时的急性扭伤，或因慢性劳损引致；肱骨外上髁、肱桡关节附近、桡侧伸腕肌肌腹均有不同程度的压痛，尤其在前臂旋前、腕关节背伸时，疼痛加重。但观乎这位患者除肘痛外，还有拇食二指麻痹，恐怕并非一般单纯性的网球肘。详细检查下，发觉病人伴有颈部疼痛，并向上肢放射，定位位置与颈 6 神经分布区一致，疼痛的轻重与颈椎病的测试成正比，并出现前臂桡侧的麻木。观乎病人的病史，可能在跌倒产生骨折的同时，引起颈椎错位，刺激颈 6 神经根，使其所支配的肌群痉挛收缩，因而挤压行走这些肌肉间的血管及神经束，使之产生水肿淤血及无菌性炎症，造成局部组织粘连、钙化而产生颈性网球肘。故此治疗疾病时，如能将检查目光稍为放远，详加思考，则诊断自然明确，治疗往往收到奇效。

【名家点评】

本案例有以下几点值得肯定：①能够依据临床体征和受伤病史，不拘泥于某个部位的体征和受伤史，全面检查，准确诊断为颈椎病，是临床诊治该疾病的前提和关键。②在确定了颈椎脱位、明确病变性质后，采用手法整复颈椎脱位，解除神经根局部压迫，是治疗的重点。③由于病程较久，临床症状典型，采用合理的治疗方法很重要。本案采用针灸疗法，充分发挥其康复特色优势，取得较好疗效。（樊粤光教授点评）

【香港行医感悟】

数十年前，香港中医的道路并不好走，香港中医药界在港英政府采取歧视的政策下，官方对中医的职称是生草药贩卖者，并未承认为医务人员，故此无权签发病假证明书，对为广大市民提供医疗贡献的中医师，采取自生自灭的态度，跌打骨伤师傅更被视为目不识丁的江湖郎中。无可否认，跌打骨伤科这个行业向来重武轻文，一般业内人士的文化水平不高，但其治疗手法独特，故此仍大受市民欢迎，基本上减轻了急症室大量的需求。但毕竟时代是进步的，路不好走仍须走，所谓"人必自侮，而后人侮之"，故应自我努力进修，文武兼备，并与各医师多作交流，多辟蹊径，这个行业将会换上全新的面貌，攀上更高的山峰。幸好，这十多年来，在中医药业界团结之下，于 2002 年已经成功争取到中医师的法定地位，现已可以签发病假证明书、判治工伤，本人深深感到这一切都得来不易，应加以珍惜，但行医道路仍然崎岖，现在市民健康知识日渐丰富，网上医学数据天天更新，如果不努力进修，与时并进，医术停滞不前，恐怕连一般妇孺的医疗常识也不能超越，则对本身的事业也难发展，更遑论贡献于社会！

【名家点评】

香港中医历经坎坷，从港英政府时期的自生自灭状态，到回归后的法定地位，是历代香港中医人自强不息、孜孜不倦、不断求索的结果，凝聚了香港中医人的泪水和汗水，真可谓来之不易。

香港中医凭借其确实的临床疗效，解决了香港百姓的切身疾苦，是其生命力的源泉所在。今后的发展，除了争取政府的扶持和投入外，依旧需要不断提高疗效，降低医疗费用，发挥中医药优势，提高中医竞争力为根本。此外，可以不断拓展与内地中医药界的交流与往来，互通有无，博采众长，彼此促进；同时，加大中医药的基础研究和临床研究，不断提高中医药的应用水平。（樊粤光点评）

注：

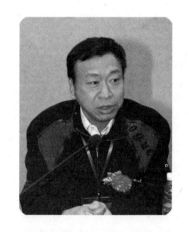

樊粤光，广东人，教授，主任医师，博士及博士后研究生导师。曾任广州中医药大学第一附属医院、第一临床医学院院长，广州中医药大学中医骨伤科学学科带头人，国家自然科学基金课题评审专家，全国中医正骨学会副主任委员，中华中医药学会骨伤科专业委员会副主任委员及《新中医》、《中国中医骨伤科杂志》杂志编委等职。

4. 林松医案

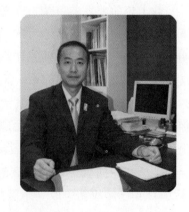

林松，1987 年毕业于福建中医学院骨伤专业，曾任职于江西中医学院骨伤教研室。1992 年来港，曾任香港东方红药业集团中医师，香港浸会大学中医药学院兼任讲师等。1994 年创建家健中医针灸骨科医疗中心。兼任香港中医学会会立中医学院教授，香港中医药保健美容学院院长，香港中医学会监事长等职。擅长中医治脊骨科专科，兼中医内科、亚健康调理等，特别是对中西医结合治疗各种退化性关节病痛有深入研究。

医案 1 活血化瘀、益气养阴综合疗法治疗腱鞘炎

患者，女，53 岁，2009 年 12 月 7 日首诊。

简要病史：患者右拇指掌指关节肿痛甚，无法主动屈伸月余。患者 2006 年开始出现右拇指掌指关节痛，2008 年 8 月出现右手拇指屈伸不利，掌指关节肿痛屈伸时有弹响音，前往看西医骨科，诊断为拇屈指肌腱腱鞘炎，经打针后症状消除。此后上述症状间断发作，经多次西医治疗，症状基本消除，同时医生叮嘱：如再次发作须手术治疗。2009 年底最后 1 次发作时症状加重，动则痛，吃饭不能用筷子同时工作受阻。2009 年 12 月 7 日经朋友介绍前来求诊。局部检查可见右拇指掌指关节肿痛甚，无法主动屈伸，右拇指掌指关节掌侧触到较大硬结块且疼痛。被动屈伸弹响音甚，并且不能完全屈指。舌质黯，苔薄白，脉沉。患者有鼻敏感史，经常鼻塞。

诊断：慢性伤筋（弹弓指）

辨证：气滞血瘀，气阴两伤，筋脉损伤

治法：活血化瘀，益气养阴，振奋阳气。局部治疗以松解、理筋、活血祛瘀、启动功能为主。

方药：血府逐瘀汤加参苓白术散加减，偶配增液汤（颗粒冲剂）

参苓白术散 4g，血府逐瘀汤 4g，谷芽 2g，薄荷 2g，4 剂，每天 2 次，每次 1 包。

取穴：针灸：阿是穴为主；可配合合谷、手三里。阿是穴进针方向：斜刺的同时以顺肌腱方向为方向。深度：0.5~1.0 寸。用泻法。

手法：右拇指掌面掌指关节处，向左右弹拨 2 分钟后，顺屈拇指肌腱方向推按 2 分钟，接着用力牵拉拇指远程待右拇指掌指关节有松动感再屈掌指关节，重复 3~5 次。

敷药：外敷以活血化瘀，温经散寒消肿止痛药为主，如：三七、当归、苏木、细辛、红花、制川乌、制草乌等研成的药粉调成糊状。

饮食调护：饮食忌牛肉、烧肉、鹅肉、西瓜。随诊。

【治疗过程】

二诊：2009 年 12 月 9 日，患者述好转，手脚冷，舌质黯，苔薄白，脉沉。中药处方守上方加丹参 1g。4 剂，冲服，每天两次，每次 1 包。外治同前。

三诊：2009 年 12 月 14 日，患者述好转但口微干。舌质黯淡，苔薄白，脉沉。中药处方守上方改参苓白术散 2g，丹参 2g，加增液汤 4g，4 剂，冲服，每天 2 次，每次 1 包。外治同前。

整体治疗中药内服处方以上述三诊中处方为主，患者在 2 个月的治疗过程中病情稳定，综合治疗共 14 次，患处基本愈合。约 2 个月后电话随访，患者亲述同正常手指无异。生活、工作满意，嘱其继续练拇指功。2010 年 8 月再次询问手指一事，患者很满意，同时示范右拇指给笔者看，功能同正常人无异。练拇指功成为她生活的一部分，半年随诊 1 次。

【体会】

拇屈指肌腱腱鞘炎（西医），慢性伤筋（弹弓指），多发在长期用手握持硬物工作，如裁剪、烫熨、包装工等，其根本原因是在掌指关节处"骨-纤维隧道"的腱鞘增厚明显（称为环状韧带），拇长屈肌腱在环状韧带上长期强烈摩擦，肌腱和腱鞘同时发生慢性损伤性炎症，慢性损伤性整体多表现伤气伤阴，气滞血瘀，因此全身调理应活血化瘀，益气养阴，振奋阳气为方向。局部多表现气滞血瘀，肿胀疼痛，抗外邪之力下降，风、寒、湿外邪亦乘虚侵入，所以局部用活血化瘀，温经散寒消肿止痛药敷贴。针灸和手法亦可疏通经络，松解韧带、肌腱，调筋入槽，如再配合正确的锻炼拇指功法，疗效每每令患者满意。

【名家点评】

患者是中老年妇女多发的一种慢性伤筋病，现代医学称为屈指肌腱炎，传统医学属"筋粗"、"筋结"范畴，源于筋腱劳损，作者辨证时抓住了气血不足，气滞血瘀，筋脉失养的关键，在用药和手法，针刺上配合应用，相得益彰。（彭太平[注]点评）

医案2 通阳经、振阳气、理顺经筋法治疗肩周炎

患者，女，67岁。2010年2月8日首诊。

简要病史：右肩不明原因疼痛2天，僵硬活动受限1天。检查：舌质淡，苔薄白，脉沉缓，脸色偏青白。西医诊断为粘连性盂肱关节炎。

诊断：肩周炎（五十肩）

辨证：气血不足，筋脉失养

治法：疏通阳经，振奋阳气，理经顺筋，补气益血

取穴：取手阳明经的肩髃穴，臂臑穴，曲池穴，手太阳经的肩贞穴，手少阳经三焦经的肩髎穴，4、5颈椎的夹脊穴。

操作：①肩髃穴直刺，臂臑穴向上斜刺，曲池穴向肩方向斜刺，肩贞穴直刺，肩髎穴向肩关节直刺，4、5颈椎的夹脊穴直刺。臂臑穴和曲池穴1组，肩贞穴和肩髎穴1组，夹脊穴1组，接通电疗机，低频，用间断波30分钟，同时用TDP-CQ型特定电磁波治疗器照射。②电针后在痛点用点按配合分离手法3~5分钟，接着在颈肩点按3~5分钟，最后牵抖肩关节1~2分钟。

饮食调护：饮食忌牛肉、生冷。

【治疗过程】

2009年2月8日初诊后至2009年2月12日，每天治疗1次，前后共治疗5次，治疗方法每次相同，每次治疗后同时嘱患者回家作肩关节的摆钟功能锻炼，第五次治疗结束，患者肩关节活动同正常无异，肩部活动时仍有少许痛，叮咛患者不必复诊，但

需继续肩关节的摆钟功能锻炼，同时不可提拿过重对象。15 天患者来电告诉笔者，右肩关节完全康复。

【体会】

年老患者肩周炎，多因气血不足，筋脉失养，阳气不振，经筋紧缩而导致，所以在临证时取阳经穴位，刺激阳经穴位而达到鼓动阳气，阳气旺盛，机体气血运行加快，经脉疏通，经筋得到温养，临床疗效良好。如能再配合现代解剖学原理，根据 4、5 颈椎夹脊穴部位相对应的颈神经是支配肩胛部的神经，因此在 4、5 颈椎夹脊穴部位给予适当针灸刺激，亦可提高肩周炎的临床疗效。

【名家点评】

五十肩亦是中老年较多发生的一种慢性伤筋疾病，传统中医称为"五十肩"，"冻结肩"，"肩凝症"等，源于气血虚弱，筋脉失养，筋络粘连。现代医学称为肩周炎。作者在正确辨证同时，针刺选用手三阳经穴，突出针刺方向，并配合电针鼓动阳气，配合手法松解粘连，理顺经络，故快速获效。（彭太平点评）

医案3　针灸配合牵引治疗双侧型腰 4~5 椎间盘突出症

患者，男，39 岁，2010 年 2 月 8 日首诊。

简要病史：双下肢痹痛数月。曾西医诊断腰椎间盘突出症，西医治疗和物理治疗月余，早期症状有改善，但不很明显，检查：舌质黯，苔薄白，脉沉，脸色偏白，双下肢肌力正常，双下肢小腿外侧和足背内侧痹痛，右侧小腿外侧和足背内侧痹痛症状较左侧小腿外侧和足背内侧痹痛症状严重，直腿抬高试验阳性。西医诊断为双侧型腰 4，腰 5 椎间盘突出症。

诊断：痹证

辨证：筋脉损伤，气滞血瘀，筋脉失养，经筋紧缩

治法：活血化瘀，疏通经络，滋养筋脉

方药：血府逐瘀汤 5g，丹参 2g，党参 1g，杜仲 2g，谷芽 2g（颗粒冲剂）。

取穴：取足太阳膀胱经的左右昆仑穴，足少阳胆经的左右环跳穴，阳陵泉穴。双侧腰椎 4，腰椎 5 的夹脊穴，加电针，间断波，低频，30 分钟，隔天 1 次，针灸治疗后进行腰椎牵引 15 分钟，隔天 1 次，针灸和腰椎牵引后在患者腰部进行 3~5 分钟的放松手法。

操作：左右阳陵泉穴直刺，左右昆仑穴直刺，4、5 腰椎的夹脊穴直刺。左侧腰 4、5 穴夹脊穴 1 组，右侧腰 4、5 穴夹脊穴 1 组，左阳陵泉穴和昆仑穴 1 组，右阳陵泉穴和昆仑穴 1 组，接通电疗机，用间断波 30 分钟，同时用 TDP-CQ 型特定电磁波治疗器照射。

饮食调护：忌激烈运动，但建议适宜运动，勿工作过劳。

【治疗过程】

二～四诊：2010 年 9 月 25 日，症状改善，双下肢小腿外侧和足背内侧痹痛减轻，左侧减轻更明显；2010 年 9 月 30 日（四诊）脸色由偏白转为常色，舌质由黯转为淡，精神状态良好，双下肢小腿外侧和足背内侧痹痛明显减轻，因此停服中药，治疗次数更改为每周 2 次，其他治疗方法同前。

复诊：2010 年 12 月 9 日，左下肢小腿外侧和足背内侧麻痛症状完全消失，右下肢小腿外侧和足背内侧麻痛症状轻微，平时无感觉，在工作疲劳时有轻微麻木但无痛。嘱其继续观察，数天后患者告知诸症皆消。

【体会】

本病西医诊断椎间盘突出症（双侧型），中医可以诊断为腰痛、痹证等，患者无明显外伤史，但患者的职业是司机，腰部长期处于疲劳，受压和紧张状态，长期的累积性劳损，导致椎间盘的本身缺乏滋养，加快了椎间盘的退变，一般 20 岁以后，椎间盘就开始退行性改变，都市人的日常工作和学习紧张，故香港腰痛者甚。如果不在腰痛早期积极治疗，当发展成腰腿痛（椎间盘突出症），对患者生活质量有影响。腰腿痛（椎间盘突出症）早期多会寻求西医诊疗。

本病取穴足太阳膀胱经的左右昆仑穴，足少阳胆经的左右环跳穴，阳陵泉穴，主要为疏通阳经，振奋阳气，理经顺筋，补气益血，活血止痛。根据中医文献有相关记载双侧腰椎 4，腰椎 5 的夹脊穴，可治疗腰腿痛，现代解剖学亦证明腰椎 4，腰椎 5 的夹脊穴是支配双下肢小腿外侧和足背内侧的神经根在腰部的对应部位，如果运用适当，可增强临床疗效。

【名家点评】

腰部伤筋属痹证范畴，其发病原因可因寒湿痹阻筋脉，或劳损过度筋脉失养或急性外伤，气滞血瘀，其表现为腰腿痹痛，功能受限，作者采用针刺加牵引配合，妙用足太阳膀胱经诸穴散寒除湿，通阳活络，同时配合服用血府逐瘀汤通经，牵引舒缓筋脉，引经归巢。疗效因而明显。（彭太平点评）

【香港行医感悟】

笔者毕业后曾于内地中医大学进行教学、科研、临床工作。90 年代初移居香港，经历了在中医药大集团有限公司坐诊，自资开诊所至今，同时参与中医教学，中医临床研究，中医专业团体的行政工作，直接感受和接触香港中医由个人自由发展，走向政府立法，确立中医注册，中医专业化的历程，2003 年 SARS 一疫中国中医的突出表现和近年香港政府的积极支持，香港市民对中医的认识加深了，中医不再是普通的凉茶，同时亦是香港医疗体系中不可或少的一部分。但香港中医药事业的发展仍有很多地方等待大家去努力和争取。例如：①香港中西医完全分家，给临床医疗带来不便，任何一种疾病发生后，何时由中医治疗，何时由西医治疗，何时由中西医结合等等都存在一定的问题。如上医案拇屈指肌腱腱鞘炎，慢性伤筋即弹弓指，中医疗效理想。

②医案坐骨神经痛，腰腿痛，如患者有持续性的下肢痛酸胀麻并有加剧，应立即去看西医急诊，可能要手术治疗，其他没有持续性的下肢痛酸胀麻的患者，采用中医保守疗法，临床疗效理想。③香港的注册中医尚未可完全结合现代科技来临床诊断，服务市民。同一类筋伤员者，看中医比看西医、脊医、物理治疗所得到的医疗保险额都低，因此不利中医正常发展。④香港目前尚未有一所中医医院。

注：

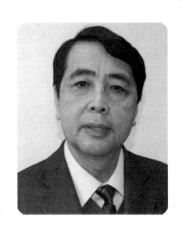

　　彭太平，1968 年毕业于江西中医学院五年制本科，曾任江西中医学院教授、主任中医师、骨伤学科组组长、江西中医学院硕士研究生导师、兼任福建中医学院博士生导师。全国高等中医院校骨伤科研究会常务理事，《中国骨伤》《中医正骨》《江西中医药》等杂志编委、世界手法医学联合会常务副主席等职。

5. 孙锋医案

　　孙锋，香港注册中医师。

　　师从著名风湿骨病专家娄多峰教授。1986～2001年任河南中医学院副教授，骨科教研室主任。从事骨伤科临床、教学和科研工作近 30 年。2001 年来港，先后任教于香港大学和香港浸会大学，发表学术论文20 余篇，承担多项科研项目，参编《中国风湿病学》等学术专著 10 部。

　　擅长骨伤科和内科常见病、多发病。对风湿骨关节病、颈椎病、腰椎病、骨质疏松症、骨坏死、骨肿瘤的中西医治疗有较深入的研究经验。

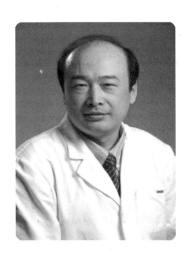

医案 1　温阳通络、祛风除湿，矫正关节紊乱

　　患者，女，75 岁，2008 年 1 月 25 日首诊。

　　简要病史：患者因左侧腰骶臀腿疼痛多年加重 2 周为主诉就诊。患者多年前开始发腰骶臀腿疼痛，反复发作，遇劳累或天气变化时加重，曾按腰肌劳损、腰椎间盘突出症、坐骨神经痛等进行中、西医多方治疗，症状稍有缓解，但不能根除，每于行路多或天气变化时加重。2 周前因天气变化又发左侧腰骶臀腿僵硬疼痛，行路困难，呈"歪臀跛行"，由儿子搀扶就诊，晨起症状较重。平素畏寒肢冷，夜尿 1~2 次，眠差，喜热饮。舌淡红、胖大水滑，苔薄白，脉沉弱。查体：双下肢不等长（右短）。右骶髂关节轻度压痛，双侧 4 字试验阳性，左侧大转子轻度压痛，直腿抬高试验及加强试验阴性。X 片显示：右侧骶髂关节间隙增宽，骨盆倾斜，右侧髂骨轻度上移。

诊断： 骶痹，骶髂关节紊乱

辨证： 脾肾阳虚，寒湿痹阻，关节紊乱

治则： 温阳通络、祛风除湿、矫正关节紊乱

方药： 自拟方

制附子^{先煎}15g，桂枝 15g，豆蔻 15g，菟丝子 30g，砂仁^{后下}15g，茯苓 15g，酸枣仁 20g，白术 30g，龙骨^{先煎}25g，炙甘草 6g，大枣 15g，生姜 3 片。水煎服，每日 1 剂，分两次服，共 5 剂。

手法： 局部热敷 30 分钟，手法矫正骶髂关节紊乱（旋扳、抖牵、屈伸三步法）。

【治疗过程】

二诊： 2008 年 2 月 1 日，左侧腰骶臀腿疼痛明显改善，可正常行路。双下肢不等长改善（右稍短）。仍有夜尿，睡眠改善。舌淡红、胖大水滑，苔薄白，脉沉弱。上方去茯苓，加覆盆子 30 克。再服 6 剂。局部热敷 30 分钟，继续手法矫正骶髂关节紊乱。

三诊： 2008 年 2 月 20 日，左侧腰骶臀腿疼痛消失，行路正常。双下肢等长。夜尿减少。舌淡红胖大水滑苔薄白，脉沉弱。2008 年 2 月 1 日方六剂，巩固疗效。

【体会】

骶痹是以腰骶臀腿部疼痛、酸沉为主要表现的一种风湿病。中医多因肝肾亏虚，外邪侵袭，气血不通，筋脉不荣所致。西医认为是骶髂关节炎，一般给服消炎止痛类药物。

此病的诊疗过程，充分体现了风湿病多学科交叉的特点，从内科角度可诊断为骶痹，但可能忽略了引起功能障碍的主要病机为关节紊乱；从骨科角度不难判断其骶髂关节紊乱，却往往忽视关节间的风湿存在。而两个学科知识的交叉才能达致对此病的准确判断，当然，也是临床疗效的基础。

此症骶痹辨证为脾肾阳虚，寒湿痹阻。故以制附子、豆蔻、菟丝子、砂仁温肾健脾，重剂以治其病本，其中砂仁不后下，久煎可引药直入于肾；而桂枝、茯苓、白术、生姜温通利湿，以治阳虚水泛；酸枣仁、龙骨、炙甘草、大枣与制附子共达温阳潜阳安神之功效。诸药共达温阳健脾化湿安神之功。而骶髂关节紊乱的治疗，须用骨科推拿手法矫正，笔者多以旋扳、抖牵、屈伸三步法进行矫正，对骶髂关节紊乱所引起的"歪臀跛行"等功能障碍，可起立竿见影的矫正作用。

《内经》最早以"腰尻痛""尻骨痛""腰脽痛"等病名来描述，为后世医家对骶

痹病名的确立奠定了理论基础。对与尻与脽的定义，中医学亦有深刻的认识，尻，指尻骨，即骶骨，如《灵枢·经别》："足太阳之正，别入于腘中，其一道下尻五寸，别入于肛，属于膀胱，散之肾，循膂，当心入散"；脽，指臀部，如王冰注："脽，谓臀肉也"，且清·张璐《张氏医通》中指出"尻乃足少阴与督脉所过之处"，故腰尻痛、尻骨痛及腰脽痛相似，可视作同一病证"骶痹"之别称。历代医家对此病的中医药辨证治疗及针灸治疗等已有丰富的记载，但对引起行路困难等严重功能障碍的主要原因为骶髂关节紊乱错位，中西医均未有论及。

从生物运动力学看，骶髂关节的运动是人体对所受力的一种自我保护机制，骶髂关节的任何运动都会减弱躯干对骨盆的重压以及下肢的反作用力和力矩，即骶髂关节是人体运动链的应力释放区域。因此易致维持其稳定的肌肉、韧带劳损而发病。骶髂关节是微动滑膜关节，易受外邪侵袭（风寒湿邪多见），致关节滑膜及周围组织充血水肿，关节间隙增宽，关节的稳定性易受到影响，此时来自下肢或躯干的外力，即使是轻微外力都有可能使其发生移位而发病。因此在对此病的辨证诊治，一定不能忘记对骶髂关节紊乱错位的辨识，否则就很难收到立竿见影的临床疗效，此一点也是在前人对此病认识的基础上有所进步。

骶髂关节紊乱目前无明确诊断标准，笔者通过临床摸索，拟定了如下标准，可供同道参考：①腰骶臀部疼痛或伴髋、膝、踝痛及下肢疼痛麻痹乏力等症。②上述病症多为单侧发病，每于行走、站立或坐位时加重。③双下肢不等长（排除因腰椎或髋关节病变所引起）。④骶髂关节压痛阳性。⑤4字试验阳性。⑥X线片见骶髂关节间隙增宽，骨盆倾斜等。符合前两项加后四项中任何一项即可确诊。

【名家点评】

患者以左侧腰骶臀腿疼痛多年加重2周为主诉就诊。查体：双下肢不等长（右短）。右骶髂关节轻度压痛，双侧4字试验阳性，左侧大转子轻度压痛，直腿抬高试验及加强试验阴性。X片显示：右侧骶髂关节间隙增宽，骨盆倾斜，右侧髂骨轻度上移。因患者发病与天气变化有关，且骶髂关节有阳性体征与影像变化，故作者诊断为：①骶痹；②骶髂关节紊乱。

骶痹属中医"风湿病"范畴，《黄帝内经·痹论篇》曰："风寒湿三气杂至，合而为痹也"；现代中医骨伤科之"骶髂关节紊乱"诊断，属腰痛范畴；两者兼而有之，当属"风湿腰痛"，隋·巢元方《诸病源候论·风湿腰痛候》曰："劳作肾气，经络既虚，或因卧湿当风，而风湿乘虚搏于肾经，与血气相击而腰痛，故云风湿腰痛"。患者平素畏寒肢冷，夜尿1~2次，眠差，喜热饮。舌淡红、胖大水滑，苔薄白，脉沉弱。作者辨为脾肾阳虚、寒湿痹阻，采用温阳通络、补脾益肾、祛风除湿，乃明智之举。

中医骨伤科的治则是"内外兼治"，作者除给患者内服中药外，还采用局部热敷30分钟，并施骨伤科手法（旋扳、抖牵、屈伸三步法）矫正骶髂关节紊乱，故手到病除，取得立竿见影效果。（王和鸣[注]点评）

医案 2　益气活血、舒经通络、矫正关节紊乱治疗颈椎病及中风后遗症

患者，女，47 岁。首诊日期：2006 年 5 月 25 日。

简要病史：患者以头痛、头晕、耳鸣、失眠、右半身麻痹 3 个月为主诉就诊。述 2005 年 10 月 17 日，因跌伤致左胫骨骨折，当时入西医院给予石膏固定治疗，其后带石膏固定回家静养，其间长期躺在沙发上半卧位看电视，2 个月后发中风入院，经治疗后病情稳定，于 2006 年 2 月中出院，其间在医院作了各项检查，血脂、血糖均正常，无法解释其发病的原因，西医院正定期为其进行进一步的检查，希望能解释其发病的原因。现患者后遗头痛、头晕、耳鸣、失眠、右半身麻痹，颈肩部僵硬痹痛，颈部活动不利，因长期失眠，患者精神状态极差，纳可，二便正常。舌淡红，苔薄白，脉沉弱。查体：颈肌紧张僵硬，$C_{3,4,5}$ 压痛阳性，旋颈试验阳性，右臂丛神经牵拉试验阴性，X 片见颈椎生理屈度反弓。经物理治疗及针灸治疗近 3 个月，未见有明显改善。

诊断：颈椎病（椎动脉型），中风后遗症

辨证：关节紊乱，经脉痉挛，气虚血瘀，经络痹阻

治则：益气活血，舒经通络，矫正关节紊乱

方药：补阳还五汤加减

黄芪 30g，当归 15g，赤芍 12g，川芎 12g，地龙 15g，桂枝 15g，葛根 30g，天麻 15g，酸枣仁 30g，磁石 30g，鸡血藤 30g，大枣 6 枚，生姜 3 片，炙甘草 6g。水煎服，每日 1 剂，分两次服，共 3 剂。

手法：颈部热敷 30 分钟，手法矫正颈椎小关节紊乱（揉按、拿捏、旋转复位、点穴等法）。

【治疗过程】

二诊：2006 年 5 月 28 日，失眠消失，睡眠香甜（自述很久未有睡这么好啦），精神状态明显好转；头痛、头晕、耳鸣、颈肩部僵硬痹痛明显改善；右半身麻痹仍在。舌淡红，苔薄白，脉沉弱。服药后未见特殊不适，原方再服 6 剂。局部热敷 30 分钟，继续手法矫正颈椎小关节紊乱。

三诊：2006 年 6 月 2 日，头痛、头晕、耳鸣基本消失，眠好；颈肩部僵硬痹痛及右半身麻痹均有改善。自己已可驾车前来就诊，很是开心。舌淡红，苔薄白，脉沉。原方去酸枣仁、磁石，黄芪加至 120g，另加姜黄 15g，羌活 12g。再服 6 剂。局部热敷 30 分钟，继续手法矫正颈椎小关节紊乱。

四诊：2006 年 6 月 9 日，头痛、头晕、耳鸣未见，眠好；颈肩部僵硬痹痛基本控制，右半身麻痹明显改善。舌淡红，苔薄白，脉沉。三诊方再服 12 剂。局部热敷 30 分钟，继续手法矫正颈椎小关节紊乱。

五诊：2006 年 7 月 16 日临床症状基本消失，舌淡红，苔薄白，脉沉。已临床治愈。三诊方再服 12 剂。巩固治疗，嘱其注意颈部保暖及禁止卧位看电视。

【体会】

患者为什么会中风？根据患者的年龄、体质和各项检查，都不应发中风？笔者认为问题就出在颈椎上，患者骨折后长期躺在沙发上半卧位看电视，致颈椎的生理曲度改变，牵拉刺激椎动脉痉挛，致大脑缺血缺氧而引发中风。而患者中风后，多是直接进急症室看内科，内科通常按常规处理，虽然也可控制中风的症状（此类患者脑血管并无硬化、梗死等问题，故较一般中风患者更易控制症状），但引起中风的根本原因颈椎关节紊乱、颈屈反弓没有得到矫正，椎动脉痉挛，大脑缺血缺氧的状态就不可能得到根本的改善，这也是患者头痛、头晕、耳鸣、失眠、右半身麻痹等症反复多方治疗无效的根源所在。而只要能确诊为颈椎所引起病症，多数患者经骨科治疗均可达到满意疗效。

关于此病的治疗，是一个内科与骨科的交叉问题，内科医生多从中风去思考和治疗，一般不考虑或很少考虑骨科问题，患者也不知怎样求医，以致患者一直被当作中风或中风后遗症来治疗。从骨科角度看，应为颈椎关节紊乱、椎动脉痉挛、大脑缺血缺氧所致，辨证为关节紊乱、经脉痉挛、气虚血瘀、经络痹阻。必须以手法矫正颈椎关节紊乱这一发病的关键环节，以舒缓椎动脉痉挛、改善大脑缺血缺氧，同时配合补阳还五汤加减，以益气活血、舒经通络，进一步改善大脑缺血缺氧状态。如此，才能解决头痛、头晕、耳鸣、失眠、右半身麻痹等症发生的根本原因。补阳还五汤为治疗气虚血瘀型中风的代表方，根据颈椎关节紊乱、椎动脉痉挛、大脑缺血缺氧的病理改变，加用桂枝、葛根、天麻以温经通络解痉，舒缓椎动脉痉挛，使补阳还五汤能更好的发挥益气活血瘀，改善大脑缺血缺氧的作用，加酸枣仁、磁石镇静安神，以帮助改善患者严重之失眠。

【名家点评】

患者为中年女性，以头痛、头晕、耳鸣、失眠、右半身麻痹3个月为主诉就诊。查体：颈肌紧张僵硬，$C_{3、4、5}$压痛阳性，旋颈试验阳性，右臂丛神经牵拉试验阴性，X片见颈椎生理屈度反弓。作者诊断为：①颈椎病（椎动脉型）；②中风后遗症。

中风由于气血逆乱，导致脑脉痹阻或血溢于脑。《金匮要略方论·中风历节病脉证并治第五》曰："夫风之为病，当半身不遂，或但臂不遂者，此为痹。脉微而数，中风使然。"患者骨折后长期躺在沙发上半卧位看电视，而引发中风，右半身麻痹，显然因脑脉痹阻，而非血溢于脑所致。脑脉痹阻的病因甚多，作者认为该患者发生中风可能与颈椎病有关，由于颈椎关节紊乱、颈屈反弓没有得到矫正，椎动脉痉挛，大脑缺血缺氧，这也是患者头痛、头晕、耳鸣、失眠、右半身麻痹等症反复多方治疗无效的根源所在。

补阳还五汤为治疗气虚血瘀型中风的代表方，作者在该方基础上用桂枝、葛根、天麻以温经通络解痉，舒缓椎动脉痉挛，使补阳还五汤能更好的发挥益气活血瘀，改善大脑缺血缺氧的作用，加酸枣仁、磁石镇静安神，以帮助改善患者严重之失眠。该方益气活血并用，舒筋通络兼施，温经补阳得当，共奏化瘀生新奇功。

　　中医治病"必求于本"，该患者"中风后遗症"乃颈椎病所致，故孙医师除给补阳还五汤内服外，还在患者颈部热敷30分钟，然后以手法（揉按、拿捏、旋转复位、点穴等）矫正颈椎关节紊乱这一发病的关键环节，以舒缓椎动脉痉挛、改善大脑缺血缺氧。且嘱其注意颈部保暖及禁止卧位看电视等，加以调护，体现中医"以人为本"的整体观。（王和鸣点评）

【香港行医感悟】

　　来香港工作行医已十年，诊治了许多病人，其中一个共性的问题，是港人工作繁忙且贪凉饮冷，致普遍阳虚气弱，甚者虚火上炎，如吃量少煎炸的食物即生口疮；日常生活中又不知御寒保暖。针对这种阳虚气弱的体质，临床中多用温阳扶阳的药物，对虚火上炎证，也多用温阳潜阳之法，取用阳化阴之意，尽量不用或少用寒凉损阳之药，以处处固护阳气为要义；当然，还应告知患者注意御寒保暖，这一点对骨关节痛的病人尤为重要。故笔者认为只要抓住阳虚气弱的体质之本，以处处固护阳气为要义，加上准确的辨证用药，临床即可取得满意的疗效。

6. 吴思团医案

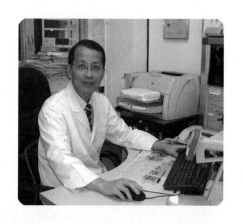

　　吴思团，福建南安人。1989年福建中医药大学本科毕业。曾在福建省漳州市中医院深造。1989年底移居香港一直从事骨伤科临床及教学工作。1996年开始在香港东华三院任全职骨伤科医师超过13年，2011年转到香港中环万邦行创办"香港骨伤针灸专科"。期间曾任香港大学李嘉诚医学院荣誉助理教授、香港中文大学专业进修学院中医课程名誉顾问、浸会大学中医药学院骨伤科导师、香港中医药管理委员会考试小组委员、香港中医学会会长等职。精于中西医结合诊断，对骨伤科非手术疗法有深入研究。擅治筋伤、骨折、脱位、内伤、骨枯、退化性膝关节炎等各种骨关节病及重症肌无力、面瘫等病。

医案 1　　护踝装置固定法治疗右踝部腓下骨并踝关节内翻扭伤

　　患者，女性，21岁，内地大学生，香港人，2005年11月2日首诊。

　　简要病史：5天前行走时不慎扭到致右踝肿痛、跛行，曾就诊内地某西医院骨科，主诊医生是博导，拍X线片后诊断为右外踝骨折，需入院接受手术治疗，因没有床位而转诊另一间中医院骨伤科，主诊医生又是博导，拍片后诊断同前，但主张无需手术，采用小夹板外固定，并坐轮椅。患者的母亲因身处香港而非常担心，打电话请教一位本港内科中医师，该医师转介给笔者。查体：右外踝前下方轻度压痛，右外踝无压痛，轻微肿胀，下地行走轻微疼痛。右踝正侧位 X 线片：右踝外侧关节间隙之间可见一形状和大小如黄豆的骨块，边缘光滑，上缘下半部接近右外踝，踝关节间隙未见异常。

诊断：右踝部腓下骨并踝关节内翻扭伤

辨证：急性筋伤证

治则：护踝固定

治疗方案：无需手术。采用保守治疗，因肿痛较轻，不必内外用药，更不必小夹板或石膏绷带托固定及坐轮椅。

【治疗过程】

护踝装置固定 1 个月。电话随访，约 2 个月痊愈。

【体会】

1. 诊断方面：踝部腓下骨较少见，易误诊。根据患者受伤后第 5 天的临床症状和体征均较轻，尤其是压痛点不在外踝而在外踝前下方，而且只见轻微肿胀，下地行走轻微疼痛，一系列临床表现均不支持右外踝骨折的诊断。再结合 X 线检查，右外踝虽可见一疑似骨折块，但因边缘光滑，笔者认为属于腓下骨。由此可见，鉴别筋伤与骨折，以临床表现为主、影像检查为辅是极为重要的。

2. 治疗方面：幸好当天西医院没有住院床位，否则，患者已被柱开一刀。本案属于急性筋伤（即西医的急性软组织损伤），因肿痛轻微而无需配合内外运用中药，仅施以护踝固定治疗，结果事半功倍。

【名家点评】

患者行走时不慎扭伤致右踝肿痛、跛行，X 线摄片后误诊为"右外踝骨折"，医生曾主张手术治疗，因没有床位而作罢。后到吴思团医师处就医，查体：右外踝前下方轻度压痛，右外踝无压痛，下地行走轻微疼痛。右踝正侧位 X 线片示：右踝外侧关节间隙之间可见一形状和大小如黄豆的骨块，边缘光滑，上缘下半部接近右外踝，踝关节间隙未见异常。吴医师诊断为"右踝部腓下骨并踝关节内翻扭伤"，采用护踝装置固定 1 个月后痊愈。

副骨是指由于某一骨骼的多个骨化中心在发育过程中没有合并，以致形成多出一块或几块骨，也可以由一个额外独立的骨化中心发育而来，足踝部较多见，属先天性骨结构。踝部副骨有三角骨、腓下骨和胫下骨，其中腓下骨较少见。吴思团医师经过认真体检，认为右踝外侧骨块系腓下骨，排除"外踝骨折"，针对踝关节内翻扭伤，采用简单护踝固定治疗，使患者免遭"柱开一刀"之苦，获得满意疗效。

通过此病案讨论，有两点经验教训值得注意：一则，骨伤科疾患之诊断应以临床表现为主、影像检查为辅，不能仅根据 X 线片报告，就轻易诊治。二则，骨伤科医师必须掌握影像学知识，懂得读片，对骨伤员者尽可能采用"简、便、验、廉"的治疗

方法，慎守"大医精诚"之古训。（王和鸣^注点评）

医案2　小夹板固定法治疗右桡骨下端伸直型粉碎性关节内骨折

患者，男性，79岁，退休人士，2007年6月18日首诊。

简要病史：2007年6月17日患者在家中不慎从椅上侧坠致右腕肿痛，功能障碍，未曾接受其他诊疗。查体：右桡骨下端环压痛明显，右腕及手背肿胀明显，腕关节各方向活动明显受限。当天右腕正侧位X线片示：右桡骨下端骨折，远程轻度向背侧移位，骨折线呈T型、涉及桡腕关节。由于本病属于粉碎性关节内骨折，因此，笔者建议转诊西医骨科施行手术治疗，但患者完全不接受，并求笔者给予治疗。

诊断：右桡骨下端伸直型粉碎性关节内骨折

辨证：新鲜骨折证

治则：复位，超关节固定，功能锻炼

治疗方案：患者同意采用非手术疗法。本患者身体健康，施行正骨手法无需麻醉下进行。根据桡骨下端伸直型骨折的整复手法，患者取仰卧位，在两位助手的协助下，先施以拔伸牵引及掌屈两种正骨手法，后给予相当于前臂2/3长的4根小夹板、以续增包扎法超右腕关节中立位固定、白天三角巾悬挂前臂于胸前6周。固定后注意事项：检查扎带的松紧度及手指末端血运情况，并嘱患者在固定期间若感觉局部剧痛或发现手指发紫发黑，说明包扎过紧，应及时调整，并尽快找医生跟进治疗，请不要把正骨水等药酒倒进夹板内，必须适当活动固定以外的关节。如果时间许可，最好在候诊室观察1小时，无不适之后才离开诊所。

饮食调护：一般情况下，骨折治疗期间不必特别忌口，只有均衡饮食，骨折才会愈合得更快更好。在肿胀消退之前，每2~4天复诊1次，观察小夹板的松紧度，必要时作适当调整；肿胀消退后，每周复诊1次，清洁患处，以防局部皮肤过敏。

【治疗过程】

6月20日，经整复和固定后，患者疼痛减轻。患者于6月22、26、30日、7月4、11、18、24日先后更换敷料共7次，7月31日解除小夹板，患处无压痛无纵挤痛，无肌肉萎缩，右腕部稍肿大（属于骨折愈合的常见体征），腕关节活动轻度受限，测试患者右手平举1公斤重物达1分钟，局部无疼痛。嘱锻炼手指、腕关节、前臂、肘及肩关节功能。9月28日，因急性腰扭伤来诊，得知患者右腕部病症完全康复。

【体会】

1. 诊断方面：桡骨下端伸直型骨折是最常见的骨折，诊断较为容易。不过，本病案属于粉碎性关节内骨折，以Frykman分型属第Ⅲ型，预后可能较差，必须向患者解释，好让患者心中有底。

2. 治疗方面：①复位：理论上，粉碎性或关节内骨折，治疗首选手术疗法，以求

解剖复位，减少并发症或后遗症。但临床上，手术疗法可能因加重创伤而产生手术后遗症，不一定比非手术疗法更理想，尤其是对于长者或慢性病患者而言。本患者年事已高，手术风险较大，患者同意采用非手术疗法，治疗结果未见任何并发症或后遗症。可见，关节内骨折，解剖复位固然重要，但如果受各方面条件的限制而未能达到解剖复位，那么功能复位也未尝不可以接受。②固定：关节内骨折必须超关节固定，至于采用腕中立位固定，是希望减少因腕尺偏掌屈位固定而并发腕管综合征的几率。选用小夹板，并施以续增包扎固定法，不仅符合生物力学的原理，而且在固定期间，既可根据肿胀消退的情况，随时调整小夹板的松紧度，减少骨折再移位甚至畸形愈合的发生率；又可定期更换敷料而避免局部皮肤过敏。③本病案治疗期间遵循"动静结合、筋骨并重、内外兼治、医患合作"的重要观点，因此，解除小夹板后，无需浸泡中药或做理疗，基本实现骨折愈合与功能恢复齐头并进的理想目标。

【名家点评】

理论上，粉碎性关节内骨折，治疗首选手术疗法，以求解剖复位，减少并发症或后遗症。但患者年近八十，手术风险较大，而且可能因加重创伤而产生手术后遗症。在患者强烈要求下，吴医师采用非手术疗法，结果疗效满意。

此病案给骨伤科医师的启示是：①关节内骨折，解剖复位固然重要，但如果受条件限制而未能达到解剖复位，那么功能复位未尝不是良好的选择。②桡骨下端伸直型骨折通常采用腕尺偏掌屈位固定，但可能发生"腕管综合征"等并发症，吴医师采用腕中立位续增包扎固定法，不仅符合生物力学的原理，而且可以减少并发症，治法上有所创新。③治疗期间需遵循"动静结合、筋骨并重、内外兼治、医患合作"四项骨折治疗原则，医疗服务以病人为中心，局部与整体兼顾。（王和鸣点评）

医案3 内外兼治法治疗腰5向前滑脱症，非手术疗法治疗右冈上肌腱损伤

患者，女性，62岁，写字楼杂工。2010年1月16日首诊。

简要病史：患者约1周前跌倒致右肩肿痛，功能障碍。曾就诊香港某公立医院接受磁共振检查据称右肩部筋断，建议手术治疗，患者不接受。转诊第一位中医内科医师，内服中药4剂，右肩病症未见改善而觉腰痛日渐加重，再转诊第二位中医师，内服中药1剂，腰痛如断。首诊临床表现：腰痛如断、无力支撑伴左腿放射痛，借助两把雨伞艰难行走，腰部无压痛，直腿抬高试验左右80度、加强试验阴性，右腿皮肤痛觉未见异常，右足背及踇背伸及跖屈肌力Ⅴ级。右肩部肿痛，功能障碍，右肱骨大结节处压痛（+）、稍肿，右肩疼痛弧试验阳性，落臂试验阴性，右肩主动前屈上举150度，外展80度，后伸20度。舌淡，有齿痕，苔白腻，脉弦细。过往于2003年腰骶部损伤史。2004年因腰痛经笔者给予内服中药治疗，病症痊愈。

诊断：腰5向前滑脱症，右冈上肌腱损伤

辨证：肾虚血弱证（全身），瘀血阻滞证（右肩部）

治法：补肾补血（内服），活血化瘀（外敷）

治疗方案：①内服中药：六味地黄汤合当归补血汤加减。山萸肉 20g，茯苓 20g，怀山药 20g，牡丹皮 20g，杜仲 20g，木瓜 12g，狗脊 12g，玉竹 12g，徐长卿 12g，续断 12g，当归 12g，黄芪 20g，丹参 15g。3 剂，每日 1 剂，水煎服。②外敷活血化瘀膏。

饮食调护：均衡饮食，腰部避免粗重工作，第 5 周开始渐进式锻炼右肩关节。

【治疗过程】

二诊：1 月 23 日，内服第 1 剂中药约 5 小时后，已经无需再借助两把雨伞行走。再服 2 剂中药后，腰痛明显减轻，有力支撑。但左腿放射痛未见明显改善。建议做 X 线检查腰椎，结果发现腰 5 椎体向前滑脱 I 度。治疗采取日间腰围固定 3 个月，长期以 5 点式锻炼腰肌，守上方续服 3 剂。

复诊：2~6 月约每周复诊 3~5 次，经过 5 个月的内外兼治，左腰腿痛病症明显好转，服药期间，偶见口干时，加重玉竹用量至 20g 或加北沙参 20g。经过 4 个月敷药治疗，右肩病症已基本痊愈。

【体会】

为什么会腰痛如断？是否与内服两位中医师的中药有关？必须从患者所服的处方进行分析，第一位医师在 12 味的处方中用了乳香、没药各 8g，归尾、桃仁各 10g，红花 6g，姜黄、丹参各 15g，共 7 种活血化瘀药，占整个处方药味总数的 58%；第二位医师在 14 味的处方中用了乳香、没药各 8g，姜黄、延胡索各 12g，鸡血藤 30g 共 5 种活血化瘀药，占整个处方的 35%，由此可见腰痛如断可能与连续较大量应用活血化瘀药有关。本证属肾虚血弱证，施以补肾补血法，选用六味地黄汤合当归补血汤加减，服药 3 剂后，虽然腰部病症明显减轻，但左腿放射痛依旧，故经 X 线检查发现腰 5 向前滑脱 I 度，可见左腿痛因腰椎滑脱所致，对症施以腰围固定及腰肌锻炼，经过 5 个月内外兼治治疗，左腰腿痛明显改善。

右肩部损伤，虽然 MRI 检查据称右肩部筋断，但临床检查只见右肩疼痛弧试验（+），而落臂试验（-），临床体征不足以支持影像检查结果。根据多数学者主张，影像检查主要目的是为了印证临床检查而不能取代临床检查，当影像检查与临床表现不相符时，应以临床表现为主，从而推断右肩部筋未离断，右冈上肌腱只是撕裂损伤，经 4 个月敷药及功能锻炼治疗，病症已基本痊愈，再查体见右、左肩部肌力相当。幸好较早之前患者不接受手术治疗，否则便枉开一刀。

启示：①诊病应以临床表现为主，影像检查为辅，如果主与辅倒置，就可能误诊误治。②治疗腰痛或腰腿痛患者，当肾虚与筋骨疾患并见时，治则首选内外兼治。③医患皆必须慎重选择手术疗法：笔者借俗语"尽信书不如无书"比喻，尽信医者不如无医。有病求医，固然要信任医者，但毕竟医者也是人，人无完人，因此，在决定手术前最好征求2~3位医者的专业意见，以免一刀切成千古恨。

【名家点评】

该病者兼患腰5向前滑脱症与右冈上肌腱损伤。X线检查腰椎见腰5椎体向前滑脱（Ⅰ度），体检发现右肩部活动功能障碍，右肱骨大结节处轻度压痛、稍肿，右肩疼痛弧试验阳性，因此诊断可确立。但西医建议手术治疗，患者不接受；其他两位中医给予大量活血化瘀药内服，病情反而加重。吴思团医师注重局部与整体结合，辨证施治，诊断全身系"肾虚血弱证"，右肩部系"瘀血阻滞证"。同时采用内外兼治法，内服选用六味地黄汤合当归补血汤加减，补肾补血；右肩部外敷活血化瘀膏，活血化瘀。同时配合饮食调养，采用渐进式右肩关节功能锻炼与腰部5点支撑式锻炼，经过4、5个月治疗，腰腿痛病症与右肩病症基本痊愈。

吴医师临床检查见患者右肩疼痛弧试验阳性，而落臂试验阴性，从而推断右肩部筋未离断，右冈上肌腱只是撕裂损伤而已，经过内外兼治及功能锻炼，病症逐渐痊愈。由此可见，吴医师掌握骨伤科检查基本功，不囿于影像检查所见，使患者免除手术之苦。

患者系老年女性，气血、肝肾虚弱，若用大量活血化瘀药，必然耗伤精气营血，使病情加重。吴医师审时度势，辨证用药，予以补肾补血；同时遵循中医骨伤科确立的"动静结合""筋骨并重""内外兼治""医患合作"四项治疗法则，标本兼治，出奇制胜，因而患者腰部与肩部伤痛同时得以治愈。（王和鸣点评）

注：

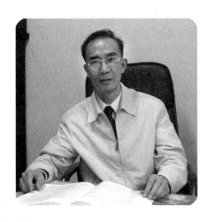

王和鸣，福建中医药大学教授、主任医师，博士生导师，国家有突出贡献专家，享受国务院特殊津贴。现任福建省骨伤研究所所长、世界中医药学会联合会骨伤科专业委员会执行会长、中华中医药学会骨伤科分会顾问、中国中西医结合学会骨科微创专业委员会名誉主任委员及《中国中医骨伤科杂志》执行主编等职。

曾任福建中医学院副院长兼福建省中医药研究院院长。

附案　平肝息风通络法治疗痉证

患者，女性，27岁，行政主任，2005年4月20日首诊。

简要病史： 反复咳嗽22年，痉证5年。2000年10月首次因神志清楚、四肢严重痉挛以致动弹不得（下文称严重痉挛）而急诊香港某公立医院，接受西医肌注解痉药而缓解。同年11月再次严重痉挛致脑缺氧（昏迷10小时），经西医抢救得以脱险，随后遗留反应迟钝、轻度口吃及手足动作不协调，约 1~2 个月逐渐恢复，脑部 MRI 未见明显异常，但脑电图异常，西医估计 2~3 年不能行走。2001~2005 年期间严重痉挛反复发作（约每年 6~8 次），四肢抽搐时轻时重，以肌注及内服解痉西药为主，病情日趋严重。2005 年 4 月 20 日开始转到笔者手上接受中医诊疗。首诊临床表现：头痛脸红、脚浮、口干咽燥、项背强急、四肢抽搐，血压 130/90mmHg，舌淡红、苔薄白，脉弦细。

患者自幼喜爱各种运动，6~20 岁做业余自由泳运动员，由于运动医学的迅速发展，约 2000 年发现之前自由泳的训练方法是错误的。

诊断：痉证，咳嗽

辨证：肝风内动，痰浊阻络

治法：清热平肝息风，健脾化痰通络

方药：天麻钩藤饮合牵正散加减（下文简称解痉方）

天麻 12g，钩藤 20g，石决明^{先煎}20g，僵蚕 12g，怀山药 20g，丹参 15g，地龙 20g，夜交藤 15g，茯神 20g，桑寄生 15g，杜仲 20g，山栀子 10g，黄芩 10g，北沙参 20g，人参叶 20g。3 剂，每日 1 剂，水煎服。

饮食调护：均衡饮食，作息有度。嘱每周复诊 2 次。

【治疗过程】

1. 痉证的治疗　2005~2008 年期间，守解痉方加减内服，平均每月 3~5 剂，期间因平均 2 个月发作咳嗽 1 次，通常在止咳方（详见下文）加入鸡血藤 15g，宽筋藤 20g 以活血舒筋活络，严重痉挛由 2005 年以前每年 6~8 次逐年减少，至 2008 年全年 2~3 次，四肢抽搐时轻时重。2007 年 10 月因持续性头痛伴间歇性呕吐，脑 MRI 检查发现脑干附近有一个长度为 1cm 的血管瘤。

2008~2009 年期间，因病情较为不稳定，2009 年 3 月 17 日开始在解痉方中加入全蝎 6g，只服 1~2 剂，四肢抽搐频率明显减少减轻。同年 11 月 18 日福建中医药大学前校长杜建教授应邀访问香港，笔者带着患者请教杜教授，杜教授建议加上蜈蚣及配合羚羊角单独加水研磨服用（后法患者未用），加强祛风止痉之功，11 月开始加入蜈蚣 1 条，平均每周 3~5 剂，严重痉挛大幅度减至全年 1 次。四肢抽搐频率进一步减少减轻。但因患者咳嗽发作而把全蝎与蜈蚣分开应用，结果止痉而不止咳，解痉功效尤以蜈蚣更为显著。2009 年 6 月 MRI 发现脑血管瘤膨胀并增大至 1.5cm。

2009~2010 年期间，继续内服解痉方加减，每周 5 剂，严重痉挛全年 1 次，四肢抽搐几乎消失。但今年 6~7 月期间，由于咳嗽与抽搐交替发作，在解痉方加金银花 12g 清热解毒，薄荷 6g 利咽润喉，既止咳又解痉。又由于右踝关节首次积液而加土茯苓 30g 利水渗湿消肿。2010 年 8 月，MRI 发现脑血管瘤缩小至 1cm。

2. 咳嗽的治疗　2005 之前以西医疗法为主。2005 年之后转用中医疗法。主症：咳嗽频作、痰多难咳、口干咽燥，舌淡中部苔少，脉细数。证属脾肺阴虚夹痰浊，治宜补脾益肺，滋阴润燥化痰，方用参苓白术散、沙参麦冬汤合三子养亲汤加减（下文称止咳方）：茯神、怀山药、人参叶各 20g，白术、川贝母、枇杷叶各 12g，北沙参、丹参、金银花各 15g，芥子、苏子、莱菔子各 10g（三子包煎），麦冬 18g，鱼腥草 30g，薄荷^{后下}6g。每日 1 剂，通常 1~2 周痊愈，且疗程逐年缩短。

3. 兼症——全身骨关节病症的诊疗　患者除了颈椎病发展至颈僵及左右游泳肩之外，2006 年 9 月因腰痛而接受 MRI 检查：腰 3/4 及腰 4/5 椎间盘突出，随后可能因腰部乏力而长期用腰围导致腰椎关节突关节错缝反复发作。2007 年 10 月至今偶发呕吐，因手法牵引颈椎可缓解而拟为颈性呕吐。2008 年 9 月因右髋痛、双膝痛并积液而接受 MRI 检查：右股骨头缺血性坏死 I 期（可能与西医给予间歇性应用类固醇或严重痉证反复发作导致筋骨组织缺血有关），双膝内外侧半月板变薄，左膝关节

内外侧半月板破裂。这些骨关节病症通常施以拔火罐、颈椎手法牵引、腰椎斜扳手法，必要时配合腰围、护膝及护踝等治疗，病情时轻时重。

【体会】

本病长期西医就诊，西医诊断明确，为神经性肌痉挛症、气管敏感性咳嗽、兼见全身骨关节病症。病情复杂，主要涉及脑神经内科、胸肺科及骨伤科等多种疾患。根据严重痉挛时神志清楚，且呕吐从未同时出现及脑部 MRI 检查而排除痫症；根据与患者同期受训的泳友都没有痉证，推断可能与过量运动无关。不过，多种疾患之间似乎会互相影响：可能因反复严重痉挛不仅并发脑血管瘤、而且使全身组织反复缺血、因缺血致脾虚致土不生金致肺阴虚咳嗽及缺血加速全身骨关节病症恶化；又因脑血管瘤、咳嗽及全身痛症反过来影响痉证。

本病案最棘手的问题是痉证与脑血管瘤——严重威胁着患者的生命，是治疗的靶点。痉证可分为外感与内伤，本患者证属素体阴虚、肝风内动及痰浊阻络而致痉。脑血管瘤本来可以手术治疗，只因位于脑干附近，使医者束手无策。治疗目标主要是密切监控病情、缓解痉挛、减轻痛楚及提高生活质量。由于每当严重痉证就会并发暂时性高血压（严重时高达 200/120mmHg），而血压增高必将增加脑血管瘤破裂的风险，因此，必要时"不择手段"地控制痉挛无疑成为延长生命的关键所在。无论中医还是西医，只要能控制痉证发作就是好医。每当严重痉挛，总是需要找西医肌注 1~2 种镇静药（如 Beclofen 或 Valium），才能缓解。但缓解之后四肢抽搐难止、四肢乏力犹如被废弃武功一样，严重影响患者的生活和工作。虽然服西药可以改善，但用药期间常见反应迟钝、精神难以集中、全身疲倦及步履不稳等副作用。相反的，如果服用解痉方，不仅疗效较为显著，患者全身状态都相应较好，而且未见不良反应。主要根据《内经》指出"诸暴强直、皆属于风"及"诸风掉眩，皆属于肝"的观点，辨病辨证施以解痉方而收良效。方中天麻、钩藤、石决明、僵蚕平肝息风止痉，怀山药健脾化痰，丹参、地龙活血通络，夜交藤、茯神养心安神，桑寄生、杜仲补益肝肾，山栀子、黄芩清肝泻火，北沙参、人参叶养阴润燥生津降虚火。诸药合用补泻兼施，共奏清热平肝息风，健脾化痰通络之功。考虑到患者需要长期服药，把小毒的全蝎及蜈蚣作为后备药物，直至 2009 年 3 月不得已不才开始应用。

有关咳嗽及全身骨关节病症，通过对症处理，病情时轻时重，基本上没有生命危险。每当咳嗽严重发作时，西医用较强的止咳针或止咳药（如 Fendil 或 Codeine Phosphate）都难以控制，即使治愈，复发周期较短。自从服用止咳方，复发周期由每年 5~6 次减至 2~3 次，持续时间由每次 1~6 个月减至 1 周左右，如今患者几乎不必再见西医。治法主要根据《素问·咳论》曰："五脏六腑皆令人咳，非独肺也"及《医学心悟》指出"脾为生痰之源、肺为贮痰之器"，辨病辨证施以止咳方而收良效。此外，每当头痛、颈性呕吐发作或腰椎关节突关节错缝时，通过行颈椎手法牵引及腰椎斜扳手法治疗，总是收到立竿见影的效果；双膝关节炎并关节积液，只要平均每周做 2 次拔火罐就可迎刃而解。面对上述显著的疗效，据患者称西医脑神经内科与骨科两位顾问医生总是鼓励她继续见中医跟进治疗。

不过，10 年来，中医诊疗，亦并非百用百验。例如，2010 年 6~7 月期间，患者的病情突然每况愈下，主要因咳嗽而服止咳方，暂停解痉方，没想到当咳嗽明显改善时，再服解痉方，咳嗽又作，期间只好以西药控制痉证约 2 周，病情犹如股灾急转直下，西医表示今次应该难以控制及复原……笔者根据中医的精髓——观整体及求平衡，在解痉方中加金银花 12g，薄荷[后下]6g，土茯苓 30g，不仅达到预期效果，而且用药约 1 周左右病情犹如牛市股票，由谷底急升。刚好遇到西医脑科医生为患者做

MRI检查脑部的周期，发现脑血管瘤由 1.5cm 缩小至 1cm，实在令中西医者为之振奋。根据患者反馈，显著疗效又一次给西医留下良好且深刻的印象。

本病案痉证、脑血管瘤、咳嗽及全身骨关节病症等多种疾病集于一位二三十岁的年轻人一身，医学界实属罕见。据患者称，为她主诊的两位西医曾在香港某些世界性学术研讨会的场合邀请国外专家为患者会诊，这些专家都认为能有今天的疗效已经是医学的奇迹。笔者也曾于 2009 年底请教杜建教授，使患者病情进一步改善。目前，患者依然穿梭在中西医者之间，其病情处于相对稳定的状态。正如北京宣武医院神经外科医生凌峰教授说过："刘海若（附注：曾在英国因车祸致深度昏迷）的成功治疗，是中西医相辅相成的结果……而不只是神经外科的医生"【2003年11月18日《联合早报》】。凌教授还在接受香港无线电视采访时指出：刘海若获救并生存下来，医者只是起到辅助的作用，更关键的是取决于刘海若顽强的求生意志。同理，本患者不仅得到中西医间接合作诊疗，而且患者具备了运动员特有的顽强意志和乐观面对成败的良好心理素质。

本人之所以选本案与同道分享，主要目的是希望借本书抛砖引玉，期望该书出版之后能有意外的收获，使患者遇到天外或山外的杏林圣手，并能得到更好的诊疗。

【名家点评】

中医诊病的特色在于"辨证论治"，"证"应该从"症"而来，而"症"的收集应该要全面、客观、准确，从而才能达到正确的辨"证"。而疑难病更要细心、准确地辨证才能达到正确的"论治"。

本案例，病程长，病情复杂，治疗难度大，在诸多症状中，抓住主症即项背强急，四肢抽搐，结合次症与脉象，从而作出正确的诊断。治法遣方与辨证紧紧相扣，症状得以缓解。后在方中加入虫类药加强搜风止痉，因此效果更佳。

但后又发现在脑干附近长一血管瘤，因此诊断可否加上一项"癥瘕"。

本案例充分体现了中西医结合的优越性，发挥各自的特点，从而取得好的疗效。应该值得提倡。

【香港行医感悟】

笔者移居香港行医约 20 年了，深深地感到本港的医疗制度良莠参半。良的一面表现在中西医治疗手段完全分开，有利于各显神通，促使中医师挖掘及发挥应用中药及手法等治疗优势，从中领悟中医疗法的可贵之处，有利于传承与弘扬中医；莠的一面表现在医疗制度过于保守：①中西医各人自扫门前雪，尤其在回归前完全没有互相转介或互邀会诊的机制，导致某些病人因此而延误治疗。②自 2003 年中医注册至今，中医竟然尚未被纳入公营医疗体系，公立中医院没有着落；有关转介生化及影像检查迟迟未能合法化。③中西医待遇异常悬殊。

比较内地与香港两地的医疗制度，香港过于保守，导致中西医发展严重失衡。内地则过于开放，中西结合的趋势导致中医不姓中，中医西化，中西医竞争越演越激烈。如果把两地医疗制度择优整合，在中西医互补、并举、平等的前提下，科研及诊断采用内地的做法中西医结合，临床治疗借鉴香港的做法中西医分开。然后根据病情的需要，必要时互相转介、互邀会诊或互相协作。那么，就不必担心中医被告别或后继无人，反而会使中医的前景充分无限的生机，人类健康必将永久地得到多一重可靠的保障。

基于中西医都是研究人体，研究方法各有千秋，中医以宏观综合演绎法为主，西医以微观分析归纳法为主，只有既宏观又微观，才能看到人体的全部。纵观医案 4 的诊疗过程，其实就是以患者为桥梁，使中西医在各自的诊疗过程中取长补短，结果呈现患者、中医及西医三赢的可喜局面。由此可见，只要中、西医坦诚相待，一定可以找到合作的平台。

长期以来，民间乃至医学界有一种成见，西医疗效较快，中医疗效较慢，甚至误以为中医只能调理身体。无可否认，在急救、快速改善病症及手术方面，西医肯定优胜于中医。但在部分急症重病或大部分慢性病方面，治本的中医可能略胜一筹。

再分析附案，西医并非完全不接受中医，中西医结合在香港也并非不可能实现。只要部分中医师不要再固步自封或自命不凡，不要只读《内经》，不懂"外经"——国外经验或西医理论；只要中医师都能与时并进、规范诊疗及提高疗效，减少误诊误治或漏诊漏治的比率；当然也要部分西医不再保守、逐渐开明，中西医必将有进一步交流及合作的可能。不过，无可否认的是，目前的香港，接受中医的西医比率较低。主要原因除了利益因素之外（其实中西医不同的治法决定了不同的市场，谁也代替不了谁！），其次就是香港中医整体质素参差不齐，高的学历是医学学士、硕士或博士，低的是小学未毕业，让西医难以放心，有见及此，唯有全面提高中医的诊疗质素。自从中医注册之后，虽然持续进修的制度掀起了终身学习的良好风气，但笔者认为治本应从教育入手，一方面，本港的现状是在弹丸之地，浸会大学、中文大学及香港大学先后创办了中医药学院，或多或少造成资源浪费，有待重新整合，使资源集中，教学质素才能从根本上提高。另一方面，杏林同道多么渴望政府能进一步落实《香港特别行政区基本法》，坐言起行，尽快把中医纳入公营医疗体系，从速创办公立中医院，增拨资源发展中医药、促进中医药走向世界，才能吸纳高才生报读中医，才能造就中医优秀人才，才能让西医逐渐认同、接受及信任中医，最终实现中西医平等、互相转介及互邀会诊。

令人欣慰的是随着香港回归，中医得到立法的保障，专业地位获得特区政府承认，尤其是以国家中医药管理局为桥梁，中西医正通过海峡两岸四地及世界中医药学会联合会主办一年一度的世界中医药大会等多种管道互相渗透、互相交流而逐渐缩短了距离。不过，相对于内地而言香港中西医互补只是刚刚起步……笔者应徐大基教授邀请参编本书，另一个目的是渴望透过这个珍贵的平台，使全世界的中西医能以人为本，进一步互相了解，增进交流，求同存异，加强互补，早日放下门户之见，携手为全人类的健康谋福祉！（杜建[注]点评）

注：

杜建，全国名中医，福建中医药大学教授、主任医师、博士生导师。曾任福建中医学院院长。现任福建中医药大学中西医结合研究院常务副院长，主编专业著作八部，发表学术论文近百篇。

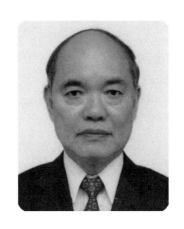

7. 杨卓明医案

杨卓明,广东中山市人,暨南大学医学院骨伤专科大专及暨南大学医学院本科毕业,曾师承中国骨伤整脊名家张羽教授多年、脊椎病学专家魏征教授及龙层花教授数年。现任香港中医骨伤学会理事长,广西中医药大学客座教授。

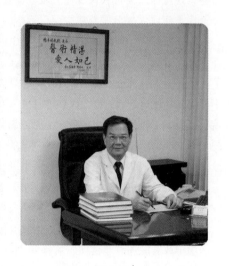

从事骨伤整脊专科近 40 年。七十年代后期开始在香港开设骨伤整脊诊所。八十年代后叶开始在香港工会联合会业余进修中心教授骨伤专科课程;历任香港中医骨伤学会学术研究专刊《香港骨伤》主编及中医骨伤学院教授等职,并获聘为"首届评选世界手法医学会与传统疗法"国际评审委员会执行委员;曾任中国人才研究会骨伤人才委员会理事。2015 年获聘为世界手法医学联合会常务副主席。

医案 1　头皮针体针结合治脊手法治疗五迟五软（小儿脑瘫）
　　　　　患者,女,7 周岁,2009 年 6 月 20 日首诊。

简要病史:患者为 23 周早产儿,出生时只有 1 磅,出生后需放在氧气箱内、由口部插喉给予维持生命。出生 24 周后,更需喉部手术切开气管开放式插喉辅佐呼吸。在 3 岁内,四肢活动情况很差,如有人帮助或物体支撑可以站立,但起步无力,不能迈开步。首诊时 7 周岁,在监护人帮助下,能走 2~3 步;左手活动困难,左脚因无力而起步艰辛,因此去哪里都需要用婴儿车推着前行,如果没有别人扶持,站立也需脚托才能站稳,长期有痰鸣声,需要别人帮助拍痰。约 3 周岁,停用开放式气管,停用插喉,由于约 3 年长期开放式插喉,影响声带,自始哭声也非常低沉沙哑,只能吸食流质食物,长期有痰鸣。在语言方面,发音困难,约 4~5 岁才能叫"爸爸,妈妈",至 7 岁初诊时仍无大进展。在视力方面有先天性有近视及散光。有眼球震颤斜视。来诊时近视 450 度,散光 250 度。

诊断:五迟五软
辨证:肝肾亏损,脑络不通,心脾肺虚
治法:补肾养肝,通脑活络,补益心脾,温化痰饮
方药:地黄饮子合小青龙汤加减
熟地黄 15g, 巴戟 9g, 山萸肉 9g, 熟附子^先煎 15g, 肉苁蓉 12g, 茯苓 8g, 白芥子 8g, 干姜 5g, 肉桂^焗 1.5g, 大枣 3 枚, 炙麻黄 5g, 远志 6g, 五味子 9g, 石菖蒲 6g, 法半夏 6g, 白术 12g, 细辛 2g, 麦冬 8g, 鸡血藤 20g, 白芍 6g, 炙甘草 4g, 每天服药 1

剂煎成 1 碗，分早晚各服半碗，即隔天服药 1 剂。

头皮针治疗：

处方：四神 I 针（前顶穴）、四神 II 针（后顶穴）、四神 III 针、四神 IV 针、智 I 针（神庭穴）、智 II 针、智 III 针（双侧本神穴）、脑三针（脑户穴及左、右脑空穴）、舌 I 针（廉泉穴）、舌 II 针、舌 III 针（为廉泉穴左、右旁开 0.8 寸）、颞三针

【治疗过程】

操作：初期每星期就诊 2 次，2 月后转每星期覆诊 1 次，多行补针为主，留针时间最好较长，（2~3 小时或以上）舌 I 针（廉泉穴）、舌 II 针、舌 III 针以刺穴为主，不留针。

手法整复治疗：由于左侧身较瘫软无力，引发身体左右旋摆，盘骨左下前旋，寰、枢椎错位需要用轻巧方法给予调整。

二诊：2009 年 6 月 23 日，治疗方法同上。此后，每周就诊 2 次，覆诊 2 月后转每周覆诊 1 次。

每次以头针治疗为首选，四神针为主穴，配合头维为次选，为加强小儿四肢活动，配合颞三针，（以上留针）刺激小儿语言功能，刺穴廉泉穴（不留针），体针和四肢穴位以腰阳关、肾俞、极泉、委中、承山、膻中、上脘、中脘、血海为配穴，以刺为主，不留针，手法配治脊手法或捏脊手法等。

约 3 个月后长期痰鸣症状消失，除去细辛、麻黄、法半夏，熟附子时用时不用。

二十八诊：2009 年 11 月 6 日，在无外力帮助下能走约 20~30 步。步态较前明显有力。能以简单词句对答。能伴声乐学唱歌。左手活动较前灵活。斜视有改善。眼球活动控制改善。患儿母亲诉说：小女儿在公园已能半个多钟不用旁人搀扶，自由在公园玩耍，由于左侧肌力不足，仍有跛行，只有在爬高时大人怕她跌下才需扶着她，帮助向上向前爬。

经过 1 年半共 80 多次的治疗后，于 2010 年 12 月 15 日再诊：患儿已能独自在游乐场玩耍和踢足球 1 个多小时，而不需要别人特别帮助。

及后患儿由于父亲有病，经常数月才来诊 1 次，嘱咐必须多做运动，避食寒凉生冷食物。

【体会】

患者仅 23 周早产，出生体重仅有 1 磅，属于严重的先天禀赋不足，精气未充，髓脑未满，脏气虚弱，筋骨肌肉失养而成，引起严重的生理功能障碍、智力发展迟缓；在早期通过现代医学救治后，虽然多能生存过来，但生理功能、智力发展多数进展不如人意，就算用多方语言治疗，职业治疗，器械帮助，多数仍然不能说话、走路，吞咽食物艰难。患者七周岁仍不能说话，不能走路，更不能吞咽固体食物，故中医可诊断为五迟五软，属于西医脑瘫等范畴。按辨证属于肝肾不足，脑络不通，心脾肺三虚，

故治以头针为主，体针和治脊为辅，但临床所见如配合内服中药地黄饮子治疗，效果更好。

地黄饮子合小青龙汤加减：地黄饮子用于舌不能语，足废不能用，滋补患者先天不足的肝肾阴亏，升清降浊，开通诸窍，迅达经络，使心肾相交，渐益精气，历代医家用本方于瘖痱证；小青龙汤在本方不在解表，用于温化长期内阻于肺的痰饮，疏通痰饮阻滞的气机不畅。

四神针的定位是百会前后左右旁开 1.5 寸，四神聪的定位是百会前后左右各旁开 1 寸。四神针范围更广，且针尖多数情况下是指向百会穴的。理解四神针就是四神聪，尤其是对儿童而言。四神针的刺法：四针均向外刺，这样刺激面广，弱智儿童、脑瘫、自闭症、多动症、眩晕等病症多用该刺法。方向平刺。

同时给与手法治疗或复位，由于以前所见凡是有脑瘫病者多数有颈椎 C1、C2 错位旋移，本案患童的寰椎及枢椎偏右旋移，如果能够给与正确良好整脊治疗，效果多能进步加速；并且间中配合任督二脉治疗，四肢关节经筋穴位刺激性治疗，脑瘫四肢痿弱者手脚活动功能多能早日康复进步，肌力得到增强。

此医案是现代医学使她生存下来的脑瘫小女孩，但什么都不能自理，自小接受着特殊教育，配合多种的治疗方法，多年来进展未如理想，究其原因，都是没能解决大脑的问题。我们运用中医学的经筋理论，结合《内经》的治疗概念，参照现代医学的解剖学，运用中医的针灸和整脊学，特别是针对其病在头在脑，利用头针的特殊效果，适当利用任督二脉，和一些奇经穴位，此则病例在一年半多的时间内，得到明显的改善和进步。

【名家点评】

五迟五软是小儿生长发育障碍的难治病症，西医称之谓"小儿脑瘫"。五迟是指立迟、行迟、语迟、发迟、齿迟；五软是指头项软、口软、手软、足软、肌肉软。清代《医宗金鉴·幼科心法要诀》将"五迟"列为一门，叙证论方；明代薛己在《保婴撮要·五软》云："五软者，头项、手、足、肉、口是也。"明代着名医家王肯堂的《证治准绳·幼科准绳·五软》还认为本证预后不良，"纵使成人，亦多有疾"，"投药不效，亦为废人"。

该医案是一例严重的五迟五软病儿，患者七周岁仍不能说话，不能走路，更不能吞咽固体食物。作者辨证为肝肾亏损，脑络不通，心脾肺三虚；给予地黄饮子合小青龙汤加减，以补肾养肝，通脑活络，补益心脾，温化痰饮，治其本源。因病位在脑髓，脑络不通，故治以头针为主，体针为辅，内外兼治。脑瘫病儿多数有颈椎 C1、C2 错位旋移，本案患儿的寰椎及枢椎偏右旋移，作者给与正确整脊与捏脊治疗，效果良好，经过 1 年半共 80 多次的治疗后，患儿已能独自在游乐场玩耍和踢足球 1 个多小时，而不需要别人特别帮助。作者融会贯通中药内治、针刺及整脊三大法体现中医综合疗法的重要性。（王和鸣点评）

医案2 补肾温阳，补血通经络治疗骨痿（股骨头缺血性坏死）

患者，女，29 岁，文员，1999 年 6 月 22 日首诊。

简要病史：患者为于 6 年前腰部曾有外伤史，反复腰痛，慢慢发展到双侧髋部疼痛 3 年余，曾多方求医乏效，1 年前曾拍 X 线片显示腰椎有明显椎间隙变窄，椎体有楔形改变，髋关节活动功能障碍，严重跛行，求诊时 X 线片显示双侧股骨头出现塌陷，双侧髋关节间隙基本消失，股骨头坏死已进入Ⅲ、Ⅳ期阶段，医院建议髋关节置换手术，但由于太年轻，嘱咐在可以行动时暂时不做手术，将来不可走路时再考虑。患者无烟、酒嗜好，无服食大量类固醇史，亦没有家族病史。常有头晕，精神萎靡不振，半夜髋部疼痛至经常难以入寐，面色苍白，手足不温，经常大便秘结，舌质灰暗，苔白腻，脉沉细。

诊断：骨痹，骨痿

辨证：肝肾两虚，气滞血瘀，血不营筋

治法：内服中药，活血化瘀，补气养血、温阳补肝肾，手法治脊整复，调骨理筋、刃针毫针交替治疗，加强活血化瘀，疏通经络。

方药：自拟化瘀强脊健肾汤

延胡索 9g，桑寄生 15g，续断 9g，威灵仙 12g，淮牛膝 9g，狗脊 15g，鸡血藤 30g，川红花 6g，石楠藤 6g，蕲蛇 9g，全蝎 6g，石菖蒲 15g，蜈蚣 9g，土鳖虫 6g，丹参 15g，当归头 9g，制附子^{先煎}30g。每日 1 剂，服 15 剂为一疗程，停药 5 天后按此方加减再续服。

治脊整复，调整理筋、刃针毫针交替针灸治疗：双侧肾俞、脾俞、关元俞、至阴、八髎，以毫针为主，间中配合刃针治疗，针刺坏死的股骨头关节囊内外、腰部，每周来诊 2 次。

饮食调护：注意保暖，避免受凉，增加营养和补血种类，减少生冷寒凉食物摄入。

【治疗过程】

8 次治疗后，病者开始症状初步稳定，晚上睡觉时疼痛开始减少。20 次治疗后，病者睡眠时已没有明显疼痛，行走时已可不用持拐辅助，但仍跛行。检查时发现双足右长左短，相差 1.2 寸，需在左足加上加高垫以平衡双足。40 次治疗后，病者病程基本稳定，可以重新投入工作，塌陷区开始有新的钙质渗入，骨质疏松明显减少。

病人由于经济经和其他原因常要到内地工作，因此来诊次数变得不定时和次数减少，有时两周甚至一个月或数月才来诊 1 次，如是者经过 3 年左右，症状基本稳定，没有大的变化。

2012 年患者由于工作再转回香港，较容易抽出时间来诊，并且带来新照的 X 线片，股骨头已经变成新月形，大量钙沉积在整个髋关节位置，关节已经稳定，病人行动已没有疼痛，晚上睡眠时也和常人一样。

【体会】

中医学将股骨头缺血性坏死归属于"骨蚀""骨痿""骨痹"等范畴。《灵枢·刺节真邪》篇曰:"虚邪之入于身也深,寒与热相搏,久留而内着,寒胜其热,则骨疼肉枯,热胜其寒,则烂肉腐肌为脓,内伤骨为骨蚀。"

股骨头坏死的治疗是目前骨科面对的一大难症,近年对股骨头坏死的研究受到了人们的广泛关注。现代医学主要集中研究如何延缓股骨头坏死中期的病程发展,及集中股骨头坏死晚期进行全髋置换术的质量和技巧。中医内外治疗主要适用于Ⅰ期、Ⅱ期的治疗,然而刃针治疗,不单适用于Ⅰ期Ⅱ期,而且适用于Ⅲ期、Ⅳ期的病患、依据病情症状的不同和股骨头的塌陷程度采取不同的刃针方法,同时需要配合整复脊椎治疗,因为很多股骨头坏死都与脊椎的损伤有密切的关系。所以刃针加中药配合治脊手法能够很好疏通经络,其原因对于改善由腰骶部进入股骨头的血流、调整力学动态平衡状态有关。可改善股骨头周围的黏连、挛缩组织无菌性坏死,同时轻微的创伤更容易使微细血管进入到本来坏死或挛缩组织里。从而促进死骨修复。由于本案病者太年轻得了严重的Ⅲ、Ⅳ期股骨头坏死疾病,15年前医院已明确建议必需进行手术,由于患者害怕做手术后,十多年后又要重新做一次手术,将来的后遗症难以想象而却步;为长远计不适宜做关节置换手术,转用中医的综合治疗方法,一方面用古代九针其中两种"刃针"和"毫针"交替使用,用治脊手法整复不正常的脊椎骨,随着中西医学对本病的发病机理逐渐深入认识,理解到很多股骨头坏死主因是由于腰部到髋关节的动脉受到阻塞形成供血不全,如果很好解决到髋关节的供血,附予化瘀强脊健肾汤内服,把一个应该必须要做手术的顽疾,一个现代医学仍然觉得难治的顽疾,经过了适当的治疗后,达到较好的治疗效果,十五年后的今日仍然如常人一样工作和生活,但从解剖学(股骨头蹋陷)不正常,从功能学而论基本正常,无论临床症状,还是生活质量得到显著的改善。

【名家点评】

"股骨头缺血性坏死"是由于血液循环障碍,导致股骨头因局部缺血而发生的坏死,晚期可因股骨头塌陷,发生严重的髋关节骨性关节炎,是目前常见而又难治的疾病之一。中医称之为"骨蚀""骨痿""骨痹"等。引起股骨头缺血性坏死的病因通常分成两大类:①创伤性,以股骨颈骨折最常见;②非创伤性,以激素性和酒精中毒性较多见,这些病因的共同特点是损害了股骨头的血液循环。该患者无烟酒嗜好,亦无服食大量类固醇史,可能与外伤有关。初诊时患者有头晕,精神萎靡不振,半夜髋部疼痛至经常难以入寐,行走困难,严重跛行。作者辨证为肝肾两虚,气滞血瘀,血不营筋;自拟化瘀强脊健肾汤,用以活血化瘀、补气养血、温阳补肝肾,每日1剂,服15剂为一疗程。同时配合手法治脊整复,调骨理筋;刃针、毫针交替治疗,加强活血化瘀,疏通经络。经过40次治疗后,患者病情基本稳定,睡眠时髋部已没有明显疼痛,行走时已无跛行,不用持拐辅助,可重新投入工作,影像学检查见塌陷区开始有新生骨长入，骨质疏松明显减少。作者采用中药调理、手法治脊及刃针毫针三管齐下，直达骨蚀之病所，综合疗效甚佳，值得效法。（王和鸣点评）

医案 3　中药结合治脊手法治痹证（混合型颈椎病，腰椎椎管狭窄症，腰椎滑脱症）

患者，67 岁。首诊 2012 年 8 月 28 日

简要病史： 患者长期耳鸣，腰盆痛 30 年余，颈椎不适痛 10 年余，双腿麻痹痛由腰部至脚底，同时亦长期头晕失眠，每天只能够入睡 2~3 小时，晨起床头晕眼涩，精神萎靡不振，记忆力明显下降，面部紫红色，满布微血管，脉沉细，舌质淡苔黄有瘀斑。曾入院检查治疗，接受物理治疗及中药、针灸治疗，也曾就诊脊骨神经科，接受整脊手法治疗，都未能达到理想效果。

就失眠问题，患者曾就诊西医和处方安眠药，服药后出现精神萎靡，每天头晕更为严重，其后转看中医，服用过多剂帮助睡眠的中药，服用时效果很好，能够帮助她睡眠的改善，但停药后不久症状又很快复发，不能持久，如是者反复多次以后，停止求医。

体格检查发现： 颈肌紧张僵硬，寰椎、枢椎偏右旋移，颈椎生理弧度过大，颈部活动功能较差，胸背曲度过大，腰弯过大，双侧骶髂关节活动不良，双脚右长左短。

检查： X 线片检查发现颈椎寰椎、枢椎偏右旋移，腰 5 椎弓裂，腰 5 椎骶 1 椎向前滑脱，椎管狭窄，腰弯过大，盆骨向右下前旋；颈脑血管造影 MRI 扫描发现右侧颈 1 椎部椎动脉及颈内动脉管腔轻度狭窄。

诊断： 痹证（混合型颈椎病，腰椎椎管狭窄症，腰椎滑脱症）

辨证： 经络瘀阻，任脉督脉不通，肝风内扰，心肾不交

治则： 活血化瘀，平肝息风，调补心肾，调理督脉椎骨紊乱

方药： 自拟强脊丸。

制附子^{先煎}30g，红花 9g，当归头 9g，鸡血藤 60g，丹参 18g，狗脊 12g，土鳖虫 12g，淮牛膝 10g，络石藤 15g，贡白术 15g，石菖蒲 15g，川续断 12g，黄精 15g，桑寄生 30g，蕲蛇 12g，天麻 15g，蜈蚣 3 条。每日 1 剂，水煎服，连服 1 星期。2 周后再按原方加减再服。

整脊治疗： 调整寰枢关节，使血能够上行，调理背曲、腰过弯和骶骨向右侧摆错位。

【治疗过程】

经每周 3 次，共 3 周治疗。患者感觉全身疼痛缓解，人可以伸直了，好像人长高了，患者自觉入睡时间和睡眠质量明显改善，每晚可以入睡 5 至 6 小时，早上起床头晕眼涩症状明显改善，甚至消失，面色瘀红和面部微丝血管怒张的症状明显改善。

【体会】

中医对因气血运行闭阻不畅，引起肢体、关节、头面部酸痛麻木、重着屈伸不利等症状名为痹证，患者因颈椎和腰骶椎错位及盆骨旋移引起督脉气血运行不畅，经络瘀阻，造成颈项疼痛，腰盆骨疼痛，痛有定处的特点可归纳为痹证。下肢麻痹感由腰部传至脚底，有放射样走窜不适疼痛麻痹，此为肝血亏虚，血虚生风，肝风内扰所致。久病耗损肾精肾阳，气血不足故见精神萎靡、失眠、耳鸣、头晕等症。面色带紫乃瘀血所致。处方以制附子温肾阳使肾阳气足而心肾相通，石菖蒲通心脉之气，鸡血藤、西归头、丹参、川红花补血又能活血化瘀，黄精、桑寄生补肝肾，益精血，狗脊、牛膝强腰补肾舒筋，络石藤、祈蛇、蜈蚣入络息风，明天麻平肝息风。在整个疗程没有针对失眠的方剂，而是通过调补肝肾，以通化血脉内的瘀积，填补精血通脉中药配伍虫类药加强通络之力，温通经络，滋水涵木，平肝熄风。

患者颈脑血管造影 MRI 扫描发现右侧寰枢椎部椎动脉及颈内动脉管腔轻度狭窄，寰枢关节侧摆旋移，因而椎动脉被卡压，颈内动脉血运受阻，血液不能上荣，产生眩晕、头痛等症状，所以在本病例中，先从脊椎督脉方面着手，调整直接造成血脉不通的结构性因素，通过调整寰枢关节侧摆旋移，调理背曲、腰过弯和骶骨向右侧摆错位，使血能够上行，人能够伸直平衡，然后，外调骨骼，内调气血，而失眠自止，经过 3 周治疗，患者感觉全身疼痛缓解，人可以伸直了，自觉身体长高了，面色瘀红和面部微丝血管怒张的症状明显改善，患者自觉入睡时间和睡眠质量明显改善，每晚可以入睡时间倍增，早上起床头晕眼涩症状明显改善，甚至消失，肝血阴虚造成的内风和颈椎错位造成的血不能上荣同时造成头晕的病因，所以患者过去服用中药多年而病情反复事出有因，正如《素问·至真要大论》所云："诸风掉眩，皆属于肝"，调理带脉、督脉以利头目，血运畅通头晕睡眠自好。

【名家点评】

痹者"闭"也，即闭阻不通意思。不通则痛，患者腰痛 30 年余，颈椎不适疼痛 10 年余，故中医可诊断为痹证。《素问·痹论》曰："风寒湿三气杂至，合而为痹也"，患者无风寒湿邪侵袭史，何来痹证？然而，劳力过度致正虚进而也可发生痹症。患者年已 67 岁，X 光片检查发现寰椎枢椎偏右旋移，腰 5 椎弓裂，腰 5 骶 1 椎体向前滑脱，椎管狭窄，腰弯过大，盆骨向右下前旋；颈脑血管造影 MRI 扫描发现右侧颈 1 椎部椎动脉及颈内动脉管腔轻度狭窄。上述检查说明患者因劳损而发生脊柱退行性改变，西医诊断为混合型颈椎病，腰椎椎管狭窄症，腰椎滑脱症。杨卓明医师辨证为经络瘀阻，任脉督脉不通，肝风内扰，心肾不交，采用自拟强脊丸，以活血化瘀，平肝熄风，调补心肾。为了针对脊柱疾患，作者还采用整脊治疗，调整寰枢关节，使血能够上行头颅；调整背曲、腰过弯和骶骨向右侧错位，纠正督脉椎骨紊乱。经每周 3 次，共 3 周治疗，患者全身疼痛缓解，睡眠明显改善，头晕、眼涩症状缓解。内外兼治乃中医骨伤科一大特色，杨医师不仅针对病证辨证施治，予以中药内治，而且熟练掌握整脊手

法外治，故疗效尤佳。(王和鸣点评)

【香港行医感悟】

香港是一个被国际广泛认同的高度发展地区。近数十年，现代医学在香港成了主导地位，九七前中医只被称为"贩卖草药者"，所以长期以来，中医连最基本的医疗器材也不可使用，只能用最传统的中医方法治病，这对于中西医相互了解和发展造成一定的阻碍，对一些学过现代医学的医师在初期执业时会感觉很不方便，同时亦为将来更长远的中西医协作或中西医互补都将是不利的；另外，在香港多数人长时间使用冷气空调，工作繁忙且贪凉饮冷，因此出现共同的问题"港人普遍阳虚气弱的体质"，临床中需多用温阳扶阳的药物，取用阳化阴虚之意，尽量不用或少用寒凉损阳之药，以多用固摄阳气为要义；而且，更应告知患者注意御寒保暖，这一点对骨伤科痛症的病人尤为重要。多用固护阳气为要义，灵活准确辨证用药，临床中多可取得满意的疗效。

中医学是一门实践医学，它是我们祖先经过数千年实验、总结、再实验、再总结的成果，同时帮助我们民族发展壮大的一门科学，现时再经过结合现代医学的长处，使它更加完善和更有生命力，只要我们中医业界不断求进、共同努力，得到广大市民的信任，将来我们的发展一定更加广阔和光明！

8. 张建国医案

张建国，1989 年毕业于山东中医药大学，原山东中医药大学副教授、气功协会理事长、气功科学研究会副秘书长兼医疗应用委员会副主任。《中华推拿疗法杂志》编委，新世纪全国高等中医药院校规划教材《推拿手法学》编委。长于小儿推拿、气功推拿等。

2004～2013 年任香港浸会大学中医药学院访问学者、一级讲师。现任香港中文大学中医药学院专业顾问。

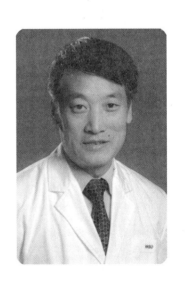

医案 1　　**辨经审穴综合法治疗肩周炎**

患者，女，53 岁，2010 年 10 月 12 日首诊。

简要病史：2 个月前患者感觉着凉后，出现右肩部疼痛，并逐渐出现活动受限，气候变化或遇冷气后加重，偶然受到碰撞或牵拉，可引起撕裂样剧痛，肩痛昼轻夜重，患者后半夜常痛醒，不能成寐，尤其不能向右侧侧卧。洗脸梳头比较困难，曾做物理治疗，效果不明显，遂来就诊。检查：右肩关节周围有广泛疼痛，压痛主要在肩峰下缘的肩髃穴部位。肩关节上举 110°、外展约 90°时疼痛明显加重，后伸困难。舌淡红、苔薄白，脉沉细。

诊断：漏肩风

辨证：阳气虚弱，寒凝血脉

治法：温阳益气，活血通络

方药：制附子^{先煎}15g，白术 30g，桂枝 15g，枸杞子 12g，当归身 12g，黄芪 15g，桑枝 15g，熟地 20g，砂仁^{后下}6g，炙甘草 10g。水煎服。每旬 7 剂，共服 35 剂。

取穴：肩髃、臂臑、手五里、曲池、手三里、偏历、阳溪、合谷、三间、商阳。

基本手法：滚法、一指禅推法、按法、揉法、拿法、摇法、扳法、拔伸、搓法、抖法、掐法等。

操作：

（1）局部放松：患者端坐，术者站于右侧，用一手握住患者右手臂使其微外展，另一手用滚法或一指禅推法、揉法，重点在手阳明经及肩前、三角肌部位。同时另一手配合右臂的被动外展和旋内、旋外活动。时间 5～10 分钟。

（2）辨经取穴：沿右侧手阳明大肠经的肩髃、臂臑、手五里、曲池、手三里、偏历、阳溪、合谷、三间、商阳等穴位依次按揉，以疼痛能够忍受为度。时间 5～10 分钟。

（3）配合针灸：针刺右三间穴。令患者摇动、屈伸右臂。时间 5～10 分钟。

（4）结束手法：①抖法：术者站在病人右侧前方，用双手握住其右手腕部。慢慢向上提起，并同时作牵拉抖动。提抖时要求患肢充分放松，提抖频率要快，幅度逐渐增大。②搓法：从肩部到前臂反复上下搓动，以放松肩关节。③掐法：掐右商阳穴数次，治疗结束。

【治疗过程】

每周 2 次，每次 15～20 分钟。嘱患者加强功能锻炼，治疗 2 个月而痊愈。疼痛消失，功能活动正常。

【体会】

本病西医诊断明确为肩周炎。肩周炎多在五十岁左右发病。中医学称之为"五十肩""漏肩风""冻结肩"，属"痹证"范畴。患者发病原因，内因是阳气虚衰，正如《素问·上古天真论》说："女子……五七阳明脉衰……六七三阳脉衰于上，面皆焦，发始白；七七任脉虚，太冲脉衰少……"。外因为久居香港潮湿之地，露肩当风，风寒湿邪入侵，血脉凝滞，气血运行不畅，不通则痛。《素问·痹论》曰："风、寒、湿三气杂至，合而为痹也。其风气胜者为行痹；寒气胜者为痛痹；湿气胜者为着痹也。"

本证为本虚标实。痛在肩髃穴，为阳明气虚，寒凝血脉。其治疗不可盲目应用"祛风散寒、活血通络"的竭力攻伐之法，要辨证、辨经取穴相结合，遵照叶天士《临证指南医案》："邹，五旬又四，阳明脉衰，肩胛筋缓，不举而痛，治当通补脉络，莫进攻风。"；"俞妪，高年阳明气乏，肩胛痛难屈伸，法当理卫阳通补。"具体治疗，先以推拿手法松解局部肌群，疏通手阳明经之经气，次以针灸进一步通经活络、散寒止痛。《灵枢·经脉第十》言："大肠手阳明之脉……上肩，出髃骨之前廉……是主津液所生病者……肩前臑痛"；《灵枢·经筋第十三》说："手阳明之筋，结于髃……直者，从肩髃上颈，其病当所过者支痛及转筋，肩不举，颈不可左右视。"所以，辨经取穴治疗本病，必须从手阳明经着手。而三间穴是其输穴，《难经·六十八难》曰："输主体重节痛"，说明腧穴有治疗肢体沉重疼痛的作用。取三间穴，既运用腧穴止痛的作用，又起到了远程配穴的效果，也体现了"经络所过主治所及"理论；《素问·阴阳应象大论》曰："治病必求于本"，患者内服中药温补肝肾、益气养血，巩固疗效即是补其不足，治其根本。因此，辨经取穴结合内治法治疗本病，效果显著。

【名家点评】

针推并用，方治兼擅。观以上医案，使本人深为香港同行的高超医术所震撼，更为祖国有如此岐黄后代而高兴和骄傲！此案系典型的肩周炎患者，针刺加中药方剂治疗当然可获良效，如若结合推拿可能更好。张大夫完全以中医经络理论作指导辨经取穴，体现了一个纯正中医的形象，值得嘉许。但今日临床理论和技术日新月异，采取多维思路以迎合时代的需要，也是势在必行。如中医临床家、"铁杆中医"彭坚教授对"痛证"的定位就采取了一种中西医结合的临证模式。他以人体上下轴为径横向划分确定疼痛部位的方法，易为中西医乃至普通民众所能接受与理解，理智地回避本与现代解剖大相径庭的脏腑经络学说，将着眼点落实到看得见、摸得着的"头、手、胸、腹、四肢"之间，恰恰体现了岐黄之学的"大道至简"精神。早在20世纪90年代就有学者同样以人体体表部位划分的方法确立炎症性疾病定位诊断，既摒弃悬而未决的脏腑经络学说，又以之区别于现代解剖定位概念，实开中医现代研究新模式【王凤岐,孙光荣.炎症的中医辨治.北京:中国医药科技出版社,1990.】（江厚万点评）

医案2　脏腑推拿法治疗小儿遗尿

患者，男，11岁，2007年12月7日首诊。

简要病史：遗尿数年，自三、四岁起从未间断，严重时每周约5次，睡前饮水或菜汤后加重。时或梦中如厕则致遗尿。晚上起床如厕后，仍有早晨遗尿。曾用许多方法治疗，效果不显著。体型瘦弱，口干，纳食佳，眠差，大便易干结，1~3日一行。舌淡红、苔白，脉沉细。

诊断：小儿遗尿症

辨证：脾肾阳虚，膀胱失约

治法：温阳益气，补肾健脾

取穴：阑门、建里、中脘、关元、气海、梁门、石关、天枢、章门、肺俞、心俞、肝俞、肾俞、膀胱俞、神阙。

基本手法：震颤法、一指禅、按法、揉法、擦法、平推法等。

操作：①胸腹部操作：患者仰卧，用一指禅依次推阑门、建里、中脘、气海、关元、梁门、石关、天枢、章门等；后按揉以上穴位，力量稍重；再于小腹部行平掌式震颤法，顺时针方向转动。时间5~10分钟。②背部操作：患者俯卧位，一指禅推肺俞、心俞、肝俞、脾俞、肾俞、膀胱俞；后按揉以上诸穴；行捏脊疗法5遍；震颤法作用于肾俞、神阙；横擦腰骶部，以透热为度。时间5~10分钟。

【治疗过程】

每周2次，每次15~20分钟。初始有间断遗尿，治疗15次，至2008年1月30日治愈。随访2年，此后基本未出现遗尿。

【体会】

遗尿症是儿科临床常见疾病之一，本病一般病程较长，有的反复发作，造成孩子睡眠不足、学习成绩下降、性格孤僻等，严重者可以影响患儿的身心健康和生长发育。《诸病源候论》："遗尿者，此由膀胱有冷，不能约于水故也。"中医认为，先天禀赋不足，下元虚寒；或久病之后，失于调养，肺脾气虚，膀胱气化功能失调是导致遗尿的主要病机。治疗主要从补肾、健脾的角度着手。本推拿方法首先重视全面调理任、督两脉的关键腧穴。古代养生家习惯称其为"小周天"。道家认为，打通任督二脉，可"延寿考，返童颜"。任脉为阴脉之海，督脉为阳脉之纲，一任一督，一阴一阳，任督二脉理顺，全身十二经脉皆通，令全身阴阳气机调畅，各脏腑功能得以恢复。需要说明的是，在背部施治时，重点运用了膀胱经的背腧穴。因为督脉的循行分布，其中一支与膀胱经脉在背部循行相吻合，正如《素问·骨空论》说："与太阳起于目内眦，上额，交巅上，入络脑，还出别下项，循肩膊内，侠脊，抵腰中，入循脊络肾。"故从广义上可以把膀胱经的腧穴归于督脉。第二，重视腹部推拿及三焦的调整。以腹部任脉施治为主线，还分别选取胃、肾、肝经的几个腧穴（如梁门、章门、天枢、石关等）。先开中焦作为第一要则，再启下焦之户，以使"周身表里气通"，最后使气"下贯丹田，三焦气血和畅"。第三，用震颤法补充、鼓舞人体混元之气，使气聚丹田。总之，整套治疗方法，令肾精旺盛，膀胱冷气消散，开阖有度，后天脾之运化、胃之受纳功能恢复，从而根治小儿遗尿。

【名家点评】

经络学说乃岐黄独特理论，推拿技术乃岐黄绝技妙招，作为岐黄传人不仅当引以为傲，更重要的是应当努力传承、发扬光大。真正的中医不仅精于辨证施方，且能手法祛疾，充分再现岐黄之本来面貌——精医达药、一专多能。张大夫对经络与穴位之熟稔，对其治疗原理之精通，使笔者甚为叹服。不过原文所言"令全身阴阳气机达到平衡"一语似嫌欠妥，一是气机不宜称平衡，二是"平衡"一词目前被大多数医者所误解与误用，有必要加以讨论。以"阴阳平衡"一词定义生命的健康态或作为判定疗效的标准，几乎成了两千多年来妇孺皆知的一个常识，但作为中医基础理论的一个重要概念，不能不进行咬文嚼字一番。生命是什么？生命是一种生生不息的有序运动，《内经》曰"升降息则气立孤危，出入废则神机化灭"；薛定谔说"生命以负熵为食"，大到宇宙，小到细菌，概莫能外。平衡就意味着静止，意味着死亡。星系之间的斥力与引力一旦平衡，星球就会停滞；青草和兔子一样多，狐狸就会饿死；心肌细胞膜内外的电位差一旦消失，去极化就无从谈起；肺泡内氧分压如果与血流氧分压平衡就成了死人的呼吸；平滑肌细胞膜内外离子浓度差一旦消失，血管运动便随之结束。我们还是应该记住老祖宗的原话——"阴平阳秘，精神乃治"。（江厚万点评）

【香港行医感悟】

1. 要因地制宜　香港位于亚热带和湿润地区，境内多低山丘陵，土薄水深。市民常用空调机，因此常常导致脾胃虚弱、湿浊中阻，导致龙雷之火上燔的"阳盛"假象。实际是阴阳失调，弱阳不能制阴，阴寒伤阳，弱阳无藏身之位而格拒于上的虚证，治疗时应根据香港的地理环境，结合舌、脉、症，抓住本质全面综合分析。不但要掌握急则回阳以治标，同时还要根据肾为水火之脏的生理特点，采用补阳者，必于阴中求阳，而且更重要的是在补肾的同时，还应注意到补后天脾胃以养先天，使其火有永久之泉源。

2. 须多管齐下　港人崇尚运动，善用食疗。中医不用西药，西医不通中医。因此，辨证用药的同时，可以结合针灸、推拿，以及引导患者功能锻炼、食疗、拔罐等，采用多管齐下的综合方法，从而更快、更好地促进身心康复。

【名家点评】

"因地制宜、因人制宜、因时制宜"的治疗原则是中医治疗学的精髓，它是中医"元整体原理、联系性原理、自主性原理"等基本原理在治疗学中的具体体现，它蕴含着现代科学思想的始基。它的基本精神是：始终从"人"和对"人"无时无刻不在发生着影响的"地"和"时"的多维度出发来作出治疗抉择，而不是面对任何病人，不分冬夏春秋，不分天南地北，不分老幼男女，千篇一律地一"方"到底。这一科学思想源于中华祖先的"元气论"，认为元气是产生世界万物的原始物质，元气是混沌未分的统一体，世界和万物是由这个混沌未分的统一体产生出来的。《易传》曰："一阴一阳之谓道。""阴阳交而生物。"《老子》称："道生一，一生二，二生三，三生万物。"中医学本能地按照元气论的观点和方法来研究人体健康与疾病，如实地把人理解为一个由混沌未分的整体分化而来的系统，其"元整体"性决定着其不可分解性。并认为人的整体与外环境相互作用所表现出来的可见属性、功能、行为可作为对人本身状态、趋势、规律的考察和判据。可以预言，将来医学思维的发展必将朝着这一方向迈进。作者正是从具体的实践中既得出了对中医学的感悟，也作出了对中医学科学理论奥秘的诠释。同时，作者指出"港人崇尚运动，善用食疗。中医不用西药，西医不通中医。"笔者认为，前者反映港地的文化传统优势，这是应该不断继承与发扬的一面；后者反映他们的历史缺陷与弊端，这是需要认识与克服的一面。今天，以20世纪初普朗克提出的量子假说与爱因斯坦创立的狭义相对论为象征的现代科学革命已经开始，机械决定论的"牛顿时代"已在逐渐走向终结，20世纪中叶以贝塔朗菲创立的系统论为代表的系统科学，宣告了人类对世界的认知与探索已进入到系统思维的新时代。在新的时代背景下，世界性"传统医学热"正在掀起，香港的同道正可借助当地的"会当凌绝顶"之人文和地理优势，协力同心，努力谱写中医学新的辉煌！（江厚万点评）

9. 朱恩医案

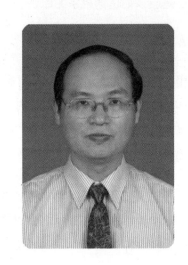

朱恩，医学博士。曾任广西中医学院推拿教研室副主任、副教授，广西中医学院第一附属医院推拿科副主任、副主任医师，兼任中国传统推拿学会会员，广西推拿专业委员会常委等职。曾任香港浸会大学中医药学院副主任中医师，现任《香港中医杂志》副主编、香港注册中医学会会长等职。擅长推拿骨伤疾病。

医案1　　当归补血汤合四妙散加减治疗膝痹

患者，女，72岁，2007年10月20日首诊。

简要病史： 自诉一个月前出现右膝关节疼痛、肿胀、活动不便，行走困难，手扶拐杖来就诊；面色淡白，双下肢无力，夜间小便多。西医诊断为膝关节骨性关节炎，曾到政府医院治疗，给予消炎止痛药治疗，但症状未见明显好转。检查：右膝关节肿胀，伴有压痛，活动功能受限。舌质淡胖，有瘀点，苔少，脉细弦。X线拍片提示：胫骨平台及髌骨有增生。

诊断： 膝痹

辨证： 气血亏虚、肝肾不足，兼有血瘀

治法： 调补气血，滋补肝肾，活血化瘀

方药： 当归补血汤合四妙散加减

黄芪15g，当归12g，黄柏12g，苍术12g，生薏仁20g，川牛膝12g，白芍15g，生甘草6g，丹参20g，桃仁10g，丹皮20g，姜黄12g，海桐皮15g，桂枝10g，木瓜12g，白术12g，萆薢15g，麦冬15g，知母12g，乌梅12g。4剂，日1剂，水煎服。

饮食调护： 忌过度劳累，忌吃生冷，防风寒湿邪。

【治疗过程】

二诊：2007 年 10 月 27 日，服药及治疗后，患膝疼痛减轻、肿胀亦有所减轻。舌质淡胖，有瘀点，苔少，脉细弦。守原方加重白术用量，5 剂。日 1 剂，水煎服。

三诊：2007 年 11 月 3 日，服药及治疗后，患膝疼痛、肿胀明显减轻，活动功能好转，无需扶拐杖可自由行走，但上下楼梯时仍有疼痛。舌质淡胖，有瘀点，苔少，脉细弦。守上方 5 剂。日 1 剂，水煎服。

四诊：2007 年 11 月 10 日，经过三周的治疗患膝疼痛、肿胀明显减轻，活动功能好转，无需扶拐杖可自由行走，上下楼梯时无明显疼痛。舌质淡红，瘀点变淡，苔薄白，脉细。守上方去乌梅加杜仲 15g，5 剂。日 1 剂，水煎服。

【体会】

膝关节骨性关节炎是属中医的"痹证"范畴。其病因有正虚和邪实两种情况。肝肾亏虚、气血虚弱是发病的病理基础。风寒湿阻、痰瘀留滞是邪实的主要表现形式。因此其治疗原则是：筋骨兼治、补虚祛邪。方中以当归补血汤合四妙散为主方，就以"补虚祛邪"的原则为主。当归补血汤中原方用黄芪五倍于当归，有补气生血之功。以黄芪补脏腑之气，又以当归养血补血为引导，使气从之而生血。全方寓有《内经》中"阳生则阴长""血生于气"之意。四妙散有清热祛湿、宣痹止痛的作用。白芍、甘草有缓急止痛作用；丹参、桃仁、丹皮有活血止痛之功；姜黄、海桐皮、桂枝、木瓜有祛风止痛的作用；白术配萆薢有健脾消肿之功；麦冬、知母、乌梅相配有养阴生津，炙黄芪、当归的燥性。牛膝、白芍、木瓜合用有调补肝肾的作用。诸药合用有调补气血，活血化瘀，祛风止痛，补肝肾的作用。

【名家点评】

骨性关节炎是一种慢性关节疾病，又称骨关节炎、增生性关节炎、老年性关节炎、骨关节病等。其主要病变是关节软骨的退行性变和继发性骨质增生。本病好发于中老年人，尤其是负重大、活动多的膝关节。膝关节骨性关节炎属于中医"膝痹"范畴，宋·陈无择《三因极一病证方论·叙痹论》曰："夫风湿寒三气杂至，合而为痹。虽曰合痹，其用自殊。风胜则为行痹。寒胜则为痛痹。湿胜则为着痹。……风寒湿中其俞，而食饮应之，故循俞而入，各舍其腑。治之，随其腑俞，以施针灸之法。仍服逐风湿寒发散等药，则病自愈。"说明该病采用饮食调护、针灸、中药等中医治法可得以痊愈。

患者系老年女性，由于老年人肝肾亏损，肝虚则血不养筋，筋不能维持骨节之张弛，关节失滑利，肾虚而髓减，致使筋骨均失所养。四诊：面色淡白，双下肢无力，舌质淡胖，有瘀点，苔少，脉细弦。辨证为气血亏虚为主，兼有血瘀及肝肾亏虚。朱博士采用"当归补血汤"补气生血，合"四妙散"清热利湿、舒筋壮骨；丹参、桃仁、丹皮活血祛瘀；姜黄、海桐皮、桂枝、木瓜祛风止痛；白术、萆薢健脾消肿；麦冬、知母、乌梅养阴生津；白芍、甘草缓急止痛。诸药合用共奏调补气血，活血化瘀，祛风止痛，补肝肾之功。患者病情好转后，舌象恢复正常，守上方去乌梅加杜仲，以强筋壮骨。治疗过程方证相符，施法有度，配合饮食调护，起事半功倍之奇效。（王和鸣点评）

医案2　香砂六君丸加减治疗腰痛

患者，女，49岁，2009年3月2日首诊。

简要病史： 腰部疼痛反复1个月。患者自诉1个月前晨起时即出现腰痛，身体倦重，舌质淡，舌体胖大，苔白，脉细弦。西医诊断为腰肌劳损。

诊断： 腰痛

辨证： 脾困湿重，肾气不足

治法： 健脾祛湿，温补肾气

方药： 香砂六君丸加减

砂仁^{后下}9g，木香^{后下}6g，法半夏9g，陈皮6g，茯苓20g，甘草6g，白术20g，苍术12g，扁豆15g，薏苡仁20g，苏叶10g，狗脊15g，独活12g，桑寄生15g，防风12g。牛膝12g。5剂，日1剂，水煎服。

饮食调护： 忌过度劳累，防风寒湿邪，忌吃寒凉之品，不适随诊。

【治疗过程】

二诊： 2009年3月9日，服药后腰痛减轻，但每逢星期六上午起床时即出现腰部疼痛，活动后未见减轻，舌质淡，舌体胖大，苔白，脉细弦。守原方5剂。日1剂，水煎服。

三诊： 2009年3月16日，星期六上午起床时即出现腰部疼痛减轻，舌质淡，舌体稍胖大，苔稍白，脉细弦。守原方5剂。日1剂，水煎服。

四诊： 2009年3月23日，星期六上午起床时即出现腰部疼痛明显减轻，舌质淡红，舌体基本正常，苔薄白，脉细弦。守原方5剂。日1剂，水煎服。

【体会】

腰痛是指腰部感受外邪，或因劳伤，或由肾虚而引起气血运行失调，脉络拘急，腰府失养所致的以腰部疼痛为主要症状的一类病证。《素问·脉要精微论》指出："腰者，肾之府，转摇不能，肾将惫矣。"说明了肾虚腰痛的特点。《中医内科学》的辨证分型可分为：寒湿腰痛、湿热腰痛、瘀血腰痛、肾虚腰痛四种。本例患者腰痛属脾困湿重，肾气不足，即寒湿腰痛、肾虚腰痛两者兼有，因此临床辨证时不可拘泥于教科书，应灵活运用。

方中香砂六君丸健脾祛湿，行气止痛；白术，苍术，扁豆，薏苡仁，苏叶能加强健脾祛湿的作用；狗脊，牛膝，桑寄生补肾强筋，祛风止痛作用；独活，防风能增加祛风止痛的作用。方证对应，因而显效。

【名家点评】

隋·巢元方《诸病源候论·腰背病诸候》曰："夫腰痛，皆由伤肾气所为。肾虚受于风邪，风邪停积于肾经，与血气相击，久而不散，故久腰痛。"既然腰痛与肾虚及感受风邪有关，应当采用补肾与祛风药物，为何应用益气和胃、温中祛湿之香砂六君丸加减呢？余以为主要原因有二：一则与患者病情有关，诊查见患者身体倦重，舌质淡，舌体胖大，苔白，脉细弦，除"肾气不足"外，显然还罹患"脾困湿重"证；二则脾、肾二脏关系密切，肾为先天之本，脾为后天之本，《素问·五脏生成篇》曰："肾之合骨也，其荣发也，其主脾也。"腰痛患者常见脾肾两虚，益肾的同时，需兼顾补脾。

朱博士以香砂六君丸减人参为基本方，以健脾祛湿，行气止痛；加白术、苍术、扁豆、薏苡仁增强健脾祛湿；独活、防风、苏叶增强祛风散寒止痛；狗脊、桑寄生、牛膝补肾强筋，且引药入腰部与下肢。诸药合用共奏健脾祛湿，温补肾气之功。（王和鸣点评）

医案3　真武汤合当归补血汤加减治疗肩痹

患者，女，55岁，2010年11月17日首诊。

简要病史： 肩部疼痛反复1年。有甲亢病史。检查：双侧肩部有广泛压痛，肩部活动受限。西医诊断为肩周炎。刻下：纳可，二便调，眠可，双眼干涩，面部及下肢肿胀，舌质淡胖，苔白，脉沉细。黑白睛分界不清。

诊断： 肩痹

辨证： 寒湿痹阻，气虚痰湿

治法： 祛风除湿，散寒止痛，补气祛痰

方药： 真武汤合当归补血汤加减。

附子[先煎]10g，白芍15g，白术15g，茯苓20g，生姜2片，黄芪20g，当归12g，五指毛桃20g，杜仲20g，独活12g，桑寄生20g，桂枝10g，桃仁10g，枳壳9g，薏苡仁20g，甘草6g，大枣12g。6剂。日1剂，水煎服。

饮食调护： 忌过度劳累，防风寒湿邪，做适当的肩部功能锻炼。

【治疗过程】

二诊： 2010年11月29日，服药后自觉颈肩部疼痛稍有减轻，舌质淡胖，苔白，脉沉细。守原方加川芎9g，地龙10g。6剂。日1剂，水煎服。

三诊： 2010年12月13日，自诉肩部疼痛明显减轻，活动好转。舌质淡胖，苔薄白，脉沉细。继续守上方9剂。日1剂，水煎服。

四诊： 2010年12月22日，自诉肩部疼痛明显减轻，活动明显好转。舌质淡红，

舌质正常，苔薄白，脉沉细。守2010年12月13日方去白术15g，加海风藤20g，姜黄15g，生晒参12g，苍术15g。13剂，日1剂，水煎服。

【体会】

肩周炎中医称之为"五十肩""漏肩风""肩凝症"等，将肩周炎的一系列症状归纳为"痹证"的范畴，故又有肩痹。认为其病因与风寒湿有关。《诸病源候论》载："此由体虚，腠理开，风邪在于筋故也，……邪客机关，则使筋挛，邪客足太阳之络，令人肩背拘急……。"《仙授理伤续断秘方》中记载："带伤筋骨，肩背疼痛"。指出了其与外伤有明确关系。至清代《医宗金鉴》总结了数千年来对肩臂痛的认识，指出肩背痛有经络气滞、气虚、血虚以及兼风、兼痰等证候。认为其发病主要与气血不足，外感风寒湿感及闪挫劳伤有关。

真武汤乃张仲景所创，虽列为祛寒剂，但用途极广。其组成为：附子、白术、茯苓、白芍、生姜。其中，茯苓、白芍有利水作用；白芍、附子为极佳之止痛剂，白芍又有松弛平滑肌功能。由于附子为大热之药，故以白芍之酸寒为平衡。附子、白芍两者合用，既能达止痛目的，又能缓和彼此药性，为一相当理想组合。功效益阳气，散寒湿。散寒利水，济火而利水。本病肩周炎主要用真武汤的温阳散寒湿的作用，用当归补血汤补气血的作用，五指毛桃、杜仲强加补肝肾的作用，独活、桑寄生增强祛风止痛作用；桂枝、桃仁可起温经祛瘀通络的作用；枳壳、薏苡仁行气健脾祛湿；甘草、大枣调和诸药；诸药合用，刚好对上肩周炎外感风寒湿邪，内有气血不足及经络瘀阻的病因病机，故疗效显著。

【名家点评】

肩周炎是一种以肩痛、肩关节活动障碍为主要特征的筋伤，属于中医"肩痹"范畴。肩关节的关节囊与关节周围软组织发生了范围较广的慢性无菌性炎症反应，而引起软组织的广泛性粘连，致使肩关节活动发生障碍。其病名较多，因睡眠时肩部受凉引起的称"漏肩风"或"露肩风"；因肩部活动明显受限，形同冻结而称"冻结肩"；因该病多发于50岁左右患者又称"五十肩"。此外，还称"肩凝风""肩凝症"等。五旬之人，肝肾渐衰、肾气不足、气血虚亏、筋肉失于濡养、加之外伤劳损、风寒湿邪侵袭肩部而引起本症。

外伤劳损、风寒湿邪侵袭为其外因，气血虚弱、血不荣筋为其内因，治法当以补益气血、祛风除湿、散寒止痛。因患者双眼干涩，面部及下肢肿胀，舌质淡胖，苔白，脉沉细，故有"气虚痰湿"之证，需予以"补气祛痰湿"。方中当归补血汤（当归、黄芪）补益气血；真武汤（附子、白芍、白术、茯苓、生姜）温阳利水除湿；五指毛桃、杜仲补益肝肾；独活、桑寄生祛风止痛；桂枝、桃仁温经祛瘀通络；枳壳、薏苡仁行气健脾祛湿；甘草、大枣调和诸药。配合适当的肩部功能锻炼，内外兼治，则功到自然成。（王和鸣点评）

医案4　金匮肾气丸加减治疗足跟痛

患者，女，27岁，2010年4月26日首诊。

简要病史：左侧内踝足跟疼痛2个月，加重1周。晨起足跟刺痛，行久症状加重。西医诊断为足跖腱膜炎。查体：左侧足跟有压痛。目诊：左眼球上下方均有瘀点。纳可，平素易胃痛，二便调，眠可，易疲倦。舌胖红，边有齿印，苔薄白，脉沉细。

诊断：足跟痛

辨证：肾气不足，水湿下注，气虚血亏

治法：温补肾阳，化气行水，活血补血

方药：金匮肾气丸加减

附子^{先煎}10g，桂枝6g，熟地9g，山药15g，茯苓15g，牡丹皮12g，泽泻12g，山萸肉12g，黄芪20g，当归10g，独活12g，桑寄生15g，牛膝12g，薏苡仁20g。3剂。日1剂，水煎服。

饮食调护：忌过度劳累，防风寒湿邪，不适随诊。

【治疗过程】

二诊：2010年4月28日，服药后晨起行走足跟疼痛稍减轻，舌胖红，边有齿印，苔薄白，脉沉细。原方加党参12g，独脚金6g，土鳖虫6g。5剂。日1剂，水煎服。

三诊：2010年5月3日，服药后晨起行走足跟疼痛稍减轻，舌胖红，边有齿印，苔薄白，脉沉细。守上方加再加三七10g，蜈蚣1条。5剂。日1剂，水煎服。

四诊：2010年5月10日，服药后晨起行走足跟疼痛明显稍减轻，舌质淡红，边有齿印，苔薄白，脉沉细。继续守2010年5月3日方5剂。日1剂，水煎服。

【体会】

金匮肾气丸此方来源于汉代张仲景所著的《金匮要略》一书。它由炮附子、熟地黄、山茱萸、泽泻、肉桂、丹皮、山药、茯苓八味药组成。长期以来，金匮肾气丸主要用于治疗因肾阳不足所致的咳嗽、哮喘、阳痿、早泄、慢性肾炎等疾病。此方所治病证为肾阳虚证，是由于肾中阳气不足所致，故治疗上以温补肾阳为主。全方以六味地黄丸为基础滋补肝肾之阴，又配以肉桂、附子温补肾中阳气，以达到"益火之源，以消阴翳"的目的。诸药配合，既补肾阴，又补肾阳，阴阳互生，阴中求阳，正如张景岳所言"善补阳者，必于阴中求阳，则阳得阴助而生化无穷"。对于肾阳亏虚所致之疾患极为适宜。

本例患者的足跟痛是由于肾气不足，水湿下注，气虚血亏所致，故治当温补肾阳，化气行水，活血补血。方中金匮肾气丸温补肾阳，化气行水；黄芪、当归补气养血；独活、桑寄生祛风止痛；牛膝、苡仁引药下行及清下焦湿气。诸药合用，起到温补肾阳，化气行水，活血补血的作用。

【名家点评】

足跟痛又称跟痛症，西医称之为"跖腱膜炎"，多发生于中老年人，而这位患者却是年轻女性，何也？这与肾气虚衰有关。患者平素常胃痛，影响消化吸收。《灵枢·本神》曰："脾气虚则四肢不用。"由于全身的骨骼、筋肉营养，依赖脾胃的健运，人若营养好，水谷精微得以生气化血，气血充足，则骨骼、筋肉壮实，四肢活动有力，伤痛也容易痊愈；反之，若骨骼、筋肉失养，四肢疲惫，软弱无力，则伤痛不易恢复。胃气弱则五脏俱损，必然导致肝肾虚衰，故患者临床表现易疲倦，舌胖红，边有齿印，苔薄白，脉沉细。治法当以温补肾阳、化气行水、活血补血为原则。

金匮肾气丸（附子、桂枝、熟地、山药、茯苓、牡丹皮、泽泻、山萸肉）出自汉代医圣张仲景《金匮要略》，具有温补肾阳之功效。因患者气血不足，加黄芪、当归补气养血；防风寒湿邪，消减足跟疼痛，加独活、桑寄生祛风止痛；牛膝、苡仁引药下行及清下焦湿气。为增强益气、活血祛瘀及搜风通络功效，二、三诊时加党参、独脚金、土鳖虫、蜈蚣等药物。足跟痛虽是小病，但朱博士不等闲视之，而是针对病情，谨慎下药。（王和鸣点评）

医案5 四物汤加减治疗膝部伤筋（半月板损伤）

患者，女，36岁，2008年2月20日首诊。

简要病史： 右膝疼痛2余月。患者自述于2007年12月在加拿大滑雪时不慎跌倒，当时右膝稍觉疼痛，尚能自行活动，回港后到西医就诊，诊断为右膝半月板损伤，给予消炎止痛药及物理治疗。现右膝疼痛，不能完全伸直，伸直时疼痛加重，可自行走路。检查：右膝内侧半月板区压痛，2008年1月28日磁共振检查示：右膝内侧副韧带损伤，右膝内侧半月板损伤。

诊断： 膝部伤筋

辨证： 气滞血瘀

治法： 活血化瘀，消肿止痛

方药： 四物汤加减

生地10g，川芎9g，当归6g，赤芍10g，三七6g，延胡索6g，枳壳6g，苍术6g，猪苓10g，白术6g。6剂，日1剂，水煎服。

饮食调护： 忌过度劳累，防风寒湿邪，忌吃寒凉之品，不适随诊。

【治疗过程】

二诊： 2008年2月27日，自述右膝疼痛有所缓解，伸直时仍觉疼痛，舌边红，苔薄白，脉细。守原方加竹叶10g。6剂，日1剂，水煎服。

三诊： 2008年3月10日，自诉右膝关节疼痛减轻，伸直时稍有疼痛，舌尖红，苔薄白，脉细。守方加地龙10g、栀子10g。5剂，日1剂，水煎服。

四诊：2008年3月17日，自诉右膝关节疼痛减轻，伸直时无明显疼痛，行走自如。舌边红，苔薄白，脉细。继续上方，5剂，日1剂，水煎服。

【体会】

中医认为半月板损伤是属于"伤筋"范畴，病机的核心是气滞血瘀，《杂病源流犀烛·跌仆闪挫源流》曰："跌仆闪挫，卒然身受，由外及内，气血俱伤病也。"凡创伤必伤及气血，气血伤或瘀积局部，或阻塞经络，或留滞脏腑，都会引起一系列的局部病变或全身病变。辨证论治的要点是伤气或伤血。《素问·阴阳应象大论》曰："气伤痛，形伤肿"。半月板损伤的急性期多为气滞血瘀，因此治疗上宜活血消肿，通络止痛。现代研究亦发现中药具有舒筋活血，祛除疼痛，代谢积液；消除无菌性炎症，促进关节分泌润滑液；促进关节腔正常代谢，修复受损半月板的作用。

方中四物汤补血活血的作用；田七能加强活血化瘀的作用；延胡、枳壳行气止痛；苍术、猪苓、白术健脾渗湿消肿。诸药共奏活血通络，行气消肿，舒筋止痛的作用。

【名家点评】

患者系中年女性，因右膝跌伤疼痛2月余就医。西医经过体检与磁共振检查诊断为右膝半月板损伤，给予消炎止痛药及物理治疗，但右膝仍疼痛，不能完全伸直，伸直时疼痛加重。朱恩博士采用四物汤加减治疗，服药17剂后，右膝关节疼痛减轻，伸直时无明显疼痛，行走自如，继续上方5剂煎服。

膝半月板是位于股骨髁与胫骨平台之间的纤维软骨，半月板分为内侧半月板和外侧半月板，分别位于膝关节的内、外侧间隙内。内侧半月板较大，弯如新月形，前后角间距较远，呈"C"形。外侧半月板稍小，前后角间距较近，近似"O"形。半月板周边较厚而中央部较薄，加深了胫骨髁的凹度，以适应股骨髁的凸度，因此半月板具有缓冲震荡和稳定关节的功能。半月板损伤属中医"膝部伤筋"，多有膝关节扭伤史，伤后膝关节立即发生剧烈的疼痛、关节肿胀、伸屈功能障碍，部分患者可出现跛行。伸屈膝关节时，膝部有弹响，或出现"交锁征"，关节间隙处压痛，回旋挤压试验（麦氏征）、挤压研磨试验阳性，磁共振检查可明确诊断。

明·王肯堂《证治准绳·疡医》引刘宗厚云："损伤一证，专从血论。但须分其有瘀血停积，或亡血过多之证。盖打扑坠堕，皮不破而内损者，必有瘀血。若金刀伤皮出血，或致亡血过多，两者不可同法而治。"半月板损伤多为瘀血停积，因此治疗上宜活血化瘀，通络止痛。方中四物汤（生地、川芎、当归、赤芍）养血活血，田七加强活血化瘀，延胡、枳壳行气止痛；苍术、猪苓、白术健脾渗湿消肿。二诊时，见舌边红，加竹叶清热泻火；三诊时，伸膝时仍有疼痛，舌尖红，加地龙、栀子清热通络。半月板损伤痊愈较难，采用药物治疗往往效果不佳，朱博士采用四物汤加减治疗取得良效，颇具新意。（王和鸣点评）

【香港行医感悟】

到目前为止香港还未成立有中医医院，中医都是以门诊的形式服务于市民大众，本人在大学工作，担任教学及临床带教及门诊治病的任务，所在诊所都是大学设立的，所诊治的患者都是学生及患者介绍来的，大部分是几经周折，已经去过西医院及诊所就诊过的患者，因此大部分患者都是疑难杂症，因此治疗这些病有相当的难度，我常与学生开玩笑说："别人吃肉，我吃骨头"。按香港法律规定，中医不能用西药来治病，亦不能用注射疗法及手术等手段治病，因此，中医治疗的手段全靠中药、针灸、推拿等。香港患者普遍缺乏医学常识，对自己的病情缺乏应有的了解，特别是化验的结果和影像学检查结果，一问三不知，有的患者认为这是医生的事情自己无需了解。这种情况就会造成医患沟通的困难，必须花很多时间去解释。

生命是至高无上的，在香港更加如此。作为香港的一位注册中医师，觉得不但要承担各种医疗技术上的压力还要承担各种医疗风险，患者的安全胜于医生自身的利益。同时必须要有爱心，处处为患者着想，体谅他们的痛苦，把他们像亲人一样对待；从而处理好医患关系，解决许多医疗上问题，以提高治疗效果。

10. 朱洪民医案

朱洪民，中西医结合骨伤科医学博士，香港中文大学中医学院客座副教授，国家中医药管理局石氏伤科流派工作室二级工作站负责人。香港骨科中医院有限公司董事长，世界中医药联合会骨关节病专业委员会副会长。曾任香港中医学会会长。专业擅长：骨折脱位、颈肩腰腿痛、骨质疏松、痛风等特色诊疗。

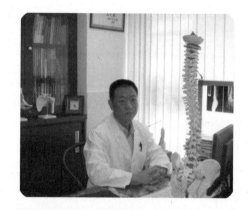

医案 1　　弹性固定、筋骨并重治疗踝关节创伤性不稳定

患者，男，55 岁，2006 年 12 月 4 日首诊。

简要病史：患者因右踝关节酸痛无力 1 年为主诉就诊。患者于 1 年前因不慎扭伤右足踝在本港某医院急诊。当时西医诊为右踝骨折，予手术切开复位、钢板内固定。术后至今，虽骨折愈合，但右踝关节仍感酸痛无力，尤以行走于不平路面及奔跑时为著。因惧怕二次手术，故前来要求中医治疗。X 线检查：右外踝解剖复位，骨折线消失；下胫腓联合间距约 5mm；钢板、螺丝钉内固定物完整、位置良好。右踝 CT：右胫骨后结节撕脱性小骨折片。

诊断：踝部骨折

治法：弹性固定，强筋活络，8 字弹力绷带外固定，中药洗伤

方药：下肢洗伤方（笔者经验方）

伸筋草 30g，透骨草 30g，续断 15g，骨碎补 15g，淫羊藿 15g，牛膝 30g，7 剂。加水 8 碗煎外洗，日 2 次。

【治疗过程】

二诊：2006 年 12 月 12 日，右踝关节酸痛症减，但仍感无力，守上方再治疗半个月。2006 年 12 月 28 日三诊，诸症均减，守上方再治疗三星期；2007 年 1 月 20 日患者症状基本解除，但于奔跑时仍有稍酸痛无力。嘱其避免剧烈运动等造成损伤。

【体会】

准确理解踝关节损伤的机制非常重要，根据影像学所见的骨折方式判断损伤的过程，可以辅助临床医生评估骨折和软组织损伤的程度，同时，它还能确定治疗的方案。因此在中医骨伤科疾病的诊疗过程中，参照西医影像学诊断，具有十分积极的意义。根据该影像数据，西医的诊断应为右踝旋后—外旋损伤（三度），术后并踝关节创伤性不稳定。

在具体诊断时，应根据受伤时足踝部所处的位置、外力作用的方向以及不同的创伤病理改变综合分析，同时强调踝关节骨折波及单踝、双踝或三踝是创伤病理的不同阶段；在重视骨折的同时也必须重视韧带的损伤。根据患者的影像数据，可推断：损伤时患足呈跖屈内收内翻位，距骨外旋，胫骨内旋。在损伤初期三角韧带松弛，当距骨伤力外旋，腓骨受到向外后推挤的伤力，胫腓下联合前韧带紧张，三角韧带亦开始紧张。在治疗方面考虑应该包括两部分：①外踝的复位固定；②下胫腓联合的复位和固定。很可惜，该名患者当时的治疗只是第一部分。治疗踝关节骨折，首先要正确对位，又要稳妥的固定，保持骨折在整复后的位置不变，还必须保持关节在一定范围的活动，以达到骨折愈合是在距骨的塑形模造下完成的目的。同时，还应注意踝关节的韧带及下胫腓联合的情况，以免万一漏诊、失治，引起踝关节创伤性不稳定。这样，就必须贯彻"动静结合""筋骨并重"的治疗原则，才能收到较好的治疗效果。

中医认为，肝主筋，肾主骨，肝肾同源。患者骨折后损伤筋骨，经西医治疗，骨折虽愈，然筋伤未恢复，出现右踝关节酸软无力。下胫腓联合损伤后应采用弹性固定，而不宜用坚强固定。坚强固定将限制腓骨相对于胫骨的位移和旋转，从而影响踝穴对距骨运动的顺应性调节。因此，本病例用 8 字弹力绷带外固定，并以上方补肝肾、强筋骨，活血通络，用外洗之法，使药力直达病所，且患者乐意接受，充分体现了中医简、便、廉、验的特点，收到满意的治疗效果。

【名家点评】

本例为踝关节骨折手术治疗案例，术后骨愈合良好，但局部疼痛经久不愈，手术复位具局限性。朱医生重视"动静结合""筋骨并重"中医整体整骨精神，采用外固定配合中药外洗取得良好效果。（李义凯[注]点评）

医案 2　手法复位、夹板外固定治疗儿童踝关节损伤

患者，男，12 岁，2004 年 11 月 11 日首诊。

简要病史（家长代诉）：右踝关节肿痛、功能障碍半天。患儿当时奔跑扭伤致上症。专科检查：右踝关节肿，外踝压痛明显；右腓骨下端骨折征阳性。X 线片提示：右外踝高位短斜形骨折并胫骨远程骨骺分离。

诊断：踝关节损伤

治法：手法复位，夹板外固定

操作：患孩平卧，膝关节 90°屈曲。一助手站于患肢外侧，用臂夹住患肢大腿，另手抱于膝部向上牵引。另助手站于患肢远程，一手握足前部，一手托足跟。在踝关节跖屈位，顺着外翻位方向轻轻用力向下牵引，并由外翻逐渐变为内翻。牵引力量不能太大，更不能太猛，以免加重韧带损伤。同时术者两手在踝关节上、下对抗挤压，促使复位。内侧手掌在内踝上，外侧手掌在外踝下向内推送外踝。对腓骨下端外踝的骨折要很好的整复。只有将腓骨外踝断端正确复位，外踝才能稳定。手摸骨折线平整，即做夹板外固定。维持牵引下短腿石膏夹板将患踝固定在内翻、背屈位。复查 X 线证实骨折整复满意。

【治疗过程】

2 周后更换短腿石膏夹板患踝于功能位 4 周。手法复位、石膏夹板固定后复查 X 线片，提示骨折复位满意，近解剖复位。

【体会】

根据 X 线片西医诊断明确，为右胫骨远程骨骺损伤（Salter-Harris Ⅰ 型）并外踝骨折。本案和医案一表现相同之处都有外踝骨折；但实质不同的是本案是足处于旋前位时受到外翻外旋暴力所致所致的 Salter-Harris Ⅰ 型胫骨远程骨骺损伤。典型的胫骨远程 Salter-Harris Ⅰ 型或 Ⅱ 型骨骺骨折，损伤后胫骨远程干骺端向内移位，腓骨远程干骺端受到外展推挤应力，常伴腓骨在外踝近侧 4~7cm 处发生横行或短斜行骨折。此时，胫腓的骨间膜破裂，其范围在腓骨的骨折平面。然而，腓骨远程与胫骨骨骺仍然保持正常的解剖关系，下胫腓联合韧带完整无损。而在成人，这种损伤将是下胫腓联合韧带首先撕脱，引起下胫腓联合分离。在临床实践中，我们既重视骨折脱位的处理，又注重韧带损伤的治疗。治疗前详细询问病史，仔细阅读 X 光片，明确受伤的原因、机制，"度身定做、辨证论治"制定治疗方案。注重中、西医的科学有效结合，取得最佳临床治疗效果。

【名家点评】

本例采取手法复位、夹板外固定成功治疗小儿踝关节损伤（右外踝高位短斜形骨折并胫骨远程骨骺分离）案例。手法复位简单方便，但技术要求高；而夹板外固定术

则在我国唐代蔺道人著《仙授理伤续断秘方》中就有记载。本案采用传统的中医方法治疗难度比较高的小儿骨折，并取得良效，说明中医疗效如果应用得当可以使一些骨伤病人免除手术之苦。（李义凯点评）

医案3　　清热祛湿、通痹止痛法治疗急性痛风性关节炎

患者，男，35岁，2008年7月24日首诊。

简要病史： 左腕肿、热、痛反复发作2年，加剧1周。患者2年前因一次运动后出现上症。近2年来时发时止，每于手腕运动后症状加剧，未留意饮食因素。曾看西医，经X线、MRI检查，诊断为"腕关节发炎、骨缺损"。予对症处理。一星期前打球后上症复作。曾就诊中医跌打，拟诊为"肾虚筋伤"，予外敷及内服补肾舒筋中药，但症状加剧。现来诊。检查：左腕肿，皮温稍高，压痛。主、被动活动受限。舌红苔黄腻，脉弦数。检查：血白细胞正常，血沉68mm/h，抗"O"25IU/ml，血尿酸465μmol/L，类风湿因子阴性，C反应蛋白阳性。

诊断： 痹证

辨证： 湿热痹阻

治法： 清热祛湿，通痹止痛

方药： 急性痛风汤（自拟方）

黄连10g，黄芩10g，黄柏10g，苍术15g，土茯苓45g，萆薢30g。7剂，每日一剂，水煎服。

饮食调护： 嘱其注意饮食起居，避免进食动物内脏、海鲜、啤酒等高嘌呤食物，避免剧烈运动；多饮水，每日3000ml以上，使24h尿量在2000ml以上，定期复查血尿酸等。

【治疗过程】

二诊： 2008年8月1日，病人服药无不良反应。左腕肿、热、痛症状明显减轻，舌红苔薄黄，脉弦。守上方再投7剂，日1剂。

三诊： 2008年8月10日，左腕诸症皆消。实验室复查有关指标恢复正常。同时注意劳逸结合，尽量避免运动创伤。随访1年未见复发。

【体会】

由于生活方式的改变，使痛风这"帝王病"日益增多。高嘌呤食物的诱因，已引起大家的关注；但运动创伤、过度疲劳的因素，往往让人疏忽。我的老师李义凯教授遇到痛风病临证时，经常教导我们除了饮食因素，还要注意运动和疲劳这一诱因，以免漏诊、误诊。痛风发作受累关节的频率依次为：第一跖趾关节、踝、膝、腕、肘关节。临床腕关节发病少见。本案就是一典型误诊病例。经检查分析本病属于慢性左腕痛风性关节炎急性发作。

痛风，在中医属于"痹证""痛风""白虎历节"等范畴。究其病机，实属浊毒瘀滞，痹阻为患。治宜祛浊通痹。《内经》云："诸痛痒疮，皆属于心"。故自拟急性痛风汤以三黄泻心为基础。朱丹溪力倡治痛风必有苍术，创"上中下通用痛风方"，且用量要大；因"治外湿苍术最为有效"。治痹名医朱良春对降泄浊毒，特别推崇土茯苓、萆薢二味，每方必用。土茯苓甘淡性平，入脾胃二经；萆薢苦、甘性平，入肾、膀胱二经。两药合用，一可除湿解毒，降低血尿酸；二可通痹利关节，消除骨节肿痛。本人在骨伤科临床中，遇到急性痛风性关节炎患者，皆投以此方，疗效满意。

中医治病，最讲究辨证论治。在骨伤科临床经常见到重视病变局部而忽略整体辨证的现象。本医案治疗过程中，前医见到病由打球运动后引起，想当然地认为属"肾虚筋伤"，故而以"补肾舒筋"为治，使湿热更甚，症见关节肿痛，局部发热，舌黄脉数等。笔者根据病者实验室检查结果，诊断为西医"慢性痛风性关节炎急性发作"。中医认为此病多因饮食不节，过食肥甘，醇酒厚味，导致脾胃损伤，运化失常，湿邪内蕴，久则化热，留于关节所致，常因运动或损伤而诱发，急性期绝大多数表现为关节红肿热痛，疼痛拒按，小便黄浊，口苦口干，舌红苔黄腻，脉滑数等湿热痹阻的征象，所以治疗时要以清热利湿，通利关节为法。若过用补肾温热之剂，无异于火上浇油。

【名家点评】

本例为痛风急性发作中医治疗取得良效的案例，本案早期误诊值得探讨。随着饮食结构的变化，痛风发病年龄不断提前；除了饮食因素，还要注意运动和疲劳这一痛风的诱因；而良好的诊断思路，必要的检查分析则在一定程度上可避免误诊。虽然痛风病本身就有自行缓解的过程，当平时饮食调理对控制血尿酸水平，进而减少痛风发作也起到至关重要的作用。另外，适当的现代医学检查对及时明确诊断，合理指导中医治疗有重要意义，朱洪民大夫阅片能力强，十分有助于骨关节疾病的正确诊断和治疗。（李义凯点评）

【香港行医感悟】

香港是一个有良好法律、法治的社会。因此，中、西医泾渭分明。但无论是中医还是西医，都是治病救人。因此，对于疾病的诊断、治疗，必须要有明确的科学证据。中医是传统医学，传统即代表经验，而经验的定位是较模糊的，经验需要科学才能精确；反之，科学亦需要经验才能充实。中西医互补，取长补短，才能使广大的病人成为最大的得益者。

中、西医结合，应该是现代医学重要的发展方向。而中医的科学化则是其首要任务。中医强调辨证论治。就"辨证"而言，临床中的"证"往往具主观性和单一性；就"论治"而言，个体性强，重复性差。所以，辨证论治，既是中医临床的精华，又是中医发展的"瓶颈"。

循证医学的最佳证据来源于临床随机对照试验的论据，随机对照试验已被公认为判断临床治疗有效性的"金标准"，而临床疗效评价方法对结果具有非常重要的意义。

采用不同疗效判定指标，可以得出有效和无效两种截然不同的结论。目前，中医的疗效观察缺乏"客观"和"量化"。但是，并不是任何东西都可以量化，尤其是中医。因此，我们除了应汲取中医"辨证论治"先进的个体化诊疗思维的优势，还应当掌握现代医学的高科技诊断方法，结合形成一个"证据辨证、证据论治"的科学医学模式，建立符合中医现代化诊疗特色的中医"证候、证据"临床疗效评价标准，尽量以客观、量化来评价中医药的临床疗效。

最后，应对中药有效性和安全性作出重点研究，这应该是我们现在和将来的研究"热点"。

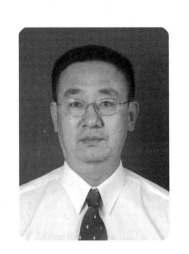

注：

李义凯，南方医科大学中医药学院骨伤推拿教研室主任、博士研究生导师、主任医师。师从钟世镇院士。研究领域为软组织疼痛的基础与临床以及正骨手法的临床解剖学和生物力学。

我们要香港做中医

殷商案輯

第七部分

肿瘤科医案

我们立香港做中医

殴间案辑

1. 陈春永医案

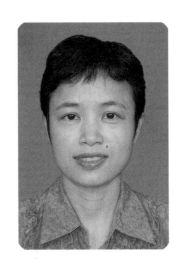

陈春永，1991 年毕业于广州中医药大学，现为广东省中医院副主任医师，从事临床肿瘤内科工作近 20 年。1999~2000 年在上海肿瘤医院进修，2008~2009 年在香港仁济医院中医门诊暨科研中心任高级中医师。

医案 1　化痰祛瘀、软坚散结治疗鼻咽癌颈淋巴结转移

患者，男，36 岁，公司职员，2008 年 9 月 7 日首诊。

简要病史：患者于 2008 年 8 月初开始，发现右侧耳后肿物，时有涕血。头痛。现精神尚可，时有鼻衄。头痛，耳后肿物逐渐增大，无疼痛，纳可，二便调。舌淡红苔白脉弦细。体检：右侧胸锁乳突肌内侧缘可及 2 个淋巴结，约 1.0~1.5cm，局部光滑，边界清，无粘连，无压痛。家族中父亲及弟弟均患鼻咽癌。

诊断：瘰疬病

辨证：痰瘀阻滞

治法：化痰祛瘀，软坚散结

处方：海藻玉壶汤加减

浙贝母 15g，黄芪 15g，党参 15g，昆布 15g，牡蛎^{先煎}30g，法半夏 10g，海藻 15g，白术 15g，茯苓 15g，石上柏 30g，莪术 10g。4 剂。嘱其每剂煎煮 2 次后合并，分 2 次温服。

饮食调护：温、平性饮食，勿食生冷、寒凉，腥燥之物。

【治疗过程】

二诊：2008 年 9 月 15 日，服用上方后，病情稳定，颈部淋巴结没有继续增大，涕血及头痛均有不同程度减轻，纳可，二便调。舌淡红苔白脉弦细。上方加白花蛇舌草 20g，侧柏叶 15g，紫珠草 15g，白茅根 30g，白芷 15g 以加强清热解毒，凉血止痛之力。续服 7 剂。

三诊：2008 年 9 月 30 日，服上方 7 剂后，头痛、涕血渐渐消失，颈部淋巴变软，缩小，约 1~1.2cm。诊之舌淡苔薄白脉弦细。此时病人鼻咽纤维镜取活检，病理报告提示为："鼻咽未分化非角化型癌"，但病人尚需在公立医院等候，排期全身检查，并未能即刻开始抗肿瘤治疗，嘱病人坚持每日服药一剂，每周复诊一次，随症加减，

以固疗效。至 2009 年 1 月 12 日复诊，病人谓到西医处复诊，鼻咽癌病情稳定，未见远处转移，数日后即将开始化放疗。

【体会】

鼻咽癌是广东地区高发癌，早期常因无明显症状而易被忽略，中晚期常出现鼻衄、头痛、耳鸣、面麻等，常在伴有颈部淋巴结转移后才被患者发现而就诊，故而就诊时病情常属中晚期。某些病人较早即出现颅底骨破坏或肺、骨等远处转移。给疾病治疗带来困阻。

中医学认为鼻咽癌由多种致病因素相互作用而发病，脏腑功能失调是其发病的内因，七情受损，六淫所伤是其外因。机体气血凝滞，痰浊结聚，鼻络受损是其病机。故此，扶正祛邪是治疗的根本大法。在患者尚未能够得到现代医学的有效治疗手段前，采用四君子汤以扶助正气，海藻玉壶汤加减以软坚散结，石上柏以清热解毒，止血、抗癌，扶正与祛邪相辅相成，相得益彰，收到了稳定肿瘤的功效，为西医的进一步治疗提供了空间和时间。

医案 2　健脾理气、化痰祛瘀法鼻咽癌颈淋巴结转移放疗后

患者，男，52 岁，公司职员。2008 年 6 月 5 日首诊。

简要病史：患者于 2008 年 2 月初确诊鼻咽未分化非角化型癌并颈部淋巴结转移，分期 T2N1M0，于同年 4 月开始放疗，5 月放疗结束。症见：精神疲倦，口干，痰白色、量多，口腔溃疡反复发作，耳鸣，纳呆，小便调，大便干结。舌淡红边有齿印苔白腻脉沉细。

诊断：鼻咽癌

辨证：脾气亏虚，痰瘀阻滞

治法：健脾理气，化痰祛瘀

处方：四君子汤加减

黄芪 30g，红参[另炖]10g，茯苓 15g，陈皮 5g，怀山药 30g，白术 15g，石上柏 30g，莪术 10g，黄芩 10g，细辛 3g，甘草 5g。4 剂。嘱其每剂煎煮 2 次后合并，分 2 次温服。

饮食调护：温、平性饮食，勿食生冷、寒凉，腥燥之物。

【治疗过程】

二诊：2008 年 6 月 13 日，服用上方后，精神略有改善，疲倦减轻，口腔溃疡明显好转，白痰、口干、耳鸣基本如前，仍纳呆，大便干结有所改善。胃脘时有胀闷，舌淡红边有齿印苔白腻脉沉细。上方去细辛、白术、黄芩，加布渣叶 15g，法半夏 10g，麦芽 40g 以加强化痰消滞之力，花粉 20g，石斛 15g 以加强生津止渴之力，黄芪加大至 50g，续服 7 剂。

三诊：2008 年 7 月 3 日，服上方 7 剂后，精神改善，疲倦明显减轻，口腔溃疡消失，白痰减少、口干已不如前明显，胃脘胀闷消失，胃纳好转，大便通畅。唯耳鸣如昨，舌淡红边有齿印苔白腻脉沉细。嘱病人坚持每日服药一剂，每周复诊一次，随症

加减，以固疗效。

【体会】

本病西医诊断明确，为鼻咽癌颈淋巴结转移放疗后。对于鼻咽癌放射治疗后不良反应的中医治疗，部分医家认为应从气阴两虚、阴虚津伤辨治，因鼻咽癌放疗后多以口干、渴饮、口腔溃疡等为突出症状，治疗上多使用清热解毒、养阴生津之法，并常用较大剂量的清热解毒中药。然患者既患癌肿，又兼放疗，致使正气大损，脾气受伤；更因鼻咽放疗后唾液腺受损，分泌唾液障碍，导致患者频频饮水，水湿内困，脾阳失助，脾喜燥而恶湿，脾气不足，则腐熟水谷无权，运化水湿无力，不能蒸化水液上腾，故虽饮多而不能解口渴。如此时又下大剂量清热解毒类药，苦寒伐胃，则脾胃功能日益虚弱，疾病缠绵，向愈日久矣。

辨证施治是中医学的精髓，人各有先天体质的不同，六淫所伤、七情受损给机体造成的损害及其程度不尽相似，故此，尽管同为鼻咽癌放疗后的病人，在中医的辨证中亦会有证型及兼夹证的不同，所采用的汤药亦各不同。本方采用四君子汤以扶助正气，红参益气扶阳，大补元气，细辛温经散寒、化饮、止痛，黄芩清热燥湿，泻火解毒，以制细辛之温燥，兼疗心脾积热引起的口腔溃疡。石上柏清热解毒抗癌。治疗上扶正兼顾祛邪，攻毒不忘固本，临床上不失为治疗鼻咽癌放疗后不良反应的一个有效手段。

医案 3　健脾补肾、益气养阴、化湿祛瘀法治疗子宫颈上皮重度不典型增生

患者，女，42 岁，家庭主妇，2008 年 8 月 20 日首诊。

患者 2008 年 1 月因带下清稀，量多，腰酸痛就诊于西医，子宫颈涂片检查提示为："慢性子宫颈炎，子宫颈上皮重度不典型增生"。2007 年 9 月曾行扁桃体癌手术，术后曾行放疗。症见：精神差，倦怠乏力，不耐久行，气短，咽部干痛不适，时有头晕，动则加重，腰酸痛，夜尿 2~3 次，纳尚可，带下清稀，量多，大便干结。舌淡苔白脉沉细而无力。

诊断：带下病

辨证：脾肾两虚，气阴不足，湿瘀阻滞

治法：健脾补肾，益气养阴，化湿祛瘀

处方：补中益气汤合济生肾气丸加减

红参另炖10g，黄芪 15g，太子参 30g，白术 15g，怀山药 30g，熟地 15g，生地 15g，菟丝子 15g，覆盆子 15g，薏苡仁 30g，车前子 15g，升麻 10g，杜仲 15g，莪术 10g，花粉 20g，炙甘草 10g。7 剂。嘱其每剂煎煮 2 次后合并，分 2 次温服。

饮食调护：温、平性饮食，勿食生冷、寒凉，腥燥之物。

【治疗过程】

二诊：2008 年 8 月 28 日，服用上方后，病情开始好转，体倦有所改善，头晕重较

之前大为好转，白带清稀，量减少，夜尿 2 次，仍有腰酸痛，咽喉干痛，大便仍较为干结。舌淡苔白脉沉细而无力。上方去车前子，加桑寄生 30g，续断 10g，巴戟天 15g 以加强补腰肾，强筋骨之功。续服 7 剂。

三诊：2001 年 9 月 4 日，服上方 4 剂后，头晕重即除，服完 7 剂，腰酸痛大减，夜尿一次，带下清稀明显改善。大便通畅，咽干痛较前减轻，诊之舌淡苔薄白脉沉弱。嘱病人坚持每日服药一剂，每周复诊一次，随症加减，以固疗效。至 2009 年 3 月 11 日复诊，病人谓已经到西医处复诊，扁桃体癌病情稳定，未见复发及转移，子宫颈涂片检查，子宫颈炎明显好转，原子宫颈上皮重度不典型增生得到明显改善，目前已显示为轻度不典型增生。

【体会】

本病经检查西医诊断明确，为慢性子宫颈炎，子宫颈上皮重度不典型增生；扁桃体癌术后。

子宫颈上皮重度不典型增生是多种病因引起的一种癌前病变。绝大多数子宫颈癌的发生发展是逐渐的而不是突然发生的，其发生和发展有一个缓慢的过程：正常上皮→单纯性增生→不典型增生→原位癌→浸润癌。如何阻止细胞由不典型增生向原位癌转化，至今中西医都尚未有尽如人意之良策。中医方面，本病属中医"带下病"范畴。本患者素体禀赋虚弱，脾肾不足，加之罹患扁桃体癌，手术加放疗后元气大伤，免疫功能受损，导致机体体力下降，脾肾功能愈发虚弱，中气不足，清气不能上达清窍，故见头晕重，津液无以上承而滋润咽喉，故咽干痛；肾气受损，封藏失职，脾失健运，聚湿而下，可见腰痛，带下清稀等症。

回顾古人治疗带下病经验，《妇人秘科》云："带下之病，妇人多有之。赤者属热，兼虚兼火治之。白者属湿，兼虚兼痰治之。年久不止者，以补脾胃为主兼升提。"景岳以脾肾两虚为言，则带出精窍，言肾较为近切。

补中益气汤出自李东垣《脾胃论》，主治一切清阳下陷，中气不足之证。方中黄芪补中益气，红参、白术、炙甘草甘温益气，补益脾胃，升麻同参、芪升举清阳，恢复中焦升降之功能。济生肾气丸出自《济生方》，以温肾化气为主，方中地黄、怀山药以养阴中之真水。车前以利阴中之湿滞，使气化于精，另佐以杜仲、巴戟天、桑寄生、续断补腰肾，强筋骨，覆盆子，菟丝子等温肾固涩，配合补中益气汤之参芪术草等，使脾能健运，肾得固涩，两者得以各司其职。综合全方，一则补气固肾，使先天肾气充足，冲任有养，二则调补脾胃，升提中气，使后天生化有源，使疾病逐渐向愈。

中医在癌肿的预防方面，以辨证论治为治疗中心，提出"上工治未病"的预防理念，其重视疾病的早防早治要超出西医许多年，但具体到患病个体，到细胞分化的分级差别，其疗效大都缺乏大样本的统计数据支持，这一方面将有赖于今后的科研发展，但我们就此病例分析，结合辨证分析，可以发现，脾、肾二脏的功能受损，是疾病发生发展的关键，《内经》有云："邪之所凑，其气必虚""正气存内，邪不可干"。正是由于脾、肾二脏的功能受损，脾之生化，肾之气化均无法各司其职，是以人体的免疫功能一损再损，从而导致癌肿的发生。

【香港行医感悟】

香港的医疗体系与国内截然不同，由于公立的专科医院或综合医院的专科医务人员数量不多，癌肿病人在确诊后，需要在公立医院治疗的，往往需要较长时间的轮候，时间长短数月不等。在等候治疗这期间内，病人一方面担心肿瘤继续长大，甚至发生了转移，病情得不到有效控制；另一方面担心身体状况会不会因为癌肿的发展受到损害而影响疾病的治疗，心急如焚。而我们在内地做肿瘤的综合治疗，因为医疗资源相对丰富，可以很好的整合化疗、放疗以及中医药的解毒增效的辅助治疗，病人确诊后可以在最短的时间内得到有效合理的治疗，对疾病的发展及预后和病人心理上的帮助是不言而喻的。

因此，在香港，帮助已经发生颈部淋巴结转移的这些癌肿患者进行中医药的治疗，稳定癌肿，控制疾病不进一步发展，具有重大的意义。

事实证明，通过运用中医的辨证施治理论，达到了有效稳定、控制肿瘤的目的，虽然中医中药并不能像西医的放化疗一样，对肿瘤有巨大的杀伤力，有立竿见影的效果，但西医也存在着杀敌一万，自损三千的弊端，而中医治本求原的理论正为越来越多的人所认识，相信会有越来越多的癌肿患者从中医药治疗中获益。

【名家点评】

作者以辨证治疗鼻咽癌、扁桃体癌术后合并子宫颈上皮重度增生，治后皆有症状改善，自我感觉好转。人类基因组学研究成果加深对癌症的认识，2006年世界卫生组织提出肿瘤是慢性可控性疾病，导致治疗理念的更新，过度追求生理学上的"无瘤"是片面和不现实的，治疗的终极指标是好的生活质量和长的生存时间，癌患者的症状影响生活质量，中医辨证论治在改善症状方面有明显的疗效，症状改善在客观上常常是疾病缓解或癌病灶发展获得控制的结果，作者的经验可供临床借鉴。（周岱翰[注]点评）

注：

周岱翰，第三届国医大师，当代中医肿瘤学家。1966年毕业于广州中医药大学，现为广州中医药大学首席教授、主任医师、博士生导师，兼任皇家墨尔本理工大学中医部博士生导师，全国名中医学术经验指导老师，国家药品监督管理局新药评审专家，广东省中医药学会肿瘤专业委员会主任委员，中华中医药学会全国理事，中华中医药学会肿瘤分会名誉主任委员。

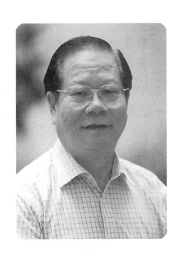

2. 程剑华医案

程剑华，男，1947 年出生。1982 年江西中医学院中医系本科毕业。1983 年至 1995 年在江西省肿瘤医院工作。1995 年至 2011 年在广东省中医院工作，曾任广东省中医院肿瘤科主任中医师、教授，硕士研究生导师，中国中西医结合学会肿瘤专业委员会委员，江西省及广州市抗癌协会传统医学专业委员会主任委员等职。现任香港大学专业进修学院生命科技学院中医药学部任副教授。从事中医药临床，教学和科研工作 30 余年。曾发表学术论文 70 余篇，主编《中医论治十大癌症杀手——程剑华中医肿瘤临床验案丛书》等著作 10 余部。

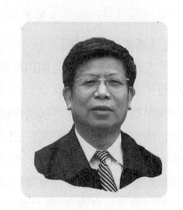

医案 1　旋覆代赭石汤合半夏泻心汤加减治疗食管癌

患者，男，102 岁。香港人。首诊日期：2009 年 11 月 12 日。

简要病史： 患者因"进食梗阻"于 2009 年 8 月在香港某医院就诊，经过胃镜检查确诊为食道下段癌，侵及胃底贲门，病变长度达 37cm，病理为腺癌。并出现肺、肝转移。患者不愿放化疗，要求中医治疗。初诊症见呕恶，痰涎多，进食梗塞，大便干结。纳呆，小便正常，舌淡红苔薄腻，脉滑。

诊断： 食管贲门癌

辨证： 脾虚失运，痰气中阻

治法： 健脾和胃降逆，化痰解毒散结

方药： 旋覆代赭石汤合半夏泻心汤加减。

代赭石^{先煎}30g，党参 20g，旋覆花^{包煎}10g，半夏 15g，姜竹茹 15g，黄芩 10g，生姜 10g，鹰不泊 30g，穿破石 30g，瓜蒌皮 20g，郁李仁 20g，蜈蚣 1 条，柿蒂 20g，肿节风 30g，僵蚕 10g，甘松 15g，全虫 10g，五爪龙 30g。水煎服，日 1 剂，再煎，分 2 次服用。同服西黄胶囊、增生平、金龙胶囊等中成药。

饮食调护： 清淡饮食，忌肥甘厚味，进软食，忌服烧鹅狗肉无鳞鱼。

复诊： 2009 年 11 月 27 日二诊，药后好转，可进普食，进食不呕，大便正常，舌淡红苔薄，脉细，守方再进 30 剂，病情进一步改善。此案前后治疗 2 年余，病情好转，共服中药 600 余剂。现不咳，痰涎不多，可进软食，吃干饭稍梗，大便可，无头晕，生活起居自理。每次就诊就是随症加减，每次调整的药就 4~5 味，该患者在广州就诊时每次开 30~45 剂，还开些中成药，如金龙胶囊等。来香港后，每次就是 7~14 剂中药。没有服任何西药，2011 年 5 月有一次头晕低血糖曾在医院输过液，其他时间从未去医院。由于病情稳定，也没有复查。根据病情分析，治疗后病灶稳定，生活质量好就可以。最近 1 次就诊是 2011 年 11 月 1 日，患者自行来医院，每餐可进干饭 1 平碗，

有时有少许痰阻，咳出就适。两便调，口不干，精神好，生活起居正常。

【体会】

食道癌属中医"噎膈"范畴。患者为百岁老人，又患有晚期癌症。治疗当以改善症状、提高生活质量为主。患者诸症与经方论述相符，故投旋覆代赭石汤合半夏泻心汤加减。方中旋覆花、代赭石、竹茹、柿蒂、丁香降逆下气涤痰，姜竹茹、半夏、浙贝母、瓜蒌皮以化痰散结，太子参、黄芪、茯苓益气健脾补中，并根据病情，加肿节风、鹰不泊、僵蚕、龙葵、蜈蚣、穿破石等清热解毒、散结化瘀。此方源于经方，又不拘泥于经方，治疗过程中灵活应变，随证加减。全方药证相符，虚实兼顾，攻补兼施，配合中成药西黄胶囊（主要成份是麝香、牛黄、没药、乳香等）、增生平片（主要成份有山豆根、拳参、北败酱、夏枯草、白鲜皮、黄药子等）、金龙胶囊（主要成分有鲜守宫、鲜金钱白花蛇、鲜蕲蛇等）以加强扶正去邪，从 2011 年 5 月起，患者的治疗始终完全是纯中药治疗，治疗后患者胃气复，噎嗝除，痰浊消，瘀毒清，已带瘤生存 4 年余。现生活起居，无需照顾；行走自如，不需挽扶；饮茶吃饭，如同常人。

【名家点评】

程教授擅用经方治疗肿瘤，久闻其名矣。除拜读公开发表之论文，也曾与其诊余交流。其实内地有多位肿瘤大家成为经方的践行者，如周岱翰教授，从治法角度切入仲景方之运用，学贯一派，也是当今一大亮点。仲景其人，医圣也；仲景之方，经方也。仲景撰《伤寒杂病论》，至今已历 1863 年，于外感病、疑难杂病、危急重症，均乃辨治论治之圭臬。历代医家创新运用，不断赋予其新的科学内涵与理念，可谓源远流长，与时俱进。其组方严谨，配伍精当，剂量准确，疗效卓著，为后人尊用。其当今创新运用，包括病证结合，如一方治一病，一方治多病，多方治一病；还有方证对应；病机求同；经络切入；合方运用诸法。由于病症复杂性、干预手段多样性、病期延长慢性化，当今所谓嵌合原文的一方一证较难寻觅，而更多从病机出发，经方合用。程教授从患者脾胃入手，巧用旋覆代赭汤、半夏泻心汤合方，寒温并用，升降相因，肝脾同调。尤其伍用虫类等抗肿瘤中草药，标本同治，带瘤生存，恢复生活自理，疗效颇佳！虽旋覆代赭汤、半夏泻心汤非抗肿瘤之方，然通过调理中焦，恢复脾胃的斡旋功能，水谷得入，中药得化，则殊途同归。让患者生存、生活是治疗的硬道理！案例中患者一是病位在胃，二是本身胃气虚弱，药物难以受纳吸收。故"保胃气"成为肿瘤治疗第一要义，也是仲景学术之重要特色。（李赛美点评）

医案 2　真武汤、生脉散、葶苈大枣泻肺汤合五苓散加味治疗胰腺癌术后复发合并心衰肾衰

患者，女，80 岁，2011 年 8 月 23 日首诊。

简要病史：患者于 2004 年行胰腺癌切除术，合并有糖尿病、高血压。患者 2011 年

7月起，先后3次入加拿大温哥华某医院抢救治疗。西医诊断为：胰腺癌复发、心衰、肾衰、糖尿病、高血压病、胸腔积液等。医院用了各种治疗措施，病情无改善，生命垂危，医院3次通知病危，认为无有效治疗方法，要求患者出院。患者回家后3次晕厥，跌至全身多处青紫。患者与笔者素有交往，家属遂电话告知当时病情：全身浮肿，小便少，心悸心慌，呼吸困难，不能平卧，持续吸氧，右上腹肿块腹痛，进食少，多处瘀斑，四肢不温，不能行走，不能睡觉。大便稀，心率45～50次/分钟，血压90/50mmHg，呼吸40次/分钟。家人略懂中医，告知患者舌、脉象：舌红无苔，脉缓细。

诊断：胰腺癌复发，心衰，肾衰，高血压病4期，糖尿病，胸腔积液

辨证：肾阳亏虚，水气凌心

治法：温阳补肾，益气养阴，化气利水

方药：真武汤合五苓散加味

制附子^{先煎}10g，桂枝10g，白术15g，茯苓皮30g，泽泻15g，猪苓15g，黄芪30g，党参20g，白芍20g，桑白皮20g，丹参15g，怀山药30g，白茅根15g，黄连6g。连服7剂，日一剂。

饮食调护：清淡饮食，忌肥甘厚味。喝少许粥和清润汤水。

二诊：2011年9月5日。药后病情出现转机，病情有好转，心率提高到55次/分，呼吸有改善，可间断吸氧。患者在家属陪同下搭乘国际航班到香港就诊。症见：全身浮肿，下肢肿甚，小便少，心悸心慌，晚上呼吸困难，端坐呼吸，不能平卧，白天可不吸氧，右上腹肿块约7cm，有压痛，腹痛，腹胀满、进食少，四肢不温，口干甚，大便稀，头额部、下颌部、四肢多处瘀斑，心率52～55次/分钟，血糖正常（自用胰岛素），血压90/60mmHg，呼吸28次/分钟，舌红无苔，脉缓细。治宜温阳补肾、益气养阴、宣肺平喘、化气利水、活血化瘀，方选真武汤、生脉散、葶苈大枣泻肺汤合五苓散加味，处方：制附子^{先煎}20g，葶苈子20g，大枣10，桑白皮20g，炙甘草10g，麦冬30g，五味子10g，田七10g，丹参30g，炙麻黄6g，太子参20g，怀山药30g，酸枣仁30g，黄芪20g。共5剂。

三～七诊：2011年9月10日：药后心率升至60次/分钟，血糖正常，血压100/70mmHg，呼吸28次/分钟，可不吸氧，下肢肿退部分，口干甚，瘀斑消退明显，食纳稍，腹胀，腹痛减轻，可在屋内行走，精神好转。嘱上方加生地30g、制附子改15g。病情稳定，随证加减。2011年9月26日（七诊），全身及下肢浮肿已退，瘀斑已无，可下楼行走，心率70～75次/分钟，血糖正常，血压130/80mmHg，呼吸23次/分钟，可不吸氧，晚上可平卧入睡，腹不痛，精神明显好转，但口干，腹胀，食纳呆，舌红少苔，脉滑。上方加怀山药40g，炒谷芽30g，炒麦芽30g，炒山楂30g，日1剂。

八诊：2011年10月8日，患者血压、血糖、呼吸、心率均正常，精神明显好转，可平卧入睡，无浮肿，无心悸心慌，可下楼散步，睡眠明显改善。唯口干，食纳不多，多食则腹胀，大便正常，舌稍红苔少津，脉滑。中药守方再进。

九诊：2011年10月23日，药后病情明显好转，食纳增加，体重增，无浮肿，口干减轻，血压、血糖、呼吸、心率均正常。带上方30剂于10月25日乘飞机返回加拿大温哥华。

患者治疗后病情明显好转，病情稳定。2012 年和 2013 年每年回国 3 个月，继续中药治疗，2013 年 9 月带中药回加拿大。现生活自理，可缓慢步行，两便正常，饮食少食多餐，没有住院。

【体会】

患者为病危病人，西医认为已无药可治，初患者心率慢，此是疾病关键所在，水气凌心，由此产生心悸、浮肿、尿少、四肢不温、晕厥等，故投真武汤合生脉散、五苓散加味，附子有温肾强心作用，生脉散可益气补心，心跳提高后其他诸症均见改善。全方以温阳补肾、益气养阴、宣肺平喘、化气利水、活血化淤为治，使心衰肾衰得以控制，病获转机，后以温阳补肾、益气养阴、化气利水、健脾开胃来巩固疗效。用中药治疗月余，患者转危为安。

【名家点评】

经方治疗危重症，其疗效令人振奋！该案患者，除肿瘤外，还患有多种基础疾病，尤其因糖尿病、高血压病合并心衰、肾衰，因生命垂危，西医认为已无有效治疗而让患者出院。患者因而转求中医治疗。该案例属《伤寒论》少阴病阳虚水泛证。作者用阴阳双补，温阳利水，活血逐饮，心肺脾肾同治之法取效。其中，麻黄配附子，方中寓含麻黄附子甘草汤之意。此方临床与实验均证实，能增强心脏功能、显著提高心率。纵观治疗全程，步步为营，重在扶正固本，未涉及抗肿瘤之品，坚守以人为本，留人治病之中医理念。一是考虑患者体弱正衰不受药，二是脏腑功能逐渐改善，生命质量提升了，何畏肿瘤之害哉！对于糖尿病与肿瘤相关性，已受到国际糖尿病学术界关注，也是近年研究热点。（李赛美点评）

【香港行医感悟】

香港中医处方用药，规定只能开中药汤剂，没有中成药，更不能开西药。因此在香港如何用中药治疗肿瘤是一严峻的考验。

人的一生都是与疾病共存的。对于癌症，短期不会出现人们所期望的治愈方法，但是把癌症的危害缩减到人们能容忍的一种慢性病状态，可能更有现实意义。癌症是"慢性病"的新观点，认为"根治"不再是治疗的最终目标，癌症病人应当终生接受治疗。把癌症当作一种慢性病、让患者与之长期共存，最大限度地提高生命质量，这种观念正在被国际医学界所普遍接受。在过去数十年抗癌治疗手段不断完善，新的药物不断产生，新的设备不断更新，但疗效提高相对有限。西医对"癌症"的认识从"绝症"到"可根治"、从"完全杀灭"、到"慢性病""癌症病人需终生治疗"的新观点，与"人瘤共存"的观念不谋而合，这些观念都已为中医药治疗肿瘤提供了理论依据。

尽管目前大多数种类的癌症治疗都有规范的治疗指南，作为临床医生的治疗决策的主要依据。同时医生制定治疗方案还应根据患者的年龄、身体状况、病理类型、临床分期等因素，综合全面评价给出个性化的治疗建议。"使癌症医疗个体化"，这是符合治疗规律、现状的更有效、更人性化的决定。

对于不愿意接受或难于耐受放化疗和手术的老年晚期肿瘤患者，对于标靶治疗基因测定无突变或无力承受高昂医疗费用的老年晚期肿瘤患者，身体状况评分差且有合并症的老年晚期肿瘤患者，这都是西医治疗的盲点，中医药治疗是合理的有益的选择。

纯中药治疗老年晚期肿瘤患者这是中医药与时俱进的课题，要在中医辨证施治的整体观念的指导下，按照现代医学的科学研究方法，谨慎准确地应用当前所能获取的最好的研究证据，结合临床及个人专业技能和临床实践经验，考虑到病人的经济承受能力和意愿，将这三者完美的结合起来，才能真正造福于广大肿瘤患者。

因此，在香港，帮助不愿意接受或难于耐受放化疗和手术的老年晚期肿瘤患者，对于已经复发或转移的这些癌肿患者进行中医药的治疗，稳定癌肿，控制疾病，提高生活质量，具有重大的意义。

【名家点评】

张仲景之《伤寒论》，突出六经辨证，病证结合，反映疾病由表入里，由寒化热，再由热转寒，由轻到重，由腑入脏之动态变化过程，人体正气由盛而衰而终。总之，《伤寒论》教诲我们，临床如何立足正气为本，祛邪以扶正，扶正以祛邪。尤于肿瘤治疗着眼点有三：一是寻找直接抗肿瘤有效中草药；二是通过调理人体内环境，使其不适宜肿瘤在体内生长；三是通过提升正气，强化人体免疫力，调动人体自身积极性而达到抗肿瘤效果。所谓"阴平阳秘，精神乃治"。《伤寒论》中脏结证描述道"病胁下素有痞，连在脐旁，痛引少腹，入阴筋者，此名脏结，死。"此证当属中医之症瘕，症状描述与现代消化道肿瘤相似。其病机为脏气虚衰，阴寒凝聚，气血阻滞，为虚实夹杂证。尽管仲景未出示方药，但为当今扶阳法治疗肿瘤提供了思路与理论依据。伤寒大家陈亦人教授经过长期临床实践，提出寒凝、毒积、血瘀是晚期胃癌形成的病理基础，以三物白散加味为主治疗中晚期胃癌，疗效确切。其含巴豆霜的复方康尔爱片之研究成果值得期待【郝万山，李赛美.伤寒论理论与实践.北京：人民卫生出版社，2009】。作者关于中医药防治肿瘤的切入点、环节，及适宜群体之评价甚是。事实胜于雄辩，中医药防治肿瘤大有作为！仲景之经方运用前景十分广阔！（李赛美点评）

注：

李赛美，医学博士，享受国务院特殊津贴专家。广东省名中医，广州中医药大学教授，主任医师，博士生导师，博士后合作教授，伤寒论教研室主任，第一临床医学院经典临床研究所所长。任中华中医药学会仲景学说专业委员会副主任委员、广东省中医药学会仲景学说专业委员会主任委员，广东省中西医结合学会代谢专业委员会副主任委员等职。先后荣获全国模范教师，全国首届杰出女中医师，全国优秀中医临床人才及全国三八红旗手等多种荣誉称号。

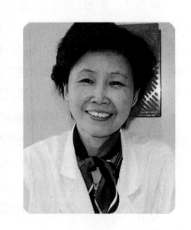

3. 冯奕斌医案

冯奕斌，医学博士，香港大学中医药学院副教授，助理院长（负责教育），博士生导师，香港政府注册中医师，香港医院管理局中药委员会委员，香港中医药管理委员会中成药注册专家组成员，香港注册中医学会常务委员。

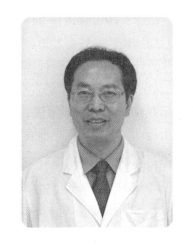

分别于 1982 年和 1987 年于云南中医学院全科学士和研究生毕业，1991 年国家公派到日本名古屋名城大学药学院药理系作为访问科学家研究中药药理，1997 年日本北海道大学医学院博士研究生毕业，在日本北海道大学完成博士后研究，于 2000 年到香港大学任教至今。

专于中药学，中药药理学的教学与科研，长于内科杂证，尤其是肿瘤及慢性肝肾疾病等的诊治。

医案 1　清热燥湿、升阳止泻法治疗肠息肉

患者，男，51 岁，2010 年 5 月 14 日首诊。

简要病史：患者近 1 年，大便由 1 次变成 2~3 次，成形，有时有血及黏液，有时大便坚硬时，可致肛门出鲜血，量不多，偶有腹痛腹泻。1 月前，在香港某公立医院行直肠镜检，发现 11 点处 1 个 2 期内痔，肛门直上 60cm 处，乙状结肠上端（降结肠末端）有 1 个乙状结肠息肉，无黏膜损伤。西医诊断为 2 期内痔（11 点位 1 个），乙状结肠息肉（0.5cm，1 个），当时摘除痔疮，而乙状结肠息肉拟 2 个月后，做结肠镜检时，再行切除（西医解释因为通常这种情况，升结肠处也会有息肉），尚有 1 个月时间才做结肠镜检和息肉摘除术，故希望中医调理一下。曾患十二指肠溃疡，余无特殊。现症：精神尚可，纳佳，眠佳，但工作忙，睡眠时间不够，大便日 2~3 次，有时便秘，便秘时有鲜血附在便纸上，有时腹泻腹痛，有时有血及黏液，舌红苔薄黄，脉弦。

诊断：息肉痔

辨证：湿热下注

治法：清热燥湿，升阳止泻

方药：葛根芩连汤

患者因工作较忙，不愿服汤药，处方葛根芩连汤颗粒口服。（1 瓶 200g，每 10g 颗粒剂，含有生药量为：葛根 12g，黄芩 7.2g，黄连 7.2g，炙甘草 4.8g），早晚各服 5g，共 20 天。

饮食调护：饮食宜清淡、易消化、营养丰富，多素少荤等。适当增加运动，注意身心放松。结肠镜检后复诊。

【治疗过程】

二诊：2010年6月23日，患者2010年6月15日，服泻药灌肠后在香港某公立医院行结肠镜检，整个大肠，从直肠、乙状结肠、降结肠、横结肠和升结肠，反复检视，原来预计的升结肠部位可能会发现息肉，镜检没有发现息肉，而两个月前发现的息肉（乙状结肠上端、降结肠末端）也消失得无影无踪。患者甚为高兴，特来告知，葛根芩连汤颗粒剂200g已经服完，问需不需要再服药，余曰："可定期西医复诊，多素少荤，多做运动，中药可暂时不服"。

【体会】

临床未见葛根芩连汤治疗肠息肉的报道，查各版中医外科学教科书，也无葛根芩连汤证型。《伤寒论》为协热下利，创葛根芩连汤解表清里，经后世医家的发挥，对热泻、热痢，无论有无表证，皆可用之。本病例，抓主症，重在大便次数增加，有热象为辨证要点，"有是证，用是药"，用葛根芩连汤获良效。

【名家点评】

中医治病所应遵循的原则是"有是证，用是法（方、药）"，不言而喻，识"证"是否准确就成为施治是否精准的前提。冯教授紧紧抓住病者"（有时）便秘，便（秘时有鲜）血（附在便纸上），（有时）腹泻腹痛，（有时）（大便）有血及黏液，舌红、苔薄黄，脉弦"等主症、主脉，辨为"湿热下注"，治以葛根芩连汤，清热燥湿，升阳止泻。一诊即愈，效果不可谓不惊人。此案给我们的启示有二：①临证时着眼点必须是"证"，而不应受西医病名所牵制，不可"见血止血"，"见（息）肉治肉"。正确的态度应该是"辨证不昧于病而又不惑于病"。②葛根芩连汤为仲景所创经典方，2000多年的中医临床经验告诉我们，经方的应用指征明确，组织结构严谨，相对比例固定，一般不应随心所欲地任意加减或"以西解中"地以西医药理为指导来堆砌所谓"消炎、止血、化瘀、抗癌"等大杂烩于一方。（江厚万点评）

医案2 清热解毒、化瘀退黄法治疗末期胆管癌

患者，男，61岁，2006年10月9日首诊。

简要病史： 患者因小便黄，全身黄1年余就诊。患者于2005年7月，小便黄，继而全身发黄，到香港某医院检查，诊为"胆管癌"，2005年8月手术切除胆管和1/2肝脏，患者不愿化疗，黄疸持续未消。2006年10月MRI检查发现胆管癌肝转移，各项指标恶化，查：总胆红素293μmol/L，碱性磷酸酶（ALP）838IU/L，清蛋白27g/L，球蛋白53g/L，丙氨酸氨基转移酶（ALT）107IU/L，因癌症转移和患者全身状况差，西医放弃抗肿瘤治疗，仅有对症治疗。既往曾患胆结石，肾结石，激光碎肾结石，余无特殊。现症：严重巩膜、皮肤黄疸，黄色晦黯，肝区疼痛，神疲乏力，纳差食呆，腹大如鼓，有移动性浊音，双下肢水肿，皮肤瘙痒，有多处抓痕，全身酸痛，午后发热，

体温一般不超过 39℃，大便日 3~4 次，成形，小便短黄，舌红苔薄白，脉沉细。

诊断：胆胀

辨证：黄疸属水瘀湿毒交结

治法：利水退黄，清热燥湿，泻火解毒，活血化瘀

方药：茵陈五苓散配温清饮（四物汤与黄连解毒汤合方）加减

茵陈 15g，茯苓 10g，猪苓 10g，白术 10g，泽泻 10g，桂枝 10g，黄连 6g，黄柏 6g，黄芩 6g，栀子 6g，秦艽 6g，当归 15g，川芎 6g，赤芍 15g，金钱草 15g，焦三仙各 9g，7 剂，1 日 1 剂，早晚分 2 次服，1 周后复诊。

饮食调护：饮食宜清淡、易消化、适当进食鱼、瘦肉、优质蛋白质、鲜果、蔬菜等，不宜肥甘厚腻之品。注意休息，避免感冒及各种感染症。

【治疗过程】

二诊：2006 年 11 月 16 日，黄疸减轻，仍有发烧，午后潮热，大便 2~3 次，小便转清，舌红苔薄白，脉细数。要求患者 1 周后复诊，但患者 1 个月后才复诊，是因为服中药后两次生化检查均有改善（总胆红素由 293μmol/L 降为 201μmol/L，丙氨酸氨基转移酶由 107IU/L 降为 79IU/L），故一直坚持服用上方，近几日，因神疲乏力，皮肤瘙痒难忍而复诊。原方去秦艽、金钱草，加益气祛风止痒之品党参 15g，黄芪 15g，郁金 10g，白鲜皮 15g，蚕沙^{包煎}15g，荆芥 10g，防风 10g，蝉蜕 15g，大枣三枚。

三~十五诊：2006 年 11 月 23 日~2007 年 8 月 2 日，诸症改善，停用所有西药，继续以茵陈五苓散配温清饮加减，气虚加党参、黄芪；湿重身痒，白花蛇舌草、白茅根、秦艽、白鲜皮、蛇床子、蚕沙；纳差食少，焦三仙、炒鸡内金、鸡矢藤。上方加减维持用药 9 个月，胆红素逐渐下降（到 2007 年 6 月，总胆红素由 201μmol/L 降至 54μmol/L），肝功能改善（到 2007 年 6 月，ALT 由 107IU/L 降至 54IU/L），双下肢水肿和皮肤瘙痒明显减轻。

【体会】

本病例为胆管癌肝转移，合并严重黄疸、腹水及双下肢浮肿，单纯中医药治疗，诸症好转，总胆红素及肝功能明显改善，患者痛苦减少，生活质量提高，停药 2 个月后，诸症加重不治。本病主方为茵陈五苓散配温清饮加减，方中以茵陈五苓散加秦艽、金钱草利水退黄，以黄连解毒汤清热燥湿，泻火解毒，再以四物汤加减活血化瘀，白芍改赤芍，增强活血之力，又因患者纳差食少，并非补血，故去熟地，加焦三仙配合茯苓、白术以健脾消食。诸药用量偏轻，皆因肝病为患，药物代谢能力减弱之故。

【名家点评】

该患者患有胆管癌肝转移，伴有肝功能不良、黄疸、鼓胀、发热，治疗非常棘手，预后很差。作者应用单纯中医药治疗获得较好疗效，实属难得，值得借鉴。方中采用茵陈五苓散配温清饮（四物汤与黄连解毒汤合方）加减，是应用几个经方组合。处方用药重点在于辨证与对症治疗，祛邪之中未忘扶正。（吴万垠点评）

医案3　**健脾化瘀法治疗末期肺癌**

患者，女，65 岁，2007 年 4 月 26 日首诊

简要病史：患者因 2006 年 12 月出现咳嗽，有时发热，痰多，无血丝或血痰，中西医治疗不效，到香港某公立医院就诊，2007 年 2 月 7 日 CT 片，右上肺 5.6CM 不规则浸润阴影，双肺散在结节，气管镜组织切片，诊断为"右上肺 IV 期腺癌，伴左右肺转移合并右肺感染"，癌指标不高，建议舒缓治疗及对症治疗，西医估计最多 9 个月的生存期，若作化疗或放射治疗可再延长 6 周的寿命，故是否做化疗正在考虑中。无吸烟史，20 年前，因胆结石行胆囊摘除术，1991 年因良性肿瘤，手术切除右侧甲状腺，1997 年患子宫颈癌，短距离放射治疗及常规化疗，未有复发（最近的复诊是 2007 年 3 月 27 日），服降压药 5 年余，无糖尿病，曾患内耳眩晕症，余无特殊。现症：神疲乏力，上坡或快步时气短气喘，眠佳，纳可，大便日 1 次，小便正常，夜尿 1 次或无，舌淡黯苔薄黄，舌下静脉曲张明显，脉细弦。

诊断：肺癌

辨证：气虚血瘀，痰毒互结

治法：益气活血，化痰解毒

方药：玉屏风散合六君汤加味

黄芪 15g，白术 15g，防风 10g，党参 15g，茯苓 15g，陈皮 10g，法半夏 15g，大枣 3 枚，生姜 10g，炙甘草 6g，三棱 10g，莪术 10g，桑叶 10g，白芷 15g，黄芩 10g，黄连 6g，金荞麦 30g，八月札 15g，绞股蓝 30g，7 剂，1 日 1 剂，早晚分 2 次服，1 周后复诊。

饮食调护：饮食宜清淡、易消化、营养丰富，应多素少荤等，不宜肥甘厚腻之品。注意休息，适当运动，注意心理健康，避免外感疾病。

【治疗过程】

二诊：2007 年 5 月 3 日，药后感觉良好，守方如前。

三诊：2007 年 5 月 10 日，每月复诊 1 次，每次 15 剂，每 2 日 1 剂，1 日服 1 次。因为听说不良反应轻，开始口服易瑞沙（Iressa），继续以玉屏风散合六君汤加减。28 剂，1 日 1 剂，早晚分 2 次服，1 月后复诊。

四诊：2007 年 6 月 21 日，虽然口服的分子靶向治疗药物 1 月多，患者不良反应甚微，肝功能也没有异常发现，患者认为乃服中药后的效果，进一步检查肿瘤仍局限在肺部，无其他脏器转移灶发现，继续以玉屏风散合六君汤加减进退。

五~六十一诊：2007 年 5 月 17 日~2009 年 11 月 19 日，患者因疗效好，不良反应少，口服易瑞沙近 2 个疗程（一年半），CT 或正电子扫描（约两月检查 1 次）显示病情稳定，肿瘤没有扩散的迹象。中药一直以玉屏风散合六君汤加减治疗，眩晕时，加天麻、鸡血藤、当归、仙鹤草等；出现"飞蚊症"时，加枸杞、石斛、女贞子、旱莲草等；腰膝酸软时，加杜仲、怀牛膝、续断、独活等。

六十二~八十五诊：2009年12月3日~2010年12月9日，患者近期经常感冒，好了又容易反复，迁延难愈，神疲乏力、恶寒发热、流清涕、头痛咽痛，咳嗽痰多，色白、全身关节疼痛，舌淡黯苔薄白，脉浮紧。西医检查，发现标靶药物已经无效，肿瘤增大，淋巴转移，停用易瑞沙，建议使用联合化疗，但患者不愿再尝试，专心中医药治疗，先与荆防败毒散加三芪六君汤5剂，1剂1日，1日分三次服，益气解表，感冒好了之后，再以三芪六君汤加黄芪、丹参、鸡血藤、首乌藤、灵芝、熟地、当归、枸杞、汉防己等益气健脾，活血化瘀；若出现郁热、口苦、烦闷，则以黄连解毒汤，清泄三焦火热毒邪。

【体会】

本病乃晚期肺腺癌，原预计9个月的生存期，经过治疗，衣食住行自理，眠好纳佳，无任何疼痛将近4年，其中经中西医结合治疗（标靶加中药治疗）近两年，单纯中医药治疗1年多，至病案记录时仍在治疗之中，大大延长了患者的寿命。方中以玉屏风散固护肺卫之气，六君汤健脾化痰，培土生金，其他诸药意在化瘀解毒。

【名家点评】

针对晚期非小细胞肺癌患者，作者治疗本医案有以下几点值得借鉴：①肺癌发生的相关"脏腑归属"：肺癌病位虽在肺，但与脾胃密切相关，因脾肺在五行中属于母子关系，治疗上可以通过培土生金。健脾之法是治疗肺癌的常用治则。②中药与新药、新技术的结合：近年晚期非小细胞肺癌治疗中标靶药物已显示了较好的疗效。但存在一些问题：只对部分表皮生长因子受体（EGFR）基因突变的患者有较高疗效，有效患者多有严重皮疹、腹泻等不良反应。本患者的EGFR状态未明，中药的加入，对于EGFR基因无突变有者有可能增敏，而对于突变的患者有可能增效减毒，减少皮肤不良反应。③对于靶向药物耐药的患者，单纯中药可能起到延缓疾病进展、维持疗效的作用。（吴万垠点评）

附案 补肾活血解毒法治疗肾病综合征

患者，女，61岁，日本人，家庭主妇，2002年6月11日首诊。

简要病史： 特由东京乘机到香港寻求中医治疗。患者患肾病综合征11年，有高血压，高血脂，水肿，蛋白尿，长年服用糖皮质激素（甲基泼尼松龙）。1991年2月发病，住东京某大学医院，同年6月出院，以甲基泼尼松龙24mg和32mg隔日服用1次，1994年9月因甲基泼尼松龙减量而复发，以后甲基泼尼松龙隔日晨起顿服量为40~10mg不等，每年当减量就复发，就诊时已经复发共8次。西医诊断为肾病综合征，糖皮质激素不良反应（药物性柯兴氏综合征）。停经5年余。现症：典型的"满月脸，水牛背"，面颊微红，易疲劳，全身皮下有多处瘀斑瘀点，双下肢浮肿，足踝部按之凹陷，纳佳，眠可，大便日1次，较艰难，口干口苦，渴而不欲饮，腰膝酸软，小便不利，夜间1次，舌红苔薄微黄，脉细弦。高胆固醇血症，高血糖，尿蛋白阴性，尿糖阴性，肝肾功能正常。

诊断：水肿

辨证：水瘀互结，邪恋少阳，肝肾阴虚

治法：化瘀行水，和解少阳

方药：小柴胡汤和五苓散加减

茯苓9g，猪苓9g，泽泻15g，生白术9g，桂枝6g，柴胡15g，黄芩6g，党参9g，法半夏9g，生姜三片（约9g），大枣3枚，炙甘草6g，益母草9g，丹参15g，共20剂，1剂服3日。1煎6碗水煎至2碗，2煎4碗水煎至1碗，1、2煎混匀，约450ml为3日量，1日1次，每次150ml。2月后复诊。

饮食调护：饮食宜清淡、易消化、合理进食鱼、瘦肉、蛋、鲜果、蔬菜等，不宜肥甘厚腻之品。注意休息，避免感冒及各种感染症。

【治疗过程】

二诊：2002年8月9日，仍有"满月脸，水牛背"，面颊微红，全身皮下瘀斑瘀点减少，双下肢轻度浮肿，口干苦减轻，余同前。上方减黄芩3g，去甘草，加生山楂6g，生麦芽15g，生神曲10g，20剂，服法同前。

三诊：2002年10月24日，"满月脸，水牛背"减轻，神疲乏力，全身皮下瘀斑瘀点减少，双下肢轻度浮肿，口苦消失，口干不欲饮，腰膝酸软，舌红少苔，脉细弦。胆固醇转正常，高血糖，尿糖少量。肝肾功能正常。少阳之邪已解，证属肝肾阴虚，水瘀互结，给予治本为主，滋补肝肾，化瘀行水，方以六味地黄汤加味：熟地24g，怀山药15g，山茱萸15g，丹皮10g，泽泻10g，茯苓10g，生黄芪15g，生白术15g，猪苓15g，玉米须20g，白茅根10g，丹参15g，白花蛇舌草20g，20剂，服法同前。

四~四十八诊：2003年1月30日~2010年7月15日，满月脸，水牛背几近消失，精神佳，全身皮下瘀斑瘀点未再出现，双下肢无浮肿，口干不欲饮，腰膝酸软，舌红少苔，脉细弦。胆固醇正常，血糖正常，尿糖阴性，蛋白尿阴性，肝肾功能正常。证属肝肾阴虚，湿瘀毒互结，治以滋补肝肾，化瘀解毒祛湿，方以知柏地黄汤加味：知母15g，黄柏6g，熟地30g，怀山药15g，山茱萸15g，丹皮9g，泽泻9g，茯苓9g，生黄芪15g，生白术15g，丹参15g，当归15g，益母草9g，泽兰9g，鹿衔草9g，大蓟9g，小蓟9g，银花15g，神曲15g，木香^{后下}6g，20剂，服法同前。

2003年1月30日后，基本方及随症加减的方药，常用基本方为六味地黄汤、丹参、枸杞、黄连、炒麦芽。随症加减：①瘀血症及预防：当归、益母草、泽兰、三七等，皮下有瘀斑瘀点时，用量稍大，皮下无瘀斑瘀点时，或预防时，用量宜小。②气阴两虚：生黄芪、太子参、生白术、石斛、旱莲草、女贞子等。③湿毒湿热：黄芩、黄柏、银花、蒲公英、白花蛇舌草、白茅根、玉米须、鹿衔草等。④消食行滞：炒山楂、炒神曲、陈皮、木香、枳壳等。

2003年12月23日复诊时，诸症明显改善之余，最明显之处是视力明显改善，一直戴老化眼镜，服用中药后不用再戴，维持至今。自从开始服中药后，虽然糖皮质激素（甲基泼尼松龙）已经降至维持量，未有复发过。自2002年2月初诊后，2~3月复诊一次，平均每年4~6次由东京乘飞机到香港复诊，2010年7月复诊时，余曰："诸症稳定，可半年复诊1次"。

【体会】

本病西医诊断为肾病综合征，患病19年，单纯西医治疗11年，长期大量应用糖皮质激素，病情仍然反复，并出现糖皮质激素不良反应，"满月脸，水牛背"，全身皮下瘀斑瘀点、高血糖、高血脂、高血压，配合中医药治疗的8年，病情稳定。患者服中药前的11年，每年糖皮质激素减量即复发，

共复发 8 次，服中药后的 8 年间，糖皮质激素已经降至维持量，但一次也没有复发过，高血糖、高血脂、高血压控制在正常范围内，未再出现蛋白尿，各种糖皮质激素的不良反应也得到有效控制，尤其令人振奋的是一直所戴老化眼镜，服用中药后不用再戴，视力明显改善，患者深信中医药的疗效，2008 年介绍其夫（原发性高血压，糖尿病）一同赴港坚持中医药治疗。

本病病程长达 19 年，病情反复，但服用中药的 8 年间，病情稳定，没有复发，生活质量良好。肾病综合征，如果临床以水肿为主要表现则可按中医学的水肿病辨证。本例服用激素治疗减量即复发，属于难治性的肾病综合征，从初诊的临床症状看，辨证为水瘀互结，邪恋少阳，肝肾阴虚。六味地黄丸作为肾病综合征肝肾阴虚型的常用方，故先予柴苓汤加益母草、丹参化瘀行水，和解少阳治其标，继用六味地黄丸加丹参、枸杞、黄连、炒麦芽为基本方补肝肾，活血解毒巩固疗效。肾病综合征易伴高凝血状态及静脉血栓形成，故基本方中有丹参，并根据瘀血症状随症加当归、益母草、泽兰、三七等；若出现气阴两虚之证，则于基本方加生黄芪、太子参、生白术、石斛、旱莲草、女贞子等，以益气滋阴明目，降蛋白尿；若湿毒湿热明显，则于基本方加黄芩、黄柏、银花、蒲公英、白花蛇舌草、白茅根、玉米须、鹿衔草等，以清热燥湿解毒；糖皮质激素治疗，患者常常食欲甚佳，但久服滋补肝肾和苦寒之品，又易碍胃败胃，故常在基本方中加炒山楂、炒神曲、陈皮、木香、枳壳等，以消食行滞，顾护胃气。

本病病程长，属慢性难治性疾病，服用中药也有 8 年之久，让患者坚信中医药，持之以恒的原因有三：一是为患者着想，患者老年，每次往返东京和香港不易，故首次即开药 2 个月，1 剂服 3 日，1 日一次，且量小易服，缓缓而图；二是中医药的疗效卓著，每次糖皮质激素减量之时，患者异常紧张焦虑，但因为服用中药没有像往常一样复发，激素不良反应得到控制，信心大增，服用中药一年之后，视力又大为改善，老花眼镜竟然不再需要，说明中医药不仅可以治疗肾病综合征及其糖皮质激素不良反应，而且对改善全身状况有帮助；三是良好的中西医药学造诣，是医患之间建立良好互信关系重要保证，虽然香港注册中医只可以用纯中医的方法治疗疾病，但患者的知情权，使他们既需要传统中医药的解释，又需要现代科学和西医药的解释。

【名家点评】

本案肾病综合征应用糖皮质激素治疗，病情反复不愈。而加用中药治疗后，病情稳定 8 年未复发，而且由糖皮质激素引起的副反应也逐渐减轻或消失。充分显示了中医药在治疗难治性肾病及减少激素副作用方面的疗效优势。本案初诊时按水肿辨为正虚邪实，虚实夹杂证，先以化瘀利水，和解少阳，急则治标而取效，待水肿消失，继以补肝肾活血解毒法标本兼治巩固疗效：本案成功的关键在于辨证准确，治法得当，选方用药灵活。（张佩青注点评）

【香港行医感悟】

英国殖民统治香港百年，虽说港英政府任中医自生自灭，但中医药和祖国传统文化也很少受到内地"破四旧"和"文化大革命"的冲击，香港回归祖国后，中医逐渐纳入规管，现在中西医治疗都是香港合法的医疗行为，政府也加大力度发展中医药，三家大学有了政府资助的全科学位课程，18 间政府中医诊所也指日可待，在现有的法律条件下，过去中医不能碰的东西，现在也不能碰，中西医各有自己的规管体系和执业规范，香港中医只能是纯中医，在浓郁的祖国传统文化的氛围下，香港的中医药也形成一片独特的天地，比如说在亚健康和预防疾病方面，香港普罗大众普遍接受中医药，家家"煲汤"可补身，"凉茶"处处可祛邪，但对中医药能否治病？很多香港人有怀疑，因为过去一百多年，西医是香港的主流医学（目前也是），医疗保险大部分只认西医，所以中医只能在西医治不好的疾病里去发展，所以目前中医药的临床状况，亚健康和预防疾病是一个方面，疑难杂症又是一个方面，这后一个方面，我们看到中医是真正能够治病。在香港，手段上只能用纯中医的诊疗方法，但笔者觉得她正在变化，需要时间，同时临床实践中仍然需要多学科知识，包括西医药的知识，目前要提高中医临床疗效，笔者觉得有几点体会：

1. 把握中医药的精髓　在香港现有的医疗法规下，中医只能用中医的方法治病，教科书没有的要从经典著作和临床实践中寻求答案。在整体观念指导下辨证论治，将各种辨证方法融会贯通，"有是证，用是药"，如在此记录的 5 个医案，在教科书里均找不到相关的证型，因为临床情况复杂很多，虚实夹杂，寒热交错，表里相间，亦彼亦此，临床思维要灵活多变，万变不离其宗，知常达变，同时，在剂型和用量用法上，也应进行深入研究。

2. 中西医合作或结合　在香港，提倡中西医合作，因为没有认可的中西医结合专业，中西医的规管，强调各自的专业性，在内地，讲到中西医结合是指一个医生具备中西医两套诊疗知识和技术，临床实践时，可以用这两种诊疗技术去处理疾病，也有团队的中西医结合，这种情况，更像中西医合作。其实在香港也存在中西医结合的实践，只不过这种结合是由患者来完成的，香港的患者，尤其是疑难杂症，患者看了西医又看中医，患者的知情权，使其可以获得有关自己的诊疗数据，患者可以让中医师了解这些情况，然后给患者一个适当的中医药治疗，同样西医也可以通过同样的途径获得中医诊疗的信息，可见，作为一个医生，中西医的背景知识仍然非常重要，这对他来说，可以理解病症的整体情况，对给予患者一个最好的治疗处理是非常有益的，比如在癌症患者的治疗上，笔者知道患者在做化疗或放射治疗，那么，笔者就在整体观念和辨证论治基础上，以扶正培本，减轻患者不良反应为主，而当患者完成放化疗以后，笔者就会在辨证论治的基础上逐步加重抗肿瘤的中药。这些病例中西医都在同时进行治疗，如果对西医情况不了解，也难于取得良好效果，同时难于判断究竟是中医的疗效还是西医的疗效。在中西医合作或结合的临床实际中，病证结合仍然是一个有实际意义的，可操作的概念和内容。在香港，讲到中西医合作，中药不良反应和中西药相互作用也是受关注的问题之一。

3. 发现新问题，深入研究　现代多学科对中医药的研究成果应该应用到中医临床中来，比如近年来，有关单味中药针对病的研究很多，如何与辨证论治结合选用是很值得研究的问题，若为复方也就是辨证论治与专病专方相结合的问题，两者都是病证结合用药上的体现，在笔者所选的病例中，都有这方面应用和尝试。同时要不断发现新问题，或对老问题进行研究，而研究结果，要及时还原到临床中来。笔者的研究团队近年来就黄连及其复方的新的临床应用和药理作用机制，特别是其保肝和抗肿瘤方面，在国内外发表了一系列的研究论文，部分内容也应用到了这几个病例中。中医的灵魂在于一个"变"，从古至今，中医药就不停地在变，创新、发展，在纯中医的规管下，我们用纯中医的方法治病，不断开发出新的纯中医的方法去诊疗疾病，并创造出更多更好的中医药诊疗理论和技术。

【名家点评】

冯奕斌教授的行医感悟言简意赅，深入浅出，笔者拜读之后不免也产生几点感悟：①作者指出"英国殖民统治香港百年，虽说港英政府任中医自生自灭，但中医药和祖国传统文化却很少受到内地'破四旧'和'文化大革命'的冲击，香港回归祖国后，中医逐渐纳入规管，现在中西医治疗都是香港合法的医疗行为，政府也加大力度发展中医药。""香港中医只能是纯中医，在浓郁的祖国传统文化的氛围下，香港的中医药也形成一片独特的天地。"这就为我们揭示了一个真理：中医是东方瑰宝、是中国古代的第五大发明、是护佑人类的天赐"神术"，因此，它不仅是"浴火重生""生而不灭"，而且是活力四射，光耀宇内。更为可喜的是，香港的中医因"很少受到内地'破四旧'和'文化大革命'的冲击"，为"香港中医药形成一片独特的天地"提供了条件，这应当值得全体炎黄子孙庆幸！②作者指出，"香港的中西医结合是由患者来完成的，香港的患者，尤其是疑难杂症，患者看了西医又看中医，患者的知情权，使其可以获得有关自己的诊疗数据，患者可以让中医师了解这些情况，然后给患者一个适当的中医药治疗，同样西医也可以通过同样的途径获得中医诊疗的信息。"因此，作者认识到，"作为一个医生，中西医的背景知识非常重要。"这个问题说到了节骨眼上。笔者认为，作为一个现代医生，无论是西医还是中医，都没有理由说"因为我们是中医，这个化验我不懂，请你看西医去吧！"或者说，"因为我们是西医，我只知道'见炎消炎'，不知道还有什么'寒之不寒，责之无水'！"笔者一贯主张，作为一个医生，必须坚持做到"古今接轨，中西融汇"，这是时代的要求，历史的必然！③作者指出，"现代多学科对中医药的研究成果应该应用到中医临床中来，比如近年来，有关单味中药针对病的研究很多，如何与辨证论治结合选用是很值得研究的问题，若为复方也就是辨证论治与专病专方相结合的问题，两者都是病证结合用药上的体现。"这里提出了一个极其重大的理论问题，有必要深入讨论。笔者认为，首先必须弄清两点，一是"单味中药（准确地说应该是指中药单体）针对病的研究"，这实际上是中药的"西药"化研究，它也是中药现代研究的一条途径，另当别论，不应与"中药"研究混为一谈。二是"辨证论治与专病专方相结合的问题"，这是目前最易造成混淆的概念问题，关键在于必须分清什么是中医之"证"，什么是西医之"病"，如果将"证"扭曲成"病"，或者将"病"扭曲成"证"，"结合"的结果必然是枘方凿圆，互相抵牾。无论是前者还是后者，都是"中药非中医化"的一种表现，需要深入研究。（江厚万点评）

注：

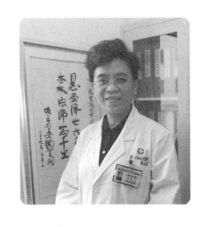

张佩青，黑龙江省中医药科学院主任医师，二级教授，博士研究生导师，享受国务院特殊津贴专家。国家中医药管理局首批优秀中医临床人才，国家中医药管理局第五批继承老中医药专家学术经验指导教师，黑龙江省优秀中青年专家，黑龙江省德艺双馨名医，黑龙江省名中医。世界中医药联合会肾病分会副会长，黑龙江省中西医结合学会副会长，黑龙江省中医药学会肾病专业委员会主任委员。

4. 黄雅各医案

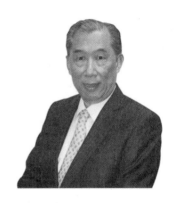

黄雅各，祖籍广东番禺，生于香港，香港注册中医师，历任香港中医药管理委员会委员、香港中医药管理委员会中医组主席、香港大学中医药学院名誉教授及香港浸会大学荣誉教授等。

1964年毕业于上海中医药大学中医本科，多年来热衷推动香港中医专业的发展。1992年参加香港大学的中医课程教学，1996年担任香港大学课程统筹人，开办香港大学第一个针灸文凭课程。1997 任香港大学副教授，领导开办中医课程，由针灸学拓展到骨伤科文凭，中医全科学士学位等，1999 年于香港大学首创针灸硕士课程。曾参加美国 2009 年世界中医药发展五洲论坛及研讨会，会上发表论文《中西医互补治疗肺癌之探讨》，获颁 "杰出成就奖"。2007 年获香港特区行政长官曾荫权授予荣誉勋章褒扬对促进香港中医事业发展所做的贡献。

医案 1　疏肝理气、活血祛瘀、化痰消结、补益肝肾法治乳癌

患者，李女士，39 岁，2002 年 9 月 13 日首诊。

简要病史：患者 1996 年 2 月于宝血医院行右乳房全切除手术，术后转某西医院跟进，无需放疗及化疗。于 2000 年 4 月分娩 1 女儿，其后 2002 年 3 月小产手术 1 次，则同年 5 月见心下痛，2002 年 6 月 14 日 PET/CT 扫描发现肝及盆骨有转移肿瘤阴影，属病情复发。同年 7 月于西医院进行化疗 3 个疗程，复查 CT，发觉治疗效果不理想。肿瘤科西医建议使用新化疗药及类固醇，患者当时头发全部脱落，化疗过程令她痛苦，患者不愿意再接受化疗，要求服用中药。

诊断：乳癌，癥瘕

辨证：肝郁气结，气滞血瘀，脾虚生痰，痰瘀交结，郁积化热，壅聚化毒，日久肝阴不足，肝肾两亏

治法：以疏肝理气为主兼活血祛瘀、化痰消结，日久宜予补益肝肾

方药：本病在治疗过程中先后应用四逆散，小柴胡汤，芍药甘草汤，桂枝去桂茯苓白术汤，柴胡疏肝汤，沙参麦冬汤，三宝粥等方加减治疗。

饮食调护：清淡饮食。

【治疗过程】

2002 年 9 月 13 日开始单纯服中药煎剂治疗，同年 12 月伊丽莎白医院复查 CT，肿瘤阴影存在，并无变化。至 2003 年 10 月，共就诊 29 次，时服中药煎剂 13 个月，共400 余剂，再于伊丽莎白医院复查 CT，肝脏肿瘤全部消散。2007 年 5 月 23 日第 100 次就诊，经伊丽莎白医院超声波检查肝脏仍未发现肿瘤阴影。患者目前继续就诊，至今138 次，服中药达 1300 余剂。并于 2006 年 2 月 6 日诞一健康男婴。至 2010 年 9 月母子皆健康，患者照常工作。

【体会】

本病西医诊断明确为乳腺癌，肝转移。四诊合参病机为肝郁气结，气滞血瘀，脾虚生痰，痰瘀交结，郁积化热，壅聚化毒，日久肝阴不足，肝肾两亏。

中医药治疗乳癌，有以下几点启示：纯中药的辨证治疗，善用古方，停用各种西药，特别是化学治疗癌症西药及内分泌激素西药，避免对中医辨证施药的干扰。持续

性、连贯性、无间断地口服中药煎剂，可能产生突破性效果。累积中药在机体之浓度，出现突破性的效果；或者无间断地调节机体，令体内的抗癌能力达至某个高峰状态。保持传统有效的煎煮中药方式，亦可能产生突破性的效果。煎药过程是一种复杂的化学反应过程，从现代中药指纹图，证明煎药过程会产生颇多意想不到的化学物质，其中可能是未知的有效治癌物质，有待进一步研究。

【名家点评】

乳腺癌是女性最常见的恶性肿瘤之一，由于居住环境、饮食结构、生活习惯的改变，近年来其发病率也迅速地在逐年上升。西医的治疗手段一般为手术治疗、放疗、化疗、内分泌治疗、自体免疫细胞治疗等，但乳腺癌肝转移预后不佳，生存时间较短，平均生存期仅为九个月。

本病是由于情志失调，肝气郁结或因冲任失调，气血运行不畅，气滞血凝，经络阻塞所致。中医药治疗晚期乳癌，通过运用整体观念，辨证论治，扶正祛邪，增强体质，激发自身免疫功能，以抑制晚期肿瘤的生长，改善临床症状，延长生存期和提高病人生存质量等，具有独特的优势和肯定的疗效。

本案患者因化疗效果欠佳，且不能耐受化疗药的副作用，求治于中医。作者根据辨证施治原则，针对病程不同时期正邪力量的变化，早期以攻邪治疗为主，后期则攻补兼施、扶正以祛邪，灵活选用不同方药；得效后又能坚持用药千余剂，终于使肝脏转移病灶完全消散，患者健康生活工作已超过八年。实属不易！（王三虎点评）

医案2　利气机、清湿热、通六腑、和解脾胃法治疗大肠积聚

患者，男，45岁，2005年10月4日首诊。

简要病史： 患者2004年10月开始出现纳呆、肠鸣、腹痛反复发作，经多方面检查，确诊为直肠癌并肝脏浸润扩散（肝脏肿瘤约4cm）。2004年10月31日，于香港某医院行直肠肿瘤切除手术（无造瘘）。手术后转另一医院肿瘤科行射频治疗共两次，第一次为2005年1月3日，第两次为2005年8月31日，两次射频治疗期间行化疗共10次。也曾服过一些中药。因血清癌胚抗原指数CEA仍为200ng/ml左右，要求笔者治疗。

诊断： 大肠积聚

辨证： 气机阻滞，热毒结聚

治法： 利气机，清湿热，通六腑，和解脾胃

方药： 茵陈蒿汤合小承气汤与小柴胡汤合三宝粥加减

绵茵陈、生大黄6g，生山栀10g，枳壳6g，厚朴9g，柴胡9g，黄芩12g，法半夏9g，生甘草3g，怀山药15g，苦参9g，田七3g。瓦煲煎药，每次煎1.5小时左右。每日服1剂。

饮食调护：忌服红参、党参、黄芪、灵芝、云芝、冬虫夏草、鹿茸等，忌口戒食鸡、鸽、鸭、鹅、龙虾、羊肉、野味等厚味之品。

【治疗过程】

5 年间患者每天坚持服中药，共服中药汤剂 1800 余剂，先后共就诊 97 次，前 2 年是中药配合化疗及标靶药物治疗就诊 45 次，后 3 年单纯中药汤剂治疗共就诊 52 次。前 2 年中药配合西药治疗，CEA 曾出现下降，后又反复回升，由 175u/L 下降到最低 23u/L，最后又回升到 170u/L 且持续不降。患者感到西医化疗加标靶治疗的疗效不理想且花费昂贵，情绪低落，笔者建议单纯中药治疗，其后 3 年纯中药治疗，治疗 4 个月后，CEA 下降至正常，并无反弹，CEA 由 2007 年 8 月 17 日检查 170u/L 到 2007 年 10 月 17 日下降到 15u/L 且稳定无反复，至 2010 年 8 月 12 日检查为 1.5g/L 低值无反复。目前患者生活自如，能坚持日常工作，没有腹痛，纳佳，寐安，大便通畅，时而便溏，CT 多次检查肝脏肿块没有变化，而肿瘤阴影渐淡，舌苔黄腻根厚、舌质偏红，脉沉而细。

【体会】

本病西医诊断明确为直肠癌肝转移，经过多年西医多方治疗病情获得一定控制，但终因 CEA 指标控制不佳及费用极其昂贵而难以坚持，几近放弃治疗。中医药治疗奇难杂证之乳癌及直肠癌有以下几点启示：①纯中药的辨证治疗，尤其是善用古方十分重要；停用各种西药，特别是化学治疗癌症西药及内分泌激素等西药，避免对中医辨证施药的干扰。②持续性、连贯性、无间断地口服中药煎剂，可能产生突破性效果。累积中药在机体之浓度，出现突破性的效果；或者无间断地调节机体，令体内的抗癌能力达至某个高峰状态。③保持传统有效的煎煮中药方式，亦可能产生突破性的效果。煎药过程是一种复杂的化学反应过程，从现代中药指纹图，证明煎药过程会产生颇多意想不到的化学物质，其中可能是未知的有效治癌物质，有待进一步研究。

【名家点评】

本案最大特点是善用经方治肿瘤。临床实践和实验研究已证明经方不但可以治疗原发肿瘤及其并发症，亦可用于肿瘤手术后，还用于放疗化疗中；不但可以明显改善症状，而且能减轻放化疗的毒副作用、改善肿瘤患者术后并发症，还有稳定瘤体、延缓减少复发转移、延长生存期、提高生存质量等多方面作用。

作者在本案中，不受"抗肿瘤"概念的限制，坚持中医辨证论治的基本原则，运用六经辨证和脏腑辨证方法，针对少阳阳明合病、肝胆湿热阻滞之病机，选用小柴胡汤、茵陈蒿汤合大承气汤化裁，体现了理法方药的高度统一，显示了医者精于经方新用的长处。但作者提及戒食鸡、鸽、鸭、鹅、龙虾、羊肉等食物却值得商榷。（王三虎点评）

【香港行医感悟】

患者对中医的认识程度较低，尤其是对于一些不治之症，如恶性肿瘤疾病，患者不到万不得已一般不会选择中医治疗，特别是经历了痛苦的放、化疗过程后，将最后的一丝希望寄托在了中医身上，作为一名中医深感责任重大。多年的行医经验显示，纯中医的辨证施治，选方用药，尤其是对古方的准确应用，疗效显著，其表现在不但可以缓解疾病痛苦，提高生活质量，还可以有助于减少西药在体内产生的一系列副作用。如果患者在治疗过程中能较好地配合治疗，如生活习惯的改善、饮食调养及煎药方法、服药方式等方面的要求，则可提高疗效。中医学已有几千年的历史，是中华民族的重要文化之一，疗效是其立于不败之地的法宝。香港是一个世界文化中心，宣传推广中医药文化，发挥中医药优势，从而提高民众的养生保健素质，让更多的患者感受到中医疗效的显著性，才能使中医学在香港这个中、西文化荟萃之地发扬光大，这也是我们中医界同道中人多年来的愿望和一直努力的目标。

5. 胡卡医案

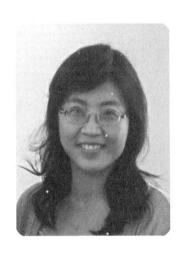

　　胡卡，医学硕士及哲学博士学位。曾任香港大学中医课程客席讲师、香港浸会大学高级学术统筹主任及临床部高级讲师、香港中文大学客席讲师、香港理工大学讲师和客座助理教授等职。博士研究方向为中医治疗肿瘤骨转移。现为香港理工大学兼任副教授。对多种慢性疾病特别是免疫失调疾病、晚期肿瘤有深入的认识和丰富的临床经验。

医案 1　阳和汤加减治疗罕见骨癌

　　患者，男，49 岁，2002 年 7 月 6 日首诊。

　　简要病史：腰部及骶部疼痛伴下肢乏力 3 个月，经磁共振及计算机扫描发现脊柱恶性肿瘤，名为罕见的上皮样血管内皮瘤（Epitheloid Hemangioendothelioma），第三腰椎至第一骶椎部骨质及股骨头软组织已大量被肿瘤组织侵蚀。西医诊断为骨癌（上皮样血管内皮瘤），就诊初期在某西医院接受放疗及化疗约 3 个月，经化疗、放射治疗无效，一直服用中药控制病情，存活至今已 8 年多，生活尚可自理。首诊见腰骶部及股骨疼痛、足背肿痛、左手握力下降，喉痛一月，口干引饮，纳眠可，神疲，大便略干。舌黯边齿印苔白略腻，脉沉细。

　　诊断：腰痛，骨蚀

　　辨证：脾肾阳虚，瘀毒阻络

　　治法：温肾通络，解毒消肿止痛

方药：自拟方

杜仲 12g，制川乌 6g，桃仁 12g，熟地 30g，半枝莲 30g，楤木 24g，补骨脂 6g，槟榔 30g，薏苡仁 30g，狗脊 15g，牵牛子 15g，五指毛桃 15g，五加皮 15g，芒硝^冲 10g，猪殃殃 30g，麦冬 15g，甘草 6g。

饮食调护：戒鸡肉及鱼汤，饮食需清淡。

【治疗过程】

二诊：2002 年 7 月 13 日，服上方后前两日腹泻，第三天起眩晕肠鸣并腰痛甚，将于周后行放疗，舌胖淡苔薄，脉沉细。上方去麦冬、半枝莲、五爪龙，加天麻 10g，怀牛膝 15g，玄参 12g，青皮 6g，以平肝息风。

三~五诊：2002 年 7 月 20 日~8 月 3 日。放疗 7 次，胸翳、纳差、肠鸣，舌淡紫苔白腻，脉沉细。去玄参、青皮，加太子参 30g，炒谷麦芽各 30g，益气和胃。核子骨扫描发现胸骨、腰段、左手及左大腿、双足背都有肿瘤病变。西医转用化疗，守上方加减。

六~九诊：2007 年 8 月 10 日~9 月 14 日共化疗 2 个疗程，胸翳、作呕、倦怠、便难，舌淡白胖苔白腻中黄，脉弦细数。改为益气养血、和胃止呕。处方：黄芪 24g，黄精 15g，鸡血藤 30g，法夏 6g，竹茹 12g，焦三仙各 6g，苍白术各 12g，破故纸 9g，菟丝子 15g，五加皮 15g，枳壳 9g，甘草 9g。

十诊：2002 年 9 月 28 日。西医评估化疗无效，停止治疗。患者疼痛剧烈，左大腿痛至不能行走，舌胖黯红苔黄，脉沉细。此时患者经历了放化疗而病未退减，元气大伤，中医治则改为温补脾肾、通络止痛，处方用阳和汤加减：附片 6g，生熟地各 15g，鹿角胶 9g，白芍 30g，破故纸 15g，黄柏 9g，骨碎补 15g，苍术 6g，寻骨风 15g，五加皮 15g，生苡仁 30g，杜仲 12g，麻黄 4g，羚羊骨 10g，猪殃殃 30g，太子参 15g，云苓 20g，白芥子 12g，甘草 6g。

十一~二十九诊：2002 年 10 月 5 日~2003 年 12 月 20 日一直就诊，腰酸，左下腿稍有力，骨扫措示左大腿病灶缩小。

三十~四十二诊：2004 年 1 月 3 日~2004 年 11 月 20 日，患者每月就诊 1~2 次，症状以腰痛、便秘为主，仍服阳和汤加减，每月 6~8 剂。2004 年 4 月 17 日，就诊可触及左颈淋巴结肿，无痛，舌胖淡苔微黄腻，脉沉细。上方加入山慈菇、水蛭末等解毒散结。加服小金丸（主要成分：人工麝香、木鳖子、制草乌、枫香脂、制乳香、制没药、五灵脂、当归、地龙、香墨）2 周后左颈淋巴结肿略缩小。

四十三~五十五诊：2005 年 1 月 15 日~2007 年 10 月 16 日，接受左股骨手术后左脚疼痛大减，但右膝及两脚掌、右腰部仍疼痛、抽痛。治则：健脾补肾养血，通络止痛。仍上方加减，病情稳定。

五十六~六十一诊：2008 年 1 月 26 日~2008 年 12 月 2 日，约 2~3 个月复诊 1 次，年初发现背部有肿瘤转移，局部放疗效果不佳，开始偶尔服用吗啡止痛。腰酸无力，膝退化，腹胀纳差，疼痛影响睡眠。中药在上方基础上加上厚朴、槟榔、大黄通便；

制马钱子止痛。

六十二~六十四诊：2009年3月10日~2009年10月6日，患者于二月份进行了双股骨装支架手术，服吗啡及钙制剂，中药仍宗前法，对症处理。血压时偏高，现服吗啡，骨痛如往，关节痛甚，纳差易醒，晨痰难咳，大便不畅，须服通便药，小便调，眠可，但痛醒，脉沉细弱，右紧滑，舌胖大黯红，伴印苔腻微黄。治法温阳散寒，通络行滞，续以阳和汤加减，太子参15g，云苓20g，白术12g，青、陈皮各3g，法夏4g，甘草6g，生、熟地各15g，麻黄5g，白芥子6g，杜仲12g，巴戟12g，女贞子30g，五爪龙30g，川朴5g，大黄末^冲2g，芒硝^冲10g，白附片5g，羌活9g，枳壳12g，制马钱胶囊1粒（含马钱子0.35g，吞服），土鳖末1粒。

六十五~六十八诊：2010年1月30日~2010年12月14日，末次就诊见拄杖行走，服用吗啡止痛，须服用中药才能保持大便畅通，因经济问题每周服药1~2剂。

【体会】

患者患的是非常罕见的骨癌—上皮样血管内皮瘤，病发初期积极地接受了西医放化疗。在此阶段，中医担任支持的角色，为病人增强体质，减轻放化疗引起的不良反应。无奈放化疗因效果不理想而终止，中医治疗就成为了控制病情发展的主要因素。从这八年多的治疗过程观察，中药虽然未能中断病情的发展，但在延缓肿瘤对机体的破坏、提高患者的生存质素和生存时间方面是功不可没的。

【名家点评】

本案属于罕见肿瘤，临床这类恶性肿瘤，往往缺乏标准的治疗方案，即便是西医所报道的治疗方案疗效也很少有循证医学证据。在开始的治疗阶段，患者处于放化疗阶段，中医治疗主要是辅助作用，目标是扶正与对症治疗（补充作用）。当患者对放化疗耐药时，中医治疗处于主导地位（替代作用）。根据肾主骨以及脾肾分别为后先天关系的中医理论，骨癌的病机多为肾虚阴寒凝聚。治疗当以温阳散寒，同时要补益后天脾胃。合而以温补脾肾、通络止痛。选择应用古方阳和汤较为合适。辨病应用抗癌中药，包括草药如八月札、山慈菇、野葡萄藤等；中成药如消癌平片和鹤蟾片。作者认为需戒鸡肉及鱼汤，此值得商榷。（吴万垠^注点评）

医案2 **清热化瘀、健脾补肾法治疗乳腺癌并多发性转移**

患者，女，46岁，2003年11月29日首诊。

简要病史： 2003年6月发现乳癌，手术切除，未发现转移病灶。术后接受了预防性放射治疗，西医给予三苯氧胺（Tamoxifen），计划服用五年。2009年在西医专科例行复诊时因肿瘤标志物升高，经正电子扫描发现肿瘤扩散到全身，骨、肝、肺及淋巴结有多处转移病灶，再次就诊至今。就诊时无明显不适，每天服三苯氧胺，纳眠可，二便调。末次月经：6/11~18/11，量正常，色黯红，少量血块，无痛经。舌胖边齿痕尖红质黯红苔白微黄，脉沉细滑。

诊断：乳岩（手术及放射治疗后）

辨证：脾肾不足，瘀热内郁

治法：清热化瘀，健脾补肾

方药：六君子汤加味

太子参 15g，云苓 20g，白术 12g，青、陈皮各 3g，法夏 4g，甘草 6g，王不留行 12g，香附 9g，仙灵脾 12g，黄柏 6g，红藤 15g，拔葜 15g，五指毛桃 30g，女贞子 15g。

饮食调养及随诊计划：忌海产、笋、牛肉等，上方六服，每日一剂，水煎服。

【治疗过程】

二诊：2004 年 1 月 31 日。咽干，月经延后 7 天，量常，色黯红，质稠，少量血块，纳眠可，二便调，舌瘦尖红质淡嫩苔薄白，脉沉细数。调整治疗方法，加强养阴补血，上方去香附、五爪龙、女贞子。加鸡血藤 30g，黄精 12g，麦冬 12g，病人终止复诊；直到 2009 年在西医专科例行检查时发现肿瘤全身转移再次复诊。

三诊：2009 年 6 月 20 日，微腰背酸痛，纳眠可，便调，末次月经 12/6，脉沉滑，舌胖尖红苔黄腻。肿瘤标志物升高；正电子扫描发现肿瘤骨转移，病灶广泛，累及脊柱的颈、胸、腰段及盆骨，肝转移，最大病灶为 8.4cm×6.6cm；肺及淋巴结多处转移病灶。西医建议进行化疗，患者担心化疗会降低体力，不能正常工作而影响生计，拒绝化疗，再来就诊。治疗改为健脾疏肝，着重解毒化痰散结，处方：绞股蓝 15g，云苓 20g，白术 12g，青皮 3g，陈皮 3g，法夏 4g，甘草 6g，薜荔果 12g，蒲公英 30g，狗脊 12g，煅瓦楞 30g，八月札 12g，山慈菇 9g，野葡萄藤 30g，马兰根 15g，独活 12g，生地 15g，怀牛膝 12g。并服用消癌平片（主要成分：乌骨藤）、鹤蟾片（主要成分：仙鹤草、干蟾皮、猫爪草、浙贝母、生半夏、鱼腥草、天冬、人参、葶苈子）等中成药。补骨清毒饮（主要成分：补骨脂、女贞子、淫羊藿、白花蛇舌草等）每周 2 包。

四诊：2009 年 6 月 27 日，腰背酸痛如前，素有风疹反复发作，近三天未再发作。舌胖红苔黄腻，上方加青蒿 5g，鳖甲 12g，续断 12g。

五诊：2009 年 7 月 11 日，复诊腰背酸痛减，嗳气二日，纳呆，风疹时作，半日即退，二便调。舌淡黯有齿印，舌尖红苔白，脉细滑，上方去牛膝，加炒神曲 10g，代赭石 20g 以和胃降逆。

六诊：2009 年 7 月 25 日，月经过期 2 周，仍腰背酸痛，气短，眠差，二便调，舌胖淡红苔白，脉细涩。上方加柴胡 6g，枳壳 10g，加强疏肝理气。

七诊：2009 年 8 月 8 日，仍有嗳气，月经后期一个半月复行，今晨发现左项新增淋巴肿块，腰背酸痛，纳眠可，二便调，夜尿一行，畏寒易汗。舌胖淡红苔白，脉细。上方去鳖甲、神曲，加薄荷 1.5g，玄参 12g，消癌平片由每天 6 粒增至 9 粒，以增强消肿散结。

八诊：2009 年 9 月 22 日，服上方一周后淋巴肿渐减，消癌平片增至每天 12 粒。

腰背持续酸痛不适，伴有咳嗽眠差，转侧尤甚，9月14日开始接受卵巢放疗4天。现大便每天4次，腹泻、盗汗。舌胖黯红苔白边齿印，脉沉细寸稍滑。上方去代赭石，枳壳改为6g，加仙鹤草18g。上方加减服药2月余，咳嗽伴痰明显好转，9月14日放射卵巢后停经，于11月20日开始服抗雌激素药Femera。

九诊： 2009年11月24日，腰背痛减轻，舌淡胖有齿印，苔白，脉沉。继续治以健脾补肾，疏肝解毒散结，上方加减。加服和络疏肝胶囊（主要成分：制香附、莪术、三棱、柴胡、白芍、当归、制首乌、虎杖、土鳖虫、半边莲、蜣螂、炒白术、木瓜、木黄、红花、制鳖甲、桃仁、郁金、茵陈、海藻、昆布、玄参、地黄、熟地、凌霄花、五灵脂、黑豆）。每两周复诊一次，每天服中药1剂及上述中成药。

十诊： 2010年1月12日，腰酸减少，睡眠好转，畏冷，手足有晨僵现象，纳可，便调。舌胖有齿印，脉沉细。2010年1月11日之正电子扫描显示治疗很好的反应，全身转移病灶显著缩小。守上法加重补肾通络。上方去百部、怀小麦、生姜、沙参、红枣，加香附12g，旱莲草12g，狗脊12g，伸筋草12g，千年健15g，土茯苓12g，每4周复诊，中药减为每2天服1剂，上述中成药减量继续服用。

十一诊： 2010年5月25日，手足仍有晨僵，纳可，眠可，二便调，夜尿偶一行，脉细滑略弦，舌胖大边齿痕质黯苔白腻。继续上方加减，中成药改服小金丸（主要成分：人工麝香、木鳖子、制草乌、枫香脂、制乳香、制没药、五灵脂、当归、地龙、香墨），灯盏花片（主要成分：灯盏花）。病人坚持每两天服1剂中药。每4周复诊1次。

最近复诊： 2010年12月21日，最新的正电子扫描显示肝及骨的转移病灶继续缩小，肝区仅余轻微的活动病灶，双肺病灶几乎完全吸收。适逢病人外感2天，见前额头痛，咽喉干痛，干咳，纳眠可，二便调，舌红苔薄黄，脉细。暂停服抗癌中成药，改养阴润肺止咳，嘱外感愈后继续服用前方。处方：沙参12g，绞股蓝12g，茯苓15g，白术12g，陈皮3g，白芍12g，车前子12g，甘草6g，神曲6g，木蝴蝶6g，木贼9g，黄芩12g，红枣4粒，生姜3片，玄参12g，生地12g。

【体会】

本病西医诊断明确，为乳癌术后。病人肿瘤已被切除并接受了预防性放疗，从中医角度看属乳岩已除，正气受损，郁热未清，故初诊及二诊治疗以促进康复，预防复发转移为目的。

乳癌经切除后，标本经过检查后会判定为"激素受体阳性"或"激素受体阴性"。凡是阳性病变者，表示病患的乳癌会被自身体内的雌激素所刺激而生长，因此必须给予口服的抗雌激素药，以便抑制残留癌细胞的生长。此种做法将会降低"激素受体阳性"乳癌病患的复发率。该患者服用了辅助性激素治疗传统用药Tamoxifen，必须每天口服，一般建议要连续服用五年。患者服用5年后即出现全身的肿瘤转移，显示Tamoxifen已不能抑制癌细胞生长了。此时西医建议用化疗方案处理。患者是家庭的经济支柱，因害怕化疗令其不能如常工作；若失去工作能力，将会失去经济来源，不但治病的费用，连生活都会受影响。同时患者对化疗能否令病灶消失没有信心，故选择了中医治疗。前四个月的治疗显示了中药有稳定病情的作用，治疗过程中出现了新的淋巴结肿大，经过调整用药，抑制了病情的发展，使病人对中药的信心增强。在加上了西医的激素疗法后，病人的病情明显改善，但仍坚持服用中药至今，可能是治疗效果得以巩固和不断提高的重要因素。

【香港行医感悟】

在香港门诊中，常遇到不同的晚期肿瘤病人在对西医的治疗失望之后来寻求中医治疗。虽然了解和认识病人肿瘤的病理性质，但在香港中医不得使用任何西医的治疗方法处理，唯有在中医药的宝库中努力发掘，尽力改善病人的生活质素和延长生存时间。然而，经过不断的摸索，在病人的信任和长期配合下，已有不少成功的案例。本文第一例患者脊柱广泛骨质受到肿瘤组织的破坏，化疗无效，仅接受了姑息性放疗。如果病情继续发展，将会致残瘫痪并危及生命。在西医放弃治疗的情况下，病人长期服用阳和汤加减的中药汤剂和中成药平消片、小金丸等，延缓了病情的发展，得到了长期的生存获益，至今仍可生活自理；患者曾因经济困难停服中药，但停药后会出现疼痛加剧及顽固性的便秘，须继续服中药才能缓解。可见长期坚持服中药是维持疗效的关键。第二例的患者在肿瘤复发、全身广泛转移的情况下选择了中医为主的治疗，在长达一年多的治疗期间得以保持良好的健康状态，正常工作，并且治疗效果理想，十分难得。

【名家点评】

本案属于雌激素受体或孕激素受体阳性的乳腺癌患者。在服用内分泌治疗 5 年后 1 年发生多发转移。西医治疗多选择化学治疗和内分泌治疗。该患者选择了卵巢放射去势的内分泌治疗联合中医药治疗，获得了较好的疗效。有两点值得借鉴：①中医药在放射治疗期间起到补充治疗作用，获得疗效后发挥了维持疗效的作用。接受这种治疗方案治疗的患者生活质量肯定要优于接受化学治疗的患者。②乳腺癌的中医治疗辨证方面要注重健脾补肾，同时还要灵活运用中成药，在疾病的不同阶段分别应用了消癌平片（乌骨藤）、鹤蟾片、和络疏肝胶囊和小金丸。（吴万垠[注]点评）

注：

吴万垠，广东省中医院肿瘤大科主任，主任医师，教授，博士研究生导师。广东省名中医，国家级肿瘤重点专科学科带头人。2015 年获首届"羊城好医生"称号。任中华中医药学会肿瘤专业委员会副主任委员、世界中医药学会联合会肿瘤外治专业委员会副会长等。主持国家自然科学基金等各级科研课题多项。

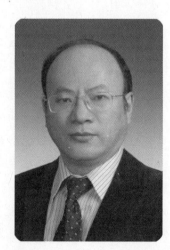

6. 李柳宁医案

李柳宁，广东兴宁人。1992 年毕业于广州中医药大学，获医学学士学位，2001 年于广州中医药大学获医学硕士学位，大学毕业后一直在广东省中医院肿瘤科工作，现为主任中医师，广州中医药大学第二临床医学院中医内科学（肿瘤病专业）硕士研究生导师。师从全国老中医药专家、广东省名中医刘伟胜教授。

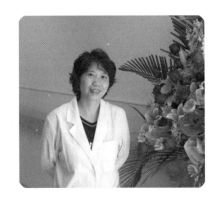

重视临床科研思路培养，曾在复旦大学附属肿瘤医院进修学习。主持及参与国家及省级、厅局级课题近 10 余项，近五年发表学术论文 10 余篇。

2008 年 3 月~2009 年 10 月任职于浸会大学暨仁济医院下葵涌中医诊所主管。现任广东省中医院内三（肿瘤）科主任。

医案 1 健脾益气、温肺化饮法治疗肺癌并胸腔积液

患者，男，45 岁，职员，2008 年 8 月 27 日首诊。

简要病史：患者于 2008 年 5 月因咳血入院检查，确诊为右肺腺癌（T4N2M0），伴胸腔积液，于 2008 年 7 月进行抽取胸水 2 次。2008 年 7 月底开始化疗（方案：Gemcitabine+carboplatin），2008 年 8 月 18 日刚完成第二次化疗。现症见：面色㿠白，疲倦乏力，少气懒言，咳嗽，咽中有痰色白，无血丝，右胸胁疼痛，少许气促，活动后明显，汗出，无口干口苦，口淡，胃纳可，夜尿 3 次，大便调，舌淡红，舌边有齿痕，苔薄白，脉细。

诊断：肺癌

辨证：肺脾两虚，水饮内停

治法：健脾益气，温肺化饮

方药：香砂六君子汤合苓桂术甘汤加味

党参 15g，白术 12g，茯苓 15g，炙甘草 6g，砂仁^{后下}10g，陈皮 6g，姜半夏 12g，桂枝 9g，炒麦芽 30g，炒稻芽 30g，黄芪 30g，薏苡仁 20g，酒黄精 15g，淫羊藿 10g，补骨脂 15g。共 7 剂，嘱其每剂煎煮 2 次后合并，分 2 次温服。

饮食调护：清淡饮食，勿食生冷、寒凉之物。可用灵芝炖瘦肉汤，或冬虫夏草炖瘦肉汤。

【治疗过程】

2008 年 9 月 3 日，上方服后，咳嗽减少，痰量减少，精神转好，胃纳一般，睡眠可，二便调畅，但仍有胸胁不适。上方中去炒麦芽、淫羊藿；加桔梗 15g、浙贝母 15g、

木香^{后下}6g、鸡内金20g。7剂，煮法和服法同前。其后，患者服药后病情获得控制，并且身体的耐受性提高，能够继续进行化疗，化疗后出现的副作用一直获得较好控制。患者一直未出现严重的毒副反应，治疗上以香砂六君子为基本方，再辨证用药，如失眠则加入酸枣仁、首乌藤等以养心安神；咳白痰则加入干姜、细辛、五味子等；病情一直稳定。直至2008年11月12日，共完成6次化疗。

患者于2008年11月13日复诊：现症见头晕，咳嗽无痰，右胸胁微痛，稍胃胀，嗳气，恶寒，夜尿3~4次，二便调，舌淡红，边有齿痕，苔薄白。辨证当属肺脾肾不足，治疗适宜补益肺脾肾。仍使用香砂六君子汤加减治疗：党参30g，白术15g，炙甘草6g，砂仁^{后下}10g，陈皮6g，姜半夏12g，薏苡仁20g，延胡索15g，干姜6g，细辛3g，桑白皮15g，炙麻黄6g，桃仁15g，浙贝母15g，怀山药20g，补骨脂15g，菟丝子15g，桑葚15g，蜈蚣6g。7剂，水浸过药材半寸，煮取1碗，饭后服。

此后患者一直病情稳定直至2008年底，西医复检肺癌未见明显变化，胸腔积液得到控制。患者坚持每天服用中药，每1~2周复诊1次。患者或偶有咳嗽伴血丝，则辨证使用仙鹤草、蒲黄炭、侧柏炭、白茅根、田七粉等以凉血止血。

【体会】

患者西医诊断明确，为右肺腺癌（T4N2M0），伴胸腔积液，且在化疗中。胸腔积液是晚期肺癌常见并发症之一。如果不及时治疗，容易发展为恶病质状态，是导致死亡的主要合并症，癌性胸腔积液患者的中位生存期约3个月，预后较差。胸腔积液属中医"悬饮"范畴。本病病机为肺脾两虚，痰毒结积于肺，阻塞肺气之道，肺失于宣发和肃降，故见咳嗽、气喘；久病肺的通调水道之职失常，饮邪留于上焦，故出现胸腔积液。肺积日久，侵及肺络，损膜伤络，因而常见痰中带血。《金匮要略·痰饮篇》中关于饮病治疗关键在于"病痰饮者，当以温药和之"。故治宜健脾益气，温肺化饮，使之母子相生，饮邪得化。祛邪与扶正同时进行，扶正而不留邪，祛邪而不伤正，佐以化痰解毒之品，助其癌肿消退。在临床上运用香砂六君子汤合苓桂术甘汤加减，从而达到治疗或缓解病情的发展。

患者治疗配合使用化疗，容易出现胃肠道反应，以恶心呕吐，纳差，神疲乏力，少气懒言一派脾气虚弱，胃失和降为主要表现症状，故需健脾和胃，以香砂六君子汤或六君子汤为主方加减，使得患者化疗的毒副反应减轻，能够耐受继续化疗，继而提高临床疗效。

【名家点评】

右肺腺癌伴右胸积液，化疗后出现毒副反应，经中医治疗后症状明显减轻，病情得到进一步控制，可以继续化疗。说明中医在西药化疗过程中有减毒增效作用，证明中西医结合在肿瘤治疗中起到很好的良性互动效果！（刘伟胜^注点评）

医案2　益气健脾、扶正抑瘤法治疗肺鳞癌

患者，女，55岁，家庭妇女，2008年04月22日首诊。

简要病史：患者2005年8月出现呼吸困难。2006年10月确诊左主支气管鳞状细胞癌，伴纵隔淋巴转移。2006年12月08日放置气管支架。2006年12月11日~15日期间，共进行5次放疗。2007年2月15日，胸部CT（加强）提示：肿瘤（3.5mm）压迫支气管，纵隔淋巴肿大7mm，左肾结石。2007年12月胸部CT（加强）提示：肿瘤由3.5mm变大至4.8mm，西医建议化疗但患者拒绝，要求以中医药治疗。症见：神清，易疲倦，少气懒言，头胀，颈肩疼痛，活动时疼痛加剧，腹胀满，纳可，眠一般，夜尿1~2次，大便调。舌淡红，苔色淡白质腻。

诊断：肺癌

辨证：肺气亏虚，脾虚失运

治法：益气健脾，扶正抑瘤

方药：参苓白术散合二陈汤加减

党参15g，白术12g，茯苓15g，薏苡仁15g，姜半夏9g，陈皮5g，重楼12g，灵芝10g，葛根15g，白花蛇舌草30g，半枝莲15g，莪术15g，砂仁6g，黄芪15g，山药15g，补骨脂9g，续断12g，炙甘草6g。7剂。每剂煎煮2次后合并，分3次少量冷服。

饮食调护：清淡饮食，勿食生冷、寒凉之物。嘱用灵芝炖瘦肉汤，或冬虫夏草炖瘦肉汤。

【治疗过程】

二诊：2008年4月29日，服药后，患者诉左侧头痛减，颈肩疼痛减，排便稍困难，气促较前明显，余症同前。于上方中加入厚朴12g，枳壳12g，桃仁12g。其后患者病情稳定，症状减轻，生活一直可自理，还能照顾读书的孩子。治疗上使用首诊方，主要为益气健脾，扶正抑瘤为主的治疗，根据辨证使用香附、瓜蒌皮、郁金等以理气止痛，全蝎、蜈蚣、蛇蜕等以活血祛风，散结止痛；或何首乌、桑寄生、骨碎补等以补益肝肾之品。

三诊：2008年11月13日，症见：患者无气促、咳嗽、咳痰等症，左肩疼痛，不能上举，局部压痛明显，颈项疼痛，偶有头胀，因疼痛而眠差难入睡，纳可，二便调。舌淡红苔薄白，脉沉细。诊断为：漏肩风（神经根型颈椎病），辨证当属风寒湿痹型；治法宜祛湿通痹。方药修改如下：姜半夏12g，炙甘草6g，太子参30g，白花蛇舌草30g，半枝莲15g，桂枝10g，补骨脂15g，骨碎补20g，麦冬15g，薏苡仁30g，制何首乌20g，土茯苓20g，麦芽30g，细辛3g，酸枣仁30g，炙麻黄6g，五灵脂15g，三七10g，浙贝母15g，全蝎10g，蜈蚣2条。7剂。患者服药后，肩痛、颈项疼痛减少。

患者坚持每天服药，每周之内复诊，并定期西医复诊。在治疗上或加入香附、瓜蒌皮等以理气止痛；女贞子、枸杞子等以滋养肝肾，合欢皮、柴胡、郁金等以疏肝散

结；或加入威灵仙、细辛、川芎等以温经通络，患者的病情一直获得良好的控制，气促、颈项痛也有不同程度的缓解。至今患者仍定期在诊所复诊。

【体会】

患者西医诊断明确，为支气管鳞状细胞癌，伴纵隔淋巴转移。因肺癌晚期，无法行手术治疗，在西医治疗中只采用了姑息性的放置支架和放射治疗，之后根据患者的要求采用中医药治疗。患者久病及行放疗后耗伤肺气，导致肺气亏虚，子盗母气致脾气虚弱，"脾为生痰之源，肺为贮痰之器"，肺脾两虚，痰湿内停，阻滞气机，不通则痛，痰瘀互相搏结于肺，出现上述症状，于是采用益气健脾，化痰祛瘀的治法，用四君子汤合二陈汤加减，在辨证治疗的同时配合采用辨病治疗的具有抗癌抑瘤的药物：半枝莲、白花蛇舌草、重楼、灵芝、全蝎、蜈蚣等。在整个治疗过程中贯穿扶正则重视补益后天脾胃之气，祛邪则以清热解毒、祛痰散结、活血化瘀为主。上药合用共奏扶正抗癌之功。故能起到较好疗效，使得病情逐渐趋于稳定。

【名家点评】

左主支气管鳞癌伴纵隔淋巴结转移，放置气管支架，共放疗五次，属姑息治疗。后病情加重，肿瘤增大是预料之事，患者拒绝化疗，求治于中医。李主任辨证为肺脾两虚，脾失健运，治予健脾益气补肾以扶其正气，辅以解毒抗癌，以削癌之邪毒。末次复诊时已达7个月之久，气喘缓解，患者存活。在西医治疗病情加重之时，中医治疗仍能获得缓解。给了我们一个启示：不应放弃任何一个要求中医治疗的危重患者。在临床过程中，我们常会遇到因病情严重西医院已放弃治疗，或因不宜或不能手术及放化疗者，有的因害怕手术及放化疗，或因年迈体弱，或因无力支付巨额医疗费用者。中医都可发挥自己的特长，给予适当治疗。这就是大医精神。（刘伟胜点评）

医案3　益气养阴、化痰散结、祛痰软坚法治疗肺癌姑息放疗后

患者，男，77岁，退休。2008年4月21日首诊。

简要病史：患者有心脏病史长期服用西药治疗，过往曾患肺结核史、鼻敏感史，有吸烟史，10年前因交通意外导致右髋关节骨折，术后步态异常。患者于2007年10月因咳血就诊，于2008年3月在香港某医院行CT扫描结果提示：左肺上叶有一肿物（44mm×44mm×86mm），肺部淋巴转移。活检提示：鳞癌。于2008年4月22开始行肺部病灶放射治疗，共5次。现症见：神清，精神疲倦，咳嗽，伴血痰、量时多时少，气促，晚上加剧，左胸偶有疼痛，腰痛，双膝酸软，肩颈拘急，步态不稳，纳可，眠差易醒，口干，夜尿1晚4~5次，大便调。舌黯红，舌体胖大，苔薄白，脉数滑。

诊断：肺癌

辨证：气阴两虚，痰结毒滞

治法：益气养阴，化痰散结，祛痰软坚

方药：生脉散加减

太子参 15g，麦冬 12g，五味子 6g，仙鹤草 30g，山慈菇 15g，白花蛇舌草 15g，半枝莲 15g，三七 8g，薏苡仁 15g，蒲黄炭 15g，熟大黄 10g，白茅根 30g，牛膝 12g，土茯苓 15g，茜草 15g，砂仁^{后下}8g，黄芩 12g，甘草 5g。4 剂。每剂煎煮 2 次后合并，分 2 次少量温服。

饮食调护：低糖、低脂肪、低盐饮食，勿食生冷、辛辣燥热之物。可用灵芝炖瘦肉，或龟、水鱼炖瘦肉汤。

【治疗过程】

患者于 2008 年 4 月 22 日开始接受放疗，病情咳嗽加剧，血痰加多，余症同前。于上方中加生地黄 12g、鱼腥草 15g、苦杏仁 12g、枳壳 12g，4 剂，煮法及服用法同上。2008 年 4 月 29 日最后一次放疗结束，现吞咽困难疼痛，咳嗽有白稀痰伴血丝，气促，晚上加剧，纳呆，余症同前。调整上处方：去熟大黄，白茅根，加川贝母 9g，威灵仙 12g，桔梗 12g，厚朴 9g。3 剂，煮法及服用法同上。及后，患者病情稳定，咳痰量减少，偶有血丝，气促，治疗上大体都是以首诊方为主。并且因根据患者情况，如气滞血瘀胸痛明显则加入全蝎、瓜蒌、延胡索等理气止痛，或重用白芍、甘草以达到缓急止痛之效。2008 年 7 月 13 日，患者携带西医检查报告，提示左上肺叶肿瘤原发病灶明显缩小。但左中下叶发现新阴影（8mm）。

患者服药后，病情有所缓解，癌症病情控制良好，其后患者坚持每天服药，每 1 周复诊 1 次，处方大体上使用首诊方为基础，并且根据病情进行微调，如患者咳嗽伴白痰，则加入苦杏仁、干姜、肉桂、细辛等以温肺化痰；患者自汗出，气促短气则加入黄芪、党参、补骨脂等以补气益阳之品。2008 年 10 月复查西医检查报告提示：左上肺叶肿瘤原发病灶消失，左下叶新发阴影病灶稳定。患者及家属均感到非常的高兴。

患者于 2009 年 6 月 24 日复诊，患者咳嗽，鼻塞基本已消失。其诉左颈肩酸痛麻痹，腰骶以及右膝外侧韧带疼痛，纳眠可，二便调，舌黯红，舌胖大，苔薄白。四诊合参，辨证：血脉瘀阻，治法为：活血通痹。方用：太子参 30g，麦冬 15g，五味子 6g，黄芪 30g，桂枝 15g，赤芍 15g，炙麻黄 10g，细辛 2g，五灵脂 15g，补骨脂 15g，全蝎 10g，鸡血藤 30g，川芎 15g，三七 15g，白花蛇舌草 20g，蜈蚣 6g，延胡索 15g。7 剂。

患者服药后，疼痛减轻，患者亦再无出现咳血、气促胸闷之情况，病情一直稳定，因此治疗法则也采取活血通痹，养血柔筋之法，处方或根据病情加入羌活、川乌等通络止痛，患者坚持每天服药，大约一周复诊一次。2009 年 11 月 23 日进行胸片检查：左中下叶肿瘤体积无变大。患者至今病情稳定，未见其他证候。至病案记录时，患者依然定期在诊所复诊。

【体会】

患者西医诊断明确，为肺鳞癌纵隔淋巴转移，另有冠心病。古人云：年过四十，阴气自半。患者年过七旬，加之有吸烟史和久病，肺阴亏损，痰毒瘀积，结滞肺络。阴虚不能濡润华盖之脏，瘀毒结滞肺络之中坚结成块，损伤肺络，致肺失宣发和肃降，久而变生癌症。患者在肺癌的综合治疗中曾采用放射治疗。中医学认为：射线是火毒之邪，耗阴伤气，盖因火毒之邪骤然袭肺，入里化热，肺热津亏，气阴两伤，宣肃失司，或炼津为痰，痰热阻壅于肺，热不得泄，肺气上逆，而见咳喘明显。李东垣曰："津者，庚大肠所主，三伏之时，为庚金受囚，若亡津液，汗大泄，湿热亢甚，燥金受囚，风木无制，故风湿相搏，骨节烦痛，一身尽痛也"。故治宜清热润肺，益气养阴，化痰止咳。采用生脉散为基础方加减。人参之甘，补肺气，泻火热；麦冬之苦寒，补水源而清燥金；五味子之酸以泻火，补大肠与肺金。诸药合用，共奏清热益气养阴，宣肺利气之功。其妙在于清热与益气、养阴并用，扶正祛邪两顾，补虚而不恋邪，邪去正亦复，调整机体内环境，从而减轻放射性所致损伤，同时对防治患者肿瘤的复发及转移有一定的作用，并具有较好的生活质量和生存期。

【名家点评】

老年左肺巨块型转移性鳞癌，五次姑息性放疗后因咳嗽加剧，血痰增多，改为中医治疗，六个月后左上肺原发灶消失！左下肺病灶稳定。五次放疗很难想象巨大肿瘤就此消失，我想这得益于六个月的中医治疗，达到部分缓解。此例辨证准确是关键。在临床过程中必须树立信心，坚持长期治疗。（刘伟胜点评）

医案4　清肺化痰、凉血止血法治疗肾癌肺转移

患者，男，75岁，退休，2008年4月21首诊。

简要病史：患者大约于40年前接受膀胱碎石术；大约30年前曾患胃出血以及十二指肠溃疡，具体治疗不详。6年前，患直肠癌以及胆结石，已行肿瘤以及胆囊切除术，并进行放化疗。2008年2月因胸痛引背入住西医院检查，确诊为肾癌伴肺转移（肺部肿瘤：3cm×4cm），因经济问题，患者决定放弃西医治疗，求诊中医。现症：咳嗽伴血痰，胸痛及背，腰背酸软，劳动则气促汗出，精神尚可，纳可，眠差多梦，小便频密，夜尿1次，大便1日1~2次，质调。舌黯红，苔淡黄质薄，脉滑数。

诊断：肾癌伴肺转移

辨证：肺肾阴亏，痰热内蕴

治法：宜急则治标，清肺化痰，凉血止血

方药：千金苇茎汤加减

苇茎15g，金荞麦15g，冬瓜仁12g，薏苡仁15g，苦杏仁12g，仙鹤草30g，蒲黄炭15g，三七8g，白花蛇舌草15g，茯苓15g，土贝母12g，白茅根15g，黄芩12g，马鞭草12g，海藻15g，山慈菇15g，生甘草6g。4剂。

饮食调护：清淡饮食，勿食生冷、辛辣燥热之物。可用灵芝炖瘦肉，或龟、水鱼

炖瘦肉汤。

【治疗过程】

2008 年 4 月 25 日，患者复诊，药后黄痰减轻，气促稍减。其后患者情况稳定，期间患者曾出现咳血，治疗上基本按照辨证用药，适当加入半枝莲、侧柏叶、地黄、茜草等以凉血止血；阴虚火旺，摇动心神，则加入酸枣仁、白芍、女贞子、墨旱莲等以养阴安神；痰热上壅，气逆上冲则加入桑白皮、浙贝母、半夏等以清肺痰；肺热内郁，不能肃降则加入葶苈子、地骨皮、浮石等以清泻肺热，适当加入生地、山萸肉、枸杞子、菟丝子等以滋补肾阴。又根据病情适量加入太子参、山药、茯苓等健脾之品，达到培土生金之效。另外，气血不通，则痰湿互结，故适当加入全蝎、卷柏、三七、蒲黄等等活血化瘀。2008 年 10 月 9 日，患者复诊西医，肺部影像检查未见病灶范围生长。治疗继续按照辨证之大方向，患者则坚持每天服食 1 剂中药，病情获得较为理想的控制。

2009 年 3 月以及 7 月，患者曾两次行胸部影像检查，肺部肿瘤维持 3cm×4.5cm 大小，对比过往检查未见明显进展。患者至今一直接受中医治疗，咳嗽、咳血、气促一直获得不同程度的改善以及控制。

【体会】

本病西医诊断明确为肾癌伴肺转移，肠癌术后，胆囊切除术后。但患者虽为肾癌肺转移，但临床上以肺部的症状为主，故在临证时根据辨证与辨病相结合的方法。根据患者临床表现辨证属肺阴亏虚，痰热内蕴之证。患者既往曾因肠癌手术，久病导致肺肾阴亏，肺肾为相生的母子关系，肾受邪而正气损伤，发生子盗母气的病理变化，肺失濡润，肺燥生痰，痰结成块生积，积久变癌生毒，由于邪毒存于肺窍之中，因此肺失宣降，故见咳嗽，癌毒瘀滞肺络，不通则痛，故见胸痛，痰郁久化热，侵蚀肺络，可见咳血。肺肾之气阴亏虚可见动则气促汗出，腰背酸软等证。王节斋《明医杂著》曰："人之一身，阴常不足，阳常有余。况节欲者少，过欲者多，精血既亏，相火必旺，火旺则阴愈消，而咳嗽、咯血、吐血等症作矣。"但急则先治标，故先以清肺化痰，凉血止血为法。后期宜重点滋补肺肾之阴，使之金水相生，同时辅以健脾和胃之品，以培土生金。千金苇茎汤药味平淡，但其清热化痰，逐瘀之功显著。方中苇茎甘寒清肺泻热，冬瓜仁清热祛痰，薏苡仁清热利湿，桃仁活血祛瘀以散热结。同时在配合使用白花蛇舌草、半枝莲、马鞭草、海藻、山慈菇、卷柏等抗癌抑瘤的药物治疗。

【名家点评】

肠癌术后，又见肾癌肺转移。本例症见咳嗽、血痰、背痛为主症，故辨证为肺肾亏虚，痰热内蕴之症，经中医治疗 11 个月，检查结果示病情未见进展，临床症状改善，病情得到控制。（刘伟胜点评）

医案 5 滋补肺肾、化痰散结法治疗子宫癌肺转移

患者，女，72 岁，退休，2008 年 12 月 31 日首诊。

简要病史：患有高血压 20 多年。于 2002 年因阴道停经后再次流血，入院检查发现子宫癌Ⅳ期，伴肺转移，其后进行全宫切除术及服食激素药物，无放化疗，并定期西医复诊。患者自始则自行服食抗肿瘤中药，并练习郭林气功。2008 年 8 月复诊发现：肺部病灶变大约 3mm，2008 年 9 月服食新激素药物，但其后因效果不理想而停服。现在症见：咳嗽，无痰，无气促，无胸痛，无发热，神疲乏力，纳一般，眠可，大便 1 日 2 行，质偏烂，舌淡红，苔薄白，脉弦。

诊断：子宫癌肺转移

辨证：肺阴亏损，痰湿内阻

治法：滋补肺肾，化痰散结

方药：百合固金汤合四君子汤加减

百合 20g，北沙参 20g，麦冬 15g，鱼腥草 20g，莪术 15g，全蝎 10g，蜈蚣 6g，白花蛇舌草 20g，半枝莲 20g，麦芽 15g，桔梗 15g，生地 12g，熟地 12g，党参 15g，白术 12g，僵蚕 10g，甘草 6g。5 剂。嘱其每剂煎煮 2 次后合并，分 3 次少量冷服。

饮食调护：低糖、低脂肪、低盐饮食，勿食生冷、寒凉之物。嘱用灵芝炖瘦肉汤，或沙参、麦冬、玉竹、莲子、百合炖瘦肉汤。

【治疗过程】

2009 年 1 月 8 日复诊，服药后，患者咳嗽减，余症同前。于上方中去鱼腥草、莪术；加黄芪 15g、土贝母 10g、土茯苓 15g、牡蛎 20g、三棱 15g。患者服药后病情稳定，咳嗽受控。患者坚持每周最少服药 5 天，大约每周复诊 1 次。治疗原则大致按照益气养阴，并按照辨证用药，例如阴虚内热明显加丹皮、白芍、旱莲草、丹参等以养阴清热；患者出现肩背膝部疼痛，则加入三七、杜仲、桑寄生、牛膝、鸡血藤等以健脾养血通络；2009 年 3 月 18 日，患者复诊时表示于 2009 年 3 月 12 日曾进行胸部 X 线检查：右肺肿物消失。现症见：偶有咳嗽，纳可，睡觉可，二便调。舌淡红，苔薄白，脉弦。辨证仍为气阴两虚，痰瘀互结，故于调整首诊方中加入桂枝茯苓丸，药物：全蝎 10g，白花蛇舌草 20g，甘草 6g，土贝母 15g，土茯苓 15g，牡蛎（先煎）30g，茯苓 30g，桂枝 15g，莪术 15g，地黄 15g，丹皮 12g，丹参 20g，女贞子 20g，旱莲草 15g，天花粉 15g，鸡内金 20g。7 剂。此后患者病情一直稳定，纳寐可，二便调。治疗上加入了桂枝茯苓丸后，按照辨证用药，或按照病情加入适当中药，例如患者阴虚津亏，则加入天冬、麦冬、北沙参等以养阴生津；患者曾进行数次胸片检查，但右胸肿物一直未见复发。至病案记录时患者仍定期门诊复诊。

【体会】

本病西医诊断明确为子宫癌Ⅳ期伴肺转移术后。患者因年老且久病，肺肾阴亏，

不能濡润肺络，形成肺失于宣发和肃降，久之痰凝结块生积，积久变生癌瘤。古人云"癌即岩也"，故见咳嗽，少痰；患者神疲乏力，大便烂为痰湿内阻之征象。因本病正气未见大衰，给治疗带来一定的有利因素，治宜重点滋补肺肾之阴，使之金水相生，同时辅以健脾和胃之品，使之后天生化源泉不断。即在立以"养阴润肺"治法兼以"扶正益气"之法，古代医家认为，"阴得阳助，生化无穷"。因此互相配合用药，会起到事半功倍之效。否则一味采用大剂量的滋阴药物，可是阴津得不到明显改善。因此本病采用百合固金汤合四君子汤加减治疗同时配合抗肿瘤的半枝莲、白花蛇舌草、全蝎、蜈蚣等，不仅症状消失，肺转移病灶也一并消失。

【名家点评】

高龄女性子宫癌肺转移术后，停服激素，又无化疗的情况下，肺部转移灶增大，改服中药，辨证为肺阴亏虚，痰湿内阻。治以滋补肺肾，化痰散结（即辨证与辨病结合的方法）法治疗，历时 11 个月，肺部病灶消失。说明正确的治疗原则还应坚持长期治疗，当做慢性病治疗，获得带瘤生存的良好开端。（刘伟胜[注]点评）

【香港行医感悟】

本人因公外派至香港浸会大学暨仁济医院所属的下葵涌中医诊所工作一年半的时间，作为一名长期在国内省立三甲综合性中医院肿瘤科医生在香港政府开办的公立医院的中医诊所工作，在不同地区、不同环境下，确实有不同的感受。

在国内综合性医院时肿瘤患者的治疗，往往是采用中西医结合的办法进行，这就要求我们既要有西医综合治疗的基础，包括肿瘤的手术、化疗、放疗、生物、微创（介入、射频消融、粒子植入）等方法，又要将中医药有机的与西医综合治疗进行结合。医院在继续教育方面需下很大的功夫去培养我们，使我们能有机会掌握中西医这些治疗手段，为患者提供优化的治疗方案。譬如对于肿瘤早期的患者可能我们会给患者提供手术治疗，而中医药的介入则起到提高机体免疫功能，抗术后复发转移的作用；对于无法手术的中晚期患者我们则采用放疗、化疗等方法，中医药的介入则起到减毒增效的作用；采用对症支持治疗和中医药治疗对于晚期无法耐受西医治疗的患者或不愿意放化疗和不愿手术的患者以及存在手术、放化疗禁忌证的患者，此时中医药的治疗主要起到延长患者生存时间，减轻症状，提高生活质量等作用。因此患者所取得的疗效应该是中西医结合获得的。采用中西结合治疗方法使得我们的从疾病的诊断到治疗综合处理能力得到提高，对疾病的整体发展有明确的了解，也积累了中西医结合治疗的临床经验，同时比较能满足住院患者的需求，也为患者提供最佳治疗方案。这是国内中医肿瘤专业正在探索的一个方向。

而在香港行医时由于管理和经营的理念不同，我们只能用单纯的中医药方法来给患者治疗，刚来确实不习惯，总觉得我们缺了不少治疗手段，给患者的治疗太单薄了，担心会影响疗效。诊所里的肿瘤患者有来自西医院正在进行放疗的、化疗的，有些是手术后的，有些是在其他中医处曾用中医药治疗过的，有些是被西医告知已无有效治疗手段的晚期肿瘤患者，他们共同的希望就是想通过中医药来改善症状，抗复发转移，提高生活质量，延长生存时间。香港的患者对我们中医生依从性都非常的好，这是我没想到的，他们会很愿意与中医生配合，无论在服用汤药、食疗、养生、针灸、心理等治疗上，表现了良好的素质和对中医的尊重。因此如何用纯中医药的方法提高临床疗效却成了我们所面临的重要挑战，的确是一个难得的锻炼机会。因此我们会更用心地给患者进行望、闻、问、切四诊，进而或行六经辨证，或行脏腑辨证、或行卫气营血辨证的方法，采用经方或时方给患者辨证用药，肿瘤的中医药治疗还讲究辨病治疗结合，大家还经常聚在一起对疑难病症进行中医讨论，集思广益为患者解决难题，不断提高我们的中医治疗水平。逐渐发现我们的患者在不断地增多，不少是原来在我们诊所就诊的患者介绍来的，这就是疗效的最好证明，我也深深地感受到了中医治疗肿瘤的魅力。

如今我已回到原来的工作岗位，但此次的香港行医经历却为我今后继续开展纯中医药治疗肿瘤打下良好的根基，积累了更丰富的经验和信心。此次获得徐大基教授邀请参加了病案整理工作，感到徐教授此举确实为香港中医事业发展起到一定的作用，算是我在香港工作期间对肺癌病例的一些心得和成绩，供中医同仁参考。希望对香港的中医教育尽到绵薄之力，在此非常感谢浸会大学暨仁济医院下葵涌中医诊所的同事给我热情的支持和帮助。非常感谢我的导师刘伟胜教授的谆谆教诲以及不辞辛劳的培育。

注：

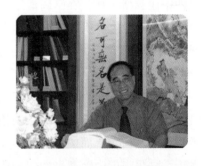

刘伟胜，广东兴宁人。广东省中医院主任医师，中医肿瘤、呼吸病专家，教授，主任导师，博士生导师。全国中医肿瘤学会常委，广东省中医药学会呼吸专业委员会荣誉主任委员及肿瘤专业委员会副主任委员，1993年被广东省政府授予"广东省名中医"称号。全国继承老中医药专家学术经验指导教师。

7. 刘宇龙医案

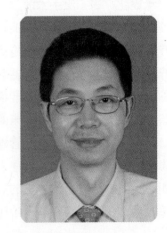

刘宇龙，四川简阳人，医学博士。2009年3月受聘香港浸会大学，担任香港防癌会—香港浸会大学中医药中心主任。2007年3月~2008年3月曾任仁济医院暨香港浸会大学中医诊所及临床教研中心主任。来港前为广东省中医院肿瘤内科主任医师、广州中医药大学中医内科学（肿瘤病专业）硕士研究生导师、广东省中医药学会及中西医结合学会肿瘤专业委员会委员。

擅长治疗肺癌、肝癌等肿瘤科疾病及内科疑难杂病等。

对应用中医药防治恶性肿瘤术后复发转移、以中医药对放、化疗减毒增效有深入研究。

医案 1 补肾润肺、清热化痰法治疗鼻咽癌放疗后耳长期顽固流黄水血水

患者，性别，女，53 岁，义工。2010 年 5 月 14 日首诊。

简要病史：1983 年 3 月在西医诊断鼻咽癌，进行放射治疗。经西医反复检查证实鼻咽癌已经治愈。放射治疗后，近 25 年来双侧耳反复流黄色分泌物或流脓，左侧反复流血水。西医曾经检查：双侧中耳炎，双侧鼓膜穿孔，左侧耳聋，右侧重听。现症见：左侧头痛，右耳流黄稠液体，左耳流血水。眠差。舌苔薄，脉细滑。

诊断：鼻咽癌放疗后双侧中耳炎

辨证：肺肾两虚，痰热阻耳窍

治法：补肾润肺，清热化痰

方药：自拟方

太子参 20g，山药 10g，茯神 10g，瓜蒌 10g，桔梗 5g，蝉蜕 4g，僵蚕 6g，鹅不食草 7g，蒲公英 10g，枸杞 9g，鱼腥草 12g，山萸肉 10g，磁石^{先煎}10g，白茅根 10g，侧柏叶 10g。7 剂。

饮食调护：注意饮食适宜清润而富于营养，忌辛辣黏滑油腻食物，预防感冒。

【治疗过程】

二诊：2010 年 5 月 20：右侧耳流黄稠液减少，左耳流血水减少，眠差，矢气多，舌淡苔薄白，脉细滑。因耳流血减少上方去白茅根，侧柏叶。7 剂.

三~七诊：2010 年 6 月 4 日~7 月 13 日。以上述自拟方化裁 30 剂。左侧耳有时不流血水，右侧耳黄稠液体减少，眠改善。加减情况如后，若伴有感冒：上方加荆芥 10g，金银花 15g，辛夷^{包煎}10g。去枸杞，磁石。耳流黄色稠液增多或脓水：加鱼腥草 15g，野菊花 10g，桔梗加量到 10g，冬瓜子 10g，去枸杞，磁石。以增强清热解毒排脓。若耳流清稀液体，加荆芥炭 6g，炮姜炭 6g。若耳流血水增多：加藕节炭 8g，蒲黄炭 8g，栀子炭 10g，三七粉^冲2g。

八~十七诊：2010 年 7 月 16 日~9 月 21 日。服药 60 剂，每周针灸 1 次，共 5 次。左侧耳停止流血水，右侧耳黄色稀薄液体外流明显减少。感冒后或劳累后偶有左侧耳流少许血水，服用中药后迅速停止。自拟方加减情况如后，左侧耳偶有流少许血水：加藕节炭 10g，当归炭 10g，棕榈炭 10g，阿胶^{烊化}10g，白及 8g，以养血活血止血。出血停止后：以百合固金汤化裁：滋肾润肺。补肾常加菟丝子，枸杞子，覆盆子，骨碎补等。其余药物加减同前。另外从 7 月 16 日开始针灸治疗，每周 1 次，针灸以补肾清肺为法。取穴双侧耳 3 针（听宫，听会，耳门），肾经穴位（太溪，复溜，照海），肺经穴位（太渊，尺泽），任脉穴位（关元，气海）。肺经穴位以平补平泻手法，肾经及任脉穴位施以补法手法。

十八~十九诊。2010年10月5日~20日（5月20日以后停止服用）患者有时失眠，左侧耳未流血水，右侧耳偶有少许黄色稀薄液体。仍以百合固金汤加补肾中药巩固疗效。随访至2013年12月除感冒后右侧耳流黄水增多，无左耳流血水。

【体会】

鼻咽癌是原发于鼻咽黏膜被覆上皮的恶性肿瘤。鼻咽癌常见鼻塞、涕血或回缩性血涕、耳鸣及头痛等；早期常无明显症状，往往在体检时发现；晚期常有颈部淋巴结肿大及远处脏器转移而出现相应症状体征。

本病的发生是因，正虚亏虚，邪毒侵袭，致脏腑功能失调，痰热瘀毒等积结于鼻窍，日久而成癌肿。本病病位在鼻咽，与肺脏、肝等脏腑功能失调有关，属本虚标实之证。晚期则癌毒流窜至颈、脑、肝、肺及骨等处，预后不良。

依据流行病学调查，现代医学认为，鼻咽癌的病因可能与环境、饮食、遗传和EB病毒感染等因素有关。

根据鼻咽癌常见症状体征，中医认为鼻咽癌在历代文献中属于"鼻衄""鼻渊""上石疽""失荣""控脑痧"等范畴。

早期鼻咽癌西医以放射治疗为主，中医药辨证治疗为辅，并兼治放射治疗的毒副反应；晚期或复发的患者在化疗时也应配合中医药扶正治疗；不能放化疗或手术治疗的晚期患者，以中医药辨证治疗为主，这时应标本兼治。

本案例患者鼻咽放疗后肿瘤已经完全被清除而治愈。患者放疗后27年来，因为放射治疗，损伤中耳黏膜，常有双侧中耳反复发炎，加之反复感染，双侧耳经常流黄色分泌物或流脓，左侧反复流血。经中药加针灸治疗取得理想效果。治疗特点：放疗后中耳炎因为感染急性发作期应给以疏风清利，宣窍利咽，酌加清热排脓解毒中药，常用中药：鹅不食草，荆芥穗，桑叶，野菊花，桔梗，冬瓜子，鱼腥草。缓解稳定期：耳流清稀分泌物或稀血水，治疗以固本培元为主，滋补肺肾之阴为要，常用方剂为百合固金汤加减化裁。常用药物：太子参、西洋参、玄参、麦门冬、生地黄、女贞子、石斛、天花粉。

【名家点评】

癌症之所以是中医的优势病种之一，很大程度上就在于中医辨病论治前提下的辨证论治方法，而辨病论治就包括了病前的预防和病后调摄。本案用补肾润肺，清热化痰法治疗鼻咽癌放疗后耳长期流黄水血水的成功奥秘无疑是药疗与食疗结合，预防与治疗并重，药物与针灸并用，步步为营，和缓收功。（王三虎点评）

医案2　疏肝健脾、清热利湿法治疗原发性肝癌

患者，男，76岁，退休。2007年4月26日首诊。

简要病史：2007年3月17日腹部CT：肝内肿瘤位于肝内第7.8段，肿瘤：

13.1cm×21.4cm。当时已经出现肺转移、骨转移，肿瘤指数甲胎蛋白（AFP）：18 800ng/ml。就诊时：焦虑，纳稍差，口苦，右侧胁隐痛，腹部胀，尿黄，便秘，便干结，眠差。舌淡，苔薄黄。脉弦滑。

诊断：肝癌

辨证：肝郁脾虚，湿热内蕴

治法：疏肝健脾，清热利湿

处方：自拟方

党参20g，白术12g，茯苓12g，猪苓10g，甘草6g，薏苡仁12g，鸡血藤15g，凤尾草15g，金钱草15g，白花蛇舌草30g，半枝莲30g，八月札10g，郁金10g。7剂，再煎，每日1剂，温服。

饮食调护：禁虾蟹，羊肉，燥热饮食，油腻等。建议定期西医检查血生化，肝功能，肿瘤指数如AFP等。

【治疗过程】

二~十三诊：2007年5月3日~2008年3月4日，纳改善，右侧胁隐痛逐渐减少。腹胀减轻，二便调。2007年5月28日：AFP11 000ng/ml。2007年10月：AFP降为200ng/ml。舌淡，苔薄黄，脉弦滑。处方：党参20g，白术12g，茯苓12g，猪苓10g，甘草6g，薏苡仁12g，鸡血藤15g，凤尾草15g，金钱草15g，白花蛇舌草30g，半枝莲30g，八月札10g，郁金10g。患者尿色转清后上述基本方：减金钱草，茵陈。腹部胀减轻：去猪苓，加白芍，桑葚，鳖甲，牡蛎柔肝并软坚。补肾加杜仲，续断。眠差加茯神，酸枣仁；右胁隐痛加延胡索，蒲黄。服药244剂。

十四~三十三诊：2008年6月6日~2009年12月10日，患者已经无胁痛，腹胀等，有时右侧臀部牵拉痛。纳眠可，二便调。舌淡，苔薄白，脉滑。基本处方调整为：党参20g，白术12g，茯神15g，酸枣仁10g，甘草6g，杜仲10g，续断12g，鸡血藤15g，威灵仙10g，怀牛膝12g，活血丹10g，三七10g，土鳖9g，萆薢10g，山楂10g，龙葵20g，溪黄草10g。如纳呆，口腻，加薏苡仁12g，苍术10g。右侧臀部牵拉痛，加海风藤10g，桑寄生12g，木瓜10g；血瘀明显加菝契15g，石见穿15g；湿热重则加水杨梅根12g，凤尾草15g，栀子9g，猕猴桃根12g，半枝莲10g，菟丝子10g，枸杞子10g等。共服药338剂。2009年2月6日复查：AFP52ng/ml。

2009年11月30日，CT：肿瘤内出血。西医留医，暂时停中药。

三十四~三十六诊：2010年1月18日~2010年2月10日，本阶段病情加重。AFP逐渐升高。时有便秘，排便不畅，两侧大腿后侧痛，纳可，眠差。脉弦细，舌苔薄腻。乏力。2010年1月28日，AFP750ng/ml。彩色超声：肝内肿块：10.4cm×11.2cm，3.1cm×3.2cm，1.4cm×1.8cm。彩色超声波检查（CDFI）显示肿瘤内血流频谱，肝脏第6段、肝脏第8段肿块内血流信号不明显。基本处方：西洋参10g，山药15g，甘草5g，地黄10g，桑葚12g，白芍15g，羚羊角^{先煎}18g，鳖甲^{先煎}15g，升麻4g，白术20g，瓜蒌皮 12g，浙贝 10g，灵芝 10g，陈皮 8g，火麻仁 10g，茜草炭 10g，槐花 10g，五爪龙 15g。服药 24 剂。

随诊：2010 年 2 月 7 日，患者家属电话：夜间左侧嘴角、左手抽筋；西医院 CT：右侧额叶见 1 个 2.5cm 肿块。2010 年 2 月 25 日，患者住西医院，神志紊乱。此后患者持续住西医院，未接受中药治疗。2010 年 5 月死亡。西医诊断死亡原因：肝癌伴脑转移。

【体会】

原发性肝癌（以下称肝癌）是指发生于肝细胞与肝内胆管上皮细胞的癌变，是人类最常见的恶性肿瘤之一。患者出现肝区隐痛、纳差、疲乏、消瘦、腹胀、发热等，若伴有乙肝或丙肝血清标志物阳性，肝癌血清标志物、B 超及 CT 等影像学检查提示肝癌征象，必要时需要做肝肿块穿刺活检确诊。临床观察，确诊肝癌时，大部分患者往往已经属晚期。

肝癌是由于七情内伤、饮食失调或肝炎邪毒内侵等，致肝郁脾虚，气滞、血瘀、湿热、瘀毒等病理产物结聚于肝所致。早期，以实证为主，多表现肝郁气滞；中期累及脾胃，出现食欲不振右胁隐痛不适等肝郁脾虚的症状。晚期，肝脾肾亏虚，偏阴虚者动风，动血等为主，偏阳虚则鼓胀水肿，部分患者可以表现出阴虚夹湿热。

西医治疗，对早期肝癌以手术为主的综合治疗。早、中期肝癌患者在采取积极手段治疗的同时可配合中医药治疗，晚期肝癌患者则应以中医药治疗为主。肝癌的辨证治疗应以扶正祛邪，分期论治为原则。初起邪实以祛邪为主，常用活血化瘀、软坚散结、清热利湿等方法，适当辅以健脾理气；中期，随疾病的进展，正气渐伤，宜攻补兼施，可选用健脾益气、疏肝养血柔肝、活血化瘀、逐水消肿等法；晚期，虽然邪气较盛，但是正气大虚，宜扶正为主，必要时佐以祛邪之法，常用健脾益气、滋养肝肾等法。

该患者初诊时，肝内肿块巨大，肝内大肿块周围有多个卫星病灶，并出现肺转移，骨转移，属于晚期肝癌，已经失去手术治疗时机。当地西医建议行肝动脉化疗栓塞术，靶向药物治疗。患者就医时抱着试一试的心理，讲明若中医有效则继续看中医，若无效则仅看西医。患者就诊实腹胀，右胁痛，纳差，尿黄。中医辨证：肝郁脾虚，湿热内蕴。治疗予疏肝健脾，清热利湿。处方：党参，白术，茯苓，猪苓，甘草，薏苡仁，鸡血藤，凤尾草，金钱草，白花蛇舌草，半枝莲，郁金。其中八月札、郁金疏肝理气止痛，四君子汤健脾益气，凤尾草、金钱草、白花蛇舌草、半枝莲清热利湿解毒。治疗约 2 周，纳食改善，胁痛缓解，腹胀减轻，AFP 由 18800ng/ml 下降为 11000ng/ml。患者信心大增，继续坚持中药治疗，此后根据患者表现：施用顾护脾胃，滋补肝肾，清热利湿化瘀等为治法治疗 3 年，未曾应用任何西医治疗措施。有效延长了晚期肝癌患者生命（据现代临床流行病学统计，晚期肝癌生存期约 5~6 个月）服药治疗后患者自己感觉生活质量满意。

同时肝癌用药值得注意以下几点：

1. 清热利湿类药物的运用　主要用于湿热内蕴型肝癌的治疗。该类型肝癌患者多分布在东南沿海地区。东南沿海地区气候多湿热，湿热交蒸，内蕴中焦，伏于营血，易生癌毒。或内伤七情，肝气郁结，血行不畅，瘀阻经络；或饮食伤脾，脾虚湿困，湿毒蕴结，湿郁化热；证候中多见湿热毒蕴结。临床常见右胁下积块，右胁胀痛，心烦易怒，身目尿黄，发热，口干口苦，食少厌油，恶心呕吐，腹部胀满，便结溲赤，舌红、苔黄腻，脉弦滑或弦数。治疗注意疏肝利胆，清热利湿。常用药物：茵陈、金钱草、溪黄草、虎杖、田基黄、布渣叶等。注意清热利湿药物的应用可以较快达到湿去热退的疗效，此时患者症状明显缓解，可以使肿瘤标志物数值较快下降。但这类药物需中病即止，预防过之伤阴（尤其耗伤肝阴）之弊。

2. 疏肝与柔肝类药物地运用　肝为刚脏，体阴而用阳，以血为体，以疏泄为用；疏肝忌香燥，以免伤阴动血之弊。疏肝常用药物：佛手，合欢花，素馨花，玫瑰花，生麦芽，八月札等。而少用香附，柴胡，青皮等。

3. 活血化瘀类药物的运用　该类药物适用于气滞血瘀型肝癌。这类患者常见胁肋刺痛，肝大肿块，腹部红丝赤缕，舌淡黯瘀斑或舌两侧瘀条，舌下络脉曲张。常选择益气养血活血药物：赤芍，蒲黄，郁金，益母草，丹皮，茜草，泽兰，丹参等。由于肝癌患者大多有出凝血功能障碍，本身容易出血，一些具有破血散瘀类药物要慎用，如：水蛭，土鳖，三棱，莪术。运用此类破血药物需要预先检查患者的出凝血功能大致正常或CT或超声波检查肿块位于肝实质内（不是位于肝表面或肝门区），可以减少此类药物导致肝肿瘤破裂或大出血的风险。

【名家点评】

晚期肝癌中药调治3年，疗效相当可观，而更重要的是真实地记述了晚期肝癌的整个演变过程，从而使作者得出了肝癌"早期以实证为主，多表现肝郁气滞；中期累及脾胃……晚期肝脾肾亏虚，偏阴虚者动风，动血等为主，偏阳虚则鼓胀水肿，部分患者可以表现出阴虚夹湿热"这一病程发展规律。作者对利湿疏肝药伤阴动血的告诫和活血化瘀的常用、慎用选择，尤其是"肿块位于肝实质（不是位于肝表面或肝门区），可以减少此类药物肝肿瘤破裂或大出血的风险"的见解，均显示出作者阅历丰富，观察仔细，思维周密，善于总结的为医之道。（王三虎点评）

【香港行医感悟】

来香港行医两年有余，体会香港社会竞争激烈，来就诊的患者中大多有情绪及心理压力过大的问题，尤其是癌症患者的焦虑、恐惧更为突出。因此在诊治过程中注意对患者的心理疏导及传授身心放松的方法。处方用药方面加用疏肝理气类药物，如：合欢花、合欢皮、素馨花、佛手等。另外香港地处东南沿海，天气炎热潮湿，加之贪凉饮冷（凉茶及冷饮）。体质属于脾虚湿热型较多，部分患者为脾虚寒湿，因此容易患湿疹、鼻敏感类疾病。用药不宜太寒凉，亦不可太温燥，多问患者饮食习惯可以帮助判断患者体质。

另外，肿瘤患者经中医治疗后的疗效判断，除观察患者服用中药后的症状、感觉以外，还需要疗效客观治标，如肿瘤指数的变化，肿瘤影像学显示的肿块大小变化。但部分患者以前在公立医院的检查治标的电子记录目前未对中医师开放，较多情况是患者来看中医时，根据回忆检查结果而作记录，给中医治疗的疗效评估带来不便。

8. 李岩医案

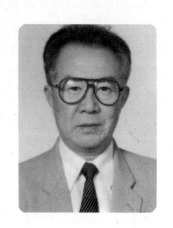

李岩，研究员，主任医师，大学教授，香港注册中医师。1931年生于中国辽宁，1952年毕业于辽西医校，1962年毕业于北京中医学院。曾任北京中日友好医院副院长，中国抗癌协会传统医学会副秘书长，国际癌症康复协会常务理事等。先后在北京中医医院，北京医科大学肿瘤防治研究所，北京中日友好医院，深圳市及香港肿瘤防治研究所，香港岩龙中医药有限公司和台湾慈济大学医院（客座教授）任职。一直至今从事肿瘤防治研究工作50多年。著有《肿瘤临证备要》《肿瘤防治锦囊》等专业著作50余部，其中近年《肿瘤临证备要》第八版面世，其书曾先后分别在日本、台湾、北京出版。

医案1　清热解毒合化湿散结法治疗胰腺癌

患者，男性，58岁，的士司机，2005年7月21日首诊。

简要病史：患者3月前自觉体重下降，七周前发现小便和皮肤发黄，继而出现右腹疼痛不适，发热，2天后（2005年6月4日）就诊香港屯门医院，经各项检查发现胰脏长一肿物，其直径约3cm，最后确诊胰腺癌，住院期间给予行胆管内引流术后出院，并建议8月4日入院行手术切除。患者经与家属讨论后决定不行手术治疗，而寻求纯中医治疗。就诊时患者精神沮丧，消瘦，双目、皮肤及小便发黄，右腹牵痛至右腰背部，胃纳少，口干，大便少，舌黯红，苔黄厚，脉弦。患者平素喜烟酒，脾气暴躁。发病至今体重下降约30磅。

诊断：黄疸

辨证：湿毒蕴结

治法：清热解毒，化湿散结

方药：经验方

茵陈30g，金钱草20g，海金沙20g，栀子10g，代赭石^{先煎}20g，龙葵25g，半枝莲25g，龙胆草10g，大黄10g，郁金15g，川楝子10g，延胡索16g，枸杞子20g，白芍

20g，黄芪30g，女贞子30g。每天1剂，水煎两次，取药汁共3碗，每次1碗，每天3次。

中成药：岩龙口服液（由龙葵、郁金、丹参等组成），每次2支，每天3次；特配胶囊（由牛黄、麝香、冬虫夏草、人参、三七等组成），每次2粒，每天3次；脾胃胶囊（由白术、黄芪、党参、炒山楂、焦槟榔组成），每次2粒，每天3次。

取穴：针灸双侧足三里、三阴交、合谷、曲池、足临泣、行间、太冲穴。每周两次。

饮食调护：戒烟酒；饮食宜清淡，软性而富有营养，切忌辛辣酸肥腻硬性之食物；情志宜条畅；暂宜在家静养。每周按时复诊两次。

【治疗过程】

首诊方案治疗两周，患者黄疸，腹痛明显好转，精神，胃纳明显改善，其他一般情况良好，舌黯红，苔薄黄腻，脉弦减弱。效不更方，继后复诊守上方随证加减，药物改变不大。治疗6个月复查。

2006年1月患者复查CT提示胰脏原发肿瘤长大至直径4.8cm，肝胆管扩张，肝门淋巴结肿大。但患者一般情况尚好，无不适症状，仍然在家静养，复诊时四诊偶见脾肾气虚之象，无黄疸腹水征。因此主守原来治法，按辨证配合健脾补肾法，药物选取时有变动。汤剂按下述方法选药：扶正药多用枸杞子、白芍、黄芪、女贞子、杜仲、桑寄生、骨碎补、补骨脂、肉桂等，攻邪药多用茵陈、金钱草、海金沙、山栀子、代赭石、龙葵、半枝莲、龙胆草、大黄、郁金、川楝子、延胡索、天花粉、白花蛇舌草、猫爪草等，治疗量（中药用量和针灸频次）如前述。上述治疗共8个月。

2006年9月开始发现患者重新出现消瘦，合并口渴多汗等高血糖症状，但患者拒绝西药治疗，因此守上述治法，药物按上述辨证选用，并增加可以降血糖的中药如怀山药、玄参、葛根之品，但治疗期间患者一直不能很好控制饮食，因此血糖控制不理想。上述治疗共2个月。2006年11月患者复查CT提示胰脏原发肿瘤长大，直径由4.8cm增加至5.2cm，其他部位未见转移。患者除比较消瘦外，并无腹痛、发热、黄疸和腹水等胰腺癌症状。此后屯门医院肿瘤科给他很长的复诊期，并且不再行肿瘤发展的观察检查。患者坚持上述中医治疗方案至2008年1月，因血糖过高及消瘦住院治疗，但检查发现胰脏原发肿瘤已消失，其他部位并未发现转移。患者此次住院后改用西药控制血糖，身体恢复良好，并任职"花王"工作（园林修剪）。胰腺癌发病后共治疗18个月。2010年7月18日随访，患者已发病五年半，患者健康良好，体重恢复正常，仍任职"花王"工作。

【体会】

胰腺癌是消化系统常见的恶性肿瘤，恶性程度高，近年来发病率呈上升趋势，已成为造成我国人口死亡的十大恶性肿瘤之一。早期胰腺癌的治疗方法以手术为主，若手术切除完全，患者有获得长期生存的可能。但胰腺癌手术会造成患者机体组织的损伤和气血损耗，使患者体质虚弱，容易导致癌症的复发、癌细胞的扩散和转移。因患者及家属明白这些情况，才决心求治于中医，并能够按医嘱认真服药及针灸治疗。

清代王清任认为在中医的生理功能和病机方面，脾脏与胰腺互相关联，肝脏与胰脏彼此影响，气机不畅，脾湿肝郁困阻，郁久化热，湿热蕴结，日久成毒，发为此病。患者就诊时以毒热为主，因此治疗上攻补兼施，以攻为主，但要恰当扶正，以防攻邪太过而伤正。治疗方案中以茵陈、金钱草、海金沙、栀子、代赭石、龙葵、半枝莲、龙胆草、大黄、郁金、川楝子、延胡索、岩龙口服液、特配胶囊等清热解毒，化湿散结；以枸杞子、白芍、黄芪、女贞子、脾胃胶囊、针灸等健脾扶正，提高机体免疫力。病尚属早期给予较好的治疗机会，而医者给予患者的治疗量也较大，整个治疗中草药和针灸并用，贯穿扶正与攻邪原则，按患者的辨证决定扶正与攻邪用药的比例，加上患者配合治疗才有令人满意的疗效。此患者一直有用针灸治疗，并未发现癌细胞转移等情况，证明肿瘤病人是可以用针灸治疗的；但要注意避免在肿瘤局部及周围针刺，在四肢穴位针刺安全而有效。医者认为针灸有助提高患者免疫力和引药入经之良效，与中药相配合，对癌症的治疗相得益彰。（本病例多为卢秀梅医师应诊与随访。）

医案2 清热解毒合化痰祛瘀散结治疗亚临床肝癌

患者，男，62岁，货车司机，2009年1月22日首诊。

简要病史：患者于两周前在内地医院例行身体检查，B超发现右肝占位性病变，查AST、GOT及AFP均有不同程度升高。继于1月12日行CT检查提示右肝占位性病变，肝癌可能性大，病灶约1.97cm×1.6cm，周边无明显边界，稍呈卫星状。患者精神好，脸色稍黯，一般情况好，生活规律，但吸烟，约3天吸2包。手掌发红，未见明显黄疸及水肿，舌黯紫，苔黄腻，脉弦，双尺脉稍弱。有乙肝病史，肝硬化病史，体重未见下降。

诊断：肝癌

辨证：肝郁脾虚，痰瘀毒结

治法：清热解毒，化痰祛瘀散结

方药：经验方

茵陈30g，金钱草20g，全瓜蒌30g，白花蛇舌草30g，夏枯草15g，五味子15g，半枝莲20g，猪苓20g，太子参30g，郁金20g，云苓20g，白术10g，女贞子20g，白芍20g，田七6g，红枣5枚。每天1剂，水煎两次，取药汁共2碗，每次1碗，每天2次。

中成药：岩龙胶囊（由龙葵、郁金、丹参等组成），每次2粒，每天3次；清肝胶囊（由茵陈、金钱草、半枝莲、田基黄等组成），每次2粒，每天3次。

取穴：针灸双侧足三里、三阴交、合谷、曲池、公孙、行间、太冲穴。每周一次。

饮食调护：戒烟酒；饮食宜清淡，软性而富有营养，切忌辛辣酸肥腻之食物；情志宜条畅；暂宜在家静养。每周按时复诊一次。

【治疗过程】

首诊方案治疗两周，患者精神，胃纳及一般情况良好，舌质黯红好转，苔转薄黄，脉弦。

2009年2月4日患者重新行相关检查，肝MRI提示：肝硬化合并癌变可能性大，慢性胆囊炎，胆囊结石；抽血检查AFP：32.88ng/ml，ALT：207U/L，CA199：155.3u/ml（偏高）；CEA、CA125、WBC、HGB及AST正常；PLT稍低于正常。但患者无明显症状，舌红稍黯，苔薄黄，治法不变，中药方改为茵陈30g，金钱草30g，天花粉20g，白花蛇舌草30g，车前子15g，五味子15g，半枝莲20g，莪术15g，郁金20g，黄芪30g，女贞子30g，云苓20g，白术15g，白芍15g，牛膝15g，田七6g，杜仲15g，桑寄生30g，煎服法同前。中成药改用岩龙胶囊和特配胶囊，服法同前。体针不变。

2009年4月8日患者复查AFP略有升高（52.58ng/ml），PLT恢复正常；ALT好转（93U/L），B超复查提示病灶约2.62cm×2.15cm大小。从检查结果来看，治疗有效（虽然病灶和AFP都有增长，但增长幅度不大，而且患者一般情况良好，无明显症状）。此外，从检查结果观察，肝功能好转，而AFP在不正常范围内再升高，本病是可以临床确定病灶已经癌变。故治疗方法同前，药物剂量和种类按辨证稍作改动。

2009年6月26日，患者精神佳，胃纳正常，二便调，生活规律，舌稍黯，苔薄白，脉稍弦，已恢复全天工作。诉自行复诊肝功能已恢复正常，B超提示右肝占位性病变稍有增大，直径约2.6cm，周边有比较圆滑的边界。

发病以来治疗6个月，从检查结果来看，治疗有效，一是肝功能已完全恢复，二是中药对肿瘤已起抑制作用（肿瘤虽有增大，但增长速度缓慢，周边变为圆滑，没有发生转移，是中药分子包围肿瘤起效果）。因此，治疗方法同前，药物剂量和种类稍作改动。但方案实施有困难。因为患者一直以来并不知道肝的包块已经癌变，其太太要求医生不告诉患者实情，认为患者不能面对癌变的病情。现在患者认为自我感觉良好，坚持要求把中药汤剂改量为两天服1剂。而且继后患者本人不来就诊，患者太太每周向医生汇报患者的情况及取药。直到2010年3月自行停服上述中药。2010年8月18日因感冒咳嗽就诊，除感冒咳嗽症状外，患者只有肝掌比较明显的与肝病有关，无消瘦，无肝区胀满和疼痛，无黄疸，无腹胀及双下肢水肿等肝癌中晚期症状。从患者诊断肝癌及中医药治疗14个月以来，患者已无明显症状生存19个月。

【体会】

原发性肝癌是指发生于肝细胞与肝内胆管上皮细胞的癌变，是人类最常见的恶性肿瘤之一。西医认为其发病与肝炎病毒感染，饮水污染，化学因素，微量元素等有关，并具有起病隐匿，潜伏期长，恶性度高，进展快，侵袭性强，易转移，预后差等特点。本病在首诊时的诊断是早期肝癌，也称为亚临床肝癌，无症状和体征，一般都是在利用AFP、超声波进行肝癌普查、高危人群筛检、检康检查时及上腹部手术时偶然被发现，AFP 较低，瘤体较小（直径一般不超过5cm）。

中医学认为肝癌是由于七情内伤，饮食劳倦，或邪毒内侵，致脏腑气血亏虚，脾虚不运，气滞，血瘀，湿热痰毒等互结于肝所致。肝癌属中医的难治之症，病情复杂，进展迅速，预后较差。幸而本病例发现尚早，正虚不明显，以痰瘀毒结邪实为主。按中医辨证为肝郁脾虚，痰瘀毒结，治则以攻邪为主，扶正为辅，并治以清热解毒，化痰祛瘀散结为法。以茵陈、金钱草、全瓜蒌、白花蛇舌草、夏枯草、半枝莲、郁金、田七等药清热解毒，化痰散结，活血祛瘀及抗癌；以太子参、黄芪、云苓、白术、红枣等健脾补虚，及以桑寄生、杜仲、女贞子等补肾扶正；以岩龙和特配等胶囊攻邪抗癌为主；针灸的作用则是扶正，提高免疫功能，引药入经为主。虽然到目前由于考虑向患者隐瞒病情而不复查肿瘤情况，但患者已无明显症状生存19个月，也属满意的疗效。（本病例治疗期间患者全日工作，临床继续随访观察。）

医案 3 中西医结合治疗晚期乳腺癌

患者，女，46岁，公务员，2003年12月2日首诊。

简要病史：患者于1996年1月自行发现左乳房肿块求治于政府医院。医院经详细检查后行左乳房肿块+局部淋巴结切除术，术后诊断：乳腺癌，并在术后给予局部放疗60次。放疗结束后患者服用一般中药治疗，身体一般情况良好，只是偶见少许咳嗽和咳少量白痰。2003年6月患者开始咳嗽明显增加，时有呛咳，但肺部 X 线检查未发现异常。一周前因感冒后咳嗽症状加重，求治于本诊所。就诊时患者精神一般，咳嗽，痰多，色黄白，夹有泡沫，恶风，舌稍肿大，舌质稍黯紫，苔淡黄白腻，脉滑数略浮。2001年6月曾行右乳房良性瘤剔除术，素有鼻敏感病史。

诊断：咳嗽，乳癌

辨证：痰湿蕴结

治法：散风固表，化痰止咳

（治疗方案一）

方药：自拟方

黄芪20g，白术12g，防风12g，甘草10g，羌活6g，生姜10g，前胡10g，桔梗10g，辛夷花10g，苍耳子10g，丹参15g，生地10g，天冬10g，鱼腥草30g，芦根30g，白花蛇舌草20g。每天1剂，水煎两次，取药汁共2碗，每次1碗，每天2次。

中成药：止咳胶囊（由杏仁、鱼腥草、桔梗、川贝、枇杷叶、佩兰组成），每次2粒，每天3次。

取穴：针灸双侧足三里、三阴交、合谷、曲池、孔最、尺泽穴。每周1次。

饮食调护：戒烟酒；多休息，避风寒风热；饮食宜清淡，切忌辛辣酸肥腻之食物；每周按时复诊一次。

【治疗过程】

首诊方案治疗一周，患者咳嗽减轻，黄痰消失，仍有白痰，量少，精神改善，舌稍胖大，质地稍黯红，苔白腻，脉滑。考虑患者有放射性肺炎，乳腺癌术后复发转移待除外，复诊治法渐改为以养阴清肺，化痰祛瘀为主。方药（治疗方案二）主要如下：汤剂：黄芪 20g，女贞子 12g，沙参 12g，麦冬 10g，杏仁 10g，五味子 10g，桔梗 10g，石斛 15g，天冬 10g，鱼腥草 30g，芦根 30g，白花蛇舌草 20g，丹参 15g，生地 10g，葛根 15g，厚朴 10g。煎服法同前。中成药：止咳胶囊，每次 2 粒，每天 3 次。体针同前。

每周按患者复诊情况辨证用药，离不开扶正祛邪（即提高免疫力，降低放疗副反应和后遗症，预防肿瘤复发和转移）的原则。患者咳嗽时好时坏，时有反复，其他身体情况无特殊。期间医者有认为增加治疗量必要的建议，但患者认为西医检查并无复发和转移迹象，拒绝增加治疗量。

直至 2004 年 5 月复诊于政府医院，肺部 X 线检查发现异常阴影，该院肿瘤科会诊认为肿瘤复发转移可能较大，让患者等候穿刺活检。中医治疗（治疗方案三）在原方案的治疗上增加口服岩龙口服液 20ml/次，每天 2 次，特配胶囊 2 粒/次，每天 2 次。

2004 年 7 月 18 日患者在政府医院行纵隔淋巴结穿刺活检术，病理提示两颗淋巴结中一颗有乳腺癌细胞。于是患者在 2004 年 8 月 20 日～12 月 8 日接受 6 个疗程的化疗（药用 Taxol）。在此期间，患者坚持在本诊所中医治疗。化疗期间中医用药原则以"扶正为主，祛邪为辅"（即增加白细胞，提高免疫力，增敏化疗，降低化疗副反应和后遗症，继续适当地抗癌）的原则，患者按时完成化疗方案。化疗期间中医药方案（治疗方案四）主要如下：汤剂（经验方）：黄芪 30g，女贞子 30g，鸡血藤 30g，黄精 20g，丹参 10g，枸杞子 30g，菟丝子 30g，云苓 12g，白术 10g，天冬 20g，白花蛇舌草 20g，法半夏 10g，炒山楂 15g，炒麦芽 20g，杏仁 10g，厚朴 10g。煎服法同前。中成药：岩龙口服液，每次 2 支，每天 2 次；特配胶囊，每次 2 粒，每天 2 次；体针取穴同前，每周两次。

本次化疗结束后复查肺部 X 线提示肺转移病灶明显好转，但左肺近纵隔处仍有阴影，而患者的咳嗽明显好转。西医给予患者他莫昔芬行内分泌治疗，预期口服 5 年，同时观察病情变化。中医药的治疗在化疗后约 2~3 周患者身体正气恢复较好时，治疗原则改为扶正祛邪的原则，给予中医药方案（治疗方案五），主要如下：汤剂（经验方）：黄芪 30g，女贞子 30g，益母草 10g，旱莲草 10g，丹参 10g，枸杞子 30g，郁金 30g，延胡索 12g，白术 10g，天冬 20g，白花蛇舌草 20g，法半夏 10g，炒山楂 15g，炒麦芽 20g，杏仁 10g，厚朴 10g。中成药和针灸治疗同方案一。

按以上中医药和内分泌药结合治疗至 2006 年 12 月，患者身体状况良好，未见肿瘤转移或复发迹象。患者认为内分泌药让身体水肿，坚持中药汤剂减半量服，针灸量减半。医者按其要求把治疗量几乎减半（治疗方案六：中药汤剂每周 3 剂，针灸 1 次，胶囊同量）。约 9 个月后患者又现咳嗽加重，于 2007 年 11 月又确诊肺部病灶重新活跃，并于 2007 年 11 月 5 日～2008 年 3 月 26 日又接受了共 6 个疗程的化疗（药用 A+C），其后改用其他内分泌药（Anastrozole）治疗。化疗期间的中医药处理按第一次复发的化疗期间处理方法（治疗方案四，只是药物选用有所变化）。患者按时顺利完成化疗方案。化疗结束后患者咳嗽控制，但复查肺部只是新的病灶消失，原来旧的病灶仍有阴影，由 2.8cm 缩小至 1.8cm 大，可是西医不能再用化疗，只能口服另外的内分泌药及观察病情。化疗后中医药处理按第一次复发的化疗后处理方法（治疗方案五），药物选用也有所变化，但总治疗量不再减量。直到目前（2010 年 7 月 29 日），患者仍每周复诊 2 次，按治疗方案五足量治疗，健康状况良好（一般可登山锻炼 3~6 小时），生活一切自如。共计在乳癌肺转移后存活 6 年而肺部 X 线示原来旧的病灶阴影消失。（注：患者 2008 年 1 月 28 日复诊诉肺部 X 线示原来旧的病灶仍有阴影约 1.4cm 大；2009 年 11 月 6 日复诊诉肺部 X 线示无阴影；2010 年 7 月 29 日复诊诉肺部 X 线仍无阴影。由 2008 年 11 月 1 日开始，岩龙口服液改为岩龙胶囊，用量仍每次 2 粒，1 天 3 次。）

【体会】

乳腺癌是女性最常见的恶性肿瘤之一，乳腺导管上皮细胞在各种内外致癌因素的作用下，细胞失去正常特性而异常增生，以致超过自我修复的限度而发生癌变的疾病。中医对乳腺癌的认识很丰富，如《外科正宗》曰："乳岩由于忧思郁结，所愿不遂，肝脾气逆，以致经络阻塞，结积成核。"因妇女乳头属肝，乳房属胃，脾胃互表里，忧思郁怒则肝脾两伤，肝失疏泄，气郁化火，脾失健运，痰浊内生，以致热毒壅盛，瘀毒内结而成本病。

目前西医的治疗乳腺癌的方法主要包括手术治疗、放疗、化疗和内分泌治疗等，提高了患者的整体生存期，但对本例患者病情的治疗分析，是中西医结合治疗的效果。对于癌症的治疗，西医多注重局部抗癌治疗，而中医注重整体治疗的基础上结合局部抗癌治疗，当两者优化结合起来，相信对预防癌症的复发和转移上有较强的优势。

从本病（乳腺癌）的治疗提出了中西医结合治疗癌症时的一些原则、方法、特点：①治疗方案一的治疗主要体现癌症病人在外感期间的用药还是要注重防癌抗癌，对癌细胞保持警惕，防止由于外感免疫力下降后，癌细胞的活跃度增加而出现癌的复发或转移。②治疗方案二的治疗主要体现癌症病人放疗后遗症，即放射性肺炎的治疗是以养阴清肺，化痰祛瘀为主，方药以沙参麦冬汤为主加减。③治疗方案三的治疗主要体现癌症病人体内有癌瘤存在，而没有西医有效的治疗方法时，中医的治疗要增加用药的力度，才比较有力控制病情进展。④治疗方案四的治疗主要体现癌症病人在化疗期间的治疗，在中医辨证论治原则基础上选方后，选药要注重选用能增加白细胞，提高免疫力，增敏化疗，降低化疗副反应和后遗症，抗癌作用的药物。⑤治疗方案五的治疗主要体现癌症病人在化疗后正气恢复较好时的治疗，在中医辨证论治原则基础上选方后，选药要注重选用能提高免疫力，调节内分泌，降低化疗副反应和后遗症，加强抗癌，预防肿瘤复发和转移作用的药物。⑥针灸治疗对扶正，提高免疫力有很大促进作用，如足三里、公孙调脾胃，三阴交调内分泌，行间、太冲疏肝理气等，针灸还可以引药入经，在实验室医学中针刺 Lewis 肺癌荷瘤小鼠的少商、大椎穴有抑制肿瘤作用，这是很有意义的苗头。

本病的治疗亦可以认识在中医的辨证施治原则下治疗乳腺癌时，配合某一些用药特点，会取得较好疗效，体会如下：①以疏肝健脾，调节内分泌平衡为主以扶正；可首选用郁金、白芍、延胡索、黄芪、太子参、云苓、白术、益母草、旱莲草等。②以活血化瘀法增强放化疗疗效；可首选用丹参、鸡血藤、赤芍等。③化疗期间增加白细胞，提高免疫力可首选用黄芪、太子参、鸡血藤、枸杞子、黄精、云苓、女贞子等。④选取有抗癌作用的中药来祛邪，对乳腺癌细胞杀伤力比较强的药有天冬、蒲公英、全瓜蒌、丝瓜络、白花蛇舌草、龙葵等。

本病例在中医长期治疗期间又发生转移，经反复考虑，可以认为主要原因还是治疗方案六的用药减量有关。那个时期患者肺部 X 线仍有阴影，边界很清，病灶已被中药杀死癌细胞后形成的机化组织包围，癌细胞不能突破转移。但减少药物后一段时间，机化组织层由于消耗变薄了，癌细胞易突破而发生转移。如果治疗量足够，应该机化组织层会继续增厚，疗效会增加，不致复发和转移。（本病例与卢秀梅医师兼而应诊与随访。）

【香港行医感悟】

本人在内地和香港从事中西医恶性肿瘤的防治研究多年，认为恶性肿瘤是全身性失调而局部表现突出的全身性疾病，因此经多年的临床经验后提倡中医治疗恶性肿瘤应在注重整体治疗的基础上结合局部抗癌治疗，即整体治疗采用中医的辨证施治，达到提高机体免疫力的目的。局部抗癌治疗是采用部分的有抗癌作用的中药，这部分中药要按药理学的抗癌作用选用。另外，由于癌细胞生长速度快，要达到比较理想的药物浓度才能有较好的效果，而中药一般是经口服吸收后才能进入血液，因此治疗量应该较大，治疗力度要相对较强，疗程相对要长，也要做好观察和随访。

在恶性肿瘤防治中体会到除了药物的治疗，还要兼顾树立病人的信心，强调治疗始终保持病人心理和情志的协调，医、护、患三结合的重要性。

【名家点评】

李岩教授临床多年，有丰富的临床经验，报告单用中药和针灸治疗胰腺癌、早期肝癌、乳腺癌术后复发各 1 例，其中用中药及针灸治疗的胰腺癌患者复查肿瘤消失已近 3 年及肝癌患者带瘤生存近 2 年，晚期乳腺癌经中西医结合治疗病灶消失，生存 7 年，均取得良好的效果。以往 WHO 的实体瘤疗效标准有效率仅包括完全缓解和部分缓解，而肿瘤无进展生存期未被纳入疗效统计，近年 WHO 把癌症定性为慢性病，其疾病过程中的稳定阶段（带瘤生存）成为中、西医的共识。《医宗必读·积聚篇》认为正气与邪气一胜则一负，治疗上要讲究初、中、末三法，初者邪浅正强则可攻，中者邪深正弱宜且攻且补，末者邪强正残则宜补。当肿瘤转移、身体虚弱之时，通过扶正补虚或攻补兼施，使邪正对峙处于相对稳定的状况，这就是带瘤生存。对于晚期恶性肿瘤，癌块无法彻底去除，务实的措施乃延长生存时间。胰腺癌和肝癌皆是当前临床疗效较差的急性癌，通过中药和针灸，获得满意疗效，佐证了中医治癌带瘤生存的优势。（周岱翰点评）

9. 卢秀梅医案

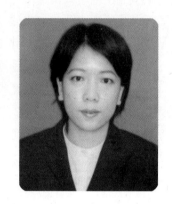

卢秀梅，广东省江门市人。香港注册中医师。1998年获得广州中医药大学学士学位，2009年获得广州中医药大学肿瘤专业硕士学位，2013年获广州中医药大学肿瘤专业博士学位，1998年本科毕业后工作于广东省江门市五邑中医院妇产科，移居香港后于2004年开办诊所，担任中医全科的诊疗工作，特别受肿瘤专家李岩教授指导，进行常见肿瘤中西医结合防治研究，临床诊治以常见癌症、妇科、内科、皮肤科和儿科以及常见痛症为主。

医案 1 清热解毒合化瘀调经法治疗带下病（宫颈上皮不典型增生和人乳头瘤病毒感染）

患者女性，47岁，文职。2008年8月23日首诊。

简要病史： 患者于一年前经西医检查确诊为阴道人乳头瘤病毒（HPV）感染，宫颈上皮不典型增生。其宫颈表皮内瘤变（CIN）分级为I级病变，西医给予宫颈锥形切除术治疗。半年后复查，HPV病毒感染仍呈阳性，宫颈上皮CIN分级仍为I级病变。到2008年6月复查，结果同前，未见好转，求治于本所。就诊时精神可，阴道分泌物量少，微黄，月经先期，量中，有少许血块，二便调，舌黯紫，苔薄黄白腻，脉弦尺弱。

诊断： 带下病

辨证： 湿热下注，瘀毒蕴结

治法： 清热解毒，化瘀调经

方药： 二至丸和六味地黄丸加减

益母草10g，旱莲草10g，怀山药10g，生地20g，猪苓15g，女贞子10g，杜仲20g，蛇床子6g，莪术10g，天花粉15g，板蓝根20g，丹参10g，白花蛇舌草20g。每周服六剂，每天一剂，水煎两次，取药汁共2碗，每次1碗，每天2次。

饮食调护： 戒烟酒；饮食宜清淡；情志宜舒畅；注重阴部卫生。每周复诊一次。

【治疗过程】

守上方用药3月余，患者带下正常，月经量不多，血块消失，其他一般情况好。仍按上述治疗方案治疗。合计服药约4个月，于2008年12月20日复诊时诉西医妇科复查结果提示宫颈上皮不典型增生消失，但 HPV 病毒感染仍是阳性。继用原法，每周按辨证寒热虚实不同药物稍有增减。患者坚持治疗至 2009 年 10 月，西医妇科复查提示宫颈上皮无不典型增生，HPV 病毒感染已经转为阴性（合计服药约 14 个月），停服中药。随诊至 2010 年 7 月未见复发。

【体会】

西医认为宫颈癌与人乳头瘤病毒（HPV）感染有关，而感染的刺激会导致宫颈上皮不典型增生。不典型增生可继续发展，渐加重，最后成为宫颈原位癌。宫颈上皮不典型增生的程度和范围通过 CIN（宫颈表皮内瘤变）分级表达：CIN 的 Ⅰ、Ⅱ、Ⅲ 级相当于不典型增生的轻、中、重度，重度不典型增生包括原位癌。根据回顾和前瞻调查，自轻度不典型增生发展到癌平均时间为 6~7 年；中度为 3 年；重度为 1 年。

本病相当于中医妇科的"带下病"，由于饮食不节，七情不畅或步入更年期，正气不足，感染毒邪，乃至冲任失调，湿毒瘀结而成。应积极处理，防其癌变。本患者步入更年期，脾肾偏虚，给予益母草、旱莲草、怀山药、女贞子、杜仲、生地、蛇床子等健脾补肾，调冲任，扶虚损；湿热下注，瘀毒蕴结则给予丹参、莪术、猪苓、天花粉、板蓝根、白花蛇舌草等活血化瘀，清利湿毒。本例患者仅口服中药汤药治疗，因阴道粘膜过敏严重而无用外治法。无专门外治法。这里要说明一下，有类似病例多例，笔者给予上述的内治法和阴道内中药冲洗或置药法，比单一的内治法疗效要快。

医案 2   扶正祛邪预防肺癌复发及转移

患者，女，71 岁，2006 年 11 月 15 日首诊。

简要病史：患者因反复咳嗽于 2006 年 4 月病理确诊左肺癌晚期，未能手术，给予化疗及放疗肿瘤有所缩小，于 2006 年 8 月 19 日行手术切除，术中发现肿瘤与血管粘连，肿瘤未能全部切除。术后继予放化疗。治疗期间曾出现血糖升高及白细胞下降。刻下：疲倦乏力，晨起咳嗽较多，咯痰黄白，大便 5~7 天一行，胃纳和小便尚可，舌淡红少暗，苔薄淡黄，脉沉细。

诊断：肺癌

辨证：肺脾气虚，蕴毒未净

治法：补气化痰清毒

处方：自拟方

黄芪 30g，女贞子 30g，云苓 10g，白术 10g，杏仁 10g，陈皮 10g，龙葵 30g，藤梨根 30g，黄芩 12g，瓜蒌皮 30g，白花蛇舌草 30g，厚朴 10g，大黄 10g，火麻仁 30g。每天 1 剂，水煎 2 次，取药汁共 2 碗，每次 1 碗，每天 2 次。

饮食调护：调畅情志；饮食营养，忌辛辣酸肥腻之食物；注意休息，预防感冒。每周按时复诊一次。

【治疗经过】

首诊方案治疗一个月，患者精神恢复，胃纳好，咳嗽减少，痰色转白，大便两天一行，无出血，舌质红，苔薄白，脉沉。以后的治疗按攻补兼施之治则，一是扶助正气，提高免疫力；二是抗癌防转移。辨证论治多以四君子汤（多以黄芪和女贞子合用代替党参）或六味地黄丸、金匮肾气丸为基础方加减，再选加辨病论治等抗肺癌之药，如白花蛇舌草、半枝莲、龙葵、藤梨根、瓜蒌皮、金荞麦、法半夏、杏仁、浙贝等。多次西医复查，未见肿瘤复发和转移。至 2010 年 11 月 15 日复诊，患者共计中药治疗 4 年，一般情况较好，胃纳正常，血糖偶有偏高，间有咳嗽和咯痰少许，为放射性肺炎后遗症所致。

【体会】

患者已经手术切除大部分的肿瘤，并进行了放化疗，身体严重受到打击，正气已衰，而放化疗的副作用兼残留癌细胞等仍存于内。中医予扶正祛邪为治则。西医抗癌治疗结束后，初期治疗以扶正为主，祛邪（主要包括减轻放化疗副作用和抗癌）为辅；当患者的正气回复，扶正与祛邪（主要是抗癌）的力量相等。中医认为脾土为肺金之母，肾水为肺金之子。因此，本病的辨证论治要注意调节这三个脏腑的功能正常，是扶正的重点；辨病论治是针对肺部细胞癌变的特点，选用对癌细胞有杀伤力作用的中药，同时也要考虑这个药在中医辨证上的作用，如是清热解毒，或活血化瘀，或散结化痰等，按患者发病的不同阶段特点给予侧重选用。笔者认为这种选方选药组方方法对癌症患者的治疗力度相对要强一些，既有全身的辨证论治，也有针对疾病的局部性用药，局部性的用药也注重有全身性辨证的特点，体现癌病的发生是全身性疾病的局部表现。本病例为肺癌晚期，经西医治疗后及时采用中医药扶正祛邪治疗 4 年，未见肿瘤复发和转移，患者生活质量也较满意。

附案 理筋法合针刺法治疗网球肘

患者，男性，56 岁，司机。2009 年 5 月 12 日首诊。

简要病史：患者左上肢酸痛无力半年余就诊。初发时左肘关节酸痛，曾予跌打敷药治疗，自觉无明显效果则停止外治，疼痛难忍时服西药止痛。近半年发现左上肢越来越无力，酸痛有所加重，近期已不能正常拿起饭碗。检查左上肢的部分肌肉有轻度萎缩，肘关节附近尤为明显，而且有压痛，且局部皮肤温度偏低。身体其他的情况无特殊，舌稍红，根部苔稍厚，脉稍弦尺弱。患者拒服中药治疗。

诊断：痹证

辨证：肝肾阴虚，经筋劳损

治法：理筋合针灸以补肝肾养血，活血通络

首先从患者的左上肢到肩部周围做理筋按摩，对较硬的部位给予重点揉按。继让患者平躺床上，左上肢屈肘，手心向腹部。全身体针采用双太冲、太溪、照海、三阴交、足三里穴；患肢采用肩髃、臂臑、曲池、手五里、手三里、外关、合谷穴；局部主要三针，第一针由曲池穴走肌肉层平刺透过左

外侧上髁的肌腱附着点，第二针由手五里穴走肌肉层平刺向左外侧上髁，不穿透肌腱附着点，第三针由手三里穴走肌肉层平刺向左外侧上髁，不穿透肌腱附着点。然后左肘关节及周围加红外线照灯。

饮食调护： 饮食忌寒凉；多做患肢按摩锻炼；每周诊疗 3 次。

【治疗过程】

治疗共 15 次，恢复原来左上肢功能八成，停治疗嘱自行功能锻炼，不久恢复正常。

【体会】

网球肘是很常见的痛症，西医称为外侧上髁炎，中医属于痹证范围。笔者初期治疗时单用针刺患肢的上肢穴位，疗效很慢，后来通过学习，加以改进，上述的综合疗效为快，没有肌肉萎缩的患者经4~5 次治疗，症状基本消失，但要特别指出，若是急性疼痛，局部皮肤温度偏高，是不宜照灯，可改用针刺后局部拔罐。一般网球肘采用局部的治疗即可，特别是上述提到的"三针"，轻者只用这三针加局部按摩就可有很好的疗效。本病例患病日久，又拒服中药，因此加用体针补肝肾，而局部传统穴位加按摩达疏通气血之效，"三针"是针对发病原因，对局部消炎治痛、软筋、解散慢性粘连有很好促进作用，加上灯疗更加促进气血流通，合而治之，治疗力度较强，因而疗效较快较好。

【香港行医感悟】

从法律规定来说，香港注册中医师包括三类：全科、跌打、针灸。他们多以各自开诊所及小本经营方式居多。很难像内地医院那样专科专病的管理，而往往是专科病，常见病和杂病一起诊治。另外，法律规定香港中医师是不能以任何广告形式来标明专题治疗何种疾病。因此很多诊所的维持是靠病人介绍病人的方式。在港行医 6 年多，看着身边诊所的开张和结业，让我体会了自主经营诊所的香港中医师面对的压力比较大。香港的病人有一部分是很热情的，他们认为你可以，就介绍各科的病人给你。为了解决病人的痛苦，在不能开西药给病人的法律管制下，香港的中医师比较需要掌握全科的诊疗技术（除了开方，一般都要掌握针灸，拔罐和理筋，刮痧等见效快的疗法）。所以香港的中医学习气氛也比较浓厚。

【名家点评】

卢秀梅医师随我临床诊治病人多年，我看着她由一个本科中医院校毕业后仅有两年住院医师工作实践，且行医经验尚肤浅的年轻医生较快成长为一位比较成熟的中医全科医师。现在经其处理的病患有肿瘤科的，内科的，皮肤科的，妇科的，儿科和痛症科的。初期几年，除了跟我学习诊疗肿瘤专科和老年病，她还到处学习各科的诊疗理论和治疗方法。掌握技术后常常对很多病患的痛苦症状稍加处理后，而症状减轻很快，因此，尽管她年轻，但这一点让她很快取信于病人，病人数量增加比较快，让她在临床对多种疾病获得重复认识和实践。随着治疗的病患和病种不断增加，让她对各科疾病诊疗水平得到提高。这也是对专业培养年轻医生成长的一种类型。

观其诊疗，属中西医汇通的学派。观其方药，时而守于古方，时而古方加减，时而另立新方；看其治疗有时简单明快，有时反复费时，方法多样，如生姜片抹背、拔罐走罐、或针灸齐施，或推拿理筋等；问其理由，中医理论，药学理论，西医理论均有理可循；细观病人疗效，大部分疗效较好。作为一位医师，她颇受病人称赞。读其病案，主要以方药治病，是在中医辨证论治指导下，认识病因及选用药均中西理论兼顾，灵活运用，理据充足，让我看到中医的治病方法多样化，很高兴这些"简、便、廉"的中医治疗方法被香港的中医师运用得很广，成为"一专多能"的全科中医师。（李岩点评）

10. 林海明医案

林海明，香港出生。早年随香港名老中医习医，学成后从事中医临床工作至今近二十年，现任香港宗医馆中医药研疗中心主诊医师，兼任香港中文大学专业进修学院讲师。

2003 年以表列中医资格参加香港首届中医执业笔试及审核面试取得合格而成为注册中医。2005 年获香港大学中医全科学士学位；2008 年获香港中文大学针灸硕士学位。

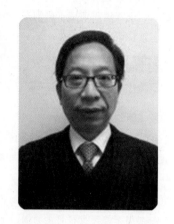

医案 疏肝解郁、豁痰活血化瘀法治疗乳癌术后

患者，女，43 岁，2001 年 4 月 20 日初诊。

简要病史： 患者以胸闷、左腋下创口疼痛 2 周求诊。患者于 2 个月前自检发现左侧乳房肿块，经病理学化验、MRI 等检测确诊为浸润性乳腺癌 IIB 期。2 周前进左全乳、左侧淋巴结并除术。术后时有胸闷，创口隐隐作痛，间有滋液渗出，情志郁闷，善太息，背寒如掌大。平素工作劳、压力大、少运动，嗜肥甘厚味，体型略胖，纳可，二便调，夜寐欠酣欠足。已婚 8 年，月经调。舌黯苔白腻脉滑。

诊断： 乳岩术后

辨证： 肝郁气滞，痰瘀阻络

治法： 疏肝解郁，豁痰活血化瘀

方药： 柴胡疏肝汤 16g，血府逐瘀汤 16g，瓜蒌 4g，穿山龙 2g，三棱 2g，莪术 2g，乳香 2g，没药 2g，全蝎 2g。浓缩中药处方，7 剂。每剂分为两次服用，每天早、晚各 1 次，餐后服。

饮食调护： 戒吃辛辣腥发之品，保持心境开朗，充足睡眠。

【治疗过程】

二诊： 2001 年 4 月 27 日，患者创口渗液已敛，左上肢活动仍有牵拉感觉，胸闷减，眠可，二便调，纳有进，仍有背寒，舌脉如前。化疗前续进中药予以加强体质，化疗期间中药暂停。守上方去血府逐瘀汤加养阴清肺汤 16g，太子参 4g，麦冬 4g，石斛 4g，予以益气养阴生津。共 7 剂，服法同上。西医建议化疗以预防癌细胞复发，患者与家人商议后决定接受化疗共分四次进行。

三诊： 2001 年 7 月 20 日，患者已完成 4 次化疗，过往近 3 个月暂停中药调治，刻下容颜较前憔悴，轻度脱发，易倦，口苦口干，纳少便溏，胸闷泛恶，月经时前时后，量少，形体消瘦，舌淡苔薄白，脉弦细涩。治法调整为疏肝健脾，理气调经。仍以浓缩中药处方：越鞠丸 20g，香砂六君子汤 10g，仙茅 4g，仙灵脾 4g，郁金 2g，佛手 2g，泽兰 2g，益母草 2g，山楂 2g。服法同上。

四诊：2001 年 7 月 30 日，近周精神有进，口苦口干稍减，纳食转强，胸闷少许，无泛恶。守上方加减调治，并嘱按时复诊。

【体会】

本病诊断明确，为素性抑郁，忧思郁怒，七情内伤，肝郁致气滞血瘀，脾虚则痰浊内生，痰瘀互结于乳络，日久化为癥积；根据"坚者削之，结者除之"之治疗原则，西医给予手术切除，以速去疗法以防邪毒内陷，危及性命。但这难免使病患者承受一定程度之身心受创，耗气伤血；再加上术后化疗，亦使机体正气进一步受损。笔者认为，中西医结合疗法，实为现今治疗癌症之最佳手段。中医的着眼点在于运用中药减轻因手术、化疗所带给病人机体上的痛苦，另一方面亦可加强病患者的抗病能力以达托里透毒、扶正祛邪的目的，最终减少癌症复发、转移的机会。此症病者术后初期，余邪未尽，致气机失畅，故胸闷、善太息；热毒走窜，散于脉外，故滋液淋漓；阳气外泄，元气未复，则背寒如掌大，舌黯苔白腻，脉滑皆属痰瘀阻络之征。治疗目的首要疏肝解郁，配以豁痰活血化瘀之品，故予复方中药柴胡疏肝汤以疏肝理气，血府逐瘀汤以活血化瘀、行气止痛，两者相配为君，佐以瓜蒌、穿山龙宽胸散结、清热涤痰；三棱、莪术破血消癥；乳香、没药、全蝎攻毒散结、通络止痛。二诊患者创口滋液渐敛，痛减，复准备接受化疗，故去血府逐瘀汤，加以益气生津之品；三诊患者已完成化疗，脾胃运化未复，精神意志受创，月经失调，故治宜疏肝健脾、理气调经，处方以越鞠丸解六郁为主，香砂六君子汤健脾理气为辅，再配以疏肝调经二至丸加减治疗。患者坚持服药一年，面色明显红润饱满，期间月经尚调，化疗后诸症不适显减，后自行停药。现仍继续工作，生活一如常人，至今超过 10 年随访癌症未复发。

笔者运用农本方浓缩中药（颗粒中药相当于草药剂量的 5 倍浓度）治疗癌症已有十五年，浓缩中药能够给病人带来服药的方便，疗效亦相对稳定，避免一些长期病患者因服药的不便而放弃中药治疗，故浓缩中药能够普及化，此实乃病者及业界之福。

【名家点评】

积聚之为病，大抵为正气亏虚，脏腑失和，气滞、血瘀、痰浊蕴结而为之。治疗必宗《医宗必读》"初、中、末"三期之法，即"初者初起、正气尚强，邪气尚浅，则任受攻；中者受病渐久，邪气较深，正气较弱，任受且攻且补；末者病魔经久，邪气侵凌，正气消残，则任受补"。医者于病家初病之时，以疏肝解郁、豁痰活血化瘀之品，专务攻邪。二诊患者拟行化疗治疗，正气急需固护，遂以益气养阴合疏肝解郁，以期攻补兼施。三诊患者化疗后正气大亏，以疏肝理气，健脾益气为法，仍以扶正祛邪为治，取得一定效果。（李顺民点评）

11. 罗海英医案

罗海英，毕业于广州中医药大学。广东省中医院副主任医师，中西医结合专业医学硕士，中国抗癌协会及广州抗癌协会会员，广东省抗癌协会癌症康复与姑息治疗专业委员会会员。于 2009—2010 年度任香港仁济医院暨香港浸会大学临床教研中心高级中医师。

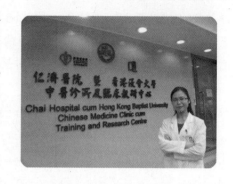

擅长各类良恶性肿瘤以及内科疑难杂症的中西医结合诊治及健康调养，尤其对运用中医药防治肿瘤术后复发转移；运用中医药配合西医放化疗增效减毒，对中晚期癌病患者的减症抑瘤、提高生活质量及防癌检查等有二十多年丰富的临床经验，并对癌性疼痛及骨转移痛有较深入的研究。

医案 1　温肾活血法治疗乳癌化疗引起的末梢神经毒性

患者女，55 岁。2009 年 5 月 20 日首诊。

简要病史：患有先天 G-6-PD 缺乏症，素体怕冷。2007 年 8 月确诊左乳癌，遂行手术切除，病理诊断：左乳腺高分化浸润性导管癌，伴腋下淋巴结转移。由 2007 年 8 月~2008 年 1 月，病人接受了化疗及放疗。就诊时，病人术口牵引疼痛，面色㿠白，恶风畏寒，手脚不温，加衣寒不减，四肢疼痛麻痹，腰部以及两膝部位酸痛，胃部胀痛，时嗳气，纳一般，睡眠差，入睡困难，二便调。舌胖大有齿痕，色淡红，苔薄白，脉细涩。

诊断：左乳癌术后，放化疗后

辨证：阳气亏虚，血瘀痹阻

治法：补气温肾，活血通络

方药：自拟方

炙黄芪 40g，桂枝 20g，白芍 10g，熟地黄 15g，鸡血藤 30g，盐菟丝子 15g，全蝎 5g，川芎 15g，桃仁 15g，三七 10g，淫羊藿 30g，盐杜仲 15g，续断 12g，牛膝 20g，麦芽 30g，沉香^{后下}5g，宽根藤 30g，生甘草 5g。6 剂，每天 1 剂，水煎两次，取药汁共 2 碗（约 400ml），上下午各服 200ml。

饮食调护：①饮食宜多样化，营养均衡。②合理忌口。忌烟、酒、咖啡、可可等刺激性食物，忌肥腻、油煎、霉变、腌制食物。③调畅情志。④建议定期西医血生化及相关检查等。

【治疗过程】

二诊：2009 年 6 月 2 日：患者四肢、两膝疼痛较前减轻，述肢体麻木仍明显，胃痛已缓解，但饭后饱闷不舒，余症同前。故在上方基础上去熟地黄 15g，以防滋腻滞胃，加鸡内金 20g 消食和胃，加防风 12g，路路通 15g 以加强祛风通络之功。6 剂，煎服法同前。患者自觉上症明显好转。

此后，病人坚持每日服 1 剂药，每周或两周复诊一次。处方大体上根据上方，或加入独活、路路通以活血祛风活络，或加木香、砂仁等以行气和胃止痛。经治病人关节疼痛、周身疼痛明显减轻，胃脘不舒缓解，但仍诉畏寒，手脚不温明显。

复诊：2009 年 9 月 11 日，病人自诉上周感冒，服食西药后，虽汗出热退，但感到非常不适，病人就诊时见疲倦，恶寒重，手足发冷，肢端又复麻木明显，流涕，日间汗出频频，寐差多梦，夜尿 2 次，排便乏力。舌体胖大，舌淡，苔薄白，脉细而无力。辨证为阳气虚寒，气滞血凝，须增强温肾壮阳之力，调整处方如下：黄芪 30g，桂枝 20g，太子参 30g，首乌藤 30g，酸枣仁 20g，龙齿^{先煎}40g，浮小麦 30g，淫羊藿 30g，牛膝 30g，牡蛎^{先煎}30g，合欢皮 30g，制附子^{先煎}20g，丹参 20g，巴戟天 20g，木香^{后下}10g，延胡索 15g，砂仁^{后下}5g，肉桂^{后下}3g，鸡血藤 30g，炙甘草 6g，6 剂，煎服法同前。患者服药后，精神明显好转，恶寒明显减轻，无流涕，汗出止，手足麻木大为改善，偶夜尿，睡眠明显好转。随后复诊，仍按上方进行加减，考虑病人体质阳虚之表现甚为突出，故方中黄芪，制附子和肉桂的用量，也逐渐加大，黄芪加至 80~100g，制附子由 20g 渐加至 80g，肉桂由 3g 渐加至 8g，主要目的是大补元气，加强温肾助阳。至 2010 年 4 月 14 日，病人脸面增红润之色，述偶有腰背酸痛，轻恶风，自觉手足肤温仍偏凉，但已无麻木疼痛，余症亦基本消除，可安睡，二便调。舌淡红，苔薄白，脉细。仍按补气温肾，活血，安神为主要治法，调整处方如下：黄芪 80g，桂枝 15g，酸枣仁 30g，淫羊藿 30g，制附子^{先煎}80g，川芎 15g，茯神 20g，肉桂^{后下}8g，珍珠母^{先煎}30g，白术 15g，龙骨^{先煎}30g，牡蛎^{先煎}30g，柴胡 6g，桑螵蛸 15g，炮姜 10g，当归 15g，仙茅 20g，炙甘草 6g。6 剂，每天 1 剂，连续水煎两次，取药汁共 2 碗（约 400ml），上下午各服 200ml。病人服药后，自诉舒畅无比，除轻恶风，诸症痊愈。

【体会】

乳癌是香港妇女最常见的癌症。根据香港医院管理局癌症资料统计中心之数据显示，2007 年中，香港共有 2723 宗新增乳癌病例，有 526 位妇女死于乳癌，死亡率排名第三。目前乳癌主要的治疗方法主要有外科手术、放射治疗、化学治疗、激素治疗等。但随着病灶的根治性治疗，患者常常出现一些程度不一的毒副反应。其中乳癌化疗常用的铂类、紫杉醇或多西紫杉醇、5-氟尿嘧啶、环磷酰胺等药物除导致骨髓抑制、消化道毒性等常见症状外，另一常见而直接影响患者生存质量的毒副反应是其神经毒性，其中又以周围神经毒性最常见，患者常出现肢体麻木，痹痛，甚至感觉缺失，运动障碍等等。

中医认为乳癌的病机主要是肝脾郁结与冲任失调。临床上多见由于七情所伤，造成肝失条达，气机不畅，气郁则血凝，最后痰瘀互结于乳房而发病。故治疗方面临床多以疏肝和脾，理气活血为法。

本例患者有先天 G-6-PD 缺乏症，先天禀赋不足，体质当属虚寒型，加之手术大伤元气，又再化疗，放疗，致毒邪滞络，气血亏虚，无以温阳，正如"雪上加霜"。故在病人首诊时，见一派虚寒之象，阳气亏虚，无以鼓动气血，血行不畅，筋脉失养，故患者遍身疼痛，四肢麻木；而胃脘痛是由于中气不足、脾胃虚寒所致，故拟以补气温肾，活血通络为法，以具有益气温经，和血通痹功效的黄芪桂枝五物汤加减为主，加入补肾药物如杜仲、菟丝子、淫羊藿、熟地黄、续断等补肾助阳；并加入川芎、鸡血藤、三七、桃仁等药活血化瘀，并酌加全蝎以增破瘀通络止痛之功。

经过治疗，患者诸症得到改善。及后，因感冒用西药"发汗"后，阳气随汗而泄，虚寒更盛，故方中加用肉桂、附子、巴戟天等大补元阳之药，又予龙齿、牡蛎、浮小麦等收敛止汗，防阳气外泄，经治疗效显著，医患信心倍增，遂谨守病机，原方基础上，黄芪、制附子、肉桂用量逐渐加量，最后获得理想的效果。

因此，中医药治疗乳腺癌，应结合西医的治疗手段、不同的治疗阶段，认清病因，辨别病机，以八纲为根本，准确辨证以外，尚应适当辨病、对症用药。本例治疗当中并不是盲目使用白花蛇舌草、山慈菇、半枝莲、七叶一枝花之类清热散结抑瘤之品，因为化疗后病人正气不足，气血虚弱，此时若再使用此类"抗肿瘤药物"，不但苦寒败胃，势必更伤阳气。而是依据辨证，须温阳补气扶正，故以黄芪桂枝五物汤加减化裁，重用了益气温肾之品，如制附子，炮姜，仙灵脾，仙茅，肉桂，巴戟天等等，并针对化疗常伴见的神经周围毒性所致的肢体麻木痹痛等症，使用具有活血补血，通络止痛之功的当归，川芎，鸡血藤等等，故收佳效。

【名家点评】

患者为手术损伤正气，复又放、化疗再伤其正，中医对恶性肿瘤手术及放化疗毒副反应的治疗有丰富的临床实践经验。作者处方准确，疗效显著，使患者减轻了痛苦，延长了生存时间，提高了生存质量。（刘伟胜点评）

医案 2　健脾补肾、破瘀利湿法治疗晚期直肠癌

患者，男，74 岁。2009 年 6 月 15 日首诊。

简要病史：患者有多年饮酒史；并有多年肝硬化、高血压、糖尿病等病史，服用降压药、补铁剂、阿司匹林等药，及注射胰岛素治疗中。2008 年 5 月确诊直肠癌伴多发性肝、肺转移，后行直肠癌灶切除术姑息治疗，因肝、肺转移灶均为多发性，无法手术治疗，而行化疗，但曾用多种方案化疗多次均无效。西医建议尝试使用靶向治疗，但患者由于经济原因，并对多次化疗毒副反应产生恐惧及对化疗无效的失望而来诊。就诊时：病人面色萎黄而黧黯无华，疲倦乏力，气短，右胁肋部拘急疼痛，干咳无痰，声沙，偶有头晕，口干口苦，纳差，寐差难入睡，大便量少难排，1～3 日 1 行，小便

调。舌淡红有瘀斑瘀点，苔薄白，脉弦细。

诊断：直肠癌术后肝肺转移

辨证：气虚血瘀证

治法：补气行气，破瘀止痛

方药：太子参 30g，茯苓 20g，白术 20g，柴胡 12g，郁金 15g，白芍 30g，炒枳壳 15g，延胡索 15g，七叶一枝花 30g，蜈蚣 4 条，土鳖虫 10g，莪术 15g，苦杏仁 15g，枇杷叶 15g，熟大黄^{后下}8g，炙甘草 6g

3 剂，每天 1 剂，连续水煎两次，取药汁共 2 碗（约 400ml），上下午各服 200ml。

饮食调护：①进食应以易消化的软食为主，忌坚硬、辛辣之品及煎炸食品，饮食多样化，少量多餐，多食新鲜蔬菜水果。②避免有刺激性及植物纤维素多的食物，以免肝硬化易引起食管或胃底静脉破裂出血。③按时定期西医生化及癌标检查。

【治疗过程】

二诊：2009 年 6 月 18 日，右肋不适疼痛减，仍咳嗽，咽中有痰难咳，声沙，大便干结难解，舌淡红有瘀斑瘀点，苔薄黄，脉弦细，余症同前。考虑上方中熟大黄缓下之力较弱，故去之，加生大黄^{后下}5g，全瓜蒌 20g，胖大海 15g，木蝴蝶 10g。4 剂，煎服法同前。

三诊：2009 年 6 月 22 日，精神好转，大便通畅，右胁肋部疼痛较前减轻，声沙改善，但仍咳嗽痰黏难咳。余症及舌脉同前。于上方中，去木蝴蝶，胖大海，加川贝母^{打碎}5g 以增止咳化痰之力，加炒谷麦芽各 30g，山楂 15g 以助健脾开胃。7 剂后诸症均有改善，已无口苦，但觉仍口干，大便仍偏干结，疲倦乏力，苔转薄白。

此后每 3~7 天复诊一次，多在上方基础上随症加减，每日一剂，或于上方中加玄参，麦冬等养阴增液以润肠通便，又可润肺止咳；或加化橘红、胆南星等化痰止咳，或加石见穿、白花蛇舌草以增散结抑瘤之功，或予三七、桃仁等加强活血止痛，并根据病人久病阴阳俱虚的情况，酌加北芪、杜仲、补骨脂、巴戟天等益气补肾之药，以加强扶正之力，提高机体抗病能力。

经治病情稳定，2010 年 12 月底复诊述右胁肋偶有隐痛，咳嗽不多，痰少，气短，疲倦乏力，寐差等症也好转，纳一般，二便调，生活可自理，照常西医复诊，病灶稳定。

但至 2010 年 1 月 5 日患者在家属陪同下来诊，见其精神萎靡，诉假日劳倦过度，又不慎外感风寒，出现恶寒，疲惫乏力加重，右胁肋部拘急疼痛，尿色黄，大便质溏，日间思睡，夜间尿多，心烦难眠。细察其身、目轻微黄染，四肢不温，语声低怯，舌淡黯，苔白腻，脉弦细无力。调整处方如下：制附子^{先煎}15g，干姜 10g，白术 15g，绵茵陈 30g，茯苓 30g，泽泻 15g，猪苓 30g，黄芪 60g，柴胡 15g，郁金 15g，莪术 30g，石见穿 30g，三七 15g，桃仁 30g，桑螵蛸 15g，溪黄草 30g，鸡骨草 30g，五味子 10g，炙甘草 6g。3 剂，每天 1 剂，连续水煎两次，取药汁共 2 碗（约 400ml），上下午各服 200ml。2010 年 1 月 8 日复诊见患者精神好转，诸症均有不同程度改善，主要仍见身、目、尿轻度黄染，疲倦乏力仍明显，时有头晕乏力，复在上方基础上再重用附子至30g，加红参15g以加强补气温阳之力，随诊加减，坚持每天1剂，仍每3~7天复诊一次，在上方基础上随症加减，随诊至2010年4月上旬病人身、目、尿黄基本消退，精神可，右胁肋部有时轻隐痛，咳嗽少，纳眠尚调，生活自理。

【体会】

此例经西医诊断明确，为直肠癌术后并多发性肝、肺转移。直肠癌在中医学中多属"肠覃"、"肠癖"等范畴。其病因多为饮食不节，恣食肥甘、燥热或不洁之物，导致脾不健运，湿热蕴毒下迫大肠，热伤肠络，毒邪成痈而逐渐发生癌瘤；及至后期，癌毒极易流注肝肺之脏，致耗气伤血更甚，常致脾肾阳虚、正虚邪盛，湿瘀互结，变生黄疸，甚或肝风内动的恶候。故中医治疗直肠癌，应根据患者的气血盛衰、脏腑功能的阴阳虚实等进行综合分析，再提出相应的治疗方案。

本例既往数病缠身，正气亏虚，正如《医宗必读》所言："积之成也，正气不足，而后邪气居之。"罹患肠癌后，首诊时已是肠癌肝肺转移的晚期患者，病因病机复杂，但分析四诊所见，当属气虚血瘀之证，本虚标实，故治疗上拟标本兼治为治则，以补气行气、破瘀止痛为主要治法，予四君子汤补气健脾，合自拟"行气破瘀消积汤"，方中柴胡、枳壳、延胡索等行气疏肝，郁金行气化瘀，七叶一枝花抗癌抑瘤、消肿止痛，莪术、土鳖虫、蜈蚣等破血行气，消积止痛；重用的白芍具有养血柔肝，敛阴止痛之效。病人又有咳嗽无痰，声沙口干症状，故加入苦杏仁、枇杷叶清肺止咳；因"肺与大肠相表里""六腑以通为用"，肺气要畅顺，则必须保证大肠"泻而不藏"，故用熟大黄缓下，以通腑行气以防伤正。治疗同时注意饮食，经治病情得到改善。之后治疗过程中注意随诊加减，调和阴阳，灵活遣方用药，对于晚期直肠癌患者，由于湿热瘀毒伤津耗液，可出现口干口苦，咽干便秘，干咳少痰等气阴亏虚之症，故常酌加全瓜蒌、玄参、麦冬、生大黄、川贝母、胖大海、木蝴蝶等。病久常又阴阳俱虚，以脾肾阳虚为常见，故又常加北芪、杜仲、补骨脂、巴戟天等补气温阳之品。所以患者诸症均得到改善，生活质量提高。

其后由于劳倦多度，又复感风寒，致脾阳受损，寒湿内生，困遏中焦，湿遏瘀阻，胆汁泛滥，而出现黄疸，伴见恶寒，四肢不温，语声低怯，疲惫乏力加重，右胁肋部拘急疼痛，大便质溏，日间思睡，夜间尿多，心烦难眠，舌淡黯，苔白腻，脉滑细无力等症，此乃寒湿发黄，若不及时治疗，恐湿瘀蕴积化毒，充斥三焦，深入营血，引发肝风或痉厥出血等变证。故拟健脾补肾，破瘀利湿为法，急投《医学心悟》所载茵陈术附汤为主方以温中化湿，健脾和胃，并重用黄芪补气振奋中阳，又加柴胡、郁金疏肝理气，加莪术、三七、石见穿以活血破瘀抑瘤，加溪黄草、鸡骨草退黄祛湿、凉血散瘀，酌予五味子益气生津，补肾宁心，桑螵蛸固精缩尿，补肾助阳。随后遣方祛湿退黄、行气活血之中不离健脾固肾之根本，经治黄疸痊愈，诸症好转，取佳效。

【名家点评】

本案为直肠癌肝肺转移，在患者只做（直肠）病灶姑息切除，化疗无效。在绝望之时，走投无路的情况下求助中医。作者以纯中医治疗18个月，病灶稳定，生活仍能自理，显示恶性肿瘤终末期患者中医治疗的独特效果，此谓"死马当活马医"也，堪为奇迹。（刘伟胜点评）

【香港行医感悟】

由于香港百年殖民的历史背景，可以说大部分的香港居民从出生开始，所接受的医疗服务都是西医，对中医的诊疗了解很少，或只停留在只能看一些发烧、头痛等小病的认识水平。但近几年，尤其是中医药界参与香港"抗非典"以后，越来越多的香港市民开始关注中医，寻求中医，甚至热爱中医；虽然"抗非"后，中医得以名正言顺地进入香港政府医院，也使越来越多的香港患者受益于中医药治疗，但是对于中医药治疗恶性肿瘤这一领域来说，香港市民还是比较陌生的。

笔者在香港工作期间，经常听到患者咨询"治疗肿瘤选择西医好还是中医好？""恶性肿瘤可以用中药治疗吗？""肿瘤病人在放化疗期间可以吃中药吗？"等问题。

香港西医在治疗恶性肿瘤方面有着不可置疑的先进诊疗技术，但是其治疗手段，如手术、放疗、化疗、包括靶向治疗等，都会伴随不同程度的各种毒副反应。许多毒副反应严重影响了患者的生存质量。此时若能配合中医药治疗，可起到"取长补短"，减毒增效的作用。另一方面，部分早期的肿瘤患者，在香港公立医院诊疗排期拖得较长，短则三两个月，长则一年半载才能轮到公立肿瘤专科就诊。故此一些患者在安排西医治疗的漫长等待中，若能及时寻求中医治疗，不但可及时得到诊治，减轻症状，缓解焦虑，而且中医可以更好地顾护正气，增强机体免疫力，为将来的手术或放化疗能顺利的进行打好基础。而对于许多已不宜手术或放化疗等治疗的晚期肿瘤患者，此时施以中医药治疗，可以改善患者症状，提高生存质量，充分发挥中医治疗使患者"攻邪而不伤正"，"带瘤生存"的优势。

所以中医药治疗在恶性肿瘤的早中晚期各个不同阶段，都能发挥其不同的作用，中医治疗可以涵盖肿瘤治疗的全过程。虽然在香港，西医作为主流医学，部分接受西医治疗的肿瘤患者被告知不允许同时接受中医治疗，但由于越来越多的患者尝到了中医治疗的甜头，获得较好的疗效而坚持中医治疗，甚至一些名牌西医院的西医，在看到一些患者接受中医治疗后所获得的神奇疗效后，还主动介绍患者来就诊中医。

因此，中医治疗肿瘤，相信在香港有着广阔的前景，中西医结合治疗肿瘤，相信在香港会日渐受到认可和重视。

笔者在香港仁济医院暨香港浸会大学临床教研中心工作及临床带教虽然短短一年，但丰富了我人生之旅，香港同道的勤奋好学，敬业乐业，不断进取，热心助人的精神也给我留下了深刻的印象，令人难忘！

【名家点评】

在香港做中医不易，是因为香港政府严格立法，所以中医治病必须按中医的理、法、方、药进行治疗，不得使用西药治疗疾病，这是香港中医能继承发扬中医学最成功的一面！

但凡事都具有两面性，21世纪的今天，西医在不断前进，中医在保证中医学术传统的同时亦应"与时俱进"，不要固步自封。国家中医药管理局制定肿瘤病名时，统一用西医病名，这样既利于同道之间交流，又有利于国际学术交流。因为有中医辨证论治，又不至于忘记中医，或中医西化。例如把鼻咽癌的颈淋巴结转移又或淋巴结结核，统称为"瘰疬"，有的又把淋巴结实性病变或霍奇金病的颈淋巴结肿大，统称为"瘰疬"。这样就混淆了疾病的本质，就会误治，把肺结核或淋巴结结核误诊为肿瘤，作为高级中医师是不能原谅的。所以我赞成国家中医药管理局的诊断规范化，这既有利于中西医之间或国际交流，更能提高我们对疾病诊断的水平。呼吸系统病都有咳痰、喘、炎、发热、胸痛等主要症状，若把非典型肺炎误诊为感冒或一般咳嗽，当给人们及国家造成巨大灾难。这点，香港中医应该向国内中医界学习，当然内地中医也应该认真总结中医西化的错误倾向，避免中医被自己消灭。我个人的忧虑也正在于此。

当前中医对肿瘤的治疗，我常主张辨证论治与辨病论治加对症处理，做为治疗肿瘤处方时遵照的原则。不辨证论治就不是一个好中医，不辨病，就不可能提高对肿瘤的诊断水平，就会误诊误治。事实上本书各位作者在这方面做了不少工作，这也是内地中医在解放后争取学院式（即高等中医院校）教学模式取得的基本经验和成绩。（刘伟胜点评）

12. 马凤娇医案

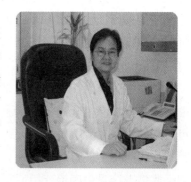

马凤娇，毕业于广西中医学院医疗系，从事中医及中西医肿瘤临床工作三十余年。曾任广西柳州市肿瘤医院化疗科中西医结合主治医生。来港十余年坚持中医肿瘤临床工作，对各类中、晚期恶性肿瘤的治疗及缓解放、化疗毒副反应有丰富的临床经验。现为香港注册中医师。

医案 1　防己黄芪汤合茵陈蒿汤治疗晚期原发性肝癌

患者，男，68岁，2009年3月5日首诊。

简要病史：患者因身目黄染及神疲乏力月余为主诉就诊。患者家人代诉因身目黄染于2009年2月初在香港某医院住院诊为原发性肝癌，当时病情较重，曾出现肝昏迷现象，2月下旬转另一医院谓生存期仅2周，不适手术及化疗，来诊时神疲乏力，精神差，面色晦黯黄而无光泽，巩膜黄染，寐差，口淡不渴，纳呆，大便稀烂，小便深黄，双膝疼痛，双下肢水肿。舌淡红，苔黄厚腻，脉弦。

诊断：黄疸（阴黄），积聚

辨证：正虚毒结，脾虚湿聚，湿郁化热

治则：健脾利湿，解毒退黄

方药：防己黄芪汤合茵陈蒿汤加减

防己黄芪汤 12g，茵陈蒿 30g，山栀子 12g，苍术 12g，莪术 15g，虎杖 15g，白花蛇舌草 20g，独活 10g。配颗粒冲剂，共 3 剂，每天 1 剂，分 2 次开水冲服。

饮食调护：忌食油炸、肥腻脂肪，低盐少糖，饮食均衡，忌食生冷寒凉，定期随诊。

【治疗过程】

二诊：2009 年 3 月 9 日，药后精神稍好转，纳食增进，大便稀烂改善，下肢水肿见消，睡眠欠佳，上方加酸枣仁 20g，以安心神。每周 6 剂，服法同上。

三诊：2009 年 3 月 19 日，足肿基本消，纳好，睡眠改善，黄疸稍退，小便色渐变浅黄，大便偏烂而畅，舌苔黄退转白，考虑寒湿内蕴，加附子 8g，以温化寒湿。

之后复诊每周 1 次，服药 6 剂，期间附子加大量至 12g。至 2 个月后下肢水肿及黄疸完全消失，膝关节疼痛亦减轻，曾出现全身瘙痒但伴小丘疹，为风毒在表，前方加白蒺藜 15g，苦参 10g，余变动不大。仍每周 6 剂。

复诊：2009 年 7 月 7 日，精神好转，黄疸已退，下肢水肿亦消退，膝痛好转，身痒稍减轻，西医于 6 月检查谓各项指数正常，行肝穿肝内肿瘤可抽取坏死组织，血清甲胎球蛋白（AFP）下降，由于病情好转，西医建议介入治疗，病人及家属同意。定于 7 月中介入，中药随症加减但变动不大，每周 6 剂至入院前停。西医于 7 月 15 日已介入治疗，治疗后出现呕吐，口苦淡，腰痛，膝关节疼痛，因西医的治疗出现消化道反应，辨为脾虚脾胃不和，胃气上逆，改用小柴胡加味以健脾益气，温胃降逆，药物调整如下：小柴胡汤 10g，制附子 10g，炒内金 12g，炒白术 12g，薏米 30g，巴戟天 15g，苍术 10g，7 剂。连服 2 周后小柴胡汤易温胆汤 10g，余下散方药物变动不大至 2009 年 9 月 4 日第 2 次介入治疗。9 月 28 日复诊，病人胃纳可，少倦困，腰痛减轻，舌苔见薄，温胆汤易香砂六君 8g，减制附子，余随兼症加减，每周服药 6 剂，2 次介入治疗后于 10 月中 CT 示病情稳定，西医停止介入治疗，亦无其他抗癌治疗。

介入治疗后病人曾出现较严重的面部皮肤丘疹，亦经对症治疗而愈，病人仍坚持服药至今，体重增加，近年来均以香砂六君汤随症加减，每周服药 5~6 剂，西医每 3 个月复诊跟进。至医案整理时病情稳定。

【体会】

这是一例中西医结合治疗晚期肝癌病人获得显著效果的典型病例，经中医治疗病情好转后西医给予继续治疗，为病人争取到进一步治疗的机会，使病人得到更好的生存率。

中医根据病机分型治疗，各家分型不尽相同，本人认为不应拘于教科书中的分型，临床所见可有虚实夹杂，湿、热、瘀夹杂，本病例来诊时深度黄疸，甚至出现肝昏迷现象，精神差，面色晦黯黄而无光泽，双下肢水肿，属晚期肝癌，当时情况不适合化疗，更无手术机会，因整体状况较差故西医谓仅2周生存期，首诊据病人具体情况，辨为阴黄，脾虚湿聚，湿郁化热。皆因湿毒结聚，熏灼肝胆而肌肤发黄，湿邪下注而下肢水肿，"诸病黄家，但利其小便"故选用防己黄芪汤合茵陈蒿汤加减，以健脾利湿清热化瘀，本药方切合病机，初治就已能看到病人病情渐渐得到缓解。

防己黄芪汤，方中黄芪、白术健脾益气，防己利水，茵陈蒿汤利湿祛黄。因病人大便稀烂而去方中之大黄，舌苔厚腻带黄，用山栀清热利胆，加速黄疸排除，苍术芳香化湿而健胃，虎杖、莪术、白花蛇舌草清热解毒化瘀散结抗癌，因膝关节疼痛加独活通关节而止痛。介入治疗后口苦呕恶，改用小柴胡汤调和胃肠，补脾和胃止呕，加附子、苍术、白术、薏米温胃化湿，巴戟天健腰以止腰痛。

本病例所选方药中的黄芪，据现代药理研示，对艾氏癌和肝癌瘤株有抑制作用，同时也通过强化淋巴细胞免疫功能而抑制癌细胞生长；白术挥发油亦能抑制小鼠艾氏腹水癌及淋巴肉瘤细胞；莪术具有增强机体免疫力和抑杀癌细胞的双重作用，实验研究亦表明莪术醇能使癌细胞变性坏死；茵陈蒿中有效成分茵陈色酮能直接抑制肿瘤细胞的生长，白花蛇舌草是众所周知现代研究有抗癌作用的中草药。在选择药时本人注意到既要符合中医基础理论，现代药理也要有一定的抗癌作用，这样的药物配方用起来比较放心，也能取得较好的疗效。

恶性肿瘤，特别是晚期肿瘤，是一个错综复杂甚至是基因变异的一类疾病，不是一个易治的病，也不是某一种方法就能治好的，故临床上本人支持病人接受合理的中医及或西医的综合治疗，本例经中医治疗后症状缓解，病情好转，使被西医判2周生存期的病人得以生存到如今1年半以上，现仍在中医治疗中，按癌症病人生活质量体能状态评分（Karnofsky）现仍可评70~80分。

【名家点评】

患者出现黄疸才就医，确诊为原发性肝癌，虽未经手术或化疗，但因年事已高，病属晚期，体虚在所难免，故补法贯穿始终。补法即是扶正，先是为了"留人治病"，后来则是消减化疗的毒副反应，所使用的不同方药，皆不离益气健脾之法，这就是"扶正邪自退，养正积自消"的体现。再综观整个疗程，随着病情的演变，既有寒热并用的附子配栀子、茵陈，又有表里同治之蒺藜、苦参祛在表之风毒，附子和苍、白二术温在里之寒湿，可谓遣方用药灵活而独到。（熊曼琪点评）

医案2 中西医结合治疗乳腺癌术后锁骨上淋巴结转移

患者，女，50岁，2002年12月20日首诊。

简要病史：患者因右乳癌术后15年、左乳癌术后2年、左锁骨上淋巴结肿大1年而求诊。患者自诉于1987年在某医院行右乳癌手术，术后曾在玛丽医院放、化疗及服他莫昔芬；2000年发现左乳癌再手术切除，此次术后无放、化疗。2001年发现左锁骨上淋巴并渐增大，质硬，在某医院行针吸细胞学活检诊为癌转移，检查癌指数（CA_{153}）升高至105单位，病人拒化疗，曾用某种抗癌药腹部注射5次因无效而停。病人来诊时谓：术后及放、化疗后均出现淋巴转移，故不再接受化疗，用中药治疗能活多长算多长。症见：面色晦黄，精神略欠，胃胀，纳呆，倦困，二便尚正常。左锁骨上可扪及大约2cm质硬固定结节，舌质黯红，苔黄白相兼而厚，脉细弦。

诊断： 乳癌

辨证： 脾虚不运，痰气结聚

治法： 健脾化湿，理气散结

方药： 香砂六君子汤化裁

白术12g，茯苓20g，砂仁10g，木香10g，苍术10g，九香虫6g，土鳖虫10g，山慈菇12g，重楼20g，厚朴12g，夏枯草30g，麦芽20g，黄芩10g，甘草6g。3剂，水煎2次，取药汁共2碗，每次1碗，每日2次。

饮食调护： 饮食易消化，忌肥腻脂肪、煎炸食物。

【治疗过程】

二诊： 2002年12月23日，服上方后胃纳好转，倦困减轻，口不渴，但寐欠。此经芳化醒脾治疗后湿邪得化故胃纳改善，倦困减轻，但见苔白腻，知湿邪缠绵，湿为阴邪，非温不化，前方加干姜6克，以加强温化力量，同时加蜈蚣2条，以解毒抗癌，因睡眠欠佳，治疗兼证也很重要，故加熟枣仁20g，夜交藤30g以安神，同时去夏枯草、九香虫、木香。5剂。煎服法同上。

三诊： 2003年1月4日复诊：纳好，口中和，精神好转，寐有进步，舌苔腻减仍稍厚，处方继前变动不大。

以后多月处方治则不变，仅随兼证小作加减，每天1剂，连6天停1~2天。服中药月余后病人自觉锁骨上淋巴有缩小，至4个月后西医复诊，该西医生已知病人看中医，但征询病人意见是否同意加用内分泌治疗，药物为Arimidex，同时不反对继服中药，病人欣然同意，此后两种方法同时应用。2003年6月在西医查CA_{153}由103降至15单位，查锁骨上淋巴仅约1cm。处方仍以上药物加减。2004年3月西医复诊CA_{153}降至10单位，锁骨上淋巴基本消失。中药仍前方加减，每月服12剂左右。

2004年前服中药饮片，至2006年改为中药粉剂，2006年以后至今基本每月服10剂中药，用药以香砂六君子汤或温胆汤加减，2006年后少用土鳖虫、山慈菇、重楼及蜈蚣。期间有感冒则"急则治标"，随证加减。

西医现仍每年复诊一次，病情稳定，随访至2011年，锁骨上淋巴未见复发。

【体会】

乳癌是女性常见恶性肿瘤之一。早期乳癌预后较好，晚期预后差，伴有淋巴转移者十年生存率低于百分三十以下。本病例右乳癌术后13年发生左乳腺癌，经详细问诊谓左乳癌仍为原发。再手术切除肿瘤，术后 2 年出现锁骨上淋巴结转移，西医建议化疗但病人拒绝，该病人因第一次乳癌时曾行放、化疗，已承受过放、化疗之痛苦，故对化疗已无信心，首诊时谓只接受中医治疗，能活多长算多长，已有心理准备，经中医治疗后，随着初诊带来的胃胀纳少倦困等症状的逐渐改善，对中医治疗增添信心，故坚持治疗至淋巴结消失，现仍在整体调治中。

本病人舌苔厚腻，面色晦黄，纳少倦困，辨为脾虚不运，脾不运湿，湿浊内生，湿郁化痰，痰湿结聚而为"失荣"，湿邪困脾而出现胃胀纳少，脾主身之肌肉，脾不健运肌肉失养而倦困无力，治疗上以白术、茯苓、苍术健脾以扶正，砂仁、木香、厚朴、九香虫、麦芽芳香化浊以和胃，湿邪难化加干姜以温化，用蜈蚣、土鳖虫、山慈菇、重楼、夏枯草、莪术化痰散结消质硬之淋巴以攻邪，期间有感冒则先治感冒，有失眠及痛症则都要兼固治疗，对癌症病人所出现的症状都要积极治疗，在整体治疗中缓解病人当前的痛苦，让病人竖立战胜疾病的信心也是很重要的一环。本方标本兼治，攻补兼施，同时也在西药内分泌治疗的协同下最后使病人锁骨上淋巴得以消失，有效控制病情，目前已 10 年有余。

治疗肿瘤，不一定需要什么特定的药物，重要的是辨证施治，本病例经舌、脉、症合参辨为脾虚不运，痰气结聚，大凡"邪之所凑，其气必虚"，明代张景岳说"脾肾不足及虚弱失调的人，多有积聚之病"，故在肿瘤临证中，一定要注重扶"脾"，脾为后天之本，亦人类生存之根本，脾虚水湿不运，湿聚为痰，痰湿结聚，即为恶性肿瘤发生的一个病理机制，本病抓住一为脾虚，一为痰聚，故用香砂六君汤化裁，理论上符合中医观点，而现代研究一些健脾益气方及健脾益气药通过调节机体免疫功能而可抑制癌细胞生长或促使癌细胞凋亡，所加药物如九香虫、土鳖虫、山慈菇、重楼、莪术、夏枯草等，实验研究表明这些药物有增强免疫力及抑杀癌细胞的作用，本人选择九香虫、土鳖虫、莪术而不选择白花蛇舌草之类清热抗癌药是因本病人舌质黯，湿邪重故选用有通络化瘀散结之药物，及化痰通络散结之山慈菇、重楼、夏枯草。而清热类不符本脾虚痰湿结聚型用药。

健脾益气，化痰散结法临床上广泛应用于晚期癌症病人。本病人亦得益于治疗全程采用"攻补兼施""标本兼治"之法及坚持长期治疗。

本病例在本人治疗约 4 个月后精神状况改善，亦自觉锁上淋巴缩小，但在此时西医复诊在已知病人看中医情况下让病人同时接受内分泌治疗，令该病人得到中、西医结合治疗以至取得良好效果，令其得到较长时间无病生存，故本病例疗效应该为中、西医结合治疗所得的结果。

【名家点评】

中医认为与乳腺癌发病相关的脏腑为肝脾肾，病机多为肝郁气滞血瘀，肝郁乘土脾虚，治法多以健脾理气，化痰祛瘀抑瘤为主。基本方用香砂六君化裁。方中用白术、茯苓、苍术、厚朴、砂仁、木香健脾理气化湿，用九香虫、土鳖虫、山慈菇、重楼、夏枯草化痰祛瘀抑瘤抗癌。辨证与辨病相结合，取得较好疗效。值得注意的是：最好注明是那种癌指数升高；如果对锁骨上淋巴结进行病理活检取得病理诊断将更有说服力。（吴万垠点评）

【香港行医感悟】

晚期恶性肿瘤西医对策不多，其对症治疗往往不能完全缓解病人痛苦或病情，内地西医大都有一些中医知识，不得已时会嘱病人看中医，或也会开一些简单中药。而香港西医由于是英殖民地关系对中医无认识甚认为中医不是医，我曾遇到病人家属抱怨西医已判病人仅3个月命，但仍反对看中医。恶性肿瘤的治疗，不可否认西医是主流，但经过西医治疗的中晚期病人往往不良反应较重，病人难以耐受，且不说化疗效果，或因这些毒副反应常令病人不能坚持完成疗程。中医治疗肿瘤已有几千年历史，由于得到国家重视，近50年来得到很大发展，不论是实验室或临床实践都有很大成效，由其在减轻放、化疗毒副反应及提高生存质量、延长生存期方面效果无可否置。本病例就是一个中医治疗有效的个案，临床上不少晚期病人经中医治疗后都不同程度的延长了生存期，提高了生存质量。香港回归已10年有余，我也很高兴看到现在的西医已不同程度的接受了中医，甚至我有些病人就是西医介绍来的。不论西、中医，都希望病人有好的治疗效果，这也是肿瘤工作者为之奋斗终身的目的。相信随着接受中医治疗的病人治疗信息的反馈，会有愈来愈多的西医认识并接受中医。

香港是一个中、西文化汇集之地，无论中、西医都有根深蒂固的人群，我们要不断努力，争取提高中医队伍的素质，增进医疗质量，让更多的病人看到中医治疗效果而向中医求诊，让中医学在香港这个世界文化中心发扬光大。

13. 毛小玲医案

毛小玲，1982年毕业于广州中医药大学。现任香港浸会大学中医药学院临床部高级讲师及主任中医师。来港前任广州医学院中医教授、主任中医师，中国中医药学会广州分会中医药专家人才库专家、中华中医药学会广东分会肿瘤专业委员会委员、广东省仲景学术委员会委员。

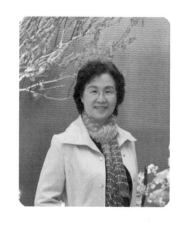

师从全国著名中医肿瘤专家、中国中医研究院研究员陈业勤教授。擅治内科复杂疑难病和各种恶性肿瘤，在肿瘤、妇科专业有较深造诣。

医案 1 补脾渗湿、行气和胃法治疗恶性肿瘤并腹腔淋巴转移

患者，女，62 岁，2010 年 2 月 1 日首诊。

简要病史：患者因右腹疼痛进行性加重 4 个月就诊。2009 年 10 月因突发右上腹痛到医院急症，经检查诊断为"胆囊结石"进行手术，术中发现右上腹肿瘤与肝、胆、大血管、结肠粘连，不能切除遂关腹，取组织活检病理显示：恶性肿瘤并腹腔淋巴转移，因未能确定肿瘤原发于肝还是胆囊，而无法行化疗。2010 年 1 月 CT 扫描示肿瘤增大至 9cm，并有腹水，甲状腺结节阴影（考虑为转移可能），遂寻中医治疗。刻下：患者右上腹掣痛，上腹胀满，食少胀甚，不思饮食。大便溏泄，每日 7~8 次，精神不振，疲倦乏力，动则气短，腹大踝肿。唇黯，舌黯、苔白厚腻，脉沉细滑。

诊断：癥瘕

辨证：气滞血瘀，脾虚湿盛

治法：补脾渗湿，行气和胃

方药：参苓白术散合平胃散加减

生晒参 12g，白术 12g，炒扁豆、茯苓、薏苡仁各 15g，炙甘草 6g，桔梗 5g，砂仁^{后下}3g，厚朴 9g，大枣 5 枚，陈皮 6g。每日 1 剂，水煎分 2 次服，连服 7 剂。

饮食调护：嘱忌食肥腻、煎炸燥热、辛辣、腌制品及生冷之品；注意调畅情志。

【治疗过程】

二诊：2010 年 2 月 11 日，胃纳明显好转、食少腹胀之症明显减轻，大便次数减少、每日 2~3 次、踝肿消退。但右上腹掣痛、腹胀、口干苦等诸症如故，仍然疲倦乏力。上方去厚朴加木香^{后下}6g，延胡索 12g，川楝子 9g，连服 7 剂。

三诊：2010 年 2 月 26 日，胃纳正常、上腹胀满缓解、右上腹痛减轻，但有时刺痛甚，唇舌黯，苔薄白，脉弦细。以膈下逐瘀汤加减：五灵脂 6g，当归 9g，川芎 6g，桃仁 9g，红花 6g，牡丹皮 9g，赤芍 12g，乌药 9g，延胡索 9g，甘草 6g，香附 9g，枳壳 6g，大枣 24g，每日一剂，水煎分两次服，连服 7 剂。

四诊：2010 年 3 月 5 日，除容易疲倦乏力外，诸症缓解，精神好，饮食及二便如常。以上方去五灵脂、乌药、延胡索，加鳖甲^{先煎}24 克、黄芪 20g，女贞子 15g。

随访：2010 年 5 月 CT 检查：右上腹肿瘤从 9cm 缩至 7.9cm，腹部未见肿大淋巴结，甲状腺未见结节阴影。继续以上方随症加减，至 2010 年 10 月，腹部超声波示右上腹肿瘤 7.2cm，随访至今（2011 年 2 月）病情稳定，患者无不适。

【体会】

此例为晚期恶性肿瘤并淋巴转移的患者，不能进行手术，又因取组织活检未能确定癌细胞来源于何处，故无法进行化疗。西医停止抗癌治疗的情况下，患者抱一丝希望向中医求救。治疗总结如下：①首诊正虚邪实，元气大伤，脾胃虚弱，当务之以扶正为先，故需补脾渗湿，行气和胃之法，以参苓白术散合平胃散加减，尽快恢复脾胃

功能，旨在补后天，强运化，扶正气。②脾胃虚弱，运化失职，湿邪内生，湿盛中阻，故减去参苓白术散中的莲子、山药，加上行气化湿的厚朴、陈皮，使补中气而不腻滞，重于理脾胃而化内湿，方能三剂即见效。③晚期恶性肿瘤患者需长期服用中药，乳香、没药、五灵脂、三棱、莪术、水蛭等破瘀消癥之品攻伐之力峻猛，不宜多味同类药物同用，宜少味配伍使用。同时，祛邪必须兼顾正气，而辅佐扶正中药，如本例方中的大枣、黄芪、女贞子。如此即可制约祛邪攻伐之峻猛太过，又能提高患者抗肿瘤的免疫力，一举两得，更能奏效。

【名家点评】

本案简明扼要，思路明晰，方药相应，是辨证论治治疗恶性肿瘤，带瘤生存的成功病例。所谓辨证无误，用药准确，治焉有差。本案初诊以生晒参12g为君，颇得治癌的要诀。人参抗癌古已有之，汉代医家张仲景在《金匮要略》中，开人参抗癌之先河。即"胃反呕吐者，大半夏汤主之"。用半夏、人参、白蜜治疗胃癌、幽门癌一类疾病所致之呕吐。对于肿瘤患者来说，人参不仅能减轻疲乏无力等症状，增强体力，延长寿命，使临床得益，更能消积祛邪，抗癌增效，及减轻放疗及化疗的毒副作用，可在辨证基础上选用。笔者对肿瘤患者，在分病种、分病情、分阶段、分步骤的基础上，讲究配伍与剂量的情况下，也多用人参，剂量从5~30g不等，以汤药为主，也用人参制成胶囊等成药。（王三虎点评）

医案2 身痛逐瘀汤加减治疗前列腺癌多发骨转移放疗后颈项僵硬

患者，男，76岁，2009年2月2日首诊。

简要病史：患者放疗后左肩颈疼痛且逐渐加重，头颈僵硬转动不利。患者于2008年8月因左胸、左肩、颈疼痛且逐渐加重，完善检查后诊断为"前列腺癌多发骨转移"，行前列腺切除术及骨转移灶放疗。患者完成放疗后各骨转移灶症状减轻。大约2个月后，左前胸肋骨、左锁骨、颈骨复觉疼痛，近2周疼痛加重，左肩颈肌肉肿胀拘紧不适，左手指麻痹，颈项僵硬活动不利，不能抬头，不能转动，只能低头走路，入夜更觉颈骨钻痛，甚则彻夜难眠。舌红黯，苔白，脉弦细。

诊断：骨痹

辨证：瘀血内阻，阴亏津伤

治法：活血祛瘀、通络止痛、养阴柔筋

方药：身痛逐瘀汤加减

秦艽9g，川芎6g，桃仁10g，红花6g，甘草6g，没药6g，当归9g，五灵脂6g，香附9g，牛膝12g，地龙9g，玉竹15g，白芍15g，每日1剂，水煎分2次服，连服10剂。

饮食调护：嘱忌食肥甘厚味、煎炸、燥热、辛辣之品，坚持头颈、双肩旋转运动，

循序渐进逐日加大旋转幅度。

【治疗过程】

二诊： 2009 年 2 月 12 日，患者高兴地告知服上方 3 剂后左胸、左肩颈骨痛及左肩肌肉拘紧感即觉减轻，服 10 剂后症状明显舒缓，头颈能向左右转动约 15 度。药已显效，故不更方。上方加龟甲^{先煎}24 克，并嘱用药渣温敷肩颈处。

三诊： 2009 年 3 月 16 日，服中药 1 个多月，除左锁骨（1976 年骨折处）时有轻微疼痛外，各处疼痛完全缓解，头颈上下左右转动自如正常。患者感慨道："终于能抬头挺胸走路了！"放疗科西医亦说："中医药确实有效！"

患者坚持中医药治疗 1 年多，至今病情稳定无复发。

【体会】

本例为放疗后出现放射区域骨痛、肌肉僵硬疼痛以至影响头颈功能活动，痛苦不堪，西医用止痛药及物理治疗，疗效不理想。中医究其病机为放疗导致局部气血运行不畅，气血瘀滞、瘀血内阻经络，加上阴亏津伤，筋脉失于荣养所致。身痛逐瘀汤功能活血行气、祛瘀通络、利痹止痛，玉竹、白芍养阴润燥、滋液柔筋，龟甲能养阴益肾，强健筋骨，察机药和，故能奏效。

【名家点评】

身痛逐瘀汤是《医林改错》所载治疗气血痹阻经络所致肩臂疼痛，腰腿痛、或周身肌肉，关节疼痛，或周身疼痛，经久不愈者。作者应用身痛逐瘀汤加减治疗前列腺癌多发骨转移放疗后所致的颈项僵硬，获得良效。此属异病同治，表明辨证用药仍是恶性肿瘤放疗后遗症治疗的一个重要原则。（王三虎点评）

【香港行医感悟】

香港是东西方文化交汇的国际性大都市，既具有传承与应用中医药的深厚民众基础，又有运用世界先进技术研究及发展中医药的优势。在这块传承和发展中医药的理想之地，汇聚了一批来自五湖四海的中医药精英，大家共同为香港培养高素质中医药人才而诲人不倦，为开拓中医药的科研领域而辛勤耕耘，为提供最优质的中医医疗及保健服务而不辞辛劳，精益求精。笔者作为其中的一员，将本着精诚救世，惠泽大众的宗旨，竭尽所能。"方地斗室勤劳作，剑胆琴心渡春秋。矢志悬壶济世业，为花欣忭笑丛中。"

注：

王三虎，中西医结合临床专业医学博士学位。曾任第四军医大学教授、中西医结合专业硕士研究生导师、肿瘤研究所副所长及西安市中医医院首席中医肿瘤专家等职务。现任广西柳州市中医院肿瘤科主任医师、教授，兼任柳州市中医肿瘤研究所所长，广西中医学院中医内科学硕士研究生导师，广西壮族自治区中医药专家学术经验继承工作指导老师。2008 年被评为广西名中医，2010 年获国际中医药联盟杰出贡献奖和终身成就勋章。

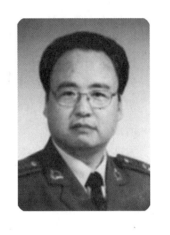

14. 徐凯医案

徐凯，毕业于黑龙江中医药大学中医系。曾任黑龙江中医药大学肿瘤科副主任中医师；广东省中医院肿瘤专科学科带头人，行政科主任，主任中医师，中医内科学教授，硕士研究生导师，国家"十一五"重点专科建设单位广东省中医院肿瘤专科学术带头人。现任香港大学中医药学院首席讲师。历任世界中医药学会联合会第一、二届肿瘤专业委员会常务理事；中国中西医结合学会肿瘤专业委员会委员及广州市抗癌协会中西医结合肿瘤专业委员会副主任委员等职。

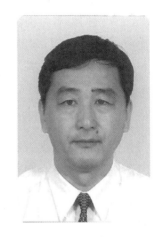

先后师从全国著名国医大师朱良春教授和全国名老中医刘伟胜教授，专攻中医药治疗肿瘤，尤其是虫类药抗癌的临床实践与研究。

医案 1　　"养正积自除"为法治疗肾癌肺、肝转移

患者，男，75 岁，2010 年 1 月 13 日首诊。

简要病史：患者经西医诊断有直肠癌、肾癌肺转移，同时 40 余年前患有膀胱结石，30 余年前有胃出血病史，近期患有高血压 1 年余，长期服用中药控制肿瘤并服用西药降压药控制血压。目前肿瘤病灶稳定，血压稳定。2002 年 6 月因便血发现直肠癌并行手术切除，术后行全身化疗和局部放疗。2008 年 2 月因胸痛连背，西医经 CT 和 X 线胸片检查发现左肾肿瘤大小约 6cm，肺内肿瘤最大直径 2.8cm，肝内亦见散在小病灶，诊断为肾癌肺、肝转移和纵隔淋巴结转移。患者决定采取中医药治疗为主并自动放弃西医方法治疗。2010 年 1 月 13 日就诊时，患者已经过近 2 年的中医药治疗，胸背痛好转。现症见，咳嗽气短，夜晚较重，痰黄稠易咳出，腰痛（两天前腰部跌伤），纳

食尚可，夜眠难安，小便利，大便每日一次，质软，舌黯红，苔薄黄，脉弦滑。X线胸片检查，肺部肿瘤转移病灶最大直径4.5cm。观其以往所服之中药，多为清肺热解毒、化痰散结之品，后又增加活血化瘀之药。

诊断：直肠癌术后并放化疗后，肾癌肺、肝转移

辨证：气阴两虚，痰热蕴肺，瘀血阻络

治法：益气养阴，清化痰热，活血通络

方药：自拟方

仙鹤草30g，白花蛇舌草20g，半枝莲20g，桔梗15g，桃仁15g，石见穿30g，党参20g，五味子10g，姜半夏15g，白术15g，黄芩15g，川芎15g，延胡索20g，醋莪术10g，炙甘草6g。7剂。嘱其每剂先用温水约1500ml浸泡1小时，再文火煎煮取汁约200~300ml，每日分3次以上于饭后1~2小时开始服用，以观其效。

饮食调护：嘱病人饮食要多样化，营养要均衡，少吃多餐，多食用各种蔬菜水果（每天3~5种）；各种肉类食物每天2~3种，重量不超过100g；注意低糖、低脂肪、低盐饮食；勿食生冷、寒凉、肥腻、煎炸、熏烤、之物；少食用面食、不饮用咖啡；每天6~8杯干净水或淡茶。每日散步运动60分钟，注意不可过劳。

【治疗过程】

二诊：2010年1月20日，药后，夜间咳嗽减轻，痰仍黄稠，腰痛未缓，纳寐可，二便调，舌黯红，有瘀斑，苔薄黄，脉弦数。诊断并分型如前，考虑正虚邪实，又因外伤气血，瘀血阻络，气机不畅，药力难达，遂仍治以益气养阴、清化痰热、活血通络之法，并配用针刺、火罐，以加强活血通络逐瘀，治疗外伤腰痛。仍处以前方7剂，煎服法同前。针灸：针刺肾俞、大肠俞、委中、阿是穴。腰骶两侧拔火罐。

三诊：2010年1月27日，二诊药后，腰痛缓解，夜间咳嗽轻，痰黄稠易咳，纳寐可，二便调，舌黯红，有瘀斑，苔薄黄，脉弦数。诊断并分型如一诊，仍治以益气养阴、清化痰热、活血通络之法。于上方中减少行气活血止痛之药，加强清热化痰解毒，同时加养阴坚肾药以防苦寒伤肾，药有生地黄20g，黄柏10g，鱼腥草20g，金荞麦根30g，7剂，煎服法同前。仍配用针刺、火罐，治疗外伤腰痛。针灸：针刺肾俞、大肠俞、委中、阿是穴。腰骶两侧拔火罐。以后病人每周诊治一次，均依上法加减变化，病情逐渐好转。

第四~第十一诊：病人病情逐渐缓解，临床症状日渐减轻，西医常规复检也提示病人肿瘤未见明显进展。

十二诊：2010年4月7日，第十一诊药后，病人病情缓解，除晨起少许咳嗽，少量黄痰外，无特殊不适，纳寐可，二便调。脉弦数，舌红，有瘀斑，苔黄厚。经前一阶段治疗，病人咳嗽虽然减轻，但是肺热难除，痰瘀仍在，故仍见痰黄、苔黄厚，舌有瘀斑等症状。考虑前方有效，应守前法，继续治以益气养阴、清化痰热、活血通络

之法，并强化清化痰热、湿热之药。药有：龙葵30g，珍珠母^{先煎}30g，陈皮5g，八月札15g，升麻5g，金钱草20g，枳壳15g，黄芪20g，白芍20g，桃仁10g。7剂，煎服法同前。同时给予农本方颗粒剂（相当于中药饮片仙鹤草160g，白花蛇舌草60g，蜂房20g，虎杖20g），每日分三次滚水冲服。

十三诊：2010年4月14日，病人病情明显缓解，除晨起偶有咳嗽，少量黄痰外，无特殊不适，纳寐可，二便调。脉弦数，舌红，有瘀斑，苔薄黄。经治疗，病人咳嗽减轻，肺热已清大半，但是痰瘀仍在，故见少许痰黄、苔薄黄，舌有瘀斑等症状。证明前治法有效，故续守前法，继续治以益气养阴、清化痰热、活血通络之法，处方如上并随证略有加减。

该患者前后共经过133诊，至2010年10月20日，病人病情基本稳定，生活质量较好，生存期明显得到延长，仍每两周就诊1次，隔日服药1剂。

【体会】

先后患有两种恶性肿瘤是比较少见的，本案患者先因直肠癌手术并化疗，6年后又发现患有晚期肾癌。按现代医学理论，患者无论接没接受西医学系统治疗，中位生存期均少于2年。但是，该患者自2008年2月发现晚期肾癌并接受中医药治疗，期间坚持适当运动和情绪、饮食调理，至病案总结之时存活已经2年零8个月，并且有较高的生活质量，可以参加家务劳动和社会活动，精神面貌良好。

该患者的治疗过程，自始至终坚持采取中医肿瘤辨证辨病施治的方法和扶正祛邪的治疗原则，以调整机体阴阳气血平衡为基本治疗目的。用药时侧重于扶养正气为主，而不是侧重于祛除肿瘤。正如洁古老人所言"养正积自除"。总结本病的治疗，重在治本，常施以调补气血、益气养阴、健脾补肾等法。正如《景岳全书·论治》所强调："凡脾肾不足，及虚弱失调之人，多有积聚之病。"治疗上认为："若此辈者，无论其有形无形，但当察其缓急，皆以正气为主。"而治标则是根据证候的不同变化，或化痰散结、或理气活血、或清热解毒等。治疗方法上除了以治本为主、兼以治标外，还侧重了以下几个方面：其一是辨病和辨证相结合，即是在西医辨病诊断的基础上，再中医辨证分型治疗。具体方法是，利用西医学明确疾病的诊断、病理和分期等，再根据中医学方法采集该疾病所表现出的综合征，确定中医证型并辨证施治。其二是在选方用药时，重视脏腑的生理功能和五行生克关系，强调"整体"观和"治病必先五胜"。例如用药时，除了重视本脏、本经病以外，还要重视有可能发生的"乘侮"和"传变"关系。其三是用药和节气变化的相应关系，如今年是庚寅年，岁运为金运太过。香港的气候又是多湿、温热，秋冬季偏凉。所以用药时注意季节气候变化，春夏时，若用苦寒燥湿之品，注意勿伤阳气和脾胃之气，勿损先后天之本，否则将至疾病缠绵难愈；秋冬时，佐用酸咸温之药，以助肝肾之精，这样才能达到固本和养正除积的目的。其四是药物和非药物治疗方法相结合，当局部气滞血瘀难以祛除之时，采取针灸、火罐等外治疗法，行气活血，通经逐瘀，尽快取得疗效，改善疾病引起的痛苦，增强病人治疗的信心。其五是情志治疗和饮食疗法相结合，反复向病人讲解情绪控制和饮食调理的方法及重要性，增强病人战胜疾病的信心。该患者正是综合了以上五种治疗方法，因人制宜、因时制宜、因地制宜，较全面地体现了中医治疗疾病的整体观念。

【名家点评】

患者年事已高，病程较长，气阴两虚，痰热蕴肺，瘀血阻络，予以益气阴、清痰热、化瘀滞，在扶正基础上结合祛邪消癥，所用药物，甚为合拍，但如首诊时即加用金荞麦、鱼腥草收效当更佳，所幸三诊时已加上，因为该二药对肺热痰壅具有佳效，能迅挫痰热，扭转病势，我称此二药为无毒副作用之"中药抗生素"，同时还有抗癌消瘤之功，诚佳品也！十二诊时，又给予农本方颗粒剂，其中仙鹤草用量每日达160克，深得我心，因仙鹤草用大量，不仅有强壮作用，更有抗癌消瘤之功，凡所有肿瘤患者，始终均可参用。强调"养正积自除"是治疗晚期肿瘤的有效法则，是非常正确的；其体会部分所述之五点，甚确切中肯。（朱良春[注]点评）

医案2　"劳者温之、损者温之"为法治疗晚期胆管癌

患者，女，60岁，2010年1月16日首诊。

简要病史：2008年12月，患者因胃脘不适反复就诊某西医医院，经胃十二指肠镜和腹部B超检查发现胆管癌。2008年12月25日行手术治疗，术中发现胆管癌伴周围淋巴结转移，肿物与肝动脉血管粘连无法切除，遂行肝胆管胃十二指肠改道术，切除胆囊。术后诊断为胆管癌Ⅳ期，不建议术后和放化疗，仅给予止痛药和抑制胃酸药辅助治疗。患者为寻求进一步治疗而转诊中医肿瘤专科。初来诊所就诊时症见：右胁隐痛，脘腹胀闷，嗳气或矢气则舒，少气倦怠，胃纳减少，寐可，大便每日一行。舌黯红，苔薄白，脉弦滑。患者否认其他疾病病史。接诊医生诊断为胆管癌，肝旺脾虚证。治以疏肝健脾，消胀止痛。处方为：柴胡15g，枳壳15g，白芍15g，川芎15g，香附15g，党参20g，白术15g，茯苓15g，醋鳖甲[先煎]15g，木香[后下]10g，厚朴15g，莪术15g，八月札20g，白花蛇舌草20g，土鳖虫10g，麦芽30g，虎杖20g。患者经此法反复随证加减治疗近九个月，虽右胁反复隐痛，但总体病情基本稳定，已停用止痛药物。2009年12月16日晚饭后，患者忽感小腹刺痛，小便红赤，入急诊室。经检查见肝内胆管扩张，尿道炎，给予西药治疗。其后患者便常感右上腹胀痛阵作，时痛时止，需服用西药止痛药治疗。2010年1月16日初次接诊病人。见其，右腹时有疼痛，胃脘嘈杂灼热反酸，胃纳可，食后腹胀痛较重，倦怠，寐可，大便少，矢气频，小便黄。舌紫黯有瘀斑，苔白，脉沉滑。切腹软，右上腹深切则痛，腹部未切及包块。服用西药止痛药治疗中。

诊断：胆管癌

辨证：肝郁脾虚，痰瘀阻滞证

治法：急则治其标，先宜疏肝健脾，活血化瘀止痛

方药：自拟方

党参 20，白术 15g，茯苓 10g，厚朴 20g，柴胡 5g，海螵蛸 20g，延胡索 20g，瓦楞子[先煎]20g，龙葵 30g，炙甘草 5g，川芎 15g，姜半夏 20g，壁虎 10g，陈皮 10g，熟大黄 20g，九节菖蒲 10g。5 剂，嘱其每剂先用温水约 1500ml 浸泡 1 小时，再文火煎煮取汁约 200~300ml，每日分 3 次以上于饭后 1~2 小时开始服用，以观其效。

饮食调护：嘱病人饮食要多样化，均衡营养，少吃多餐，多食用各种蔬菜水果（每天 3~5 种）；各种肉类食物每天 2~3 种，重量不超过 100g；注意低糖、低脂肪、低盐饮食；勿食生冷、寒凉、肥腻、煎炸、熏烤之物；少食用面食、不饮用咖啡；每天 6~8 杯干净水或淡茶。每日有氧运动 60 分钟，注意不可过劳。

【治疗过程】

二诊：2010 年 1 月 20 日，患者疼痛未见缓解，且近几日饭后胃脘嘈杂灼热，反酸，右腹胀痛及背，胃纳减，夜寐尚可，倦怠，便溏，矢气频，舌紫有瘀斑，苔白，脉滑。仍需服用西药止痛药。详查诸症，知是患者久病体虚，虽然痰瘀较盛，亦不可攻伐太过，当以调补温中为主。随在上法基础上减去寒下散结解毒之药（熟大黄、九节菖蒲），加入温中行气化痰之品。处方如下：白术 15g，茯苓 10g，厚朴 20g，柴胡 5g，海螵蛸 20g，延胡索 20g，瓦楞子[先煎]20g，龙葵 30g，炙甘草 5g，川芎 15g，姜半夏 20g，壁虎 10g，陈皮 10g，熟附子[先煎]5g，干姜 5g，吴茱萸 5g，桔梗 15g。煎法服法同前，连服 5 剂，以观其效。再诊见患者精神可，饭后胃脘嘈杂灼热、反酸、腹胀痛及背等缓解，胃纳可，夜寐可，口苦，仍倦怠、便溏、矢气频，舌紫有瘀斑，苔白腻兼黄，脉滑。已经停服西药止痛药。可见药已对证，唯热药骤进，脾虚而未应，湿热渐生，于上方中加入白花蛇舌草 20g，金钱草 5g，清热利湿并引湿热从胆经而泻。再服 5 剂，以观其效。

三诊：2010 年 1 月 26 日，上药 5 剂后，诸症缓解，腹胀痛轻微，纳可寐可，大便成形，小便黄，舌淡紫有瘀斑，苔白，脉沉细。可见病人阳气渐强，脾胃运化功能有所恢复，考虑病人痰瘀等邪气仍需逐渐祛除，随逐渐加强解毒、化痰、逐瘀散结之药。药有：青皮 10g，白花蛇舌草 45g，全蝎 10g，莪术 15g，枳实 10g，蜂房 10g，熟大黄 10g，金钱草 10g；并加五味子 10g，山药 30g，以扶正养阴，顾护正气。5 剂，以观其效。

四诊：2010 年 2 月 1 日，病人基本无腹痛腹胀，腹部切诊亦无痛和包块，纳寐可，大小二便调，舌淡紫有瘀斑，苔薄白，脉沉细。

自此后，患者仍定期来诊，均是根据证候变化，同时参考季节、气候不同，为其辨证辨病施治，先后诊治 66 次，服药近 500 余剂，2010 年 10 月西医复检未见肿瘤进展，病情稳定。现患者仍坚持每两周来诊一次，隔日服用中药。可自由参加社会活动，进行适当的运动锻炼，并可操持家务，料理日常生活。

【体会】

中医本无胆管癌这一病名，现代中医则根据中医古籍记载，将腹部肿瘤这一类疾病归类于积聚之中。自20世纪90年代，中西医关于肿瘤的病名诊断已经统一，故中医对发生于胆管的恶性肿瘤也诊断为胆管癌。

晚期胆管癌不适于手术治疗和放射治疗，对化疗的反应也较差。中医药在控制病情进展、改善生活质量和带瘤生存方面有优势。本案患者虽然患有晚期胆管癌，由于没有经过放疗或化疗，正气没有大伤，故而在治疗上虽然重点是顾护正气，但是本着急则治其标的原则，先给予健脾疏肝、活血化瘀止痛之剂，缓解患者腹胀痛之苦。初诊疗效并不理想，患者疼痛不但未见缓解，且又出现饭后胃脘嘈杂灼热、反酸、胃纳减、倦怠、便溏、矢气频等症。细观脉证，知是攻邪有余，扶正不足，徒伤正气（脾胃之气）所致。况患者久病久治后体虚，此时虽然痰瘀较盛，亦不可攻伐太过，当攻补兼施。于是加用调补温中之法，即《内经》所云："劳者温之，损者温之""急者缓之"之治法。据此，二诊调整药味后，患者腹胀痛和胃脘嘈杂灼热、反酸等症状减轻，知是药已对证。其后，考虑患者已入暮年，正气不足，气血亏虚，脏腑功能失调，况且肿瘤类疾病，多痰瘀胶结，缠绵难愈，久病久治，攻伐伤正，更加伤及脏腑气血功能，引致病势趋重，顽冥难祛。故治疗但以扶正为主，兼以祛邪。如，常给予太子参、党参、茯苓、黄芪、白术、五味子、山药、熟地黄、炙甘草等以扶正，柴胡、金钱草（30~60g）等以疏肝利胆、厚朴、青皮、延胡索、瓦楞子等行气消胀、活血止痛，附子、干姜、吴茱萸等温中祛寒止痛，白花蛇舌草、壁虎、全蝎、莪术、蜂房、熟大黄等解毒散结攻邪。因治疗得法，患者的病痛很快缓解，腹背胀痛等症基本消失。西医复检未见肿瘤进展，病情基本稳定。至2010年10月20日，患者已经反复66诊，至今高质量存活已经1年零10个月，可以参加家务劳动和社会活动，精神面貌良好。

【名家点评】

本病辨为肝旺脾虚证，辨证用药，符合法度，但初诊效欠佳，能详观脉证，知为攻邪有余，扶正不足，改为扶正为主，祛邪为辅，攻补兼施而取效，掌握辨治原则，药随证转，乃是辨证的根本大法，应贯彻于治疗之始终，切不可稍有疏忽。（朱良春点评）

医案3 中医辨证治疗肺癌原位复发并纵隔淋巴结转移

患者，女，58岁。2010年1月12日首诊。

简要病史： 2001年8月，患者因咳嗽、咳血痰，西医诊断为肺腺癌并手术切除，术后行辅助放疗和化疗。治疗后2个月复检，肺内病灶消失，临床完全缓解。2006年8月体检发现原位复发，左肺和纵隔淋巴结转移，遂再次给予化疗2周期，复检无效，又给予分子靶向药物（IRESSA）治疗2个月，2007年6月复检见肿瘤增大并增多，建议改用中医药治疗。经中医药治疗2年多，病情基本稳定，但每次复检病灶均有缓慢进展，2009年9月30日再次复检，肺肿瘤和纵隔淋巴结转移病灶增大，怀疑有骨转移（具体不详）。就诊时症见：面色晦滞，消瘦倦怠，咳嗽、痰黄黏稠难出，口干渴多饮，胸背刺痛，纳一般，夜寐差，大小二便可，舌淡红有瘀斑，苔薄黄，脉沉无力。切诊发现左胸近胸骨处局部隆起，切痛明显，背部痛处切痛也非常明显，不排除有骨转移的可能。另外，患者还患有胃炎病史，2007年曾因胃出血住院治疗，其间体检发现冠状动脉粥样硬化性心脏病。

诊断：肺癌

辨证：气血失调，痰瘀互结，肺胃郁热

治法：化痰散结，祛瘀止痛，兼清肺胃郁热

方药：自拟方

党参10g，茯苓15g，白术10g，白芍20g，法半夏15g，生地黄20g，川芎15g，桃仁15g，制没药15g，羌活15g，黄芩15g，山栀子10g，炙甘草5g。5剂。嘱其每剂先用温水约1500ml浸泡1小时，再文火煎煮取汁约200~300ml，每日分3次以上于饭后1~2小时开始服用，以观其效。

饮食调护：嘱病人饮食要多样化，营养要均衡，多食用各种蔬菜水果（每天3~5种）；各种肉类食物每天2~3种，重量不超过100g；注意低糖、低脂肪、低盐饮食，勿食生冷、寒凉、肥腻、煎炸、熏烤之物；少食用面食、不饮用咖啡；每天6~8杯干净水或淡茶。每日有氧运动60分钟，注意不可过劳。

【治疗过程】

二诊：2010年1月22日。服用上药5剂后胸背痛缓解，但是咳嗽次数增多，痰由黄转白，余症基本同前。知是久病咳嗽，肺热津伤，热不甚盛。于上方减清肺热之药黄芩、山栀子，是减轻苦寒药物以防伤及肺气；加桑白皮20g，地骨皮15g，白花蛇舌草20g，增强润肺止咳、清热之效。5剂。

三诊：2010年1月27日，胸背痛轻，无明显切痛，胸中烦热减，咳嗽，痰灰白，口干多饮。于上方中加入莪术15g，瓜蒌20g，赤芍15g，金荞麦30g，黄芩10g。增强活血散结，兼清膈上郁热。5剂，服法同上，以观其效。

复诊：其后患者每周来诊一次，都是药随证变，病情基本稳定，虽然胸痛和咳嗽症状时有反复，但按上法化裁对症加减用药后均可获得缓解。常用基本处方如下：党参10g，茯苓15g，白术10g，白芍20g，法半夏15g，陈皮5g，桔梗15g，生地黄20g，白花蛇舌草30~45g，半枝莲30~45g，全蝎5~15g，莪术15~20g，金荞麦30g，瓜蒌20~30g，川芎15g，海蛤壳30~60g，炙甘草5g。胸痛重则酌加：桃仁、牛膝、红花、柴胡、瓜蒌、浙贝母、皂角刺等；精神紧张，寐差则加：远志、酸枣仁、煅龙骨、牡蛎等。

【体会】

肺癌全称为支气管肺癌，中西医诊断病名相同。中医是在肺癌诊断的基础上再给予辨证分型并治疗，西医则有很大不同。西医在肺癌诊断的基础上，又分为小细胞肺癌和非小细胞肺癌，两者治疗原则上也有区别，其中非小细胞肺癌最为常见。非小细胞肺癌又有不同的病理分型，如鳞癌、腺癌和大细胞肺癌等。根据肺癌的生长转移情况西医又有详细的临床和病理分期，对指导治疗均有意义。

本病患者所患疾病为非小细胞肺癌中的腺癌，2001年8月曾经西医手术治疗，术后给予辅助放化疗，临床疗效达到完全缓解。五年后，即2006年8月检查发现原位复发，并出现左肺和纵隔淋巴结转移，西医再次化疗无效后给以分子靶向治疗亦无效。2007年6月复检见左肺转移灶稳定，纵隔肿瘤增大并增多，西医建议中医药治疗。2009年9月30日，经过2年中医药治疗的患者再次复检，发现肺肿瘤和纵隔淋巴结转移病灶增大并怀疑胸骨和椎骨转移。2010年1月12日接诊时，患者已经服用中药2年多，病情基本稳定，但是咳嗽咳痰较重，并胸背刺痛明显，同时患者精神压力较大，情绪不稳定。遂给予中医药辨证治疗，并情志疏导治疗（与患者谈话并分析病情）。经过3次诊治后病人疼痛基本可以得到缓解，咳嗽咳痰等也有缓解。至此，病人对中医药治疗信心大增。至病案总结之日（2010年10月19日），该患者经过30余次的诊治，临床症状基本缓解，胸部骨转移局部隆起处略有平复，胸背无切痛，无明显咳嗽咳痰。

本病治疗总结经验有三点：一是重视脏腑相关学说，以脏腑辨证为最基本辨证方法。如，本病病位虽然在肺，但是和脾肾的关系非常密切。所谓"土生金"，即脾为肺之母；"金生水"，即肾为肺之子。因此在处方用药时始终不忘健脾生金、补子救母。如党参、茯苓、白术、法半夏、陈皮、白芍、生地黄等。二是重视肺脏的生理特点，治疗时时刻注意肺脏的宣发肃降功能和"肺为娇脏、不耐寒热"的特性。即使治疗时常用宣肺之药，清除肺热时，苦寒药剂量要轻且不可久用。如桔梗一味，既可宣肺化痰破积聚，又可开胸膈之壅塞，实是治疗肺癌的要药。三是注意节气的变化和气候的特殊改变，用药时根据节气和气候变化选择药物的气味，使之相应相佐。如，秋佐酸辛宜收，冬佐甘温苦宜藏，春佐甘辛凉宜生发，夏宜升散又佐苦咸寒。

【名家点评】

肺癌原位复发并纵隔淋巴结转移，化疗失效，经中医辨证施治而缓解稳定，说明中医药之可贵，三点体会也很贴切，充分说明徐君在运用中医药治疗肿瘤之水平已臻上乘，循此以进，必能成为上工大医，可喜可贺也！（朱良春点评）

【香港行医感悟】

香港真的是一个很好的城市，虽然拥挤破旧了一点，但是人的素质非常好，受教育程度较高，人们基本上都很正直懂礼，人与人的交往有节有制。所以来香港以后的第一个感觉就是，在香港行医更能体现自身价值，受人尊重，也会自觉地去尊重别人。香港的中医与内地比较是落后了一些，但是香港政府还是比较重视中医药发展的，这主要是从民生的角度考虑。1997年回归以后的十余年，香港中医药还是有了较大的发展，相信今后会有更大的发展。因为香港的中医比较纯正，受其他因素影响少，又有严格的法规约束。所以在香港行医真要有一些实实在在的本领，因为香港是绝对不允许中医使用现代诊疗手段和技术，更加不允许中医处方西药。所以来香港后第二个感觉就是，自己还行，平生所学还能为香港做一点贡献，也挺受欢迎。目前香港的医疗环境较好，药品控制非常严格，很少有中成药，中药针剂更是没有。因此，病人在接受中医药治疗的时候，受各种干扰因素影响很少，人体内气血阴阳平衡不易受到直接破坏，故而对中医药的反应也好，疗效往往比较显著。所以来香港以后第三个感受就是：中医药发展至今路漫漫而艰难，几千年实践和研究而得来的学术理论，其博大精深，没有学深学透之前，还是以继承为主，且勿盲目创新，以免误人误己，误了前程。以前学习中医经典著作总是比较片面和断断续续，现在各方面的纷扰几乎没有，每天都可以阅读学习，收获非常大。认识到中医理论要学好、要继承必须学习《黄帝内经》，要反复通读；临床实践能力提高必须学习《伤寒杂病论》；用药如用兵，药物要使用得好必须学习《本草纲目》，并多读古医家的验案；再有就是反复临床实践。所以来香港以后第四个感受就是"收获"，书读得多了，病看得多了，疗效不断提高，思想境界也提高了。来香港仅仅十个月，再假以时日，定会为香港中医药的发展做出更大贡献。（2010年10月20日于香港蓝巴勒海峡旁出租小屋内）

【名家点评】

作者乃余门人中以中医药为主治疗肿瘤取得佳绩之佼佼者，他虽然对现代医学新技术能熟练掌握，但仍始终保持中医特色，能中不西，挥中医药治疗肿瘤的优势，为攻克肿瘤做出重大贡献，实为可嘉也。所举三个病案可以展现其辨治水平和丰富经验。

最后在香港行医的四点感悟，深刻可贵，作为一个医生，能不断思考感悟，不断提高诊治水平和思想境界，才是一名好医生，既能为病人解除疾苦，更能体现人生价值，我对徐凯贤契的医术、医德，深感欣慰。朱良春2011年4月20日于南通（朱良春点评）

我们在香港做中医

医门案辑

综合医案

我们在香港做中医

殴雨棠辑

1. 陈伟医案

陈伟，副教授，中医主任医师，广州中医药大学医学硕士研究生毕业。曾任广州中医药大学硕士研究生导师，广州中医药大学第二临床医学院暨广东省中医院内分泌科、风湿科主任，广东省中医药学会风湿病专业委员会常委，广东省医师协会风湿免疫工作委员会副主任委员，全国名老中医药专家学术经验继承人，师从焦树德教授。现任香港仁济医院暨浸会大学中医教研中心（仁济）服务主任。

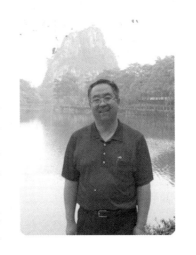

曾荣获广东省中医药科技进步二等奖一项，广东省、广州市"抗击非典先进个人"和中华中医药学会"全国中医药抗击非典特殊贡献奖"等多种奖励。从事中医临床工作近三十年，具有较丰富的实践经验，尤擅长于中医内科临床急症、疑难病的治疗，对风湿类疾病有较深入的研究。

医案 1 温阳利水法治疗糖尿病肾病、慢性肾功能不全

患者，女，62 岁，家庭主妇，2010 年 5 月 17 日首诊。

简要病史： 患 2 型糖尿病 20 余年，且有高血压、高血脂病，长期服用降血糖和降血压、降脂西药，血糖控制尚可，血压、血脂基本维持在正常范围。5 年前因反复出现颜面及双下肢水肿，西医检查多次，肾功能明显异常，小便化验有蛋白尿，被诊断为"糖尿病肾病，慢性肾功能不全"。现症见：形体肥胖，面色晦滞，颜面浮肿，精神差，倦怠乏力，胸闷气短，动则尤甚，稍劳则虚汗淋漓，双下肢水肿明显，按之凹陷，久而不复，小便不利，腰痛如折，膝软无力，小腿抽筋，口渴而喜热饮，夜间尤甚，且饮水不多，饮多则脘胀不适，畏寒，食纳尚可，大便偏软，艰涩难解。舌淡黯，体胖大，苔白略厚而润，脉沉紧略数而无力。患者也曾多次求治于当地中医，观其以往所服汤药，皆淡渗利湿、益气行水，或一般补肾活血行水之品。因长期患眼疾，动辄白睛红赤而涩痛，自谓体虚而不受补，不敢服用补益或温热之品。

诊断： 水肿

辨证： 元阳亏虚，脾阳失运，水饮泛溢

治法： 温肾健脾，益气行水

处方： 真武汤合潜阳丹加减

制附子^{先煎1小时以上}30g，红参^{另炖,兑}15g，茯苓 30g，白术 20g，白芍 20g，肉桂^{焗服}6g，炙甘草 15g，砂仁^{后下}20g，龟甲^{先煎}15g，干姜 12g，生姜 15g。5 剂。每剂煎煮 2 次后合并，兑入参汁，分 3 次少量冷服，以观其效。

饮食调护：忌生冷、寒凉及肥甘之物。

【治疗过程】

二诊：2010年5月24日，上方服后，病情好转，小便利，水肿渐退，精神、体力转佳，口渴也减，且大便成形通畅。但服药3剂后出现咽痒，咯吐较多白色痰涎，口淡不渴，因无其他不适，坚持服完5剂。来诊时患者询之："是否病情有变？"余答之："一无外感，二无进食生冷、苦寒之品，药后又无其他不适，喘促、胸闷均减。此阳药化阴，寒饮、痰涎欲去之佳兆，请勿疑，续服之。"口淡不渴者，阳气运行，寒湿已化，本象毕露也。舌淡黯体胖大，苔白略厚而润，脉沉弱带弦。上方去龟甲、白芍，加姜半夏15g，麻黄10g，以加强温肺化痰之功。续服7剂。

三诊：2010年6月3日，服上方2剂后，咳嗽、咽痒等症即除，服完7剂，水肿悉退，余症显减而安。诊之舌淡体胖大，苔白而润，脉沉弱。病情平稳，当从本论治以善后，予四逆加人参汤合苓桂术甘汤，7剂。并嘱长期服用同仁堂附子理中丸和济生肾气丸（即同仁堂所出之金匮肾气丸），以固疗效。

2010年9月16日随访，精神气力较前明显好转，纳眠正常，水肿未发。

【体会】

本病西医诊断明确，为2型糖尿病，糖尿病肾病，慢性肾衰竭期；糖尿病性视网膜病变，同时并发高血压病3级，极高危组，高胆固醇血症，慢性青光眼缓解期等。患者证属肾阳虚甚，不足以主水，加之脾土虚而不能制水，终致水邪泛溢；下焦阳虚，釜底无火，脾阳失助，运化水湿无力，腐熟水谷无权，不能蒸化水液，津不上腾，故见口渴，饮水多则脘胀，且面浮肢肿等诸症。

前人治疗水肿，有"开鬼门，洁净府，实脾土，温肾阳"四大法则。真武又名玄武，为北方水神之名。从其方名"真武汤"即知为温肾助阳，治理水患之第一方，故重用之。罗东逸曰："真武者北方司水之神也，以之名汤者，藉以镇水之意也。夫人一身制水者脾也，主水者肾也。肾为胃关，聚水而从其类。倘肾中无阳，则脾之枢机虽运，而肾之关门不开，水即欲行以无主制，故泛溢妄行而有是证也。用附子之辛热，壮肾之元阳，则水有所主矣；白术之温燥建立中土，则水有所制矣；生姜之辛散佐附子以补阳，于补水中寓散水之意；茯苓之淡渗佐白术以健土，于制水中寓利水之道焉。而尤重在芍药之苦降，其旨甚微。盖人身阳根于阴，若徒以辛热补阳，不稍佐以苦降之品，恐真阳飞越矣。"可谓深谙要旨，义理俱明。前人有"附子非干姜不热"之说，伍干姜者，以加强健脾温阳，破阴逐水之力。

真武汤之临床适用范围甚广，举凡辨证属心脾肾阳虚，水气泛溢之证，皆有良效。循环系统疾病，如风湿性心脏病、高血压性心脏病、冠心病、肺心病等并发心力衰竭，出现水肿；泌尿系统疾病，如慢性肾炎、慢性肾盂肾炎、肾病综合征以及各种原因引起的慢性肾功能不全导致的水肿；消化系统疾病，如慢性胃炎、萎缩性胃炎、胃下垂、胃及十二指肠溃疡，甚至于因胃切除术而导致的"倾倒综合征"等。此外，如慢性支气管炎、肺气肿，因阳虚夹水湿导致的妇女白带过多等，皆可用之，充分体现了中医异病同治的优越性。

"潜阳丹"出自火神派鼻祖郑钦安《医理真传》，由砂仁、附子、龟甲、甘草组成。郑氏认为砂仁辛温，能宣中宫一切阴邪，合甘草之甘，辛甘化阳，又能纳气归肾；附子辛热，能补坎中真阳，真阳为君火之种，补真火即是壮君火也；龟甲一物，坚硬，得水之精气而生，有通阴助阳之力；甘草补中，有伏火互根之妙。实乃温肾潜阳，纳气归元，补土伏火之妙方。本患者素患眼疾，稍劳则易发白睛红赤涩痛，且喘促胸闷，脉偏数，此皆阳虚阴盛，火不潜藏，真阳有外越之势，故亟宜潜阳丹温肾潜阳，补土伏火。佐肉桂辛甘大热之品，气厚纯阳，补命门相火之衰，益阳消阴，古人行水方中多用之，且引火归原，善治虚阳上越之目赤肿痛。

因阴邪太甚，加之有虚阳上越之势，恐产生格拒，正王太仆所谓："甚大寒热，必能与违性者争雄。"故嘱患者少量冷服，以偷渡上焦，勿扰虚阳，也即《内经》所谓"甚者从之"之意。

本病者罹患 2 型糖尿病，按照目前国内中医和中西医教学、科研等的结论，以及具有学术权威地位的中医院校教材认为糖尿病属中医"消渴"范畴，认为其病机主要是阴虚、燥热，强调阴虚为本，燥热为标。按部位以上、中、下三消论治，分为肺热津伤证、胃热炽盛、气阴亏虚、肾阴亏虚、阴阳两虚等，治疗原则以清热润燥、养阴生津为主，方用消渴方、玉女煎、白虎汤、六味地黄丸等，常用怀山药、葛根、天花粉、石膏、知母、麦冬、熟地、玉竹、山栀子等中药。看似头头是道，实则脱离临床。临床实践中，采用上述方法治疗糖尿病，非但没有很好的疗效，反而加重了患者的病情，使中医治疗糖尿病陷入误区。

观今世之人，不知顺应自然以养生，或起居违常，熬夜劳作；或醇酒无度，嗜食生冷；或贪图安逸，以车代步，筋骨懈堕，腠理疏松。加之不避风寒以护卫气，节肥甘厚味以护胃气，慎房帏以护肾气，少思虑以护脾气，戒恼怒以护肝气，不仅使得阳气时时不能敛藏，且日日消耗，脾肾之阳渐虚则运化代谢失常，厥阴风木虚炽，火不归元而致消渴病起。由于目前在糖尿病诊疗领域内西医占有绝对的优势，因此临床上一见血糖升高，即断为糖尿病，严重之并发症以令患者心惊胆颤，焉有不服西医降糖药、不打胰岛素之理。以予观之，西药之降糖药和胰岛素皆为苦寒败胃、戕伤阳气之品，但凡长期使用者，细审其证，脾肾阳衰者比比皆是，临床表现为形体虚胖，面色㿠白，倦怠乏力，心慌气短，不耐劳作，虽口渴但无舌红少津，反多舌体胖大，舌质淡黯暗、齿痕、苔润之象，脉沉弱无力。所谓"阴虚燥热"者十无一二，若按"阴虚燥热"论治，其谬大矣！

中医临床大家李可老中医更明确提出 2 型糖尿病"病在三阴，统于太阴。"他认为"肾中阳气，通过厥阴风木的调动而上入脾，再通过脾气之升而达上焦；心肺之气借助阳明之降再入肾中，如此循环。此循环必通过脾升胃降才能顺利进行。"若过食肥甘、嗜食生冷致脾胃受损，运化不力，升降失常；或少动多逸而致阳无以生（动则生阳），气血流动不畅，水谷精微无以化生；或失治、误治，尤其是临床上不辨寒热，见渴止渴，寒凉、滋腻太过，后天脾胃被伤，先天亦失其所养；或房事不知节制，伤及下元，火衰土弱等，均会导致"肺胃降气不利则元气浮游于上，出现中上二焦之假热，热象背后却是元气上浮而不归宅。脾升不及则厥阴风木加强，调动肾中元气，以助脾之升清散精，出现肝疏泄太过，风火相煽的表现，消渴的同时过度调动元气。升降左右两端均能造成下焦虚而生寒、中上两焦郁而生热的局面，"故其病机之关键是"燥热为标，阳虚为本"。对于 2 型糖尿病的治疗大法，李老指出："①龙雷之火上炎时，急则敛固，用引火汤、大剂桂附地黄汤先引火归原，看胃气之盛衰择加人参、干姜、白术等理中之品。②若有消渴，觉脐下有气上冲、心悸、汗出（气上撞心）、食纳不香（饥而不欲食）等厥阴主症悉见，则用乌梅丸。若出现尺脉见浮、腰困等阳火不藏的症状，可合用封髓丹。另：乌梅丸中原无炙甘草，我们在用乌梅丸时必用……。③少阴、厥阴证不显，中焦脾胃症见，或患者无明显症状而有血糖高者，附子理中汤加味：附子 30~90g，肉桂 10g，人参 30~60g，炒白术 30~60g，干姜 30~60g，炙甘草 30~90g，砂仁 30g，生半夏 30g，白芍 45g，山萸肉 90~120g。化裁该方，以运太阴，固少阴，敛厥阴。"[《扶阳论坛2》.北京:中国中医药出版社,2009:48~49] 李老精辟的阐述可谓临床治疗 2 型糖尿病不二法门、度人金针。

笔者谨遵上法诊治过不少 2 型糖尿病患者，均取得较好疗效。此类患者大多已经西医治疗多年，虽血糖控制正常，病情却未好转，有的出现糖尿病肾病，见水肿、蛋白尿等，更严重的需要透析治疗。如某男患者，65 岁，患糖尿病 10 余年，已发展为糖尿病肾病，长期接受西医治疗，近 3 年来因肾功能明显下降，需进行腹膜透析，每日自行透析 5 次，虽生命得以延续，但生活质量很差。来诊时行动迟缓，精神疲惫，面色青灰，稍动则喘促不宁，食纳差，且食入即吐，因双下肢长期水肿，足踝皱褶处皮肤已变得粗糙增厚，自透析以来小便点滴皆无，近来腹膜透析出水量少而混浊，口干不欲饮，舌淡体胖大苔白厚，脉关部弦滑而紧尺弱。证属脾肾阳气大衰，水饮停蓄，气机阻滞，升降失常。急以大剂桂附理中汤合真武汤加砂仁、半夏以温补脾肾，助阳行水，理气降逆。药用：制附子^{先煎1小时}45g，肉桂^{后下}10g，红参^{另炖,兑}30g，干姜 30g，炙甘草 30g，炒白术 30g，茯苓 30g，白芍 30g，砂仁^{后下}30g，姜半夏 15g，生姜 30g。4 剂后，患者精神、食纳好转，已无呕吐，喘促、水肿显减，腹膜透析出水量增加且转为清亮，因药后有少量小便排出，患者惊喜异常，信心大增。至今已坚持治疗半年有余，始终以健脾温肾、助阳行水为法，虽仍需透析治疗，但病情渐趋好转，未进一步恶化。

医案 2　小青龙汤合附子理中汤加减治疗久咳痰喘

患者，女，78 岁，家庭主妇，2010 年 4 月 20 日首诊。

简要病史：患者以反复咳喘四年余为主诉就诊，自诉从四年前开始，因起居不慎，感冒后出现咳嗽，曾在公立医院就诊，服用抗生素及化痰止咳西药，当时病情好转。但此后渐出现咳嗽反复，时有咳痰，或多或少，甚则伴有气促胸闷，时时自汗，口干，畏风怕冷，食纳一般，二便尚可。平日精神疲惫，动辄感冒。期间曾因咳喘严重，数次住院治疗，诊断为"慢性支气管炎，肺部感染，支气管哮喘"等。也曾求治于中医，疗效不显。此次于半月前因劳作后汗出又加以吹风扇，导致咳喘复作。症见：咳声频频，咽痒难忍，咳白色泡沫稀痰，量较多，夜间咳剧，甚则咳呕交作，不能平卧，难以入睡，咳则遗尿，气促胸闷，动则喘促汗出，喉间闻及喘鸣声，鼻流清涕，头昏重，颈肩背部酸痛不适，脘腹痞闷，纳差嗳气，口干口苦不欲饮，夜尿多，每夜5~6次，大便偏干而秘结难行，双下肢微肿，按之凹陷。舌淡黯，体胖大，边有齿痕，苔白厚腻而润；脉寸关弦滑，尺部沉弱。经常腰痛，双膝关节疼痛，屈伸不利，时有抽筋。2002年因罹患右乳癌行手术切除治疗，并做化疗，手术后右上肢出现明显肿胀、伴麻木疼痛，需长期佩戴加压带，间断服用利尿、止痛西药；2004年因阴道出血行电疗和刮宫治疗。

诊断：喘病

辨证：肺脾肾三脏俱虚，痰饮内停，外寒引动而诱发喘咳。

治法：急宜标本兼顾，扶正祛邪。以温肺散寒，健脾补肾，化痰涤饮为法。

方药：小青龙汤合附子理中汤加减

麻黄15g，桂枝12g，白芍12g，干姜12g，细辛^{先煎}12g，炙甘草12g，五味子15g，姜半夏15g，党参30g，茯苓20g，炒白术15g，砂仁^{后下}15g，生龙骨^{后下}30g，生牡蛎^{后下}30g，化橘红15g，款冬花15g，炙紫菀15g，制附子^{先煎1小时}30g，生姜20g。3剂，每剂煎煮2次后合并，分3次服。

饮食调护：避风寒，忌生冷、肥甘及辛辣刺激之物。

【治疗过程】

二诊：2010年4月28日，药后精神转佳，鼻塞、头身酸痛已除，咳喘痰多等证皆减，夜间已能平卧，也无呕逆，饮食稍增，大便通畅，口淡不欲饮，夜尿仍频，下肢仍水肿，厚腻苔已退。拟小青龙汤合真武汤加味以温肺散寒平喘，补肾助阳利水。药用：桂枝30g，制附子^{先煎1小时}30g，麻黄15g，细辛^{先煎}10g，干姜15g，姜半夏15g，五味子15g，白芍15g，茯苓30g，炒白术15g，砂仁^{后下}20g，红参^{另炖，兑}15g，肉桂^焗3g，生姜15g。5剂。煎服法同上。

三诊：2010年5月7日，病情明显好转，咳喘、胸闷等大减，纳眠均可，下肢水肿渐消，且其腰膝酸痛和右上肢肿痛也有较大改善。续投金匮肾气丸合金水六君煎加减以善其后。2周后，饮食恢复，起居如常。

【体会】

本病久经西医就诊，诊断明确，为慢性喘息性支气管炎，此次为急性发作。患者年近八旬，脏腑功能渐衰，加之过往有右乳腺癌术和化疗，又加调摄失宜，外感后过用西药而损伤正气，遂致咳喘缠绵难愈而成顽疾。

肺脾肾三脏阳气俱虚，水谷精微不从正化，反成停痰伏饮，加之外感风寒，外寒内饮相互搏击，肺气上逆，则见咳嗽咽痒，咳稀痰量多而呈泡沫，胃气不降则咳呕交作；气机升降失常，气道不利，见气促胸闷，喘鸣有声；阳虚则生内寒，寒饮内停，故夜间病症加剧；脾胃虚弱，运化无权见脘腹痞闷、纳差嗳气；肺为气之主，肾为气之根，病及于肾，元阳亏虚，肾不纳气，则见喘促不能平卧，动则尤甚；肾阳虚而津液不固，不仅夜尿频多，且咳则遗尿；元阳欲脱，喘汗淋漓，实属危象。三阴阳气俱虚，水液代谢失常，津不上承则口干口苦不欲饮，水停于下则下肢浮肿。风寒外束，太阳经气不利，表证仍在，故见鼻流清涕，头痛昏重，颈肩背部酸痛不适等。观其舌脉，为阳虚而寒饮内停且外邪引动痰饮之喘咳证。治疗上既要防止元阳有欲脱之变，急宜回阳；又要外散风寒，内涤痰饮，表里双解。小青龙汤为温肺散寒，温化痰饮之第一方。方中主以麻黄宣肺平喘兼以利水，辅以桂枝、芍药调营卫，驱表邪，干姜、细辛、半夏温化寒饮以治咳喘，但恐辛散太过，故加五味子敛肺之逆气，以炙甘草守中护正而缓急。方中最妙之处在于干姜、细辛、五味子，三药相配，仲景常用来治疗肺胃寒饮所致之咳、呕、喘诸症，意在温、散、敛相结合，使得开阖有度，既可助麻、桂温散寒饮，又可防止肺气耗散，为仲景治疗寒饮咳喘之必用佳品，三者缺一不可。曹颖甫先生视三药为一药，可谓深得仲景真谛。但也有医家认为，本方辛烈峻猛，能伐阴动阳，下拔肾根，故应中病即止，不可过服。然名医吴佩衡惯用本方加上大剂附子以固护元阳。当代中医临床大家李可老中医更认为慢支肺气肿、肺心病等为小青龙汤证之虚化，自创治疗肺心病之验方，即用小青龙汤散寒蠲饮，加附子、人参、肾四味（补骨脂、枸杞子、菟丝子、淫羊藿）温阳益气，加紫菀、款冬花、白果止咳平喘，敛肺纳气。共奏外散风寒、止咳平喘、纳气归元，温阳助肾之功。笔者临床谨遵此训，取得了很好的疗效。

当然，若想从根本上解决水饮、痰饮为患，待病情缓解后，须遵"脾为生痰之源""病痰饮者，当以温药和之"之训，以金匮肾气丸、苓桂术甘汤、附子理中汤等以治之，不失为治本之法。

2005年初来香港，在仁济医院中医教研中心工作，临床常有咳嗽、痰喘病人求治，以老年患者为多，不少是旧有咳喘宿疾（慢支肺气肿、哮喘等），因外感引发者，经西医或他医治疗无效或疗效不好，遂来公立医院中医教研中心找内地来的中医教授治疗。经辨证属外寒内饮或阳虚有寒者十之七八，辄以小青龙汤加减治疗，少则三两剂，多则十余剂，病情即明显好转。即使遇见外感咳嗽久而不愈者，也常常应手而效。记得当时仁济医院行政总监为资深西医，平生少看中医。某日偶患感冒，发热咳嗽，按西医抗炎、对症等治疗后，感冒虽愈，而咳嗽不止，咽痒难忍，夜间尤剧，影响睡眠，一直服用化痰止咳，抗过敏等西药，迁延近一月而不见好转，遂抱着试一试的态度来找中医求治。观其脉诊，无明显热象，以小青龙汤加附子小剂与之，2剂而咳止病愈，自此每逢见面必向他人夸赞我之中医水平如何高明。我汗颜而告之：本属小恙，何足挂齿。

中医治病，最讲因人、因时、因地制宜。观当今香港（非独香港，他地亦然）之生活起居、饮食结构及医疗现状等，已种下阳虚阴盛之病根。一年四季空调、风扇常开，汗出当风、汗出入水中等皆为平常之事；西餐、快餐为家常便饭，肥甘厚味之外，又添冷饮、冰镇瓜果之类；凡病先看西医，每每饱受苦寒如抗生素之化学药物毒害；大众皆谓地处温热卑湿之地，湿热偏胜，最易上火，闲来无事常饮凉茶以清热祛湿；即使业中医者，也常寒热不辨，虚实不明，每见发热咳嗽，即曰肺部感染，清热泻肺犹恐不及；他如情志内伤，思虑过度，精神紧张，工作过劳等；……凡此种种，使病家之躯，阳日益衰而阴日益盛。故名老中医李可曰："人身各处，但凡一处阳气不到便是病"，"寒湿为患，十占八九"。可谓要言不烦。

【香港行医感悟】

香港的中医以前主要以私人诊所或坐堂行医为主，公立医院无中医服务。回归后，香港各主要大学，如香港浸会大学、香港中文大学、香港大学等均成立了中医学院，开展中医教学、临床以及科研工作，为香港中医事业的发展奠定了良好的基础。随着民众对中医需求的不断增长，以中医介入 SARS 治疗作为契机，自 2002 年开始，香港政府陆续成立了一批公立医院的中医诊所，或称中医教研中心，目前已达 14 间。其管理和经营理念与国内有许多不同之处，其中最主要的是将中医和西医分而治之，中医不可以从事西医有关的诊疗活动，当然也不能使用西药。这在一定程度上带给中医诸多限制，但从另一方面来讲是保持了较为传统的中医。因此，这对我们这些长期在国内工作的中医提出了新的要求，也可以说是逼着我们重新回归传统中医，如何用传统中医的方法提高临床诊疗水平。像上述病案，在诊疗过程中连听诊器、血压计都不能用，更不要说心电图、肾功能检查等，只能用中医的四诊合参去辨证论治。众所周知，国内主流中医大多是以中西医结合为主，临床诊疗中西皆用，表面上是"广阔天地，大有可为"，实则半中不西，疗效不实，阵地萎缩，阻碍了中医事业的正常发展。就从上述有关消渴病（糖尿病）中医院校教材的内容中可以看出是如何的脱离临床实际，要想真正提高疗效实为难也。前一段时间去香港中文大学中医学院开会，巧遇原广州中医药大学梁颂名教授和梁直英教授，两位都是我读研究生时的老师，退休后皆被聘来香港中文大学中医学院任教。大家谈起有关香港中医院校本科生的教育问题，基本上都是参照国内的教学科目及教材。梁颂名教授直言他教学并不是以国内教材为主，尤其是近年来国内的教材，他认为存在不少脱离临床实际的内容。因为香港的大学为独立的教研机构，政府无权干预学术，所以中文大学中医学院的教学与其他中医院校有所不同，课堂教学三年半，临床实习一年半。因为教学时间紧凑，要在有限的时间内让学生掌握知识，重在"授之以渔"。我当时就提议可否自设科目、自编教材，逐步探讨适合中医发展规律的教研之路。可见，香港的中医教育，虽然刚刚起步，有逐步发展和诸多需要完善的地方，但也提供了很多机遇，希望我们这些从国内来的中医，尽快融入其中，为香港中医事业的发展做出一些贡献。

【名家点评】

陈伟贤弟：医案反复读过，和零五年初见时比较，真可谓士别三日当刮目相看。古中医后继有人，复兴在望，堪慰老怀。中医的二、三代要想冲越重重魔障，破茧而出，其难度不亚于万里长征。香港的中医之路好极了！没有丝毫的投机取巧，逼上梁山，置之死地而后生，艰难困苦，玉汝于成！文中一些繁简混杂，要改过，统一起来。为症与证，癥与症，（白）术与术，白术不能写成"白術"。

提一点意见：运用经方要掌握基础有效剂量，加减变化要严守经方比例。以真武汤为例（原方剂量为基础有效剂量）：

大剂，原方原量：茯苓三两（45g）、白术二两（30g）、芍药三两（45g）、生姜三两（45g）、炮附子一枚（30~45g）。

中剂：原方1/2量：茯苓一两半（23g）、白术一两（15g）、芍药一两半（23g）、生姜一两半（23g）、炮附子一枚（15~23g）。

小剂：原方1/5量：茯苓9g 白术6g 芍药9g 生姜9g 炮附子6~9g。

三种剂量，五味药，要变全变，不变全不变，如果只变其中的某味药，则方剂的主攻方向即变，发生变异。这是运用经方的一条重要原则。

其他都中规中矩，挑不出毛病，啰嗦了！一笑！

祝你和全体热血中医更上一层楼！

李可

二零一零年十一月七日（李可^注点评）

注：

李可，汉族，山西灵石人。曾任灵石县中医院院长，中华全国中医学会山西分会会员，《中医药研究》特邀编委，全国民间医药学术研究专家委员会委员、特约研究员。崇尚仲景学说，擅长融寒温于一炉，以重剂救治重危急症。对各种疑难杂症有独到的救治经验，是全国中医界独具特色的临床家之一。2013年2月辞世。

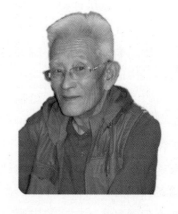

2. 陈建萍医案

陈建萍，女，香港大学中医药学院助理教授、荣誉副教授，成都中医药大学中医学学士、硕士、药学博士学位。执业医师及执业中药师双重资格。曾任广州中山医科大学副教授，中国药理学会高级会员等。现任香港中医药管理委员会中成药注册评审专家，香港学术评审局学术专家，全国中西医结合乳腺病专业委员会委员等。先后获国家自然基金及香港相关基金的多项资助。长期从事中医临床工作及研究，擅长治疗内科及妇科肿瘤等。

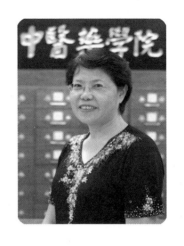

医案 1　健脾渗湿法治疗湿阻口干症

患者，女，53 岁，2004 年 2 月 3 日首诊。

简要病史： 自述口干渴，曾就诊于多名医生，其方药多以滋肾养阴之方药，如生熟地，麦冬，石斛等治之无效，患者为解决口渴一症也常常煲雪耳、燕窝等滋补之品，盼能缓解口干症。就诊时口干，纳差、困倦，便溏已持续 2 年余，伴有潮热 1 年余，舌淡胖大，有齿龈，苔白厚腻，脉细弱。曾于 1984 年因功能性子宫出血、卵巢囊肿行子宫、卵巢切除术。

诊断： 湿阻，口干症

辨证： 湿阻中焦

治法： 芳化湿浊，宣通气机

方药： 藿朴夏苓汤加减

藿香 15g，姜半夏 10g，茯苓 18g，苦杏仁 10g，生薏仁 30g，砂仁^{后下}6g，厚朴 12g，桔梗 10g。每天一剂，水煎两次，取药汁共 2 碗，每次 1 碗，每天 2 次，共 5 剂。

饮食调护： 清淡饮食，调情志。

【治疗过程】

2 月 3 日复诊：药后诸症均有改善，仍觉口干，大便溏，日 1～2 行，四肢酸楚，纳可，眠可，厚苔转薄，舌体仍胖大有齿龈、润，脉濡。辨证为脾虚夹湿，用健脾渗湿，升清降浊之法，处方参苓白术散加减，药物：党参 20g，白术 18g，茯苓 15g，炙甘草 3g，莲子 18g，山药 30g，白扁豆 15g，薏苡仁 30g，砂仁^{后下}6g，桔梗 12g，大枣 6 枚。每天一剂，水煎两次，取药汁共 2 碗，每次 1 碗，每天 2 次。跟进 1 个月，情况明显改善，嘱病人长期服用此方。

嘱病人戒生冷，调健胃，平时多煲一些健脾汤水，如白术、茯苓、莲子、扁豆、怀山药、芡实、苡仁等作为煲汤材料。

【体会】

患者口干渴，多番西医就诊，诊断不明。笔者在首诊过程中察舌看脉，未见舌红少苔，脉细数等肾阴虚之象。反见，舌淡胖大有齿龈苔白厚腻，脉细弱，等脾虚湿困中焦之候。大便溏2年余，虽有口干，仍辨为脾虚夹湿之证。从患者舌苔厚腻可见，其体内津液并不亏乏。若体内津液并不亏乏，何以患者会有口干渴之症？患者之口干渴，是由于脾虚失运，水液不得输布，困于中焦，津不上承所致，非阴虚津亏所致。而潮热之症，是由于湿邪困于中焦，阳气被湿邪郁遏所致，非阴虚阳热偏盛之潮热。考虑舌苔厚腻，中焦湿困为重，故首诊以治标实为主，以宣通气机，燥湿利水之法，用藿朴夏苓汤加减。复诊时诸症有改善，显示辨证思路正确，加以厚苔转薄，标实已除，但仍口渴，改以健脾渗湿，培土生金之法以治本，促进津液的布化，用参苓白术散加减，药后诸症愈。

在此案中何以参苓白术散能奏效，解决口干渴的问题呢？前文述及，水液在人体的输布正常，除赖脾胃的传输，更有赖肺的宣发通调水道作用。在解决中、上焦水液运化失常的问题时，宣肺与健脾同等重要。正如《经脉别论》云："食气入胃，散精于肝，淫气于筋。食气入胃，浊气归心，淫精于脉。脉气流经，经气归于肺，肺朝百脉，输精于皮毛。毛脉合精，行气于腑，腑精神明，留于四脏。气归于权衡，权衡以平，气口成寸，以决死生。饮入于胃，游溢精气，上输于脾。脾气散精，上归于肺，通调水道，下输膀胱。水精四布，五经并行"。参苓白术散出至于《太平惠民和剂局方》卷3："脾胃虚弱，饮食不进，多困少力，中满痞噎，心悸气喘，呕吐泄泻及伤寒咳噫"。方中除包含一派健脾的药物之外，特别用桔梗，以升达气机，宣肺利气，通调水道，载药上行，培土生金，以益肺气，使肺气得宣，水液输布得常，故能解决口干渴之症。

【名家点评】

"湿阻"为病，由于湿邪阻滞的部位不同，临床的病理反应不一。此医案治法并非特别，关键在于"识证"。此医案显示医者：①重视和善于总结病史。从病者以往的诊疗过程中的得与失的分析中，寻求对病者给予处置的新起点或着力点。②重视四诊合参，全面综合分析，分辨数据现象的真假属性，为诊断求证。③把握一些四诊数据的所主所属是多项的而非单一的，及其所以然。因而医者断此案为"湿阻中焦"，病机、诊断准确，治疗当是顺理成章。另外，笔者体会，就此治疗中，再稍加附子、干姜或附子理中丸等扶助脾阳之品配合，或许有益。（刘茂才^注点评）

医案2　　"塞因塞用"法治疗腹胀

患者，女，55岁，2006年9月13日首诊。

简要病史：腹胀，从胃脘连及小腹，纳差，腹胀餐后明显，体倦乏力，大便2~3

天 1 行，已 3 年余，西医检查：肝胆，消化系统都未见异常，曾用西药、中药、针灸等法，无效。经我院实习学生推荐前来就诊。舌体淡黯，苔白，脉沉细无力。腹部叩诊如鼓音，面部轻度浮肿，腹胀纳差、矢气则舒，大便 2~3 天 1 行，大便质溏。平素喜食辛热刺激物，及冻品。

诊断：腹胀

辨证：中气虚，气机升降失常

治法：补中益气，运化中州

方药：补中益气汤加减

党参 15g，白术 18g，黄芪 30g，陈皮 10g，升麻 6g，柴胡 6g，桔梗 5g，砂仁^{后下}3g。每天一剂，水煎两次，取药汁共 2 碗，每次 1 碗，每天 2 次。

饮食调护：忌生冷，刺激食物，少吃多餐。

【治疗过程】

病者见处方后，反应异常，满脸不悦，直说"我不能服黄芪，服后会病情加重"。笔者视其前医家所给药物，均因患者的反应，不敢用参、芪等补气之药，均以枳、朴为用。再次审视其病症、病机，仍为补中益气汤证，辨证无误。告诉患者，此方虽用黄芪，但配伍不同，建议试用 2~5 剂。

2006 年 9 月 18 日，病人喜告之，药后诸症均有改善，腹胀大减，大便仍溏，纳可，语声也较以前改善，眠可。试药后进一步确定，以前的辨证正确，守法守方治之。处方补中益气汤加减。药物：黄芪 30g，党参 20g，白术 18g，当归 6g，升麻 5g，柴胡 5g，砂仁^{后下}6g，陈皮 10g，炙甘草 3g。每天一剂，水煎两次，取药汁共 2 碗，每次 1 碗，每天 2 次。连续 7 剂，病情进一步缓解。以后每周来 1 次复诊，守方守法调理，病情平稳。

【体会】

患者长期腹胀，经过胃镜、肠镜等检查无特殊，属于胃神经官能症范围。在此案中何以补中益气汤能奏效，皆因辨证准确，借鉴前医之训，前医均畏参、芪之中满，特别是患者的反应，误导前医，以为有腹胀便秘为实证之中满，均以枳、朴为用，下气行气消胀。不知此进一步伤其中气，故病不除。笔者在首诊过程中察舌听脉，未见实证之象，舌淡脉沉细等肾均为虚证之象。故可施补中益气之法，不从病家，从其病机而治之。本方巧用桔梗、陈皮，砂仁补气中调理气机，补而不滞，升提、醒脾，而不用枳、朴之下气行气之品。使中气得升，气机得畅，中州得运，则腹胀自愈。

这使我联想到郑钦安在《医法圆通》"用药弊端说"中所述案例："更有一等病家，略看过几本医书，记得几个汤歌药性，家人稍有疾病，又不敢自己主张，请医入门开方去后，又或自逞才能，谓"某味不宜，某味太散，某味太凉，某味太热"，某味或不知性，忙将《本草备要》翻阅，看此药能否治此病否，如治与病合则不言，不与病合则极言不是……"与此案何其相似！

【名家点评】

"塞因塞用"为反治法之一，临床运用关键在把握病机，辨证准确。医者从病者病史中的得失，四诊资料综合分析所得证据，断其"中气虚，气机升降失常"，按证施治，处理得当，所以效果良好。至于病者左右医者用药之事，临床常有之。对此，需要一分为二，不能一概而论，具体情况具体分析。医者务必重视，要细释其由，否则，势必影响疗效，甚则酿成不良后果或医疗纠纷。确属无理者，亦要耐心细致解释，能否使其积极乐意配合治疗，亦是一种艺术，也是从医者应有的修养。平常心处之，治病救人也。本案医者耐心解说，以药物"配伍不同"说服病者，亦是一个好办法。最终病者高兴，医者亦高兴！（刘茂才点评）

医案3　内外结合法治疗乳房包块

患者，女，29岁，2010年9月16日首诊。

左侧乳房胀痛，左侧外上限有一个小的结节，边界清楚，每月经前后有胀痛，曾到西医诊所、医院就诊，医手检，钼靶X线检查：包块1.5cm×1.8cm，边界清楚，及穿刺病理检查，诊断为"乳腺纤维瘤"。患者担心会发展成乳癌，病人平素工作压力较大，情绪波动，大便干结，1~2天1次。舌红有瘀点，苔白黄，脉弦微数。

诊断：乳癖

辨证：肝郁化热，气滞血瘀

治法：疏肝散结，清热化瘀

方药：自拟方

荔枝核15g，橘核10g，山楂12g，藤梨根30g，鸡血藤15g，赤芍12g，白芍12g，生地15g，五爪龙30g，夏枯草15g，蒲公英15g，桃仁10g，白花蛇舌草20g，薏苡仁30g，郁金12g，薄荷^{后下}5g

外用：消核散外敷

荔枝核50g，橘核20g，莱菔子30g，苏子20g，白芥子30g，吴茱萸20g，丁香18g。此方是在林毅教授的经验方的基础上，进一步加减变化。上药打碎，装入布袋封口，将此布袋在微波炉中加热后局部外敷1~2次/每天。

【治疗过程】

2010年10月7日复诊：乳房包块软化，疼痛减轻，自觉包块有缩少，守方治疗。2010年11月11日再复诊：一般情况可，上症明显改善，情绪较以前平和，无疼痛，大便改善。钼靶X线检查，包块有缩小（1.1cm×0.9cm，边界清楚），月经期也无明显的胀痛，嘱坚持上法内外合治，每月复诊。

【体会】

"乳癖"是以乳房不同程度的疼痛、一侧或两侧乳房内单个或多个大小不等的肿块并与月经、情绪变化有相关性为临床表现的病证。已成为危害女性身心健康而不可忽视的疾病之一。包括现代医学中许多乳腺疾病，诸如"乳腺纤维瘤"，"乳腺增生"，"乳癌"等多种病症。在病因病机方面，古代医家认为情志因素对本病的发病影响很大。陈实功《外科正宗》认为"乳癖多由思虑伤脾，怒恼伤肝，郁结而成也"。祁坤《外科大成》记载"由肝郁脾虚者，……又郁结伤脾者"。《潘氏外科秘本九种·疡症歌诀》曰："乳癖厥阴郁积成，喜消怒长卵之形"。《罗氏会约医镜·乳病门》曰："大凡乳证，因恚怒者……"。可见致情志不畅，郁久伤肝，致气机郁滞，蕴结于乳房，经脉阻塞不通，肝郁气血运行失畅，气滞、痰凝、血瘀结聚成块而发本病。在诊断上不可与西医对号入座。更不能将其简单的纳入外科系统，中医理论乳腺疾病系全身疾病的局部表现，涉及到妇科、内科、外科等，在经络上与冲任肝脾有关。与肝脾两脏关系密切。故在治疗上应注重柔肝疏肝，调和肝脾，再用活血消核之品，以达治疗的作用。

在治疗"乳癖"时，应注意内服与外敷结合，以达理想的作用。中医的外治方法种类很多，如外敷、按摩等方法，局部与整体结合，可收到较好的效果。内外合治是中医整体观在中医治疗学上的体现，内外合治采用口服合并外用治法，具有疗程短、见效快、疗效高、无毒副作用、无痛苦、操作简便等优点，疗效满意，患者亦易于接受。在本案例3中外用的行气活血，消瘀软坚散结，用其热敷，穿透力强，可使局部组织松弛、舒展，改善血液循环，增强细胞活力，从而达到消炎、清热、解毒、消肿、软坚、散结、镇痛的目的。

【名家点评】

外治法乃泛指除口服药物以外，施于体表或从体外进行治疗的方法。外敷是常用而有效的一种方法。内服外敷，运用得当，效果倍增。作为内科医师，胸中应该常常有它。本乳癖案医者予内服疏肝散结、清热化瘀，外敷消核散治疗收到良效，虽未言及痰，但痰在整个乳癖的病因病机中有它一席之地，只是不同的病程有不同的显现、治疗亦有不同的侧重而已。其实，消核散中就包含着"三子养亲方"在内。中医药治疗"乳癖"有特色、有优势，希望不断总结提高。（刘茂才点评）

【香港行医感悟】

笔者以"优才"输入到香港大学从事教学、临床及科研10余年，目睹了香港中医药的发展。从学生的培养、临床、科研中，感到中医在香港的发展虽然有政策上的扶持（已将中医药例入《基本法》中），力推中医药在香港的发展；同时也看到了由于多种原因，让中医药的发展尚有许多阻力与困难。中医在香港医疗体系中的地位乃为非主流的医学，在政策、待遇上仍有中西医的不平等，西医对中医有偏见，而且中医在香港的发展，客观上对西医的既得利益受到影响，西医会对中医有一些排斥，责难是可以理解的（中医是一门学科，还有待不断的研究与发展，肯定也存在不足之处），更不用说精诚合作了。但是我们也发现在香港有一些促进中医药发展的先行者（包括一些西医的大家），就是在逆流中行，力推广中医在香港的平等发展，提倡中医及中西医结合等。我们坚信中医药在香港的发展会有一个从补充、替代医学，发展到一个与西医并重、平等的医学，进而能与西医对话沟通到精诚合作，一道服务于香港市民。但是香港的中医、中西医结汇通只是刚刚起步，尚有漫长、荆棘道路要走。笔者借病案的分析抒发自己渴求中医在香港得到良好发展。

由于香港的中医政策，在香港行医的中医师，只能用中药，不能用任何西医药（包括西医检查），这其实从反面促进了中医诊疗水平的发展，提高中医生的中医药的诊疗水平，充分发挥中医药之长，治疗有效与否较国内更容易观察，能更好地弘扬中医药优势。但是所面对的疾病常常是西医解决不了的，机遇与挑战并存，医疗的难度也很大，要求中医能善用中医综合治疗的方法，解决临床多种疑难病症。其实在临床上当用纯中医满意地解决了这些疑难杂病，得到病人称许时，会由衷地感到中医的博大精深，联想到在内地行医治病，就是病愈后也不知道该归功于中医还是西医。经过多年在香港临床工作，加深了我对中医药的热爱，也常常将此体会与他人分享。

中医药在香港有良好的基础，市民常用中医药作为养生保健的方法之一，如中药汤水疗法非常实用。故在案一中述及香港人经常用中药材煲汤。故提出如何选用药材与自己身体相适应的方药，则是我们医生在诊疗过程中应当留意，并告诉患者合理的运用以汤为补。患者也应该咨询医生，辨证合理运用汤水疗法，促进疾病的康复，避免错误运用延误病情。该患者错认为仍因津液不足所致口干渴，错误的运用汤水，致使病不愈。故在香港行医，切记告诉患者汤水辅助治疗的方案，以辅助治疗疾病。

香港市民总体经济状况较内地好些，好用补益之品，"人参"、"鹿茸"已成为常品，如何宣传教育合理运用相关的药材，达扶助治疗作用，临床时需要与患者作沟通、解释，让患者知情，并与医生配合，以便更好的治疗疾病。在香港有法律保护病人的知情权，他们有权知道其病情与用药，所以一定要小心。

注：

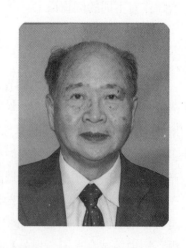

刘茂才，广东省兴宁市人，全国名中医，1963年毕业于广州中医学院。先后担任广州中医药大学第二临床医学院内科教研室主任、教授、首席教授、博士研究生导师，副院长等职。

先后兼任中华中医药学会理事会理事、中华中医药学会内科脑病专业委员会主任委员、中华中医药学会脑病分会名誉主任委员、广东省中医药学会内科脑病专业委员会主任委员等。2003~2009年期间任香港东华三院广华医院—香港中文大学中医药临床研究服务中心顾问中医师。

3. 李甯汉医案

李甯汉，香港注册中医师。1963～1966 年在香港菁华中医学院晚间三年制毕业，并在该院任教 20 多年。后在 1966～1967 年修读研究院 1 年。及后再跟随梁永亨医师修读伤科 1 年，跟陈乙燊医师修读临床针灸 2 年。致力中草药研究，有 30 多年远足及草药实地考察探研的经验，并建立香港多个中草药园地，教育培养大量中草药专才。于 30 年前创办香港中国医学研究所，运作至今。自 1992 年起跟随世界著名植物学家、哈佛大学研究员胡秀英教授登山跋岭，探查与研究蛇菇的生态环境。曾在美国《哈佛大学植物学报》等杂志发表学术论文。

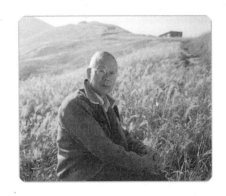

曾任香港浸会大学中医药学院荣誉教授。现任香港中文大学中医中药研究所名誉顾问，香港新华中医中药促进会首席会长。担任《中国本草图录》编辑顾问及第 11 卷主编。合著有《香港草药 10 径游》等著作。1970 年迄今从事香港中草药调查研究及主编《香港中草药》1~8 辑。

医案 1　逍遥散合片仔癀为主治疗乳癌

患者，性别，女，65 岁。首诊日期：1968 年 5 月 21 日。

简要病史：1 年前右乳房起一硬块，逐渐增大，近日胀痛甚，乳头常渗黄水，胃纳不佳，每餐只能食饭半碗，婚后未生育。患者不愿施行手术。查体：体温正常，面色苍白无华，精神萎靡，瘦弱不堪，营养不良，触摸右乳房坚硬而根深，状如覆碗，推之不移，约 3 寸直径阔，皮肤呈橘皮状，边缘微红，有向外发展之趋势，同侧腋下有淋巴结肿。并谓平时常被丈夫欺负。舌白腻中裂，脉弦细略数。

诊断：乳岩

辨证：气血亏虚，肝郁痰凝毒蕴

治法：补益气血，疏肝解郁，化痰解毒

方药：逍遥散合剂 25ml，片仔癀每次 0.6g，每日服 2 次，外敷川连膏并嘱以橙皮煲水热熏洗患处。以上方为主，银花、蒲公英、牡蛎等酌量使用。

饮食调护：清淡饮食，避免辛辣之品。

【治疗过程】

中药连服 7 剂后胃口渐复，每餐能进食两碗，精神转佳，乳部红肿渐消，已无坠胀感，但坚硬如故，如是者治疗近月，患者能恢复工作。1969 年 3 月 14 日，病者到诊，病情与上年无异，谓上年辍医后，一直胃口良好，乳部虽然坚硬，但未见任何恶

化，只是渗流黄水，所以没有治疗，唯近日又发现乳部肿胀坠痛，细观其症状，与1年前也大致相同，乃照前法施治，2～3天后即渐觉舒服。

1969～1975年间，病者有时到诊，症状差不多。治法同前，在治疗过程中根据患者正气亏虚，气血不足，阴虚等证配合益气养血，滋肾养阴等法。患者则自购片仔癀服用，期间，乳部肿瘤虽然增大，仍能正常工作。直到1975年2月，患者到诊，称：因年老体弱，被公司开除失业，致病情迅速恶化，肿块软痛，欲溃穿之象。1975年5月14日，吴女士丈夫告知，肿瘤溃穿，流血甚多，乃嘱其到医院就诊，此后再无消息。

【体会】

本病西医诊断基本明确为乳腺癌，患者治疗之初，胃口转佳乃逍遥散加减之效，因为本方为疏肝、和脾、养血之剂。而控制肿瘤之发展，消炎止痛，则片仔癀之功劳。虽然此病未能治愈，乳中硬块依然存在，但能抑制其恶化，减轻病人的痛苦，达到带瘤生存的效果。相信如果患者能配合其他治疗措施，或坚持服药，当会获得更佳效果。

此乳癌医案能完整保存，主要是由于教学需要。此有一轶事：2002年需行中医注册，除提供1965年商业登记，证明当年已开始行医及多种证明外，更要有详细行医证明，否则注册有问题。笔者把上述医案影印奉上给香港中医药管理委员会，由于证据齐备，终于2002年12月19日获批准成为注册中医。

【名家点评】

中西医诊断明确无疑，但李师并未"见癌抗癌"，采取堆砌大量所谓"清热解毒、化瘀祛痰、破血散结"等"联合部队"试图一举歼灭癌魔的方法，而谨遵仲景"随证治之"之训，运用"四两拨千斤"之法，取名方逍遥散加味调补正气治其本，片仔癀清热解毒，活血化瘀治其标，一诊即效，月余症除而安。患者断续治疗七年间能照常上班，其效之佳不言而喻。此案启示我们：中医治疗"正虚邪实"之疑难杂症或被西医视为无从下手的难治病具有自己的优势，但必须明白，中医治病之奥秘在于"方证相应"，切不可执"方"治"病"，这是目前中西医学界都尚未完全明确又不得不明确的一个问题。随着疾病谱的改变，癌症已成为人类的主要杀手，学界应共同携手，并肩作战，力争早日攻克癌魔。（江厚万点评）

医案2　片仔癀治疗背痈（有头疽）

患者，男，44岁。

简要病史：背部左侧起疮，历时1周，疼痛益甚，夜不能寐，咳嗽不止，胃口不佳，口干。体温正常，形容憔悴，背部左例肺俞穴起1肿疡，约2寸阔、漫肿。中央略高微红，舌白，脉弦细弱。因病者体弱疮不能透发，致毒气内攻，影响肺部而咳嗽。

诊断：背痈

治法：托毒排脓，清热解毒

方药：片仔癀合四妙汤加味

黄芪 6g，当归 6g，忍冬藤 9g，生甘草 3g，蒲公英 9g，玄参 9g，天花粉 9g，枳实 9g，白芍 9g，乳香、没药各 9g，片仔癀每次 0.6g，每日服 2 次。外贴膏药。

【治疗过程】

翌日痛即稍减，咳嗽亦减。无口干现象，能睡 4~5 小时。检视疮部已开始溃烂，如蜂巢状，脓稠厚，乃照上方加减处理 4~5 天，即渐痊愈。

【体会】

片仔癀合四妙汤能收止痛、托毒外出之功。应用片仔癀多年，体会到片仔癀确实是良好的清热解毒、消炎止痛药，临床未见其明显副作用，常见大便多数次而已，临床还需要辨证施治，根据病情适当配合辨证处方，效果更佳，而对于身体太弱，脾胃已败者慎用。

【名家点评】

片仔癀为现代研制方【《中华人民共和国卫生部药品标准》中药成方制剂第十八册收载】，由牛黄、麝香、三七、蛇胆等组成，具清热解毒、凉血化瘀、消肿止痛等作用，主治热毒血瘀所致痈疽疔疮、无名肿毒、跌打损伤及各种炎症，用于此病，甚为恰当。值得一提的是，李师能将该药用于前案治癌而用于此案治一般性肿毒，可见其识见过人，用药如神，既精熟药方又博览众书，令人敬钦。据报道，以片仔癀治疗晚期肝癌取得良效【徐益语,于尔辛.以片仔癀为主治疗中晚期肝癌42例临床分析.上海中医药杂志,1994(12):4-5】。此案再一次说明，"病"异"证"同治亦同，这是中医治病千古不变的法则。（江厚万点评）

医案 3　温灸关元救治内痔大出血导致气随血脱证

患者，男性，25 岁，70 年代初就诊。

简要病史：几年来经常大便出血，患者面青唇白，脉虚弱无力，有地中海贫血史。

诊断：内痔，内痔出血

治法：枯痔法

【治疗过程】

在治疗过程，内痔将脱落期间，患者去厕所，突然发生大出血，出血约数百毫升。乃命患者卧床休息，当时患者面出一点点油汗，呼吸不顺，乃命助手以"太乙神针"艾条如银元大两支，温灸百会穴，笔者按其脉搏，正呈散乱之象，呼吸仍不畅，乃改温灸关元，突然间，奇迹出现，脉搏呈强力反弹，之后散乱之象渐趋平复，患者面部油汗已收，称觉寒冷，加衣后送医院。当时血压是 60/30mmHg，医院输盐水 2 瓶

（1000ml），当晚再输血150ml。患者今仍健在。

【体会】

中医认为灸法有回阳救逆之功效。关元位于丹田，古书认为脐下间动气三焦之道路，气之所终始，生命所寄。有此惊人之急救效果，值得深入研究。查此灸法治虚脱，乃受阮卓峰老师医案之启示，该文刊载于本人主编的《中医研究》专刊。此奉上由阮卓峰生前撰写的《灸法急救伤科虚脱医案》【香港中国医学研究所.中医研究(第二期).1975年5月2日出版】供参考。

附录：灸法急救伤科虚脱医案

灸法用于扶阳固脱，古书早有记载。我在50年前，曾用直接灸法救治一位濒于死亡之伤科病人。现将该医案记录如下：

该病人乃一女子，别号生观音，某日与其未婚夫游车河（编者按：为广州话，意为开车兜风）。车到广州白云山时，突然失去控制跌落山崖，男女皆重伤。男于送中大医院途中不治毙命，妇则断左手，回家自行延医调理。但经过36小时后病情突然恶化，病者家人转请我往诊治。我即携妻前往，甫抵病者家门时，见室内点燃香宝蜡烛，一派丧家惨象。在场一老妪出应曰："女子刚断气矣！还请医生进内一视，看还有得救否？"是时我内心认为病者既已断气，自无希望矣，不愿入内。我妻曾学过看护，有胆量，认为既已来到，而病者家人既有此要求，自应去入诊视，说不定还有得救。于是我夫妇同入内，见病人已身穿寿衣，僵卧床上，我以手抚摸其手足，虽无脉搏应指，但仍有暖意。乃命我妻在病者关元、气海穴用艾炷如烟头大直接灸之，历数分钟仍不见动静，我又点燃艾灸，直灸病人左、右手之灵道、内关二穴，数分钟后见病人两眼圈有红晕一转，并有眼泪流出，呈现还阳之象，跟着并能伸动两足，微呼腹中疼痛。此真出乎我意料，亦堪称奇迹。

查病者肇事当日，断左手昏迷，伤处及其他部分复为冰冷之溪水浸过。前医为其做好接骨手术后，误开泻下之苦寒峻剂。病者下之不得，发生寒闭而令病情急剧恶化。我于病者完全苏醒后另拟一方用：当归5钱、川芎3钱、炙甘草1钱、红花7分、桃仁20粒、酒洗大黄^{后下}3钱、炒朴硝^{后下}3钱、细辛1.5钱、广木香^{后下}3钱、肉桂心1钱（另焗一半先服、一半冲茶）。方意为借热行寒，用温下之法。

病者服药后不久，有大便来，便后觉舒服很多。其家人见其还阳复生，万分欢喜。我继续为其治疗20天，断手接回复原，不表。

且说我当时用艾火灸病者之关元、气海穴，乃欲起下焦之阳，化气上行交于心，而令其阳还。结果因其寒闭严重而未能迅速见效。后再思及需振心阳，使君主有权，方能通行十二经。故乃再灸灵道、内关二穴，使心火下交于肾，即化气上行交于心，通行五脏六腑，故立即回阳复苏。

综上所述，可知针灸一门，用之得宜，确能起死回生，凡习跌打者，若能掌握针灸，更是相得益彰。（阮卓峰撰）

我们在香港做中医·医案辑

【名家点评】

此案疗效之佳告诉我们三个问题：

1. 中医灸法回阳救逆何以具有如此神奇功效？因为岐黄之学完全是源于中华祖先长期生活与生产实践的真实记录。灸法的产生是古人在火热取暖和烧烤食物及保存火种的过程中，人体某一部位的偶然烧伤反倒消除了某一疾病，如烧伤了足三里的部位而腹泻停止，在经过了若干万次以后，经过总结而发明了灸法【《李今庸医学文集》3~4页】。

2. 李师所引阮卓峰老师"用艾火灸病者之关元、气海穴，乃欲起下焦之阳，化气上行交于心，而令其阳还。结果因其寒闭严重而未能迅速见效。后再思及需振心阳，使君主有权，方能通行十二经。故乃再灸灵道、内关二穴，使心火下交于肾，即化气上行交于心，通行五脏六腑，故立即回阳复苏"之神案高论，郑重地向世人昭示：中医学所揭示的生命规律远远超出现代科学视野之所及，今人切不可用"科学沙文主义"来扼杀和否定中医，否则将成千古遗恨！我们从中医学领悟到：若要破解生命、健康与疾病之生成和转化之谜，首先必须准确解读宇宙之由来。中医学元气论认为，世界和事物不是"存在"着，而是"演化"（气化）着，是"生成着并消逝着"。过去那种"既定"世界的思想观点必须彻底打破。依据现代"大爆炸"理论，世界的所有一切都是从"真空能"状态的原始宇宙经过数以百亿年的逐渐演化而来。人是宇宙演化的产物，人是一种分化系统，人是一种"元整体"（整体性是先天的），而不是原子的机械堆砌，不是一种"合整体"（祝世讷语）。有人从现代分子生物学角度断言，只要基因的奥秘被揭开，人类将无病可医。殊不知，基因水平对于环境变化的适应表现为时滞性、局限性和被动性，即适应不能和环境变化相同步；过多的变异往往导致机体死亡，少量变异又不足以适应变化激烈的环境；由于变异的时滞性，使得机体不可能具有"预见性"，而总是随环境的变化而被动变异，而且一个有效变异往往需要在大时间尺度内进行（可能数百万年）。这样，基因水平的调节在单细胞外的生物中显然不适用【21世纪100个科学难题编写组.21世纪100个科学难题.长春:吉林人民出版社,1999;491-492】。因此，我们不得不反思，中医学的思维、理论、方法和技术在未来大医学架构中究竟能不能、该不该得到应有的位置?!

3. 灸法的运用必然涉及经络问题，有必要对此加以阐述。目前已经提出三种观点：①"经络是以神经系统为主要基础，包括血管、淋巴系统等已知结构的人体功能调节系统"。②"经络是独立于神经血管和淋巴系统等已知结构之外（但又与之密切相关）的另一个机能调节系统"。③"经络可能是既包括已知结构，也包括未知结构的综合功能调节系统"【胡翔龙,包景珍,马廷芳.中医经络现代研究.北京:人民卫生出版社,1990;249】。其实这三种观点有着深刻的内在统一性，把它抽出来即是："经络是人体的综合性功能调节系统；经络的结构以神经、血管、淋巴等已知解剖结构为基础（或与其密切相关），但又不就是这些解剖结构；经络的结构是独立于已知的解剖结构之外的另一种未知结构；这另一种未知结构已肯定不是解剖结构。"从新的研究思路考虑，完全可以认定，经络的结构是功能性的，是人体的一种功能性结构；经络是以功能为基础，系于、高于、统于已知解剖结构的相关功能之上的人体功能调节系统。是人体自我调节功能子系统。是一种"过程流"，功能一停止，结构即消失，在解剖台上不可见【祝世讷.经络的结构是"超解剖"的功能性结构.山东中医药大学学报,1997,21（1）:2-6】。只有全面、完整、准确地学好读懂中医学的基础理论，真正领会中医学的科学原理和内涵，系统掌握中医学的各种技术，才能成为名副其实的中医，中医学也只有通过这样一批英才的代代相传和发扬光大，才能够为人类不断做出应有的贡献！（江厚万点评）

【香港行医感悟】

中医是世界上最古老的人文学科之一，是中华民族文化宝库中的奇葩，它为中华民族的繁衍壮大做出重要贡献。笔者作为香港本地中医，从事中医药事业数十年，其间见证了中医药在历次重大社会变更中，香港都曾为中医的延续担当了重要的角色。

笔者曾于2007年8~10月在大公报发表专文《九七后的香港中医药》，探讨香港中医药问题。1997年香港回归祖国。在基本法指引下，为香港中医药业发展开辟新天地！政府立法确认中医的合法地位，三间大学均建立五年全日制中医课程，培育正规中医人才，有百多年历史的东华医院，新建立了四间中医门诊部，推广中医治疗；香港赛马会拨款协助中医科研……《中医药条例》的实施和"香港中医药管理委员会"的成立，为香港中医药规范化，奠定良好的基础。可以说过去十年，胜于以往数十年！但在发展过程中，出现配套不完善的情况，距离香港成为"国际中医药中心"的伟大理想，仍有很长距离。

香港目前有三间五年全日制中医学院，每年有近百名中医师毕业，他们都要经过在中医院临床实习八个月，才可以参加考试。俗语有云："熟读王叔和，不如临证多。"这批杏林新秀，每年都要跋涉长途，往内地中医院实习，费时费力。

创办于1872年的东华医院，是香港首间为本港华人提供免费中医住院及门诊服务的中医院，也是全国最早建立的中医院！以后才逐步引入西医，同时为市民提供中西医疗服务。到了日寇占领时期，因中药供应不足，中医药住院服务才被迫停办。

内地的中医事业蓬勃发展，各省都设政府公办的中医药大学（学院）及中医院，而且中医院可结合西医学治疗疾病；但香港目前还没有一间政府公办的有规模的中医药临床基地，而现代医学中的理化检查，中医不能转介，影响微观诊断。如果香港也能建立一间中医院，则可集中一批中医药专家为一些危重病人诊治，进行临床研究，科学考证，培训学生，更可为香港市民的健康服务！

另外，笔者向以医药并重，殊感熟知药物、植物对行医有很大帮助。尤其是与胡秀英博士合作获益良多，中药的研究与学习也促进医术的进步。今年胡秀英博士103岁寿辰并荣膺"感动香港"十大人物。赋诗一首以致敬意。

贺胡秀英老师

哈佛奇才逾百龄，冬青兰菊尽研精。
关心社会心慈爱，感动香江誉满城。
福建浙江携手往，云南大理并肩行。
攀山豁达知长寿，造极登峰举世名。
二零一一年二月十七日。

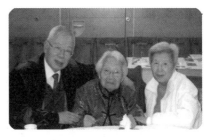

李甯汉夫妇与百岁老人
胡秀英博士合影（2011 年）

【名家点评】

李师作为香港本土中医，如同他的同道一样，"为中医的延续担当了重要的角色"，我以一个内地的后学身份，由衷地向您致敬！但李师所言"中医是世界上最古老的人文学科之一"一语值得商榷。中医学究竟属于人文学科还是自然科学，可说是已争论不休数百年的世界难题，不解决这一基本概念问题，中医学就将永远在"口水战"中徘徊。医学哲学家、中医系统论学科创始人、中医多学科研究专家、中医战略研究专家祝世讷教授对此给出了令人耳目一新的回答：首先，要掌握学科划分的原则。"科学"一词汉译时的本义，是指"分科的学问"，分科的依据是研究对象，研究同一对象属于同一学科，研究不同的对象属于不同学科。现代科学把整个世界分为三个大的领域，形成自然科学、社会科学、思维科学三大门类，每一门类分为若干学科，每一学科又分出许多分支学科。医学的研究对象是人的健康与疾病，在现代科学体系中，属于自然科学。

其次，学科之间有交叉，但学科的研究对象不交叉，学科之间的界限是清楚的。世界是一个整体，并不因为科学研究的分科被分割零碎，同时，客观事物的内在统一性也不会模糊学科划分的界限，在学科之间的交叉带上，不同的内容各归属于不同的学科。例如，在人的健康与疾病中有心理因素的作用，研究心理性疾病的是心理医学，是医学的分支学科；而研究影响健康与疾病的心理因素和作用的，是医学心理学，是心理学的分支学科；同样，在人的健康与疾病中有社会因素的作用，研究由社会因素引起的疾病的，是社会医学，它是医学的分支学科；研究医学所涉及的社会因素的，是医学社会学，它是社会学的分支学科。像艾滋病的防治，医学可以研究清楚其传播途径（如吸毒、性乱等），指出阻断传播的环节和方法，但如何去解决制毒、贩毒、吸毒、性乱问题，那不是医学的任务，而是社会管理的任务。不能因为健康与疾病涉及心理、社会因素，就认为医学兼有心理学和社会科学的属性。

再次，医学和中医学的研究对象是"人的健康与疾病"，这是决定医学和中医学的自然科学性质的依据。在"健康与疾病"之外，关于人的其他问题由其他学科来研究，如人类学、人体科学、脑科学、心理学、思维科学、社会学、行为科学等，这都不属于医学的范畴。但是，人的健康与疾病既与上述这些关于人的非医学内容有关，也与生物学、化学、物理学、气象学、宇宙学等内容有关，决不能因此而说，中医学具有与这些学科相交叉的多重属性，更不能将这些广泛的联系和交叉省略掉，说中医学只与人文科学相交叉因而具有"双重属性"。

最后，关于中医与人文学科的关系，主要在学术思想、理论观点和思维方式等方面，与"健康与疾病"的具体内容的关系并不直接。例如，中医学与哲学关系密切，有专门的"医学哲学"来研究，它是哲学的分支学科；但是，人没有"哲学性疾病"，不存在"哲学医学"这一学科，决不能因为中医理论与哲学的关系密切，就说中医有医学和哲学的双重属性。实际上任何学科都离不开哲学思考，哲学思想渗透在所有学科中，不能因此而认为都具有"双重属性"。希望通过拜读祝先生的高论，能使我们的认识逐步走向统一。（江厚万点评）

4. 黎恺琳医案

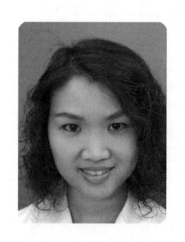

黎恺琳，香港注册中医师。香港浸会大学中医药学院毕业，香港中文大学研究院理学硕士。曾担任中文大学中医进修课程客席讲师等并曾受聘于东华三院辖下中医诊所。一直从事中医全科、针灸等临床工作，对妇女健康问题有较多的体会。现任农本方中医诊所中医师。

医案 1　　玉屏风散合苍耳散加味治疗过敏性鼻炎

患者，男，51 岁，2011 年 8 月 19 日首诊。

简要病史：患者晨起鼻塞，打喷嚏，流鼻水，目痒涩多年，每早持续超过 3 小时。患者为新加坡人，从年轻时开始患有过敏性鼻炎，吸烟多年，3 年前来香港定居工作并戒烟。现症：纳少不饿，经常不吃早午餐或只吃少许沙律水果，平素汗多，大便正常。脉弦细，舌淡红，苔薄黄。

　　诊断：鼻鼽

　　辨证：肺脾气虚

　　治法：健脾补肺

　　方药：玉屏风散合苍耳散加味（颗粒冲剂）

苍耳散 10g，玉屏风散 10g，黄芩 2g，桑白皮 3g，共 7 剂，每天早晚分 2 次开水冲服。

饮食调护：定时进食，每天最少早晚两餐，避免沙律等生冷食物。

【治疗过程】

二诊：2011 年 8 月 26 日，诉每天吃早晚两餐及服药后鼻塞打喷嚏流鼻水好转，仍目痒，纳改善，舌苔色白微腻，余症同前。守上方去桑白皮，加菊花 2g 及佩兰 2g，再进 7 剂。

三诊：2011 年 9 月 2 日，诸症明显好转，晨起少许打喷嚏流鼻水，纳可，有饥饿感，脉细，舌苔薄白。患者自觉已无需服药，嘱多服药两周以巩固疗效，守上方再进 7 剂。

四诊：2011 年 9 月 9 日，症状基本痊愈，目痒好转，眠梦多，余无不适。守上方去黄芩，加乌梅 2g，酸枣仁 3g，再进 7 剂巩固疗效。

【体会】

本患者西医诊断为过敏性鼻炎。患者受过敏性鼻炎困扰多年，并且有汗多，纳少的症状，属肺脾气虚型。治则应为健脾益肺，但在案中处方并无健脾之意，因患者长期以沙律等生冷作食，又时每天只吃一餐，因而损伤脾胃，故建议患者改变饮食习惯，每天定时进食最少两餐，并以米饭作为主粮，此实为健脾胃之选。因此处方中只集中针对肺气不足之证，以玉屏风散为主方益气固表，配以苍耳散治标，首诊见有热象则加黄芩、桑白皮；二诊见目痒苔腻加菊花、佩兰，随症加减。

香港饮食习惯受西方文化影响，认为新鲜生菜水果属健康佳品，忽略了这些生冷饮食对脾胃损害之大，使脾胃运化失常，胃寒纳差。加上寿司、刺身大行其道，香港人多趋之若鹜，因此，香港人多有脾胃虚弱之证。如患者能遵医者叮嘱，少吃生冷，效果自能事半功倍。

【名家点评】

患者长期饮食失节、生冷作食，证属肺脾气虚无疑，医者明晰"因时、因地、因人制宜"之原则，嘱病者少食生冷，以性平味甘之大米为主食，自收补中益气、健脾养胃之功，处方专以补肺固表、通利鼻窍为务，首诊少佐清肺利窍之品，温清并用，自达标本兼顾之效。二诊时患者脾肺之本渐复，肺热渐清，而湿浊微患，遂去清肺之品而仍以补益脾肺为本，加菊花、佩兰以祛湿利窍，守标本兼治之法，终达病痊。四诊眠时梦多，为气损及阴，脾肺之气已复而营阴未增，渐现营阴失守、心神不宁之证，加乌梅、酸枣仁养阴安神。（李顺民点评）

医案 2 半夏泻心汤合左金丸治疗胃气胀

患者，28 岁，首诊 2011 年 10 月 12 日。

简要病史：反复胸闷不适半年，每次持续 1 个多小时。患者半年多前开始每天晚上出现上述症状，时轻时重，甚则胸闷影响难以入睡。曾到医院行心电图检查无异常，行胃镜检查发现胃幽门螺杆菌，已完成抗生素治疗，治疗后症状稍有改善，但仍每晚胸闷不适，偶然有胸灼热感或微有反酸。脉细滑，舌淡红苔白微腻。

诊断：胃痞病

辨证：肝胃不和，寒热错杂

治法：抑肝和胃，调和寒热

方药：半夏泻心汤合左金丸加味（颗粒冲剂）

半夏泻心汤 12g，黄连 0.8g，吴茱萸 0.2g，瓦楞子 3g，海螵蛸 3g，浙贝母 3g，共3 剂，每天早晚分 2 次开水冲服。

饮食调护：嘱咐患者忌酸辣食物，少吃甜食。

【治疗过程】

患者服药 3 天后胸闷改善，再服 7 天后已无胸闷反酸，后因感冒停药。2 周后复诊已无反酸，无胸灼热感。唯见舌淡红边有齿印苔白，属脾虚失运之象，故为巩固疗效，改以健脾理气为原则，选方香砂六君子汤及半夏泻心汤加味。

方药：香砂六君子汤 12g，半夏泻心汤 8g，黄连 0.8g，吴茱萸 0.2g 及瓦楞子 3g，共 7 剂。嘱患者 7 天后可自服农本方香砂六君子汤。

【体会】

患者以胸闷为主诉，但经心电图等检查排除心血管疾病，后经胃镜检查明确诊断为慢性胃炎，属中医胃痞病。《金匮要略》中谓："呕而肠鸣，心下痞者，半夏泻心汤主之。"所谓痞者，《伤寒论》谓：但满而不痛者，此为痞，柴胡不中与之，宜半夏泻心汤。"患者以虽以胸闷为主诉，但经细问之下应为"痞"，"痞"者，实为水火不得上下交通之滞塞也。且时有胸中灼热感及返酸情况，为热滞上焦，故用半夏泻心汤，辛开苦降，开结除痞。此外，为加强清肝泻火降逆的作用，以及加强半夏泻心汤中清上焦热的作用，故加黄连及吴茱萸，即为左金丸之意。半夏泻心汤 12g 中含黄连约 2~3g，另加黄连 0.8g 共计即生药量 6~7g。吴茱萸 0.2g，即生药 1g 作为反佐，以清肝泄热。合计黄连与吴茱萸比例为 6~7∶1，实为左金丸的比例。

【名家点评】

本案为痞满，以正气亏虚为本，湿浊壅滞为标。湿浊郁而化热伤阴，久病入络。胸灼热感伴反酸为肝胃郁热之征，宜清肝泻火降逆，黄连、吴茱萸的使用实为画龙点睛之笔，笔者观察本病阴虚者有之，宜滋阴而忌温燥，半夏泻心汤合左金丸主之，辛开苦降、寒温并用、散结除痞，抑肝和胃。组方简洁明快，本病晚上而不是日浦时加重，有阴虚、瘀血阻络可能，宜加佛手、郁金、元胡以理气和胃，化瘀止痛。（李顺民点评）

医案3　归脾汤合酸枣仁汤治疗心悸

患者，女，45岁，2011年10月31日首诊。

简要病史：首诊患者诉多年前曾患抑郁症需服抗抑郁药，已停药3年多。现症：眠不实易醒，噩梦多，夜间时惊醒，心悸多年，看西医作24小时心电图检查示窦性心律不齐，大便溏日数次，脉细，舌淡黯边有齿印。患者9年前因血崩行子宫切除手术，保留卵巢，今年9月因肾石行碎石手术，术后症状加重。

诊断：心悸

辨证：心脾两虚

治法：补益心脾

方药：归脾汤合酸枣仁汤加味（颗粒冲剂）

归脾汤10g，酸枣仁汤8g，白术4g，丹参3g，白芍3g，茯神2g。共4剂，每天早晚分2次开水冲服。

饮食调护：忌生冷寒凉饮食。

【治疗过程】

二诊：2011年11月4日，诉服药数天无惊醒，梦减，余症同前。唯患者大便偏溏，故上方去白芍，改用怀山药3g，再进4剂。

三诊：2011年11月8日，诉睡眠好转，无惊醒，梦减少，少许痤疮，仍大便溏日数次。补血养心效果渐见，唯仍大便溏，故改以健脾渗湿为主，兼养心脾。方药：参苓白术散12g，酸枣仁汤10g，茯神1g，丹参2g，熟地黄2g，当归3g，黄芪3g，再进5剂。药后患者至2011年11月30日未有复发。

【体会】

患者行24小时心电图检查发现窦性心律不齐，再加上既往的抑郁症病史，又有失眠，一般认为与情绪因素有关，嘱患者放松心情或处方镇静药物。

从中医角度分析，需注意的是本案患者以往受崩漏困扰多年，虽然9年前已行子宫切除手术，但早已影响及心脾血虚，术后至今无适当调养，长期心血不足，遇事易惊。事实上，患者服用归脾汤合酸枣仁汤加味等补益心脾之药，症状明显改善，故治此类患者时不必拘泥于以往的抑郁病史，只管从心脾论治。

【名家点评】

患者既往血崩导致血虚，血为气之母，气随血脱，而致气血两虚；又因抑郁而致思虑过度，劳伤心脾，气血亏虚更盛。治则当以补益心脾，补血不忘补气，气为血之帅，气旺血自生，血足则心有所养。二诊时，患者无惊醒，梦减，大便偏溏，心悸同前，心脾气血仍虚，继予补益心脾，心脾同治，重点在脾，脾旺则气血生化有源。将白芍改为山药以加强健脾。三诊时，睡眠好转，无惊醒，梦减少，说明心有所养，但

仍大便溏，脾虚仍尚在，重在健脾利湿。（李顺民^注点评）

【香港行医感悟】

以往，在香港看中医的患者以老年人或家庭主妇为主，他们可以自己煎煮中药。近十多年，香港越来越多年轻的在职人士向中医求诊，他们事事讲求效率，为工作早出晚归，连吃饭睡觉的时间也不足够，更枉论要他们工作后再花时间在家煎煮中药。浓缩中药冲剂储存、携带及服用方便，正好满足他们的需要，因此，在近数年，浓缩中药逐渐受香港人欢迎。

然而，很多中医仍然对浓缩中药冲剂心存芥蒂，认为冲剂疗效不及传统中药饮片，且见效慢，处方加减不灵活。以上的病案正好说明，浓缩中药的效果可以一样好，且迅速见效。由于患者冲服方便，因此较煎煮中药服药依从性更高，又可避免因为煎煮不当而影响药效。

另一方面，中医药在香港受欢迎，中药事故也时有发生，社会人士亦越来越重视中药服用的安全性。可是中药饮片混淆混乱品种仍无日无之，中药品种交叉污染至患者中毒，重金属污染、残留农药等问题仍不能避免。因此，作为医者，要能放心用药，必须考虑到以上各方面。如浓缩中药能有效监控来源质量，严格把关，避免以上的问题，实在是一个放心的选择。

对于浓缩中药冲剂的使用，很多中医认为单味中药独立煎煮，没有经过"合煎"的过程会影响药效。事实上现时很多中药复方的制造是根古方的用药比例合煎而成，使用这些复方时只需考虑该复方的作用再加单味辅助或反佐便可，效果不逊于传统煎煮中药。当然，复方只能"加"不能"减"，这是复方浓缩中药的使用限制，但这种限制是能够克服的，不会阻碍浓缩中药的使用。笔者相信，反复临床使用证明浓缩中药的药效，市民对浓缩中药的信任度随时日俱增，使用浓缩中药将会是香港中医发展的大势所趋。

本文所用药物剂量均为农本方浓缩中药冲剂的剂量，相当于各种药物生药剂量的5倍。

注：

李顺民，男，主任中医师，教授，医学博士，博士生及博士后导师，享受国务院特殊津贴专家，深圳市中医院院长，国家中医肾病重点专科带头人，深圳市名中医，兼任世界中医药学会联合会医案专业委员会会长、中华中医药学会肾病分会副会长、广东省中医药学会肾病专业委员主任委员和《新中医》副总编等学术职10多项。

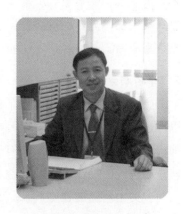

5. 王冠明医案

广东医药学院毕业，广州中医药大学全科文凭及香港大学中医全科学士，湖北中医药大学中西医结合硕士、医学博士。曾任吴川市人民医院医师。1991年居港执业，任香港理工大学客席讲师，佛教华夏中医学院教授，香港大学专业进修学院兼任导师及硕士学位课程评审，香港注册中医学会副会长及《香港中医杂志》副主编，香港中医药管理委员会考试小组委员，世界中医药学会联合会理事，香港特别行政区选举委员会委员等职。

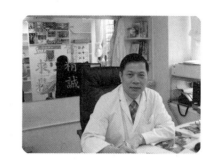

医案 1　益气滋阴补血、活血利水泄浊法治疗慢性肾衰

患者，女，91岁，家庭主妇。2007年11月7日首诊。

简要病史：因双下肢水肿半年，加重5天而来诊。患Ⅱ型糖尿病40余年，且有高血压病，长期服用降血糖和降血压药，控制尚可。半年前开始反复出现双下肢轻度水肿，被诊断为"糖尿病肾病，慢性肾功能不全"。5天前因丈夫病重，心情郁闷，颜面及双下肢水肿突然加重入院，血肌酐302μmol/L，医生告知有可能需要"洗肾"，自己害怕而拒绝继续住院，家人劝慰无效而签字同意出院。现症见：倦怠乏力，胸闷气短，动则尤甚，腰酸膝软，口渴夜甚，不甚喜饮，或欲漱水而不欲咽，胃纳欠佳，小便不利，大便时软时干，艰涩难解。患者被动体位，面色晦滞，颜面浮肿，神情呆滞，双下肢水肿明显，按之凹陷难复，手心偏热，舌淡红黯，中央裂纹，舌下瘀点，苔少而润，脉弦涩细数。

诊断：肾劳（虚损期）

辨证：脾肾气阴两虚，水湿浊瘀内停

治法：益气养阴补血，活血利水泄浊

方药：肾康Ⅲ号（邵朝弟教授经验方）化裁

黄芪30g，太子参30g，生地15g，当归10g，丹参15g，益母草15g，陈皮10g，法夏10g，酒大黄10g，六月雪10g，茯苓20g，猪苓12g，泽泻12g，玉米须15g。7剂。每剂配成浓缩中药（配方颗粒）分为2包，分2次冲服。

饮食调护：①低糖、低脂、低盐饮食，多食优质动物蛋白，少食或忌食豆菇类植物蛋白和生冷寒凉之物。②鲤鱼姜葱汤：补益气血，化浊利水。

【治疗过程】

二诊：2007年11月14日。上方服后，病情好转。诉说心悸不安、怕风，有时筋

肉跳动或手部不自主动作。舌淡黯有瘀点，苔白润，脉沉细弦。考虑气阴两虚伴有肾阳及心血不足，在前法的基础上佐予滋阴温阳，方予地黄饮子加减：制附子6g，肉桂1g，巴戟天10g，肉苁蓉12g，生地黄15g，麦冬12g，五味子6g，石斛10g，石菖蒲6g，远志6g，茯苓15g，山萸肉15g，丹参15g，陈皮10g，茯苓20g，猪苓12g，厚朴10g，滑石20g，泽泻12g，玉米须15g，枳壳10g，苍术10g。续服7剂。

三诊： 2007年11月22日。服上方3剂，心悸、怕风等症即除，服完7剂，水肿悉退，余症显减而安。诊之舌淡黯仍有瘀点，苔少，脉沉细弦。参芪地黄汤化裁，续服（浓缩中药）7剂。

四诊： 2007年11月30日。精神渐好，腰酸痛，小便较浊而赤涩感，偶有干咳。西医复查血钾5.5mmol/L，血肌酐220μmol/L，血红蛋白8.6g/L，血糖9.8mmol/L。建议住院自拒。此乃上盛下虚，气阴两虚兼心热，治宜益气滋阴，清心通淋。予清心莲子饮加味，配浓缩中药续服7剂。随后予六味地黄汤加味以滋阴补肾，从本论治。并嘱长期服用冬虫夏草胶囊。随后长期随诊，均在上方基础上加减治疗，定期检查血肌酐等项目。

复诊： 2009年3月16日。告知医院复查结果："肾功能、血糖、血压等全都正常"。病人坚持每1～3周复诊一次，每日服药半剂或隔日服药1剂浓缩中药。常用中药配方颗粒之复方为六味、杞菊、知柏、七味都气地黄类方，当归补血汤，十全大补汤，金水六君煎等，随证加减。至2010年11月24日复诊时已94岁高龄，病人病情稳定，体能改善，三年来均没再发生水肿，大小二便正常。西医复查"血肌酐偏高"。继续维持治疗。

【体会】

本病经过西医住院，诊断明确为2型糖尿病，糖尿病肾病，高血压肾损害，慢性肾衰竭（失代偿期）；高血压病3级，极高危组。

患者面色不华、疲倦乏力、腰膝酸软等症状为脾虚、肾虚的主要临床表现。其面浮肢肿，面色晦黯，舌黯瘀斑等均为湿瘀互结之标实见症，符合脾肾两虚、湿毒内蕴、血络瘀阻，本虚标实、虚实夹杂病机演变的基本特征。然而，气虚、阴虚或气阴两虚而病水也具相当普遍性，湿浊瘀血则是慢性肾衰的主要标证。本病例所用的处方主要参考湖北中医药大学附属医院肾内科应用多年的有效验方【王冠明.肾康Ⅲ号治疗慢性肾衰竭60例的临床研究.中医杂志,2005,45:96-98】加减，该方针对慢性肾衰患者脾肾气阴两虚为本，湿浊瘀血为标的病机特点，以益气养阴以治本，活血降浊以治标立法。

方中黄芪补气升清，利水消肿；太子参益气生津，补而不燥；参芪相须，共奏益气养阴之效，针对气阴两虚之本证，故二药重用而为君。大黄活血祛瘀，苦寒降泄，通腑解毒，推陈致新，为治疗湿浊瘀血诸兼证之主药；且能"安和五脏"，使邪去正复而为臣。生地清热凉血，养阴生津；当归补血活血，合参芪补气生血；归地相合，助君养阴亦为臣。芪归气血同补，参地脾肾同治。佐丹参以活血化瘀，凉血安神。陈皮理气健脾，燥湿化痰；法夏燥湿化痰，降逆止呕，消痞散结。陈夏相伍，降逆泄浊，顺气和胃，皆为佐药。益母草活血散瘀，利水消肿，入膀胱经而为佐使。君臣佐使，各司其职，刚柔相济，相须相使，既可益气养阴补血，又能活血降浊解毒，正邪相顾，消补兼施，补得消则补而不滞，消得补则泄浊益彰。祛邪而不伤正，扶正而不敛邪，紧扣本病气阴两虚为本，湿浊瘀血为标的主要病机，故能获良效。

【名家点评】

此例患者年龄 90 有余，有糖尿病史 40 余年，近半年出现浮肿、胸闷、喘促，小便不利，大便不畅，面晦神呆，说明阴虚为发病之本，阴虚及气，气虚及阳，终致阴阳气血俱虚。阳不化气、气不化水，致水、湿、热、浊、瘀、毒内停，而出现上述诸症。诊断为"肾劳"十分正确，虽为肾劳，实为五脏俱虚，气血阴阳俱损，又有水湿、湿热、瘀浊弥漫三焦，呈现虚实夹杂的多层次、多环节病理局面。王冠明医生能明查病机，一诊从养阴益气着手，兼活血利水化浊，二诊从温阳化气着手，兼活血利水，患者症状明显改善。三诊、四诊因水湿、瘀浊等邪去阴伤，药随证变，从固护阴液着手，以参芪地黄汤、六味地黄汤加减善后，故能症减脉复，病情稳定，实为成功之范例。（邵朝弟^注点评）

注：

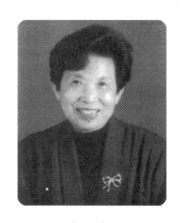

邵朝弟，主任医师，教授，研究生导师，国家中医药管理局中医肾病重点学科学术带头人、名师带徒导师，湖北省知名中医专家，中华中医药学会内科分会委员，中华中医药学会中医肾病专业委员会副主任委员，中南六省及湖北省中医肾病专业委员会主任委员。先后主持或参与国家、部省级科研课题十余项，获省部级科技进步二、三等奖 7 项，出版专著 6 部，发表论文 40 余篇。在国内率先确立养阴疗法在治疗各种慢性肾病中的地位。

医案 2　疏肝理脾补肾、活血清热解毒法治疗晚期肝癌及慢性肾衰

患者，男，71 岁，印度尼西亚归侨，2007 年 1 月 3 日首诊。

简要病史：因右上腹胀刺痛半年，双下肢反复水肿 3 年而来诊。7 年前"肝硬化恶变"手术史（连胆囊切除）；糖尿病及高血压病史 20 余年，服降压药及注射胰岛素；反复水肿及蛋白尿病史 3 年，过往曾经多次检查血肌酐等肾功能指征明显升高。近半年来右上腹常胀痛或刺痛，疲倦乏力。腰酸腰痛，偶有头晕，耳鸣。双下肢无力，双膝关节酸痛酸软，皮肤瘙痒及血缕，易长疮疖。口干，口苦。纳眠欠佳，夜尿4~6次，大便硬。2006年11月西医B超及CT等检查，示肝脏有"三个肿块，大的约5cm"，甲胎蛋白（AFP）"明显升高"，诊为肝癌晚期，未决定治疗方案，因而求诊中医。患者呈慢性病容，面如蒙尘，目黯唇黑，结膜轻度黄染，肌肤甲错，胸腹血丝缕缕，皮肤散在疮疖及老年性紫癜，胸膛可见蜘蛛痣，双手肝掌，指甲苍白，杵状指。双下肢色素沉着及中度水肿，压之凹陷难复。右上腹有手术瘢痕，肝区扣诊触及蛋大隆起包块质硬而压痛。舌黯红紫，有瘀点，苔黄腻，舌下络脉增粗。脉沉细弦涩。

诊断： 肝癌，消渴，肾衰病

辨证： 肝脾不调，肾虚血瘀，湿热毒聚

治法： 疏肝健脾补肾，活血清热解毒

处方： 血府逐瘀汤合茵陈蒿汤加减

生地黄15g，赤芍10g，川芎6g，当归尾6g，柴胡6g，枳壳10g，桃仁10g，红花6g，大黄8g，绵茵陈30g，山栀子10g，太子参20g，三七5g，丹参15g，淫羊藿15g，半枝莲30g，白花蛇舌草30g，猪苓12g，泽泻12g，玉米须15g，延胡索12g。7剂，每剂配浓缩中药（配方颗粒）分2次冲服。

饮食调护： 优质低蛋白及低糖、低脂、低盐饮食，忌食辛辣煎炸及牛羊虾蟹等发物。

【治疗过程】

二诊： 2007年1月9日。病人服药无不良反应。疼痛、浮肿、腰痛及口干苦等症状均减轻，血缕及肝掌亦转淡。纳食尚可。夜尿2~3次，大便溏软日2次。舌淡黯红，苔黄腻较前改善，脉沉弦细。上方去延胡索，加穿山龙、石见穿、蛇莓各10g，以加强清热解毒、活血化瘀消癌。配浓缩中药每日1剂，2周。

三~五诊： 2007年1月26日、2月2日和2月12日。诸症渐减。手指尖麻木感，双脚乏力，便溏日1次，夜尿2次；舌淡红略黯，苔黄，脉弦细。续拟热毒蕴肝、肾虚血瘀辨治，予柴胡清肝汤、五皮饮合清热解毒及补肾中药加减：柴胡10g，桔梗6g，黄芩10g，甘草5g，连翘10g，山栀子10g，川芎5g，天花粉10g，黄连6g，当归10g，薄荷5g，赤芍10g，黄柏10g，生地黄15g，牛蒡子10g，茯苓皮15g，桑白皮12g，生姜皮10g，陈皮6g，大腹皮15g，蛇莓10g，半枝莲30g，重楼10g，王不留行10g，益母草20g，菟丝子10g，淫羊藿10g。配浓缩中药每日1剂，3次共28剂。

六诊： 2007年2月25日。西医就诊复查，肝癌病灶缩小为4cm，另两个小的癌肿已消失，主诊医生因见局部和全身情况均明显改善而感惊讶，反复质疑是否经由其他医生治疗。通知3月1日入院详细检查研究，以决定是否可作介入治疗或手术。患者脚肿全消，诸症状明显改善，脘腹轻胀，欲嗳不爽，口微苦，尿黄，舌红苔薄滑，脉弦细。考虑"见肝之病，知肝传脾"，先前攻伐，用药苦寒，亦易伤脾胃。治予疏肝达郁、扶脾补肾，清热解毒、活血养血。用平肝流气饮合枳实丸加清热解毒及虫类药等。配浓缩中药14剂，每日1剂。

2007年3月15日家属来电：入院后主诊医生禁止服中药。于3月14日剖腹手术，唯因肿瘤较大，且近血管与原来手术瘢痕粘连，无法切除，仅注入一些抗癌药后予以缝合。吾告知出院后尽快来诊，并嘱先服前方剩下的浓缩中药每日半剂。

七诊：2007年4月13日。肝区及手术伤口疼痛，双下肢皮肤瘀黑、中度水肿，阴囊也轻度水肿，腰痛，腹胀，纳呆。证属手术创伤，脾肾两虚，水湿瘀毒内停。拟订疏肝健脾补肾，活血利水解毒。方用平胃散、参苓白术散、真武汤加活血止痛及清热解毒等药，配浓缩中药10剂，每日1剂。

八诊：2007年4月23日。肝区及伤口疼痛、水肿等症状均明显消退。此后病情稳定，纳眠可，主要仍给予疏肝健脾补肾，活血化瘀降浊，清热解毒抗癌为主，以原先用过的方剂加减等治疗。间歇服食中成药大黄䗪虫丸，每1~2周复诊1次。2007年7月3日复诊，肝区不痛，水肿全消，胸膛血缕及肝掌消失；西医复查血糖、血肌酐等指标稳定；CT见不到明显肿瘤包块，仅显示肝瘢痕组织。继续前法辨证治疗，每2周复诊1次调整处方。此后病人长期随诊，约每1~3月复诊1次随诊加减，定期检查，病情稳定。

复诊：2009年8月3日。一般情况良好。西医复查肝酶素偏高，肾功能指征较前稍差，CT显示肝内瘢痕区包块较前缩小，缩裂为5个指尖大聚合结节。安排入院行血管介入治疗1次。右上腹刺痛，小便急涩不清或有混浊余沥渗出，口苦咽干，舌下瘀点减轻，脉细弦。治拟益气滋阴，清心蠲淋，清热解毒，补肾活血。方用清心莲子饮、膈下逐瘀汤加味。间断服用金灵芝或冬虫夏草胶囊，隔周复诊。至2011年1月10日复诊随访，肝癌术后复发治疗生存已4年多，肝肾功能均较治疗前好转。医院复查CT显示"肝癌病灶与去年8月相比无增大"。检查甲胎蛋白36ng/ml，血肌酐169μmol/L，内生肌酐清除率39ml/分钟，血糖9.5mmol/L。患者病情稳定，一般情况良好，工作生活正常，体能改善，常到印度尼西亚或内地旅行。继续维持治疗。

【体会】

本患者病程长，长期西医诊治，西医诊断明确，晚期肝癌（术后复发），2型糖尿病，糖尿病肾病，慢性肾衰竭，高血压病3级，极高危组等。其病机演变为长期患慢性病，脏腑经络失调、阴阳气血偏衰，肝郁脾虚肾劳；加之湿热内侵，郁结化毒等。使机体出现湿聚痰结、气滞血瘀、毒郁炽盛等而发生癌症。

慢性肾衰属于进展性疾病，是典型的疑难杂症；而肝癌被视为癌中之王，晚期病例的生存期一般仅2个月左右。本患者属肝癌术后复发进入晚期，加上有多种器质性慢性病合并肾衰竭，病情益觉危难。病人初诊时全身情况较差，有典型的胁肋刺痛、面晦目黯唇黑、肌肤甲错、胸膛血缕、蜘蛛痣、肝掌、腰痛膝软、双下肢水肿等肝癌和肾衰的症状体征。证属肝脾不调，肾虚血瘀，湿热毒聚。初诊时血瘀湿热征象明显，故选用血府逐瘀汤活血化瘀；茵陈蒿汤清热利湿，逐瘀退黄，且大黄的活血祛瘀，苦寒降泄，是治疗慢性肾衰的常用中药。因恐活血太过而引起肝癌扩散或出血，故加三

七、丹参以活血止血；太子参益气生津，淫羊藿补肾强身；半枝莲、白花蛇舌草等药清热解毒，实验证实具有抗癌作用；虫类药意在以毒攻毒，惟不可多用，以防其毒更伤肾；猪苓、泽泻、玉米须等，重在利水消肿；延胡索活血止痛。复诊所用方药，乃依辨证调整，分别具有疏肝柔肝、活血化瘀、清热解毒、抑瘤抗癌、健脾补肾、利水泄浊等功效，通过扶正祛邪，攻补兼施而起理想的临床效果。

【名家点评】

这是一篇文情并茂、有理有据、叙述得很清楚细致的一篇医案。从循证医学的角度来看，这是一篇中西医结合，单纯用中医的方法治疗现代医学癌症重症的记录。这篇医案中，有明确的西医诊断，有详细的中医症状，脉象、舌诊记述，通过作者运用中医的理论，进行辨证论治，并单纯应用中医药治疗，通过四年多的观察，为病人减轻了痛苦，延长了生命，真实而生动的记述了中医药的治疗效果。在香港，目前仍有较多的机会，可以单独使用中医药治疗重症。王冠明博士通过自己的刻苦钻研，用中医药为病人解除痛苦，并通过医案介绍，宣传中医药的疗效，是一篇值得向大家介绍并加以宣传的好文章。（张大钊注点评）

注：

张大钊，广东南海人。曾任暨南大学医学院副院长和附属华侨医院院长、教授、主任医师。1989年退休回港定居，从事中医临床和教学工作，并任香港中医药管理委员会中医组主席，香港大学、香港中文大学、香港浸会大学中医药学院顾问，香港大学、浸会大学中医药学院名誉教授，中国中西医结合学会常务理事，《中西医结合杂志》编委等职。1997年获香港政府颁授MBE勋衔，以表彰其在中医发展方面的贡献。

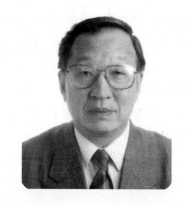

医案 3　活血化瘀消癥、温肾暖宫种子法治疗不孕症

患者，女，41岁，2009年6月20日首诊。

简要病史：因结婚8年未孕而来诊。夫妇婚前检查正常，婚后一直未避孕，夫妻性生活正常，欲孕而未孕。曾做输卵管造影检查也正常。B超检查示左卵巢囊肿及子宫肌瘤，分别大小5cm，排期2009年12月手术。西医曾给服克罗米芬等药物，并于近2年做人工体外授精共4次均未成功，仅第一次人工体外授精成孕4周便胎萎小产。先后转诊5名中医亦未如愿。月经史：13岁初潮，5/28～30天，无明显血块或痛经。就诊时刚来月经第一天。有时腰酸腰痛，偶有头晕，耳鸣。口淡乏味，纳眠一般，夜尿1次，大便易溏。面色少华，舌淡黯嫩，边齿印，苔白润，脉沉细。

诊断：不孕症，癥瘕

辨证：肾阳亏虚，寒湿瘀阻

治法：活血化瘀消癥，温肾暖宫种子

方药：桂枝苓茯丸合少腹逐瘀汤加减

桂枝 10g，茯苓 20g，桃仁 10g，丹皮 10g，赤芍 15g，蒲黄 10g，五灵脂 10g，延胡索 10g，干姜 5g，没药 5g，当归 10g，毛冬青 10g，益母草 15g，川椒 6g，川芎 10g，肉桂 3g，小茴香 10g，补骨脂 10g，白术 10g，香附 10g。7 剂，每日 1 剂，每剂配成浓缩中药（配方颗粒）分 2 次冲服。

饮食调护：营养饮食，忌食生冷寒凉等。保持心情舒畅。

【治疗过程】

二~三诊：2009 年 6 月 27 日二诊：腰痛及口淡乏味减轻，胃脘轻胀闷，大便成形；舌淡黯，苔润，脉沉细。以脾肾两虚，痰湿瘀结拟方，香砂六君子汤合五子衍宗丸加山茱萸、佩兰、沙苑子、鸡血藤，常规剂量，配浓缩中药 7 剂，每日 1 剂。2009 年 7 月 4 日三诊：无明显不适，白带分泌较多而稀，考虑进入排卵期，兼有脾虚湿注之征，治重健脾补肾，温阳暖宫。方用右归丸合完带汤加味，配浓缩中药每日 1 剂，2 周。

四~十诊：2009 年 7 月 2 日~9 月 25 日。7 月 19 日月经来潮。继续根据月经期、卵泡期、排卵及黄体期按前法周期加减调理。月经分别于 8 月 18 日、9 月 11 日来潮。

十一诊：2009 年 10 月 10 日。9 月中 B 超显示左侧卵巢囊肿及子宫肌瘤全部消失。10 月 6 日月经来潮。舌淡红，苔薄润，脉细有力。考虑癥瘕虽除，脾肾渐健，但年龄亦长，欲望未遂，承受压力在所难免，以致兼有肝郁血虚，故治予补益气血，疏肝补肾。用十全大补汤合逍遥散加味，配浓缩中药 10 剂，每日 1 剂。

十二诊：2009 年 10 月 19 日。昨日白带分泌多而黏，自己用排卵试纸测试显示排卵迹象，自知为氤氲的候而合阴阳。脉细有力。按三诊时的处方调整，配浓缩中药每日 1 剂，2 周。

十三诊：2009 年 11 月 7 日。10 月 6 日月经来潮后至今 32 天未潮。腰轻酸痛，胸乳轻胀，口周散在暗疮。舌淡红，苔薄黄，脉细滑数。妊娠试验阳性。治予益气健脾，补肾安胎。方用六君子汤合寿胎丸加黄芩 8g。黄芩意在治暗疮，且伍白术安胎。配浓缩中药每日 1 剂，2 周。

复诊：2009 年 11 月 21 日。11 月 17 日开始下体少许流血，急诊入院做 B 超虽见宫内胎儿心跳，但较弱。西医诊为先兆流产，仅嘱多休息，未处方药物。刻下流血已渐减少，面暗疮已愈，腰仍酸痛，较怕冻，舌淡稍胖，苔白，脉细滑左弱。此乃胎漏，证属脾虚气不摄血，肾虚冲任失固；治予益气健脾止血，补肾固冲安胎。前方去黄芩，加仙鹤草 20g，党参改为人参 10g。每日 1 剂，2 周。12 月 5 日复诊，告知 B 超胎儿正常。腰不痛，胃闷作呕。脉细滑有力。续予香砂六君子汤、泰山磐石散、寿胎丸等方加减安胎，每1-2周复诊一次，至2010年1月9日停药。于2010年7月11日顺产一女婴。母女健康。

【体会】

本病西医诊断明确，左侧卵巢囊肿，子宫肌瘤，不孕症。由于肾是藏精之处，施精之所，为生殖之根，天癸之源，冲任之本；且肾系胞济心，养肝熙脾，生髓通脑，生殖生理的每一过程无不与肾有关。任何因素影响到肾与冲任二脉不能施其生殖之用时，均可发生不孕，包括先天性肾气不足，肾精亏耗，冲任虚乏，以及血虚、肝郁、痰湿、血瘀、湿热壅滞等。故不孕不育的根本原因，主要责之于肾，属中医肾系疾病范畴。而肾虚宫寒与血瘀癥瘕则是本例不孕的基本病机。

患者年逾40岁，求子心切，纵使多次借助现代生育技术也未能成功。根据脉证，乃由于肾中真阳不足，命门火衰，不能化气行水，痰湿寒滞、瘀水胶结，渍留冲任，聚为癥瘕，壅阻胞脉，不能摄精成孕。辨证属于本虚标实，治疗方面采取标本兼顾为治则，法以活血化瘀消癥，健脾温肾暖宫。按月经周期不同阶段辨证施治，终于两个月经周期后癥瘕消失，四个周期内成功怀孕，一年左右喜抱千金。

【名家点评】

患者年逾四旬，肝、脾、肾三脏失调，加之寒、湿、痰、瘀交夹结为癥瘕，以致不孕。"土壤"环境不良，单靠"种子"难以植根生长，遣方用药，谨守病机，攻补兼施，标本同治，一年光阴，病愈孕育，效验之速，诚可慰也。（赵少萍[注]点评）

注：

赵少萍，广东人。广州中医学院1959届本科毕业。前香港中医药管理委员会委员，香港中医学会会长，现任名誉会长；香港大学专业进修学院及广州中医药大学客座教授，香港浸会大学中医药学院荣誉教授，世界中医药学会联合会常务理事；香港特别行政区选举委员会委员，广州市政协委员（香港区代表）。擅长中医妇科。

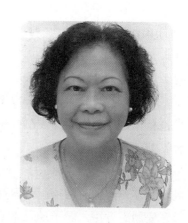

【香港行医感悟】

随着中医和中西医结合在治疗慢性肾衰方法上的深入研究，中药在保护慢性肾衰患者残存肾功能、提高患者的长期生存率和生活素质上显示出巨大潜力和应用前景。香港由于种种原因，在这方面尚处起步阶段。遗憾的是香港许多西医对中医仍十分抵触，常常劝告肾脏病人切勿喝中药，甚至质疑病人肾衰是由于喝中药而引起或加重。

香港的中西医若能加强相关合作，将具有重要的现实意义和经济价值。

对于癌症的诊断，必须借助化验及影像学检查方较客观可信，而确诊癌症主要依靠细胞学检查。香港癌症病人在医院所做的各种检查结果，往往由医院保存或垄断。我们期待"医健通"电子健康病历档案能尽快建立，让公私营的中西医均可透过联网参阅有关患者授权的病历数据库。中医治疗癌症是属于"论持久战"，而不是"歼灭战"，是一种"与癌共舞"（带瘤生存）的治疗手段。笔者感悟，评价中医治疗癌症的疗效标准，不能单看肿瘤的大小或消失与否，理应包括生存时间和生存质量等方面，对于癌症患者更具有真正的实际意义。

人工授精、试管婴儿胚胎移植等辅助生育技术的日趋成熟，使许多以往认为不可能生育的家庭有了可爱的宝宝，最近，"代母"更成为香港的热门话题。而现代生殖医学科技的发展，并未从根本上解决不孕不育的难题。除适应证的限制和费用不菲外，成功率也未尽如人意。国内大量研究数据表明，中医中药或中西医结合，可有效提高辅助生育技术成功率；唯香港西医在给育龄妇女做辅助生育时，往往反对服用中药，甚至建议怀孕妇女也不宜服食中药，似乎与国内的研究结果不相适应。笔者临床常有不孕不育患者，经多次人工授精、试管婴儿胚胎移植等未能成孕或成孕后流产，最后改用中医药治疗而成功怀孕生育。中医药治疗不孕不育和安胎保产，不但具有悠久的历史和"简、便、廉、验"的特点，而且在目前的医学领域中尚有着相对的优势和广阔的应用前景。

6. 温桂荣医案

温桂荣，广东省宝安县人。厦门大学中医系本科毕业，湖北中医学院硕士、博士学位。现任世界中医药学会联合会常务理事、世界中联会风湿病专业委员会常务理事、中华中医药学会仲景学术专业委员会委员、香港注册中医学会第二、三届学术部主任等职。

受聘执教于香港注册中医学会会立中医学院，担任《伤寒论》《金匮要略》等课程的教学工作。擅用经方治疗内科病和妇科病、肿瘤病等病。

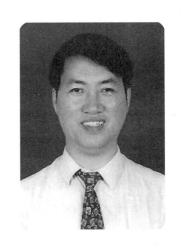

医案 1 宣肺散寒、化痰平喘法治疗支气管哮喘

患者，男，28 岁，2009 年 3 月 6 日初诊。

简要病史：患者哮喘反复发作已 10 多年，加重 2 天。曾经中西医治疗，诊为"支气管哮喘"。经治病情暂时缓解，但病根未除，常因气候突变或感受风寒而诱发，患者感到无可奈何。4天前因感受风寒之邪而诱发，旋即感胸部憋闷，喉间发紧而喘，需用气雾剂才能暂时缓解。现症见：咳以早晚为甚，吐白色清稀或泡沫痰，喉中痰鸣，鼻痒，喷嚏，微恶风寒，胸闷，呼吸急促，口不渴，手足冰冷，疲倦乏力，小便清长。舌质淡，苔白滑，脉浮紧。

诊断： 哮喘

辨证： 风寒闭肺，痰饮内壅

治法： 宣肺散寒，化痰平喘

方药： 小青龙汤加味

麻黄、桂枝、干姜、白芍、制附子、款冬花、苦杏仁各9g，半夏15g，五味子、地龙干、炙甘草各5g，细辛3g，肉桂^焗3g。3剂。每日1剂，水煎服。

饮食调护： ①忌风寒，若季节交替，时冷时热，注意保暖，避免受凉而发病。②避免进食生冷，寒凉，辛辣，虾蟹等。③避免接触致病源，如屋尘等。

【治疗过程】

二诊： 2009年3月9日，服药3剂后恶风寒，喷嚏，咳喘均明显减轻，夜卧转佳。刻下：咳吐白色泡沫痰，喉中痰鸣，鼻痒，胸闷，手足冰冷，疲倦乏力。舌质淡，苔薄白，脉浮紧。上方去地龙干，加紫菀9g。7剂。

三诊： 2009年3月16日，服上方7剂后，咳喘已去七八，呼吸平稳，纳佳，夜能安睡，大便正常。咳喘症状渐渐解除，但仍有白色清稀痰，疲倦乏力。舌质淡，苔薄白，脉弦滑。处方：上方去麻黄、制附子、紫菀，加白术15g，茯苓15g，橘红6g。7剂。

四诊： 2009年3月23日，服上方后咳喘已解除，白色清稀痰减少，仍有些疲倦。舌质淡红，苔薄白，脉弦缓。上方去细辛、款冬花、肉桂，加党参30g。7剂。

五诊： 2009年3月30日，药后诸症向愈。为防复发，巩固疗效，照前方加菟丝子15g，淫羊藿15g，熟地黄15g。20剂。

随访： 一年多后患者因感冒前来诊治，查询支气管哮喘未再复发，且已结婚，正常生活。嘱注意保重身体，再观察一段时间。

【体会】

西医认为本病与变态反应、气道炎症和神经因素等有关。但从中医的角度上分析，本病例反复发作的原因有三：①本病例病程长，已有十多年，因长年累月的疾病损耗，也日渐虚弱，再加上平日喜饮食生冷，阳气更见虚衰。脾阳虚衰则运化无力，清者不升，浊者不降，水湿津液难于宣化，则痰浊内生，这是本病反复发作的主要原因。②香港地区空气比较混浊，若长期置身其中，对呼吸系统有一定的影响。再加上气候时常寒温不一，时冷时热，尤以春夏、秋冬季节交替时为甚。寒冷空气刺激呼吸道，内犯于肺，肺气上逆，呼吸不利，咳嗽多痰等症接踵而来，也是本病反复发作的原因之一。③患者带病生活，带病工作已有漫长岁月，早已习以为常，得过且过，对根治本病已失去信心，故不会主动耐心调理身体。因此肺气虚弱，抵抗力薄弱，容易感受风寒之邪，从而引发本病反复发作。

根据患者既有外感风寒，又有痰饮内伏的特点，依照《金匮要略·痰饮咳嗽病脉证并治十二》第28条："咳逆倚息不得卧，小青龙汤主之"，果断采取宣肺散寒，化痰平喘的的小青龙汤加减。因考虑到患者吐白色泡沫痰，手足冰冷，病人不仅肺脾两虚，肺气失宣，而且阳气虚衰，单纯用小青龙汤虽有宣肺散寒，化痰平喘的作用，但温化寒痰的力量稍嫌不足，故于方中加入制附子、肉桂以增强温脾阳，消阴翳的作用，再与方中干姜、半夏合用，其温化寒痰的作用迅速提高。服药3剂后，咳喘已有明显改善，证明方药对症。于原方去地龙，加化痰止咳的紫菀乘胜追击。

至三诊时，咳喘已渐渐解除，病入坦途，可去掉麻黄、制附子。

四诊时，病症已缓解，及时加入党参健脾益气，强壮身体。

本病虚实夹杂，由于风寒外袭，治以解表宣肺为主，使邪迅速从皮毛外达；其次要加重温中化痰，宣肺平喘的药物，使咳喘缓解；其三待病情缓解后，立刻健脾益气，固本培元，使患者增强抵抗力。

在临床上用中医中药缓解支气管哮喘不难（病情太严重者要送院治疗），而难在根治本病，控制病情不要再发作。其一是由于患者一见病情缓解了就以为身体健康了，认为没有继续调理的必要；其二是患者对医生的信任与否有关；其三是与患者年龄的老少有关；其四是对花粉和尘埃过敏者，则尽量避免接触这类过敏原，减少诱发的机会。

【名家点评】

本例患者病程长达十年有多，发作期与缓解期治疗同显重要，温博士善用经方，临证亦彰显辨证为要，针对患者呈现阳气虚衰之象，在小青龙汤的基础上加强温化寒痰之力，以消阴翳，令发作期症状很快缓解，并重视后续的扶正固本，得以巩固疗效，预防复发。（李灿东[注]点评）

医案 2　健脾和胃、清热祛湿法治疗慢性溃疡性结肠炎

患者，男，32 岁。2009 年 5 月 13 首诊。

简要病史：患者主诉腹痛、腹泻、黏液便反复发作已 3 年，诱发加重 3 天。患者 3 年以来，每于饮食不当或劳累后诱发腹痛腹泻，虽经中西医治疗，时缓时剧。曾经纤维结肠镜检查，发现降结肠黏膜充血、水肿，有溃疡病灶，确诊为"慢性溃疡性结肠炎"。3 天前因饮食油腻食物致腹痛腹泻加重，服用西药未能缓解，前来求诊。现症见：消瘦，面色无华，腹痛腹泻，大便每日 4~6 次，伴黏液脓血，里急后重，纳差，疲倦乏力。舌质淡红，苔腻而微黄，脉弦细。

诊断：休息痢，肠澼

辨证：脾胃虚弱，湿热内蕴

治法：健脾和胃，清热祛湿

方药：甘草泻心汤化裁

炙甘草、制半夏、干姜、黄连、厚朴、木香^{后下}各9g，党参、白芍各20g，黄芩、苍术、败酱草各12g，砂仁^{后下}6g。3剂。每日1剂，水煎服。

饮食调护：①禁食不洁、生冷、油腻、辛辣之食物。饮食以清淡，易消化为主。②节喜怒，勿焦虑紧张。③避风寒，注意保暖。

【治疗过程】

二诊：2009年5月16日，服药3剂，腹痛腹泻稍减。刻下：大便每日3~4次，有黏液脓血，里急后重。舌质淡红，苔腻而黄，脉弦细。照原方加白头翁9g。5剂。

三诊：2009年5月21日，症状明显改善，纳食好转，舌苔渐退，大便每日2~3次，有时仍有黏液脓血，腹痛腹泻，里急后重。舌质淡红，苔薄腻。上方去砂仁、白芍、厚朴，干姜改12g，再加扁豆30g，藿香梗9g，白术15g。28剂。

四诊：2009年6月19日，药后诸症告愈。为防死灰复燃，反复发作，予六君子汤加巴戟天、淫羊藿各15g，佛手9g。15剂。隔天1剂。

随访：4个月后经纤维结肠镜复查，肠黏膜溃疡面消失，黏膜恢复正常。如常工作和生活。

【体会】

溃疡性结肠炎是临床上的常见病和疑难病，要用药物短期控制不太容易，其原因主要是本病侵犯直肠和乙状结肠，还可累及整个结肠，病性缠绵，与自身免疫异常和饮食不洁不节和肥甘有关，常因饮食不当而诱发病情逐渐加重。再加上患者屡医不愈，造成焦虑紧张，肝失疏泄，横逆犯脾，大肠气机受阻，气滞血瘀，化为脓血。然而恰当的中医药辨证论治与辨病相结合，是治疗溃疡性结肠炎的有效方法之一，不但效果良好，而且副作用少。事实上近代的专家学者在这方面已做出卓越的成绩，为我们树立了典范。

本病属于中医的"休息痢""肠澼"范围。其致病因素为湿热，以脾虚为本，湿热、气机郁滞为标。根据患者既有湿热蕴结胃肠，又有脾气虚的特点，依据《伤寒论》第158条："伤寒中风，医反下之，其人下利日数十行，谷不化，腹中雷鸣，心下痞鞕而满，干呕心烦不得安，医见心下痞，谓病不尽，复下之，其痞益甚，此非结热，但以胃中虚，客气上逆，故使鞕也，甘草泻心汤主之"。结合患者病情，采用健脾和胃，清热祛湿的甘草泻心汤加减是比较适合的。从方药配伍上推敲，方中"甘草，甘平之品，独入脾胃，为中宫之补剂，能健脾胃，固中气之虚羸。本证脾胃虚甚而纳谷不化，肠鸣下利，故重用甘草以益中州大虚，而缓客气之上逆；佐人参、大枣则补中益气之力更增；半夏辛降和胃，消痞止呕；芩连苦寒清热，解邪热之烦；干姜之辛，温中散寒"。

本病的病位虽在大肠，但与消化系统密切相关，因此，治疗时需从脾胃着手，除了采用甘草泻心汤之外，还要根据本病的特点而加入厚朴、木香、白芍、败酱草、白头翁、春砂仁等。若湿热滞蕴缠绵，必要时可加入大黄荡除积滞，待邪去即停用，以免伤正。复诊的药物加减，都是药随症变，行其滞，散其壅，补不足，损有余，祛邪而不伤正，扶正而不留邪。

治疗本病既要辨证论治，又要针对本病的特点而用药；既要重视祛邪外出，又要重视增强体质，防止邪未去而止已衰。起初以攻邪为主，兼以扶正，待病情渐渐缓解，转而调养脾肾，兼以调肝，防止复发。由于用药合理，故能向愈。

【名家点评】

溃疡性结肠炎病情反复，缠绵难愈，然若能坚持中医药治疗，疗效可喜。甘草泻心汤原治胃虚痞结之证，既能健脾和胃，又可辛开苦降，平调寒热，根据疾病不同阶段扶正祛邪灵活加减应用，药证合一，病而向愈。（李灿东点评）

医案3　温中健脾、降逆止痛法治疗偏头痛

患者，女，42岁。2010年3月2日初诊。

简要病史：主诉左侧头部疼痛伴呕吐反复发作已4年。曾经化验所检查，排除器质性病变。2天前因工作劳累诱发左侧头痛，自服止痛药无效，前来治疗。现症见：患者左侧头部钻痛，痛连目系，有时畏光，注意力不集中，伴胸满不适，恶心欲吐，有时呕吐清稀痰涎，面色微青，疲倦乏力，夜卧不安。查血压132/80mmHg。舌质淡，苔白腻，脉沉弦。

诊断：偏头痛

辨证：寒浊中阻，上蒙清窍

治法：温中健脾，降逆止痛

方药：吴茱萸汤化裁

吴茱萸、生姜、制半夏、枳壳、天麻、白芷、川芎各9g，党参15g，白术12g，全蝎3g，大枣5g。3剂。每日1剂，水煎服。

饮食调护：①禁食生冷、寒凉之食物。②避免情绪波动。

【治疗过程】

二诊：2010年3月5日，上方服3剂，左侧头部钻痛，恶心欲呕，疲倦乏力好转。原方14剂，头痛消失。

半年后因咳嗽来诊，查询偏头痛未见复发。

【体会】

《金匮要略·呕吐哕下利病脉证治第十七》第10条："干呕，吐涎沫，头痛者，吴茱萸汤主之"。头痛的病因可由颅内病变，或颅外的眼、耳、鼻的局部病变及精神因素等所致。本病例为寒浊中阻，上蒙清窍所致。其反复发作的原因有三：患者平日喜食生冷，

损伤脾阳，脾阳受伤，健运失调，导致胃失和降，故恶心呕吐等症接踵而来。患者由于从事快节奏的工作，工作环境欠佳，人际关系复杂，时常精神紧张，导致头部疼痛等症。由于患者深夜还坐在计算机前工作，工作过劳，睡眠不足，体力未能恢复，抵抗力不足，这是反复发作的主要原因。根据病症，结合仲景的辨证用药法则，采用温中健脾，降逆止痛的吴茱萸汤化裁。考虑到患病已有4年，若单纯用吴茱萸汤稍嫌药力不足，故加入多味药以助药力。方中吴茱萸汤温中补虚，降逆止呕，加上半夏、枳壳后，其行气消滞，燥湿化痰，和胃降逆的作用明显提高；巅顶之上，唯风可到，故加天麻、白芷驱头风而止头痛；细思患者抱病已多年，久病必瘀，故加入川芎、全蝎活血通络而止痛；再观察患者满面倦容，若只用吴茱萸汤中的党参健脾益气，则药力薄弱，有孤掌难鸣之感，故加入白术以助健脾益气，扶正祛邪。由于用药考虑周详，故能迅速痊愈。

【名家点评】

吴茱萸能下三阴之逆气，吴茱萸汤可"鼓动先天之少火，而后天之土自生，培植下焦真阳，而上焦之寒自散，开少阴之关，而三阴得位"《伤寒附翼》。本例根据患者病程、兼证而精心选择方药，解除患者4年顽疾。用经方而又善于对症加减化裁，故能获良效。(李灿东点评)

【香港行医感悟】

中医药能在香港这块土地上扎根生存，开枝散叶，甚至慢慢结出丰硕果实，一方面是来自炎黄子孙后代的支持；另一方面是中医药在临床上确实有疗效，能解决问题。除了临床疗效之外，中医药也在实事求是中不断发展变化，创新和提高。例如文中提到的慢性溃疡性结肠炎，是临床上的难治病，常因饮食不洁不节或心情波动而反复，患者也饱受其苦，治疗时首要患者安心下来，节喜怒，调饮食，配合中医药的悉心调治而收功。还有慢性胆囊炎急性发作，虽然是急性病，都可通过准确的辨证论治而快速见效。由此可知，一方面是中医药的水平正在渐渐提高，另一方面是患者对医者的信任相当重要，否则的话，即使医术再高明，也无法施展出来。

西为中用，在香港地区，说就容易，做就很难。对于复杂的病症，有必要灵活地根据病情借用西医的方法检查，西为中用，既不延误病情，又能针对病症而用药，既要辨证，也要辨病。例如病毒性肺炎，发病后持续高烧不退，气急，阵发性咳嗽，有时吐血痰，如能配合X线检查诊断，对诊断病症有一定的帮助。而中医在此时不能开化验单，对患者造成诸多不便，为患者焦急，为患者忧心。在无可奈何之下，只好建议患者到私家化验所或到深圳市的医院检查。

香港地区的市民大多数都接受中医药，信任中医药，对中医药也有一定的了解和常识，但有极少数人对中医药还有一些误解。例如一些糖尿病，这些都是终身性疾病，无论西医或中医都不容易根治，但偏偏有一些患者以为找中医治疗就可以根治。这些都是不切实际的，其常识也是道听途说的，不但会令患者失望，而且会动摇对中医药的信心和兴趣。因此，必要时，适当的正确的中医药常识的普及教育，必不可少。

注：

李灿东，医学博士，教授，博士生导师。中华中医药学会中医诊断学分会主任委员，世界中医药学会联合会健康管理专业委员会会长，第二届全国"百名杰出青年中医"，中华中医药学会健康科普首席专家，国家级规划教材《中医诊断学》主编，国家有突出贡献中青年专家，享受国务院政府特殊津贴专家。

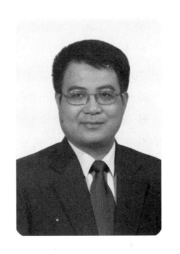

7. 熊曼琪医案

熊曼琪，广东省名中医，历任广州中医药大学第一附属医院综合病区主任；广州中医药大学伤寒教研室主任，首席教授，博士研究生导师，博士后合作教授。全国仲景学说专业委员会副主任委员，全国中医、中西医结合糖尿病专业委员会副主任委员，广东省仲景学说学会主任委员，中医、中西医结合糖尿病专业委员会主任委员等职。2001年受聘于香港东华三院广华医院中文大学中医药临床研究服务中心工作至今。

曾任广东省第五、六届政协委员，第七、八届政协常委。曾获国务院授予享受国家级专家待遇。并获广东省优秀中医药工作者、南粤优秀教师、全国"三育"先进个人称号。

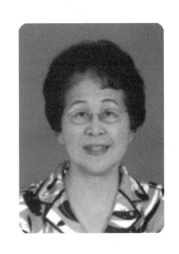

医案 1   上中下通用痛风方加减治疗痹证

患者，女，45岁，2007年5月30首诊。

简要病史： 2006年11月开始下肢关节疼痛，一直服用消炎止痛药，效果不佳。就诊时腰部及双膝、双踝关节疼痛。左踝关节尤甚，皮肤微红，肿胀灼热、剧痛。双下肢活动障碍，行走不便。尚见颈部僵硬不适，双目干。纳眠可，二便常，舌质红，苔薄黄，脉沉滑。

诊断：痹证

辨证：湿热瘀滞

治法：清热化湿、通络活血

方药：上中下通用痛风方加减

苍术 10g，黄柏 10g，川牛膝 9g，胆南星 5g，桂枝 10g，薏苡仁 15g，威灵仙 15g，赤芍 10g，防己 10g，龙胆草 10g，桃仁 10g，红花 10g。颗粒冲剂，每日 1 剂，分两次温水冲服，先服 3 剂，如无不良反应，再服 4 剂。

饮食调养及随诊计划：注意防寒防潮，避免过劳，勿食辛辣煎炸食品，了解西医验血数据。

【治疗过程】

二诊：2007 年 6 月 10 日，自服中药后，患者自行停服消炎止痛药。现觉下肢关节疼痛有所减轻。余同前。按上方去胆南星，加制川乌 3g。每日服 1 剂，连服 6 日，停 1 日。

三诊：2007 年 6 月 28 日，下肢关节及腰部疼痛继续改善，左踝关节皮色不红，肿胀消减，仍目涩，颈不适，舌红，苔白腻，脉沉滑。携来 2007 年 2 月验血结果：血沉（ESR）：92mm/h。上方去桃仁、红花，加桑寄生 15g，地骨皮 12g，葛根 20g。

四诊：2007 年 8 月 17 日，膝、踝关节微痛，左踝微肿，目涩，颈痛、腰酸痛消失，易疲乏，舌淡红，苔白薄，脉沉细。上方去川乌，加黄芪 15g，鸡血藤 15g。

五诊、六诊：2007 年 11 月 16 日，左踝微痛，余无特殊。2007 年 9 月验血：类风湿因子阳性，ESR：36mm/h。照上方继服。2008 年 1 月 30 日查 ESR：23mm/h，2008 年 3 月 5 日复诊诸症消失，活动自如。依上法，同类药物略有变动，每周服用 2 剂，1 月后停服。其后因感冒、膀胱炎等来诊，至 2010 年 4 月关节痛一直未见复发。

【体会】

痹证是以关节肌肉疼痛重着为特征的一种常见疾病。《杂病源流犀烛·诸痹源流》谓："痹者，闭也。三气杂至壅蔽经络，血气不行，不能随时祛邪，故久而为痹。"患者具备"红、肿、热、痛"之症，结合其舌脉均表现为湿热阻滞；清代王清任在《医林改错》中提出了"痹证有瘀血说"，笔者在临床辨证治疗中也感痹证发生的病理基础在"瘀血阻滞脉络"。故用上中下通用痛风汤，功在清热化湿、活血化瘀，通络止痛，对湿热痹阻型痛风、风湿性关节炎、退行性骨关节炎等都有较好疗效。

医案 2　**小柴胡汤合导赤散加减治疗尿路感染之高热**

患者，女，75 岁，2004 年 11 月 16 日首诊。

简要病史：持续发热，伴尿频尿急 2 月。血糖偏高 10 余年，口服降糖药 3 个月。空腹血糖控制在 7.0mmol/L 左右，尿液红、白细胞均增高。自发热开始，先后就诊于伊丽莎白医院等四间西医院，均诊断为尿路感染，用过四种抗生素，体温仍不降，尿频急亦无改善。遂来我中心就诊。就诊前每日体温均在 38~40℃ 之间，高热前有明显恶寒，尿急尿频，但无明显疼痛，全身乏力，口干苦，胃纳差，睡眠尚可，舌质黯红，苔白厚腻而干，脉弦细数。

诊断：热淋，消渴病

辨证：邪犯少阳，三焦水道失调，湿热蕴结膀胱

治法：和解少阳，通调水道，清利湿热

方药：小柴胡汤合导赤散加减

柴胡 18g，黄芩 12g，姜半夏 12g，车前草 30g，淡竹叶 6g，海金沙 15g，蒲公英 30g，通草 6g，防风 12g，甘草 6g。水煎服，每日一剂。

【治疗过程】

二诊：2004 年 11 月 26 日，上方连服 10 剂，体温逐渐下降至 38℃ 左右，已无恶寒和尿频急，仍口干苦，纳差，疲乏。按上方去防风、蒲公英，加太子参 15g，紫花地丁 15g，白茅根 15g。

三诊：2004 年 12 月 9 日，体温渐趋稳定，除午后低热（37.5~38℃）外，其余时间均属正常。此间出现咽痛，咳痰带血 3 次。上方去淡竹叶、紫花地丁、通草，加桔梗 12g，苦杏仁 12g，板蓝根 15g，鱼腥草 25g，服 6 剂。

四诊：2004 年 12 月 17 日，体温正常已四天，仍有咳嗽，但无血痰，舌淡转薄黄干，脉细。处方：太子参 30g，麦冬 12g，五味子 3g，桔梗 12g，苦杏仁 12g，鱼腥草 25g，前胡 12g，白茅根 15g，枇杷叶 12g，车前草 30g，甘草 6g。

五诊：2005 年 1 月 4 日，诸症早已消失，尿检两次，红、白细胞消失，但有蛋白尿 +~++，以六味地黄汤加味善后：熟地 15g，山萸肉 12g，山药 12g，泽泻 9g，茯苓 9g，丹皮 9g，黄芪 20g，益母草 25g，丹参 15g，鸡血藤 15g。

【体会】

患者素有糖尿病病史，抵抗力低，易并发尿路感染等病。该病表现为尿频尿急，当属淋证范畴，而患者另伴发热等热象，则进一步归属于热淋之证。其病位膀胱，属腑，以通利下降为顺。老年人正气已亏，卫外不固，或因先天不足，久病体虚，房劳多育等，致肾气不足，膀胱失于气化，开合不利，常见尿路梗阻尿液潴留，反流，郁而化腐，成为湿热，秽浊，邪毒；或饮食不节，嗜食肥甘厚腻，滋生湿热；邪犯少阳，三焦失调，湿热蕴结膀胱，而见恶寒发热，口干口苦，尿急尿频等。且老年人心理承受力、生活能力下降，使其心理特点变化，可致情志不舒，肝郁气滞。治宜和解少阳，清热利湿，通调水道。本病抗生素久治不愈，乃西医治疗重在祛邪，而无扶正；正气既虚，病即缠绵，乃至发热持久不愈。小柴胡汤出自《伤寒论》，为和解少阳之主方，少阳为三阳之枢，取小柴胡汤和利枢机之效能，以使阴阳升降有度，气血运行有常。其中柴胡解少阳胆腑邪热、透解邪热、疏达经气、黄芩清泄邪热，半夏和胃降逆，配

以导赤散清利湿热通淋，使诸症得解。疾病后期，湿热耗伤正气、遏阻阳气、气机郁滞不宣，可致膀胱气化无权，肾阴亏虚。邪热之标已祛，应继以滋阴补肾以疗其本，选用六味地黄汤加味益气养阴标本兼治，使本病得愈。

患者治愈后约 1 个月，曾带全家六口前来诊室感谢"救命恩人"，并告知，伊丽沙白医院的医生问她是如何退热的，她说是服中药，那位医生十分感兴趣，忙问在何处看中医，看的是哪位中医？

医案 3　真武汤合葶苈大枣泻肺汤加减治疗心衰水肿

患者，男，71 岁，于 2003 年 5 月 30 日首诊。

由人扶持来诊。患者有糖尿病史 8 年，高血压、冠心病史 10 余年。2001 年先后两次行冠状动脉扩张术，2002 年 3 月中风，致右半身行动不便。反复出现心悸、气促、双下肢浮肿 3 年。近 2 月加剧。现神疲乏力，心悸气喘，畏寒肢泠，尿少，腹胀，语音低微，双下肢凹陷性浮肿，面色苍白，大便 2 日一行，舌质紫黯苔白滑，脉沉弱。

诊断：水肿

辨证：心肾阳虚，水气泛溢

治法：温阳利水

方药：真武汤合葶苈大枣泻肺汤加减

熟附子^{先煎}12g，白术 15g，生姜 3 片，白芍 15g，茯苓 15g，葶苈子 12g，大腹皮 12g。

【治疗过程】

服 3 剂后，尿量增多，下肢浮肿和气促稍减，再服 7 剂，水肿消退大半，其余诸症续减。已能独自拄杖来诊。其后加丹参、益母草各 15g，运用上方加减，或用补阳还五汤、生脉散、桂枝甘草汤、参附汤等调治至今，现下肢时有轻度浮肿，行走较远或登阶梯才觉心悸气促，手足温暖，二便通畅，精神爽朗，言多且有力。

【体会】

患者过往高血压、糖尿病及冠心病等病史，曾出现中风，目前症状有心悸、气促及水肿等症，属于心衰无疑。此属年高长期病患者，为本虚标实证。心肾阳虚为本，水停血瘀为标，以真武汤补益心肾之阳兼利水，加葶苈子泻肺中之水，大腹皮行气消胀，故能迅速改善症状。活血化瘀为此类证候重要治则，但有时需分步进行，以免各法疗效互相牵制，影响疗效。本患者在温阳利水法收效后，加用活血化瘀法，效果甚为满意。

医案 4　四逆散合茵陈蒿汤加减治疗胃痞

患者，女，42 岁，2002 年 9 月 26 日初诊。

简要病史：神疲乏力，胃纳呆滞 2 月，伴胃脘及右胁隐痛，心情郁闷，体重下降 4

磅，口苦，大便秘结，2~3日一次。舌质黯红，舌苔黄腻，脉细弦。4周前某西医院检查：GPT：258u，GOT：280u。携带乙肝病毒10余年。

诊断：胃痞

辨证：肝胃不和，湿热内郁，兼有血滞

治法：调和肝脾，轻宣郁热，兼以祛湿、活血

方药：四逆散合茵陈蒿汤加减

柴胡、枳壳、白芍各10g，绵茵陈15g，大黄^后下6g，栀子10g，山楂10g，甘草6g。3剂，翻煎再服，日2次。

【治疗过程】

服药6剂后感觉良好，胃纳稍佳，大便通畅，继服14剂，诸症大减，舌苔转白薄。上方去山楂、大黄、栀子，加丹参、芡实各15g、郁金10g，再服14剂后，于10月31日复查肝功能已完全正常。

【体会】

本病西医诊断明确为慢性胃炎，从中医辨证来看：①肝气郁结是本病主要病机，因肝郁肝气乘脾故脘腹胀闷、纳呆，脾失健运则水湿不化，肝气郁久可化热致瘀。故用四逆散疏肝理气为主，先配合茵陈蒿汤清热利湿，通导腑气，后配以健脾之品，待气机舒畅，脾胃功能恢复，则倦怠乏力等症悉除。②实验证明，四逆散具有显著的保肝利胆作用。能显著抑制四氯化碳所致大鼠肝脏变性、坏死，使血清GPT明显下降，肝内糖原及RNA含量大部分恢复或接近正常，阻止脂肪在肝内蓄积，抑制纤维增生，促进纤维吸收而使肝硬化减轻。③四逆散广泛用于消化系统疾病，除肝炎外，胃炎、溃疡病、肠炎、胃、食管痉挛、胆囊炎等引起胃脘痛、嗳气、反酸、恶心呕吐、泄泻、便秘、纳呆等，均有良好疗效。

医案5　白虎桂枝汤合四妙丸治疗痹证

患者，男，59岁，2002年12月2日初诊。

简要病史：反复出现双踝及右拇趾第一跖趾关节红肿热痛已3年。发作时步履艰难，甚至完全不能行走。血尿酸增高，因服西药引致口腔溃疡而停用。刻下双踝关节红肿疼痛1周，伴口腔溃疡数个，咽干，尿黄，舌质深红，苔黄腻，脉弦。

诊断：痹证

辨证：湿热郁结，瘀阻经脉

治法：清热祛湿，通络止痛

方药：白虎桂枝汤合四妙丸

生石膏^先煎45g，知母12g，桂枝10g，苍术、黄柏、川牛膝各12g，薏苡仁30g，甘草6g。

【治疗过程】

服 3 剂，口腔溃疡及踝部肿痛减，苔转薄黄，咽干仍甚。上方加白茅根、北沙参各 15g。进 7 剂，诸症消失，其后依上方加减，隔日或 2~3 日 1 剂，直至 2003 年 5 月，因饮食不慎饮酒又发作 1 次，但程度较轻，用药后很快得到控制。

【体会】

本病经检查结合病史，西医诊断明确，为痛风性关节炎。此证发作时甚为痛苦，非桂枝、石膏方能达到清热通络之效，然湿浊瘀阻又非用"四妙"不可，故二方合用，共奏清热祛湿通络止痛之功。

痛风由反复发作的急性痛风性关节炎，转为慢性痛风性关节炎、痛风石，后期可见肾结石、尿路结石，最后发展为肾病、肾衰。但少数无明显急性发作，或仅为一过性急性发作，并因手、趾关节痛风石形成致畸形、功能障碍，极易与类风湿性关节炎混淆，笔者曾见多例因误诊而耽误病情，故此特别提出临床需注意鉴别。

医案 6　小柴胡汤加减治疗耳鸣

患者，男，38 岁，2003 年 5 月 12 日初诊。

简要病史：右耳鸣、听力下降 3 月余。病起于一次"重感冒"之后。某西医院耳鼻喉科检查谓"神经已受破坏"，经治无效，转某中医诊病 4 次，服药 8 贴，均为滋补肾阴之剂，亦未见效。现右耳胀闷，耳如蝉鸣，听觉日渐下降，心情烦躁，喉中有痰，口苦口干，舌苔薄黄，脉弦滑。

诊断：耳鸣

辨证：邪郁少阳，壅闭清窍

治法：和解少阳，祛痰开闭

方药：小柴胡汤加减

柴胡、黄芩、法半夏、浙贝母、郁金各 12g，珍珠母 30g，菖蒲 6g，甘草 6g。

【治疗过程】

服 3 剂后，右耳胀闷、口苦口干稍减，继服 7 剂，听力有所好转，其后去珍珠母、郁金，加丹参、王不留行，先后共服 24 剂，耳鸣消失，听力恢复正常，其余诸症全部消失。

【体会】

《伤寒论》264 条："少阳中风，两耳无所闻，目赤，胸中满而烦者，不可吐下，吐下则悸而惊。"指出邪犯少阳可致两耳失聪。其机制是：手、足少阳经脉均起于目锐眦，入耳中，环绕耳前后，当风邪侵犯少阳经脉，导致清窍不利，故见耳聋。该患者为男性青壮年，病程不长，结合舌脉，可断为邪郁少阳，兼痰热壅滞之实证，故用小柴胡汤去人参，加清热除痰开窍之浙贝、菖蒲，由于耳鸣较甚，心情烦闷，故再加重镇、活血之珍珠母及郁金。

小柴胡汤治愈前庭神经炎报道例数不少，此病初期见发热、恶寒、头痛、鼻塞，随后即见听力下降、耳鸣等症，用小柴胡汤以后 10 天左右随着"感冒症状"消失，耳疾即痊愈。由病史推论，该患者也应属病毒引起之神经损害所致，虽已 3 月有余，本着"有是症，用是药"的精神，用小柴胡汤加减获效。

医案 7　附子汤合当归四逆汤加减治疗退行性膝关节炎

患者，女，52 岁，2002 年 12 月 19 日初诊。

简要病史：左膝关节肿痛 2 月余。坐位站起或上下台阶时疼痛尤剧，屈伸不利，不能蹲下，伴畏寒肢冷，夜尿频，腰酸，面色苍白，口淡，舌质淡，苔白润，脉沉细。左膝肿胀较右膝明显增大，局部不红不热，屈伸关节有摩擦感，X 线检查符合左膝骨关节炎表现。

诊断：痹证

辨证：肾气亏虚，血虚寒凝

治法：温肾散寒，养血通脉

方药：附子汤合当归四逆汤加减

附子^{先煎}、桂枝、党参、当归、白术、云苓、白芍、川牛膝各 12g；细辛、通草、炙甘草各 6g。

【治疗过程】

服 3 剂，关节肿痛减轻，继服 1 周，肿全消，3 周后疼痛基本消失，已随团外出旅行。

【体会】

附子配桂枝能温经扶阳，配党参、茯苓、白术能温阳益气健脾祛湿，当归四逆汤能养血通脉温经散寒，白芍配甘草缓急止痛。故全方能迅速达到消肿止痛之功效。

患者以后间断来求诊，多因双膝关节疼痛，或腰痛，左下肢掣痛，但未再见膝关节肿大，仍选上述二方化裁，常加黄芪，鸡血藤补气活血，全蝎、乌梢蛇、百足之类通络止痛，骨碎补、桑寄生、杜仲、山萸肉、牛膝滋补肝肾，效果亦佳。

医案 8　五苓散治疗糖尿病神经性膀胱功能障碍

患者，男，42 岁，2004 年 10 月 20 日初诊。

简要病史：患糖尿病已 10 年，2004 年 8 月开始用胰岛素治疗，血糖控制尚好。双下肢痹痛无力，挂杖来诊。尿频尿急，排尿不畅，尿有余沥已 2 月余。近周因尿潴留，曾四次急诊导尿。舌质淡红，苔白薄而润，脉沉细。

613

第八部分　综合医案

诊断：癃闭，消渴病

辨证：气虚血滞，脉络瘀阻，膀胱气化不利

治法：益气活血，化气行水

处方：五苓散加味

泽泻、茯苓、白术、猪苓各12g，桂枝6g，黄芪30g，水煎服，留渣再煎，每日一剂，共服14剂。

【治疗过程】

2004年11月4日，排尿逐渐好转，自服药后就无需导尿，且尿频尿急大减，乃至排尿中断，尿有余沥诸症全部消失。后用黄芪桂枝五物汤加味，下肢痹痛、针刺样烧灼感、乏力日见减轻，服用一个月后不用拐杖，行走自如。

【体会】

糖尿病神经原性膀胱功能障碍又称无张力性膀胱，是糖尿病常见的慢性并发症之一。由于糖代谢紊乱、微血管病变导致膀胱感觉神经麻痹从而引起排尿反射异常，形成不同程度的尿潴留。中医诊断为消渴病，癃闭。乃消渴病日久，延及膀胱，气化之力不足，水蓄于内所致，故用五苓散通阳化气行水，并加黄芪益气，以增其效。五苓散是一首千古名方，具有外通腠理，下达膀胱，通利三焦，化气行水的功效，主治气化失常，导致体内水液代谢失调而出现的种种病证。由它衍化出来的方剂枚不胜数，现代应用于临床内、妇、儿、五官、皮肤等各科，实验室研究本方在利尿，降压，降脂等方面的作用及其机制亦取得可喜的进展，笔者运用五苓散加味治疗产后尿潴留；尿道炎后尿频，小腹痛；脑下垂体良性瘤切除术后口渴等，取得了良好的效果。

【香港行医感悟】

我在广州中医药大学毕业后留校任教、行医40余年，内地的中医院像西医一样，分科很细。我是内科教授，只负责看内科方面的疾病。2001年我有机会来到香港工作至今，深深体会到香港的中医环境与内地的中医环境是完全不一样的，主要在于香港中医目前不可应用西医方法与药物。而正因此限制，才能淋漓尽致地开展纯中医工作。笔者长期致力于中医经典的临床教学与科研工作，在香港纯中医环境下也得心应手，每每使用纯中医方法治好许多疑难病证，常常有一种愉悦的成就感。纯中医环境下的多年实践有以下几点体会，供年轻的中医参考：

1. 不论病种，辨证为先　辨证施治贯通中医治病的始终，首先要判断清楚病变的性质、部位，然后才能对证选方，尤其是使用经方时，选方要准确，紧扣病机，方证合一，所谓"用药如用兵，用方如用人"。香港的中医并无分科，它是一个"大熔炉"，内、外、妇、儿等各种疾病均可由一个中医诊治，中医原理相通，只要辨证准确，直达病所，即可获得疗效，疗效是检验中医治病的唯一标准。

2. 中医中药，疗效明确　香港中医不准使用西医检查方法及西药，也较难看到西医检查结果。望、闻、问、切是中医治疗的看家本领，中药、针灸、手法等则是中医

的制胜武器，在完全不同于内地的行医环境下，单用中药的临床疗效对于许多疾病并不亚于西药治疗，有的则有明确的互补性。辨证准确，对证下药，药少方精，疗效见佳，这是喜于食疗药疗的香港人所接受的。

3. 重视经典，博不忘专　中医经典著作，在任何时候无论如何重视都不为过。经典著作是中医理论、治法、方药的精髓和合理内核，中医基本病机的重要性贯穿在《黄帝内经》、《伤寒杂病论》中，应不断强化学习，否则中医学发展成为无源之流，无本之木，"皮之不存，毛将安附焉"？"先通伤寒，方为上工"。绝不可只懂得中药、方剂就对简单病证对号入座，若不懂辨证施治，对于当今纷繁多变的疑难病症则会一筹莫展，从而失去临床疗效，降低大众对中医药的信心。

在此希望年青一代的中医学子：熟读经典，融会贯通，具备扎实的理论基本功；多运用，积累丰富的临床经验，因为中医的生命力在于临床实践，多实践能培养敏捷的中医思维反应。

中医本身是一通才，首先需要掌握中医所有的内涵和方法。我们国内很多中医内科不做针灸，针灸科不开中药，许多刚毕业的年轻中医很早就定下专科，非本专科书籍也读得少，甚至十分陌生，这很难充分发挥中医的特色与优势。因此在重视专科学习的同时一定要扩大思路，牢牢地打好大中医的基础，在此基础上发展中医专科。

【名家点评】

熊曼琪教授之医案和香港行医感悟阅读后很受启发，深感其中医学术理论精湛，临床辨证确切扼要，善于运用经方和时方之长，组方精简而巧，理法方药系统吻合，故医案翔实，疗效卓著，充分体现了中医学之特色和中医理论之独特科学。希望积累医案，总结临床诊治经验和学术思想，为弘扬发展中医学，造福世界人类，做出更大的历史贡献。

中医之整体观，综合分析，辨证论治谨守病机之个性化和治未病，正是中医学理论科学之核心，符合唯物辩证之哲学和现代对还原论相质疑新兴之复杂科学和系统论有惊人的相似。古老的中医学理论必将为世界医学发展树立新的方向。香港政府限制中医不作西医各种检查，不准开西药，这对纠正当前中医学出现之后继乏术之现状是一个有力措施。这会促使中医，特别是后学者思想专一深研中医理论和临床辨证，有利于热爱中医，有利于中医教育，有利于学好中医，有利于解除人民疾苦。较之初学即中西医并学，开始临床即中西药凑合并用，有利无弊。由于中西医是截然不同的理论体系，中西医结合，当前尚无新的理论指导。初学之中医者盲目的中西治疗药品并用，将会走入中医不通西医不精之路。不仅误了后学和患者，也误了医学发展，甚至中医西化、消失。因而香港对中医之管理法，在当前实有可取和仿效之必要。希熊教授运用香港地区这一独有的中医管理条例，依你高深之中医学科学理论，培养出一批具有中医真才实学的高级中医药人才。

中医学是中国独创的一门医学科学，属于自然科学或自然哲学。它包含有天文、地理、人文、数学、理化等多种科学。根据中医学自身的理论体系，利用这些多种边缘科学，包括西医科学，通过临床实践，来研究中医药学，这是中医学创新发展之方向。中西医虽然理论、思维方法和诊治观点不同，但都可治疗一些疾病，其中必然有内涵值得深研之处，彼此如能取长补短，将会产生一种新的理论体系，这将是具有高水平的中西医学者为主承担，但不可能一蹴而就，既不可忽视，也要防止欲速则不达，需要有长时期的深入研究，方可由量变到质变，有所成就。我相信熊教授对中医学创新方面，也必将做出大的贡献。（李振华[注]点评）

注：

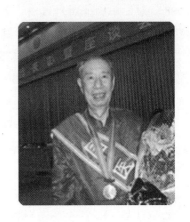

李振华，终身教授，首届国医大师。原河南中医学院院长。曾任卫生部高等医药院校教材编审委员、中华医学会理事、中华中医药学会常务理事、顾问、终身理事、中国中医理论整理研究委员会副主任委员、河南省中医学会副会长、名誉会长等职。2017 年 5 月辞世

附篇

许燕卿
中医护理　腰痛案例的中医护理体会

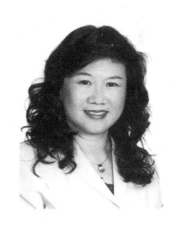

许燕卿，广东番禺人，香港出生，香港护士管理局注册护士，香港助产士管理局注册助产士。先后在玛嘉烈医院多个专科病室及屯门专科诊所工作。

1989年在澳大利亚悉尼圣佐治急症全科医院及老人院舍工作。1993年获澳洲悉尼大学护理学学士资格，同年回港加入香港医院管理局，曾在东区尤德夫人医院、东华三院黄大仙医院、广华医院负责临床护理管理，在1996年参加了医院管理局行政伙伴计划，在医院管理局总部受训。1998年获取澳洲新南韦尔斯大学卫生管理学硕士学位。

2000年参与筹办香港城市大学第一届香港中医护理专业文凭课程，并成为首届毕业生。2002创立香港中医护理学院，出任会长达8年，积极发展中医护理专科，令学院成为香港护士管理局认可为提供持续教育学分机构，中医护理成为大学护理学位课程必修科目，并获邀请成为香港医院管理局中医护理专科指引小组委员，香港护理专科学院筹委会委员，中医护理专科学院代表及香港学术及职业资历评审局学科专家等。参编《循证护理学方法与实践》一书。

过往八年，曾多次出席广东省、北京市等多省市以及台湾等地区之中医护理专业学术交流活动，2008年获中华护理学会委任为中医、中西医结合护理专业委员会委员。

患者，男，28岁，已婚。广州人，司机，2010年5月10日入院。

简要病史：患者因反复腰痛1年多，加重10天为主诉就诊，患者1年前无明显诱因出现反复腰背疼痛，2010年1月行漂流活动后觉腰部疼痛加重，以右侧明显，且疼痛向右腿后外放射，坐位时疼痛加剧。曾到某中医院治疗无明显效果。入院时见患者神疲乏力，倦怠少言，大便1~2次/日，小便淋漓不畅。

诊断：腰痛

辨证：气虚湿滞，脉络瘀阻

护理内容：

1. 入院后的护理

（1）起居护理：安顿患者在空气流通、安静整洁的 3 人房间。安排卧硬板床及较硬床褥（垫）以保护腰脊，提供防跌措施及给按铃求助。

（2）疼痛护理：按医嘱给予热荡止痛敷药包。告知患者即使在疼痛缓解后，也不宜作伸腰、持重物、急转、猛蹲、骤起等动作。

（3）饮食护理：嘱患者多饮水，每天进水不少于 2000 毫升，饮食宜清淡。

（4）传统康复护理：2010 年 5 月 10 日，医生处方针灸腰椎夹脊穴，大肠俞（温针）、关元（温针）、肾俞（温针）、次骨（次髎）、环跳、委中、阳陵泉、昆仑、阴陵泉，另加电针疏密波 20 分钟后，加用密波 10 分钟。

（5）用药护理：指导患者服用中药。

2. 确诊后的护理　2010 年 5 月 11 日医生根据磁共振检查结果（腰椎间盘突出症），向患者解释病情和病情严重程度，建议手术治疗。患者表示因经济问题，暂不考虑手术，希望出院保守治疗，主诊医生同意患者出院继续保守治疗。2010 年 5 月 8 日~6 月 1 日，笔者前往上述个案病室实习共 3 天，在征得护士长同意下，按香港医院管理局专科护理服务指引之中医护理，执行护理措施，记录如下：

（1）对患者所处居室进行评估：发现房内很闷热，空调未开，这种环境有碍因湿热致病的患者康复。经查问后，得悉患者认为生病不应开空调，虽然室外 34 度摄氏高温，湿度 88%，仍坚持将空调关上。向患者解释其病因病机，患者明白环境湿热不利其病情，同意室温保持在 24~26℃ 左右，以减低热邪对患者的侵害。此举，也令邻床患者舒适很多。此外，患者不满床褥太硬，感觉不舒适。笔者用人体脊骨挂图向患者解释其病情，使患者了解使用较硬床垫才可以保护他的腰脊。患者明白后，便吩咐他太太更换家中太软的床垫，但查询床垫硬度应如何？笔者指导要以人躺下去不会出现塌陷为合适，因为床垫太硬不太适合脊柱生理曲度，而且会导致腰背肌的疲劳紧张，不利于康复。

（2）对患者的自理能力及居室安全进行评估：由于洗手间及卧室地面间歇性被弄湿。遂提醒患者洗手时不要将水龙头开得太大而引至水花四溅，家人不要在洗手盆内洗衣服，如地面被弄湿应要立刻抹干，以免患者及其他人士滑倒。将地面湿滑可导致的风险和责任，告诉患者和家属，以增强安全意识。

（3）对患者疼痛进行评估：发觉患者因腰部疼痛，走路时步履不稳，左右肩出现不对称。通过交流，得悉患者是由于疼痛而影响了走路、站立、卧床和安坐的姿势。患者认为用西药止痛会引致药物依赖，故坚持不服用止痛药，但会服食中药以减轻疼痛。遂对患者解释正确使用止痛药不会引致药物依赖，无论中、西药，必须依照医护人员的指示服用。腰椎间盘突出症急性期因为神经根水肿炎症严重，患者现正在急性痛期，应卧床休息，减少因起床活动体位改变额外刺激神经根，导致神经根水肿加重。正确的起床方法，起床之前配带腰围和注意局部保暖都十分重要，患者亦可通过舒缓运动减痛。笔者遂指导患者卧床期间按指导练功，如飞燕式功能锻炼，踝关节伸屈运动，以防止神经根粘连和肌肉萎缩，促进血液循环及缓解腰背肌紧张。加上一套简易的呼吸放松运动，以放松肩、颈、腰脊肌肉，以减轻疼痛。患者透过简单练习，已感到效果，这体现中医动静结合的指导思想。邻床患者和其家人互相勉励下也一同练习，感觉良好。笔者1天3次查问患者练习的进度和成效，并从旁加以鼓励和指导。翌日，患者称肩颈和脊都增加了活动宽度，腰的疼痛减少，走路时步履已较稳。患者病况已有改善，医生同意患者可以考虑保守治疗，也暂时缓解了患者一直担心的手术风险和未有能力负担的手术费。透过情志护理中的说理疏导，舒缓患者的精神压力，争取患者对护理指导的遵从，改善护患关系，从而促进患者康复。

（4）对患者饮食进行评估：发现患者每天进水不足2000毫升，排出量不足1500毫升。而家人携带大量肥甘厚味肉类食物予患者进食。交谈中得悉患者前为职业司机，惯在外用餐，并喜爱肥甘厚味，又因开车工作，难找如厕之所，故开工前尽量少饮水，久而久之变成习惯。进餐时，又多饮有味饮料，如咖啡、奶茶或啤酒等利尿饮品，使身体长期缺水而不自觉。今次住院，患者称难以改善饮水习惯。笔者向患者解释他的病因病机乃因食积导致脾失健运，引致湿热下注，而饮水不足容易引起肾石、膀胱结石，后果严重。患者终于明白需要改变饮食习惯，还约同太太前来，学习预备用餐菜谱。饮食护理对患者康复十分重要，因饮食不节而致病者，不治其本，无法根治。按患者的证型，建议些适宜饮食供患者参考：清热利湿，如胡萝卜、荸荠、茅根煲水代茶，车前草猪小肚煲汤等；活血化瘀，如黑木耳、金针、田七；健脾益胃，如怀山药、莲子、芡实；清热生津，如沙参、玉竹、莲子心；利水去湿，如白术、茯苓、薏米等。灵活配搭可煮出既美味又有治疗作用的膳食，如山斑鱼粥、田七煲田鸡、怀山药、莲子、芡实、沙参、玉竹煲瘦肉、车前草煮水鸭等。注意切忌辛辣、燥热、肥腻等动火留邪之品。另外还嘱患者饮食指导应该根据辨证分型的转变或根据病情的转归定期调整。这些指导提高患者对食疗的认识，并可以加强患者的遵从性和提升护患关系。

（5）对患者进行针灸时的护理：发现患者虽是男性，外型健硕，但在医生施针时，却表现非常害怕、紧张及质疑施针效果。查问后，得知患者对针灸疗法认识不多。遂向患者解释施针的作用、原理、程序及可能引致的不适。指导患者在施针时要注意勿随意转体位，以防断针、滞针，并鼓励患者在感到不适时要求助和求助的方法。5月11日在医师施针前，向患者查询是否有过敏史和心脏病史，然后调节室温至26℃，检查备用的毫针，检查电针机电源及连接电线的完整，确保没有漏电和预备保温被服等。在医生施针时，安排患者处于一个适合施针的体位，提供皮肤清洁及消毒，并不时观察患者的反应。完成针刺时，记录毫针数目。使用电针时，协助医生接驳电源。开机前再向患者提示使用电针时可引起的不适及如何向护士求助，并告知如有不适及时告知医护人员。经详尽解释后，患者对针灸疗法增强了信心。

（6）对患者进行用药护理：2010年5月12日发现患者仍未服用护士派发的中药。查问下，患者称刚喝完家人带来的人参鸡汤，打算迟些再饮药。笔者顿时想起患者的中药方中有五灵脂，便告诉患者暂不宜服用人参，并解释他现时服用的汤剂药物成分、作用、原因和饮食宜忌。笔者将各类药物服用时的注意事项，详细向患者解释。如活血化瘀类药物，须观察是否有出血情况；清热燥湿类，须观察舌苔是否由厚白腻转薄白、舌色是否由黯红转淡红；利水消肿类，须观察小便量是否增多及畅顺程度是否有改善。同时指导患者服药的时间、温度及药的副作用作参考。

（7）对患者出院进行评估：发觉患者心中仍有很多疑虑，但基于经济考虑，决定回家休息，并到康复科门诊继续治疗，故患者表现得很焦虑。遂向患者提供出院前指导，包括缴费、取药、复诊安排、病历及化验检查报告等。再次提示患者饮食宜忌、食疗、呼吸养生运动、站行卧坐姿势、房事时注意事项、坚持功能锻炼、生活起居的安全度等，以助出院后康复和减低复发的可能。

【护理体会】

1. **护士太忙** 在医院实习期间，发现护士工作非常忙碌，并经常拖班，而大多数时间用于处理和执行医嘱及输入电子记录，医嘱则以西医静脉输液居多，占用绝大部护士的工作时间。护士还要执行很多非护理的工作，如清点物品数目存量、申请病室日常的用品、处理患者入院和出院手续、追查检验报告、订餐等。在香港的医院，绝少为病患者补液，只有在必需时才替患者输入葡萄糖水或生理盐水。而很多上述非护理的工作已由病室庶务员（工友）替代，使护士多些时间为病患者作临床服务。当然护士人手结构和编制（护理人员的配置）也是问题的关键，经常性的人手短缺，或者是人手配备未达要求，在此情况下，护士未能有效地执行护理工作。

2. **护患关系比较薄弱** 在医院中，护士虽然非常忙碌，但主导的护理工作不多，几乎所有的工作都是执行指令。护士已习惯以完成工作为目标，对过程和成效都不大重视。护士执行工序时，护患沟通的时间不多，护患关系难以建立，患者对治疗遵从性薄弱，直接或间接影响患者治疗效果和增加患者住院时的风险。

3. **护士缺乏发挥中医护理手段的平台** 中医护理的最大特色是辨证施护和运用中医护理操作协助患者减轻痛苦，加速患者康复。但现时患者入院时，只由中医（医生）作四诊，护士不用再填写中医护理四诊记录，只是简单填写新引进的综合记录，令辨证施护褪色。渐渐地，很多操作都变了黑板式（机械）的护理工序，专业判断思维也减退下来。例如给药，每次都是把中药汤剂递给患者或放在床边柜枱几（床头柜）上，吩咐患者按时服食，而对患者当时状况的评估则没有太多。给药前评估可以观察患者当时证型有否转变，是否仍适合服用该处方。

4. **药物安全意识不足** 药物安全一直备受关注，亦可能是导致医疗纠纷的其中主要因素。护士因工作太多，无法不采用流水作业的派药模式，药物都是预先在治疗室分到各床号的盛器中，药物分妥后放在治疗室，并没有锁进药柜或将治疗室门锁上，由下一班的值班护士将药车推到患者床边派药。所做的三查七对是分人分段进行。在此情况下，大大增加了药物失误的风险。香港医院管理局严格指定所有药物必须锁在指定的药柜内，当给药时，护士从药柜取出药物放在药车，直接将药车推致患者旁边，评估患者情况后，再由两位护士三查五对后才可给药。唯香港现时在某些已引进中医会诊的病室中，不是每一个当值护士都接受过中医护理的培训，所以没法执行用药前评估。另外，派中药时，护士只可查对患者的姓名和药物包上方剂的代号，所以不能要求护士进行服药前评估或提醒患者对药的畏忌（服药的饮食禁忌），这点亟需改进以保证安全用药。

5. 宣教指导有助患者康复　无论在西方护理或中医护理，护理宣教一直受到相当重视，护士可透过对患者进行宣教，增强患者对治疗的遵从性，更可达到治未病的功效。中医护理有别于西方护理者，以起居护理、食疗和动疗最为特色。在此体例中，护理须先让患者了解自己的病因病机，以争取他对生活起居、饮食宜忌的注意，其次因应局部疼痛，指导患者劳逸注意事项，床褥的选择，以免病情加重，更透过呼吸养生动疗，指导患者放松疼痛部位，以助局部肌腱康复。凡此种种，都可以借助护理宣教协助，促进患者康复。

6. 治疗和护理是最佳的合作伙伴　中医自古是医护不分家。中医护理专科发展亦只有短短数十年历史，随着护理逐步走向专业自主，医护各司其职。护士可主力于中医护理特色操作，起居、饮食、动疗等的应用。还可引进西方护理的原则、管理思维和标准，活用在中医护理的实践中。最不明白的一个问题是大部分医院不容许护士参与针灸施针。在外国，针灸已经很普遍，亦纳入医疗保险范围内，为患者施行针灸很多时都不一定是医生，可以是治疗师。在香港，除中医师外，医院管理局是允许经过针灸训练的物理治疗师为病患进行针灸治疗，但护士暂时是拒之门外。当局应规管针灸治疗的专科知识和技能，施针者应通过考核和评审，才可进行针灸治疗。但中医护理专科护士经过针灸训练后应可以替病患者施行针灸。

得主编徐大基教授同意用实习期间观察体会的例子，参加此书的编写工作。在中医院病室实习只有 3 周，本例既未能如此书其他作者的案例一样，透过中医疗法，看到明确的治疗效果外，此例亦非香港的中医护理成功案例，在此须先向读者明言。但此例却说明落实认真地执行中医护理，是可以发挥"三分治疗、七分护理"疗效的。因香港公营医疗未有中医住院服务的发展，亦没有正视中医护理专科对未来中医药发展的配合，希望藉此机会，引起掌权者及护理人员的关注，读者的共鸣。更藉此将信息带给香港政府，对中医院和中医护理专科发展应加快步伐。

【香港护理感语】

香港自开埠以来，只发展西医和西方护理，直至 1997 年香港回归，政府对中医药才开始积极发展，落实中医的立法，但仍未对中医护理着墨。中医护理的发展可以说是从 2002 年开始，由一群刚完成中医护理专业文凭课程的现职护士，合力自发筹组了"香港中医护理学院"，大力推动中医护理的专业发展。在学院不断努力下，通过与业界的多方位、多层面沟通，将中医护理大力介绍和推广，使业界对中医护理有所认识，并参加和支持中医护理学院所举办的活动和课程。学院在 2006 年成为香港护士管理局提供持续教育学分机构之一。此外，护士们都愿意自费及自发性前往国内如北京市、广州市、深圳市等地实习中医护理临床操作，参加研讨会、国际会议等，增加了与国内护理界交流和联系。2008 年，笔者更获得中华护理学会委任为中医、中西医结合护理专业委员会委员，代表香港参与全国中医护理发展事务。随着业界对中医护理学认识，渐渐将中医护理学纳入大学护士学位课程，包括香港大学，香港中文大学及香港理工大学。香港理工大学更将中医护理学从选修科转为必修科目，在四年本科课程之120 学分中，中医护理学占了 9 学分，并特设中医护理硕士课程，给予对中医护理有兴趣的护士一个深造机会。

香港医院管理局是香港特区的公营医疗服务机构，医院管理局总部内的护理部已成立护理协商委员会特别行动小组，在 2006 年开始制定"中医护理专科服务指引"，并在 2008 年顺利通过，成为临床执行中医护理程序的标准。此外医院管理局护理部本年也成立了中医护理专科咨询组（Specialty Advisory Group），策划中医护理的教育培训及发展方向。近年，香港护理界积极发展专科护理，并争取专科护士的法定地位，在 2006 年，成立香港护理专科学院筹备小组，集合全港护理前辈和领导，包括各公私营医院护理总经理、大学护理学院院长、专科学会会长等，筹备成立"香港护理专科学院"，计划设立 13 个专科，而"中医护理"现已成为普内学院其中一个专科，与糖尿病护理、心脏病护理、肾病护理等并列，奠定其专科地位。

在香港，发展中医药时间虽然比较短，但香港医院管理局医院辖下设有中医专科门诊，可谓门庭若市，因这些门诊都是和大学合作，聘请国内著名的中医师主诊，医师都具有高学历和丰富经验，保证疗效及患者信心。由于这些医师，只可使用中医的方法替患者治病，更能突出中医的优势。在中医护理方面，亦有部分门诊聘请了护理人员为病人分流，诊前护理评估等，但中医护理角色未能有效发挥。医师工作忙碌，没有时间做生活起居护理、情志护理、食疗、动疗指导。现因行政因素，未有聘请中医护理人员，制约了中医在香港的发展。试想，如果在门诊有中医护理专科人员发挥中医护理功能，中医的疗效定必事半功倍。

当今的国家医疗政策，已清楚明示对中医的重视，更深明要发展中医护理的重要，但仍需掌权者切实执行和努力去落实，如果有名无实，便会白白浪费这发展中医护理的契机。作为香港中医护理的倡导者，我深信香港护理掌权者，会联系本港及国内的各大中医护理院校，确立人才培养模式和加快培训的步伐，以保证人才配备。并协助挖掘及整理中医护理的文献，以填补（香港）中医护理的这片空白，为中医护理的循证护理实践铺路。此外，还应加强和国际的交流，将这个有中国特色的整体护理模式，带到国际舞台；通过内地与香港的中医护理学术交流，香港的一些先进的护理管理经验也值得国内同道的借鉴。

【名家点评】

中医护理博大精深，在广东省中医院收治此类病人很多，像这样的病例，除急性期可能会住几天院，一般的门诊就可解决问题了，在这里护理工作尤显重要。案例观察时间不长，短短的 3 天就能发现中医护理的大多数特色，证明作者是有功底的，尤其对中医护理有一定的认识。如果再补充一些内容，如情志护理、养生之道、病情观察、特色护理操作等应该会更充实一些。尤其是情志护理方面，历代名医一再提倡"善医者，必先医其心，而后医其身"的宗旨，"百病生于气，悲则气消"患者由于长期腰腿痛折磨，久治不愈，出现消极悲观的心理，久而久之，导致元气耗损而出现神疲乏力，倦怠少言气虚的表现，给患者康复带来影响。因此护士要加强情志护理，提供该病完全可以治疗的信息，让患者树立信心，同时护士可以使用中医护理手段减轻疼痛，如局部捏拿、揉搓、按压阿是穴止痛或使用四子散外敷局部、指导练功等让患者感受到处理的效果，及时调整心态积极配合治疗。

作者谈到了护理评估，这在内地是比较欠缺的，香港方面比较注重。随着中医专科护士的产生，中医护理这方面也越来越受到重视。

通过对比广州和香港两地的护理，我们可以互补，可以借鉴彼此好的地方，共同促进中医护理的发展。（张广清[注]点评）

注：

张广清，主任护师、教授、硕士生导师。南方医科大学南方医院党委副书记、纪委书记。兼任广州中医药大学护理学院副院长，广东省中医药学会护理专业委员会主任委员，广东省医院管理学会护理专业副主委；中国医院协会护理管理专业委员会常务委员，中华中医药学会护理专业委员会名誉副主任委员，国家局十二五重点专科—中医护理学术带头人。获中华护理学会护理科技进步三等奖 2项，中华中医药学会科学技术三等奖、优秀奖各 1 项。

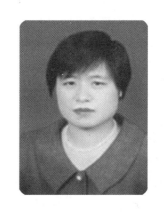

【名家点评】

正如简介所说，许燕卿会长于 2000 年参与筹办香港城市大学第一届香港中医护理专业文凭课程，并成为首届毕业生。我有幸作为首届毕业生的培训教师之一，见证了他们的成长过程，并亲眼目睹香港中医护理事业的艰辛起步与发展。令人欣慰的是，同学们凭着对中医护理事业的热情，经过几年的不懈努力，使香港的中医护理事业大有后来者居上的势头。本例的编写就是一个很好的实例。案例从护理专业的角度出发，通过对该患者的生活起居护理、安全护理、饮食护理、症状护理以及用药护理等措施的实施，取得满意的护理效果，读来亲切生动，突出中西医结合护理的特色，体现了较高的护理专业水平。尤其是护理体会，从一个香港专业护士的视角，提出问题中肯，反映出中医护理在临床的应用任重而道远，也反映了香港与内地护理文化的差异，值得我们深思。（韩丽沙教授[注]点评）

注：

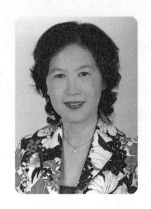

韩丽沙，上海出生，中华人民共和国注册护士，医学学士，教授，硕士生导师。

1975~1987 年在江苏镇江医学院附属医院从事护理临床工作。1987 年调入北京中医药大学护理学院，先后担任讲师、基础护理教研室副主任，学院教学副院长，院长等职务。主讲《护理学基础》《护理心理学》《护理教育学》等课程。

2001 年受学校派遣赴香港，与香港城市大学合作举办第一届香港中医护理专业文凭课程，为首届护士学生讲授中医护理学基础课程。

目前担任全国中医药高等教育学会护理教育研究会理事长；全国高等医药类教材建设研究会护理学教材评审委员会委员；《中华护理教育》杂志编委。

【名家点评】

中医护理是中医学的重要组成部分。在生活起居护理、情志护理、临证护理、饮食护理、技术操作以及卫生保健、预防、消毒隔离等方面有着丰富的内容和宝贵的经验，基本上涵盖了护理工作的各个领域。大量的中医经典古籍中均有关于护理方面的论述，名医张仲景、华佗等都是十分注重护理的。中医护理是我国独有的护理学科，随着改革开放和中医事业的振兴，日益受到国际护理界的关注和认可。各省、市级中医院多次接待国外护理代表团的参观访问，许多国家的护理代表团先后来我国参观或考察中医护理工作，中医护理学在国际上的影响越来越大。

中医护理在临床实践中，积累了丰富的诊治疾病和护养患者的经验，并形成了独特的理论体系，其基本特点是整体观和辨证论治。在临床实践中将现代的护理观与中医的基本理论有机地结合起来，创建具有中国特色的整体护理，可进一步丰富护理服务的内涵。体现中医的特色和优势。

1. 运用中医整体观念进行护理评估　评估是通过对护理对象和相关事物进行全面的了解，做出准确的推断，为护理活动提供可靠的依据。护士在掌握中医基本理论的基础上，做护理评估中恰当运用整体观念通过"望、闻、问、切"的手段，收集与病因、病位、病性有关的资料，增加舌苔、脉象、发病节气等，为整体护理提供更全面准确的依据。

2. 运用中医辨证理论制定护理措施　护理措施是解决患者生理、心理、社会文化及精神、情志方面现存或潜在的健康问题的方法，并强调在护理职责范围内得到解决或缓解。从健康自理能力、饮食调理、情志疏导、康复锻炼、睡眠休息、症状及体征等方面，采用中医理论或中医辨证的相关因素，有利于更全面、细致地反映患者现存的或潜在的健康问题。

3. 运用中医三因制宜理论指导护理措施的实施　三因制宜即因时、因地、因人制宜，是指治疗疾病要根据季节、地区以及人体的体质、性别、年龄等不同而制定适宜的治疗方法。由于疾病的发生、发展与转归，受多方面因素的影响，如时令气候、地理环境等，尤其是患者个体的体质因素，对疾病的影响更大。因此，在治疗疾病时，必须把这些方面的因素考虑进去，对具体情况作具体分析，区别对待，以制定出适宜的治疗方法。运用中医三因制宜理论，指导护理计划的制订。除以上介绍的护理诊断外，中医特色主要体现在护理措施和健康教育中。

4. 运用中医独特的护理技术解决护理问题　这是中医护理的关键。护士在得到中医理论与技术的培训后应将其运用于实践之中。等待别人让你做你才做就很被动了，主动做、积极做、认真做、安全做，做出效果和结果，做出患者的满意，做出家属的满意，必然得到认可。中医护理的内容广泛，包括了环境调整、饮食指导、中药服法的说明、保健操的锻炼等，还可以教会患者自我按摩和拔火罐的操作等。

但是，具有丰富内容和宝贵经验的中医护理内涵建设与发展目前进入了"瓶颈"阶段，局面十分尴尬。特别需要得到政策的支持，各级主管部门的重视、中医医院或门诊部的工作落实，主动寻找机会，开展中医护理的项目，发挥中医护理专业学生的作用，将所学的中医理论和技术在实践中得以使用，不要浪费了几年内的学业尤其是已经取得了中医护理本科乃至硕士研究生学历的护理人才。（郑萍[注]点评）

注：

郑萍，北京中医药大学东直门医院护理部主任、主任护师。中华护理学会副理事长；中华中医药学会护理学会主任委员。

从事临床护理及护理教学、科研、管理工作 39 年。历任妇科、外科、内科护士长、护理部主任，2001 年晋升为主任护师，现为北京中医药大学护理学院硕士生导师。主编及参编《中医妇科护理学——国际中医药、针灸培训考试指导用书》等多部著作。

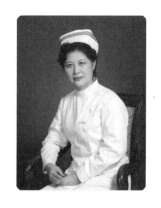

【名家点评】

明白其"理"，"护"的方法却是因人、因辨证、因施治者的经验而异。中医护理的"理"，广东的护理同行，收录在即将编写出版的"广东护理专业发展丛书"之中医护理系列专著《护士核心能力读本（中医护理篇）》《中医护理临床实践指南》和《中医专科技术规范》中；中医护理的"理"，我以为，一是，护理本身就是医疗和临床治疗的重要组成部分，护理应该密切配合医疗，紧随中医的"理"和治疗手段，以使中医辨证治疗在病人身上发挥最大的效能，护理为产生最大治疗学成效服务；二是，中医护理自身有两个基本特点：一为整体观念，二为辨证施护。中医护理的两大基本特点是中医学整体观念和辨证施治两大基本特点在护理方面的体现。

整体观念是中医护理的基础。包括两个方面：其一，在护理工作中，必须根据四季多发病的规律、节气转换的发病规律和昼夜阴阳消长对疾病的影响规律制定相应的护理计划，施以相应的护理措施。其二，要关注患者的精神和情志对疾病发展、治疗转归的影响，调动人的积极因素，促进康复。

辨证施护是中医护理的精要。"辨证"着眼于整体，把人本身的阴阳失调和外部环境结合起来加以综合分析，强调因人、因时、因地护理；"辨证"就是从整体观出发，把"辨病""辨症""辨证"有机结合，通过"望、闻、问、切"收集患者有关疾病发生、发展的资料，进行整理、分析、综合；再"施护"，制定相应护理计划，循证选择有效的中医或中医护理技术。

长期以来，香港以西医为主导。在护理专业领域，中医护理的"整体护理"和"辨证施护"与西医护理"整体护理"、"全人护理"、"护理程序"的思想和理论体系不谋而合。因此，如果能够将"辨病护理"、"辨症护理"和"辨证护理"有机结合，再学习一些中医护理行之有效的方法和技术，中医护理就可以进入香港的医院，为病人服务。香港的护理同行，如果看到，中医护理的技术确实对病人有治疗的效果，或缩短病程，或减轻治疗痛苦，或提高身体免疫力，或改善身心内环境，一定会乐于选择。也只是在原有的体系中增加一些中医护理的技术、方法。而中医护理很多年来，正如徐教授所言，在某些特定的领域还是有很大作为的，比如用中草药治疗严重的褥疮等等。

据我所知，因为许燕卿老师及其香港中医护理学院的努力，香港医管局已将中医护理作为专科护理的一个部分，研究制定"中医护理临床指南"。我们相信，中医护理合法地进入临床指日可待。

许燕卿老师的个案，医"理"、护"理"辨证通透，"施护"方法学惯中西。从临床思维方式到中医护理方法学选择都非常值得借鉴。

此受徐大基教授邀请撰写护理个案点评，我非中医专业，原本难以允诺。但我素来十分敬重中医思想和文化，甚至认为中医的思想体系是国学文化的精髓；同时认同徐大基教授所提到的客观评价中医疗效和明确中医定位等将有助中医发展等观点，颇有共鸣，同时感到香港与内地在中医，包括中医护理领域也都有许多互相借鉴之处，这也是本人极力推动内地护士，包括中医院的护士到香港公立医院进修专科护士的一个主要原因。

愿望顿生：为宏扬中医，尽绵薄之力；如国粹能在香港弘扬，那也是令人向往和

期待的。故略表观点于上，敢就正于高明。（彭刚艺^注点评）

注：

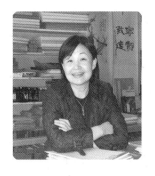

彭刚艺，中山医科大学护理学学士、公共卫生硕士，南方医科大学医学博士。1980 年入学军校，曾任广州军区医学高等专科学校护理教研室副主任，第一军医大学副教授。2001—2010 年任职广东省卫生厅医政处，主要负责全省护理管理和医院感染管理工作，创设广东省医院协会护理管理分会并兼任副主任委员，广东省护理教育中心兼职教授。推动广东护理整体改革和专科护理发展，创建广东护理团队文化，首次提出"临床护士床边工作制""专科护理领域十大安全质量目标"的概念及工作内涵。创立前瞻性护理质量管制体系、护理质量管制"三段论"和"三步曲"。建立护理管理干部、专科护士、专业护士核心能力培养体系，护士长九大职责等。2007~2010 年粤港联合培养专科护士项目粤方负责人，选派 614 名护士赴港，新建 14 个专科护理领域。

梁永枢
药事医案　藁本受污染中毒案

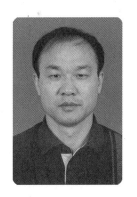

梁永枢，副主任中药师，执业中药师，广州中医药大学中药学院中药学专业，学士学位。从事中药质量管制和业务工作 15 年，积累了丰富的实践经验，对中药材质量管制有独到体会。现任香港医院管理局仁济医院高级中药师。

患者，女，36 岁，就诊时间 2010 年 5 月 7 日。

简要病史：患者因月经紊乱、痛经，以及常失眠多梦，脸长暗疮，就诊于中医师。处方：黄芪 30g，丹参 25g，羌活 15g，藁本 9g，川牛膝 15g，何首乌 30g，郁金 15g，甘草 6g，五味子 10g，珍珠母^{先煎}30g，紫石英^{先煎}30g，琥珀粉^{冲服}10g，槟榔 15g，黄柏 15g。患者于诊所药房配药，当日回家煎煮，饮后 2 小时，出现口腔及四肢麻痹，眩晕及晕厥，心跳紊乱等症状，遂到医院留医，怀疑乌头碱中毒，血液检验有乌头碱类物质。留医 3 日后出院。

诊断：药物中毒（乌头碱中毒）

处理：卫生署人员其后曾到该中医诊所调查，并取去药物样本化验，证实其中一种药材藁本被乌头碱类物质污染导致中毒，卫生防护中心已要求诊所停用相关中药材。卫生署督察进一步追查供应链时，发现有关中草药是批发商由内地购入。该批中草药抵港时，已预先包装好，然后原封不动地供应给客户，包括医管局。事件已实时转介内地有关部门跟进调查及处理。

很快香港多家报纸等媒体广泛报道了这事件。

1. 处理程序　笔者作为仁济医院的高级中药师，中医诊所的中药监管者，参与了整个过程的处理与原因查找工作。医院管理局立即召集药物事故应急小组委员及仁济医院中医相关负责人开会讨论，采取如下处理程序：

（1）中医诊所上报医院管理局，医院管理局上报卫生署，启动药物事故处理机制。

（2）卫生署派人到患者家中取走剩余药液、药渣及未煎的药物，进行调查与化验。

（3）医院管理局暂停属下中医诊所上述处方 15 种药物相关批号的使用，并嘱咐供货商供应新批号药物。

（4）医院管理局联同卫生署共派专家到出事诊所调查中药房的管理与运作，重点对处方中 15 种药物进行鉴定排查及取样化验。

（5）卫生署派出成员到医院管理局属下各中医诊所抽取 15 种药物样本，进行鉴定检验。

2. 调查结果　从药房藁本的碎末化验中检出乌头碱物质，结果确认为藁本中混杂含乌头碱的有毒物质，同时在其他五间诊所的藁本药材中也检验到乌头碱类物质，确定本次属乌头碱隐性中毒，虽然服用的药材无乌头碱，但因与其他药材交叉污染，终令用药者中毒。

3. 相关病例处理对策

（1）诊所立即统计曾处方过受污染药物藁本的处方病人，联络病人，通知立即停用剩余药包及拿回诊所更换。同时询问病人服药后的身体反应。本次共有 102 名求诊者获处方了该药物，其中二人曾觉服药后出现轻微头晕及手足麻痹症状，到医院检查均不属乌头碱中毒。

（2）卫生署通知供货商封存及停用该批药物藁本，及追查该批药物的其他去处，密切跟进其他个案的发生。

【体会】

香港现有《中医药管理条例》和《香港中药材标准》，《中医药管理条例》是法定条例，把药材分成两类，其中包括有毒中药材，共 31 种；普通中药材，共 574 种。《香港中药材标准》仅收录了 60 种中药材，暂时没列入法定标准。现在香港中药材的质量标准主要以《中华人民共和国药典》为主。中药材销售进行发牌管理，牌照中明确规定经营的范围，如可经营毒性中药，并只能依中医师处方进行销售，并需严格记录。

香港地区自2004年开始，共接获62宗乌头碱中毒个案，其中21宗是隐性中毒。隐性中毒是指病人原来服用的药材中不含乌头碱，但因配错药、混药，或受污染等原因，导致病人在不知情的情况下服用中毒。显性中毒是指病人服用含乌头碱的药材，但因剂量过大，炮制不合格或配伍失当造成中毒。

本例患者使用的药物主要黄芪、丹参、羌活、藁本、川牛膝、何首乌、郁金、甘草等根及根茎类和珍珠母、紫石英等矿石贝壳类药物，其中并无含乌头碱的药物，但检查出来却有乌头碱，明显属于混杂情况，为隐性中毒个案。

中药混杂其他药物，主要原因有：①药农采收时夹带其他植物一起采收，以及杂质挑拣不干净。②中药饮片生产加工时和其他药物混杂。③中药配方时百子柜中药物的串斗混药。

本例污染事件，检查发现为藁本受污染所导致。

乌头碱是一种植物的成分，有毒性，服用过量会出现中毒症状，如口腔、四肢麻痹，眩晕，气促和心跳加速等，严重者可引起心脏及呼吸中枢衰竭，甚至死亡。乌头类药材虽有毒性，若使用得当，其单味及复方制剂有镇痛、抗炎、对免疫成效等作用，临床上常用于各样痛证如头痛、心痛、脘腹胁痛、痹痛、癌痛等等。因此平时使用含乌头碱的药物，如川乌、草乌、附子、白附子的生品和制品，以及雪上一枝蒿等时都十分严格控制用药剂量和煎药时间以保证安全

从本案例中体会到香港地区中医中药的广泛应用起步不久，需要尽快规范中药的监管和不良事件的应急机制，中医诊所需要配备中药专业人员，加强中药房的日常管理，必须注意以下问题：

1. 中药饮片是用来防病治病的一种药品，大部分是经煎煮后口服使用，稍有质量问题，不单不能防病治病，甚至有可能危及生命的安全。

2. 中药源头作为一种农副产品，相当一部分来源于野生环境及各个产区的收集，具有来源复杂，质量不统一的特性。中药材要经挑拣、加工、炮制成中药饮片才可以用来配方。

3. 重视中药饮片质量，首先要确保中药品种的正确，杜绝假药、伪药；杜绝饮片混杂，特别是混杂有毒物质。其次要追求好的中药质量，提高疗效，减少对身体的毒副作用，达到应有的治疗效果。

4. 中药专业人员，一定要严格审方，注意中药配伍禁忌："十八反，十九畏，妊娠禁忌"，注意处方药物的用量，注意病人体质，以及嘱咐病人的饮食禁忌。

香港药事感悟：

香港是个法治社会，任何事情的处理都十分透明，本例整个处理过程都在大量媒体的监督下进行，充分表明香港的管理制度十分完善，本人身处其中感触颇深。而患

者在整个事件过程中表现出的理性、合作的态度以及相信机构与政府能进行公平、公证处理的心态，媒体连篇累牍的报道也是对工作的监督，促进其更加完善。这些处理经验的确值得内地的同道们借鉴与参考。当然，作为处于发展中的香港中医中药，在中药安全与疗效方面，大规模的中药规管也需要向内地学习，加强两地的学术交流与沟通，从而促进香港的中医药发展。

【名家点评】

本人曾于 2007 年在香港仁济医院中医门诊暨科研中心担任主任中药师一职，对香港中药规管亦有类似体会。

藁本药中混杂乌头碱类的毒性成分而引起中毒事件发生，实为罕见，但意义重大，如能很好总结经验加强管理，对杜绝今后再次发生类似事件有一定的借鉴意义。

引起中毒事故的案例不论在香港还是内地都不是首次。几年前，香港也曾发生过饮片苍术中混杂含莨菪类成分的药材引起隐形中毒。还有因别名相同，进货时把寻骨风当白英使用引起肾中毒。

这些都提示我们，一定要把好药物质量关：

1. 中药验收方面　除性状满足《中国药典》《全国中药炮制规范》或《地方炮制规范》外，不要忘了中药饮片通则，它对中药饮片药屑杂质即饮片的纯度有严格的要求，避免混杂其他药材。

2. 制度缺陷　目前香港中药饮片采用招标形式，每两年换标一次，从管理上是节省了大量的工作，但并不利于中药的质量管制。中药与西药不同，西药上市后，价格是逐年下降的，而中药就不是，它是农产品，同时是有等级的，正所谓一分钱一分货。特别是这两年，中药材的价格节节上升，如果按招标初期的价格购进中药材，中药饮片的质量可能会受到影响。

3. 中药饮片调剂制度落实　中药饮片调剂制度在香港落实得较好，由于还只应用散味中药饮片，每份药物调剂人员都会分包的很好，不会给病人造成误解。内地大多数中医院都应用中药饮片小包装，曾多次出现有毒中药饮片如熟附子、制川乌先煎药包总量给病人，病人误解为一次性把几天的先煎药量都煎煮服用，造成中毒。

4. 从业者培训　有的中医诊所可能中药调剂人员的流动性比较大，但务必要加强对作业人员专业知识培训。在香港工作期间曾发现调剂人员对中药的毒性理解不够，不明白先煎的重要意义，同时对香港曾发生的中药中毒案例也不是太清楚。还有很多中医诊所所谓的中药师自己本身对药物的来源、功效、成分等知识掌握不多，特别是同名异物、异名同物、药典品、岭南惯用品等专业知识。误用、无指征用药、不合理的用法用量、不合理的煎煮均可造成中药服用后的不良反应，这些都要求各方重视中药调剂工作的重要性。（钟燕珠药师[注]点评）

注：

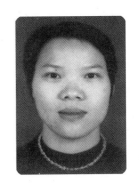

钟燕珠，副主任中药师，执业中药师，广州中医药大学中药学院（开发与利用）专业，学士学位。从事中药饮片调配、中药饮片质量验收、中药煎煮以及中药房管理工作十年有余，积累了丰富的经验，特别是对中药房的管理非常熟悉。现就职于广东省中医院药学部。

【名家点评】

　　中药的安全性使用是近年来在海外行医的中国医生头等重要的大事。香港这个乌头碱事件很容易让我们联想起 2000 年发生在西方的马兜铃酸事件。美国《新英格兰医学杂志》于 2000 年 6 月 8 号发表了一篇题目为"泌尿系统癌症与服用中药广防己有关"的文章。紧跟着，《纽约时报》及美国各大报纸、电台、电视台也都相继发了"中药可能致癌"的新闻消息，该消息导致西方社会对中医药产生了很大的副反应。FDA 同时在网上列出了广防己等数十种含有马兜铃酸的草药和相关产品，并很快禁止了一些相关产品的销售。虽然最终调查结果是因为医生将广防己（含马兜铃酸）误当成汉防己（不含马兜铃酸）给病人长期服用而导致中毒，并不是按常规服用中药而导致的毒副作用，但该事件对中医药在西方的发展产生了极不利的影响。含有马兜铃酸的常用中草药包括关木通、广防己、马兜铃、青木香和天仙藤，目前这些草药均已被美国禁止使用。

　　乌头碱是存在于川乌、草乌、附子等植物中的主要有毒成分。口服乌头碱 0.2mg 即可中毒，3~5mg 可致死。临床上常用于缓解关节疼痛，民间常用草乌、川乌等植物来泡制药酒，中毒事件时有发生。香港这个事件让我们看到香港有关当局对中毒事件处理的负责高效及管理机制的完善。值得其他国家政府借鉴。虽然川乌、草乌等含乌头碱的草药已经在美国的中医诊所中下架，但我们还得考虑中药污染及混杂的情况发生。尤其在美国，目前中医的立法主要局限于针灸，而对中药目前没有很好的管制。散布在美国各地中国城的大大小小中药铺里卖中药的从业人员，有相当大的比例是没有经过训练的不合格的中药师。这些人是造成中药中毒事件的危险人物。广大的从中国来的正规中医师已经意识到这个问题的严重性，希望情况很快会有改进。

　　中医药进入美国 30 多年来，经许多仁人志士的不懈努力，今天出现了繁荣发展的景象，美国 50 个州已经几乎全部承认中医药的有效性及合法性，美国每年用于中医药的临床和科研花费逐年上升，美国每年有约 1.8 亿人自费购买包括中草药在内的保健品，花费约 200 亿美元，并呈逐年递增的趋势。中药的安全性是这个庞大市场中至关重要的议题，任何一个中毒事件都像一个定时炸弹，摧毁这个市场。近年来发生的麻黄碱事件及上述马兜铃酸事件都对中医药在美国的发展造成巨大的影响。目前美国对中医药的研究主要集中在针灸，而对中药的研究较少。正规的大学和医院由于中药的复杂性和潜在的不良反应而拒之门外。这会大大限制中药在美国的发展。因为没有这些主流大学或医院的支持或临床验证的数据，很难说服美国民众去使用中药。这些年来针灸在美国的大力发展，很大程度要归功于主流医学对针灸的接受和临床验证。（张群豪^注点评）

注：

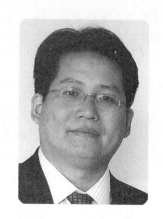

张群豪，博士。美国哈佛大学医学院和麻省总医院研究员、中医师，世界中医药学会联合会主席团执委、心血管专业委员会副会长兼秘书长，美国中医学会副会长兼麻州中医学会会长，北京中医药大学教授，哈佛中医论坛主席，《疑难病杂志》副主编，《中国中西医结合杂志》和《Chin J Inte Med》编委。原北京大学和哈佛大学医学院博士后。

【名家点评】

港人使用中医药疗疾保健由来已久，在公立医疗机构推行中医药服务则始于2003年，自此以来，质量与风险管理始终是医院管理局拓展中医药服务的至尚指导方针。在推行中医药服务伊始，香港医院管理局（医管局）率先成立了"毒理学参考化验室"用于分析中药中毒案例，为中医药服务保驾护航。随后构建了"中药中毒通报及警示"机制，由医管局与中毒防控网络携手合作，监察中药的安全性，及早处理及预防可能对公共卫生造成影响的事件。其中的参与单位包括医管局的总药剂师办事处、中医药服务组、香港中毒咨询中心及毒理学参考化验室，以及香港卫生署。而对中药中毒信息的收集，更贯穿于各项日常工作之中。以上的指导方针及工作架构，使得医管局内部对中药中毒始终保持较高的警觉性及掌握较新的学术信息。因此在本次事件中，医管局得以及时发现问题并采取有效措施阻止了事件的蔓延。事后，医管局制定了更详细的中药抽检方案并加强了中药抽检的力度。然而，检验并非防患于未然的最佳良方，规范中药生产供应链上的各个环节，如种植、采收、加工、炮制、包装、贮存、运输等，才是保证中药质量和安全使用的根本关键。内地实施中药企业 GMP 和 GSP 认证已有经年，但 GAP 认证限于各种客观困难却一直未能实施。如何在 GAP 认证缺乏的情况下保证中药在产地的种植、采收及初加工的质量是目前横亘在业接口前的一道难题，不但需要业内同行携手合作共同探讨，更需要政府在政策上的推动。希望通过本次事件，可唤起香港及内地业界对中药质量及安全性问题的更加重视，促进中药行业向更加规范的方向发展。（颜文珊^注点评）

注：

颜文珊，毕业于加拿大阿尔伯塔省大学（University of Alberta），取得药剂学学士学位，及后以注册药剂师身份执业于加拿大及香港。同时具有中医学学士及临床流行病学医学硕士的资格。2003 年加入医院管理局药剂总部工作，现任医院管理局总部总药剂师办事处的高级药剂师，为中药及药物毒理学的负责人，曾参与策划多项医院管理局药剂服务的发展工作，对药剂服务这方面的系统设计和运作，具独特经验。

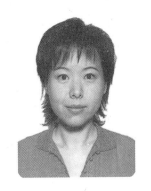

李捍东
香港中医管理体会

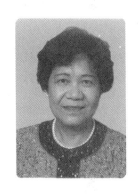

李捍东，70 年代毕业于广州中医药大学中医本科，其后研究生毕业于中央党校经济管理，2008 年获香港浸会大学中医学硕士学位。曾任广东省中医药局副局长、广东省振兴中医药基金会秘书长、广东省针灸学会副会长兼秘书长等职。于广东省及香港从事中医管理工作 30 多年。发表有关论文 20 多篇，主编和参编出版多部学术著作。曾获广东省中医药科学技术进步奖。对亚健康中医药的防治、中医养身、中医药食疗及治未病工作有深入研究。

现任香港东华三院辖下中医药科研中心主任；香港中文大学兼任助理教授；世界中医药学会联合会亚健康专业委员会常务理事；广东省老教授协会中医药学专家委员会副会长等职。

香港中医管理体会

香港中医私人诊所林立，为香港市民的方便就医，为香港的中医药发展做出了巨大的贡献，同时亦是香港中医服务的一大特色。

1997 年香港回归祖国后，随着中医药事业的发展，有关当局制定颁布了《中医药发展条例》，确定了中医法定的专科地位、注册中医师可以签发病假纸、中成药必须注册等，无疑促进了香港中医医疗、教学、科研健康有序的发展。

为配合香港特区政府的中医药发展政策，东华三院制定了一系列发展中医服务的计划，其中一项是率先于 2001 年 11 月与香港中文大学中医中药研究所、医院管理局、广州中医药大学等机构合作，于广华医院成立一所中医药临床研究服务中心。该中心直接由东华三院管理，并为市民提供高质素[注]的中医医疗服务，为中医药的教学和科学实证研究提供一个基地。

历经数年的发展，现该中心提供多元化的中医专科服务，中医专科门诊设有内科、糖尿科、内分泌科、消化科、心血管科、风湿科、呼吸科、老年病科、肿瘤科、脑内科、妇科、乳腺病科、皮肤科、肾科等。中医日间服务中心设有针灸及推拿治疗。

中心作为教学基地，长期为培养本港中医药学院毕业后的年轻中医师。中心在广华医院西医的支持及合作下，以及与香港中文大学等机构联合正在进行或已经完成的中医药研究项目。

东华三院于 2006 年在广华医院北六病区成立了"中西医治疗中心"，科研中心的中医专家与广华医院的西医专家共同合作，开展了住院病人的中医治疗服务和中西医会诊服务。

最近几年，中西医护人员定期召开中西医学术研讨会，围绕同一个病证的诊断及治疗经验展开中西医的交流，加强了中西医护人员的交流与合作，推动中西医学术发展。

中心成立 9 年来，深受香港市民的欢迎，门诊就诊人数不断增加。多年来积累了不少疑难病，专科疾病疗效显著的成功个案，亦受到院内西医同事的赞誉。例如糖尿足、乳腺病、肿瘤、中风、面瘫的中西医治疗。糖尿足中西医治疗后促进了患者的伤口愈合，缩短了愈合的时间，伤口愈合更好。妇科不孕症、月经病、消化系统、呼吸系统疾病、皮肤病等中医治疗；面瘫、中风恢复期、颈椎病、肩周炎、腰椎间盘突出、膝关节炎等疾病的针灸、推拿治疗，均取得较好的疗效。

2003 年中心参与了香港中医药治疗非典型肺炎的工作，香港医院管理局邀请了广东省中医院的 2 位专家在公立医院治疗非典型肺炎病人，中心协助 2 位教授做好病案的输入，中药的配备及煎煮，以及协调与医院的联系等工作；研发了中医药预防非典型肺炎的 1 号和 2 号处方，并煎煮成中药及制成颗粒，向东华三院辖下的医院前线医护人员派发。

东华三院及时在该中心开设了中医药治疗非典型肺炎病人的门诊，使出院后的非典型肺炎病人能继续中医药治疗。在此期间，广华医院西医与本中心中医师合作进行了四项有关中医药及中西医防治非典型肺炎的科研课题。

通过中医药治疗非典型肺炎所取得的成效，让香港市民加深了对中医药的了解，亦促进和发挥了中医药在香港处理危急重症传染病中的作用。根据内地中西医结合治疗非典的大量总结资料证实，中医药能早期介入治疗非典会取得更好的疗效。作为一名中医工作者，很庆幸我们有机会参与抗 SARS 一疫，同时亦期待 SARS 期间给我们的经验对今后在香港治疗传染病及其他疾病有借鉴作用，能充分发挥中医药的特点和优势，造福香港市民。

香港中医具有法定专业地位，中医行医必须注册（包括有限制注册），必须持有效执业证明书才能执业。

由于香港与内地在中医药的发展进程不同，医疗制度、管理机制、医疗法规不同，因此，在香港行医及中医管理方面存在较大的差异，例如在规范医疗行为方面，在内地的中医医疗机构，普遍均设有急诊室或急症科。在治疗疾病方面，在坚持中医中药治疗为主的前提下，相当一部分疾病是中西医结合治疗的，对于符合专业资格的中医人员，可以运用中西医两法治疗病人，只要病情有需要，亦能运用相关的现代检验仪器作出检查。因此，对于急危重症的病人，能作出及时的检查诊断和治疗，无需转院。而在香港的中医诊所，注册中医师只能提供中医药的专业治疗，中医师可以开出中药处方（含中成药），可以进行中医技能如针灸、推拿、正骨等手法的治疗。不能运用西药治疗，亦不能开具化验单检查。为了病人的生命安全，病情有需要时，中医师应建议病人到诊西医，以便作出相关的治疗和检查，以明确诊断，或进行中西医治疗，不耽误病情。因此，我们更需要增强危机处理意识，设立危急处理机制，如有条件的诊所应设立护士评估室，以便及时了解到诊人士的身体状况，或病情危急时，应及时协助病人到诊西医治疗或急症室求医。

香港是一个法治较为健全和成熟的社会，在香港行医，中医师应符合《个人资料（私隐^注）条例》的规定，病人的私隐必须得到保护。治疗病人时，无论是护士评估或医师的针灸、推拿、内科等治疗，均应维护病人的私隐，应关门或有布帘遮挡。治疗时除医师之外，病人有权拒绝第三者在场，应尊重病人的意愿。如有学生见习或实习，须征得病人同意。

在签发病假纸方面，香港《雇佣条例》于 2006 年 12 月修订生效，明确规定注册中医师签发的病假纸具有法定效力。注册中医师在签发病假纸时，应根据专业判断，因应病人的个别情况，视乎病情的轻重以及是否影响其工作能力，以签发合适的病假证明书。每次病假签发不应超过 7 天，病情有需要时在复诊时续发，但不可以补发病假纸。

为提高中医专业人员的学术水平，2005 年起已正式实施中医持续进修机制，注册中医师进修分数 3 年累积为 60 分，执业证明书方可继续有效。

中医医疗机构担负着为市民大众的身体健康，提供防病治病的医疗性服务。如何体现以病人为中心，尊重病人的权益显得十分重要。无论诊所规模大小均应设立投诉，反映意见的处理机制，设立意见箱及投诉电话，将投诉电话号码张贴在当眼处。重视及尊重病人的投诉或意见，并能及时作出处理。对合理化建议，应尽快采纳，及时作出改进，处处体现以病人为中心。病人有知晓疾病的权利，医师应向病人耐心解释其病情或治疗方案；对病人的医疗咨询，应及时作出解释或回应。同时病人有权清晰知道中医师处开给其服用的所有中药，因此，必须发出书面处方给病人。处方字体须清晰，易辨认。处方须符合专业守则，不得滥用药物。医师在诊症时需注意与病人的沟通技巧及谈话态度。

在香港行医须严格遵守《中医药条例》的规定，中医师需建立并妥善保存病人的病历数据。发出的处方应具备如下内容：注册中医师的姓名、地址、联络电话及其签名；病人的姓名；所有中药的名称、剂量；该剂中药的煎煮及服用方法；该中成药的服用方法；若该处方可重配，需注明重配的次数及截止日期；处方的签发日期。并规定只有注册中医师才可处方《中医药条例》附表一的中药材。为确保处方中药剂量的准确性，中医师或配药员不应以手代替量器秤药。为保证中医医疗效果，必须注重中药材的质量，选择信誉良好的供货商，对药物严格监控，确保药物质量，不配发假药、劣药、变质药材。

　　注：香港中文表达与内地有所出入，如隐私，香港称为私隐；质量，香港称为质素；病假单，香港称为病假纸；根据，香港称为视乎；就诊，香港称为诊症等。

梁秉中
中医研究选录

　　梁秉中，香港中文大学医学院矫形外科创伤学系终身讲座教授、骨质疏松预防及治疗中心总监、中医中药研究所所长及中医中药临床研究中心总监、国际骨科研究学会会长。

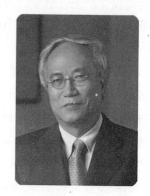

　　学术研究领域包括：骨科、骨质疏松、显微外科、公共卫生、中西医结合及通识教育等。曾于期刊撰写超过 600 份关于科学的论文，编写著作 20 余部。自 1982 年至今，曾担任 11 本国际医学杂志的编辑。

　　推动中医药现代化，采用"疗效主导"的临床研究，结合生化、质控发展科研。现时中医中药研究所已完成 30 多项临床研究项目及发展多领域生化研究平台，使用科学理论和方法，推动中医药发展，补充西医治疗中的不足领域。

　　2008 年，受香港政府委托，完成中医中药在亚洲发展的现况和前景全面探讨报告，就中医中药的教育、服务和科研、产业各大领域，作出分析，及建议发展方向。

　　编者按：梁秉中教授在应用中医中药配合西医治疗方面有比较深入的探讨，梁教授及其学术团队多次尝试应用中药配合，治疗糖尿病足，使之免除截肢；中药泡浸对肢体功能锻炼消肿止痛等方面进行探讨。本篇还选录了梁教授参加的中医治疗 SARS 的研究报告。虽然此类型研究在国内颇为常见，但在香港以西医主导的中医临床试验则从另一侧面说明些问题。此据梁教授提供的部分数据，摘录于此，供参考。

研究 1　　中药配合治疗糖尿病足

　　【主持人】从一个全身浮肿、濒临死亡的人到中医药的受益者，从一个不相信中医、闻不了中药味的人到一个中医药的宣传者，从林女士的变化能够看得出中医药在香港渐渐深入人心，不仅仅中医药的地位在普通市民当中得到了大幅度提高，在香港的西医界，中医的疗效也打动了一些业界权威，比如说在香港非常有名的梁秉中医生，他是香港骨科方面的权威，按照西医的治疗，糖尿病足发展到一定地步就必须截肢，但是这位教授想到要尝试一下中医的治疗方法，他说刚刚触摸冰山一角就有很大的收获，他发现中医药真的能够让本来要截肢的患者保全肢体，免受痛苦，并且他还因此获得了一个大奖。

【香港中文大学中医药研究所所长梁秉中】这是远东经济评论奖给我们的银奖牌，原因就是他认同我们对于那个糖尿病足溃烂的一个初步研究。

【解说】糖尿病并发症引起脚溃烂，这种情况非常普遍，全球约1.5亿糖尿病患者中，15%以上会发生脚溃疡或坏疽，而脚部溃疡恶化造成深部感染或坏疽就会导致截肢。

【香港中文大学中医药研究所所长梁秉中】截肢对于我们医生来说非常容易，但对于病人来说是非常痛苦。

【解说】溃疡——截肢——死亡！这是非常恐怖的糖尿病足三部曲。

【香港中文大学中医药研究所所长梁秉中】我们西医，我们医生就是治病就像治一些零件，修理汽车，不是一个汽车修理一个一个零件地修理，那么就损失了它的整体性，所以治病的很多时候，越是发达，越是出问题。

【解说】截肢并不能解决问题，梁秉中教授在一次偶然的中医讲座中学到了中医治疗糖尿病足的方法，尝试之后，效果出乎意料。

【香港中文大学中医药研究所所长梁秉中】一个星期之后，所有的伤口都复原了，他就可以穿着袜子，穿着鞋子，就是用拐杖来走路，所以当然老人家是高兴得不得了，

【解说】什么神奇的方法，解决了困惑梁秉中教授四十多年的难题？

【香港中文大学中医药研究所所长梁秉中】其实这个药呀，就是六味地黄汤的加减。

【解说】在六味地黄汤的基础上，梁教授配制了两个方子，一个由生地、山茱萸、山药、牡丹皮、泽泻、茯苓、黄芪、五味子组成，用于滋阴固肾，补气扶正；一个由生黄芪、白术、汉防己、制首乌、生地、菝葜组成，用于托毒生肌，效果果然很好。

【香港中文大学中医药研究所所长梁秉中】我有二十几个病人，都是成果不错的，差不多80%是可以保留肢体。

【解说】这些有效的病例更加触动了梁教授。

【香港中文大学中医药研究所所长梁秉中】西医必须有补充的地方，我找中医朋友来帮忙，我找中药用我西医的方法去探索，这都是好方法。

【主持人】梁秉中教授其实是有一些中医基础的，他少年时代曾经受到热爱中医的父亲的熏陶，在回归之前，他也常常给人扎扎针灸，但是那时候一直都是偷偷摸摸的，因为那个时候整个香港的中医药都是一个自生自灭的状态，没有人管，没有正规的医疗服务，是不受法律保障的，所以像梁教授这样的西医医生是完全不敢把运用中医摆在明面上的，更没有机会去深入地学习中医、研究中医、运用中医了，他没有想到有一天在香港的大学里能够开设中医药学专业，对中医药感兴趣的青年可以正大光明地

走入学院去学习。（资料来源：中央电视台《中华医药》之《东方之珠·十年药香》访谈录）

研究2　中药泡浸促进肢体功能锻炼消肿止痛

软组织损伤或骨折后，手或足经历长时间的肿胀，是骨科医生长期面对的难题，想尽办法也难以解除患者的痛苦。治疗方法，包括早期适当处理伤口和骨折、止痛、消炎药品，再加以积极的物理治疗等。可是，由于手和足都属于终极器官，肿胀后末梢血循环较差，以致氧分及营养不足，组织愈合缓慢，使肿胀恶化。因此，手脚伤后肿胀，历数周、数月不减，倒是常见的现象。数十年来，手外科和创伤科前辈，在康复里程中尽力不少，从传统理疗到影响器官功能，谋求达到改善循环和脱水的效果都认真尝试过，效果仍不理想。在理疗的多种方法之中，积极运动肿胀肢体，一方面保持关节和筋腱的活动能力，一方面间接改善肿胀肢体的血液循环实况，但一般进展缓慢。因此，有助于肿胀肢体运动治疗的补充方法，都值得认真的探讨。

自古以来，中药的外用，包括泡浸止痛，消肿和促进痊愈。泡浸方剂之中，有其一般性，亦有其特殊性。一般性即针对止痛、消肿。特殊性指如风湿病、感染等具体疾患。本研究面向创伤后消肿止痛，因此不着重特殊疾病。患者亦同时接受西药：如抗生素及消炎药品的治疗。为方便现代临床研究规范，采用一般统一的治疗方案。研究所选用中药泡浸方剂，经参考古籍，咨询中医中药前辈，集数家所长而拟定。相似之方剂，亦在我国沿海一带广泛使用。

为寻找外伤后，手及足部消肿止痛的有效治疗方法，梁教授与国内学者赵新、寿奎水等共同开展了使用中药泡浸对肢体功能锻炼消肿止痛效果的临床研究。经参考古籍，咨询中医中药前辈，集数家所长而拟定了中药浸泡方。纳入研究的患者包括：①手腕骨折，使用石膏固定治疗患者。②足踝关节骨折，非手术或手术后使用石膏固定患者。③手部受伤，手术治疗后相隔3天的住院病人。纳入随机双盲的临床测试，使用传统的中药浸泡液，在腕部及足踝骨折愈合后泡浸，每天1次，每次30分钟，为期2周。记录肢体肿胀状况，关节活动改善，不良反应及自我评估结果。

结果显示泡浸药汤组，在消肿和关节活动方面，都有改善。足部受伤者，改善情况更明显。在各组的自我评估中，药汤泡浸组的疼痛减少情况，明显优于安慰剂组。结论表明中药泡浸发肿肢体，具有客观疗效。

浸药汤的成分配伍，建立于中医药治疗外伤中的"活血化瘀""舒经通络""补气血"等理论，参考了传统记载与现代临床科学的观察，制成了共有中药材13种的泡浸汤：冰片，当归，干姜，红花，没药，木香，牛膝，乳香，桑枝，伸筋草，透骨草，威灵仙，细辛。泡浸汤经抽水，干燥为颗粒，加热水后再成药汤。

泡浸消肿的作用，在于药汤透过表皮，对肿胀部位产生活血化瘀、舒经通络之效。本研究使用民间验方，辅助治疗受伤的手和脚，并使用现代临床研究设计，去评估疗效。结果显示一些重要指数，泡浸能产生客观的疗效。患者欣赏疗法，自觉能减轻疼痛。在消肿方面，手和脚表现较大的差异：前者总体不变，后者泡浸后反应较好。伤脚后肿胀较难消散，泡浸应能产生较大作用。泡浸后手指末端较快消肿的解释，也许在血循的有效促进。在促进关节活动方面，手和脚出现一致优良反应，说明了泡浸的镇痛和"行血"的作用。同样的优良疗效，出现于手术后 3 天的手伤泡浸康复。伤口未愈合前开始泡浸，竟有优良效果。（赵新，梁秉中，寿奎水. 中药泡浸对肢体功能锻炼消肿止痛效果临床研究. 中国矫形外科杂志，2006，14（2）：97-101）

研究 3　中药预防 SARS 传染的前瞻性对照研究

中国疾病预防与控制中心将急性重症呼吸综合征（SARS）归类为"温病"范畴，也就是中医学称之"热病"。这类呼吸系统的疾病在中国古代就已十分流行，并早在500 年前开始发展为中医学的一个独立分支—温病。按照传统温病的概念，症状类似感冒的疾病可分为 4 个表现阶段：①发热；②鼻塞、流清涕；③发热恶寒；④咳血。对于西医来说，前两个阶段症状表现一般被认为是无需治疗的，后两个阶段不太常见，被认为是支气管炎和肺炎的症状。尽管西医并无简单有效的方法治疗感冒，但是中医学却可以有效地在早期阶段消除症状。有报道称，中西医结合治疗 SARS 可以有效地降低病死率。既然 SARS 症状类似感冒症状，那么早期应用治疗感冒的方药预防和治疗该病则是可行的。香港从 2003 年 3 月 12 日开始的 SARS 流行期间，医务工作者们是最易感染的群体。截止到 2003 年 6 月，香港确诊及疑似的 1755 例 SARS 病例中，有 342 例（19.5%）为医务人员，其中 6 例死亡（3%）。

香港中文大学中医药研究所梁秉中、刘德辉等为首研究团队于 2003 年 4 月对来自香港 11 间医院的医务人员进行了 SARS 暴发期间中药预防 SARS 传染的前瞻性对照研究。通过观察中药方剂预防医务人员感染 SARS 的疗效，使用者生活质量和症状的改善，以及评估所使用方药的安全性，表明了中药在 SARS 暴发期间对香港医务工作者的预防保护作用。

研究中所用方药自拟为"抗毒补肺汤"，由桑菊饮和玉屏风散加减组成：桑叶、菊花、杏仁、连翘、薄荷、桔梗、生甘草、芦根、黄芪、大青叶、防风，文献记载这些中药无明显毒性或不良反应。抗毒补肺汤选用优质地道药材，参考传统中医制药原理，遵循现代药物制造规范（GMP）先浓煎，然后冷却干燥至颗粒状，每包 4g，含生药量为 45.75g。每天 1 包冲服，连续服用 14 天。在香港 SARS 肆虐期间，总共有 2601 名医务工作者接受了本研究中心派发的抗毒补肺汤，确信其中有 1063 名按要求连续 2 周服用了该方药并寄回有效问卷，这部分人组成了中药组，另有未服本中药的 15374 名组成了对照组。通过这份问卷，可以了解受试者在研究开始的前 1 天及第 14 天、第 28天，其有关生活质量、感冒样症状、温病证候的变化。中药组有 37 名接受了血清免疫学检验。结果中药组中无感染 SARS 者，而对照组中有 64 名（0.4%）感染了 SARS，而且中药组自身前后对照,服药后在感冒样症状、温病证候、生活质量方面均得到显著改善。中药组 37 份血清免疫学结果显示,服用中药后,机体免疫功能得到了改善与提高。研究结论指出抗毒补肺汤可能通过改善临床症状、提高生活质量及增强机体免疫功能来预防 SARS 的发生。

传统中医可能并不赞同只采用一个方剂,因为中医理论往往要求根据不同证型、体质的群体应用不同的中药方剂,但是在疫病暴发的关头,满足预防疾病的巨大需求并可迅速提供,是当时优先考虑的问题,本研究所得中医专家也认为,普适性的中药方剂在预防疾病时是可行的,本前瞻性研究结束后我们欣喜地看到,此单一中药方剂在面临预防 SARS 的紧急而巨大的需求时,发挥了预防疾病的作用。(资料来源:①梁秉中,刘德辉,郑景辉,林伟基. 香港 SARS 暴发期间中药预防 SARS 传染的前瞻性对照研究. 中西医结合治疗严重呼吸综合征临床试验. 世界卫生组织. ICM/CCTCM Publication:114-122;②刘德辉,梁秉中,黄丽仪,等. 抗毒补肺汤预防 SARS 的临床观察. 中国中西医结合杂志,2004,24(8):685-688)

【名家点评】

1. 中药配合治疗糖尿病足　糖尿病足的形成是由于糖尿病患者合并神经病变及各种不同程度末梢血管病变而导致下肢感染、溃疡形成和(或)深部组织的破坏,临床上常见水肿、发黑、腐烂、坏死,形成脱疽。目前西医对糖尿病足的治疗一般采取截肢、搭桥或干细胞移植,尤以截肢手术为多见,给病人及其家庭带来极大痛苦。能否通过保守治疗,最大限度地减少截肢手术是该病防治的难点与研究热点。

中医学认为糖尿病肢端坏疽属中医"消渴病""痹""脱疽"等范畴。主要病机是消渴日久,气阴两虚,经脉瘀阻,血行不畅,肢端失养,加之湿热下注,热毒血瘀,而成脉痹、脱疽。梁秉中教授在上述案例中切中糖尿病足病机,灵活运用六味地黄丸这一中医经典方剂,分别化裁为滋阴固肾治本之方和托毒生肌治标之方。急治其标、缓治其本、标本兼顾、相得益彰。六味地黄丸六味合用,三补三泻,补药重于泻药,肝脾肾三阴并补,以补肾阴为主。针对久病消渴气阴两虚而致坏疽者,重用黄芪等药,益气扶正、托毒生肌,临床收效颇丰。在取得临床疗效的同时,体现了医者竭力使病者免受刀俎之苦的仁心仁术。

2. 中药泡浸促进肢体功能锻炼消肿止痛　中医外治法是中医宝库中的瑰宝,范围广泛,包括温、烙、熨、药摩、坐药、洗浴、润导、浸足、灌耳、滴鼻等,方法不胜枚举。早在《素问·至真要大论》就已提出"内者内治,外者外治"。针对手足肢体远程及软组织损伤,梁秉中教授制成了有 13 种中药的泡浸汤,对患部进行熏、洗、熨等的外治法,除药物本身作用以外,还有温热的物理作用。药浴的局部作用可使局部组织内的药物浓度显著高于其他部位,故局部疗效明显,而且收效迅捷。

该浸泡汤组方合理、制剂规范。红花、没药、木香、乳香活血化瘀,桑枝、伸筋草、透骨草、威灵仙舒经通络,牛膝、冰片、当归、干姜、细辛等补益气血、止痛消肿。通过临床观察研究，证明中药泡浸发肿肢体具有客观疗效。值得一提的是，该方法扩展应用于促进手术后的创口愈合，是个具有挖掘潜力与挑战性的研究领域。

3. 中药预防 SARS 传染的前瞻性对照研究　严重急性呼吸道证候群又称 SARS。未查明病因前，称做"非典型性肺炎"，极强的传染性与病情的快速进展是此病的主要特点，严重者出现快速进展的呼吸系统衰竭。本病符合中医学"五疫之至，皆相染易，无问大小，病状相似"的论述，属于中医学时行疫病范畴。其病因为疫毒之邪，由口鼻而入，主要病位在肺，也可累及其他脏腑。中医药治疗的原则是早治疗、重祛邪、早扶正、防传变。

"上工治未病""未病先防"，中医学强调预防为主、防治结合。对于医护人员这个"易感人群"，预防的意义更为重要。梁秉中教授对传统方剂桑菊饮和玉屏风散加减化裁组成抗毒补肺汤，正合中医学"正气存内，邪不可干"之理，切中时行疫病预防要旨。与满城戴口罩的情形相比，提高人体抵抗力的方法更为积极主动，在抗击非典的战斗中筑起了一道绿色屏障。临床研究结果提示其具有的潜在防治价值，如能进一步确证其防治效果则意义更为重大。（卢传坚[注]点评）

注：

卢传坚，医学博士，主任医师、教授、博士生导师。国医大师禤国维教授弟子，全国首批名老中医药专家学术经验继承人，广东省"千百十"工程国家级人才培养对象。广东省中医院岭南补土学术流派学术带头人、银屑病临床与基础研究创新团队负责人，中华中医药学会免疫学分会主任委员，世界中医药学会联合会免疫学分会副会长，中国生物技术学会生物样本库分会中医药学组组长，广东省中医药标准化技术委员会主任委员等职。曾获"全国优秀科技工作者""全国首届杰出女中医师""南粤巾帼创新十杰"、广东省"三八"红旗手标兵等称号。

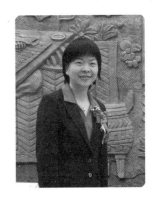

跋

香港作为特别行政区，中医发展有其自主之模式。目前香港中医不能使用任何意义上西医检查和西药等，此促使香港中医成真正意义上的纯中医。

中医能治病，中医能治好病，此毋庸置疑！然近年来，有些别有用心的人妄言中医不科学，恶搞所谓网络签名，妄图将中医逐出国家基本医疗体系，为世人不齿，更激起中医同仁的愤慨！现徐大基、杨志敏两教授组织百余位中医专家共同编写《我们在香港做中医·医案辑》并适时出版，不但为纯中医疗效的肯定注入内涵，也是对那些诋毁中医者棒头一喝。

本书收录了以香港为背景的中医医案，其中不乏珍品。还包括了非典时期广东省中医院杨志敏教授、林琳教授受命于危难之中赴港诊治非典病人的一些珍贵的史料般的医案。两位教授援港的历程早已载入中医史册！此后，广东省中医院还分批派出多名教授到港协助香港医院管理局开展中医工作，他们都为香港中医发展做出努力，今能在本书中读到不同时期医案，再现了历史，因此本书又有一定的历史价值。

编写人员中，既有学贯中西的名师大家，也有初出茅庐的年轻一辈，他们在港做中医都不能用西医西药，但他们或以中药为主，或以针灸为主，或以手法为主，或以中医综合疗法治疗各种疾病。中医各种疗法在他们手上应用自如，他们的纯中医实践同样有效！这确实值得内地一些过于依赖西医西药的中医同道认真思考：究竟中医如何定位？在整个医疗体系中，如何真正发挥中医简、廉、效、验的优势，从而降低整体医疗费用！

本书还通过行医感悟、名家点评等方式，从不同的方面探讨了香港中医的特点，以及香港中医发展中缺少的元素，这无疑对香港中医未来的发展集思广益，提供了一些思路。毫无疑问，内地中医的发展可资香港借鉴；香港中医实践中好的经验也值得内地参考，如书中介绍到的博爱医院、仁爱堂等中医流动医疗车可以到小区服务，这正如沈庆法教授在序言中提到的"中医流动医疗车是一种医疗活动的很好形式，也是更好服务于民，更好发扬中医，更好锻炼青年医师的独特创举。这既发扬了古代走方郎中的优点，更有利于医患双方理解，进而可以更好完成医疗工作"。

这对于目前还较普遍存在看病难、看病贵的我国广大地区，这种送医上门的形式真值得内地借鉴和认真研究学习。

本书从设计到组稿、点评等都倾注了编者无限的心血，极具实用价值与现实意义，在临床、教学、科研、管理和政策等方面不论是对内地还是香港地区都有普遍的借鉴价值，值得向海内外同道全力推荐。

罗云坚

广东省名中医

广东省中医院主任医师

广州中医药大学第二临床医学院教授、博士生导师

中华中医药学会内科分会第四、五届副主任委员